U0110666

中醫保健站：60

備急千金要方

唐·孫思邈　著

大展出版社有限公司

《備急千金要方》序

　　蓋聞醫經、經方，性命所繫，固已為至巨至急，擇於醫經、經方之書，拔其精且善者，槧版以被之宇內，貽諸後世，其為深仁廣澤更何如哉！我列祖好生之德，根之天性，既圖治於聖經，而尤深拳拳乎疾醫一職。是以慶元韡纍以還，乃遍搜羅醫籍，充諸書府，爾來世德作求，迨享保中，屢刊佈方書以貽後世，天下沐其深仁廣澤，蓋不唯如膏雨也。

　　寬正初載，乃一新醫學。比年以來，百度畢張，凡其所以教養勸勉之具，靡不至焉。但刊印醫書費，皆出醫官私貲，無有官刻也。臣等濫竽醫僚，大懼經方至急，而不能擇其書之精且善者，廣布諸天下後世，無以稱我大府列代好生至意也。嘗竊考之，晉唐以降，醫籍浩繁，其存而傳於今者，亦復何限，求其可以扶翊長沙、繩尺百世者，蓋莫若孫思邈《千金方》者焉。是書皇國向傳唐代真本，惜僅存第一卷，其餘寂無聞焉。若今世所傳，係明人傳刻道藏本，率意劃改，疑誤宏多，強分卷帙，極失本真。世亦往往傳元版，文字頗正，稍如可觀，而仍不免時有疑誤，則均未為精善也。獨米澤大守上杉氏所藏宋槧一部，較諸元版，筆劃端楷，更為清朗。檢其缺諱，其為北宋刊本不疑。間有乾、淳間補刻，亦唯寥寥數紙，則仍是為林億等校正之舊，厘然可覆按也。

　　蓋是本元明以後，久既屬絕響，是以康熙中張璐撰《千金方衍義》，稱照宋刻本，校其文字，卻同明代坊刻。乾隆《四庫全書目》亦特載道藏本，則知其既佚也。是本每卷有金澤文庫印記，實係北條顯時舊藏原本，距今五百餘年。而此一部歸然獨存，真為天壤間絕無僅有之秘笈矣。臣等竊以為孫氏書之

傳於今者，未有若是本精且善者，而及今不傳，恐日後遂歸晦昧湮滅，不可復問，寧不大曠厥職，上負大府列代好生至意乎？將同人共商，各捐私貲以付梓也。曾聞之朝，而不圖朝旨為發帑金，俾刊之醫學，臣等逢此盛舉，尤屬曠典，亟請好手影寫，選子弟才俊者，讎對點勘，靡日或輟，於是僅半歲，剞劂告竣。其第四卷止存二頁，今從元版補完。其指義參繕，疑尚有別風淮雨，宜從他本校治者，詳加甄錄，別為「考異」，以附其後。庶乎得失兼明，來者有所考信焉。蓋病情萬變，唯賴文字以見之，則一字或失，貽誤不細，此錄之所以不得已也。

顧念臣等向校刊元版《千金翼方》，置之醫學，嘗歎為希覯，此刻之成也，孫氏之書雙璧相合，再顯我日域，不其偉歟！抑知物之顯晦，雖有數存焉，固未必不應昌期，以煥發幽光，非偶然也。臣等不堪躍喜，敢忘駑鈍，勉竭涓埃，竊幸醫學之日以益盛，人材之日以益長，人人循真人之津梁，究長沙之奧突，則凡在醫官莫不欽賴。而在海內為醫者，得由以各明其術，尊其道焉，則大府列代之深仁廣澤，天下莫不霑濡。當代紹述之功，衣被於宇內者，尤將永世而無窮矣。

嘉永二年二月二十五日

侍醫尚藥醫學教諭法印　臣多紀元堅
西城侍醫醫學教諭兼督務法眼　臣多紀元昕　等謹序
內直醫官醫學教諭法眼　臣小島尚質

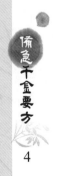

新校《備急千金要方》序

　　昔神農遍嘗百藥，以辨五苦六辛之味，逮伊尹而湯液之劑
備；黃帝欲創九針，以治三陰三陽之疾，得岐伯而砭艾之法
精。雖大聖人有意於拯民之瘼，必待賢明博通之臣，或為之
先，或為之後，然後聖人之所為，得行於永久也。醫家之務，
經是二聖二賢而能事畢矣。後之留意於方術者，苟知藥而不知
灸，未足以盡治療之體；知灸而不知針，未足以極表裏之變。
如能兼是聖賢之蘊者，其名醫之良乎。

　　有唐真人孫思邈者，乃其人也，以上智之材，抱康時之
志，當太宗治平之際，思所以佐乃後庇民之事，以謂上醫之
道，真聖人之政，而王官之一守也。而乃祖述農黃之旨，發明
岐摯之學，經掇扁鵲之難，方採倉公之禁，仲景黃素，元化綠
帙，葛仙翁之必效，胡居士之經驗，張苗之藥對，叔和之脈
法，皇甫謐之三部，陶隱居之百一，自余郭玉、范汪、僧垣、
阮炳，上極文字之初，下訖有隋之世，或經或方，無不採摭。
集諸家之所秘要，去眾說之所未至，成書一部，總三十卷，目
錄一通。臟腑之論，針艾之法，脈證之辨，食治之宜，始婦人
而次嬰孺，先腳氣而後中風、傷寒、癰疽、消渴、水腫，七竅
之痾，五石之毒，備急之方，養性之術，總篇二百三十二門，
合方論五千三百首，莫不十全可驗，四種兼包。

　　厚德過於千金，遺法傳於百代，使二聖二賢之美不墜於
地，而世之人得以階近而至遠，上識於三皇之奧者，孫真人善
述之功也。然以俗尚險怪，我道純正，不述刳腹易心之異，世
務徑省。我書浩博，不可道聽塗說而知，是以學寡其人，寖以
紛靡，賢不繼世，簡編斷缺，不知者以異端見黜，好之者以闕

疑輟功。恭惟我朝以好生為德，以廣愛為仁，乃詔儒臣，正是墜學。臣等術謝多通，職專典校，於是請內府之秘書，探《道藏》之別錄，分私眾本，搜訪幾遍，得以正其訛謬，補其遺佚，文之重複者削之，事之不倫者輯之，編次類聚，期月功至。綱領雖有所立，文義猶或疑阻，是用端本以正末，如《素問》、《九墟》、《靈樞》、《甲乙》、《太素》、《巢源》、諸家本草、前古脈書、《金匱玉函》、《肘後備急》、謝士泰《刪繁方》、劉涓子《鬼遺方論》之類，事關所出，無不研核；尚有所闕，而又溯流以討源，如《五鑒經》、《千金翼》、《崔氏纂要》、《延年秘錄》、《正元廣利》、《外台秘要》、《兵部手集》、《夢得傳信》之類，凡所派別，無不考理，互相質正，反覆稽參，然後遺文疑義，煥然悉明，書雖是舊，用之惟新，可以濟函靈，裨乃聖好生之治，可以傳不朽。副上主廣愛之心，非徒為太平之文致，實可佐皇極之錫福。校讎既成，繕寫伊始，恭以上進，庶備親覽。

太子右贊善大夫　臣高保衡
　　　　　　　　　　　　　等謹上
尚書都官員外郎　臣孫奇
尚書司封郎中充秘閣校理　臣林億

6

新校《備急千金要方》例

　　《千金方》舊有例數十條，散在諸篇。凡用一法，皆宜遍知之，雖素熟其書者，臨事尚慮有所遺失，況倉卒遘疾，按證為治，不能無未達之惑。及新加撰次，不可無法。今撮集舊凡，並新校之意，為例一篇，次於今序之末，庶後之施用者無疑滯焉。

　　⊙凡和劑之法，有斤、兩、升、合、尺、寸之數，合湯藥者不可不知。按吳有複秤、單秤，隋有大升、小升，此制雖複紛紜，正惟求之太深，不知其要耳。陶隱居撰《本草序錄》，一用累黍之法，神農舊秤為定，孫思邈從而用之。孫氏生於隋末，終於唐永淳中，蓋見隋志唐令之法矣。則今之此書，當用三兩為一兩、三升為一升之制。世之妄者，乃謂古今之人大有異，所以古人服藥劑多，無稽之言，莫此為甚。今之用藥，定以三兩為今一兩、三升為今一升。方中雖皆復有用尺寸處，舊例已有準折斤兩法，今則不復重述也。

　　⊙凡古方治疾，全用湯法，百十之中，未有一用散者。今世醫工，湯散未辨，宜其多說異端，承疑傳謬。按湯法㕮咀為各切如麻豆，散法治篩為治擇搗篩。卒病賊邪，須湯以蕩滌；長病痼疾，須散以漸漬。此古人用湯液、煮散之意也。後世醫工，惟務力省，一切為散，遂忘湯法，傳用既久，不知其非。一旦用湯，妄生疑訝，殊不知前世用湯藥劑雖大，而日飲不過三數服，而且方用專一。今人治病，劑料雖薄而數藥競進，每藥數服。以古較今，豈不今反多乎？又昔人長將藥者，多作煮散法，蓋取其積日之功。故每用一方寸匕為一服，多不過三方寸匕，然而須以帛裹，煮時微微振動。是古人之意，豈須欲多

服藥哉。又服丸之法，大率如梧子者二十丸，多不過三十、四十丸。及服散者，少則刀圭錢五匕，多則方寸而已。豈服湯特多，煮散、丸散則少乎？是知世人既不知斤、兩、升、合之制，又不知湯液、煮散之法。今從舊例，率定以藥二十古兩，水一小斗，煮取今一升五合，去滓𣂏，分三服。自餘利湯欲少水而多取數，補湯欲多水而少取數，各依方下別法。

⊙凡古經方用藥，所有熬煉節度皆腳註之。今方則不然，撮合諸家之法而為合和一篇，更不於方下各註。各註則徒煩而不備，集出則詳審而不煩。凡合和者，於第一卷檢之。常用烏頭，止言炮裂，此物大毒，難循舊制，當依治歷節防己湯云：凡用烏頭，皆去皮，熬令黑，乃堪用，不然至毒，人特宜慎之。又桂本畏火，所不可近，若婦人妊娠，又慮動胎，當依惡阻篇茯苓丸方云：妊娠忌桂，故熬而用之。又方中用大黃者，當依治癥疽地黃丸云：薄切，五升米下蒸熟，曝乾用之。

⊙凡諸方用藥，多出《神農本經》。但古今不同，詳略或異，施於達者，不假縷陳，與眾共之，事須詮詔。古文從簡，則茱萸渾於山、吳，門冬隱於天、麥，椒不判於秦、蜀，荊罔分於牡、蔓。今則檢從本草，各以一二而詳之。又近世用藥，相承其謬，若不辨正，為損滋多。求真朱者，罕知朱砂之為末，多以水銀朱充用；擇通草者，鮮知木通之別號，皆以通脫木為名；以杜蘅而當細辛，用黃蓍而得苜蓿；白蒺藜、蒺藜之偽，以刺者為良；青木香、木香之佳，以土者為惡；桂心蓋取其枝中之肉，狗脊何尚乎金色之毛；山梔子、梔子本為一物，訶黎勒、訶子原無二條；檳榔、大腹，古昔用之無別；枳實、枳殼，後世曲生異端；蚱蟬以聲而命名，用瘂者則顯知其謬；胡麻以國而為號，以烏者正得其真；天南星、虎掌名異而實同，茵陳蒿、茵陳名同而實異。斯實藥家之消息，為醫者可不留心？又如白朮一物，古書惟只言朮，近代醫家咸以朮為蒼

尤，今則加以「白」字，庶乎臨用無惑矣。

⊙凡諸方中用藥，間復有不出本草舊經者，咸名醫垂記，或累世傳良，或博聞有驗，或自用得力，故孫氏不得而棄之，傳之方來，豈小補哉。

⊙凡古名賢治病，多用生命以濟災急。雖曰賤畜貴人，至於愛命，人畜一也。損彼益己，物情同患，況於人乎？夫殺生求生，去生更遠，今之此方所以不用生命物為藥也。其虻蟲、水蛭輩，市有先死者，可市而用之，不在此例。又云用雞子者，皆取先破者用之，完者無力。

⊙凡古今病名，率多不同，緩急尋檢，常致疑阻，若不判別，何以示眾？且如世人呼陰毒傷寒最為劇病，嘗深跡其由。然口稱陰毒之名，意指少陰之證，病實陰易之候。命一疾而涉三病，以此為治，豈不遠而，殊不知陰毒、少陰、陰易自是三候，為治全別。古有方證，其說甚明，今而混淆，害人最急。又如腸風、臟毒、咳逆、慢驚，遍稽方論，無此名稱，深窮其狀，腸風乃腸痔下血，臟毒乃痢之蠱毒，咳逆者噦逆之名，慢驚者陰癇之病。若不知古知今，何以為人司命。加以古之經方言多雅奧，以痢為滯下，以蹷為腳氣，以淋為癃，以實為秘，以天行為傷寒，以白虎為歷節，以膈氣為膏肓，以喘嗽為咳逆，以強直為痙，以不語為瘖，以緩縱為痱，以怔忪為悸，以痰為飲，以黃為癉，諸如此類，可不討論，而況病有數候相類、二病同名者哉！宜其視傷寒、中風、熱病、溫疫，通曰傷寒；腹脹、鼓脹、腸覃、石瘕，率為水氣。療中風專用乎痰藥，指帶下或以為勞疾，伏梁不辨乎風根，中風不分乎時疾，此今天下醫之公患也，是以別白而言之。

⊙凡方後舊有禁忌法，或有或無，或詳或略，全無類例，今則集諸藥反、惡、畏、忌及諸雜忌為一篇，凡服餌者，於第一卷檢之。

⊙凡下丸散不云酒、水、飲者，本方如此，而別說用酒、水、飲，則是可通用三物服也。

⊙凡諸方論，咸出前古諸家及唐代名醫，加減為用而各有效。今則遍尋諸家，有增損不同者，各顯注於方下，庶後人用之，左右逢其源也。

⊙凡諸卷有一篇治數病者，今則各以類次，仍於卷首目下，注云「某病附」焉。

⊙凡諸方與篇題各不相符者，卒急之際，難於尋檢，今則改其詮次，庶幾歷然易曉。

⊙凡諸方有一方數篇重出，主治不殊者，則去之；各有治療者，則云方見某卷某篇。

⊙凡諸篇類例之體，則論居首，脈次之，大方在前，單方次之，針灸法處末焉。緩急檢之，繁而不雜也。

⊙婦人卷中有虛損一篇、補益一篇，事涉相類，詳而察之，亦自有條。諸丸大方，皆在補益；諸湯與煎，盡屬虛損。又頭面篇中，備載風眩之治；小腸腑卷，重出風眩一門，求之類例，不當復出，蓋前篇雜疏諸家之法，廣記而備言之；後篇特記徐嗣伯十方，欲後人知所適從耳。

⊙凡婦人之病，比之男子，十倍難治，所以別立方也。若是四時節氣為病，虛實冷熱為患者，故與丈夫同也。其雜病與丈夫同者，散在諸卷。

⊙凡小兒之病，與大人不殊，惟用藥有多少為異。其驚癇、客忤、解顱、不行等八九篇合為一卷，自餘下利等方，並散在諸篇中，可披而得也。

⊙凡針灸孔穴，已具明堂篇中，其逐篇諸穴，多有不與明堂同者，及明堂中所無者，亦廣記當時所傳得效者耳，故不必盡同舊經也。

⊙凡諸卷中用字，文多假借，如乾字作于、屎字作矢、銳

字作兌，其類非一，今則各仍舊文，更不普加改定，亦從古之意也。

　　⊙凡諸方論，今各檢見所從來及所流派，比欲各加題別，竊為非醫家之急，今但按文校定，其諸書之名，則隱而不出，以成一家之美焉。

備急千金要方

《備急千金要方》序

　　夫清濁剖判，上下攸分，三才肇基，五行倏落，萬物淳樸，無得而稱。燧人氏出，觀斗極以定方名，始有火化；伏羲氏作，因之而畫八卦、立庖廚。滋味既興，疴瘵萌起。大聖神農氏，溍黎元之多疾，遂嘗百藥以救療之，猶未盡善。黃帝受命，創製九針，與方士岐伯、雷公之倫，備論經脈，旁通問難，詳究義理，以為經論，故後世可得依而暢焉。

　　春秋之際，良醫和緩；六國之時，則有扁鵲；漢有倉公、仲景，魏有華佗，並皆探賾索隱，窮幽洞微，用藥不過二三，灸炷不逾七八，而疾無不冷瘥者。晉宋以來，雖復名醫間出，然治十不能瘥五六，良由今人嗜欲泰甚，立心不常，淫放縱逸，有闕攝養所致耳。

　　余緬尋聖人設教，欲使家家自學，人人自曉。君親有疾不能療之者，非忠孝也。末俗小人，多行詭詐，倚傍聖教而為欺紿，遂令朝野士庶咸恥醫術之名，多教子弟誦短文，構小策，以求出身之道。醫治之術，闕而弗論。吁，可怪也。嗟乎！深乖聖賢之本意。吾幼遭風冷，屢造醫門，湯藥之資，罄盡家產。所以青衿之歲，高尚茲典，白首之年，未嘗釋卷。至於切脈診候，採藥合和，服餌節度，將息避慎，一事長於己者，不遠千里，伏膺取決。至於弱冠，頗覺有悟，是以親鄰中外有疾厄者，多所濟益，在身之患，斷絕醫門，故知方藥本草，不可不學。吾見諸方部帙浩博，忽遇倉卒，求檢至難，比得方訖，疾已不救矣。

　　嗚呼！痛夭枉之幽厄，惜墮學之昏愚。乃博群經，刪裁繁重，務在簡易，以為《備急千金要方》一部，凡三十卷。雖不

能究盡病源，但使留意於斯者，亦思過半矣。以為人命至重，有貴千金，一方濟之，德逾於此，故以為名也。未可傳於士族，庶以貽厥私門。張仲景曰：當今居世之士，曾不留神醫藥，精究方術，上以療君親之疾，下以救貧賤之厄，中以保身長全，以養其生。而但競逐榮勢，企踵權豪，孜孜汲汲，惟名利是務；崇飾其末，而忽棄其本，欲華其表，而悴其內。皮之不存，毛將安附？進不能愛人知物，退不能愛躬知己，卒然遇邪風之氣，嬰非常之疾，患及禍至，而後震慄，身居厄地，蒙蒙昧昧，蠢若遊魂，降志屈節，欽望巫祝，告窮歸天，束手受敗。齎百年之壽命，將至貴之重器，委付庸醫，恣其所措。咄嗟喑嗚！厥身已斃，神明消滅，變為異物，幽潛重泉，徒為涕泣。痛夫！舉世昏迷，莫能覺悟，自棄若是，夫何榮勢之云哉？此之謂也。

目　錄

朝奉郎守太常少卿充秘閣校理判登聞
檢院上護軍賜緋魚袋臣林億等校正

16

備急千金要方

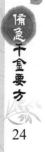

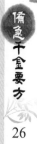

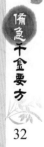

《備急千金要方》
卷第一　序例

大醫習業第一

凡欲為大醫，必須諳《素問》、《甲乙》、《黃帝針經》、明堂流注、十二經脈、三部九候、五臟六腑、表裏孔穴、本草藥對，張仲景、王叔和、阮河南、范東陽、張苗、靳邵等諸部經方。又須妙解陰陽祿命、諸家相法，及灼龜五兆、《周易》六壬，並須精熟，如此乃得為大醫。若不爾者，如無目夜遊，動致顛殞。

次須熟讀此方，尋思妙理，留意鑽研，始可與言於醫道者矣。又須涉獵群書，何者？若不讀五經，不知有仁義之道；不讀三史，不知有古今之事；不讀諸子，睹事則不能默而識之；不讀《內經》，則不知有慈悲喜捨之德；不讀《莊》、《老》，不能任真體運，則吉凶拘忌，觸塗而生。至於五行休王、七耀天文，並須探賾。若能具而學之，則於醫道無所滯礙，盡善盡美矣。

大醫精誠第二

張湛曰：夫經方之難精，由來尚矣。今病有內同而外異，亦有內異而外同，故五臟六腑之盈虛，血脈榮衛之通塞，固非耳目之所察，必先診候以審之。而寸口關尺有浮沉弦緊之亂，

腧穴流注有高下淺深之差，肌膚筋骨有厚薄剛柔之異，唯用心精微者，始可與言於茲矣。今以至精至微之事，求之於至粗至淺之思，其不殆哉！若盈而益之，虛而損之，通而徹之，塞而壅之，寒而冷之，熱而溫之，是重加其疾而望其生，吾見其死矣。故醫方卜筮，藝能之難精者也。既非神授，何以得其幽微？世有愚者，讀方三年，便謂天下無病可治；及治病三年，乃知天下無方可用。故學者必須博極醫源，精勤不倦，不得道塗，而言醫道已了，深自誤哉。

凡大醫治病，必當安神定志，無欲無求，先發大慈惻隱之心，誓願普救含靈之苦。若有疾厄來求救者，不得問其貴賤貧富，長幼妍蚩，怨親善友，華夷愚智，普同一等，皆如至親之想。亦不得瞻前顧後，自慮吉凶，護惜身命。見彼苦惱，若己有之，深心悽愴。勿避險巇，晝夜寒暑，饑渴疲勞，一心赴救，無作功夫形跡之心。如此可為蒼生大醫，反此則是含靈巨賊。自古名賢治病，多用生命以濟危急，雖曰賤畜貴人，至於愛命，人畜一也。損彼益己，物情同患，況於人乎？夫殺生求生，去生更遠。吾今此方，所以不用生命為藥者，良由此也。其虻蟲、水蛭之屬，市有先死者，則市而用之，不在此例。只如雞卵一物，以其混沌未分，必有大段要急之處，不得已隱忍而用之。能不用者，斯為大哲，亦所不及也。其有患瘡痍下痢，臭穢不可瞻視，人所惡見者，但發慚愧、淒憐、憂恤之意，不得起一念蒂芥之心，是吾之志也。

夫大醫之體，欲得澄神內視，望之儼然，寬裕汪汪，不皎不昧。省病診疾，至意深心。詳察形候，纖毫勿失。處判針藥，無得參差。雖曰病宜速救，要須臨事不惑。唯當審諦覃思，不得於性命之上，率爾自逞俊快，邀射名譽，甚不仁矣。又到病家，縱綺羅滿目，勿左右顧眄；絲竹湊耳，無得似有所娛；珍羞迭薦，食如無味；醽醁兼陳，看有若無。所以爾者，

夫一人向隅，滿堂不樂，而況病人苦楚，不離斯須，而醫者安然歡娛，傲然自得，茲乃人神之所共恥，至人之所不為，斯蓋醫之本意也。

夫為醫之法，不得多語調笑，談謔喧嘩，道說是非，議論人物，炫耀聲名，訾毀諸醫，自矜己德。偶然治瘥一病，則昂頭戴面，而有自許之貌，謂天下無雙，此醫人之膏肓也。老君曰：人行陽德，人自報之；人行陰德，鬼神報之。人行陽惡，人自報之；人行陰惡，鬼神害之。尋此二途，陰陽報施豈誣也哉。所以醫人不得恃己所長，專心經略財物，但作救苦之心，於冥運道中，自感多福者耳。又不得以彼富貴，處以珍貴之藥，令彼難求，自炫功能，諒非忠恕之道。志存救濟，故亦曲碎論之，學者不可恥言之鄙俚也。

治病略例第三

夫天布五行以植萬類，人稟五常以為五臟，經絡腑輸，陰陽會通，玄冥幽微，變化難極。《易》曰：非天下之至賾，其孰能與於此？觀今之醫，不念思求經旨，以演其所知，各承家伎，始終循舊，省病問疾，務在口給，相對斯須，便處湯藥，按寸不及尺，握手不及足，人迎趺陽，三部不參，動數發息，不滿五十，短期未知決診，九候曾無彷彿，明堂闕庭，盡不見察，所謂窺管而已。夫欲視死別生，固亦難矣。此皆醫之深戒，病者可不謹以察之，而自防慮也。

古來醫人，皆相嫉害。扁鵲為秦太醫令李醯所害，即其事也。一醫處方，不得使別醫和合，脫或私加毒藥，令人增疾，漸以致困，如此者非一，特須慎之。寧可不服其藥，以任天真，不得使愚醫相嫉，賊人性命，甚可哀傷。

夫百病之本，有中風傷寒，寒熱溫瘧，中惡霍亂，大腹水

腫，腸澼下痢，大小便不通，奔豚上氣，咳逆嘔吐，黃疸消渴，留飲癖食，堅積癥瘕，驚邪癲癇，鬼疰，喉痹齒痛，耳聾目盲，金瘡踒折，癰腫惡瘡，痔瘻瘤癭，男子五勞七傷、虛乏羸瘦，女子帶下崩中、血閉陰蝕，蟲蛇蠱毒所傷，此皆大略宗兆，其間變動枝葉，各依端緒以取之。又有冷熱勞損，傷飽房勞，驚悸恐懼，憂恚忧惕；又有產乳落胎，墮下瘀血；又有貪餌五石，以求房中之樂。此皆病之根源，為患生諸枝葉也，不可不知其本末，但向醫說，男女長幼之病，有半與病源相附會者，便可服藥也。男子者，眾陽所歸，常居於燥，陽氣游動，強力施泄，便成勞損，損傷之病，亦以眾矣。若比之女人，則十倍易治。凡女子十四以上，則有月事，月事來日得風冷濕熱，四時之病相協者，皆自說之，不爾與治，誤相觸動，更增困也。處方者，亦應問之。

凡用藥，皆隨土地所宜。江南嶺表，其地暑濕，其人肌膚薄脆，腠理開疏，用藥輕省。關中河北，土地剛燥，其人皮膚堅硬，腠理閉塞，用藥重複。

世有少盛之人，不避風濕，觸犯禁忌，暴竭精液，雖得微疾，皆不可輕以利藥下之。一利大重，竭其精液，困滯著床，動經年月也。凡長宿病，宜服利湯，不須盡劑，候利之足則止。病源未除者，於後更合耳。稍有氣力堪盡劑，則不論也。病源須服利湯驅除者，服利湯後，宜將丸散，時時助之。

凡病服利湯得瘥者，此後慎不中服補湯也。若得補湯，病勢還復成也。更重瀉之，則其人重受弊也。若初瘥，氣力未甚平復者，但消息之；須服藥者，當以平藥和之。夫常患之人，不妨行走，氣力未衰，欲將補益，冷熱隨宜丸散者，可先服利湯，瀉除胸腹中擁積痰實，然後可服補藥也。

夫極虛勞應服補湯者，不過三劑即止。若治風病，應服治風湯者，皆非三五劑可知也。自有滯風洞虛，即服十數劑，乃

至百餘日可瘥也。故曰：實則瀉之，虛則補之。

夫二儀之內，陰陽之中，唯人最貴。人者，稟受天地中和之氣，法律禮樂，莫不由人。人始生，先成其精，精成而腦髓生。頭圓法天，足方象地，眼目應日月，五臟法五星，六腑法六律，以心為中極。大腸長一丈二尺，以應十二時；小腸長二丈四尺，以應二十四氣。身有三百六十五絡，以應一歲。人有九竅，以應九州。天有寒暑，人有虛實；天有刑德，人有愛憎；天有陰陽，人有男女；月有大小，人有長短。所以服食五穀不能將節，冷熱咸苦更相振觸，共為攻擊，變成疾病。

凡醫診候，固是不易。又問而知之，別病深淺，名曰巧醫。仲景曰：凡欲和湯合藥，針灸之法，宜應精思，必通十二經脈，知三百六十孔穴，榮衛氣行，知病所在，宜治之法，不可不通。

古者上醫相色，色脈與形不得相失，黑乘赤者死，赤乘青者生。中醫聽聲，聲合五音，火聞水聲，煩悶干驚；木聞金聲，恐畏相刑。脾者土也，生育萬物，回助四傍，善者不見，死則歸之。太過則四肢不舉，不及則九竅不通。六識閉塞，猶如醉人。四季運轉，終而復始。下醫診脈，知病元由，流轉移動，四時逆順，相害相生，審知臟腑之微，此乃為妙也。

診候第四

夫欲理病，先察其源，候其病機，五臟未虛，六腑未竭，血脈未亂，精神未散，服藥必活。若病已成，可得半瘥。病勢已過，命將難全。

夫診候之法，常以平旦，陰氣未動，陽氣未散，飲食未進，經脈未盛，絡脈調勻，氣血未亂。精取其脈，知其逆順，非其時不用也，深察三部九候而明告之。古之善為醫者，上醫

醫國，中醫醫人，下醫醫病。又曰：上醫聽聲，中醫察色，下醫診脈。又曰：上醫醫未病之病，中醫醫欲病之病，下醫醫已病之病。若不加心用意，於事混淆，即病者難以救矣。

何謂三部？寸、關、尺也。上部為天，肺也；中部為人，脾也；下部為地，腎也。何謂九候？部各有三，合為九候。上部天，兩額動脈，主頭角之氣也；上部地，兩頰動脈，主口齒之氣也；上部人，耳前動脈，主耳目之氣也。中部天，手太陰，肺之氣也；中部地，手陽明，胸中之氣也；中部人，手少陰，心之氣也。下部天，足厥陰，肝之氣也；下部地，足少陰，腎之氣也；下部人，足太陰，脾之氣也。合為九候。

夫形盛脈細，少氣不足以息者死；形瘦脈大，胸中多氣者死；形氣相得者生；參五不調者病；三部九候皆相失者死。愚醫不通三部九候及四時之經，或用湯藥倒錯，針灸失度，順方治病，更增他疾，遂致滅亡。哀哉蒸民，枉死者半。可為世無良醫，為其解釋。

經說地水火風，和合成人。凡人火氣不調，舉身蒸熱；風氣不調，全身強直，諸毛孔閉塞；水氣不調，身體浮腫，氣滿喘粗；土氣不調，四肢不舉，言無音聲。火去則身冷，風止則氣絕，水竭則無血，土散則身裂。然愚醫不思脈道，反治其病，使臟中五行共相剋切，如火熾燃，重加其油，不可不慎。凡四氣合德，四神安和，一氣不調，百一病生。四神動作，四百四病，同時俱發。又云：一百一病，不治自癒；一百一病，須治而癒；一百一病，雖治難癒；一百一病，真死不治。

張仲景曰：欲療諸病，當先以湯蕩滌五臟六腑，開通諸脈，治道陰陽，破散邪氣，潤澤枯朽，悅人皮膚，益人氣血。水能淨萬物，故用湯也。若四肢病久，風冷發動，次當用散，散能逐邪，風氣濕痹，表裏移走，居無常處者，散當平之。次當用丸，丸藥者，能逐風冷，破積聚，消諸堅癖，進飲食，調

和榮衛。能參合而行之者，可謂上工，故曰：醫者，意也。又曰：不須汗而強汗之者，出其津液，枯竭而死；須汗而不與汗之者，使諸毛孔閉塞，令人悶絕而死。又不須下而強下之者，令人開腸洞泄，不禁而死；須下而不與下之者，便人心內懊憹，脹滿煩亂，浮腫而死。又不須灸而強與灸者，令人火邪入腹，乾錯五臟，重加其煩而死；須灸而不與灸之者，令人冷結重凝，久而彌固，氣上沖心，無地消散，病篤而死。

黃帝問曰：淫邪泮衍奈何？岐伯對曰：正邪從外襲內，而未有定舍，及淫於臟，不得定處，與榮衛俱行，而與魂魄飛揚，使人臥不得安而喜夢也。凡氣淫於腑，則有餘於外，不足於內；氣淫於臟，則有餘於內，不足外。問曰：有餘、不足有形乎？對曰：陰盛則夢涉大水而恐懼，陽盛則夢蹈大火而燔灼，陰陽俱盛則夢相殺毀傷；上盛則夢飛揚，下盛則夢墮墜；甚飽則夢與《巢源》云夢行，甚饑則夢取《巢源》云夢臥；肝氣盛則夢怒，肺氣盛則夢恐懼、哭泣，心氣盛則夢喜笑及恐畏，脾氣盛則夢歌樂、體重、手足不舉，腎氣盛則夢腰脊兩解而不屬。凡此十二盛者，至而瀉之立已。厥氣客於心，則夢見丘山煙火；客於肺，則夢飛揚，見金鐵之器奇物；客於肝，則夢見山林樹木；客於脾，則夢見丘陵大澤，壞屋風雨；客於腎，則夢見臨淵，沒居水中；客於膀胱，則夢見遊行；客於胃，則夢見飲食；客於大腸，則夢見田野；客於小腸，則夢見聚邑、街衢；客於膽，則夢見鬥訟、自刳；客於陰器，則夢交接鬥內；客於項，則夢見斬首；客於胻，則夢見行走而不能前進，及池渠阱窌中居；客於股，則夢見禮節拜跪；客於胞䐈，則夢見溲溺便利。凡此十五不足者，至而補之立已。善診候者，亦可深思此意，乃盡善盡美矣。

《史記》曰：病有六不治：驕恣不論於理，一不治也；輕身重財，二不治也；衣食不能適，三不治也；陰陽並臟氣不

定，四不治也；形羸不能服藥，五不治也；信巫不信醫，六不治也。生候尚存，形色未改，病未入腠理，針藥及時，能將節調理，委以良醫，病無不癒。

處方第五

夫療寒以熱藥，療熱以寒藥，飲食不消以吐下藥，鬼疰蠱毒以蠱毒藥，癰腫瘡瘤以瘡瘤藥，風濕以風濕藥，風勞氣冷各隨其所宜。雷公云：藥有三品，病有三階。藥有甘苦，輕重不同。病有新久，寒溫亦異。重熱膩滑、鹹醋藥石、飲食等，於風病為治，餘病非對。輕冷粗澀、甘苦藥草、飲食等，於熱病為治，餘病非對。輕熱辛苦、淡藥、飲食等，於冷病為治，餘病非對。其大綱略顯其源流，自余睹狀可知，臨事制宜，當識斯要。

《藥對》曰：夫眾病積聚，皆起於虛，虛生百病。積者，五臟之所積；聚者，六腑之所聚。如斯等疾，多從舊方，不假增損。虛而勞者，其弊萬端，宜應隨病增減。古之善為醫者，皆自採藥，審其體性所主，取其時節早晚，早則藥勢未成，晚則盛勢已歇。今之為醫，不自採藥，且不委節氣早晚，只共採取，用以為藥。又不知冷熱消息、分兩多少，徒有療病之心，永無必癒之效，此實浮惑。聊復審其冷熱，記其增損之主耳。虛勞而苦頭痛復熱，加枸杞、萎蕤；虛而欲吐，加人參；虛而不安，亦加人參；虛而多夢紛紜，加龍骨；虛而多熱，加地黃、牡蠣、地膚子、甘草；虛而冷，加當歸、芎藭、乾薑；虛而損，加鐘乳、棘刺、肉蓯蓉、巴戟天；虛而大熱，加黃芩、天門冬；虛而多忘，加茯神、遠志；虛而驚悸不安，加龍齒、紫石英、沙參、小草，冷則用紫石英、小草，若客熱即用沙參、龍齒，不冷不熱無用之；虛而口乾，加麥門冬、知母；虛

而吸吸，加胡麻、覆盆子、柏子仁；虛而多氣，兼微咳，加五味子、大棗；虛而身強，腰中不利，加磁石、杜仲；虛而多冷，加桂心、吳茱萸、附子、烏頭；虛而小便赤，加黃芩；虛而客熱，加地骨皮、白水黃耆；虛而冷，用隴西黃耆；虛而痰，復有氣，加生薑、半夏、枳實；虛而小腸利，加桑螵蛸、龍骨、雞肶胵；虛而小腸不利，加茯苓、澤瀉；虛而溺白，加厚朴。諸藥無有一一歷而用之，但據體性冷熱的相主對，聊敘增損之一隅，入處方者宜準此。

用藥第六

上藥一百二十種，為君，主養命以應天。無毒，多服、久服不傷人。欲輕身益氣，不老延年者，本上經。

中藥一百二十種，為臣，主養性以應人。有毒無毒，斟酌其宜。欲遏病，補虛羸者，本中經。

下藥一百二十五種，為佐使，主治病以應地。多毒，不可久服。欲除寒熱邪氣，破積聚、癒疾者，本下經。

三品合三百六十五種，法三百六十五度，每一度應一日，以成一歲。倍其數，合七百三十名也。

凡藥有君、臣、佐、使，以相宣攝。合和者，宜用一君、二臣、三佐、五使，又可一君、三臣、九佐使也。

又有陰陽配合，子母兄弟，根莖花實，草石骨肉。有單行者，有相須者，有相使者，有相畏者，有相惡者，有相反者，有相殺者。凡此七情，合和之時，用意視之，當用相須、相使者良，勿用相惡、相反者。若有毒宜制，可用相畏、相殺者，不爾，勿合用也。

又有酸、石鹹、甘、苦、辛五味，又有寒、熱、溫、涼四氣，及有毒、無毒、陰乾、曝乾、採造時月、生熟、土地所

出、真偽陳新，並各有法。其相使、相畏七情，列之如下，處方之日，宜善究之。

玉石上部

玉泉　畏款冬花。

玉屑　惡鹿角。

丹砂　惡磁石，畏鹹水。

曾青　畏菟絲子。

石膽　水英為使，畏牡桂、菌桂、芫花、辛夷、白薇。

雲母　澤瀉為使，畏鮀甲及流水，惡徐長卿。

鐘乳　蛇床子、菟絲子為使，惡牡丹、玄石、牡蒙，畏紫石英、蘘草。

朴硝　畏麥句薑。

硝石　火為使，惡苦參、苦菜，畏女菀。

芒硝　石韋為使，惡麥句薑。

礬石　甘草為使，惡牡蠣。

滑石　石韋為使，惡曾青。

紫石英　長石為使，畏扁青、附子，不欲鮀甲、黃連、麥句薑。

白石英　惡馬目毒公。

赤石脂　惡大黃，畏芫花。

黃石脂　曾青為使，惡細辛，畏蜚蠊、扁青、附子。

白石脂　燕糞為使，惡松脂，畏黃芩。

太一餘糧　杜仲為使，畏鐵落、菖蒲、貝母。

玉石中部

水銀　畏磁石。

殷孽　惡防己，畏朮。

孔公孽　木蘭為使，惡細辛。

陽起石　桑螵蛸為使，惡澤瀉、菌桂、雷丸、蛇蛻皮，畏菟絲子。

凝水石　畏地榆，解巴豆毒。

石膏　雞子為使，惡莽草、毒公。

磁石　柴胡為使，畏黃石脂，惡牡丹、莽草。

玄石　惡松脂、柏子仁、菌桂。

理石　滑石為使，畏麻黃。

玉石下部

青琅玕　得水銀良，畏雞骨，殺錫毒。

礜石　得火良，棘針為使，惡虎掌、毒公、鶩屎、細辛，畏水。

特生礜石　得火良，畏水。

方解石　惡巴豆。

代赭　畏天雄。

大鹽　漏蘆為使。

草藥上部

六芝　薯蕷為使，得發良，惡恒山，畏扁青、茵陳。

天門冬　垣衣、地黃為使，畏曾青。

麥門冬　地黃、車前為使，惡款冬、苦瓠，畏苦參、青蘘。

术　防風、地榆為使。

女萎、萎蕤　畏鹵鹹。

乾地黃　得麥門冬、清酒良，惡貝母，畏蕪荑。

菖蒲　秦艽、秦皮為使，惡地膽、麻黃。

遠志　得茯苓、冬葵子、龍骨良，殺天雄、附子毒，畏真

珠、蜚蠊、藜蘆、齊蛤。

澤瀉 畏海蛤、文蛤。

薯蕷 紫芝為使，惡甘遂。

菊花 朮、枸杞根、桑根白皮為使。

甘草 朮、乾漆、苦參為使，惡遠志，反甘遂、大戟、芫花、海藻。

人參 茯苓為使，惡溲疏，反藜蘆。

石斛 陸英為使，惡凝水石、巴豆，畏白僵蠶、雷丸。

牛膝 惡螢火、龜甲、陸英，畏車前。

細辛 曾青、棗根為使，惡狼毒、山茱萸、黃耆，畏滑石、硝石，反藜蘆。

獨活 蠡實為使。

柴胡 半夏為使，惡皂莢，畏女菀、藜蘆。

菴藺子 荊子、薏苡仁為使，惡細辛、乾薑。

菥蓂子 得荊子、細辛良，惡乾薑、苦參。

龍膽 貫眾為使，惡防葵、地黃。

菟絲子 得酒良，薯蕷、松脂為使，惡萑菌。

巴戟天 覆盆子為使，惡朝生、雷丸、丹參。

蒺藜子 烏頭為使。

防風 惡乾薑、藜蘆、白蘞、芫花，殺附子毒。

絡石 杜仲、牡丹為使，惡鐵落，畏菖蒲、貝母。

黃連 黃芩、龍骨、理石為使，惡菊花、芫花、玄參、白鮮皮，畏款冬，勝烏頭，解巴豆毒。

沙參 惡防己，反藜蘆。

丹參 畏鹹水，反藜蘆。

天名精 垣衣為使。

決明子 蓍實為使，惡大麻子。

芎藭 白芷為使。

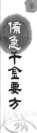

44

續斷　地黃為使，惡雷丸。

黃蓍　惡龜甲。

杜若　得辛夷、細辛良，惡柴胡、前胡。

蛇床子　惡牡丹、巴豆、貝母。

茜根　畏鼠姑。

飛廉　得烏頭良，惡麻黃。

薇銜　得秦皮良。

五味子　蓯蓉為使，惡葽蕤，勝烏頭。

草藥中部

當歸　惡䕡茹，畏菖蒲、海藻、牡蒙。

秦艽　菖蒲為使。

黃芩　山茱萸、龍骨為使，惡蔥實，畏丹砂、牡丹、藜蘆。

芍藥　雷丸為使，惡石斛、芒硝，畏砂石、鱉甲、小薊，反藜蘆。

乾薑　秦椒為使，惡黃連、黃芩、天鼠糞，殺半夏、莨菪毒。

藁本　惡䕡茹。

麻黃　厚朴為使，惡辛夷、石韋。

葛根　殺野葛、巴豆、百藥毒。

前胡　半夏為使，惡皂角，畏藜蘆。

貝母　厚朴、白薇為使，惡桃花，畏秦艽、礜石、莽草，反烏頭。

栝樓　枸杞為使，惡乾薑，畏牛膝、乾漆，反烏頭。

玄參　惡黃蓍、乾薑、大棗、山棗、山茱萸，反藜蘆。

苦參　玄參為使，惡貝母、漏蘆、菟絲子，反藜蘆。

石龍芮　大戟為使，畏蛇蛻皮、吳茱萸。

石韋　滑石、杏仁為使，得菖蒲良。

狗脊　萆薢為使，惡敗醬。

萆薢　薏苡為使，畏葵根、大黃、柴胡、牡蠣、前胡。

瞿麥　蘘草、牡丹為使，惡桑螵蛸。

白芷　當歸為使，惡旋覆花。

紫菀　款冬為使，惡天雄、瞿麥、雷丸、遠志，畏茵陳。

白鮮皮　惡桑螵蛸、桔梗、茯苓、萆薢。

白薇　惡黃耆、大黃、大戟、乾薑、乾漆、大棗、山茱萸。

紫參　畏辛夷。

仙靈脾　薯蕷為使。

款冬花　杏仁為使，得紫菀良，惡皂莢、硝石、玄參，畏貝母、辛夷、麻黃、黃芩、黃連、黃耆、青葙。

牡丹　畏菟絲子。

防己　殷蘗為使，惡細辛，畏萆薢，殺雄黃毒。

女菀　畏鹵鹹。

澤蘭　防己為使。

地榆　得髮良，惡麥門冬。

海藻　反甘草。

草藥下部

大黃　黃芩為使。

桔梗　節皮為使，畏白及、龍膽、龍眼。

甘遂　瓜蒂為使，惡遠志，反甘草。

葶藶　榆皮為使，得酒良，惡僵蠶、石龍芮。

芫花　決明為使，反甘草。

澤漆　小豆為使，惡薯蕷。

大戟　反甘草。

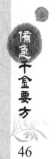

鉤吻　半夏為使，惡黃芩。

藜蘆　黃連為使，反細辛、芍藥、五參，惡大黃。

烏頭、烏喙　莽草為使，反半夏、栝樓、貝母、白蘞、白及，惡藜蘆。

天雄　遠志為使，惡腐婢。

附子　地膽為使，惡蜈蚣，畏防風、甘草、黃蓍、人參、烏韭、大豆。

貫眾　萹菌為使。

半夏　射干為使，惡皂莢，畏雄黃、生薑、乾薑、秦皮、龜甲，反烏頭。

虎掌　蜀漆為使，畏莽草。

蜀漆　栝樓為使，惡貫眾。

恒山　畏玉札。

狼牙　蕪荑為使，惡秦艽、地榆。

白蘞　代赭為使，反烏頭。

白及　紫石英為使，惡理石、李核仁、杏仁。

萹菌　得酒良，畏雞子。

藺茹　甘草為使，惡麥門冬。

蓋草　畏鼠婦。

夏枯草　土瓜為使。

狼毒　大豆為使，惡麥句薑。

鬼臼　畏垣衣。

木藥上部

茯苓、茯神　馬藺為使，惡白蘞，畏牡蒙、地榆、雄黃、秦艽、龜甲。

柏子仁　牡蠣、桂心、瓜子為使，畏菊花、羊蹄、諸石、面麴。

杜仲　惡蛇蛻、玄參。

乾漆　半夏為使，畏雞子。

蔓荊子　惡烏頭、石膏。

牡荊實　防風為使，惡石膏。

五加皮　遠志為使，畏蛇蛻、玄參。

黃柏　惡乾漆。

辛夷　芎藭為使，惡五石脂，畏菖蒲、蒲黃、黃連、石膏、黃環。

酸棗仁　惡防己。

槐子　天雄、景天為使。

木藥中部

厚朴　乾薑為使，惡澤瀉、寒水石、硝石。

山茱萸　蓼實為使，惡桔梗、防風、防己。

吳茱萸　蓼實為使，惡丹參、硝石、白堊，畏紫石英。

秦皮　大戟為使，惡吳茱萸。

占斯　解狼毒毒。

梔子　解躑躅毒。

秦椒　惡栝樓、防葵，畏雌黃。

桑根白皮　續斷、桂心、麻子為使。

木藥下部

黃環　鳶尾為使，惡茯苓、防己。

石楠　五加皮為使。

巴豆　芫花為使，惡蘘草，畏大黃、黃連、藜蘆，殺斑蝥毒。

蜀椒　杏仁為使，畏款冬。

欒華　決明為使。

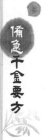

雷丸　荔實、厚朴為使，惡葛根。

溲疏　漏蘆為使。

皂莢　柏子為使，惡麥門冬，畏空青、人參、苦參。

獸上部

龍骨　得人參、牛黃良，畏石膏。

龍角　畏乾漆、蜀椒、理石。

牛黃　人參為使，惡龍骨、地黃、龍膽、蜚蠊，畏牛膝。

白膠　得火良，畏大黃。

阿膠　得火良，畏大黃。

獸中部

犀角　松脂為使，惡雚菌、雷丸。

羖羊角　菟絲子為使。

鹿茸　麻勃為使。

鹿角　杜仲為使。

獸下部

麋脂　畏大黃，惡甘草。

蟲魚上部

蜜蠟　惡芫花、齊蛤。

蜂子　畏黃芩、芍藥、牡蠣。

牡蠣　貝母為使，得甘草、牛膝、遠志、蛇床良，惡麻黃、吳茱萸、辛夷。

桑螵蛸　畏旋覆花。

海蛤　蜀漆為使，畏狗膽、甘遂、芫花。

龜甲　惡沙參、蜚蠊。

蟲魚中部

伏翼　莧實、雲實為使。

蝟皮　得酒良，畏桔梗、麥門冬。

蜥蜴　惡硫黃、斑蝥、蕪荑。

露蜂房　惡乾薑、丹參、黃芩、芍藥、牡蠣。

蠮蟲　畏皂莢、菖蒲。

蟬蟧　蜚蟲為使，惡附子。

鱉甲　惡礬石。

鮀魚甲　蜀漆為使，畏狗膽、甘遂、芫花。

烏賊魚骨　惡白薇、白及。

蟹 　殺莨菪毒、漆毒。

天鼠糞 　惡白薇、白薇。

蟲魚下部

蛇蛻 　畏磁石及酒。

蟯螂 　畏羊角、石膏。

斑蝥 　馬刀為使，畏巴豆、丹參、空青，惡膚青。

地膽 　惡甘草。

馬刀 　得水良。

果上部

大棗 　殺烏頭毒。

果下部

杏仁 　得火良，惡黃蓍、黃芩、葛根，解錫、胡粉毒，畏
莽草。

菜上部

冬葵子 黃芩為使。

菜中部

蔥實 解藜蘆毒。

米上部

麻蕡、麻子 畏牡蠣、白薇，惡茯苓。

米中部

大豆及黃卷 惡五參、龍膽，得前胡、烏喙、杏仁、牡蠣良，殺烏頭毒。

大麥 食蜜為使。

醬 殺藥毒、火毒。

上一百九十七種有相制使，其餘皆無，故不備錄。

或曰：古人用藥至少，分兩亦輕，瘥病極多。觀君處方，非不煩重，分兩亦多，而瘥病不及古人者，何也？答曰：古者日月長遠，藥在土中，自養經久，氣味真實，百姓少欲，稟氣中和，感病輕微，易為醫療。今時日月短促，藥力輕虛，人多巧詐，感病厚重，難以為醫。病輕用藥須少，疴重用藥即多，此則醫之一隅，何足怪也？又古之醫者，有自將採取、陰乾、曝乾，皆悉如法，用藥必依土地，所以治十得九。今之醫者，但知診脈處方，不委採藥時節，至於出處土地、新陳虛實，皆不悉，所以治十不得五六者，實由於此。夫處方者，常須加意，重複用藥，藥乃有力，若學古人，徒自誤耳。將來學者，須詳熟之。

凡紫石英、白石英、朱砂、雄黃、硫黃等，皆須光明映

澈、色理鮮淨者為佳。不然令人身體乾燥、發熱口乾而死。

凡草石藥，皆須土地堅實，氣味濃烈，不爾治病不癒。

凡狼毒、枳實、橘皮、半夏、麻黃、吳茱萸，皆欲得陳久者良，其餘唯須精新也。

合和第七

問曰：凡合和湯藥，治諸草石蟲獸，用水升數，消殺之法則云何？答曰：凡草有根、莖、枝、葉、皮、骨、花、實，諸蟲有毛、翅、皮、甲、頭、足、尾、骨之屬，有須燒、煉、炮、炙，生熟有定，一如後法。順之者福，逆之者殃。或須皮去肉，或去皮須肉，或須根莖，或須花實，依方煉治，極令淨潔。然後升合稱兩，勿令參差。藥有相生相殺，氣力有強有弱，君臣相理，佐使相持。若不廣通諸經，則不知有好有惡，或醫自以意加減，不依方分，使諸草石強弱相欺，入人腹中不能治病，更加鬥爭，草石相反，使人迷亂，力甚刀劍。若調和得所，雖未能治病，猶得安利五臟，於病無所增劇。例曰：諸經方用藥，所以熬煉節度，皆腳註之。今方則不然，於此篇具條之，更不煩方下別註也。

凡藥治擇熬炮訖，然後稱之以充用，不得生稱。

凡用石藥及玉，皆碎如米粒，綿裹納湯酒中。

凡鐘乳等諸石，以玉槌水研，三日三夜，漂煉務令極細。

凡銀屑，以水銀和成泥。

凡礜石，赤泥團之，入火半日，乃熟可用，仍不得過之。不煉，生入藥，使人破心肝。

凡朴硝、礬石，燒令汁盡，乃入丸散。芒硝、朴硝，皆絞湯訖，納汁中，更上火兩三沸，烊盡乃服。

凡湯中用丹砂、雄黃者，熟末如粉，臨服納湯中，攪令調

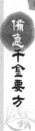

和服之。

凡湯中用完物，皆擘破，乾棗、梔子之類是也。用細核物，亦打碎，山茱萸、五味子、蕤核、決明子之類是也。細花子物，正爾完用之，旋覆花、菊花、地膚子、葵子之類是也。米麥豆輩，亦完用之。

凡橘皮、吳茱萸、椒等，入湯不㕮咀。

凡諸果實仁，皆去尖及雙仁者，湯柔撻去皮，仍切之。用梔子者去皮，用蒲黃者湯成下。

凡麥門冬、生薑入湯，皆切，三搗三絞，取汁，湯成去滓下之，煮五六沸，依如升數，不可共藥煮之。一法薄切用。

凡麥門冬，皆微潤，抽去心。

凡麻黃，去節，先別煮兩三沸，掠去沫，更益水如本數，乃納餘藥，不爾令人煩，寸斬之。小草、瞿麥五分斬之，細辛、白前三分斬之，膏中細銼也。

凡牛膝、石斛等，入湯酒拍碎用；石斛入丸散者，先以砧槌極打令碎，乃入臼，不爾搗不熟，入酒亦然。

凡桂、厚朴、杜仲、秦皮、木蘭之輩，皆削去上虛軟甲錯，取裏有味者稱之。茯苓、豬苓，削除黑皮。牡丹、巴戟天、遠志、野葛等，皆槌破去心。紫菀，洗去土，曝乾，乃稱之。薤白、蔥白，除青令盡。莽草、石楠、茵芋、澤蘭，剔取葉及嫩莖，去大枝。鬼臼、黃連，皆除根毛。石韋、辛夷，拭去毛，辛夷又去心。蜀椒，去閉口者及目。用大棗、烏梅，皆去核。用鬼箭，削取羽皮。

凡茯苓、芍藥，補藥須白者，瀉藥唯赤者。

凡菟絲子，暖湯淘去沙土，乾漉，暖酒漬，經一宿漉出，曝微白，搗之。不盡者，更以酒漬經三五日，乃出更曬微乾，搗之，須臾悉盡，極易碎。

凡用甘草、厚朴、枳實、石楠、茵芋、藜蘆、皂莢之類，

皆炙之。而枳實去穰，藜蘆去頭，皂莢去皮子。

凡用椒實，微熬令汗出，則有勢力。

凡湯、丸、散用天雄、附子、烏頭、烏喙、側子，皆燷灰炮令微拆，削去黑皮乃稱之。唯薑附湯及膏酒中生用，亦削去皮乃稱之，直理破作七八片。

凡半夏，熱湯洗去上滑，一云十洗四破，乃稱之，以入湯；若膏、酒、丸散，皆燷灰炮之。

凡巴豆，去皮、心、膜，熬令紫色。桃仁、杏仁、葶藶、胡麻諸有脂膏藥，皆熬黃黑，別搗令如膏，指擵視泯泯爾，乃以向成散，稍稍下臼中，合研，搗令消散，乃復都以輕絹篩之，須盡，又納臼中，依法搗數百杵也。湯、膏中雖有生用者，並搗破。

凡用麥糵麴末、大豆黃卷、澤蘭、蕪荑，皆微炒。乾漆炒令煙斷。用烏梅入丸散者，熬之。用熟艾者，先炒，細擘，合諸藥搗令細散不可篩者，納散中和之。

凡用諸毛羽、齒牙、蹄甲，龜鱉、鯪鯉等甲、皮、肉、骨、角、筋，鹿茸等，皆炙之。蛇蛻皮微炙。

凡用斑蝥等諸蟲，皆去足翅，微熬。用桑螵蛸，中破炙之。牡蠣，熬令黃色，僵蠶、蜂房，微炒之。

凡湯中用麝香、犀角、鹿角、羚羊角、牛黃，須末如粉，臨服納湯中，攪令調和服之。

凡丸散用膠，先炙，使通體沸起燥，乃可搗，有不沸處，更炙之；斷下湯直爾用之，勿炙；諸湯中用阿膠，皆絞湯畢，納汁中，更上火兩三沸，令烊。

凡用蜜，先火煎，掠去沫，令色微黃，則丸經久不壞。掠之多少，隨蜜精粗，遂至大稠，於丸彌佳。

凡丸中用蠟，烊，投少蜜中，攪調以和藥。

凡湯中用飴糖，皆湯成下。諸湯用酒者，皆臨熟下之。

凡藥有宜丸者、宜散者、宜湯者、宜酒漬者、宜膏煎者，亦有一物兼宜者，亦有不入湯酒者，並隨藥性，不得違之。其不宜湯酒者，列之於下：

朱砂熟入湯　雌黃　雲母　陽起石入酒　礬石入酒　硫黃入酒　鐘乳入酒　孔公孽入酒　礜石入酒　銀屑　白堊　銅鏡鼻　胡粉鉛丹　鹵鹹入酒　石灰入酒　藜灰。

上石類一十七種。

野葛　狼毒　毒公　鬼臼　莽草　蒴藋入酒　巴豆　躑躅入酒　皂莢入酒　雚菌　藜蘆　藺茹　貫眾入酒　蕪荑　雷丸　狼牙　鳶尾　蒺藜入酒　女菀　葈耳　紫葳入酒　薇銜入酒　白及　牡蒙　飛廉　蛇銜　占斯　辛夷　石楠入酒　楝實　虎杖入酒，單漬　虎掌　茅根　羊桃入酒　麻勃　苦瓠　瓜蒂　陟厘　狼跋子入酒　雲實　槐子入酒　地膚子　蛇床子入酒　青葙子　芫蔚子　王不留行　蘜葍子　菟絲子入酒。

上草木之類四十八種。

蜂子　蜜蠟　白馬莖　狗陰　雀卵　雞子　雄鵲　伏翼　鼠婦　樗雞　螢火　蠐螬　僵蠶　蜈蚣　蜥蜴　斑蝥　芫青　亭長　蛇膽　虻蟲　蜚蠊　螻蛄　馬刀　赭魁　蝦蟆　蝟皮　生鼠　生龜入酒　蝸牛　諸鳥獸入酒　蟲魚膏骨髓膽血屎溺。

上蟲獸之類二十九種。

古秤唯有銖兩，而無分名。今則以十黍為一銖，六銖為一分，四分為一兩，十六兩為一斤，此則神農之秤也。吳人以二兩為一兩，隋人以三兩為一兩。今依四分為一兩稱為定。方家凡云等分者，皆是丸散，隨病輕重，所須多少，無定銖兩，三種五種，皆悉分兩同等耳。凡丸散云若干分兩者，是品諸藥宜多宜少之分兩，非必止於若干之分兩也。假令日服三方寸匕，須瘥止，是三五兩藥耳。凡散藥有云刀圭者，十分方寸匕之一，準如梧桐子大也。方寸匕者，作匕正方一寸，抄散，取不

落為度。錢匕者，以大錢上全抄之。若云半錢匕者，則是一錢抄取一邊爾，並用五銖錢也。錢五匕者，今五銖錢邊五字者以抄之，亦令不落為度。一撮者，四刀圭也。十撮為一勺，兩勺為一合。以藥升分之者，謂藥有虛實、輕重，不得用斤兩，則以升平之。藥升方作，上徑一寸，下徑六分，深八分，納散藥，勿按抑之，正爾微動令平調耳。今人分藥，不復用此。

凡丸藥，有云如細麻大者，即胡麻也，不必扁扁，但令較略大小相稱爾。如黍粟者亦然，以十六黍為一大豆也。如麻子者，即今大麻子，準三細麻也。如胡豆者，今青斑豆也，以二大麻子準之。如小豆者，今赤小豆也，粒有大小，以三大麻子準之。如大豆者，以二小豆準之。如梧桐子者，以二大豆準之。一方寸匕散，以蜜和得如梧桐子十丸為定。如彈丸及雞子黃者，以十梧桐子準之。

凡方云巴豆若干枚者，粒有大小，當先去心皮，乃稱之，以一分準十六枚。附子、烏頭若干枚者，去皮畢，以半兩準一枚。枳實若干枚者，去穰畢，以一分準二枚。橘皮一分準三枚。棗有大小，以三枚準一兩。云乾薑一累者，以半兩為正《本草》云：一兩為正。

凡方云半夏一升者，洗畢稱，五兩為正。椒一升，三兩為正。吳茱萸一升，五兩為正。菟絲子一升，九兩為正。菴藺子一升，四兩為正。蛇床子一升，三兩半為正。地膚子一升，四兩為正。此其不同也。云某子一升者，其子各有虛實、輕重，不可通以秤準，皆取平升為正。

凡方云桂一尺者，削去皮畢，重半兩為正。甘草一尺者，重二兩為正。云某草一束者，重三兩為正。一把者，重二兩為正。

凡云蜜一斤者，有七合。豬膏一斤者，一升二合。

凡湯酒膏藥，舊方皆云㕮咀者，謂稱畢，搗之如大豆，又

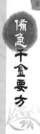

使吹去細末。此於事殊不允當，藥有易碎、難碎，多末、少末，稱兩則不復均平。今皆細切之，較略令如㕮咀者，乃得無末，而片粒調和也。

凡云末之者，謂搗篩如法也。

凡丸散，先細切，曝燥，乃搗之。有各搗者，有合搗者，並隨方所言。其潤濕藥，如天門冬、乾地黃輩，皆先切，曝乾，獨搗令偏碎，更出細擘，曝乾。若值陰雨，可微火烘之，既燥，小停冷，乃搗之。

凡濕藥，燥皆大耗，當先增分兩，須得屑乃稱之為正，其湯酒中不須如此。

凡篩丸藥，用重密絹，令細，於蜜丸即易熟。若篩散，草藥用輕疏絹，於酒中服即不泥。其石藥亦用細絹篩，令如丸藥者。

凡篩丸散藥畢，皆更合於臼中，以杵搗之數百過，視其色理和同為佳。

凡煮湯，當取井華水，極令淨潔，升斗分量勿使多少，煮之調和，候火用心，一如煉法。

凡煮湯，用微火令小沸，其水數依方多少。大略二十兩藥用水一斗，煮取四升，以此為率。皆絞去滓，而後酌量也。然則利湯欲生，少水而多取汁者，為病須快利，所以少水而多取汁；補湯欲熟，多水而少取汁者，為病須補益，是以多水而少取汁。好詳視之，不得令水多少。湯熟，用新布兩人以尺木絞之，澄去垽濁。分再服、三服者，第二、第三服以紙覆令密，勿令洩氣。欲服，以銅器於熱湯上暖之，勿令器中有水氣。

凡漬藥酒，皆須切細，生絹袋盛之，乃入酒，密封，隨寒暑日數，視其濃烈，便可漉出，不必待至酒盡也。滓可曝燥，微搗，更漬飲之，亦可散服。

凡建中、腎瀝諸補湯滓，合兩劑加水煮竭飲之，亦敵一劑

新藥，貧人當依此用，皆應先曝令燥也。

凡合膏，先以苦酒漬，令淹浹，不用多汁，密覆勿泄。云晬時者，周時也，從今旦至明旦。亦有止一宿。煮膏當三上三下，以泄其藥勢，令藥味得出。上之，使匝匝沸，乃下之，取沸靜良久乃止，寧欲小生。其中有薤白者，以兩頭微焦黃為候。有白芷、附子者，亦令小黃色為度。豬肪皆勿令經水，臘月者彌佳。絞膏亦以新布絞之。若是可服之膏，膏滓亦堪酒煮飲之，可摩之膏，膏滓則宜以敷病上。此蓋欲兼盡其藥力故也。

凡膏中有雄黃、朱砂輩，皆別搗，細研如麵，須絞膏畢乃投中，以物疾攪至於凝強，勿使沉聚在下不調也。有水銀者，於凝膏中研令消散，胡粉亦爾。

凡搗藥法，燒香，灑掃淨潔，不得雜語喧呼，當使童子搗之，務令細熟，杵數可至千萬杵，過多為佳。

凡合腎氣、薯蕷及諸大補、五石、大麝香丸、金牙散、大酒煎膏等，合時、煎時，並勿令婦人、小兒、產母、喪孝、痼疾、六根不具足人，及雞、犬、六畜等見之，大忌，切宜慎之。其續命湯、麻黃等諸小湯，不在禁忌之限。比來田野下里家，因市得藥，隨便市上雇人搗合，非止諸不如法，至於石斛、菟絲子等難搗之藥，費人功力，賃作搗者，隱主悉盜棄之。又為塵埃穢氣入藥中，羅篩粗惡，隨風飄揚，眾口嘗之，眾鼻嗅之，藥之精氣，一切都盡，與朽木不殊。又復服餌不能盡如法，服盡之後，反加虛損，遂謗醫者處方不效。夫如此者，非醫之咎，自緣發意甚誤，宜熟思之也。

服餌第八

若用毒藥治病，先起如黍粟，病去即止，不去倍之，不去

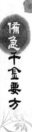

十之，取去為度。病在胸膈以上者，先食而後服藥；病在心腹以下者，先服藥而後食；病在四肢血脈者，宜空腹而在旦；病在骨髓者，宜飽滿而在夜。

凡服丸散，不云酒、水飲者，本方如此，是可通用也。

凡服利湯，欲得侵早。

凡服湯，欲得稍熱服之，即易消下不吐，若冷則吐嘔不下，若太熱即破人咽喉，務在用意。湯必須澄清，若濁令人心悶不解。中間相去如步行十里久再服，若太促數，前湯未消，後湯來沖，必當吐逆，仍問病者腹中藥消散，乃可進服。

凡服湯法，大約皆分為三服，取三升，然後乘病人穀氣強進，一服最須多，次一服漸少，後一服最須少。如此即甚安穩，所以病人於後氣力漸微，故湯須漸少。

凡服補湯，欲得服三升半，晝三夜一，中間間食，則湯氣溉灌百脈，易得藥力。凡服湯，不得太緩太急也，又須左右仰覆臥各一食頃，即湯勢遍行腹中，又於室中行，皆可一百步許，一日勿出外，即大益。

凡服湯三日，常忌酒，緣湯忌酒故也。

凡服治風湯，第一服厚覆取汗，若得汗即須薄覆，勿令大汗，中間亦須間食，不爾令人無力，更益虛羸。

凡丸藥皆如梧桐子，補者十丸為始，從一服漸加，不過四十丸，過亦損人。云一日三度服，欲得引日，多時不闕，藥氣漸漬，薰蒸五臟，積久為佳，不必頓服，早盡為善，徒棄名藥，獲益甚少。

凡人四十以下有病，可服瀉藥，不甚須服補藥。必若有所損，不在此限。四十以上，則不可服瀉藥，須服補藥。五十以上，四時勿闕補藥。如此乃可延年，得養生之術耳。其方備在第二十七卷中。《素問》曰：實即瀉之，虛即補之，不虛不實，以經調之。此其大略也。凡有臟腑積聚，無問少長，須瀉

則瀉；凡有虛損，無問少長，須補即補。以意量度而用之。

凡服痔漏疳䘌等藥，皆慎豬、雞、魚、油等，至瘥。

凡服瀉藥，不過以利為度，慎勿過多，令人下利無度，大損人也。

凡諸惡瘡，瘥後皆百日慎口，不爾即瘡發也。

凡服酒藥，欲得使酒氣相接，無得斷絕，絕則不得藥力，多少皆以知為度。不可令至醉及吐，則大損人也。

凡服藥，皆斷生冷、醋滑、豬犬雞魚、油麵、蒜及果實等。其大補丸散，切忌陳臭宿滯之物。有空青忌食生血物，天門冬忌鯉魚，白尤忌桃李及雀肉、胡荽、大蒜、青魚、鮓等物，地黃忌蕪荑，甘草忌菘菜、海藻，細辛忌生菜，菟絲子忌兔肉，牛膝忌牛肉，黃連、桔梗忌豬肉，牡丹忌胡荽，藜蘆忌狸肉，半夏、菖蒲忌飴糖及羊肉，恒山、桂心忌生蔥、生菜，商陸忌犬肉，茯苓忌醋物，柏子仁忌濕麵，巴豆忌蘆筍羹及豬肉，鱉甲忌莧菜。

凡服藥，忌見死屍及產婦穢汙觸之，兼及忿怒憂勞。

凡餌湯藥，其粥食肉菜皆須大熟，熟即易消，與藥相宜，若生則難消，復損藥力。仍須少食菜及硬物，於藥為佳。亦少進鹽醋乃善。亦不得苦心用力及房室喜怒。是以治病用藥力，唯在食治將息得力，太半於藥有益，所以病者務在將息節慎。節慎之至，可以長生，豈唯瘉病而已。

凡服瀉湯及諸丸、散、酒等，至食時須食者，皆先與一口冷醋飯，須臾乃進食為佳。

凡人忽遇風發，身心頓惡，或不能言，有如此者，當服大、小續命湯及西州續命、排風、越婢等湯，於無風處密室之中，日夜四五服，勿計劑數多少，亦勿慮虛，常使頭面、手足、腹背汗出不絕為佳。服湯之時，湯消即食粥，粥消即服湯，亦少與羊肉臛將補。若風大重者，相續五日五夜服湯不

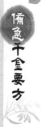

絕，即經二日停湯，以羹臛自補，將息四體。若小瘥，即當停藥，漸漸將息。如其不瘥，當更服湯攻之，以瘥為度。

凡患風服湯，非得大汗，其風不去，所以諸風方中皆有麻黃，至如西州續命即用八兩，越婢六兩，大、小續命或用一兩、三兩、四兩，故知非汗不瘥。所以治風非密室不得輒服湯藥，徒自誤耳，惟更加增，未見損減矣。

凡人五十以上大虛者，服三石更生，慎勿用五石也。四時常以平旦服一二升，暖飲，終身勿絕，及一時勿食蒜、油、豬、雞、魚、鵝、鴨、牛、馬等肉，即無病矣。

藥藏第九

存不忘亡，安不忘危，大聖之至教。救民之瘼，恤民之隱，賢人之用心。所以神農鳩集百藥，黃帝纂錄《針經》，皆備預之常道也。且人疴療，多起倉卒，不與人期，一朝嬰已，豈遑知救。想諸好事者，可貯藥藏用，以備不虞，所謂起心雖微，所救惟廣。見諸世祿之家，有善養馬者，尚貯馬藥數十斤，不見養身者，有蓄人藥一錙銖，以此之類，極可愧矣。貴畜而賤身，誠可羞矣。傷人乎不問馬，此言安用哉？至如人或有公私使命，行邁邊隅，地既不毛，藥物焉出？忽逢瘴癘，素不資貯，無以救療，遂拱手待斃，以致夭歿者，斯為自致，豈是枉橫。何者？既不能深心以自衛，一朝至此，何嘆惜之晚哉！故置藥藏法，以防危殆云爾。

石藥、灰土藥、水藥、根藥、莖藥、葉藥、花藥、皮藥、子藥、五穀、五果、五菜，諸獸齒牙、骨角、蹄甲、皮毛、尿屎等藥，酥髓、乳酪、醍醐、石蜜、沙糖、飴糖、酒醋、膠麴、糵豉等藥。

上件藥，依時收采以貯藏之。蟲豸之藥不收採也。

秤、斗、升、合、鐵臼、木臼、絹羅、紗羅、馬尾羅、刀砧、玉槌、瓷缽、大小銅銚、鐺釜、銅鐵匙等。

上合藥所須，極當預貯。

凡藥皆不欲數數曬曝，多見風日，氣力即薄歇，宜熟知之。

諸藥未即用者，候天大晴時，於烈日中曝之，令大乾，以新瓦器貯之，泥頭密封。須用開取，即急封之，勿令中風濕之氣，雖經年亦如新也。其丸散以瓷器貯，密蠟封之，勿令洩氣，則三十年不壞。諸杏仁及子等藥，瓦器貯之，則鼠不能得之也。凡貯藥法，皆須去地三四尺，則土濕之氣不中也。

《備急千金要方》卷第一

《備急千金要方》
卷第二 ✿ 婦人方上

求子第一論六首
方十五首　灸法六首　轉女為男法三首

論曰：夫婦人之別有方者，以其胎妊、生產、崩傷之異故也。是以婦人之病，比之男子十倍難療。

《經》言：婦人者，眾陰所集，常與濕居。十四以上，陰氣浮溢，百想經心，內傷五臟，外損姿顏，月水去留，前後交互，瘀血停凝，中道斷絕，其中傷墮，不可具論。生熟二臟，虛實交錯，惡血內漏，氣脈損竭。或飲食無度，損傷非一；或瘡痍未瘥，便合陰陽；或便利於懸廁之上，風從下入，便成十二痼疾，所以婦人別立方也。若是四時節氣為病，虛實冷熱為患者，故與丈夫同也。惟懷胎妊而挾病者，避其毒藥耳。其雜病與丈夫同，則散在諸卷中，可得而知也。然而女人嗜欲多於丈夫，感病倍於男子，加以慈戀愛憎，嫉妒憂恚，染著堅牢，情不自抑，所以為病根深，療之難瘥。故養生之家，特須教子女學習此三卷婦人方，令其精曉，即於倉卒之秋，何憂畏也？夫四德者，女子立身之樞機；產育者，婦人性命之長務。若不通明於此，則何以免於夭枉者哉？故敷母之徒，亦不可不學，常宜繕寫一本，懷挾隨身，以防不虞也。

論曰：人之情性，皆願賢己而疾不及人，至於學問，則隨情逐物，墮於事業，詎肯專一推求至理，莫不虛棄光陰，沒齒

無益。夫婚姻養育者，人倫之本，王化之基，聖人設教，備論厥旨，後生莫能精曉，臨事之日，昏爾若愚，是則徒願賢己而疾不及人之謬也。斯實不達賢己之趣，而妄徇虛聲，以終無用。今具述求子之法，以貽後嗣，同志之士，或可覽焉。

論曰：夫欲求子者，當先知夫妻本命，五行相生，及與德合，並本命不在子休廢死墓中者，則求子必得；若其本命五行相剋，及與刑殺衝破，並在子休廢死墓中者，則求子了不可得，慎無措意。縱或得者，於後終亦累人。若其相生並遇福德者，仍須依法如方，避諸禁忌，則所誕兒子盡善盡美，難以具陳矣。禁忌法、受胎時日、推王相、貴宿日法，在二十七卷中。

論曰：凡人無子，當為夫妻俱有五勞七傷、虛羸百病所致，故有絕嗣之殃。夫治之法，男服七子散，女服紫石門冬丸，及坐藥、蕩胞湯，無不有子也。

七子散　治丈夫風虛目暗，精氣衰少，無子，補不足方。

五味子　牡荊子　菟絲子　車前子　菥蓂子　石斛　薯蕷　乾地黃　杜仲　鹿茸　遠志各八銖　附子　蛇床子　芎藭各六銖　山茱萸　天雄　人參　茯苓　黃耆　牛膝各三銖　桂心十銖　巴戟天十二銖　蓯蓉十銖　鐘乳粉八銖。

上二十四味，治下篩。酒服方寸匕，日二，不知增至二匕，以知為度。禁如藥法。不能酒者，蜜和丸服亦得。一方加覆盆子八銖。求子法，一依後房中篇。

朴硝蕩胞湯　治婦人立身已來全不產，及斷緒久不產三十年者方。

朴硝　牡丹　當歸　大黃　桃仁生用，各三銖　細辛　厚朴　桔梗　赤芍藥　人參　茯苓　桂心　甘草　牛膝　橘皮各一銖　䗪蟲十枚　水蛭十枚　附子六銖。

上十八味，㕮咀，以清酒五升、水五升合煮，取三升，分四服，日三夜一，每服相去三時，更服如常。覆被取少汗，汗

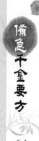

不出，冬著火籠之，必下積血，及冷赤膿如赤小豆汁，本為婦人子宮內有此惡物令然。或天陰臍下痛，或月水不調，為有冷血，不受胎。若斟酌下盡，氣力弱，大困，不堪更服，亦可二三服即止。如大悶不堪，可食醋飯冷漿，一口即止。然恐去惡物不盡，不大得藥力。若能忍服盡，大好。一日後，仍著導藥。《千金翼》不用桔梗、甘草。

治全不產及斷緒，服前朴硝湯後，著**坐導藥**方。

皂莢　山茱萸《千金翼》作苦瓠　當歸各一兩　細辛　五味子乾薑各二兩　大黃　礬石　戎鹽　蜀椒各半兩。

上十味，末之，以絹袋盛，大如指，長三寸，盛藥令滿。內婦人陰中，坐臥任意，勿行走急，小便時去之，更安新者。一日一度。必下青黃冷汁，汁盡止，即可幸御，自有子。若未見病出，亦可至十日安之。一本別有葶藶、砒霜各半兩。此藥為服朴硝湯，恐去冷惡物出不盡，以導藥下之。值天陰冷不疼，不須著導藥。亦有著鹽為導藥者，然不如此藥。其服朴硝湯後，即安導藥，經一日外，服紫石門冬丸。

紫石門冬丸　治全不產及斷緒方。

紫石英　天門冬各三兩　當歸　芎藭　紫葳　捲柏　桂心烏頭　乾地黃　牡蒙《千金翼》作牡荊，《外台》作牡蒙　禹餘糧石斛　辛夷各二兩　人參　桑寄生　續斷　細辛　厚朴　乾薑食茱萸　牡丹　牛膝各二十銖　柏子仁一兩　薯蕷　烏賊骨　甘草各一兩半。

上二十六味，末之，蜜和丸。酒服如梧桐子大十丸，日三，漸增至三十丸，以腹中熱為度。不禁房室，夫行不在不可服，禁如藥法。比來服者，不至盡劑即有娠。

白薇丸　主令婦人有子方。

白薇　細辛　防風　人參　秦椒　白蘞一云白芷　桂心牛膝　秦艽　蕪荑　沙參　芍藥　五味子　白僵蠶　牡丹　蠐

蝱各一兩　乾漆　柏子仁　乾薑　捲柏　附子　芎藭各二十銖
紫石英　桃仁各一兩半　鐘乳　乾地黃　白石英各二兩　鼠婦半
兩　水蛭　虻蟲各十五枚　吳茱萸十八銖　麻布叩幭頭一尺，燒。

上三十二味，末之，蜜和丸。酒服如梧子大十五丸，日
再，稍加至三十丸。當有所去，小覺有異即停服。

論曰：古者求子，多用慶雲散、承澤丸，今代人絕不用
此，雖未試驗，其法可重，故述之。

慶雲散　主丈夫陽氣不足，不能施化，施化無成方。

覆盆子　五味子各一升　天雄一兩　石斛　白朮各三兩　桑
寄生四兩　天門冬九兩　菟絲子一升　紫石英二兩。

上九味，治下篩。酒服方寸匕，先食，日三服。素不耐冷
者，去寄生，加細辛四兩；陽氣不少而無子者，去石斛，加檳
榔十五枚。

承澤丸　主婦人下焦三十六疾，不孕絕產方。

梅核仁　辛夷各一升　葛上亭長七枚　澤蘭子五合　溲疏二
兩　藁本一兩。

上六味，末之，蜜和丸。先食服如大豆二丸，日三，不知
稍增。若腹中無堅癖積聚者，去亭長，加通草一兩；惡甘者，
和藥先以苦酒搜散，乃納少蜜和為丸。

大黃丸　主帶下百病，無子，服藥十日下血，二十日下長
蟲及青黃汁，三十日病除，五十日肥白方。

大黃破如米豆，熬令黑　柴胡　朴硝各一升　芎藭五兩　乾薑
一升　蜀椒二兩　茯苓如雞子大一枚。

上七味，末之，蜜和丸，如梧桐子大。先食服七丸，米飲
下，加至十丸，以知為度，五日微下。

治女人積年不孕，吉祥丸方。

天麻一兩　五味子二兩　覆盆子一升　桃花二兩　柳絮一兩
白朮二兩　芎藭二兩　牡丹一兩　桃仁一百枚　菟絲子一升　茯苓

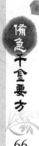

一兩　楮實子一升　乾地黃一兩　桂心一兩。

上十四味，末之，蜜和丸，如豆大。每服空心，飲苦酒下五丸，日中一服，晚一服。

硝石大黃丸　治十二瘕癖，及婦人帶下，絕產無子，並服寒食藥而腹中有癖者，當先服大丸下之，乃服寒食藥耳。大丸不下水穀，但下病耳，不令人虛極。方在第十一卷中。

治月水不利，閉塞，絕產十八年，服此藥二十八日有子，**金城太守白薇丸方。**

白薇三十銖　人參　杜蘅《古今錄驗》用牡蠣　牡蒙各十八銖牛膝半兩　細辛三十銖　厚朴　半夏各十八銖　沙參　乾薑各半兩白僵蠶十八銖　秦艽半兩　蜀椒一兩半　當歸十八銖　附子一兩半防風一兩半　紫菀十八銖。

上十七味，末之，蜜和。先食服如梧子大三丸，不知，稍增至四五丸。此藥不長將服，覺有娠則止，用之大驗。崔氏有桔梗、丹參各十八銖。

白薇丸　主久無子或斷緒，上熱下冷，百病皆治之方。

白薇十八銖　紫石英三十銖　澤蘭　太一餘糧各二兩　當歸一兩　赤石脂一兩　白芷一兩半　芎藭一兩　藁本　石膏　菴䕡子　捲柏各二十銖　蛇床子一兩　桂心二兩半　細辛三兩　覆盆子桃仁各二兩半　乾地黃　乾薑　蜀椒　車前子各十八銖　蒲黃二兩半　人參一兩半　白龍骨　遠志　麥門冬　茯苓各二兩　橘皮半兩。

上二十八味，末之，蜜和。酒服十五丸如梧子大，日再，漸增，以知為度，亦可至五十丸。慎豬、雞、生冷、醋滑、魚、蒜、驢、馬、牛肉等。覺有娠即停。三月正擇食時，可食牛肝及心，至四月、五月不須，不可故殺，令子短壽，遇得者大良。

治婦人絕產，生來未產，蕩滌腑臟，使玉門受子精，秦椒

丸方。

秦椒　天雄各十八銖　玄參　人參　白薇　鼠婦　白芷
黃蓍　桔梗　露蜂房　白僵蠶　桃仁　蟅蟲　白薇　細辛　蕪
荑各一兩　牡蒙　沙參　防風　甘草　牡丹皮　牛膝　捲柏
五味子　芍藥　桂心　大黃　石斛　白朮各二十銖　柏子仁　茯
苓　當歸　乾薑各一兩半　澤蘭　乾地黃　芎藭各一兩十八銖　乾
漆　白石英　紫石英　附子各二兩　鐘乳二兩半　水蛭七十枚
蝱蟲百枚　麻布叩複頭七寸，燒。

上四十四味，末之，蜜丸。酒服十丸如梧子，日再，稍加
至二十丸。若有所去如豆汁、鼻涕，此是病出。覺有異即停。

婦人絕子，灸然谷五十壯，在內踝前直下一寸。

婦人絕嗣不生，胞門閉塞，灸關元三十壯，報之。

婦人妊子不成，若墮落、腹痛、漏見赤，灸胞門五十壯，
在關元左邊二寸是也，右邊二寸名子戶。

婦人絕嗣不生，灸氣門穴，在關元旁三寸，各百壯。

婦人子臟閉塞，不受精，疼，灸胞門五十壯。

婦人絕嗣不生，漏赤白，灸泉門十壯，三報之。穴在橫骨
當陰上際。

論曰：陰陽調和，二氣相感，陽施陰化，是以有娠，而三
陰所會則多生女。但妊娠二月名曰始膏，精氣成於胞裏。至於
三月名曰始胎，血脈不流，象形而變，未有定儀，見物而化。
是時男女未分，故未滿三月者，可服藥、方術轉之，令生男
也。

治婦人始覺有娠，養胎並轉女為男，**丹參丸**方。

丹參　續斷　芍藥　白膠　白朮　柏子仁各二兩　人參
芎藭　乾薑各三十銖　當歸　橘皮　吳茱萸各一兩十八銖　白芷
冠纓燒灰，各一兩　蕪荑十八銖　乾地黃一兩半　甘草二兩　犬卵
一具，乾　東門上雄　雞頭一枚。

上十九味，末之，蜜和丸。酒服十丸，日再，稍加至二十丸，如梧子大。

又方 取原蠶屎一枚，井花水服之，日三。

又方 取弓弩弦一枚，絳囊盛，帶婦人左臂。一法以繫腰下，滿百日去之。

又方 取雄黃一兩，絳囊盛，帶之。要女者，帶雌黃。

又方 以斧一柄，於產婦臥床下置之，仍繫刃向下，勿令人知。如不信者，待雞抱卵時，依此置於窠下，一窠兒子盡為雄也。

妊娠惡阻第二

論二首　方四首　法二首

論曰：何以知婦人妊娠？脈平而虛者，乳子法也。

《經》云：陰搏陽別，謂之有子。此是血氣和調，陽施陰化也。診其手少陰脈動甚者，妊子也。少陰，心脈也，心主血脈。又腎名胞門、子戶。尺中，腎脈也。尺中之脈按之不絕，法妊娠也。三部脈沉浮正等，按之無絕者，有娠也。

妊娠初時，寸微小，呼吸五至，三月而尺數也。

妊娠四月欲知男女者，左疾為男，右疾為女；左右俱疾，為產二子。

又法：左手沉實為男，右手浮大為女；左右手俱沉實，猥生二男；俱浮大，猥生二女。尺脈若左偏大為男，右偏大為女；左右俱大，產二子。大者，如實狀。

又法：左手尺中浮大者男，右手尺中沉細者女；若來而斷絕者，月水不利。

又法：左右尺俱浮為產二男，不然女作男生；俱沉為產二女，不爾男作女生。又法：得太陰脈為男，得太陽脈為女。太

陰脈沉，太陽脈浮。又遣妊娠人面南行，還復呼之，左回首者是男，右回首者是女。又看上圊時，夫從後急呼之，左回首是男，右回首是女。又婦人妊娠，其夫左乳房有核是男，右乳房有核是女。

妊娠欲知將產者，懷妊離經其脈浮，設腹痛引腰脊為今出也。但離經者，不病也。又法，欲生，其脈離經，夜半覺痛，日中則生也。

論曰：凡婦人虛羸，血氣不足，腎氣又弱，或當風飲冷太過，心下有淡水者，欲有胎而喜病阻。所謂欲有胎者，其人月水尚來，顏色、肌膚如常，但苦沉重憒悶，不欲食飲，又不知其患所在，脈理順時平和，則是欲有娠也。如此經二月日後，便覺不通，則結胎也。阻病者，患心中憒憒，頭重眼眩，四肢沉重懈惰，不欲執作，惡聞食氣，欲噉鹹酸果實，多臥少起，世謂惡食。其至三四月日以上，皆大劇吐逆，不能自勝舉也。此由經血既閉，水漬於臟，臟氣不宣通，故心煩憒悶，氣逆而嘔吐也。血脈不通，經絡否澀，則四肢沉重，挾風則頭目眩也。覺如此候者，便宜服半夏茯苓湯數劑，後將茯苓丸，淡水消除，便欲食也。既得食力，體強氣盛，力足養胎，母便健矣。古今治阻病方有十數首，不問虛實、冷熱、長少，殆死者，活於此方。

半夏茯苓湯 治妊娠阻病，心中憒悶，空煩吐逆，惡聞食氣，頭眩重，四肢百節疼煩沉重，多臥少起，惡寒汗出，疲極黃瘦方。

半夏三十銖 茯苓 乾地黃各十八銖 橘皮 細辛 人參 芍藥 旋覆花 芎藭 桔梗 甘草各十二銖 生薑三十銖。

上十二味，㕮咀，以水一斗，煮取三升，分三服。若病阻積月日不得治，及服藥冷熱失候，病變客熱煩渴，口生瘡者，去橘皮、細辛，加前胡、知母各十二銖；若變冷下痢者，去乾

地黃，入桂心十二銖；若食少，胃中虛，生熱，大便秘塞，小便赤少者，宜加大黃十八銖，去地黃，加黃芩六銖。余依方服一劑得下後，消息看氣力、冷熱增損，方調定，更服一劑湯，便急服茯苓丸，令能食便強健也。忌生冷、醋滑、油膩、菘菜、海藻。

　　茯苓丸　治妊娠阻病，患心中煩悶，頭眩重，憎聞飲食氣，便嘔逆吐悶顛倒，四肢垂弱，不自勝持，服之即效。要先服半夏茯苓湯兩劑後，可將服此方。

　　茯苓　人參　桂心熬　乾薑　半夏　橘皮各一兩　白朮葛根　甘草　枳實各二兩。

　　上十味，末之，蜜和為丸，如梧子。飲服二十丸，漸加至三十丸，日三。《肘後》不用乾薑、半夏、橘皮、白朮、葛根，只五味。又云：妊娠忌桂，故熬。

　　治妊娠惡阻，嘔吐，不下食方。

　　青竹茹　橘皮各十八銖　茯苓　生薑各一兩　半夏三十銖。

　　上五味，㕮咀，以水六升，煮取二升半。分三服，不瘥頻作。

　　治妊娠嘔吐，不下食，橘皮湯方。

　　橘皮　竹茹　人參　白朮各十八銖　生薑一兩　厚朴十二銖

　　上六味，㕮咀，以水七升，煮取二升半。分三服，不瘥重作。

養胎第三論二首

方二十三首　禁忌一首　逐月養胎二十首

　　論曰：舊說凡受胎三月，逐物變化，稟質未定。故妊娠三月，欲得觀犀象猛獸、珠玉寶物；欲得見賢人君子、盛德大師；觀禮樂、鐘鼓、俎豆，軍旅陳設，焚燒名香；口誦詩書、

古今箴誡；居處簡靜，割不正不食，席不正不坐；彈琴瑟，調心神，和情性，節嗜慾。庶事清淨，生子皆良，長壽忠孝，仁義聰慧，無疾。斯蓋文王胎教者也。

論曰：兒在胎，日月未滿，陰陽未備，腑臟骨節皆未成足，故自初訖於將產，飲食居處，皆有禁忌。

妊娠食羊肝，令子多厄。

妊娠食山羊肉，令子多病。

妊娠食驢馬肉，延月。

妊娠食騾肉，產難。

妊娠食兔肉、犬肉，令子無音聲並缺唇。

妊娠食雞子及乾鯉魚，令子多瘡。

妊娠食雞肉、糯米，令子多寸白蟲。

妊娠食椹併鴨子，令子倒出，心寒。

妊娠食雀肉併豆醬，令子滿面多䵟䵢黑子。

妊娠食雀肉、飲酒，令子心淫情亂，不畏羞恥。

妊娠食鱉，令子項短。

妊娠食冰漿，絕胎。

妊娠勿向非常地大小便，必半產殺人。

徐之才逐月養胎方。

妊娠一月，名始胚。飲食精熟，酸美受御，宜食大麥，無食腥辛，是謂才正。

妊娠一月，足厥陰脈養，不可針灸其經。足厥陰內屬於肝，肝主筋及血。一月之時，血行否澀，不為力事，寢必安靜，無令恐畏。

妊娠一月，陰陽新合為胎。寒多為痛，熱多卒驚，舉重腰痛，腹滿胞急，卒有所下，當預安之，宜服**烏雌雞湯**方。

烏雌雞一隻,治如食法　茯苓二兩　吳茱萸一升　芍藥　白朮各三兩　麥門冬五合　人參三兩　阿膠二兩　甘草一兩　生薑一

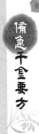

兩。

上十味，㕮咀，以水一斗二升煮雞，取汁六升。去雞下藥，煎取三升，納酒三升並膠，烊盡，取三升，放溫。每服一升，日三。

若曾傷一月胎者，當預服**補胎湯**方。

細辛一兩　乾地黃　白朮各三兩　生薑四兩　大麥　吳茱萸各五合　烏梅一升　防風二兩。

上八味，㕮咀，以水七升，煮取二升半。分三服，先食服。寒多者，倍細辛、茱萸；若熱多渴者，去細辛、茱萸，加栝樓根二兩；若有所思，去大麥，加柏子仁三合。一方有人參一兩。

妊娠二月，名始膏。無食辛臊，居必靜處，男子勿勞，百節皆痛，是為胎始結。

妊娠二月，足少陽脈養，不可針灸其經。足少陽內屬於膽，主精。二月之時，兒精成於胞裏，當慎護驚動也。

妊娠二月，始陰陽踞經。有寒多壞不成，有熱即萎悴；中風寒，有所動搖，心滿，臍下懸急，腰背強痛，卒有所下，乍寒乍熱，**艾葉湯**主之方。

艾葉　丹參　當歸　麻黃各二兩　人參　阿膠各三兩　甘草一兩　生薑六兩　大棗十二枚。

上九味，㕮咀，以酒三升、水一斗，煮減半，去滓納膠，煎取三升，分三服。一方用烏雌雞一隻，宿肥者，治如食法，割頭取血，納三升酒中相和；雞以水一斗二升先煮取汁，去雞納藥，煎取三升，納血、酒並膠，煎取三升。分溫三服。

若曾傷二月胎者，當預服**黃連湯**方。

黃連　人參各一兩　吳茱萸五合　生薑三兩　生地黃五兩，一方用阿膠。

上五味，㕮咀，以醋漿七升，煮取三升。分四服，日三夜

一，十日一作。若頗覺不安，加烏梅一升。加烏梅者，不用漿，直用水耳。一方用當歸半兩。

妊娠三月，名始胎。當此之時，未有定儀，見物而化。欲生男者，操弓矢；欲生女者，弄珠璣。欲子美好，數視璧玉；欲子賢良，端坐清虛，是謂外象而內感者也。

妊娠三月，手心主脈養，不可針灸其經。手心主內屬於心，無悲哀、思慮、驚動。

妊娠三月，為定形。有寒大便青，有熱小便難，不赤即黃。卒驚恐、憂愁、嗔怒、喜頓仆，動於經脈，腹滿，繞臍苦痛，或腰背痛，卒有所下，**雄雞湯**方。

雄雞一隻，治如食法　甘草　人參　茯苓　阿膠各二兩　黃芩　白朮各一兩　麥門冬五合　芍藥四兩　大棗十二枚，擘　生薑一兩。

上十一味，㕮咀，以水一斗五升，煮雞減半，出雞納藥，煮取半，納清酒三升並膠，煎取三升。分三服，一日盡之，當溫臥。一方用當歸、芎藭各二兩，不用黃芩、生薑。

若曾傷三月胎者，當預服**茯神湯**方。

茯神　丹參　龍骨各一兩　阿膠　當歸　甘草　人參各二兩　赤小豆二十一粒　大棗二十一枚。

上九味，㕮咀，以醋漿一斗，煮取三升。分四服，先食服，七日後服一劑。腰痛者，加桑寄生二兩。《深師》有薤白二兩、麻子一升。

妊娠四月，始受水精，以成血脈。食宜稻粳，羹宜魚雁，是謂盛血氣，以通耳目，而行經絡。

妊娠四月，手少陽脈養，不可針灸其經。手少陽內輸三焦。四月之時，兒六腑順成。當靜形體，和心志，節飲食。

妊娠四月，有寒，心下慍慍欲嘔，胸膈滿，不欲食；有熱，小便難，數數如淋狀，臍下苦急。卒風寒，頸項強痛，寒

熱。或驚動身軀，腰背腹痛，往來有時，胎上迫胸，心煩不得安，卒有所下，**菊花湯**方。

菊花如雞子大一枚　麥門冬一升　麻黃　阿膠各三兩　人參一兩半　甘草　當歸各二兩　生薑五兩　半夏四兩　大棗十二枚。

上十味，㕮咀，以水八升，煮減半，納清酒三升併阿膠，煎取三升。分三服，溫臥。當汗，以粉粉之，護風寒四五日。
一方用烏雌雞一隻，煮水煎藥。

若曾傷四月胎者，當預服**調中湯**方。

白芍藥四兩　續斷　芎藭　甘草各一兩　白朮　柴胡各三兩當歸一兩半　烏梅一升　生薑四兩　厚朴　枳實　生李根白皮各三兩。

上十二味，㕮咀，以水一斗，煮取三升。分四服，日三夜一，八日後復服一劑。

妊娠五月，始受火精，以成其氣。臥必晏起，沐浴浣衣，深其居處，厚其衣裳。朝吸天光，以避寒殃。其食稻麥，其羹牛羊，和以茱萸，調以五味，是謂養氣，以定五臟。

妊娠五月，足太陰脈養，不可針灸其經。足太陰內輸於脾。五月之時，兒四肢皆成，無大饑，無甚飽，無食乾燥，無自下炙熱，無勞倦。

妊娠五月，有熱苦頭眩，心亂嘔吐；有寒苦腹滿痛，小便數。卒有恐怖，四肢疼痛，寒熱，胎動無常處，腹痛，悶頓欲仆，卒有所下，**阿膠湯**主之方。

阿膠四兩　旋覆花二合　麥門冬一升　人參一兩　吳茱萸七合　生薑六兩　當歸　芍藥　甘草　黃芩各二兩。

上十味，㕮咀，以水九升，煮藥減半，納清酒三升並膠，微火煎，取三升半。分四服，日三夜一，先食服便瘥，不瘥再服。一方用烏雌雞一隻，割取咽血，納酒中；以水煮雞以煎藥，減半，納酒並膠，煎取三升半，分四服。

曾傷五月胎者，當預服**安中湯**方。

黃芩一兩　當歸　芎藭　人參　乾地黃各二兩　甘草　芍藥各三兩　生薑六兩　麥門冬一升　五味子五合　大棗三十五枚　大麻仁五合。

上十二味，㕮咀，以水七升、清酒五升，煮取三升半。分四服，日三夜一，七日復服一劑。

妊娠六月，始受金精，以成其筋。身欲微勞，無得靜處，出遊於野，數觀走犬，及視走馬。食宜鷙鳥、猛獸之肉，是謂變腠理紉筋，以養其力，以堅背膂。

妊娠六月，足陽明脈養，不可針灸其經。足陽明內屬於胃，主其口目。六月之時，兒口目皆成。調五味，食甘美，無大飽。

妊娠六月，卒有所動不安，寒熱往來，腹內脹滿，身體腫，驚怖，忽有所下，腹痛如欲產，手足煩疼，宜服**麥門冬湯**方。

麥門冬一升　人參　甘草　黃芩各二兩　乾地黃三兩　阿膠四兩　生薑六兩　大棗十五枚。

上八味，㕮咀，以水七升，煮減半，納清酒二升並膠，煎取三升。分三服，中間進糜粥。一方用烏雌雞一隻，煮水以煎藥。

若曾傷六月胎者，當預服**柴胡湯**方。

柴胡四兩　白朮　芍藥一方作紫葳　甘草各二兩　蓯蓉一兩　芎藭二兩　麥門冬二兩　乾地黃五兩　大棗三十枚　生薑六兩。

上十味，㕮咀，以水一斗，煮取三升。分四服，日三夜一，中間進糜粥。勿食生冷及堅硬之物。七日更服一劑。

妊娠七月，始受木精，以成其骨。勞身搖肢，無使定止，動作屈伸，以運血氣。居處必燥，飲食避寒，常食稻粳，以密腠理，是謂養骨而堅齒。

妊娠七月，手太陰脈養，不可針灸其經。手太陰內屬於

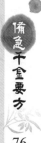

肺，主皮毛。七月之時，兒皮毛已成。無大言，無號哭，無薄衣，無洗浴，無寒飲。

妊娠七月，忽驚恐搖動，腹痛，卒有所下，手足厥冷，脈若傷寒，煩熱，腹滿，短氣，常苦頸項及腰背強，**蔥白湯**主之方。

蔥白長三四寸，十四莖　半夏一升　生薑八兩　甘草　當歸黃耆各三兩　麥門冬一升　阿膠四兩　人參一兩半　黃芩一兩　旋覆花一合。

上十一味，㕮咀，以水八升，煮減半，納清酒三升及膠，煎取四升。服一升，日三夜一。溫臥，當汗出。若不出者，加麻黃二兩，煮、服如前法。若秋後，勿強責汗。一方以黃雌雞一隻，割咽取血，納酒中，煮雞取汁以煎藥。

若曾傷七月胎者，當預服**杏仁湯**方。

杏仁　甘草各二兩　麥門冬　吳茱萸各一升　鐘乳　乾薑各二兩　五味子五合　紫菀一兩　粳米五合。

上九味，㕮咀，以水八升，煮取三升半。分四服，日三夜一，中間進食，七日服一劑。一方用白雞一隻，煮汁煎藥。

妊娠八月，始受土精，以成膚革。和心靜息，無使氣極，是謂密腠理，而光澤顏色。

妊娠八月，手陽明脈養，不可針灸其經。手陽明內屬於大腸，主九竅。八月之時，兒九竅皆成。無食燥物，無輒失食，無忍大起。

妊娠八月，中風寒，有所犯觸，身體盡痛，乍寒乍熱，胎動不安，常苦頭眩痛，繞臍下寒，時時小便自如米汁，或青或黃，或使寒慄，腰背苦冷而痛，目眴眴，**芍藥湯**主之方。

芍藥　生薑各四兩　厚朴二兩　甘草　當歸　白朮　人參各三兩　薤白切，一升。

上八味，㕮咀，以水五升、清酒四升合煮，取三升。分三

服，日再夜一。一方用烏雌雞，煮汁以煎藥。

若曾傷八月胎者，當預服**葵子湯**方。

葵子二升　生薑六兩　甘草二兩　芍藥四兩　白朮　柴胡各三兩　大棗二十枚　厚朴二兩。

上八味，㕮咀，以水九升，煮取三升。分三服，日三，十日一劑。一方用烏雌雞一隻，煮水以煎藥。

妊娠九月，始受石精，以成皮毛，六腑百節，莫不畢備。飲醴食甘，緩帶自持而待之，是謂養毛髮、致才力。

妊娠九月，足少陰脈養，不可針灸其經。足少陰內屬於腎，腎主續縷。九月之時，兒脈續縷皆成。無處濕冷，無著炙衣。

妊娠九月，若卒得下痢，腹滿懸急，胎上沖心，腰背痛，不可轉側，短氣，**半夏湯**方。

半夏　麥門冬各五兩　吳茱萸　當歸　阿膠各三兩　乾薑一兩　大棗十二枚。

上七味，㕮咀，以水九升，煮取三升，去滓，內白蜜八合，微火上溫。分四服，痢即止。一方用烏雌雞一隻，煮汁以煎藥。

若曾傷九月胎者，當預服**豬腎湯**方。

豬腎一具　白朮四兩　茯苓　桑寄生　乾薑　乾地黃　芎藭各三兩　麥門冬一升　附子中者一枚　大豆三合。

上十味，㕮咀，以水一斗，煮腎令熟，去腎，納諸藥，煎取三升半。分四服，日三夜一，十日更一劑。

妊娠十月，五臟俱備，六腑齊通，納天地氣於丹田，故使關節、人神皆備，但俟時而生。

妊娠一月始胚，二月始膏，三月始胞，四月形體成，五月能動，六月筋骨立，七月毛髮生，八月臟腑具，九月穀氣入胃，十月諸神備，日滿即產矣。宜服滑胎藥，入月即服。

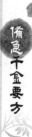

養胎，臨月服，令滑易產，**丹參膏**方。

丹參半斤　芎藭　當歸各三兩　蜀椒五合，有熱者，以大麻仁五合代。

上四味，㕮咀，以清酒溲濕，停一宿，以成煎豬膏四升，微火煎膏色赤如血，膏成，新布絞去滓。每日取如棗許，納酒中服之，不可逆服。至臨月乃可服，舊用常驗。

甘草散　令易生，母無疾病，未生一月日預服，過三十日，行步動作如故，兒生墮地，皆不自覺方。

甘草二兩　大豆黃卷　黃芩一方作茯苓　乾薑　桂心　麻子仁　大麥蘗一方用粳米　吳茱萸各三兩。

上八味，治下篩。酒服方寸匕，日三。暖水服亦得。

千金丸　主養胎，及產難顛倒、胞不出，服一丸；傷毀不下，產餘病汗不出，煩滿不止，氣逆滿，以酒服一丸良。一名**保生丸**方。

甘草　貝母　秦椒　乾薑　桂心　黃芩　石斛　石膏　粳米一作糯米　大豆黃卷各六銖　當歸十三銖　麻子三合。

上十二味，末之，蜜和丸，如彈子大。每服一丸，日三，用棗湯下。一方用蒲黃一兩。

治妊娠養胎，令易產，蒸**大黃丸**方。

大黃三十銖，蒸　枳實　芎藭　白朮　杏仁各十八銖　芍藥　乾薑　厚朴各十二銖　吳茱萸一兩。

上九味，末之，蜜丸如梧桐子大。空腹酒下二丸，日三，不知稍加之。

滑胎，令易產方。

車前子一升　阿膠八兩　滑石二兩。

上三味，治下篩。飲服方寸匕，日再。至生月乃服。藥利九竅，不可先服。

妊娠諸病第四

此篇有十章　方八十九首　灸法三首

・胎動及數墮胎第一方六首，灸法一首

治妊娠二三月，上至八九月，胎動不安，腰痛，已有所見方。

艾葉　阿膠　芎藭《肘後》不用芎　當歸各三兩　甘草一兩。

上五味，㕮咀。以水八升，煮取三升，去滓，納膠令消。分三服，日三。

治妊娠胎動去血，腰腹痛方。

芎藭　當歸　青竹茹各三兩　阿膠二兩。

上四味，㕮咀，以水一斗半，煮銀二斤，取六升，去銀納藥，煎取二升半，納膠令烊。分三服，不瘥重作。一方用甘草二兩。

治妊娠胎動不安，腹痛，蔥白湯方。

蔥白切，一升　阿膠二兩　當歸　續斷　芎藭各三兩。

上五味，㕮咀，以水一斗，先煮銀六七兩，取七升，去銀納藥，煎取二升半，下膠令烊。分三服，不瘥重作。

治妊娠胎動，晝夜叫呼，口噤脣騫，及下重、痢不息方。

艾葉，㕮咀，以好酒五升，煮取四升，去滓更煎，取一升服。口閉者，格口灌之，藥下即瘥。亦治妊娠腰痛及妊娠熱病，並妊娠卒下血。

治妊娠六七月，胎不安，常服旋覆花湯方。

旋覆花一兩　厚朴　白朮　黃芩　茯苓　枳實各三兩　半夏　芍藥　生薑各二兩。

上九味，㕮咀，以水一斗，煮取二升半。分五服，日三夜二，先食服。

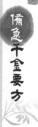

治妊娠數墮胎方。

赤小豆末，酒服方寸，日二。亦治妊娠數月，月水尚來者。

又，妊娠三月，灸膝下一寸，七壯。

·漏胞第二方四首

治妊娠下血如故，名曰漏胞，胞乾便死方。

生地黃半斤，㕮咀，以清酒二升煮三沸，絞去滓。服之無時，能多服佳。姚大夫加黃雌雞一頭，治如食法；崔氏取雞血和藥中服。

治妊娠血下不止，名曰漏胞，血盡子死方。

乾地黃，搗末。以三指撮酒服，不過三服。

又方 生地黃汁一升，以清酒四合，煮三四沸。頓服之，不止頻服。

又方 乾地黃四兩　乾薑二兩。

上二味，治下篩。以酒服方寸匕，日再三服。

·子煩第三方二首

治妊娠常苦煩悶，此是子煩，竹瀝湯方。

竹瀝一升　防風　黃芩　麥門冬各三兩　茯苓四兩。

上五味，㕮咀，以水四升，合竹瀝，煮取二升。分三服，不瘥再作。

又方 時時服竹瀝，隨多少，取瘥止。

·心腹腰痛及脹滿第四方二十首

治妊娠心痛方。

青竹皮一升，以酒二升，煮三兩沸，頓服之。

又方 破生雞子一枚，和酒服之。

又方 青竹茹一升　羊脂八兩　白蜜三兩。

上三味，合煎。食頃服如棗核大三枚，日三。

又方 蜜一升，和井底泥，泥心下。

又方　燒棗二七枚，末。尿服之，立癒。

治妊娠腹中痛方。

生地黃三斤，搗絞取汁，用清酒一升，合煎減半，頓服。

又方　燒車釭脂，納酒中服。亦治妊娠咳嗽，並難產三日不出。

又方　頓服一升蜜，良。

治妊娠腹中滿痛入心，不得飲食方。

白朮六兩　芍藥四兩　黃芩三兩。

上三味，㕮咀，以水六升，煮取三升。分三服，半日令藥盡。微下水，令易生，月飲一劑為善。

治妊娠忽苦心腹痛方。

燒鹽令赤熱，三指撮，酒服之，立瘥。

治妊娠傷胎結血，心腹痛方。

服小兒尿二升，頓服之，立瘥，大良。

治妊娠中惡，心腹痛方。

新生雞子二枚，破著杯中，以糯米粉和如粥，頓服。亦治妊娠卒胎動不安，或但腰痛，或胎轉搶心，或下血不止。

又方　水三升洗夫靴，剺汁溫服。

治妊娠中蠱，心腹痛方。

燒敗鼓皮，酒服方寸匕。須臾，自呼蠱主姓名。

治妊娠腰痛方。

大豆二升，以酒三升，煮取二升，頓服之。亦治常人卒腰痛。

又方　麻子三升，以水五升，煮取汁三升，分五服。亦治心痛。

又方　榆白皮三兩　豉二兩。

上二味，熟搗，蜜丸如梧桐子大，服二七丸。亦治心痛。

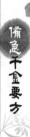

又方　燒牛屎焦，末。水服方寸匕，日三服。

又方 地黃汁八合，酒五合，合煎，分溫服。

治妊娠脹滿方。

服秤錘酒良。燒之，淬酒中服。亦治妊娠卒下血。

・**傷寒第五**方十六首

治妊娠傷寒，頭痛壯熱，肢節煩疼方。

石膏八兩　前胡　梔子仁　知母各四兩　大青　黃芩各三兩
蔥白切，一升。

上七味，㕮咀，以水七升，煮取二升半，去滓，分五服。
別相去如人行七八里再服，不利。

治妊娠頭痛壯熱，心煩嘔吐，不下食方。

生蘆根一升　知母四兩　青竹茹三兩　粳米五合。

上四味，㕮咀，以水五升，煮取二升半。稍稍飲之，盡更
作，瘥止。

治妊娠傷寒服湯後，頭痛壯熱不歇，宜用此拭湯方。

麻黃半斤　竹葉切，一升　石膏末三升。

上三味，以水五升，煮取一升，去滓。冷，用以拭身體，
又以故布搵頭額、胸心，燥則易之。患瘧者，加恒山五兩。

治妊娠傷寒方。

蔥白十莖　生薑二兩，切。

上二味，以水三升，煮取一升半，頓服取汗。

治妊娠中風，寒熱，腹中絞痛，不可針灸方。

鯽魚一頭，燒作灰，搗末。酒服方寸匕，取汗。

治妊娠遭時疾，令子不落方。

取灶中黃土，水和塗臍。乾，復塗之。一方酒和塗，方五
寸。又泔清和塗之，並佳。

又方 犬尿泥塗腹，勿令乾。

治妊娠熱病方。

車軸脂酒服，大良。

又方　蔥白五兩　豆豉二升。

上二味，以水六升，煮取二升。分二服，取汗。

又方　蔥白一把，以水三升，煮令熟，服之取汗，食蔥令盡。亦主安胎。若胎已死者，須臾即出。

又方　水服伏龍肝一雞子大。

又方　井底泥，泥心下三寸，立癒。

又方　青羊屎，塗臍上。

治大熱煩悶者方。

葛根汁二升，分三服，如人行五里進一服。

又方　槐實燒灰，服方寸匕，酒和服。

又方　燒大棗七枚，末，酒和服。

・瘧病第六方二首

治妊娠患瘧湯方。

恒山二兩　甘草一兩　黃芩三兩　烏梅十四枚　石膏八兩。

上五味，㕮咀，以酒、水各一升半，合漬藥一宿，煮三四沸，去滓。初服六合，次服四合，後服二合，凡三服。

又方　恒山　竹葉各三兩　石膏八兩　粳米一百粒，《崔氏》、《外台》作糯米，《集驗》、《救急》作秫米。

上四味，㕮咀，以水六升，煮取二升半，去滓。分三服：第一服，取未發前一食頃服之；第二服，取臨欲發服之；餘一服，用以塗頭額及胸前、五心。藥滓置頭邊，當一日勿近水及進飲食，過發後乃進粥食。

・下血第七方十二首

治妊娠忽暴下血數升，胎燥不動方。

榆白皮三兩　當歸　生薑各二兩　乾地黃四兩　葵子一升，《肘後》不用。

上五味，㕮咀，以水五升，煮取二升半。分三服，不瘥，更作服之，甚良。

治妊娠卒驚奔走，或從高墜下，暴出血數升，馬通湯方。

馬通汁一升　乾地黃四兩　當歸三兩　阿膠四兩　艾葉三兩

上五味，㕮咀，以水五升，煮取二升半，去滓，納馬通汁及膠，令烊。分三服，不瘥重作。

治妊娠二三月，上至七八月，其人頓仆失踞，胎動不下，傷損腰腹，痛欲死，若有所見，及胎奔上搶心，短氣，**膠艾湯方**。

阿膠二兩　艾葉三兩　芎藭　芍藥　甘草　當歸各二兩　乾地黃四兩。

上七味，㕮咀，以水五升、好酒三升合煮，取三升，去滓納膠，更上火令消盡。分三服，日三，不瘥更作。

治妊娠卒下血方。

葵子一升，以水五升，煮取二升。分三服。瘥止。

又方　生地黃切一升，以酒五升，煮取三升，分三服。亦治落身後血。

又方　葵根莖燒作灰，以酒服方寸匕，日三。

治妊娠僵仆失據，胎動轉上搶心，甚者血從口出，逆不得息，或注下血一斗五升，胎不出，子死則寒，熨人腹中，急如產狀，虛乏少氣，困頓欲死，煩悶反覆，服藥母即得安，下血亦止，其當產者立生，**蟹爪湯方**。

蟹爪一升　甘草　桂心各二尺　阿膠二兩。

上四味，㕮咀，以東流水一斗，煮取三升，去滓，納膠烊盡，能為一服佳。不能者，食頃再服之。若口急不能飲者，格口灌之，藥下便活也，與母俱生；若胎已死，獨母活也；若不僵仆，平安妊娠，無有所見，下血，服此湯即止。或云桂不安胎，亦未必爾。

治妊娠胎墮，下血不止方。

丹參十二兩，㕮咀，以清酒五升，煮取三升。溫服一升，

日三。

又方 地黃汁和代赭末，服方寸匕。

又方 桑蠍蟲屎燒灰，酒服方寸匕。

治半產，下血不盡，苦來去煩滿欲死，香豉湯方。

香豉一升半，以水三升，煮三沸，漉去滓，納成末鹿角一方寸匕，頓服之。須臾血自下。鹿角燒亦得。

· **小便病第八方十五首　灸法一首**

治妊娠小便不利方。

葵子一升　榆白皮一把，切。

上二味，以水五升，煮五沸。服一升，日三。

又方 葵子　茯苓各一兩。

上二味，末之。以水服方寸匕，日三，小便利則止。仲景云：妊娠有水氣，身重，小便不利，灑淅惡寒，起即頭眩。

治妊娠患子淋方。

葵子一升，以水三升，煮取二升，分再服。

又方 葵根一把，以水三升，煮取二升，分再服。

治妊娠小便不通利方。

蕪菁子十合，為末。水和服方寸匕，日三服。

治妊娠尿血方。

黍穰燒灰，酒服方寸匕，日三服。

治婦人無故尿血方。

龍骨五兩，治下篩，酒服方寸匕，空腹服，日三。久者，二十服癒。

又方 爪甲　亂髮。

上二味，並燒末，等分。酒服方寸匕，日三，飲服亦得。

又方 鹿角屑　大豆黃卷　桂心各一兩。

上三味，治下篩。酒服方寸匕，日三服。

又方 取夫爪甲燒作灰，酒服之。

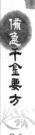

又方 取故𦥖上竹茹，曝乾，搗末。酒服方寸匕，日三。亦主遺尿。

治婦人遺尿，不知出時方。

白薇　芍藥各一兩。

上二味，治下篩。酒服方寸匕，日三。

又方 胡燕窠中草，燒末，酒服半錢匕。亦治丈夫。

又方 礬石　牡蠣各二兩。

上二味，治下篩，酒服方寸匕。亦治丈夫。

又方 燒遺尿人薦草灰，服之瘥。

又，灸橫骨當陰門七壯。

・下痢第九方八首　灸法一首

治妊娠下痢方。

酸石榴皮　黃芩　人參各三兩　欅皮四兩　粳米三合。

上五味，㕮咀，以水七升，煮取二升半，分三服。

治妊娠患膿血赤滯、魚腦白滯、臍腹絞痛不可忍者方。

薤白切，一升　酸石榴皮二兩　阿膠二兩　黃柏三兩，《產寶》作黃連　地榆四兩。

上五味，㕮咀，以水七升，煮取二升半。分三服，不瘥更作。

治妊娠下痢方。

白楊皮一斤，㕮咀，以水一大升，煮取二小升，分三服。

又方 燒中衣帶三寸，末，服之。

又方 羊脂如棋子大十枚，溫酒一升，投中。頓服之，日三。

治妊娠注下不止方。

阿膠　艾葉　酸石榴皮各二兩。

上三味，㕮咀，以水七升，煮取二升，去滓，納膠令烊，分三服。

治妊娠及產已，寒熱下痢方。

黃連一升　梔子二十枚　黃柏一斤。

上三味，㕮咀，以水五升，漬一宿，煮三沸。服一升，一日一夜令盡。嘔者，加橘皮一兩、生薑二兩。亦治丈夫常痢。

治婦人痢，欲痢輒先心痛，腹脹滿，日夜五六十行方。

麴　石榴皮　黃柏一作麥糵　烏梅　黃連　艾各一兩　防己二兩　阿膠　乾薑各三兩　附子五兩。

上十味，末之，蜜和丸。飲服如梧子大二十丸，日三，漸加至三十、四十丸。

婦人水泄痢，灸氣海百壯，三報。

·水腫第十方五首

治妊娠體腫，有水氣，心腹急滿湯方。

茯苓　白朮各四兩，《崔氏》無朮　黃芩三兩　旋覆花二兩杏仁三兩。

上五味，㕮咀，以水六升，煮取二升半，分三服。

治妊娠腹大，胎間有水氣，鯉魚湯方。

鯉魚一頭，重二斤　白朮五兩　生薑三兩　芍藥　當歸各三兩茯苓四兩。

上六味，㕮咀，以水一斗二升，先煮魚熟，澄清，取八升，納藥，煎取三升，分五服。

治妊娠毒腫方。

蕪菁根淨洗，去皮，搗，醋和如薄泥，勿令有汁，猛火煮之二沸，適性薄腫，以帛急裹之，日再易。寒時溫覆，非根時用子，若腫在咽中，取汁含咽之。

又方　燒獖牛屎，醋和敷之，乾則易。亦可服方寸匕，日三。

治妊娠手腳皆腫，攣急方。

赤小豆五升　商陸根一斤，切。

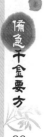

上二味，以水三斗，煮取一斗，稍稍飲之，盡更作。一方加澤漆一斤。

產難第五

論一首八條　方二十一首　針法一首

論曰：產婦雖是穢惡，然將痛之時，及未產已產，並不得令死喪污穢家人來視之，則生難。若已產者，則傷兒也。

婦人產乳，忌反支月，若值此月，當在牛皮上，若灰上，勿令水血惡物著地，則殺人，及浣濯衣水，皆以器盛，過此忌月乃止。

凡生產不依產圖，脫有犯觸，於後母子皆死。若不至死，即母子俱病，庶事皆不稱心。若能依圖，無所犯觸，母即無病，子亦易養。

凡欲產時，特忌多人瞻視，惟得三二人在旁，待總產訖，乃可告語諸人也。若人眾看之，無不難產耳。

凡產婦第一不得匆匆忙怕，旁人極須穩審，皆不得預緩預急及憂鬱，憂鬱則難產。若腹痛，眼中生火，此兒回轉，未即生也。兒出訖，一切人及母，皆忌問是男是女。兒始落地，與新汲井水五咽，忌與暖湯物，勿令母看視穢汙。

凡產婦慎食熱藥、熱麵食，常識此，飲食當如人肌溫溫也。

凡欲臨產時，必先脫尋常所著衣，以籠灶頭及灶口，令至密，即易產也。

凡產難及子死腹中，並逆生與胞胎不出，諸篇方可通檢用之。

治產難，或半生，或胎不下，或子死腹中，或著脊，及坐草數日不產，血氣上搶心，母面無顏色，氣欲絕者方。

成煎豬膏一升　白蜜一升　醇酒二升。

上三味，合煎取二升，分再服；不能再服，可隨所能服之。治產後惡血不除，上搶心痛，煩急者，以地黃汁代醇酒。

治難產方。

槐枝切，二升　瞿麥　通草各五兩　牛膝四兩　榆白皮切大麻仁各二升。

上六味，㕮咀，以水一斗二升，煮取三升半，分五服。

治產難累日，氣力乏盡，不能得生，此是宿有病方。

赤小豆二升　阿膠二兩。

上二味，以水九升，煮豆令熟，去滓，納膠令烊。一服五合，不覺更服，不過三服即出。

又方　槐子十四枚　蒲黃一合

上二味，合納酒中，溫服。須臾不生，再服之。水服亦得。

又方　生地黃汁半升　生薑汁半升。

上二味，合煎熟，頓服之。

治產難，及日月未足而欲產者方。

知母一兩，為末，蜜丸如兔屎，服一丸。痛不止，更服一丸。

治產難方。

吞皂莢子二枚。

治產難三日不出方。

取鼠頭燒作屑，井花水服方寸匕，日三。

又方　車軸脂吞大豆許兩丸。

又方　燒大刀環，以酒一杯沃之，頓服即出，救死不分娩者。

又方　燒藥杵令赤，納酒中，飲之。

治難產方。

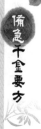

取廁前已用草二七枚，燒作屑，水調服之。

又方 令夫唾婦口中二七過，立出。

難產，針兩肩井，入一寸，瀉之，須臾即分娩。

羚羊角散 治產後心悶，是血氣上沖心方。

羚羊角一枚，燒作灰，下篩。以東流水服方寸匕。若未瘥，須臾再服，取悶瘥乃止。

又方 殺羊角燒作灰，以溫酒服方寸匕。不瘥，須臾再服。《備急方》以治產難。

治產乳運絕方。

半夏一兩，搗篩，丸如大豆，納鼻孔中，即癒。此是扁鵲法。

又方 神麴末，水服方寸匕。亦治產難。

又方 赤小豆搗為散，東流水服寸匕，不瘥更服。

又方 含釀醋潠面，即癒。凡悶即噀之，癒。

又方 取釀醋和產血如棗許大，服之。

治心悶方。

產後心悶，眼不得開，即當頂上取髮如兩指大，強以人牽之，眼即開。

子死腹中第六
論一首 方十七首

論曰：凡婦人產難死生之候，母面赤舌青者，兒死母活；母唇口青，口兩邊沫出者，母子俱死；母面青舌赤，口中沫出者，母死子活。

治動胎及產難，子死腹中，並妊兩兒一死一生，令死者出，生胎安，神驗方。

蟹爪一升 甘草二尺 阿膠三兩。

上三味，以東流水一斗，先煮二物，得三升，去滓，納膠令烊，頓服之。不能，分再服。若人困，拗口納藥，藥入即活。煎藥作東向灶，用葦薪煮之。

治子死腹中不出方。

以牛屎塗母腹上，立出。

治子死腹中方。

取灶下黃土三指撮，以酒服之，立出。土當著兒頭上出。亦治逆生及橫生不出，手足先見者。

治胎死腹中，真朱湯方。

熟真朱一兩　榆白皮切，一升。

上二味，以苦酒三升，煮取一升，頓服，死胎立出。

又方　服水銀三兩，立出。

又方　三家雞卵各一枚，三家鹽各一撮，三家水各一升，合煮，令產婦東向飲之，立出。

又方　取夫尿二升，煮令沸，飲之。

又方　吞槐子二七枚。亦治逆生。

又方　醋二升，拗口開，灌之即出。

治產難，子死腹中方。

瞿麥一斤，以水八升，煮取一升，服一升，不出再服。

治胎死腹中，乾燥著背方。

葵子一升　阿膠五兩。

上二味，以水五升，煮取二升，頓服之，未出再煮服。

治妊娠未足月，而胎卒死不出，其母欲死方。

以苦酒濃煮大豆，一服一升，死胎立出。不能頓服，分再服。一方用醇酒煮大豆。亦治積聚成瘕。

治妊娠胎死腹中，若子生胞衣不出，腹中引腰背痛方。

甘草一尺　蒲黃二合　筒桂四寸　香豉二升　雞子一枚。

上五味，以水六升，煮取一升，頓服之，胎胞穢惡盡去，

大良。

治妊娠得病須去胎方。

以雞子一枚，鹽三指撮，和服立下。此與阮河南療難產同。

又方　麥蘗一升，末，和蜜一升，服之立下。

又方　七月七日，神麴三升，醋一升，煮兩沸。宿不食，旦頓服，即下。

又方　大麥麴五升，酒一斗，煮三沸。去滓，分五服，令盡，當宿勿食，其子如糜。令母肥盛無疾苦，千金不傳。

逆生第七

論一首　方十四首

論曰：凡產難，或兒橫生、側生，或手足先出，可以針錐刺兒手足，入一二分許，兒得痛，驚轉即縮，自當回順也。

治逆生方。

以鹽塗兒足底，又可急搔之，並以鹽摩產婦腹上即瘥。

又方　以鹽和粉，塗兒足下即順。《子母秘錄》云：鹽和胡粉。

又方　梁上塵，取如彈丸許二枚，治末三指撮，溫酒服之。

治逆生及橫生不出，手足先見者。

燒蛇蛻皮末，服一刀圭，亦云三指撮，面向東，酒服即順。

又方　以蟬殼二枚，治為末，三指撮，溫酒服。《崔氏》、《外台》、《子母秘錄》作彈丸二枚，為末，酒服。

又方　取夫陰毛二七莖，燒，以豬膏和丸如大豆，吞之，兒手即持丸出，神驗。

又方　蛇蛻皮燒灰，豬膏和丸，東向服。

又方　以手中指取釜底墨，交畫兒足下，即順生。

又方　取父名書兒足下，即順生。

治橫生及足先出者方。

取梁上塵、灶突墨，酒服之。

又方　取車釭中脂，書兒腳下及掌中。

治縱橫生不可出者方。

菟絲子末，酒若米汁服方寸匕，生。車前子亦好，服如上法。

又方　水若酒服灶突黑塵。

治產時子但趨穀道者方。

熬鹽熨之，自止。

胞胎不出第八<small>方二十二首</small>

治產兒胞衣不出，令胞爛，牛膝湯方。

牛膝　瞿麥各一兩　滑石二兩，一方用桂心一兩　當歸一兩半　通草一兩半　葵子半斤。

上六味，㕮咀，以水九升，煮取三升，分三服。

治產難，胞衣不出，橫倒者，及兒死腹中，母氣欲絕方。

半夏　白蘞各二兩。

上二味，治下篩。服方寸匕，小難一服，橫生二服，倒生三服，兒死四服。亦可加代赭、瞿麥各二兩，為佳。

治胎死腹中，若母病，欲下之方。

取榆白皮細切，煮汁三升，服之即下。難生者亦佳。

又方　牛膝三兩　葵子一升。

上二味，以水七升，煮取三升，分三服。

又方　生地黃汁一升，苦酒三合，令暖服之。不能頓服，分再服亦得。

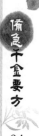

又方 澤蘭葉三兩　滑石五合　生麻油二合。

上三味，以水一升半煮澤蘭，取七合，去滓，納麻油、滑石，頓服之。

治胞衣不出方。

取小麥合小豆，煮令濃，飲其汁，立出。亦治橫逆生者。

治逆生，胎不出方。

取灶屋上墨，以酒煮一兩沸，取汁服。

治胞衣不出方。

取瓜瓣二七枚，服之立出，良。

又方 苦酒服真朱一兩。

又方 服蒲黃如棗許，以井花水。

又方 生男吞小豆七枚，生女者十四枚，即出。

又方 取水煮弓弩弦，飲其汁五合，即出。亦可燒灰，酒和服。

又方 雞子一枚，苦酒一合，和飲之，即出。

又方 墨三寸，末之，酒服。

又方 取宅中所埋柱，掘出，取坎底當柱下土大如雞子，酒和服之，良。

治產後胞不時出方。

井底土如雞子中黃，以井花水和服之，立出。

又方 取井中黃土，丸如梧桐子，吞之立出。又治兒不出。

治子死腹中，若衣不出，欲上搶心方。

急取蟻垤土三升，熬之令熱，囊盛熨心下，令胎不得上搶心，甚良。

又方 末灶突中墨三指撮，以水若酒服之，立出，當著兒頭生。

又方 取炊蔽當戶前燒，服之。

又方　取夫內衣蓋井上，立出。

下乳第九方二十一首

治婦人乳無汁，鐘乳湯方。

石鐘乳　白石脂各六銖　通草十二銖　桔梗半兩，切　硝石六銖，一方用滑石。

上五味，㕮咀，以水五升，煮三沸，三上三下，去滓，納硝石令烊，分服。

治婦人乳無汁，漏蘆湯方。

漏蘆　通草各二兩　石鐘乳一兩　黍米一升。

上四味，㕮咀，米泔宿漬，揩撻取汁三升，煮藥三沸，去滓，作飲飲之，日三。

治婦人乳無汁，單行石膏湯方。

石膏四兩，研，以水二升，煮三沸，稍稍服，一日令盡。

又方　通草　石鐘乳

上二味，各等分，末，粥飲服方寸匕，日三，後可兼養兩兒。通草，橫心者是，勿取羊桃根，色黃無益。一方二味，酒五升，漬一宿，明旦煮沸，去滓，服一升，日三，夏冷服，冬溫服。

治婦人無乳汁，麥門冬散方。

麥門冬　石鐘乳　通草　理石。

上四味，各等分，治下篩。先食，酒服方寸匕，日三。

治婦人乳無汁，漏蘆散方。

漏蘆半兩　石鐘乳　栝樓根各一兩　蠐螬三合。

上四味，治下篩。先食，糖水服方寸匕，日三。

又方　麥門冬　通草　石鐘乳　理石　土瓜根　大棗　蠐螬。

上七味，等分，治下篩。食畢，用酒服方寸匕，日三。

治乳無汁方。

石鐘乳四兩　甘草二兩，一方不用　漏蘆三兩　通草五兩　栝樓根五兩。

上五味，㕮咀，以水一斗，煮取三升，分三服。一云用栝樓實一枚。

又方　母豬蹄一具，粗切，以水二斗煮熟，得五六升汁飲之，不出更作。

又方　豬蹄二枚，熟炙，搥碎　通草八兩，細切。

上二味，以清酒一斗浸之，稍稍飲盡，不出更作。《外台》豬蹄不炙，以水一斗，煮取四升，入酒四升更煮，飲之。

又方　栝樓根切一升，酒四升，煮三沸，去滓，分三服。

又方　取栝樓子尚青色、大者一枚，熟搗，以白酒一斗，煮取四升，去滓。溫服一升，日三。黃色、小者用二枚亦好。

又方　石鐘乳　通草各一兩　漏蘆半兩　桂心　甘草　栝樓根各六銖。

上六味，治下篩。酒服方寸匕，日三，最驗。

又方　石鐘乳　漏蘆各二兩。

上二味，治下篩，飲服方寸匕，即下。

又方　燒鯉魚頭，末，酒服三指撮。

又方　燒死鼠作屑，酒服方寸匕，日三，立下。勿令知。

下乳汁，**鯽魚湯**方。

鯽魚長七寸　豬肪半斤　漏蘆八兩　石鐘乳八兩。

上四味，切豬肪、魚，不須洗治，清酒一斗二升合煮，魚熟藥成，絞去滓。適寒溫，分五服，即乳下。飲其間相去須臾一飲，令藥力相及。

治婦人乳無汁，單行鬼箭湯方。

鬼箭五兩，以水六升，煮取四升，一服八合，日三。亦可燒作灰，水服方寸匕。日三。

治婦人乳無汁方。

栝樓根三兩　石鐘乳四兩　漏蘆三兩　白頭翁一兩　滑石二兩　通草二兩。

上六味，治下篩。以酒服方寸匕，日三。

治婦人乳無汁，甘草散方。

甘草一兩　通草三十銖　石鐘乳三十銖　雲母二兩半　屋上散草二把，燒成灰。

上五味，治下篩。食後，溫漏蘆湯服方寸匕，日三，乳下止。

又方　土瓜根，治下篩，服半錢匕，日三，乳如流水。

《備急千金要方》卷第二

《備急千金要方》
卷第三 婦人方中

虛損第一
論一首三條　方二十一首

論曰：凡婦人非止臨產須憂，至於產後，大須將慎，危篤之至，其在於斯。勿以產時無他，乃縱心恣意，無所不犯。犯時微若秋毫，感病廣於嵩岱。何則？產後之病，難治於餘病也。婦人產訖，五臟虛羸，惟得將補，不可轉瀉。若其有病，不須快藥。若行快藥，轉更增虛，就中更虛，向生路遠。所以婦人產後百日以來，極須殷勤憂畏，勿縱心犯觸，及即便行房。若有所犯，必身反強直，猶如角弓反張，名曰蓐風，則是其犯候也。若似角弓，命同轉燭。凡百女人，宜好思之。苟或在微不慎，戲笑作病，一朝困臥，控告無所，縱多出財寶，遍處求醫，醫者未必解此。縱得醫來，大命已去，何處追尋？學者於此一方，大須精熟，不得同於常方耳。特忌上廁便利，宜室中盆上佳。

凡產後滿百日，乃可合會，不爾至死虛羸，百病滋長，慎之。

凡婦人皆患風氣，臍下虛冷，莫不由此早行房故也。

凡產後七日內，惡血未盡，不可服湯，候臍下塊散，乃進羊肉湯，有痛甚切者，不在此例。後三兩日消息，可服澤蘭丸，比至滿月，丸盡為佳。不爾，虛損不可平復也。全極消瘦

不可救者，服五石澤蘭丸。凡在蓐，必須服澤蘭丸補之，服法必七日外，不得早服也。

凡婦人因暑月產乳，取涼太多，得風冷，腹中積聚，百病竟起，迄至於老，百方治不能瘥，桃仁煎主之，出蓐後服之。婦人縱令無病，每至秋冬，須服一兩劑，以至年內常將服之佳。

已產訖，可服**四順理中丸**方。

甘草二兩　人參　白朮　乾薑各一兩。

上四味，末之，蜜和丸如梧子。服十丸，稍增至二十丸。新生臟虛，此所以養臟氣也。

桃仁煎　治婦人產後百疾，諸氣補益悅澤方。

桃仁一千二百枚，搗令細熟，以上好酒一斗五升，研濾三四遍，如作麥粥法，以極細為佳；納長項瓷瓶中，密塞，以麵封之，納湯中煮一伏時，不停火，亦勿令火猛，使瓶口常出在湯上，無令沒之，熟訖出。溫酒服一合，日再服，丈夫亦可服之。

治婦人虛羸短氣，胸逆滿悶，風氣，石斛地黃煎方。

石斛四兩　生地黃汁八升　桃仁半升　桂心二兩　甘草四兩　大黃八兩　紫菀四兩　麥門冬二升　茯苓一斤　醇酒八升。

上十味，為末，於銅器中，炭火上熬，納鹿角膠一斤，耗得一斗；次納飴三斤、白蜜三升和調，更於銅器中，釜上煎微耗，以生竹攪，無令著，耗令相得，藥成。先食，酒服如彈子一丸，日三；不知，稍加至二丸。一方用人參三兩。

治婦人產後欲令肥白，飲食平調，地黃羊脂煎方。

生地黃汁一斗　生薑汁五升　羊脂二斤　白蜜五升。

上四味，先煎地黃令得五升，次納羊脂，合煎減半，納薑汁復煎令減，合蜜，著銅器中煎如飴。取雞子大一枚，投熱酒中服，日三。

地黃酒　治產後百病，未產前一月當預釀之，產訖蓐中服之方。

地黃汁一升　好麴一斗　好米二升。

上三味，先以地黃汁漬麴令發，準家法醞之至熟，封七日，取清服之。常使酒氣相接，勿令斷絕。慎蒜、生冷、醋滑、豬、雞、魚。一切婦人皆須服之。但夏三月熱，不可合，春秋冬並得合服。地黃並滓納米中炊合用之，一石十石一準，此一升為率，先服羊肉當歸湯三劑，乃服之佳。

治產後虛羸，喘乏，自汗出，腹中絞痛，羊肉湯方。

肥羊肉三斤，去脂　當歸一兩，《姚氏》用蔥白　桂心二兩　芍藥四兩，《子母秘錄》作蔥白　甘草二兩　生薑四兩　芎藭三兩，《子母秘錄》作豉一升　乾地黃五兩。

上八味，㕮咀，以水一斗半，先煮肉，取七升，去肉，納餘藥，煮取三升，去滓。分三服，不瘥重作。《千金翼》有蔥白一斤。《子母秘錄》：若胸中微熱，加黃芩、麥門冬各一兩；頭痛，加石膏一兩；中風，加防風一兩；大便不利，加大黃一兩；小便難，加葵子一兩；上氣咳逆，加五味子一兩。

治產後虛羸，喘乏，乍寒乍熱，病如瘧狀，名為蓐勞，豬腎湯方。

豬腎一具，去脂，四破，無則用羊腎代　香豉綿裹　白粳米　蔥白各一斗。

上四味，以水三斗，煮取五升，去滓。任情服之，不瘥更作。《廣濟方》有人參、當歸各二兩，為六味。

羊肉黃耆湯　治產後虛乏，補益方。

羊肉三升　黃耆三兩　大棗三十枚　茯苓　甘草　當歸　桂心　芍藥　麥門冬　乾地黃各一兩。

上十味，㕮咀，以水二斗煮羊肉，取一斗，去肉，納諸藥，煎取三升，去滓。分三服，日三。

鹿肉湯　治產後虛羸勞損，補乏方。

鹿肉四斤　乾地黃　甘草　芎藭各三兩　人參　當歸各二兩　黃蓍　芍藥　麥門冬　茯苓各二兩　半夏一升　大棗二十枚　生薑二兩。

上十三味，㕮咀，以水二斗五升煮肉，取一斗三升，去肉納藥，煎取五升，去滓。分四服，日三夜一。

治產後虛乏，五勞七傷，虛損不足，臟腑冷熱不調，獐骨湯方。

獐骨一具　遠志　黃蓍　芍藥　乾薑　防風　茯苓一作茯神厚朴各三兩　當歸　橘皮　甘草　獨活　芎藭各二兩　桂心　生薑各四兩。

上十五味，㕮咀，以水三斗煮獐骨，取二斗，去骨納藥，煎取五升，去滓，分五服。

當歸芍藥湯　治產後虛損，逆害飲食方。

當歸一兩半　芍藥　人參　桂心　生薑　甘草各一兩　大棗二十枚　乾地黃一兩。

上八味，㕮咀，以水七升，煮取三升，去滓。分三服，日三。

治產後虛氣，杏仁湯方。

杏仁　橘皮　白前　人參各三兩　桂心四兩　蘇葉一升　半夏一升　生薑十兩　麥門冬一兩。

上九味，㕮咀，以水一斗二升，煮取三升半，去滓，分五服。

治產後上氣，及婦人奔豚氣，積勞，臟氣不足，胸中煩躁，關元以下如懷五千錢狀方。

厚朴　桂心　當歸　細辛　芍藥　石膏各三兩　甘草　黃芩　澤瀉各二兩　吳茱萸五兩，《千金翼》作大黃　乾地黃四兩　桔梗三兩　乾薑一兩。

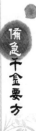

上十三味，㕮咀，以水一斗二升，煮取三升，去滓。分三服，服三劑佳。

治產後七傷虛損，少氣不足，並主腎勞寒冷，補益氣，乳蜜湯方。

牛乳七升，無則用羊乳　白蜜一升半　當歸　人參　獨活各三兩大棗二十枚　甘草　桂心各二兩。

上八味，㕮咀，諸藥以乳蜜中，煮取三升，去滓，分四服。

治產後虛冷七傷，時寒熱，體痛乏力，補腎並治百病，五石湯方。

紫石英　鐘乳　白石英　赤石脂　石膏　茯苓　白朮　桂心　芎藭　甘草各二兩　薤白六兩　人參　當歸各三兩　生薑八兩大棗二十枚。

上十五味，五石並末之，諸藥各㕮咀，以水一斗二升，煮取三升六合，去滓，分六服。若中風，加葛根、獨活各二兩；下痢，加龍骨一兩。

三石湯　主病如前方。

紫石英二兩　白石英二兩半　鐘乳二兩半　生薑　當歸　人參甘草各二兩　茯苓　乾地黃　桂心各三兩　半夏五兩　大棗十五枚。

上十二味，三石末之，㕮咀諸藥，以水一斗二升，煮取三升，去滓，分四服。若中風，加葛根四兩。

內補黃蓍湯　主婦人七傷，身體疼痛，小腹急滿，面目黃黑，不能食飲，並諸虛乏不足，少氣，心悸不安方。

黃蓍　當歸　芍藥　乾地黃　半夏各三兩　茯苓　人參桂心　遠志　麥門冬　甘草　五味子　白朮　澤瀉各二兩　乾薑四兩　大棗三十枚。

上十六味，㕮咀，以水一斗半，煮取三升，去滓。一服五

合，日三夜一服。

治產後虛羸，盜汗，澹澹惡寒，吳茱萸湯方。

吳茱萸三兩。

以清酒三升漬一宿，煮如蟻鼻沸，減得二升許。中分之，頓服一升，日再，間日再作服。亦治產後腹中疾痛。

治產後體虛，寒熱，自汗出，豬膏煎方。

豬膏一升　清酒五合　生薑汁一升　白蜜一升。

上四味，煎令調和，五上五下膏成。隨意以酒服方寸匕。當炭火上熬。

鯉魚湯　主婦人體虛，流汗不止，或時盜汗方。

鯉魚二斤　蔥白切，一升　豉一升　乾薑二兩　桂心二兩。

上五味，㕮咀四物，以水一斗煮魚，取六升，去魚，納諸藥，微火煮取二升，去滓。納再服，取微汗即癒。勿用生魚。

治產後風虛，汗出不止，小便難，四肢微急，難以屈伸者，桂枝加附子湯方。

桂枝　芍藥各三兩　甘草一兩半　附子二枚　生薑三兩　大棗十二枚。

上六味，㕮咀，以水七升，煎取三升，分為三服。

虛煩第二方十一首

薤白湯　治產後胸中煩熱逆氣方。

薤白　半夏　甘草　人參　知母各二兩　石膏四兩　栝樓根三兩　麥門冬半升。

上八味，㕮咀，以水一斗三升，煮取四升，去滓。分五服，日三夜二。熱甚，即加石膏、知母各一兩。

竹根湯　治產後虛煩方。

甘竹根細切一斗五升，以水二斗，煮取七升，去滓，納小

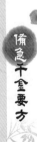

麥二升、大棗二十枚，復煮麥熟三四沸，納甘草一兩、麥門冬一升，湯成去滓。服五合，不瘥更服，取瘥。短氣亦服之。

人參當歸湯　治產後煩悶不安方。

人參　當歸　麥門冬　桂心　乾地黃各一兩　大棗二十個　粳米一升　淡竹葉三升　芍藥四兩。

上九味，㕮咀，以水一斗二升，先煮竹葉及米，取八升，去滓納藥，煮取三升，去滓，分三服。若煩悶不安者，當取豉一升，以水三升，煮取一升，盡服之，甚良。

甘竹茹湯　治產後內虛，煩熱短氣方。

甘竹茹一升　人參　茯苓　甘草各一兩　黃芩三兩。

上五味，㕮咀，以水六升，煮取二升，去滓。分三服，日三。

知母湯　治產後乍寒乍熱，通身溫壯，胸心煩悶方。

知母三兩　芍藥　黃芩各二兩　桂心　甘草各一兩。

上五味，㕮咀，以水五升，煮取二升半，分三服。一方不用桂心，加生地黃。

竹葉湯　治產後心中煩悶不解方。

生淡竹葉　麥門冬各一升　甘草二兩　生薑　茯苓各三兩　大棗十四個　小麥五合。

上七味，㕮咀，以水一斗，先煮竹葉、小麥，取八升，納諸藥，煮取三升，去滓，分三服。若心中虛悸者，加人參二兩；其人食少無穀氣者，加粳米五合；氣逆者，加半夏二兩。

淡竹茹湯　治產後虛煩，頭痛，短氣欲絕，心中悶亂不解，必效方。

生淡竹茹一升　麥門冬五合　甘草一兩　小麥五合　生薑三兩，《產寶》用乾葛　大棗十四枚，《產寶》用石膏三兩。

上六味，㕮咀，以水一斗，煮竹茹、小麥，取八升，去滓，乃納諸藥，煮取一升，去滓。分二服，羸人分作三服。若

有人參入一兩；若無人參，納茯苓一兩半亦佳。人參、茯苓皆治心胸煩悶及心虛驚悸，安定精神，有則為良，無自依方服一劑，不瘥更作。若氣逆者，加半夏二兩。

赤小豆散　治產後煩悶，不能食，虛滿方。

赤小豆三七枚，燒作末，以冷水和，頓服之。

治產後煩悶，蒲黃散方。

蒲黃，以東流水和方寸匕服，極良。

蜀漆湯　治產後虛熱往來，心胸煩滿，骨節疼痛，及頭痛壯熱，晡時輒甚，又如微瘧方。

蜀漆葉一兩　黃耆五兩　桂心　甘草　黃芩各一兩　知母　芍藥各二兩　生地黃一斤。

上八味，㕮咀，以水一斗，煮取三升，分三服。此湯治寒熱，不傷人。

芍藥湯　治產後虛熱頭痛方。

白芍藥　乾地黃　牡蠣各五兩　桂心三兩。

上四味，㕮咀，以水一斗，煮取二升半，去滓。分三服，日三。此湯不傷損人，無毒。亦治腹中拘急痛。若通身發熱，加黃芩二兩。

中風第三論一首　方三十首

論曰：凡產後角弓反張，及諸風病，不得用毒藥，惟宜單行一兩味，亦不得大發汗。特忌轉瀉吐利，必死無疑。大豆紫湯，產後大善。

治產後百病，及中風痱痙，或背強口噤，或但煩熱苦渴，或頭身皆重，或身癢，劇者嘔逆直視。此皆因虛風冷濕，及勞傷所為，大豆紫湯方。

大豆五升　清酒一斗。

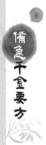

上二味，以鐵鐺猛火熬豆，令極熱，焦煙出，以酒沃之，去滓。服一升，日夜數過，服之盡，更合，小汗則癒。一以去風，二則消血結。如妊娠傷折，胎死在腹中三日，服此酒即瘥。

治產後百日中風痙，口噤不開，並治血氣痛，勞傷，補腎，獨活紫湯方。

獨活一斤　大豆五升　酒一斗三升。

上三味，先以酒漬獨活再宿，若急，須微火煮之，令減三升，去滓，別熬大豆極焦，使煙出，以獨活酒沃之，去豆。服一升，日三夜二。

小獨活湯　治如前狀方。

獨活八兩　葛根六兩　甘草二兩　生薑六兩。

上四味，㕮咀，以水九升，煮取三升，去滓。分四服，微汗佳。

甘草湯　治在蓐中風，背強不得轉動，名曰風痙方。

甘草　乾地黃　麥門冬　麻黃各二兩　芎藭　黃芩　栝樓根各三兩　杏仁五十枚　葛根半斤。

上九味，㕮咀，以水一斗五升、酒五升，合煮葛根，取八升，去滓，納諸藥，煮取三升，去滓。分再服，一劑不瘥，更合良。《千金翼》、《崔氏》有前胡三兩。

獨活湯　治產後中風，口噤不能言方。

獨活五兩　防風　秦艽　桂心　白朮　甘草　當歸　附子各二兩　葛根三兩　生薑五兩　防己一兩。

上十一味，㕮咀，以水一斗二升，煮取三升，去滓，分三服。

雞糞酒　主產後中風及百病，並男子中一切風，神效方。

雞糞一升，熬令黃　烏豆一升，熬令聲絕，勿焦。

上二味，以清酒三升半，先淋雞糞，次淋豆，取汁。服一

升，溫服取汗。病重者，凡四五日服之，無不瘥。

治產後中風，發熱，面正赤，喘氣，頭痛，竹葉湯方。

淡竹葉一握　葛根三兩　防風二兩　桔梗　甘草　人參各一兩　大附子一枚　生薑五兩　大棗十五枚　桂心一兩。

上十味，㕮咀，以水一斗，煮取二升半，去滓。分三服，日三，溫覆使汗出。若頸項強者，用大附子；若嘔者，加半夏四兩。

防風湯　治產後中風，背急，短氣方。《千金翼》作裏急短氣。

防風五兩　當歸　芍藥　人參　甘草　乾薑各二兩　獨活葛根各五兩

上八味，㕮咀，以水九升，煮取三升，去滓。分三服，日三。

鹿肉湯　治產後風虛，頭痛壯熱，言語邪僻方。

鹿肉三斤　芍藥三兩　半夏一升　乾地黃二兩　獨活三兩生薑六兩　桂心　芎藭各一兩　甘草　阿膠各一兩　人參　茯苓各四兩，《千金翼》作茯神　秦艽　黃芩　黃耆各三兩。

上十五味，㕮咀，以水二斗煮肉，得一斗二升，去肉納藥，煎服三升，去滓，納膠令烊。分四服，日三夜一。

治產後中風，獨活酒方。

獨活一斤　桂心三兩　秦艽五兩。

上三味，㕮咀，以酒一斗半，漬三日。飲五合，稍加至一升，不能多飲，隨性服。

大豆湯　主產後卒中風，發病倒悶不知人，及妊娠挾風，兼治在蓐諸疾方。

大豆五升，炒令微焦　葛根　獨活各八兩　防己六兩。

上四味，㕮咀，以酒一斗二升煮豆，取八升，去滓納藥，煮取四升，去滓。分六服，日四夜二。

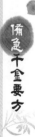

五石湯　主產後卒中風，發疾口噤，倒悶吐沫，瘛瘲眩冒不知人，及濕痹緩弱，身體痙，妊娠百病方。

　　白石英　鐘乳　赤石脂　石膏各二兩　紫石英三兩　牡蠣
人參　黃芩　白朮　甘草　栝樓　芎藭　桂心　防己　當歸
乾薑各二兩　獨活三兩　葛根四兩。

　　上十八味，末五石，㕮咀諸藥，以水一斗四升，煮取三升半。分五服，日三夜二。一方有滑石、寒水石各二兩，棗二十枚。

　　四石湯　治產後卒中風，發疾口噤，瘛瘲悶滿不知人，並緩急諸風毒痹，身體痙強，及挾胎中風，婦人百病方。

　　紫石英　白石英　石膏　赤石脂各三兩　獨活　生薑各六兩
葛根四兩　桂心　芎藭　甘草　芍藥　黃芩各二兩。

　　上十二味，㕮咀，以水一斗二升，煮取三升半，去滓。分五服，日三夜二。

　　治婦人在蓐得風，獸四肢苦煩熱，皆自髮露所為，若頭痛，與小柴胡湯；頭不痛，但煩熱，與三物黃芩湯。

　　小柴胡湯方。

　　柴胡半斤　黃芩　人參　甘草各三兩　生薑二兩　大棗十二
枚　半夏半升。

　　上七味，㕮咀，以水一斗二升，煮取六升，去滓。服一升，日三服。

　　三物黃芩湯方。

　　黃芩　苦參各二兩　乾地黃四兩。

　　上㕮咀，以水八升，煮取二升，去滓。適寒溫，服一升，日二，多吐下蟲。

　　治產後腹中傷絕，寒熱恍惚，狂言見鬼，此病中風內絕，臟氣虛所為，甘草湯方。

　　甘草　芍藥各五兩　通草三兩，《產寶》用當歸　羊肉三斤。

上四味，㕮咀，以水一斗六升煮肉，取一斗，去肉納藥，煮取六升，去滓。分五服，日三夜二。

羊肉湯 治產後中風，久絕不產，月水不利，乍赤乍白，及男子虛勞冷盛方。

羊肉二斤 成擇大蒜去皮，切，三升 香豉三升。

上三味，以水一斗三升，煮取五升，去滓，納酥一升，更煮取三升，分溫三服。

葛根湯 治產後中風，口噤痙痺，氣息迫急，眩冒困頓，並產後諸疾方。

葛根 生薑各六兩 獨活四兩 當歸三兩 甘草 桂心 茯苓 石膏 人參 白朮 芎藭 防風各二兩。

上十二味，㕮咀，以水一斗二升，煮取三升，去滓。分三服，日三。

治產後中風，防風酒方。

防風 獨活各一斤 女萎 桂心各二兩 茵芋一兩 石斛五兩。

上六味，㕮咀，以酒二斗漬三宿。初服一合，稍加至三四合，日三。

治產後中風，木防己膏方。

木防己半升 茵芋五兩。

上二味，㕮咀，以苦酒九升，漬一宿，豬膏四升，煎三上三下膏成，炙手摩千遍瘥。

治產後中柔風，舉體疼痛，自汗出者，及除百疾方。

獨活八兩 當歸四兩。

上二味，㕮咀，以酒八升，煮取四升，去滓。分四服，日三夜一，取微汗。葛氏單行獨活，《小品》加當歸。若上氣者，加桂心二兩，不瘥更作。

治產後中風流腫，浴湯方。

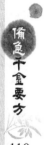

鹽五升，熬令赤　雞毛一把，燒作灰。

上二味，以水一石，煮鹽作湯，納雞毛灰著湯中。適冷暖以浴，大良。又浴婦人陰冷腫痛。凡風腫，面欲裂破者，以紫湯一服瘥，神效。紫湯，是炒黑豆作者。

治產後中風，頭面手臂通滿方。

大豆三升，以水六升，煮取一升半，去豆澄清，更煎取一升，納白朮八兩、附子三兩、獨活三兩、生薑八兩，添水一斗，煎取五升，納好酒五升，合煎取五升，去滓。分五服，日三夜二，間粥，頻服三劑。

茯神湯　治產後忽苦心中驚悸，或志意不定，恍恍惚惚，言語錯謬，心虛所致方。

茯神四兩　人參　茯苓各三兩　芍藥　甘草　當歸　桂心各一兩　生薑八兩　大棗三十枚。

上九味，㕮咀，以水一斗，煮取三升，去滓。分三服，日三，甚良。

遠志湯　治產後忽苦心中驚悸不定，志意不安，言語錯誤，惚惚憒憒，情不自覺方。

遠志　人參　甘草　當歸　桂心　麥門冬各二兩　芍藥一兩茯苓五兩　生薑六兩　大棗二十枚。

上十味，㕮咀，以水一斗，煮取三升，去滓。分三服，日三，羸者分四服。產後得此，正是心虛所致。無當歸，用芎藭；若其人心胸中逆氣，加半夏三兩。

茯苓湯　治產後暴苦心悸不定，言語謬錯，恍恍惚惚，心中憒憒，此皆心虛所致方。

茯苓五兩　甘草　芍藥　桂心各二兩　生薑六兩　當歸二兩麥門冬一升　大棗三十枚。

上八味，㕮咀，以水一斗，煮取三升，去滓。分三服，日三。無當歸，可用芎藭；若苦心志不定，加人參二兩，亦可納

遠志二兩；若苦煩悶短氣，加生竹葉一升，先以水一斗三升煮竹葉，取一斗，納藥；若有微風，加獨活三兩、麻黃二兩、桂心二兩，用水一斗五升；若頸強苦急，背膊強者，加獨活、葛根各三兩，麻黃、桂心各二兩，生薑八兩，用水一斗半。

安心湯 治產後心驚悸不定，恍恍惚惚，不自知覺，言語錯誤，虛煩短氣，志意不定，此是心虛所致方。

遠志　甘草各二兩　人參　茯神　當歸　芍藥各三兩　麥門冬一升　大棗三十枚。

上八味，咬咀，以水一斗，煮取三升，去滓。分三服，日三。若苦虛煩短氣者，加淡竹葉二升，水一斗二升。煮竹葉，取一斗，納藥；若胸中少氣者，益甘草為三兩善。

甘草丸 治產後心虛不足，虛悸，心神不安，吸吸乏氣，或若恍恍惚惚，不自覺知者方。

甘草三兩　人參二兩　遠志三兩　麥門冬二兩　菖蒲三兩　澤瀉一兩　桂心一兩　乾薑二兩　茯苓二兩　大棗五十枚。

上十味，末之，蜜丸如大豆。酒服二十丸，日四五服，夜再服，不知稍加。若無澤瀉，以白朮代之；若胸中冷，增乾薑。

人參丸 治產後大虛心悸，志意不安，不自覺，恍惚恐畏，夜不得眠，虛煩少氣方。

人參　甘草　茯苓各三兩　麥門冬　菖蒲　澤瀉　薯蕷　乾薑各二兩　桂心一兩　大棗五十枚。

上十味，末之，以蜜、棗膏和丸，如梧子。未食酒服二十丸，日三夜一，不知稍增。若有遠志，納二兩為善；若風氣，納當歸、獨活三兩。亦治男子虛損心悸。

大遠志丸 治產後心虛不足，心下虛悸，志意不安，恍恍惚惚，腹中拘急痛，夜臥不安，胸中吸吸少氣，內補傷損，益氣，安定心神，亦治虛損方。

遠志　甘草　茯苓　麥門冬　人參　當歸　白朮　澤瀉獨活　菖蒲各三兩　薯蕷　阿膠各二兩　乾薑四兩　乾地黃五兩桂心三兩。

上十五味，末之，蜜和如大豆。未食溫酒服二十丸，日三。不知，稍增至五十丸。若太虛，身體冷，少津液，加鐘乳三兩為善。

心腹痛第四方二十六首

蜀椒湯　治產後心痛，此大寒冷所為方。

蜀椒二合　芍藥一兩　當歸　半夏　甘草　桂心　人參茯苓各二兩　蜜一升　生薑汁五合。

上十味，㕮咀，以水九升，煮椒令沸，然後納諸藥，煮取二升半，去滓，納薑汁及蜜，煎取三升。一服五合，漸加至六合。禁勿冷食。

大岩蜜湯　治產後心痛方。

乾地黃　當歸　獨活　甘草　芍藥　桂心　細辛　小草各二兩　吳茱萸一升　乾薑三兩。

上十味，㕮咀，以水九升，煮取三升，納蜜五合重煮。分三服，日三。《胡洽》不用獨活、桂心、甘草，《千金翼》不用蜜。

乾地黃湯　治產後兩脅滿痛，兼除百病方。

乾地黃　芍藥各三兩　當歸　蒲黃各二兩　生薑五兩　桂心六兩　甘草一兩　大棗二十枚。

上八味，㕮咀，以水一斗，煮取二升半，去滓。分服，日三。

治產後苦少腹痛，芍藥湯方。

芍藥六兩　桂心三兩　甘草二兩　膠飴八兩　生薑三兩　大棗十二枚。

上六味，㕮咀，以水七升，煮取四升，去滓，納膠飴令烊。分三服，日三。

當歸湯 治婦人寒疝，虛勞不足，若產後腹中絞痛方。

當歸二兩　生薑五兩　芍藥二兩，《子母秘錄》作甘草　羊肉一斤。

上四味，㕮咀，以水八升，煮羊肉熟，取汁煎藥，得三升。適寒溫服七合，日三。《金匱要略》、《胡洽》不用芍藥，名小羊肉湯。

治產後腹中疾痛，桃仁芍藥湯方。

桃仁半升　芍藥　芎藭　當歸　乾漆　桂心　甘草各二兩。

上七味，㕮咀，以水八升，煮取三升，分三服。

羊肉湯 治產後及傷身大虛，上氣腹痛，兼微風方。

肥羊肉二斤，如無，用獐、鹿肉　茯苓　黃蓍　乾薑各三兩　甘草　獨活　桂心　人參各二兩　麥門冬七合　生地黃五兩　大棗十二枚。

上十一味，㕮咀，以水二斗煮肉，取一斗，去肉納藥，煮取三升半，去滓。分四服，日三夜一。《千金翼》無乾薑。

羊肉當歸湯 治產後腹中、心下切痛，不能食，往來寒熱，若中風乏氣力方。

羊肉三斤　當歸　黃芩《肘後》用黃蓍　芎藭　甘草　防風各二兩，《肘後》用人參　芍藥三兩　生薑四兩。

上八味，㕮咀，以水一斗二升，先煮肉熟，減半，納餘藥，取三升，去滓。分三服，日三。《胡洽》以黃蓍代黃芩，白朮代芍藥，名大羊肉湯。《子母秘錄》以桂心代防風，加大棗十七枚。

羊肉杜仲湯 治產後腰痛、咳嗽方。

羊肉四斤　杜仲　紫菀各三兩　五味子　細辛　款冬花　人參　厚朴　芎藭　附子　萆薢　甘草　黃蓍各二兩　當歸　桂心　白朮各三兩　生薑八兩　大棗三十枚。

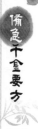

上十八味，㕮咀，以水二斗半煮肉，取汁一斗五升，去肉納藥，煎取三升半，去滓。分五服，日三夜二。

羊肉生地黃湯　治產後三日腹痛，補中益臟，強氣力，消血方。

羊肉三斤　生地黃切，二升　桂心　當歸　甘草　芎藭　人參各二兩　芍藥三兩。

上八味，㕮咀，以水二斗煮肉，取一斗，納藥，煎取三升。分四服，日三夜一。

內補當歸建中湯　治產後虛羸不足，腹中疞痛不止，吸吸少氣，或苦小腹拘急，痛引腰背，不能飲食，產後一月，日得服四五劑為善，令人丁壯方。

當歸四兩　芍藥六兩　甘草二兩　生薑六兩　桂心三兩　大棗十枚。

上六味，㕮咀，以水一斗，煮取三升，去滓。分三服，一日令盡。若大虛，納飴糖六兩，湯成，納之於火上，飴消；若無生薑，則以乾薑三兩代之；若其人去血過多，崩傷內竭不止，加地黃六兩、阿膠二兩，合八種，湯成去滓，納阿膠；若無當歸，以芎藭代之。

內補芎藭湯　治婦人產後虛羸，及崩傷過多，虛竭，腹中絞痛方。

芎藭　乾地黃各四兩　芍藥五兩　桂心二兩　甘草　乾薑各三兩　大棗四十枚。

上七味，㕮咀，以水一斗二升，煮取三升，去滓。分三服，日三，不瘥復作，至三劑。若有寒，苦微下，加附子三兩。治婦人虛羸，少氣傷絕，腹中拘急痛，崩傷虛竭，面目無色，及唾吐血，甚良。

大補中當歸湯　治產後虛損不足，腹中拘急，或溺血，少腹苦痛，或從高墮下犯內，及金瘡血多內傷，男子亦宜服之

方。

當歸　續斷　桂心　芎藭　乾薑　麥門冬各三兩　芍藥四兩　吳茱萸一升　乾地黃六兩　甘草　白芷各二兩　大棗四十枚。

上十二味，㕮咀，以酒一斗，漬藥一宿，明旦以水一斗合煮，取五升，去滓。分五服，日三夜二。有黃蓍，入二兩益佳。

桂心酒　治產後疹痛，及卒心腹痛方。

桂心三兩，以酒三升，煮取二升，去滓。分三服，日三。

生牛膝酒　治產後腹中苦痛方。

生牛膝五兩，以酒五升，煮取二升，去滓，分二服。若用乾牛膝根，以酒漬之一宿，然後可煮。

治產後腹中如弦，當堅痛，無聊賴方。

當歸末二方寸匕，納蜜一升煎之，適寒溫，頓服之。

吳茱萸湯　治婦人先有寒冷，胸滿痛，或心腹刺痛，或嘔吐食少，或腫，或寒，或下痢，氣息綿惙欲絕，產後益劇，皆主之方。

吳茱萸二兩　防風　桔梗　乾薑　甘草　細辛　當歸各十二銖　乾地黃十八銖。

上八味，㕮咀，以水四升，煮取一升半，去滓，分再服。

蒲黃湯　治產後餘疾，胸中少氣，腹痛，頭疼，餘血未盡，除腹中脹滿欲死方。

蒲黃五兩　桂心　芎藭各一兩　桃仁二十枚　芒硝一兩　生薑　生地黃各五兩　大棗十五枚。

上八味，㕮咀，以水九升，煮取二升半，去滓，納芒硝。分三服，日三，良驗。

敗醬湯　治產後疹痛，引腰腹中，如錐刀所刺方。

敗醬三兩　桂心　芎藭各一兩半　當歸一兩。

上四味，㕮咀，以清酒二升、水四升，微火煮取二升，去

滓。適寒溫服七合，日三服，食前服之。《千金翼》只用敗醬一味。

芎藭湯 治產後腹痛方。

芎藭 甘草各二兩 蒲黃 女萎各一兩半 芍藥 大黃各三十銖 當歸十八銖 桂心 桃仁 黃蓍《千金翼》作黃芩 前胡各一兩 生地黃一升。

上十二味，㕮咀，以水一斗、酒三升合煮，取二升，去滓。分四服，日三夜一。

獨活湯 治產後腹痛，引腰痛拘急痛方。

獨活 當歸 桂心 芍藥 生薑各三兩 甘草二兩 大棗二十枚。

上七味，㕮咀，以水八升，煮取三升，去滓。分三服，服相去如人行十里久進之。

芍藥黃蓍湯 治產後心腹痛方。

芍藥四兩 黃蓍 白芷 桂心 生薑 人參 芎藭 當歸 乾地黃 甘草各二兩 茯苓三兩 大棗十枚。

上十二味，㕮咀，以酒、水各五升合煮，取三升，去滓。先食服一升，日三。《千金翼》無人參、當歸、芎藭、地黃、茯苓，為七味。

治產後腹脹痛，不可忍者方。

煮黍黏根為飲，一服即癒。

治婦人心痛方。

布裹鹽如彈丸，燒作灰，酒服之癒。

又方 燒秤錘投酒中，服亦佳。

又方 炒大豆投酒中服，佳。

惡露第五_{方二十九首}

乾地黃湯　治產後惡露不盡，除諸疾，補不足方。

乾地黃三兩　芎藭　桂心　黃蓍　當歸各二兩　人參　防風　茯苓　細辛　芍藥　甘草各一兩。

上十一味，㕮咀，以水一斗，煮取三升，去滓。分三服，日再夜一。

桃仁湯　治產後往來寒熱，惡露不盡方。

桃仁五兩　吳茱萸二升　黃蓍　當歸　芍藥各三兩　生薑　醍醐百煉酥　柴胡各八兩。

上八味，㕮咀，以酒一斗、水二斗合煮，取三升，去滓。適寒溫，先食服一升，日三。

澤蘭湯　治產後惡露不盡，腹痛不除，小腹急痛，痛引腰背，少氣力方。

澤蘭　當歸　生地黃各二兩　甘草一兩半　生薑三兩　芍藥一兩　大棗十枚。

上七味，㕮咀，以水九升，煮取三升，去滓。分三服，日三。墮身欲死，服亦瘥。

甘草湯　治產乳餘血不盡，逆搶心胸，手足逆冷，唇乾，腹脹，短氣方。

甘草　芍藥　桂心　阿膠各三兩　大黃四兩。

上五味，㕮咀，以東流水一斗，煮取三升，去滓，納阿膠令烊。分三服，一服入腹中，面即有顏色，一日一夜盡此三升，即下腹中惡血一二升，立瘥，當養之如新產者。

大黃湯　治產後惡露不盡方。

大黃　當歸　甘草　生薑　牡丹　芍藥各三兩　吳茱萸一升

上七味，㕮咀，以水一斗，煮取四升，去滓。分四服，一日令盡。加人參二兩，名人參大黃湯。

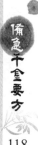

治產後往來寒熱，惡露不盡，柴胡湯方。

柴胡八兩　桃仁五十枚　當歸　黃蓍　芍藥各三兩　生薑八兩　吳茱萸二升。

上七味，㕮咀，以水一斗三升，煮取三升，去滓。先食服一升，日三。《千金翼》以清酒一斗煮。

蒲黃湯　治產後餘疾，有積血不去，腹大短氣，不得飲食，上沖胸脅，時時煩憒逆滿，手足疼疼，胃中結熱方。

蒲黃半兩　大黃　芒硝　甘草　黃芩各一兩　大棗三十枚。

上六味，㕮咀，以水五升，煮取一升，清朝服至日中。下若不止，進冷粥半盞即止；若不下，與少熱飲自下。人羸者半之。《千金翼》名大黃湯，而不用芒硝。

治產後餘疾，惡露不除，積聚作病，血氣結搏，心腹疼痛，銅鏡鼻湯方。

銅鏡鼻十銖，燒末　大黃二兩半　乾地黃　芍藥　芎藭　乾漆　芒硝各二兩　亂髮如雞子大，燒　大棗三十枚。

上九味，㕮咀，以水七升，煮取二升二合，去滓，納髮灰、鏡鼻末，分三服。

小銅鏡鼻湯　治如前狀方。

銅鏡鼻十銖，燒末　大黃　甘草　黃芩　芒硝　乾地黃各二兩　桃仁五十枚。

上七味，㕮咀，以酒六升，煮取三升，去滓，納鏡鼻末，分三服。亦治遁屍心腹痛，及三十六屍疾。

治產後兒生處空，流血不盡，小腹絞痛，梔子湯方。

梔子三十枚，以水一斗，煮取六升，納當歸、芍藥各二兩，蜜五合，生薑五兩，羊脂一兩，於梔子汁中，煎取二升。分三服，日三。

治產後三日至七日，腹中餘血未盡，絞痛強滿，氣息不通，生地黃湯方。

生地黃五兩　生薑三兩　大黃　芍藥　茯苓　細辛　桂心　當歸　甘草　黃芩各一兩半　大棗二十枚。

上十一味，㕮咀，以水八升，煮取二升半，去滓。分三服，日三。

治新產後有血，腹中切痛，大黃乾漆湯方。

大黃　乾漆　乾地黃　桂心　乾薑各二兩。

上五味，㕮咀，以水三升、清酒五升，煮取三升，去滓。溫服一升，血當下；若不瘥，明旦服一升。滿三服，病無不瘥。

治產後血不去，麻子酒方。

麻子五升，搗，以酒一斗漬一宿，明旦去滓。溫服一升，先食服；不瘥，夜服一升，不吐下。忌房事一月，將養如初產法。

治產後惡物不盡，或經一月、半歲、一歲，升麻湯方。

升麻三兩，以清酒五升，煮取二升，去滓，分再服，當吐下惡物，勿怪，良。

治產後惡血不盡，腹中絞刺，痛不可忍方。

大黃　黃芩　桃仁各三兩　桂心　甘草　當歸各二兩　芍藥四兩　生地黃六兩。

上八味，㕮咀，以水九升，煮取二升半，去滓。食前，分三服。

治產後漏血不止方。

露蜂房　敗船茹。

上二味，等分，作灰，取酪若漿服方寸匕，日三。

又方　大黃三兩　芒硝一兩　桃仁三十枚　水蛭十枚　虻蟲三十枚　甘草　當歸各二兩　䗪蟲四十枚。

上八味，㕮咀，以水三升、酒二升合煮，取三升，去滓，分三服，當下血。

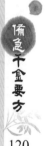

又方　桂心　蠐螬各二兩　栝樓根　牡丹各三兩　豉一升。

上五味，㕮咀，以水八升，煮取三升，去滓，分三服。

治產後血不可止者方。

乾菖蒲三兩，以清酒五升漬，煮取三升，分再服，即止。

治產後惡血不除，四體並惡方。

續骨木二十兩，破如運算元大，以水一斗，煮取三升。分三服，相去如人行十里久，間食粥。或小便數，或惡血下，即瘥。此木得三遍煮。

治產後下血不盡，煩悶腹痛方。

羚羊角燒成炭，刮取三兩　芍藥二兩，熬令黃　枳實一兩，細切，熬令黃。

上三味，治下篩，煮水作湯，服方寸匕，日再夜一，稍加至二匕。

又方　鹿角燒成炭，搗篩。煮豉汁服方寸匕，日三夜再，稍加至二匕。不能，用豉清煮水作湯用之。

又方　搗生藕取汁，飲二升，甚驗。

又方　生地黃汁一升、酒三合和，溫，頓服之。

又方　赤小豆搗散，取東流水和服方寸匕，不瘥更服。

治產後血瘕痛方。

古鐵一斤，秤錘、斧頭、鐵杵亦得，炭火燒令赤，納酒五升中，稍熱服之，神妙。

治婦人血瘕，心腹積聚，乳餘疾，絕生，小腹堅滿，貫臍中熱，腰背痛，小便不利，大便難，不下食，有伏蟲，臚脹，癥疽腫，久寒留熱，胃脘有邪氣方。

半夏一兩六銖　石膏　藜蘆　牡蒙　蓯蓉各十八銖　桂心乾薑各一兩　烏喙半兩　巴豆六十銖，研如膏。

上九味，末之，蜜丸如小豆。服二丸，日三。及治男子疝病。

治婦人血瘕痛方。

乾薑一兩　烏賊魚骨一兩。

上二味，治下篩。酒服方寸匕，日三。

又方　末桂，溫酒服方寸匕，日三。

下痢第六方十九首

膠蠟湯　治產後三日內，下諸雜五色痢方。

阿膠一兩　蠟如博棋三枚　當歸一兩半　黃連二兩　黃柏一兩
陳廩米一升。

上六味，㕮咀，以水八升，煮米蟹目沸，去米納藥，煮取
三升，去滓，納膠、蠟令烊。分四服，一日令盡。

治產後餘寒下痢，便膿血赤白，日數十行，腹痛，時時下
血，桂蜜湯方。

桂心二兩　蜜一升　附子一兩　乾薑　甘草各二兩　當歸二兩
赤石脂十兩。

上七味，㕮咀，以水六升，煮取三升，去滓納蜜，煎一兩
沸。分三服，日三。

治產後下赤白，腹中絞痛湯方。

芍藥　乾地黃各四兩　甘草　阿膠　艾葉　當歸各八兩。

上六味，㕮咀，以水七升，煮取二升半，去滓，納膠令
烊，分三服。

治產後赤白下久不斷，身面悉腫方。

大豆一升，微熬　小麥一升　吳茱萸半升　蒲黃一升。

上四味，以水九升，煮取三升，去滓，分三服，此方神
驗。亦可以水五升、酒一斗，煎取四升，分四服。

治產後痢赤白，心腹刺痛方。

薤白一兩　當歸二兩　酸石榴皮三兩　地榆四兩　粳米五

合。

上五味，㕮咀，以水六升，煮取二升半，去滓，分三服。
《必效方》加厚朴一兩，阿膠、人參、甘草、黃連各一兩半。

治產後下痢赤白，腹痛，當歸湯方。

當歸三兩　乾薑　白朮各二兩　芎藭二兩半　甘草　白艾熟者　附子各一兩　龍骨三兩。

上八味，㕮咀，以水六升，煮取二升，去滓。分三服，一日令盡。

治產後下痢，兼虛極，白頭翁湯方。

白頭翁二兩　阿膠　秦皮　黃連　甘草各二兩　黃柏三兩。

上六味，㕮咀，以水七升，煮取二升半，去滓，納膠令烊。分三服，日三。

治產後早起中風冷、泄痢及帶下，鱉甲湯方。

鱉甲如手大　當歸　黃連　乾薑各二兩　黃柏長一尺，廣三寸。

上五味，㕮咀，以水七升，煮取三升，去滓。分三服，日三。《千金翼》加白頭翁一兩。

龍骨丸　治產後虛冷下血，及穀下晝夜無數，兼治產後惡露不斷方。

龍骨四兩　乾薑　甘草　桂心各二兩。

上四味，末之，蜜和。暖酒服二十丸如梧子，日三。一方用人參、地黃各二兩。

阿膠丸　治產後虛冷洞下，心腹絞痛，兼泄瀉不止方。

阿膠四兩　人參　甘草　龍骨　桂心　乾地黃　白朮　黃連　當歸　附子各二兩。

上十味，末之，蜜丸如梧子。溫酒服二十丸，日三。

澤蘭湯　治產後餘疾，寒下凍膿，裏急，胸脅滿痛，咳嗽嘔血，寒熱，小便赤黃，大便不利方。

澤蘭二十四銖　　石膏二十四銖　　當歸十八銖　　遠志三十銖　　甘
草　厚朴各十八銖　藁本　芎藭各十五銖　乾薑　人參　桔梗
乾地黃各十二銖　白术　蜀椒　白芷　柏子仁　防風　山茱萸
細辛各九銖　桑白皮　麻子仁各半升。

　　上二十一味，㕮咀，以水一斗五升，先納桑白皮，煮取七
升半，去之，納諸藥，煮取三升五合，去滓，分三服。

治產後下痢，乾地黃湯方。

　　乾地黃三兩　白頭翁　黃連各一兩　蜜蠟一方寸　阿膠如手掌
大一枚。

　　上五味，㕮咀，以水五升，煮取二升半，去滓，納膠、蠟
令烊。分三服，日三。《千金翼》用乾薑一兩。

治產後忽著寒熱下痢，生地黃湯方。

　　生地黃五兩　甘草　黃連　桂心各一兩　大棗二十枚　淡竹
葉二升，一作竹皮　赤石脂二兩。

　　上七味，㕮咀，以水一斗煮竹葉，取七升，去滓納藥，煮
取二升半。分三服，日三。

治產後下痢，藍青丸方。

　　藍青熬　附子　鬼臼　蜀椒各一兩半　厚朴　阿膠　甘草各
二兩　艾葉　龍骨　黃連　當歸各三兩　黃柏　茯苓　人參各一
兩。

　　上十四味，末之，蜜和丸如梧子。空腹，每服以飲下二十
丸。一方用赤石脂四兩。

治產後虛冷下痢，赤石脂丸方。

　　赤石脂三兩　當歸　白术　黃連　乾薑　秦皮　甘草各二兩
蜀椒　附子各一兩。

　　上九味，末之，蜜丸如梧子。酒服二十丸，日三。《千金
翼》作散，空腹，飲服方寸匕。

治產後下痢，赤散方。

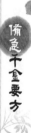

赤石脂三兩　桂心一兩　代赭三兩。

上三味，治下篩。酒服方寸匕，日三，十日癒。

治產後下痢，黑散方。

麻黃　貫眾　桂心各一兩　甘草三兩　乾漆三兩　細辛二
兩。

上六味，治下篩。酒服五撮，日再，五日癒，麥粥下尤
佳。

治產後下痢，黃散方。

黃連二兩　黃芩　䗪蟲　乾地黃各一兩。

上四味，治下篩。酒服方寸匕，日三，十日癒。

治產後痢，龍骨散方。

五色龍骨　黃柏根皮蜜炙令焦　代赭　赤石脂　艾各一兩半
黃連二兩。

上六味，治下篩。飲服方寸匕，日三。

淋渴第七方九首

治產後小便數兼渴，栝樓湯方。

栝樓根　黃連各二兩　人參三兩　大棗十五枚　甘草二兩
麥門冬二兩　桑螵蛸二十枚　生薑三兩。

上八味，㕮咀，以水七升，煮取二升半，分三服。

治產後小便數，雞膍胵湯方。

雞膍胵二十具　雞腸三具，洗　乾地黃　當歸　甘草各二兩
麻黃四兩　厚朴　人參各三兩　生薑五兩　大棗二十枚。

上十味，㕮咀，以水一斗，煮膍胵及腸、大棗，取七升，
去滓，納諸藥，煎取三升半，分三服。

治婦人結氣成淋，小便引痛，上至小腹，或時溺血，或如
豆汁，或如膠飴，每發欲死，食不生肌，面目萎黃，師所不能

治方。

貝齒四枚，燒作末　葵子一升　石膏五兩，碎　滑石二兩，末。

上四味，以水七升煮二物，取二升，去滓，納二末及豬脂一合，更煎三沸。分三服，日三，不瘥再合服。

治產後卒淋、氣淋、血淋、石淋，石韋湯方。

石韋二兩　榆皮五兩　黃芩三兩　大棗三十枚　通草二兩　甘草二兩　葵子二升　白朮《產寶》用芍藥　生薑各三兩。

上九味，㕮咀，以水八升，煮取二升半，分三服。《集驗》無甘草、生薑，《崔氏》同，《產寶》不用薑、棗。

治產後淋澀，葵根湯方。

葵根二兩　車前子一升　亂髮燒灰　大黃各一兩　冬瓜練七合，一作汁　通草三兩　桂心　滑石各一兩　生薑六兩。

上九味，㕮咀，以水七升，煮取二升半，分三服。《千金翼》不用冬瓜練。

治產後淋，茅根湯方。

白茅根一斤　瞿麥四兩　地脈二兩　桃膠　甘草各一兩　鯉魚齒一百枚　人參二兩　茯苓四兩　生薑三兩。

上九味，㕮咀，以水一斗，煮取二升半，分三服。

治產後淋，滑石散方。

滑石五兩　通草　車前子　葵子各四兩。

上四味，治下篩。醋漿水服方寸匕，稍加至二匕。

治產後虛渴，少氣力，竹葉湯方。

竹葉三升　甘草　茯苓　人參各一兩　小麥五合　生薑三兩　大棗十四枚　半夏三兩　麥門冬五兩。

上九味，㕮咀，以水九升煮竹葉、小麥，取七升，去滓，納諸藥更煎，取二升半。一服五合，日三夜一。

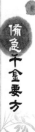

治產後渴不止，栝樓湯方。

栝樓根四兩　人參三兩　甘草二兩，《崔氏》不用　麥門冬三兩　大棗二十枚　土瓜根五兩，《崔氏》用蘆根　乾地黃二兩。

上七味，㕮咀，以水一斗二升，煮取六升，分六服。

雜治第八方五十九首　灸法九首

治婦人勞氣、食氣，胃滿吐逆，其病頭重結痛，小便赤黃，大下氣方。

烏頭　黃芩　巴豆各半兩　半夏三兩　大黃八兩　戎鹽一兩半　䗪蟲　桂心　苦參各十八銖　人參　硝石各一兩。

上十一味，末之，以蜜、青牛膽拌和，搗三萬杵，丸如梧子。宿不食，酒服五丸，安臥，須臾當下。下黃者，小腹積也；青者，疝也；白者，內風也；如水者，留飲也；青如粥汁，膈上邪氣也；血如腐肉者，傷也；赤如血者，乳餘疾也；如蟲刺者，蠱也。下已必渴，渴飲粥，饑食酥糜，三日後當溫食，食必肥濃，三十日平復。亦名破積烏頭丸，主心腹積聚氣悶脹，疝瘕內傷，瘀血，產乳餘疾，及諸不足。

治婦人汗血、吐血、尿血、下血，竹茹湯方。

竹茹二升　乾地黃四兩　人參　芍藥　桔梗　芎藭　當歸　甘草　桂心各一兩。

上九味，㕮咀，以水一斗，煮取三升，分三服。

治婦人自少患風，頭眩眼疼方。

石楠一方用石韋　細辛　天雄　茵芋各二兩　山茱萸　乾薑各三兩　薯蕷　防風　貫眾　獨活　藋蕪各四兩。

上十一味，㕮咀，以酒三斗漬五日。初飲二合，日三，稍稍加之。

治婦人經服硫黃丸，忽患頭痛項冷，冷歇，又心胸煩熱，眉骨、眼眥癢痛，有時生瘡，喉中乾燥，四體痛癢方。

栝樓根　麥門冬　龍膽各三兩　大黃二兩　土瓜根八兩　杏仁二升。

　　上六味，末之，蜜丸。飲服如梧子十枚，日三服，漸加之。

　　治婦人患癖，按時如有三五個而作水聲，殊不得寢食，常心悶方。

　　牽牛子三升，治下篩。飲服方寸匕，日一服，三十服後，可服好硫黃一兩。

　　治婦人忽與鬼交通方。

　　松脂二兩　雄黃一兩，末。

　　上二味，先烊松脂，乃納雄黃末，以虎爪攪令相得。藥成，取如雞子中黃，夜臥以著熏籠中燒，令病人取自升其上，以被自覆，惟出頭，勿令過熱及令氣得泄也。

　　厚朴湯　治婦人下焦勞冷，膀胱腎氣損弱，白汁與小便俱出者方。

　　厚朴如手大，長四寸，以酒五升，煮兩沸，去滓；取桂一尺末之，納汁中調和，一宿勿食，旦頓服之。

　　溫經湯　主婦人小腹痛方。

　　茯苓六兩　芍藥三兩　薏苡仁半斤　土瓜根三兩。

　　上四味，㕮咀，以酒三升漬一宿，旦加水七升，煎取二升，分再服。

　　治婦人胸滿，心下堅，咽中帖帖，如有炙肉臠，吐之不出，咽之不下，半夏厚朴湯方。

　　半夏一升　厚朴三兩　茯苓四兩　生薑五兩　蘇葉二兩。

　　上五味，㕮咀，以水七升，煮取四升。分四服，日三夜一，不瘥頻服。一方無蘇葉、生薑。

　　治婦人氣方。

　　平旦服烏牛尿，日一，止。

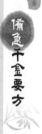

治婦人胸中伏氣，昆布丸方。

昆布　海藻　芍藥　桂心　人參　白石英　款冬花　桑白皮各二兩　茯苓　鐘乳　柏子仁各二兩半　紫菀　甘草各一兩　乾薑一兩六銖　吳茱萸　五味子　細辛各一兩半　杏仁百枚　橘皮蘇子各五合。

上二十味，末之，蜜和。酒服二十丸如梧子，日再，加至四十丸。

治婦人無故憂恚，胸中迫塞，氣不下方。

芍藥　滑石　黃連　石膏　前胡　山茱萸各一兩六銖　大黃細辛　麥門冬各一兩　半夏十八銖　桂心半兩　生薑一兩。

上十二味，末之，蜜丸如梧子。酒服二十丸，加至三十丸，日三服。

婦人斷產方。

蠶子故紙方一尺，燒為末，酒服之，終身不產。

又方　油煎水銀，一日勿息。空肚服棗大一枚，永斷，不損人。

治勞損，產後無子，陰中冷溢出，子門閉，積年不瘥，身體寒冷方。

防風一兩半　桔梗三十銖　人參一兩　菖蒲　半夏　丹參厚朴　乾薑　紫菀　杜蘅各十八銖　秦艽　白薇　牛膝　沙參各半兩。

上十四味，末之，白蜜和丸如小豆。食後服十五丸，日三服，不知增至二十丸。有身止，夫不在勿服之，服藥後七日，方合陰陽。

治產後癖瘦，玉門冷，五加酒方。

五加皮二升　枸杞子二升　乾地黃　丹參各二兩　杜仲一斤乾薑三兩　天門冬四兩　蛇床子一升　乳床半斤。

上九味，㕮咀，以絹袋子盛，酒三斗漬三宿。一服五合，

日再，稍加至十合佳。

治子門閉，血聚腹中，生肉癥，臟寒所致方。

生地黃汁三升　生牛膝汁一斤　乾漆半斤。

上三味，先搗漆為散，納汁中攪，微火煎為丸。酒服如梧子三丸，日再。若覺腹中痛，食後服之。

治產勞，玉門開而不閉方。

硫黃四兩　吳茱萸一兩半　菟絲子一兩六銖　蛇床子一兩。

上四味，為散，以水一升，煎二方寸匕，洗玉門，日再。

治產後陰道開不閉方。

石灰一斗，熬令燒草，以水二斗投之，適寒溫，入汁中坐漬之，須臾復易，坐如常法。已效，千金不傳。

治婦人陰脫，黃芩散方。

黃芩　蝟皮　當歸各半兩　芍藥一兩　牡蠣　竹皮各二兩半　狐莖一具《千金翼》用松皮。

上七味，治下篩。飲服方寸匕，日三。禁舉重、房勞，勿冷食。

治婦人陰脫，硫黃散方。

硫黃　烏賊魚骨各半兩　五味子三銖。

上三味，治下篩，以粉其上良，日再三粉之。

治婦人陰脫，當歸散方。

當歸　黃芩各二兩　芍藥一兩六銖　蝟皮半兩　牡蠣二兩半。

上五味，治下篩。酒服方寸匕，日三。禁舉重，良。

治產後陰下脫方。

蛇床子一升，布裹炙熨之。亦治產後陰中痛。

治婦人陰下脫，若脫肛方。

羊脂煎訖，適冷暖以塗上。以鐵精敷肛上，多少令調。以火炙布暖，以熨肛上，漸推納之。末磁石，酒服方寸匕，日三。

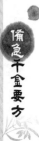

治產後陰下脫方。

燒人屎為末，酒服方寸匕，日三。

又方　燒弊帚頭為灰，酒服方寸匕。

又方　皂莢半兩　半夏　大黃　細辛各十八銖　蛇床子三十銖。

上五味，治下篩。以薄絹囊盛，大如指。納陰中，日二易，即瘥。

又方　鱉頭五枚，燒末，以井花水服方寸匕，日三。

又方　蜀椒　吳茱萸各一升　戎鹽如雞子大。

上三味，皆熬令變色，治末，以綿裹如半雞子大。納陰中，日一易，二十日瘥。

治陰下挺出方。

蜀椒　烏頭　白及各半兩。

上三味，治末，以方寸匕，綿裹納陰中，入三寸，腹中熱易之，日一度，明旦乃覆著，七日癒。《廣濟方》不用蜀椒。

治產後臟中風，陰腫痛，當歸洗湯方。

當歸　獨活　白芷　地榆各三兩　敗醬《千金翼》不用　礬石各二兩。

上六味，㕮咀，以水一斗半，煮取五升。適冷暖，稍稍洗陰，日三。

治產後陰腫痛方。

熟搗桃仁敷之良，日三度。

治男女陰瘡，膏方。

米粉一酒杯　芍藥　黃芩　牡蠣　附子　白芷各十八銖。

上六味，㕮咀，以不中水豬膏一斤，煎之於微火上，三下三上，候白芷黃膏成，絞去滓，納白粉，和令相得，敷瘡上。並治口瘡。

治陰中痛，生瘡方。

羊脂一斤　杏仁一升　當歸　白芷　芎藭各一兩。

上五味，末之，以羊脂和諸藥，納缽中：置甑內蒸之三升米頃，藥成。取如大豆，綿裹納陰中，日一易。

治陰中癢，如蟲行狀方。

礬石十八銖　芎藭一兩　丹砂少許。

上三味，治下篩。以綿裹藥，著陰中，蟲自死。

治男女陰蝕略盡方。

蝦蟆　兔屎。

上二味，等分，為末，以敷瘡上。

又方　當歸　芍藥　甘草　蛇床子各一兩，一方用芎藭　地榆三兩。

上五味，㕮咀，以水五升，煮取二升，洗之，日三夜二。

又方　蒲黃一升　水銀一兩。

上二味，研之，以粉上。

又方　肥豬肉十斤，以水煮取熟，去肉，盆中浸之，冷易，不過三兩度。亦治陰中癢，有蟲。

治男女陰中瘡，濕癢方。

黃連　梔子　甘草　黃柏各一兩　蛇床子二兩。

上五味，治下篩。以粉瘡上，無汁，以豬脂和塗之。深者，用綿裹納瘡中，日二。

治陰中癢入骨困方。

大黃　黃芩　黃耆各一兩　芍藥半兩　玄參　丹參各十八銖　吳茱萸三十銖。

上七味，治下篩。酒服方寸匕，日三。

又方　狼牙兩把，以水五升，煮取一升，洗之，日五六度。

治陰瘡方。

蕪荑　芎藭　黃芩　甘草　礬石　雄黃　附子　白芷　黃

連。

上九味，各六銖，㕮咀，以豬膏四兩合煎，敷之。

治女人交接輒血出方。

桂心　伏龍肝各二兩。

上二味，為末，酒服方寸匕，立止。

治童女交接，陽道違理，及為他物所傷，血出流漓不止方。

取釜底墨少許，研胡麻以敷之。

又方　燒青布併髮灰敷之，立瘥。

又方　燒繭絮灰敷之。

治合陰陽輒痛不可忍方。

黃連一兩半　牛膝　甘草各一兩。

上三味，㕮咀，以水四升，煮取二升，洗之，日四度。

治女人傷於丈夫，四體沉重，噓吸頭痛方。

生地黃八兩　芍藥五兩　香豉一升　蔥白一升　生薑四兩
甘草二兩。

上六味，㕮咀，以水七升，煮取二升半。分三服，不瘥重作，慎房事。《集驗方》無生薑、甘草。

治婦人陰陽過度，玉門疼痛，小便不通，白玉湯方。

白玉一兩半　白朮五兩　澤瀉　蓯蓉各二兩　當歸五兩。

上五味，㕮咀，先以水一斗，煎玉五十沸，去玉納藥，煎取二升。分再服，相去一炊頃。

治動胎見血，腰痛，小腹痛，月水不通，陰中腫痛方。

蒲黃二兩　蔥白一斤，切　當歸二兩，切　吳茱萸　阿膠各一兩。

上五味，以水九升，煮取二升半，去滓，納膠令烊，分三服。

治妊娠為夫所動欲死，單行竹瀝汁方。

取淡竹斷兩頭節，火燒中央，器盛兩頭得汁，飲之立效。

治傷丈夫，苦頭痛，欲嘔，心悶，桑根白皮湯方。

桑根白皮半兩　乾薑二兩　桂心五寸　大棗二十枚。

上四味，㕮咀，以酒一斗，煮取三升，去滓。分三服，適衣，無令汗出。

治嫁痛單行方。

大黃十八銖，以好酒一升，煮三沸，頓服之良。

治小戶嫁痛連日方。

甘草三兩　芍藥半兩　生薑十八銖　桂心六銖。

上四味，㕮咀，以酒二升，煮三沸，去滓盡服，神效。

又方　牛膝五兩，以酒三升，煮取半，去滓，分三服。

治小戶嫁痛方。

烏賊魚骨燒為屑，酒服方寸匕，日三。

治陰寬大，令窄小方。

兔屎　乾漆各半兩　鼠頭骨二枚　雌雞肝二個，陰乾百日。

上四味，末之，蜜丸如小豆。月初，七日合時，著一丸陰頭，令徐徐納之。三日知，十日小，五十日如十五歲童女。

治陰冷令熱方。

納食茱萸於牛膽中令滿，陰乾百日。每取二七枚，綿裹之，齒嚼令碎，納陰中，良久熱如火。

月水不利，奔豚上下，並無子，灸四滿三十壯，穴在丹田兩邊相去各一寸半，丹田在臍下二寸是也。

婦人胞落頹，灸臍中三百壯。

又，灸身交五十壯，三報，在臍下橫紋中。

又，灸背脊當臍五十壯。

又，灸玉泉五十壯，三報。

又，灸龍門二十壯，三報，在玉泉下，女人入陰內外之際。此穴卑，今廢，不針灸。

婦人胞下垂，注陰下脫，灸俠玉泉三寸，隨年壯，三報。

婦人陰冷腫痛，灸歸來三十壯，三報，俠玉泉五寸是其穴。

婦人欲斷產，灸右踝上一寸三壯，即斷。

《備急千金要方》卷第三

《備急千金要方》
卷第四 婦人方下

補益第一
論一首　方十四首

論曰：凡婦人欲求美色，肥白罕比，年至七十與少不殊者，勿服紫石英，令人色黑，當服鐘乳澤蘭丸也。

柏子仁丸　治婦人五勞七傷，羸冷瘦削，面無顏色，飲食減少，貌失光澤，及產後斷緒無子，能久服，令人肥白，補益方。

柏子仁　黃耆　乾薑　紫石英各二兩　蜀椒一兩半　杜仲　當歸　甘草　芎藭各四十二銖　厚朴　桂心　桔梗　赤石脂　蓯蓉　五味子　白朮　細辛　獨活　人參　石斛　白芷　芍藥各一兩　澤蘭二兩六銖　藁本　蕪荑各十八銖　乾地黃　烏頭一方作牛膝　防風各三十銖　鐘乳　白石英各二兩。

上三十味，為末，蜜和。酒服二十丸如梧子，不知，加至三十丸。《千金翼》無烏頭，有龍骨、防葵、茯苓、秦艽各半兩，為三十三味，並治產後半身枯悴。

大五石澤蘭丸　治婦人風虛寒中，腹內雷鳴，緩急風頭痛，寒熱，月經不調，繞臍側側痛，或心腹痞堅，逆害飲食，手足常冷，多夢紛紜，身體痹痛，榮衛不和，虛弱不能動搖，及產後虛損，並宜服此方。

鐘乳　禹餘糧　紫石英　甘草　黃耆各二兩半　石膏　白

石英　蜀椒　乾薑各二兩　澤蘭二兩六銖　當歸　桂心　芎藭
厚朴　柏子仁　地黃　細辛　茯苓　五味子　龍骨各一兩半　石
斛　遠志　人參　續斷　白朮　防風　烏頭各三十銖　山茱萸
紫菀各一兩　白芷　藁本　蕪荑各十八銖。

　　上三十二味，為末，蜜和丸如梧子大。酒服二十丸，加至
三十丸。《千金翼》有陽起石二兩。

　　小五石澤蘭丸　治婦人勞冷虛損，飲食減少，面無光色，
腹中冷痛，經候不調，吸吸少氣，無力，補益溫中方。

　　鐘乳　紫石英　礬石各一兩半　白石英　赤石脂　當歸
甘草各四十二銖　石膏　陽起石　乾薑各二兩　澤蘭二兩六銖　蓯
蓉　龍骨　桂心各二兩半　白朮　芍藥　厚朴　人參　蜀椒　山
茱萸各三十銖　柏子仁　藁本各一兩　蕪荑十八銖。

　　上二十三味，為末，蜜和丸如梧子大。酒服二十丸，加至
三十丸，日三。

　　增損澤蘭丸　治產後百病，理血氣，補虛勞方。

　　澤蘭　甘草　當歸　芎藭各四十二銖　附子　乾薑　白朮
白芷　桂心　細辛各一兩　防風　人參　牛膝各三十銖　柏子仁
　乾地黃　斛脈各三十六銖　厚朴　藁本　蕪荑各半兩　麥門冬
二兩。

　　上二十味，為末，蜜和丸如梧子。空腹，酒下十五丸至二
十丸。

　　大補益當歸丸　治產後虛羸不足，胸中少氣，腹中拘急疼
痛，或引腰背痛，或所下過多，血不止，虛竭乏氣，晝夜不得
眠，及崩中，面目脫色，唇乾口燥；亦治男子傷絕，或從高墮
下，內有所傷，臟虛吐血，及金瘡傷犯皮肉方。

　　當歸　芎藭　續斷　乾薑　阿膠　甘草各四兩　白朮　吳
茱萸　附子　白芷各三兩　桂心　芍藥各二兩　乾地黃十兩。

　　上十三味，為末，蜜和丸如梧子大。酒服二十丸，日三夜

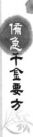

一，不知，加至五十丸。若有真蒲黃，加一升，絕妙。

白芷丸 治產後所下過多，及崩中傷損，虛竭少氣，面目脫色，腹中痛方。

白芷五兩　乾地黃四兩　續斷　乾薑　當歸　阿膠各三兩附子一兩。

上七味，為末，蜜和丸如梧子大。酒服二十丸，日四五服。無當歸，芎藭代；入蒲黃一兩，妙；無續斷，大薊根代。

紫石英柏子仁丸 治女子遇冬天時行溫風，至春夏病熱，頭痛，熱毒風虛，百脈沉重，下赤白，不思飲食，而頭眩心悸，酸痛恍惚，不能起居方。

紫石英　柏子仁各三兩　烏頭　桂心　當歸　山茱萸　澤瀉　芎藭　石斛　遠志　寄生　蓯蓉　乾薑　甘草各二兩　蜀椒　杜蘅—作杜仲　辛夷各一兩　細辛一兩半。

上十八味，為末，蜜和丸如梧子。酒服二十丸，漸加至三十丸，日三服。一方用牡蠣一兩。

鐘乳澤蘭丸 治婦人久虛羸瘦，四肢百體煩疼，臍下結冷，不能食，面目黯黑，憂恚不樂，百病方。

鐘乳三兩　澤蘭三兩六銖　防風四十二銖　人參　柏子仁麥門冬　乾地黃　石膏　石斛各一兩半　芎藭　甘草　白芷　牛膝　山茱萸　薯蕷　當歸　藁本各三十銖　細辛　桂心各一兩蕪荑半兩　艾葉十八銖。

上二十一味，為末，蜜和丸如梧子。酒服二十丸，加至四十丸，日二服。

大澤蘭丸 治婦人虛損，及中風餘病，疝瘕，陰中冷痛；或頭風入腦，寒痹，筋攣緩急，血閉無子，面上游風去來，目淚出，多涕唾，忽忽如醉；或胃中冷逆胸中，嘔不止，及泄痢淋瀝；或五臟六腑寒熱不調，心下痞急，邪氣咳逆；或漏下赤白，陰中腫痛，胸脅支滿；或身體皮膚中澀如麻豆，苦癢，痰

癖結氣；或四肢拘攣，風行周身，骨節疼痛，目眩無所見；或上氣惡寒，灑淅如瘧；或喉痹，鼻衄，風癇癲疾；或月水不通，魂魄不定，飲食無味，並產後內衄，無所不治，服之令人有子。

澤蘭二兩六銖　藁本　當歸　甘草各一兩十八銖　紫石英三兩　芎藭　乾地黃　柏子仁　五味子各一兩半　桂心　石斛　白朮各一兩六銖　白芷　蓯蓉　厚朴　防風　薯蕷　茯苓　乾薑　禹餘糧　細辛　捲柏各一兩　蜀椒　人參　杜仲　牛膝　蛇床子　續斷　艾葉　蕪荑各十八銖　赤石脂　石膏各二兩，一方有枳實十八銖、門冬一兩半。

上三十二味，為末，蜜和為丸，如梧子大。酒服二十丸至四十丸。久赤白痢，去乾地黃、石膏、麥門冬、柏子仁，加大麥糵、陳麴、龍骨、阿膠、黃連各一兩半。有鐘乳加三兩良。

小澤蘭丸　治產後虛羸勞冷，身體尪瘦方。

澤蘭二兩六銖　當歸　甘草各一兩十八銖　芎藭　柏子仁　防風　茯苓各一兩　白芷　蜀椒　藁本　細辛　白朮　桂心　蕪荑　人參　食茱萸　厚朴各十八銖　石膏二兩。

上十八味，為末，蜜和丸如梧子大。酒服二十丸，日三服，稍加至四十丸。無疾者，依此方春秋二時常服一劑，甚良。有病虛羸黃瘦者，服如前。一方無茯苓、石膏，有芍藥、乾薑。《胡洽》十五味，無柏子仁、人參、食茱萸，除細辛、桂心生用外，盡熬令變色，為末，蜜丸如彈子大，納暖酒中服之；《千金翼》無茯苓、食茱萸，有乾薑一兩。

紫石英天門冬丸　主風冷在子宮，有子常墮落，或始為婦便患心痛，仍成心疾，月水都未曾來，服之肥充，令人有子。

紫石英　天門冬　禹餘糧各三兩　蕪荑　烏頭　蓯蓉　桂心　甘草　五味子　柏子仁　石斛　人參　澤瀉一作澤蘭　遠志　杜仲各二兩　蜀椒　捲柏　寄生　石楠　雲母　當歸一作辛夷

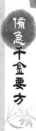

140

烏賊骨各一兩。

上二十二味，為末，蜜和為丸，梧子大。酒服二十丸，日二服，加至四十丸。

三石澤蘭丸 治風虛不足，通血脈，補寒冷方。亦名石斛澤蘭丸。

鐘乳　白石英各四兩　紫石英　防風　藁本　茯神各一兩六銖　澤蘭二兩六銖　黃耆　石斛　石膏各二兩　甘草　當歸　芎藭各一兩十八銖　白朮　桂心　人參　乾薑　獨活　乾地黃各一兩半　白芷　桔梗　細辛　柏子仁　五味子　蜀椒　黃芩　蓯蓉　芍藥　秦艽　防葵各一兩　厚朴　蕪荑各十八銖。

上三十二味，為末，蜜和丸如梧子大。酒服二十丸，加至三十丸，日二三服。

大平胃澤蘭丸 治男子、女人五勞七傷諸不足，定志意，除煩滿，手中虛冷羸瘦，及月水往來不調，體不能動等病方。

澤蘭　細辛　黃耆　鐘乳各三兩　柏子仁　乾地黃各二兩半　大黃　前胡　遠志　紫石英各二兩　芎藭　白朮　蜀椒各一兩半　白芷　丹參　梔子一本用枳實　芍藥　桔梗　秦艽　沙參　桂心　厚朴　石斛　苦參　人參　麥門冬　乾薑各一兩　附子六兩　吳茱萸　麥糵各五合　陳麴一升　棗五十枚，作膏。

上三十二味，為末，蜜和丸如梧子大。酒服二十丸，加至三十丸，令人肥健。一本無乾薑，有當歸三兩。

澤蘭散 治產後風虛方。

澤蘭九分　禹餘糧　防風各十分　石膏　白芷　乾地黃　赤石脂　肉蓯蓉　鹿茸　芎藭各八分　藁本　蜀椒　白朮　柏子仁各五分　桂心　甘草　當歸　乾薑各七分　蕪荑　細辛　厚朴各四分　人參三分。

上二十二味，治下篩。酒服方寸匕，日三，以意增之。

月水不通第二

方三十一首

桃仁湯 治婦人月水不通方。

桃仁 朴硝 牡丹皮 射干 土瓜根 黃芩各三兩 芍藥 大黃 柴胡各四兩 牛膝 桂心各二兩 水蛭 虻蟲各七十枚。

上十三味，㕮咀，以水九升，煮取二升半，去滓，分三服。

乾薑丸 治婦人寒熱羸瘦，酸消怠惰，胸中支滿，肩背脊重痛，腹裏堅滿積聚，或痛不可忍，引腰、小腹痛，四肢煩疼，手足厥逆，寒至肘膝，或煩滿，手足虛熱，意欲投水中，百節盡痛，心下常苦懸痛，時寒時熱，噁心，涎唾喜出，每愛鹹酸甜苦之物，身體或如雞皮，月經不通，大小便苦難，食不生肌。

乾薑 芎藭 茯苓 硝石 杏仁 水蛭 虻蟲 桃仁 蠐螬 䗪蟲各一兩 柴胡 芍藥 人參 大黃 蜀椒 當歸各二兩。

上十六味，為末，蜜和丸如梧子。空心飲下三丸，不知加至十丸。《千金翼》以療婦人瘕結，脅肋下疾。

乾漆湯 治月水不通，小腹堅痛不得近方。

乾漆 萎蕤 芍藥 細辛 甘草 附子各一兩 當歸 桂心 芒硝 黃芩各二兩 大黃三兩 吳茱萸一升。

上十二味，㕮咀，以清酒一斗浸一宿，煮取三升，去滓，納硝烊盡。分為三服，相去如一炊頃。

芒硝湯 治月經不通方。

芒硝 丹砂末 當歸 芍藥 土瓜根 水蛭各二兩 大黃三兩 桃仁一升。

上八味，㕮咀，以水九升，煮服三升，去滓，內丹砂、芒

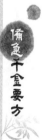

硝，分為三服。

治月經不通，心腹絞痛欲死，通血止痛方。

當歸　大黃　芍藥各三兩　吳茱萸　乾地黃　乾薑　芎藭
虻蟲　水蛭各二兩　細辛　甘草　桂心各一兩　梔子十四枚　桃
仁一升。

上十四味，㕮咀，以水一斗五升，煮取五升，分為五服。
一本有牛膝、麻子仁各三兩。

桃仁湯　治月經不通方。

桃仁一升　當歸　土瓜根　大黃　水蛭　虻蟲　芒硝各二兩
牛膝　麻子仁　桂心各三兩。

上十味，㕮咀，以水九升，煮取三升半，去滓，納硝令
烊，分為三服。《肘後》無當歸、麻子仁，用牡丹、射干、黃芩、芍
藥、柴胡各三兩，為十三味；《千金翼》無虻蟲。

前胡牡丹湯　治婦人盛實，有熱在腹，月經瘀閉不通，及
勞熱熱病後，或因月經來，得熱不通方。

前胡　牡丹　玄參　桃仁　黃芩　射干　旋覆花　栝樓根
甘草各二兩　芍藥　茯苓　大黃　枳實各三兩。

上十三味，㕮咀，以水一斗，煮取三升，分為三服。

乾地黃當歸丸　治月水不通，或一月再來，或隔月不至，
或多或少，或淋瀝不斷，或來而腰腹刺痛不可忍，四體噓吸，
不欲食，心腹堅痛，有青黃黑色水下，或如清水，不欲行動，
舉體沉重，惟思眠臥，欲食酸物，虛乏黃瘦方。

乾地黃三兩　當歸　甘草各一兩半　牛膝　芍藥　乾薑　澤
蘭　人參　牡丹各一兩六銖　丹參　蜀椒　白芷　黃芩　桑耳
桂心各一兩　䗪蟲四十枚　芎藭一兩十八銖　桃仁二兩　水蛭　虻
蟲各七十枚　蒲黃二合。

上二十一味，為末，蜜和丸如梧子大。每日空心，酒下十
五丸，漸加至三十丸，以知為度。一本無。

牡丹丸　治婦人女子諸病後，月經閉絕不通，及從小來不通，並新產後瘀血不消，服諸湯利血後，餘疾未平，宜服之，取平復方。

牡丹三兩　芍藥　玄參　桃仁　當歸　桂心各二兩　虻蟲水蛭各五十枚　蠐螬三十枚　瞿麥　芎藭　海藻各一兩。

上十二味，為末，蜜和丸如梧子大。酒下十五丸，加至二十丸。血盛者，作散，服方寸匕，腹中當轉如沸，血自化成水去；如小便赤少，除桂心，用地膚子一兩。

黃芩牡丹湯　治女人從小至大，月經未嘗來，顏色萎黃，氣力衰少，飲食無味方。

黃芩　牡丹　桃仁　瞿麥　芎藭各二兩　芍藥　枳實　射干　海藻　大黃各三兩　虻蟲七十枚　水蛭五十枚　蠐螬十枚。

上十三味，㕮咀，以水一斗，煮取三升，分三服。服兩劑後，灸乳下一寸黑圓際各五十壯。

治月經不通方。

取葶藶一升為末，蜜丸如彈子大，綿裹，納陰中，入三寸。每丸一宿易之，有汁出止。

乾漆丸　治月經不通，百療不瘥方。

乾漆　土瓜根　射干　芍藥各一兩半　牡丹　牛膝　黃芩桂心　吳茱萸　大黃　柴胡各一兩六銖　桃仁　鱉甲各二兩　䗪蟲　蠐螬各四十枚　水蛭　虻蟲各七十枚　大麻仁四合　亂髮雞子大二枚　菴藺子二合。

上二十味，為末，以蜜和為丸。每日酒下十五丸梧子大，漸加至三十丸，日三。仍用後浸酒服前丸藥。

浸酒方。

大麻子三升　菴藺子二升　桃仁一升　灶屋炲煤四兩　土瓜根　射干各六兩　牛膝八兩　桂心四兩。

上八味，㕮咀，以清酒三斗，絹袋盛藥浸五宿，以一盞下

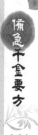

前丸藥，甚良。或單服之，亦好。

當歸丸 治女人臍下癥結，刺痛，如蟲所齧，及如錐刀所刺，或赤白帶下，十二疾，腰背疼痛，月水或在月前，或在月後。

當歸　葶藶　附子　吳茱萸　大黃各二兩　黃芩　桂心　乾薑　牡丹　芎藭各一兩半　細辛　秦椒　柴胡　厚朴各一兩六銖　牡蒙一方無　甘草各一兩　䗪蟲　水蛭各五十枚。

上十八味，為末，蜜和丸如梧子大。空心酒下十五丸，日再。有胎勿服之。

鱉甲丸 治女人小腹中積聚，大如七八寸盤面，上下周流，痛不可忍，手足苦冷，咳噫腥臭，兩脅熱如火炙，玉門冷如風吹，經水不通，或在月前，或在月後，服之三十日便瘥，有孕，此是河內太守魏夫人方。

鱉甲　桂心各一兩半　蜂房半兩　玄參　蜀椒　細辛　人參　苦參　丹參　沙參　吳茱萸各十八銖　䗪蟲　水蛭　乾薑　牡丹　附子　皂莢　當歸　芍藥　甘草　防葵各一兩　蠐螬二十枚　虻蟲　大黃各一兩六銖。

上二十四味，為末，蜜和丸如梧子大。酒下七丸，日三，稍加之，以知為度。

又方 治婦人因產後虛冷，堅結積在腹內，月經往來不時，苦腹脹滿，繞臍下痛，引腰背，手足煩，或冷熱，心悶不欲食。

鱉甲一兩半　乾薑　赤石脂　丹參　禹餘糧　當歸　白芷一方用朮　乾地黃各一兩六銖　代赭　甘草　鹿茸　烏賊骨　僵蠶各十八銖　桂心　細辛　蜀椒　附子各一兩。

上十七味，末，蜜和丸如梧子大。空心酒下五丸，加至十丸。

禹餘糧丸 治婦人產後積冷堅癖方。

禹餘糧　烏賊骨　吳茱萸　桂心　蜀椒各二兩半　當歸
白朮　細辛　乾地黃　人參　芍藥　芎藭　前胡各一兩六銖　乾
薑三兩　礬石六銖　白薇　紫菀　黃芩各十八銖　䗪蟲一兩。

上十九味，為末，蜜和丸如梧子。空心，酒若飲下二十
丸，日二，不知則加之。

牡蒙丸　治婦人產後十二癥病，帶下無子，皆是冷風寒
氣，或產後未滿百日，胞絡惡血未盡，便利於懸圊上及久坐，
濕寒入胞裏，結在小腹，牢痛為之積聚，小如雞子，大者如
拳，按之跳手隱隱然，或如蟲齧，或如針刺，氣時搶心，兩脅
支滿，不能食，飲食不消化，上下通流，或守胃脘，痛連玉
門、背膊，嘔逆短氣，汗出，少腹苦寒，胞中有瘡，咳引陰
痛，小便自出，子門不正，令人無子，腰胯疼痛，四肢沉重淫
躍，一身盡腫，乍來乍去，大便不利，小便淋瀝，或月經不
通，或下如腐肉，青、黃、赤、白、黑等如豆汁，夢想不祥
方。亦名紫蓋丸。

牡蒙　厚朴　硝石　前胡　乾薑　䗪蟲　牡丹　蜀椒　黃
芩　桔梗　茯苓　細辛　葶藶　人參　芎藭　吳茱萸　桂心各
十八銖　大黃二兩半　附子一兩六銖　當歸半兩。

上二十味，為末，蜜和，更搗萬杵，丸如梧子大。空心酒
服三丸，日三，不知則加之至五六丸。下赤、白、青、黃物如
魚子者，病根出矣。

**治月經不通，結成癥瘕如石，腹大骨立，宜此破血下癥
方。**

大黃　硝石各六兩　巴豆　蜀椒各一兩　代赭　柴胡熬變色
水蛭熬　丹參熬令紫色　土瓜根各三兩　乾漆　芎藭　乾薑　虻
蟲　茯苓各二兩。

上十四味，為末，巴豆別研，蜜和丸如梧子。空心酒服二
丸，未知加至五丸，日再服。《千金翼》無柴胡、水蛭、丹參、土瓜

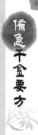

根。

大虻蟲丸 治月經不通六七年，或腫滿氣逆，腹脹瘕痛，宜服此，數有神驗方。

虻蟲四百枚 蠐螬一升 乾地黃 牡丹 乾漆 芍藥 牛膝 土瓜根 桂心各四兩 吳茱萸 桃仁 黃芩 牡蒙各三兩 茯苓 海藻各五兩 水蛭三百枚 芒硝一兩 人參一兩半 葶藶五合。

上十九味，為末，蜜和丸如梧子大。每日空心酒下七丸，不知加之，日三服。《千金翼》無芒硝、人參。

桂心酒 治月經不通，結成癥瘕方。

桂心 牡丹 芍藥 牛膝 乾漆 土瓜根 牡蒙各四兩 吳茱萸一升 大黃三兩 黃芩 乾薑各二兩 虻蟲二百枚 䗪蟲 蠐螬 水蛭各七十枚 亂髮灰 細辛各一兩 僵蠶五十枚 大麻仁 灶突墨三升 乾地黃六兩 虎杖根 鱉甲各五兩 菴䕡子二升。

上二十四味，㕮咀，以酒四斗分兩甕，浸之七日，併一甕盛，攪令調，還分作兩甕。初服二合，日二，加至三四合。

虎杖煎 治腹內積聚，虛脹雷鳴，四肢沉重，月經不通，亦治丈夫病方。

取高地虎杖根，細銼二斛，以水二石五斗，煮取一大斗半，去滓，澄濾令淨，取好醇酒五升合煎，令如餳。每服一合，消息為度，不知則加之。

又方 治月經閉不通，結瘕，腹大如甕，短氣欲死方。

虎杖根百斤，去頭、去土、曝乾，切 土瓜根 牛膝各取汁二斗

上三味，㕮咀，以水一斛浸虎杖根一宿，明旦煎取二斗，納土瓜、牛膝汁，攪令調勻，煎令如餳。每以酒服一合，日再夜一，宿血當下。若病去，止服。

桃仁煎 治帶下赤白，經閉不通方。

桃仁 虻蟲各一升 朴硝五兩 大黃六兩。

上四味，為末，別治桃仁，以醇苦酒四升納銅鐺中，炭火

煎取二升，下大黃、桃仁、虻蟲等，攪勿住手；當欲可丸，下朴硝，更攪勿住手，良久出之，可丸乃止。取一丸如雞子黃投酒中，預一宿勿食服之。至晡時，下如大豆汁，或如雞肝、凝血、蝦蟆子，或如膏，此是病下也。

治月經不通，臍下堅結，大如杯升，發熱往來，下痢羸瘦，此為氣瘕一作血瘕。若生肉癥，不可為也。療之之方。

生地黃三十斤，取汁　乾漆一斤，為末。

上二味，以漆末納地黃汁中，微火煎令可丸。每服酒下如梧子大三丸，不知加之，常以食後服。

治月經不通，甚極閉塞方。

牛膝一斤　麻子三升，蒸　土瓜根三兩　桃仁二升。

上四味，㕮咀，以好酒一斗五升，浸五宿。一服五合，漸加至一升，日三，能多益佳。

治產後風冷，留血不去，停結，月水閉塞方。

桃仁　麻子仁各二升　菴䕡子一升。

上三味，㕮咀，以好酒三斗浸五宿。每服五合，日三，稍加至一升。

五京丸　治婦人腹中積聚，九痛七害，及腰中冷引小腹，害食，得冷便下方。

乾薑　蜀椒各三兩　附子一兩　吳茱萸一升　當歸　狼毒　黃芩　牡蠣各二兩。

上八味，為末，蜜和丸如梧子。初服三丸，日二，加至十丸。此出京氏五君，故名五京。久患冷困當服之。

雞鳴紫雙丸　治婦人癥瘕積聚方。

皂莢一分　藜蘆　甘草　礬石　烏喙　杏仁　乾薑　桂心　巴豆各二分　前胡　人參各四分　代赭五分　阿膠六分　大黃八分

上十四味，為末，蜜丸如梧子。雞鳴時服一丸，日益一丸，至五丸止，仍從一起。下白者，風也；赤者，癥瘕也；青

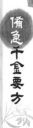

微黃者，心腹病。

遼東都尉所上丸　治臍下堅癖，無所不治方。

恒山　大黃　巴豆各一分　天雄二枚　苦參　白薇　乾薑
人參　細辛　狼牙　龍膽　沙參　玄參　丹參各三分　芍藥
附子　牛膝　茯苓各五分　牡蒙四分　藋蘆六分，一方云二兩三分。

上二十味，為末，蜜丸。宿勿食，服五丸，日三。大羸
瘦，月水不調，當二十五日服之，下長蟲，或下種種病出，二
十五日，服中所苦悉癒，肌膚盛，五十日萬病除，斷緒者有
子。

牡蠣丸　治經閉不通，不欲飲食方。

牡蠣四兩　大黃一斤　柴胡五兩　乾薑三兩　芎藭　茯苓各
二兩半　蜀椒十兩　葶藶子　芒硝　杏仁各五合　水蛭　虻蟲各半
兩　桃仁七十枚。

上十三味，為末，蜜丸如梧子大。飲服七丸，日三。

當歸丸　治腰腹痛，月水不通利方。

當歸　芎藭各四兩　虻蟲　烏頭　丹參　乾漆各一兩　人參
牡蠣　土瓜根　水蛭各二兩　桃仁五十枚。

上十一味，為末，以白蜜丸如梧子大。酒下三丸，日三
服。

硝石湯　治血瘕，月水留，瘀血大不通，下病，散堅血
方。

硝石　附子　虻蟲各三兩　大黃　細辛　乾薑　黃芩各一兩
芍藥　土瓜根　丹參　代赭　蟅蟲各二兩　大棗十枚　桃仁二升
牛膝一斤　朴硝四兩。

上十六味，㕮咀，以酒五升、水九升，漬藥一宿，明旦煎
取四升，去滓，下朴硝、硝石烊盡。分四服，相去如炊頃。去
病後，食黃鴨羹，勿見風。

赤白帶下、崩中漏下第三

論二首　方六十五首　灸法八首

論曰：諸方說三十六疾者，十二癥、九痛、七害、五傷、三痼不通是也。

何謂十二癥？是所下之物，一曰狀如膏；二曰如黑血；三曰如紫汁；四曰如赤肉；五曰如膿痂；六曰如豆汁；七曰如葵羹；八曰如凝血；九曰如清血，血似水；十曰如米泔；十一曰如月浣乍前乍卻；十二曰經度不應期也。

何謂九痛？一曰陰中痛傷；二曰陰中淋瀝痛；三曰小便即痛；四曰寒冷痛；五曰經來即腹中痛；六曰氣滿痛；七曰汗出陰中，如有蟲齧痛；八曰脅下分痛；九曰腰胯痛。

何謂七害？一曰竅孔痛不利；二曰中寒熱痛；三曰小腹急堅痛；四曰臟不仁；五曰子門不端引背痛；六曰月浣乍多乍少；七曰害吐。

何謂五傷？一曰兩脅支滿痛；二曰心痛引脅；三曰氣結不通；四曰邪思泄利；五曰前後痼寒。

何謂三痼？一曰羸瘦不生肌膚；二曰絕產乳；三曰經水閉塞。

病有異同，具治之方。

白堊丸　治女人三十六疾方。又方見後。

白堊　龍骨　芍藥各十八銖　黃連　當歸　茯苓　黃芩　瞿麥　白薇　石韋　甘草　牡蠣　細辛　附子　禹餘糧　白石脂　人參　烏賊骨　藁本　甘皮　大黃以上各半兩。

上二十一味，為末，蜜和丸如梧子大。空腹飲服十丸，日再，不知加之。二十日知，一月百病除。若十二癥，倍牡蠣、禹餘糧、烏賊骨、白石脂、龍骨；若九痛，倍黃連、白薇、甘草、當歸；若七害，倍細辛、藁本、甘皮，加椒、茱萸各一

兩；若五傷，倍大黃、石韋、瞿麥；若三痼，倍人參，加赤石脂、礬石、巴戟天各半兩。合藥時隨病增減之。

治女人腹中十二疾，一曰經水不時；二曰經來如清水；三曰經水不通；四曰不周時；五曰生不乳；六曰絕無子；七曰陰陽減少；八曰腹苦痛如刺；九曰陰中寒；十曰子門相引痛；十一曰經來凍如葵汁狀；十二曰腰背痛。凡此十二病得之時，因與夫臥起，月經不去，或臥濕冷地，及以冷水洗浴，當時取快，而後生百疾，或瘡痍未瘥，便合陰陽，及起早作勞，衣單席薄，寒從下入方。

半夏　赤石脂各一兩六銖　蜀椒　乾薑　吳茱萸　當歸　桂心　丹參　白薇　防風各一兩　藋蘆半兩。

上十一味，為末，蜜和丸如梧子大。每日空心，酒服十丸，日三，不知稍加，以知為度。

白石脂丸　治婦人三十六疾，胞中痛，漏下赤白方。

白石脂　烏賊骨　禹餘糧　牡蠣各十八銖　赤石脂　乾地黃　乾薑　龍骨　桂心　石韋　白薇　細辛　芍藥　黃連　附子　當歸　黃芩　蜀椒　鐘乳　白芷　芎藭　甘草各半兩。

上二十二味，為末，蜜和丸如梧子大。每日空心，酒下十五丸，日再。一方有黃柏半兩。

小牛角䚡散　治帶下五賁，一曰熱病下血；二曰寒熱下血；三曰經脈未斷為房事，則血漏；四曰經來舉重，傷任脈下血；五曰產後臟開經利。五賁之病，外實內虛方。

牛角䚡一枚，燒令赤　鹿茸　禹餘糧　當歸　乾薑　續斷各二兩　阿膠三兩　烏賊骨　龍骨各一兩　赤小豆二升。

上十味，治下篩。空腹，以酒服方寸匕，日三。《千金翼》無鹿茸、烏賊骨。

龍骨散　治淳下十二病絕產，一曰白帶；二曰赤帶；三曰經水不利；四曰陰胎；五曰子臟堅；六曰臟癖；七曰陰陽患

痛；八曰內強；九曰腹寒；十曰臟閉；十一曰五臟酸痛；十二曰夢與鬼交，宜服之。淳下，一本作腹下。

龍骨三兩　黃柏　半夏　灶中黃土　桂心　乾薑各二兩　石韋　滑石各一兩　烏賊骨　代赭各四兩　白僵蠶五枚。

上十一味，治下篩。酒服方寸匕，日三。白多者，加烏賊骨、僵蠶各二兩；赤多者，加代赭五兩；小腹冷，加黃柏二兩；子臟堅，加乾薑、桂心各二兩。以上各隨病增之。服藥三月，有子即住藥，藥太過多，生兩子。當審方取好藥。寡婦、童女不可妄服。

治女人帶下諸病方。

大黃蒸三斗米下　附子　茯苓　牡蒙　牡丹　桔梗　葶藶各三兩　厚朴　芎藭　人參　當歸　虻蟲　蜀椒　吳茱萸　柴胡乾薑　桂心各半兩　細辛二兩半。

上十八味，為末，蜜和丸如梧子大。每日空心酒服二丸，不知加之，以腹中溫溫為度。一本有麻子三兩、澤蘭半兩，而無蜀椒、葶藶。

治帶下百病，無子，服藥十四日下血，二十日下長蟲，及清黃汁出，三十日病除，五十日肥白方。

大黃破如豆粒，熬令黑色　柴胡　朴硝各一斤　芎藭五兩　乾薑　蜀椒各一升　茯苓如雞子大一枚。

上七味，為末，蜜丸如梧子大。先食米飲服七丸，不知加至十丸，以知為度。

治帶下方。

枸杞根一斤　生地黃五斤。

上二味，㕮咀，以酒一斗，煮取五升，分為三服。水煮亦得。

治婦人及女子赤白帶方。

禹餘糧　當歸　芎藭各一兩半　赤石脂　白石脂　阿膠

龍骨　石韋一兩六銖　烏賊骨　黃柏　白薇　黃芩一作黃連　續斷　桑耳　牡蠣各一兩。

上十五味，為末，蜜丸梧子大。空心飲下十五丸，日再，加至三十丸為度。

白馬蹄丸　治婦人下焦寒冷，成帶下赤白浣方。

白馬蹄　鱉甲　鯉魚甲　龜甲　蜀椒各一兩　磁石　甘草　杜仲　萆薢　當歸　續斷　芎藭　禹餘糧　桑耳　附子各二兩。

上十五味，為末，蜜丸梧子大。以酒服十丸，加至三十丸，日三服。一本無龜甲。

白馬髦；下赤者，取赤馬髦，隨色取之。

白馬髦二兩　龜甲四兩　鱉甲十八銖　牡蠣一兩十八銖

上四味，治下篩。空心酒下方寸匕，日三服，加至一匕半。

治五色帶下方。

服大豆紫湯，日三服。方見前三卷風篇中。

又方　燒馬左蹄為末，以酒服方寸匕，日三服。

又方　燒狗頭和毛皮骨為末，以酒服方寸匕。

又方　煮甀帶汁，服一杯良。

又方　燒馬蹄底護，乾為末，以酒服方寸匕，日三。

雲母芎藭散　衛公治五崩身瘦，咳逆，煩滿少氣，心下痛，面生瘡，腰痛不可俯仰，陰中腫，如有瘡狀，毛中癢，時痛，與子臟相通，小便不利，常拘急，頭眩，頸項急痛，手足熱，氣逆沖急，心煩，不得臥，腹中急痛，食不下，吞醋噫苦，上下腸鳴，漏下赤、白、青、黃黑汁，大臭，如膠汙衣狀，皆是內傷所致。中寒即下白，熱即下赤，多飲即下黑，多食即下黃，多藥即下青，或喜或怒，心中常恐，或憂勞便發動，大惡風寒。

雲母　芎藭　代赭　東門邊木燒，各一兩　白僵蠶　烏賊骨
白堊　蝟皮各六銖　鱉甲一作龜甲　桂心　伏龍肝　生鯉魚頭各
十八銖。

上十二味，治下篩。酒服方寸匕，日三夜一。一方有龍骨、
乾葛。

慎火草散　治崩中漏下赤、白、青、黑，腐臭不可近，令
人面黑無顏色，皮骨相連，月經失度，往來無常，小腹弦急，
或苦絞痛，上至心，兩脅腫脹，食不生肌膚，令人偏枯，氣息
乏少，腰背痛連脅，不能久立，每嗜臥困懶。又方見後。

慎火草　白石脂　禹餘糧　鱉甲　乾薑　細辛　當歸　芎
藭　石斛　芍藥　牡蠣各二兩　黃連　薔薇根皮　乾地黃各四兩
熟艾　桂心各一兩。

上十六味，治下篩。空腹酒服方寸匕，日三，稍加至二
匕。若寒多者，加附子、椒；熱多者，加知母、黃芩各一兩；
白多者，加乾薑、白石脂；赤多者，加桂心、代赭各二兩。

禹餘糧丸　治崩中，赤白不絕，困篤方。

禹餘糧五兩　白馬蹄十兩　龍骨三兩　鹿茸二兩　烏賊魚骨
一兩。

上五味，為末，蜜丸梧子大。以酒服二十丸，日再，以知
為度。

增損禹餘糧丸　治婦人勞損，因成崩中，狀如月經來，去
多不可禁止，積日不斷，五臟空虛，失色黃瘦，崩竭暫止，少
日復發，不耐動搖，小勞輒劇。治法且宜與湯，未宜與此丸
也，發時服湯，減退即與此丸。若是疾久，可長與此方。

禹餘糧　龍骨　人參　桂心　紫石英　烏頭　寄生　杜仲
五味子　遠志各二兩　澤瀉　當歸　石斛　蓯蓉　乾薑各三兩
蜀椒　牡蠣　甘草各一兩。

上十八味，為末，蜜丸梧子大。空心酒下十丸，漸加至二

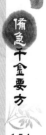

十丸，日三服。

治婦人白崩及痔病方。

槐耳　白薇　艾葉　蒲黃　白芷各二兩　黃蓍　人參　續
斷　當歸　禹餘糧　橘皮　茯苓　乾地黃　蝟皮各三兩　牛角
䚡四兩　豬後懸蹄二十個　白馬蹄四兩，酒浸一宿，熬。

上十七味，為末，蜜丸。每日空心，酒下二十丸，日二，
加之。

治婦人忽暴崩中，去血不斷，或如鵝鴨肝者方。

小薊根六兩　當歸　阿膠　續斷　青竹茹　芎藭各三兩　生
地黃八兩　地榆　釜月下土各四兩，絹裹　馬通一升，赤帶用赤馬，
白帶用白馬。

上十味，㕮咀，以水八升，和馬通汁，煮取三升，分三
服。不止，頻服三四劑。未全止，續服後丸方。

續斷　甘草　地榆　鹿茸　小薊根　丹參各三十銖　乾地
黃二兩半　芎藭　赤石脂　阿膠　當歸各一兩半　柏子仁一兩，
《集驗》作柏葉　龜甲　秦牛角䚡各三兩，熬令黑。

上十四味，為末，蜜丸梧子大。空心以酒服十丸，日再，
後稍加至三十丸。

治女人崩中，去赤白方。

白馬蹄五兩　蒲黃　鹿茸　禹餘糧　白馬鬐毛　小薊根
白芷　續斷各四兩　人參　乾地黃　柏子仁　烏賊骨　黃蓍
茯苓　當歸各三兩　艾葉　蓯蓉　伏龍肝各二兩。

上十八味，為末，蜜丸如梧子大。空心飲服二十丸，日
再，加至四十丸。

當歸湯　治崩中去血，虛羸方。

當歸　芎藭　黃芩　芍藥　甘草各二兩　生竹茹二升。

上六味，㕮咀，以水一斗，煮竹茹，取六升，去滓，納諸
藥，煎取三升半，分三服。忌勞動、嗔怒，禁百日房事。

治崩中晝夜十數行，眾醫所不能療者方。

芎藭八兩，㕮咀，以酒五升，煮取三升，分三服。不飲酒，水煮亦得。

治崩中下血，出血一斛，服之即斷，或月經來過多，及過期不來者，服之亦佳方。

吳茱萸　當歸各三兩　芎藭　人參　芍藥　牡丹　桂心　阿膠　生薑　甘草各二兩　半夏八兩　麥門冬一升。

上十二味，㕮咀，以水一斗，煮取三升，分為三服。

治暴崩中，去血不止方。

牡蠣　兔骨各二兩半，炙。

上二味，治下篩。酒服方寸匕，日三。

治女人白崩方。

芎藭　桂心　阿膠　赤石脂　小薊根各二兩　乾地黃四兩　伏龍肝如雞子大，七枚。

上七味，㕮咀，以酒六升、水四升合煮，取三升，去滓，納膠令烊盡，分三服，日三。《千金翼》只六味，無伏龍肝。

伏龍肝湯　治崩中，去赤白或如豆汁方。

伏龍肝如彈丸七枚　生地黃四升，一方五兩　生薑五兩　甘草　艾葉　赤石脂　桂心各二兩。

上七味，㕮咀，以水一斗，煮取三升。分四服，日三夜一。

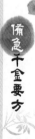

大牛角中仁散　治積冷崩中，去血不止，腰背痛，四肢沉重，虛極方。

牛角仁一枚，燒　續斷　乾地黃　桑耳　白朮　赤石脂　礬石　乾薑　附子　龍骨　當歸各三兩　人參一兩　蒲黃　防風　禹餘糧各二兩。

上十五味，治下篩。以溫酒，未食服方寸匕，日三，不知稍加。

治崩中去血，積時不止，起死方。

肥羊肉三斤　乾薑　當歸各三兩　生地黃二升。

上四味，㕮咀，以水二斗煮羊肉，取一斗三升，下地黃汁及諸藥，煮取三升，分四服，即斷。尤宜羸瘦人服之。

生地黃湯　治崩中漏下，日去數升方。

生地黃一斤　細辛三兩。

上二味，㕮咀，以水一斗，煮取六升。服七合，久服佳。

治崩中漏下，赤白不止，氣虛竭方。

龜甲　牡蠣各三兩。

上二味，治下篩。酒服方寸匕，日三。

又方　燒亂髮，酒和服方寸匕，日三。

又方　桑耳二兩半　鹿茸十八銖。

上二味，以醋五升漬，炙燥，漬盡為度，治下篩。服方寸匕，日三。

又方　燒鹿角為末，酒服方寸匕，日三。

又方　燒桃核為末，酒服方寸匕，日三。

又方　地榆　知母。

上二味，各指大、長一尺者，㕮咀，以醋三升，東向灶中治極濃，去滓服之。

又方　桑木中蠍屎，燒灰，酒服方寸匕。

治崩中下血，羸瘦少氣，調中補虛、止血方。

澤蘭　蜀椒二兩六銖　藁本　柏子仁　山茱萸　厚朴各十八銖　乾地黃　牡蠣各一兩半　代赭　桂心　防風　細辛　乾薑各一兩　甘草　當歸　芎藭各一兩十八銖　蕪荑半兩。

上十七味，治下篩。空心溫酒服方寸匕，日三，神良。一方加白芷、龍骨各十八銖，人參一兩十八銖，為二十味。

治崩中方。

白茅根三斤　小薊根五斤。

上二味，㕮咀，以水五斗，煎取四斗，稍稍服之。《外台》用酒煎。

丹參酒　治崩中去血，及產餘疾方。

丹參　艾葉　地黃　忍冬　地榆各五斤。

上五味，銼，先洗臼，熟舂，以水漬三宿，去滓，煮取汁，以黍米一斛炊飯釀酒，酒熟榨之。初服四合，後稍稍添之。

牡丹皮湯　治崩中血盛，並服三劑即瘥方。

牡丹皮　乾地黃　斛脈各三兩　禹餘糧　艾葉　龍骨　柏葉　厚朴　白芷　伏龍肝　青竹茹　芎藭　地榆各二兩　阿膠一兩　芍藥四兩。

上十五味，㕮咀，以水一斗五升，煮取五升，分五服，相去如人行十里久再服。

治崩中單方。

燒牛角末，以酒服方寸匕，日三服。亦治帶下。

又方　桑耳燒令黑。為末，酒服方寸匕，日二服。亦治帶下。

又方　生薊根一斤半，搗取汁，溫服。亦可酒煮服之。

又方　羊胰一具，以醋煮，去血服之，即止。忌豬、魚、醋滑物，犯之便死。亦治帶下。

治白崩方，灸小腹橫紋當臍孔直下百壯。

又，灸內踝上三寸，左右各百壯。

論曰：治漏血不止，或新傷胎，及產後餘血不消作堅，使胞門不閉，淋瀝去血，經逾日月不止者，未可以諸斷血湯，宜且與牡丹丸、散等，待血堅消便停也。堅血消者，所去淋瀝便自止，亦漸變消少也。此後有餘傷毀，不復處此，乃可作諸主治耳。婦人產乳去血多，傷胎去血多，崩中去血多，金瘡去血多，拔牙齒去血多，未止，心中懸虛，心悶眩冒，頭重目暗，

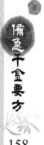

耳聾滿，舉頭便悶欲倒，宜且煮當歸、芎藭各三兩，以水四升，煮取二升，去滓，分二服，即定。輾轉續次合諸湯治之。

白堊丸 治女人三十六疾，胞中病，漏下不絕方。又方見前。

邯鄲白堊　禹餘糧　白芷　白石脂　乾薑　龍骨　桂心　瞿麥　大黃　石韋　白薇　細辛　芍藥　甘草　黃連　附子　當歸　茯苓　鐘乳　蜀椒　黃芩各半兩　牡蠣　烏賊骨各十八銖。

上二十三味，為末，蜜丸梧子大。空心酒服五丸，日再服，不知加至十丸。

治女人漏下，或瘥或劇，常漏不止，身體羸瘦，飲食減少，或赤，或白，或黃，使人無子者方。

牡蠣　伏龍肝　赤石脂　白龍骨　桂心　烏賊骨　禹餘糧各等分。

上七味，治下篩。空心酒服方寸匕，日二。白多者，加牡蠣、龍骨、烏賊骨；赤多者，加赤石脂、禹餘糧；黃多者，加伏龍肝、桂心，隨病加之。張文仲同，亦療崩中；《肘後》無白龍骨，以粥飲服。

治婦人漏下不止，散方。

鹿茸　阿膠各三兩　烏賊骨　當歸各二兩　蒲黃一兩。

上五味，治下篩。空心酒服方寸匕，日三夜再服。

治女人產後漏下，及痔病下血方。

礬石一兩　附子一枚。

上二味，為末，蜜丸如梧子大。空心酒下二丸，日三，稍加至五丸，數日瘥。能百日服之，永斷。

芎藭湯 治帶下漏血不止方。

芎藭　乾地黃　黃耆　芍藥　吳茱萸　甘草各二兩　當歸　乾薑各三兩。

上八味，㕮咀，以水一斗，煮取三升，分三服。若月經後，因有赤白不止者，除地黃、吳茱萸，加杜仲、人參各二兩。

治漏下去血不止方。

取水蛭，治下篩。酒服一錢許，日二，惡血消即瘥。

治漏下神方。

取槐子燒末，酒服方寸匕，日三，立瘥。

治漏下去黑血方。

乾漆　麻黃　細辛　桂心各一兩　甘草半兩。

上五味，治下篩，以指撮著米飲中服之。

治漏下去赤血方。

白朮二兩　白薇半兩　黃柏二兩半。

上三味，治下篩。空心酒服方寸匕，日三。

治漏下去黃血方。

黃連　大黃　桂心各半兩　黃芩　䗪蟲　乾地黃各六銖。

上六味，治下篩。空心酒服方寸匕，日三。

治漏下去青血方。

大黃　黃芩　白薇各半兩　桂心　牡蠣各六銖。

上五味，治下篩。空心酒服方寸匕，日三。

治漏下去白方。

鹿茸一兩　白蘞十八銖　狗脊半兩。

上三味，治下篩。空心米飲服方寸匕，日三。

治女子漏下積年不斷，困篤方。

取鵲重巢柴燒灰，作末。服方寸匕，日三服，三十日瘥，甚良。重巢者，鵲去年在巢中產，今年又在上作重巢產者是也。

馬通湯　治漏下血，積月不止方。

赤馬通汁一升，取新馬屎絞取汁，乾者水浸絞取汁　生艾葉　阿

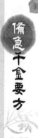

膠各三兩　當歸　乾薑各二兩　好墨半丸。

上六味，㕮咀，以水八升、酒二升，煮取三升，去滓，內馬通汁及膠，微火煎，取二升，分再服，相去如人行十里久。

馬蹄屑湯　治白漏不絕方。

白馬蹄　赤石脂各五兩　禹餘糧　烏賊骨　龍骨　牡蠣各四兩　附子　乾地黃　當歸各三兩　甘草二兩　白僵蠶一兩。

上十一味，㕮咀，以水二斗，煮取九升，分六服，日三。

馬蹄丸　治白漏不絕方。

白馬蹄　禹餘糧各四兩　龍骨三兩　烏賊骨　白僵蠶　赤石脂各二兩。

上六味，為末，蜜丸梧子大。酒服十丸，不知加至三十丸。

慎火草散　治漏下方。又方見前。

慎火草十兩，熬令黃　當歸　鹿茸　阿膠各四兩　龍骨半兩。

上五味，治下篩。先食，酒服方寸匕，日三。

蒲黃散　治漏下不止方。

蒲黃半升　鹿茸　當歸各二兩。

上三味，治下篩。酒服五分匕，日三，不知稍加至方寸匕。

灸法

女人胞漏下血不可禁止，灸關元兩旁相去三寸。

女人陰中痛引心下，及小腹絞痛，腹中五寒，灸關儀百壯，穴在膝外邊上一寸宛宛中是。

女人漏下赤白及血，灸足太陰五十壯，穴在內踝上三寸，足太陰經內踝上三寸名三陰交。

女人漏下赤白，月經不調，灸交儀三十壯，穴在內踝上五寸。

女人漏下赤白，灸營池四穴三十壯，穴在內踝前後兩邊池

中脈上，一名陰陽是。

女人漏下赤白，四肢酸削，灸漏陰三十壯，穴在內踝下五分微動腳脈上。

女人漏下赤白，泄注，灸陰陵，隨年壯，三報，穴在足拇趾下屈裏表頭白肉際是。

月經不調第四

方二十三首　灸法一首

白堊丸　治婦人月經一月再來，或隔月不來，或多或少，淋瀝不斷，或來而腰腹痛，噓吸不能食，心腹痛，或青黃黑色，或如水，舉體沉重方。

白堊　白石脂　牡蠣　禹餘糧　龍骨　細辛　烏賊骨各一兩半　當歸　芍藥　黃連　茯苓　乾薑　桂心　人參　瞿麥　石韋　白芷　白薇　附子　甘草各一兩　蜀椒半兩。

上二十一味，為末，蜜丸如梧子大。空心酒下二十丸，日三。至月候來時，日四五服為佳。

桃仁湯　治產後及墮身，月水不調，或淋漓不斷，斷後復來，狀如瀉水，四體噓吸，不能食，腹中堅痛，不可行動，月水或前或後，或經月不來，舉體沉重，惟欲眠臥，多思酸物方。

桃仁五十枚　澤蘭　甘草　芎藭　人參各二兩　牛膝　桂心　牡丹皮　當歸各三兩　芍藥　生薑　半夏各四兩　地黃八兩　蒲黃七合。

上十四味，㕮咀，以水二斗，煮取六升半，分六服。

杏仁湯　治月經不調，或一月再來，或兩月、三月一來，或月前或月後，閉塞不通方。

杏仁二兩　桃仁一兩　大黃三兩　水蛭　虻蟲各三十枚。

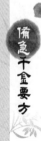

上五味，㕮咀，以水六升，煮取二升，分三服。一服當有物，隨大小便有所下，下多者止之，少者勿止，盡三服。

大黃朴硝湯 治經年月水不利，胞中有風冷所致，宜下之。

大黃 牛膝各五兩 朴硝 牡丹 甘草 紫菀各三兩，《千金翼》作紫葳 代赭一兩 桃仁 虻蟲 水蛭 乾薑 細辛 芒硝各二兩 麻仁五合。

上十四味，㕮咀，以水一斗五升，煮取五升，去滓，納硝令烊。分五服，五更為首，相去一炊頃，自下後將息，忌見風。

茱萸虻蟲湯 治久寒月經不利，或多或少方。

吳茱萸三升 虻蟲 水蛭 蟅蟲 牡丹各一兩 生薑一斤 小麥 半夏各一升 大棗二十枚 桃仁五十枚 人參 牛膝各三兩 桂心六兩 甘草一兩半 芍藥二兩。

上十五味，㕮咀，以酒一斗、水二斗，煮取一斗，去滓，適寒溫，一服一升，日三。不能飲酒人，以水代之。湯欲成，乃納諸蟲。不耐藥者，飲七合。

抵當湯 治月經不利，腹中滿，時自減，並男子膀胱滿急方。

虎掌《千金翼》作虎杖 大黃各二兩 桃仁三十枚 水蛭二十枚。

上四味，以水三升，煮取一升，盡服之，當下惡血為度。

七熬丸 治月經不利，手足煩熱，腹滿，默默不欲寐，心煩方。

大黃一兩半 前胡一作柴胡 芒硝熬，各五兩 葶藶 蜀椒併熬，各六銖 生薑 芎藭各十八銖 茯苓十五銖 杏仁九銖，熬 桃仁二十枚，熬 虻蟲熬 水蛭各半合，熬。

上十二味，為末，蜜丸梧子大。空腹飲服七丸，日三，不

知加一倍《千金翼》無芎藭。又一方有䗪蟲、牡丹各二兩，為十四味。

桃仁散　治月經來繞臍痛，上沖心胸，往來寒熱如瘧痤狀。

桃仁五十枚　䗪蟲二十枚　桂心五寸　茯苓一兩　薏苡仁
牛膝　代赭各二兩　大黃八兩。

上八味，治下篩。宿勿食，溫酒服一錢匕，日三。

治月經往來，腹腫，腰腹痛方。

䗪蟲四枚　蜀椒　乾薑各六銖　大黃　女青　桂心　芎藭各
半兩。

上七味，治下篩。取一刀圭，先食酒服之，日三。十日微
下，善養之。

**治月經不調，或月頭，或月後，或如豆汁，腰痛如折，兩
腳疼，胞中風寒，下之之方。**

大黃　朴硝各四兩　牡丹三兩　桃仁一升　人參　陽起石
茯苓　甘草　水蛭　虻蟲各二兩。

上十味，㕮咀，以水九升，煮取三升，去滓，納朴硝令烊
盡。分三服，相去如一飯頃。

陽起石湯　治月水不調，或前或後，或多或少，乍赤乍白
方。

陽起石　甘草　續斷　乾薑　人參　桂心各二兩　附子一兩
赤石脂三兩　伏龍肝五兩　生地黃一升。

上十味，以水一斗，煮取三升二合。分四服，日三夜一。

**治婦人憂恚，心下支滿，膈中伏熱，月經不利，血氣上搶
心，欲嘔，不可多食，懈怠不能動方。**

大黃　芍藥　虻蟲各二兩　土瓜根　蜀椒　黃芩　白朮
乾薑　地骨皮一作炭皮　芎藭各一兩　桂心　乾漆各一兩半。

上十二味，為末，蜜丸如梧子。每服十丸，日三，不知加
之。

牛膝丸　治產後月水往來，乍多乍少，仍復不通，時時疼痛，小腹裏急，下引腰身重方。

　　牛膝　芍藥　人參　大黃各三兩　牡丹皮　甘草　當歸　芎藭各二兩　桂心一兩　䗪蟲　蠐螬　蜚蠊各四十枚　虻蟲　水蛭各七十枚。

　　上十四味，為末，蜜丸如梧子。酒服五丸，日三，不知稍增。

　　又方　鹿角末服之。

　　又方　生地黃汁三升，煮取二升，服之。

　　又方　飲人乳汁三合。

　　又方　燒月經衣，井花水服之。

　　又方　燒白狗莖焦，作末，酒服方寸匕，日三。

　　又方　取白馬尿服一升，良。

治月經不斷方。

　　船茹一斤，淨洗，河水四升半，煮取二升，分二服。

　　又方　服地黃酒良。

　　又方　服大豆酒亦佳。

　　又方　燒箕舌灰，酒服之。

　　又方　灸內踝下白肉際青脈上，隨年壯。

《備急千金要方》卷第四

《備急千金要方》
卷第五 少小嬰孺方

序例第一 五條 方二首

論曰：夫生民之道，莫不以養小為大。若無於小，卒不成大，故《易》稱積小以成大，《詩》有厥初生民，《傳》云聲子生隱公。此之一義，即是從微至著，自少及長，人情共見，不待經史。故今斯方，先婦人、小兒，而後丈夫、耆老者，則是崇本之義也。

然小兒氣勢微弱，醫士欲留心救療，立功差難。今之學者，多不存意，良由嬰兒在於繈褓之內，乳氣腥臊，醫者操行英雄，詎肯瞻視。靜而言之，可為大息者矣。《小品方》云：凡人年六歲以上為小，十六以上為少，《巢源》、《外台》作十八以上為少，三十以上為壯；《巢源》、《外台》作二十以上為壯，五十以上為老。其六歲以下，經所不載，所以乳下嬰兒有病難治者，皆為無所承據也。

中古有巫妨《巢源》作巫方者，立小兒《顱囟經》以占夭壽，判疾病死生，世相傳授，始有小兒方焉。逮於晉宋，江左推諸蘇家，傳集有驗，流於人間。齊有徐王者，亦有《小兒方》三卷，故今之學者，頗得傳授。然徐氏位望隆重，何暇留心於少小？詳其方意，不甚深細，少有可採，未為至秘。今博撰諸家及自經用有效者，以為此篇。凡百居家，皆宜達茲養小之術，則無橫夭之禍也。

167

又曰：小兒病與大人不殊，惟用藥有多少為異，其驚癇、客忤、解顱、不行等八九篇合為此卷，下痢等餘方並散在諸篇，可披而得之。

凡生後六十日瞳子成，能咳笑應和人；百日任脈成，能自反覆；一作百五十日。百八十日尻骨成，能獨坐；二百一十日掌骨成，能匍匐；三百日臏骨成，能獨立；三百六十日膝骨成，能行。此其定法。若不能依期者，必有不平之處。

凡兒生三十二日一變，六十四日再變，變且蒸；九十六日三變，一百二十八日四變，變且蒸；一百六十日五變，一百九十二日六變，變且蒸；二百二十四日七變，二百五十六日八變，變且蒸；二百八十八日九變，三百二十日十變，變且蒸。積三百二十日小蒸畢後，六十四日大蒸，蒸後六十四日復大蒸，蒸後一百二十八日復大蒸。凡小兒，自生三十二日一變，再變為一蒸。凡十變而五小蒸，又三大蒸，積五百七十六日，大小蒸都畢，乃成人。

小兒所以變蒸者，是榮其血脈，改其五臟，故一變竟輒覺情態有異。其變蒸之候，變者上氣，蒸者體熱。變蒸有輕重，其輕者，體熱而微驚，耳冷尻冷，上唇頭白泡起，如魚目珠子，微汗出；其重者，體壯熱而脈亂，或汗或不汗，不欲食，食輒吐哯，目白睛微赤，黑睛微白。又云：目白者重，赤黑者微，變蒸畢，目睛明矣，此其證也。

單變小微，兼蒸小劇。凡蒸平者，五日而衰，遠者十日而衰。先期五日，後之五日，為十日之中，熱乃除耳。兒生三十二日一變，二十九日先期而熱，便治之如法，至三十六七日蒸乃畢耳。恐不解了，故重說之。且變蒸之時，不欲驚動，勿令旁多人。兒變蒸或早或晚，不如法者多。又初變之時，或熱甚者，違日數不歇，審計變蒸之日，當其時有熱微驚，慎不可治及灸刺，但和視之。

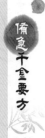

若良久熱不可已，少與紫雙丸微下，熱歇便止。若於變蒸之中，加以時行溫病，或非變蒸時而得時行者，其診皆相似，惟耳及尻通熱，口上無白泡耳。

當先服黑散以發其汗，汗出，溫粉粉之，熱當歇，便就瘥。若猶不都除，乃與紫雙丸下之。兒變蒸時，若有寒加之，即寒熱交爭，腹腰夭紆，啼不止者，熨之則癒也。熨法出下篇，炙粉絮熨者是。變蒸與溫壯傷寒相似，若非變蒸，身熱耳熱，尻亦熱，此乃為他病，可作餘治，審是變蒸，不得為餘治也。

又一法，凡兒生三十二日始變，變者，身熱也。至六十四日再變，變且蒸，其狀臥端正也。至九十六日三變，定者，候丹孔出而泄。至一百二十八日四變，變且蒸，以能咳笑也。至一百六十日五變，以成機關也。至一百九十二日六變，變且蒸，五臟成也。至二百二十四日七變，以能匍匐也。至二百五十六日八變，變且蒸，以知欲學語也。至二百八十八日九變，以亭亭然也。凡小兒生至二百八十八日九變，四蒸也。當其變之日，慎不可妄治之，則加其疾。變且蒸者，是兒送迎月也。蒸者，甚熱而脈亂，汗出是也，近者五日歇，遠者八九日歇也。當是蒸上，不可灸刺妄治之也。

紫雙丸 治小兒變蒸，發熱不解，並挾傷寒溫壯，汗後熱不歇，及腹中有痰癖，哺乳不進，乳則吐哯，食癇，先寒後熱者方。

代赭 赤石脂各一兩 巴豆三十枚 杏仁五十枚。

上四味，末之，巴豆、杏仁別研為膏，相和，更搗二千杵，當自相得，若硬，入少蜜同搗之，密器中收。三十日兒服如麻子一丸，與少乳汁令下，食頃後，與少乳勿令多，至日中當小下，熱除，若未全除，明旦更與一丸。百日兒服如小豆一丸，以此準量增減。夏月多熱，喜令發疹，二三十日輒一服

佳。紫雙丸無所不療，雖下不虛人。

黑散　治小兒變蒸中挾時行溫病，或非變蒸時而得時行者方。

麻黃半兩　大黃六銖　杏仁半兩。

上三味，先搗麻黃、大黃為散，別研杏仁如脂，乃細細納散，又搗令調和，納密器中。一月兒服小豆大一枚，以乳汁和服，抱令得汗，汗出，溫粉粉之，勿使見風。百日兒服如棗核，以兒大小量之。

擇乳母法

凡乳母者，其血氣為乳汁也。五情善惡，悉是血氣所生也。其乳兒者，皆宜慎於喜怒，夫乳母形色所宜，其候甚多，不可求備。但取不胡臭、癭瘻、氣嗽、痟疥、癬瘙、白禿、歷瘍、沈唇、耳聾、齆鼻、癲癇，無此等疾者，便可飲兒也。師見其故灸瘢，便知其先疾之源也。

初生出腹第二論二首　十二事

論曰：小兒初生，先以綿裹指，拭兒口中及舌上青泥惡血，此為之玉衡一作銜。若不急拭，啼聲一發，即入腹成百病矣。

兒生落地不作聲者，取暖水一器灌之，須臾當啼。兒生不作聲者，此由難產少氣故也。可取兒臍帶向身卻捋之，令氣入腹，仍呵之至百度，啼聲自發。亦可以蔥白徐徐鞭之，即啼。

兒已生，即當舉之，舉之遲晚，則令中寒，腹內雷鳴。乃先浴之，然後斷臍，不得以刀子割之，須令人隔單衣物咬斷，兼以暖氣呵七遍，然後纏結，所留臍帶，令至兒足趺上。短則中寒，令兒腹中不調，常下痢。若先斷臍，然後浴者，則臍中水，臍中水則發腹痛。其臍斷訖，連臍帶中多有蟲，宜急剔撥

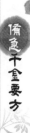

去之，不爾，入兒腹成疾。斷兒臍者，當令長六寸，長則傷肌，短則傷臟。不以時斷，若挼汁不盡，則令暖氣漸微，自生寒，令兒臍風。

生兒宜用其父故衣裹之，生女宜以其母故衣，皆勿用新帛為善。不可令衣過厚，令兒傷皮膚，害血脈，發雜瘡而黃。兒衣綿帛，特忌厚熱，慎之慎之。

凡小兒始生，肌膚未成，不可暖衣，暖衣則令筋骨緩弱。宜時見風日，若都不見風，則令肌膚脆軟，便易中傷。皆當以故絮衣之，勿用新綿也。凡天和暖無風之時，令母將兒於日中嬉戲，數見風日，則血凝氣剛，肌肉牢密，堪耐風寒，不至疾病。若常藏在幃帳之中，重衣溫暖，譬猶陰地之草木，不見風日，軟脆不堪風寒也。

凡裹臍法，捶治白練令柔軟，方四寸，新綿厚半寸，與帛等合之，調其緩急，急則令兒吐哯。兒生二十日，乃解視臍。若十許日兒怒啼，似衣中有刺者，此或臍燥還刺其腹，當解之，易衣更裹。

裹臍時，閉戶下帳，燃火令帳中溫暖，換衣亦然，仍以溫粉粉之，此謂冬時寒也。若臍不癒，燒絳帛末粉之。若過一月，臍有汁不癒，燒蝦蟆灰粉之，日三四度。若臍中水及中冷，則令兒腹絞痛，夭糺啼呼，面目青黑。此是中水之過，當炙粉絮以熨之，不時治護。臍至腫者，當隨輕重，重者便灸之，乃可至八九十壯；輕者臍不大腫，但出汁，時時啼呼者，搗當歸末，和胡粉敷之，炙絮日熨之，至百日癒，以啼呼止為候。若兒糞青者，冷也，與臍中水同。

兒洗浴、斷臍竟，襉抱畢，未可與朱蜜，宜與甘草湯：以甘草如手中指一節許，打碎，以水二合，煮取一合，以綿纏蘸取，與兒吮之。連吮汁，計得一蜆殼入腹止，兒當快吐，吐去心胸中惡汁也。如得吐，餘藥更不須與。若不得吐，可消息

計，如饑渴，須臾更與之。若前所服及更與並不得吐者，但稍稍與之，令盡此一合止。如得吐去惡汁，令兒心神智慧無病也。飲一合盡都不吐者，是兒不含惡血耳，勿復與甘草湯，乃可與朱蜜，以鎮心神、安魂魄也。

兒新生三日中，與朱蜜者不宜多，多則令兒脾胃冷，腹脹，喜陰癇，氣急，變噤痙而死。新生與朱蜜法：以飛煉朱砂如大豆許，以赤蜜一蜆殼和之，以綿纏箸頭蘸取，與兒吮之。得三蘸止，一日令盡此一豆許，可三日與之，則用三豆許也。勿過此，則傷兒也。

與朱蜜竟，可與牛黃如朱蜜多少也。牛黃益肝膽，除熱，定精神，止驚，辟惡氣，除小兒百病也。

新生三日後，應開腸胃，助穀神。可研米作厚飲，如乳酪厚薄，以豆大與兒咽之，頻咽三豆許止，日三與之，滿七日可與哺也。兒生十日始哺如棗核，二十日倍之，五十日如彈丸，百日如棗。若乳汁少，不得從此法，當用意小增之。若三十日而哺者，令兒無疾。

兒哺早者，兒不勝穀氣，令生病，頭面、身體喜生瘡，癒而復發，令兒尫弱難養。三十日後雖哺勿多，若不嗜食，勿強與之。強與之不消，復生疾病。哺乳不進者，腹中皆有痰癖也。當以四物紫雙丸微下之，節哺乳，數日便自癒。小兒微寒熱，亦當爾利之，要當下之，然後乃瘥。

凡乳兒不欲太飽，飽則嘔吐。每候兒吐者，乳太飽也，以空乳乳之即消，日四。乳兒若臍未癒，乳兒太飽，令風中臍也。夏不去熱乳，令兒嘔逆；冬不去寒乳，令兒咳痢。母新房以乳兒，令兒羸瘦，交脛不能行。母有熱以乳兒，令變黃、不能食。母怒以乳兒，令喜驚、發氣疝，又令上氣癲狂。母新吐下以乳兒，令虛羸。母醉以乳兒，令身熱腹滿。

凡新生小兒，一月內常飲豬乳大佳。

凡乳母乳兒，當先極挼，散其熱氣，勿令汁奔出，令兒噎，輒奪其乳，令得息，息已，復乳之。如是十返五返，視兒饑飽節度，知一日中幾乳而足，以為常。又常捉去宿乳。兒若臥，乳母當以臂枕之，令乳與兒頭平乃乳之，令兒不噎。母欲寐，則奪其乳，恐填口鼻，又不知饑飽也。

浴兒法

凡浴小兒，湯極須令冷熱調和。冷熱失所，令兒驚，亦致五臟疾也。凡兒冬不可久浴，浴久則傷寒；夏不可久浴，浴久則傷熱。數浴背冷，則發癇。若不浴，又令兒毛落。新生浴兒者，以豬膽一枚，取汁投湯中以浴兒，終身不患瘡疥，勿以雜水浴之。

兒生三日，宜用桃根湯浴：桃根、李根、梅根各二兩，枝亦得，咬咀之，以水三斗，煮二十沸，去滓，浴兒良，去不祥，令兒終身無瘡疥。

治小兒驚，辟惡氣，以金虎湯浴：金一斤，虎頭骨一枚，以水三斗，煮為湯浴，但須浴即煮用之。

凡小兒初出腹有鵝口者，其舌上有白屑如米，劇者鼻外外一作中亦有之。此由兒在胞胎中受穀氣盛故也，或妊娠時嗜糯米使之然。治之法：以發纏箸頭，蘸井花水撩拭之，三日如此，便脫去也。如不脫，可煮栗荴汁令濃，以綿纏箸頭拭之。若春夏無栗荴，可煮栗木皮，如用井花水法。

小兒初出腹有連舌，舌下有膜如石榴子中隔，連其舌下後，喜令兒言語不發不轉也。可以爪摘斷之，微有血出，無害；若血出不止，可燒髮作灰末，敷之，血便止也。

小兒出腹六七日後，其血氣收斂成肉，則口、舌、喉、頰裏清淨也。若喉裏舌上有物，如蘆籜盛水狀者，若懸癰有脹起者，可以綿纏長針，留刃處如粟米許大，以刺決之，令氣泄，去青黃赤血汁也。一刺即止，消息一日，未消者，來日又刺

之，不過三刺自消盡。餘小小未消，三刺亦止，自然得消也。有著舌下如此者，名重舌；有著頰裏及上齶如此者，名重齶；有著齒齦上者，名重齦，皆刺去血汁也。

小兒生輒死治之法

當候視兒口中懸癰前上齶有胞者，以指摘取頭，決令潰去血，勿令血入咽，入咽殺兒，急急慎之。

小兒初出腹，骨肉未斂，肌肉猶是血也，血凝乃堅成肌肉耳。其血沮敗不成肌肉，則使面目繞鼻口左右悉黃而啼，閉目，聚口，撮面，口中乾燥，四肢不能伸縮者，皆是血脈不斂也，喜不育。若有如此者，皆宜與龍膽湯也。方出下驚癇篇。

相兒命短長法

兒初生，叫聲連延相屬者，壽。

聲絕而復揚急者，不壽。

啼聲散，不成人。

啼聲深，不成人。

臍中無血者，好。

臍小者，不壽。

通身軟弱如無骨者，不壽。

鮮白長大者，壽。

自開目者，不成人。

目視不正，數動者，大非佳。

汗血者，多厄不壽。

汗不流，不成人。

小便凝如脂膏，不成人。

頭四破，不成人。

常搖手足者，不成人。

早坐、早行、早齒、早語，皆惡性，非佳人。

頭毛不周匝者，不成人。

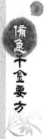

髮稀少者，強不聽人。一作不聰。

額上有旋毛，早貴，妨父母。

兒生枕骨不成者，能言而死。

尻骨不成者，能倨而死。

掌骨不成者，能匍匐而死。

踵骨不成者，能行而死。

髕骨不成者，能立而死。

身不收者，死。

魚口者，死。

股間無生肉者，死。

頤下破者，死。

陰不起者，死。

陰囊下白者，死；赤者，死。

卵縫通達，黑者，壽。

論曰：兒三歲以上、十歲以下，視其性氣高下，即可知其夭壽大略。兒小時識悟通敏過人者多夭，大則項、顏回之流是也。小兒骨法，成就威儀，回轉遲舒，稍費人精神雕琢者壽。其預知人意，迴旋敏速者，亦夭，即楊修、孔融之徒是也。由此觀之，夭壽大略可知也。亦猶梅花早發，不睹歲寒；甘菊晚成，終於年事。是知晚成者，壽之兆也。

驚癇第三 論三首

候癇法一首　方十三首　灸法二十三首

論曰：少小所以有癇病及痓病者，皆由臟氣不平故也。新生即癇者，是其五臟不收斂，血氣不聚，五脈不流，骨怯不成也，多不全育。其一月四十日以上至期歲而癇者，亦由乳養失理，血氣不和，風邪所中也。病先身熱掣瘲、驚啼叫喚，而後

發癇。脈浮者為陽癇，病在六腑，外在肌膚，猶易治也；病先身冷、不驚掣、不啼呼，而病發時脈沉者，為陰癇，病在五臟，內在骨髓，極難治也。病發身軟，時醒者，謂之癇也；身強直，反張如弓，不時醒者，謂之痙也。諸反張，大人脊下容側手，小兒容三指者，不可復治也。凡脈浮之與沉，以判其病在陰陽表裏耳。其浮沉復有大小、滑澀、虛實、遲快諸證，各依脈形為治。

《神農本草經》說：小兒驚癇有一百二十種，其證候微異於常，便是癇候也。初出腹，血脈不斂，五臟未成，稍將養失宜，即為病也，時不成人。其經變蒸之後有病，餘證並寬，惟中風最暴卒也。小兒四肢不好驚掣，氣息小異，欲作癇，及變蒸日滿不解者，並宜龍膽湯也。

凡小兒之癇有三種：有風癇、有驚癇、有食癇。然風癇、驚癇時時有耳，十人之中，未有一二是風驚者。凡是先寒後熱發者，皆是食癇也。驚癇當按圖灸之，風癇當與豬心湯，食癇當下乃癒，紫雙丸佳。

凡小兒所以得風癇者，緣衣暖汗出，風因入也。風癇者，初得之時，先屈指如數，乃發作者，此風癇也。

驚癇者，起於驚怖大啼，乃發作者，此驚癇也。驚癇微者，急持之，勿復更驚之，或自止也。其先不哺乳，吐而變熱後發癇，此食癇，早下則瘥。四味紫雙丸，逐癖飲最良，去病速而不虛人，赤丸本無赤丸方，諸醫方並無。按此服四味紫雙丸不得下者，當以赤丸，赤丸瘥快，疾重者當用之。

今次後癖結脹滿篇中第一方，八味名紫雙丸者，用朱砂色當赤，用巴豆，又用甘遂，比紫雙丸當快，疑此即赤丸也瘥快，病重者當用之。

凡小兒不能乳哺，當與紫雙丸下之。小兒始生，生氣尚盛，但有微惡，則須下之。必無所損，及其癒病，則致深益。

若不時下，則成大疾，疾成則難治矣。凡下，四味紫雙丸最善，雖不損人，足以去疾。若四味紫雙丸不得下者，當以赤丸下之。赤丸不下，當倍之。若已下而有餘熱不盡，當按方作龍膽湯，稍稍服之，並摩赤膏方見此篇末，風癇亦當下之，然當以豬心湯下之。

驚癇但按圖灸之，及摩生膏方見此篇末，不可大下也。何者？驚癇心氣不定一作足，下之內虛，益令甚爾。驚癇甚者，特為難治。故養小兒常慎驚，勿令聞大聲，抱持之間當安徐，勿令怖也。又天雷時，當塞兒耳，並作餘細聲以亂之也。

凡養小兒，皆微驚以長血脈，但不欲大驚，大驚乃灸驚脈。若五六十日灸者，驚復更甚，生百日後灸驚脈乃善。兒有熱，不欲哺乳，臥不安，又數驚，此癇之初也，服紫雙丸便瘥，不瘥復與之。兒眠時小驚者，一月輒一以紫雙丸下之，減其盛氣，令兒不病癇也。

兒立夏後有病，治之慎勿妄灸，不欲吐下，但以除熱湯浴之，除熱散粉之，除熱湯、散見下篇傷寒條中。除熱赤膏摩之，又以膏塗臍中，令兒在涼處，勿禁水漿，常以新水飲之。

小兒衣甚薄，則腹中乳食不消，不消則大便皆醋臭，此欲為癖之漸，便將紫雙丸以微消之。服法：先從少起，常令大便稀，勿大下也。稀後便漸減之，不醋臭乃止藥也。

凡小兒冬月下無所畏，夏月下難瘥。然有病者，不可不下，下後腹中當小脹滿，故當節哺乳數日，不可妄下。又乳哺小兒，常令多少有常劑，兒漸大，當稍稍增之。若減少者，此腹中已有小不調也，便微服藥，勿復哺之，但當與乳，甚者十許日，微者五六日止，哺自當如常。若都不肯食哺，而但欲乳者，此是有癖，為疾重，要當下之。不可不下，不下則致寒熱或吐而發癇，或更致下痢，此皆病重，不早下之所為也，此即難治矣。但先治其輕時，兒不耗損而病速瘥矣。

凡小兒屎黃而臭者，此腹中有伏熱，宜微將服龍膽湯。若白而醋臭者，此挾宿寒不消也，當服紫雙丸。微者少與藥，令內消；甚者小增藥，令小下，皆復節乳哺數日，令胃氣平和。若不節乳哺，則病易復，復下之則傷其胃氣，令腹脹滿，再三下之尚可，過此傷矣。

凡小兒有癖，其脈大必發癇，此為食癇，下之便癒，當審候掌中與三指脈，不可令起。而不時下，致於發癇，則難療矣。若早下之，此脈終不起也。脈在掌中尚可早療，若至指則病增也。

凡小兒腹中有疾生，則身寒熱，寒熱則血脈動，動則心不定，心不定則易驚，驚則癇發速也。

候癇法

夫癇，小兒之惡病也，或有不及求醫而致困者也。然氣發於內，必先有候，常宜審察其精神而採其候也。

手白肉魚際脈黑者，是癇候。魚際脈赤者熱。

脈青大者寒，脈青細為平也。

鼻口乾燥，大小便不利，是癇候。

眼不明，上視喜陽，是癇候。

耳後完骨上有青絡盛，臥不靜，是癇候。青脈刺之，令血出也。

小兒發逆上，啼哭面暗，色不變，是癇候。

鼻口青，時小驚，是癇候。

目閉青，時小驚，是癇候。

身熱，頭常汗出，是癇候。

身熱，吐呪而喘，是癇候。

身熱，目時直視，是癇候。

臥惕惕而驚，手足振搖，是癇候。

臥夢笑，手足動搖，是癇候。

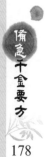

意氣下而妄怒，是癇候。

咽乳不利，是癇候。

目瞳子卒大黑於異常，是癇候。

喜欠，目上視，是癇候。

身熱，小便難，是癇候。

身熱，目視不轉睛，是癇候。

吐痢不止，厥痛時起，是癇候。

弄舌搖頭，是癇候。

以上諸候二十條，皆癇之初也。見其候，便爪其陽脈所應灸，爪之皆重手，令兒驟啼。及足絕脈，亦依方與湯。直視瞳子動，腹滿轉鳴，下血身熱，口噤不得乳，反張脊強，汗出發熱，為臥不悟，手足掣瘲喜驚，凡八條，癇之劇者也。如有此，非復湯爪所能救，便當時灸。

論曰：若病家始發便來詣師，師可診候。所解為法，作次序治之，以其節度首尾取瘥也。病家已經雜治無次序，不得制病，病則變異其本候後，師便不知其前證虛實，直依其後證作治，亦不得瘥也。要應精問察之，為前師所配，依取其前蹤跡以為治，乃無逆耳。前師處湯，本應數劑乃瘥，而病家服一兩劑未效，便謂不驗，已後更問他師。師不尋前人為治寒溫次序，而更為治，而不次前師，治則弊也。或前已下之，後須平和療以接之，而得瘥也。或前人未下之，或不去者，或前治寒溫失度，後人應調治之，是為治敗病，皆須邀射之，然後免耳。不依次第，及不審察，必及重弊也。

龍膽湯　治嬰兒出腹，血脈盛實，寒熱溫壯，四肢驚掣，發熱，大吐哯者。若已能進哺，中食實不消，壯熱及變蒸不解，中客人鬼氣，並諸驚癇，方悉主之。十歲已下小兒皆服之，小兒龍膽湯第一，此是新出腹嬰兒方。若日月長大者，以次依此為例。若必知客忤及有魃氣者，可加人參、當歸，各如

龍膽多少也。一百日兒加三銖，二百日兒加六銖，一歲兒加半兩，餘藥皆準耳。

龍膽　鉤藤皮　柴胡　黃芩　桔梗　芍藥　茯苓一方作茯神甘草各六銖　蜣螂二枚　大黃一兩。

上十味，㕮咀，以水一升，煮取五合為劑也。服之如後節度。藥有虛實，虛藥宜足數合水也。兒生一日至七日，分一合為三服；兒生八日至十五日，分一合半為三服；兒生十六日至二十日，分二合為三服；兒生二十日至三十日，分三合為三服；兒生三十日至四十日，盡以五合為三服。皆得下即止，勿復服也。

大黃湯　治少小風癇積聚，腹痛夭矯，二十五癇方。

大黃　人參　細辛　乾薑　當歸　甘草各三銖。

上六味，㕮咀，以水一升，煮取四合。服如棗許，日三。

白羊鮮湯　治小兒風癇，胸中有疾方。

白羊鮮三銖　蚱蟬二枚　大黃四銖　甘草　鉤藤皮　細辛各二銖　牛黃如大豆四枚　蛇蛻皮一寸。

上八味，㕮咀，以水二升半，煮取一升二合。分五服，日三。若服已盡而癇不斷者，可更加大黃、鉤藤各一銖，以水漬藥半日，然後煮之。

增損續命湯　治小兒卒中風惡毒及久風，四肢角弓反張不遂，並軃曳僻，不能行步方。

麻黃　甘草　桂心各一兩　芎藭　葛根　升麻　當歸　獨活各十八銖　人參　黃芩　石膏各半兩　杏仁二十枚。

上十二味，㕮咀，以水六升煮麻黃，去上沫，乃納諸藥，煮取一升二合。三歲兒分四服，一日令盡。少取汗，得汗，以粉粉之。

石膏湯　治小兒中風惡痱，不能語，口眼了戾，四肢不遂方。

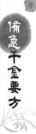

石膏一合　麻黃八銖　甘草　射干　桂心　芍藥　當歸各四銖　細辛一銖。

上八味，㕮咀，以水三升半，先煮麻黃三沸，去上沫，納餘藥，煮取一升。三歲兒分為四服，日三。

治少小中風，狀如欲絕湯方。

大黃　牡蠣　龍骨　栝樓根　甘草　桂心各十二銖　赤石脂　寒水石各六銖。

上八味，㕮咀，以水一升，納藥重半兩，煮再沸，絞去滓。半歲兒服如雞子大一枚，大兒盡服，入口中即癒。汗出粉之。藥無毒，可服，日二。有熱加大黃，不汗加麻黃。無寒水石，朴硝代之。

治少小中風，手足拘急，二物石膏湯方。

石膏如雞子大一塊，碎　真朱一兩。

上以水二升，煮石膏五六沸，納真朱，煮取一升，稍稍分服之。

治少小中風，脈浮發熱，自汗出，項強，鼻鳴乾嘔，桂枝湯方。

桂心一兩　甘草一兩　芍藥一兩　大棗四枚　生薑一兩。

上五味，㕮咀三物，以水三升，煮取一升，分三服。此方與傷寒篇中方相重。

治少小新生中風，二物驢毛散方。

驢毛一把，取背前交脊上會中，拔取如手拇指大一把　麝香二豆大

上以乳汁和，銅器中微火煎令焦熟出，末之。小兒不能飲，以乳汁和之，葦筒貯，瀉著咽中，然後飲乳，令入腹。

茵芋丸　治少小有風癇疾，至長不除，或遇天陰節變便發動，食飲堅強亦發，百脈攣縮，行步不正，言語不便者，服之永不發方。

茵芋葉　鉛丹　秦艽　鉤藤皮　石膏　杜蘅　防葵各一兩

菖蒲　黃芩各一兩半　松蘿半兩　蜣蜋十枚　甘草二兩。

上十二味，末之，蜜丸如小豆大。三歲以下服五丸，三歲以上服七丸，五歲以上服十丸，十歲以上可至十五丸。

鎮心丸　治小兒驚癇百病，鎮心氣方。

銀屑十二銖　水銀二十銖　牛黃六銖　大黃六分　茯苓三分　茯神　遠志　防己　白薇　雄黃　人參　芍藥各二分　防葵　鐵精　紫石英　真朱各四分。

上十六味，先以水銀和銀屑如泥，別治諸藥，和丸，三歲兒如麻子二丸，隨兒大小增之。一方無牛黃一味。

治少小心腹熱，除熱，丹參赤膏方。

丹參　雷丸　芒硝　戎鹽　大黃各二兩。

上五味，㕮咀，以苦酒半升，浸四種一宿，以成煉豬肪一斤，煎三上三下，去滓，乃納芒硝。膏成，以摩心下，冬夏可用。一方但用丹參、雷丸，亦佳。

治少小新生，肌膚幼弱，喜為風邪所中，身體壯熱，或中大風，手足驚掣，五物甘草生摩膏方。

甘草　防風各一兩　白朮二十銖　雷丸二兩半　桔梗二十銖。

上，㕮咀，以不中水豬肪一斤，煎為膏，以煎藥，微火上煎之，消息視稠濁，膏成去滓，取如彈丸大一枚，炙手以摩兒百過，寒者更熱，熱者更寒。小兒雖無病，早起常以膏摩囟上及手足心，甚辟風寒。

灸法

論曰：小兒新生無疾，慎不可逆針灸之。如逆針灸，則忍痛動其五脈，因喜成癇。河洛關中土地多寒，兒喜病痓。其生兒三日，多逆灸以防之，又灸頰以防噤。有噤者，舌下脈急，牙車筋急。其土地寒，皆決舌下去血，灸頰以防噤也。吳蜀地溫，無此疾也。古方既傳之，今人不詳南北之殊，便按方而用之，是以多害於小兒也。所以田舍小兒，任其自然，皆得無有

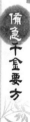

夭橫也。

小兒驚啼，眠中四肢掣動，變蒸未解，慎不可針灸爪之，動其百脈，仍因驚成癇也。惟陰癇噤痙，可針灸爪之。

凡灸癇，當先下兒使虛，乃承虛灸之。未下有實而灸者，氣逼前後不通殺人。

癇發平旦者，在足少陽；晨朝發者，在足厥陰；日中發者，在足太陽；黃昏發者，在足太陰；人定發者，在足陽明；夜半發者，在足少陰。

上癇發時病所在，視其發早晚，灸其所也。

癇有五臟之癇、六畜之癇，或在四肢，或在腹內，審其候，隨病所在灸之，雖少必瘥。若失其要，則為害也。

肝癇之為病，面青，目反視，手足搖。灸足少陽、厥陰各三壯。

心癇之為病，面赤，心下有熱，短氣，息微數。灸心下第二肋端宛宛中，此為巨闕也。又灸手心主及少陰各三壯。

脾癇之為病，面黃，腹大，喜痢。灸胃管三壯，俠胃管旁灸二壯，足陽明、太陰各二壯。

肺癇之為病，面目白，口沫出。灸肺俞三壯，又灸手陽明、太陰各二壯。

腎癇之為病，面黑，目正直視不搖如屍壯。灸心下二寸二分三壯，又灸肘中動脈各二壯。又灸足太陽、少陰各二壯。

膈癇之為病，目反，四肢不舉。灸風府，又灸頂上、鼻人中、下唇承漿，皆隨年壯。

腸癇之為病，不動搖。灸兩承山，又灸足心、兩手勞宮，又灸兩耳後完骨，各隨年壯。又灸臍中五十壯。

上五臟癇證候。

馬癇之為病，張口搖頭，如馬鳴，欲反折。灸項風府、臍中二壯。病在腹中，燒馬蹄末服之良。

牛癇之為病，目下直視，腹脹。灸鳩尾骨及大椎各二壯，燒牛蹄末服之良。

羊癇之為病，喜揚目吐舌。灸大椎上三壯。

豬癇之為病，喜吐沫。灸完骨兩旁各一寸七壯。

犬癇之為病，手屈拳攣。灸兩手心一壯，灸足太陽一壯，灸肋戶一壯。

雞癇之為病，搖頭反折，喜驚自搖。灸足諸陽各三壯。

上六畜癇證候。

小兒暴癇，灸兩乳頭，女兒灸乳下二分。

治小兒暴癇者，身軀正直如死人，及腹中雷鳴，灸太倉及臍中上下兩旁各一寸，凡六處，又灸當腹度取背，以繩繞頸下至臍中竭，便轉繩向背，順脊下行，盡繩頭，灸兩旁各一寸五壯。

若面白，啼聲不變，灸足陽明、太陰。

若目反上視，眸子動，當灸囟中。取之法：橫度口盡兩吻際，又橫度鼻下亦盡兩邊，折去鼻度半，都合口為度，從額上髮際上行度之，灸度頭一處，正在囟上未合骨中，隨手動者是，此最要處也。次灸當額上入髮二分許，直望鼻為正。次灸其兩邊，當目瞳子直上入髮際二分許。次灸頂上回毛中。次灸客主人穴，在眉後際動脈是。次灸兩耳門，當耳開口則骨解開動張陷是也。次灸兩耳上，捲耳取之，當捲耳上頭是也。一法大人當耳上橫三指，小兒各自取其指也。次灸兩耳後完骨上青脈，亦可以針刺令血出。次灸玉枕，項後高骨是也。次灸兩風池，在項後兩轅動筋外髮際陷中是也。次灸風府，當項中央髮際，亦可與風池三處高下相等。次灸頭兩角，兩角當回毛兩邊起骨是也。

上頭部凡十九處。兒生十日可灸三壯，三十日可灸五壯，五十日可灸七壯，病重者具灸之，輕者惟灸囟中、風池、玉枕

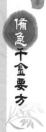

也。艾使熟，炷令平正著肉，火勢乃至病所也。艾若生，炷不平正，不著肉，徒灸多炷，故無益也。

若腹滿短氣轉鳴，灸肺募，在兩乳上第二肋間宛宛中，懸繩取之，當瞳子是。次灸膻中。次灸胸堂。次灸臍中。次灸薜息，薜息在兩乳下，第一肋間宛宛中是也。次灸巨闕，大人去鳩尾下一寸，小兒去臍作六分分之，去鳩尾下一寸是也，並灸兩邊。次灸胃管。次灸金門，金門在穀道前，囊之後，當中央是也，從陰囊下度至大孔前，中分之。

上腹部十二處，胸堂、巨闕、胃管，十日兒可灸三壯，一月以上可五壯。陰下縫中可三壯，或云隨年壯。

若脊強反張，灸大椎，並灸諸臟俞，及督脊上當中，從大椎度至窮骨，中屈，更從大椎度之，灸度下頭，是督脊也。

上背部十二處，十日兒可灸三壯，一月以上可灸五壯。

若手足掣瘲，驚者，灸尺澤，次灸陽明，次灸少商，次灸勞宮，次灸心主，次灸合谷，次灸三間，次灸少陽。

上手部十六處。其要者，陽明、少商、心主、尺澤、合谷、少陽也，壯數如上。

又灸伏兔，次灸三里，次灸腓腸，次灸鹿谿，次灸陽明，次灸少陽，次灸然谷。

上足部十四處，皆要可灸，壯數如上。

手足陽明，謂人四指，凡小兒驚癇皆灸之。若風病大動，手足掣瘲者，盡灸手足十指端，又灸本節後。

客忤第四

論二首　方三十二首　灸法一首　咒法二首

論曰：少小所以有客忤病者，是外人來氣息忤之，一名中人，是為客忤也。雖是家人或別房異戶，雖是乳母及父母或從

外還，衣服經履鬼神粗惡暴氣，或牛馬之氣，皆為忤也。發作喘息，乳氣未定者，皆為客忤。其乳母遇醉及房勞，喘後乳兒最劇，能殺兒也，不可不慎。

凡諸乘馬行，得馬汗氣臭，未鹽洗易衣裝，而便向兒邊，令兒中馬客忤。兒卒見馬來，及聞馬鳴驚，及馬上衣物馬氣，皆令小兒中馬客忤，慎護之，特重一歲兒也。

凡小兒衣布帛中不得有頭髮，履中亦爾。白衣青帶，青衣白帶，皆令中忤。

凡非常人及諸物從外來，亦驚小兒致病。欲防之法，諸有從外來人及有異物入戶，當將兒避之，勿令見也。若不避者，燒牛屎，令常有煙氣置戶前則善。

小兒中客為病者，無時不有此病也。而秋初一切小兒皆病者，豈是一切小兒悉中客邪。夫小兒所以春冬少病、秋夏多病者，秋夏小兒陽氣在外，血脈嫩弱；秋初夏末，晨夕時有暴冷，小兒嫩弱，其外則易傷，暴冷折其陽，陽結則壯熱，胃冷則下痢，是故夏末秋初，小兒多壯熱而下痢也，未必悉是中客及魃也。若治少小法，夏末秋初常宜候天氣溫涼也，有暴寒卒冷者，其少小則多患壯熱而下痢也，慎不可先下之，皆先殺毒，後下之耳。

《玄中記》云：天下有女鳥，名曰姑獲，《肘後》、《子母秘錄》作鳥獲。一名天帝女，一名隱飛鳥，一名夜行遊女，又名釣星鬼，喜以陰雨夜過飛鳴，徘徊人村里，喚得來者是也。鳥純雌無雄，不產，陰氣毒化生，喜落毛羽於人中庭，置兒衣中，便令兒作癇，病必死，即化為其兒也，是以小兒生至十歲，衣被不可露，七八月尤忌。

凡中客忤之為病，類皆吐下青黃白色，水穀解離，腹痛夭紃，面色變易，其候似癇，但眼不上插耳，其脈急數者是也，宜與龍膽湯下之，加人參、當歸，各依如龍膽稱分等多少也。

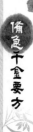

小兒中客，急視其口中懸癰左右，當有青黑腫脈，核如麻豆大，或赤，或白，或青，如此便宜用針速刺潰去之，亦可爪摘決之，並以綿纏釵頭拭去血也。

少小中客之為病，吐下青黃赤白汁，腹中痛，及反倒僵側，喘似癇狀，但目不上插少睡耳，面變五色，其脈弦急。若失時不治，小久則難治矣。欲療之方。

用豉數合，水拌令濕，搗熟，丸如雞子大。以摩兒囟上、手足心各五六遍畢，以丸摩兒心及臍，上下行轉摩之。食頃，破視其中，當有細毛，即擲丸道中，痛即止。

治少小客忤，強項欲死方。

取衣中白魚十枚，為末，以敷母乳頭上，令兒飲之，入咽立瘥。一方二枚，著兒母手，掩兒臍中，兒吐下瘥。亦以摩兒項及脊強處。

治少小客忤，二物黃土塗頭方。

灶中黃土、蚯蚓屎等分，搗，合水和如雞子黃大，塗兒頭上及五心良。一方云雞子清和如泥。

又方 吞麝香如大豆許，立瘥。

治少小犯客忤，發作有時者方。

以母月衣覆兒上，大良。

治小兒卒中忤方。

剪取驢前膊胛上旋毛，大如彈子，以乳汁煎之，令毛消。藥成，著乳頭飲之，下喉即瘥。

又方 燒母衣帶三寸併發，合乳汁服之。

又方 取牛鼻津服之。

又方 取牛口沫敷乳頭，飲之。

治小兒寒熱及赤氣中人，一物豬蹄散方。

豬後腳懸蹄，燒末搗篩，以飲乳汁一撮，立效。

治少小卒中客忤，不知人者方。

取熱馬屎一丸，絞取汁飲兒，下便癒。亦治中客忤而噎啼、面青、腹強者。

治少小見人來，卒不佳，腹中作聲者，二物燒髮散方。

用向來者人囟上髮十莖，斷兒衣帶少許，合燒灰，細末，和乳飲兒，即癒。

治小兒卒客忤方。

銅鏡鼻燒令紅，著少許酒中，大兒飲之。小兒不能飲者，含與之，即癒。

治少小中忤，一物馬通浴湯方。

馬通三升，燒令煙絕，以酒一斗煮三沸，去滓，浴兒即癒。

治小兒中人忤，噎啼、面青，腹強者，一物豬通浴方。

猳豬通二升，以熱湯灌之，適寒溫浴兒。

小兒中馬客忤而吐不止者，灸手心主、間使、大都、隱白、三陰交各三壯。可用粉丸如豉法，並用唾，唾而咒之。咒法如下：

咒客忤法　咒曰：摩家公，摩家母，摩家子兒苦客忤，從我始，扁鵲雖良不如善唾良。咒訖，棄丸道中。

又法　取一刀橫著灶上，解兒衣，發其心腹訖，取刀持向兒咒之唾，輒以刀擬向心腹，啡啡曰音非，出唾貌：煌煌日，出東方，背陰向陽。葛公葛公，不知何公，子來不視，去不顧，過與生人忤。梁上塵，天之神，戶下土，鬼所經。大刀鐶犀對灶君，二七唾客癒兒驚，唾啡啡。如此二七啡啡，每唾以刀擬之。咒當三遍乃畢，用豉丸如上法，五六遍訖，取此丸破視，其中有毛，棄丸道中，客忤即癒矣。

小兒魃方

論曰：凡小兒所以有魃病者，是婦人懷娠，有惡神導其腹中胎，妒嫉他小兒令病也。魃者，小鬼也音奇。妊娠婦人不必

悉招魑魅，人時有此耳。魅之為疾，喜微微下痢，寒熱或有去來，毫毛鬢髮，聳聳不悅，是其證也，宜服龍膽湯。凡婦人先有小兒未能行，而母更有娠，使兒飲此乳，亦作魅，令兒黃瘦骨立，髮落壯熱，是其證也。

治魅方。

炙伏翼熟，嚼哺之。

又方 燒伏翼末，飲服之。

又方 以水二升，煮萹蓄、冬瓜四兩，取浴之。

治少小客魅挾實，白鮮皮湯方。

白鮮皮　大黃　甘草各一兩　芍藥　茯苓　細辛　桂心各十八銖。

上七味，㕮咀，以水二升，煮取九合，分三服。

小兒夜啼方。

龍角丸 主小兒五驚夜啼方。

龍角三銖　牡蠣九銖，一作牡丹　黃芩半兩　蚱蟬二枚　牛黃如小豆，五枚　川大黃九銖。

上六味，末之，蜜丸如麻子。蓐裹兒服二丸，隨兒大小，以意增減之。崔氏名五驚丸。

治小兒夜啼，至明即安寐，芎藭散方。

芎藭　白朮　防己各半兩。

上三味，治下篩，以乳和，與兒服之，量多少。又以兒母手掩臍中，亦以摩兒頭及脊，驗。二十日兒未能服散者，以乳汁和之，服如麻子一丸，兒大能服藥者，以意斟酌之。

治少小夜啼，一物前胡丸方。

前胡隨多少，搗末，以蜜和丸如大豆。服一丸，日三。稍加至五六丸，以瘥為度。

又方 以妊娠時食飲偏有所思者物，以此哺兒則癒。

又方 交道中土　伏龍肝各一把。

上二味，治下篩，水和少許飲之。

又方　取馬骨燒灰，敷乳上飲兒，啼即止。

治小兒夜啼不已，醫所不治者方。

取狼屎中骨，燒作灰末，水服如黍米粒大二枚，即定。

治小兒驚啼方。

取雞屎白熬末，以乳服之，佳。

又方　酒服亂髮灰。

又方　臘月縛豬繩，燒灰服之。

又方　燒蝟皮三寸灰，著乳頭飲之。

又方　車轄脂如小豆許，納口中及臍中。

千金湯　主小兒暴驚啼絕死，或有人從外來，邪氣所逐，令兒得疾，眾醫不治方。

蜀椒　左顧牡蠣各六銖，碎。

上二味，以釅漿水一升，煮取五合，一服一合。

傷寒第五

論一首　方三十五首　灸法一首

論曰：夫小兒未能冒涉霜雪，乃不病傷寒也。大人解脫之久，傷於寒冷，則不論耳。然天行非節之氣，其亦得之。有時行疾疫之年，小兒出腹便患斑者也。治其時行節度，故如大人法，但用藥分劑小異，藥小冷耳。

治小兒未滿百日傷寒，鼻衄，身熱，嘔逆，麥門冬湯方。

麥門冬十八銖　石膏　寒水石　甘草各半兩　桂心八銖。

上五味，㕮咀，以水二升半，煮取一升，分服一合，日三。

治少小傷寒，芍藥四物解肌湯方。

芍藥　黃芩　升麻　葛根各半兩。

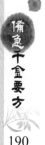

190

上四味，㕮咀，以水三升，煮取九合，去滓，分服。期歲以上分三服。

治少小傷寒，發熱咳嗽，頭面熱者，麻黃湯方。

麻黃　生薑　黃芩各一兩　甘草　石膏　芍藥各半兩　杏仁十枚　桂心半兩。

上八味，㕮咀，以水四升，煮取一升半，分二服，兒若小，以意減之。

治小兒傷寒方。

葛根汁　淡竹瀝各六合。

上二味相合。二三歲兒分三服，百日兒斟酌服之。不宜生，煮服佳。

治小兒時氣方。

桃葉三兩搗，以水五升，煮十沸取汁。日五六遍淋之。若復發，燒雄鼠屎二枚，燒水調服之。

治小兒傷寒，病久不除，瘥後復劇，瘦瘠骨立，五味子湯方。

五味子十銖　甘草　當歸各十二銖　大黃六銖　芒硝五銖　麥門冬　黃芩　前胡各六銖　石膏一兩　黃連六銖。

上十味，㕮咀，以水三升，煮取一升半，服二合，得下便止，計大小增減之。

治少小傷寒，莽草湯浴方。

莽草半斤　牡蠣四兩　雷丸三十枚　蛇床子一升　大黃一兩。

上五味，㕮咀，以水三斗，煮取一斗半。適寒溫以浴兒，避眼及陰。

治小兒卒寒熱，不佳，不能服藥，莽草湯浴方。

莽草　丹參　桂心各三兩　菖蒲半斤　蛇床子一兩　雷丸一升。

上六味，㕮咀，以水二斗，煮三五沸，適寒溫以浴兒，避

目及陰。

治小兒忽寒熱，雷丸湯浴方。

雷丸二十枚　大黃四兩　苦參三兩　黃芩一兩　丹參二兩　石膏三兩。

上六味，㕮咀，以水二斗，煮取一斗半，浴兒，避目及陰。浴訖，以粉粉之，勿厚衣，一宿復浴。

治少小身熱，李葉湯浴方。

李葉無多少，㕮咀，以水煮，去滓，將浴兒良。

治小兒生一月至五月，乍寒乍熱方。

細切柳枝，煮取汁，洗兒。若渴，絞冬瓜汁服之。

青木香湯　浴小兒壯熱羸瘠方。

青木香四兩　麻子仁一升　虎骨五兩　白芷三兩　竹葉一升。

上五味，㕮咀，以水二斗，煮取一斗，稍稍浴兒。

治小兒暴有熱，得之二三日，李根湯方。

李根　桂心　芒硝各十八銖　甘草　麥門冬各一兩。

上五味，㕮咀，以水三升，煮取一升，分五服。

治少小身體壯熱，不能服藥，十二物寒水石散粉方。

寒水石　芒硝　滑石　石膏　赤石脂　青木香　大黃　甘草　黃芩　防風　芎藭　麻黃根。

上各等分，合治下篩，以粉一升、藥屑三合相和，復以篩篩之，以粉兒身，日三。

升麻湯　治小兒傷寒，變熱毒病，身熱面赤，口燥，心腹堅急，大小便不利，或口瘡者，或因壯熱，便四肢攣掣驚，仍成癇疾，時發時醒。醒後身熱如火者，悉主之方。

升麻　白薇　麻黃　葳蕤　柴胡　甘草各半兩　黃芩一兩　朴硝　大黃　鉤藤各六銖。

上十味，㕮咀，以水三升，先煮麻黃，去上沫，納諸藥，煮取一升。兒生三十日至六十日，一服二合；六十日至百日，

一服二合半；百日至二百日，一服三合。

治小兒肉中挾宿熱，瘦瘠，熱進退休作無時，大黃湯方。

大黃　甘草　芒硝各半兩　桂心八銖　石膏一兩　大棗五枚

上六味，㕮咀，以水三升，煮取一升，每服二合。

治小兒潮熱，蜀漆湯方。

蜀漆　甘草　知母　龍骨　牡蠣各半兩。

上五味，㕮咀，以水四升，煮取一升，去滓。一歲兒少少溫服半合，日再。

治小兒腹大短氣，熱有進退，食不安，穀為不化方。

大黃　黃芩　甘草　芒硝　麥門冬各半兩　石膏一兩　桂心八銖。

上七味，㕮咀，以水三升，煮取一升半。分三服，期歲以下兒作五服。

治小兒夏月患腹中伏熱，溫壯來往，或患下痢，色或白或黃，三焦不利，竹葉湯方。

竹葉切，五合　小麥三合　柴胡半兩　黃芩一兩六銖　茯苓十八銖　人參　麥門冬　甘草各半兩。

上八味，㕮咀，以水四升，煮竹葉、小麥，取三升，去竹葉、麥，下諸藥，煮取一升半，分三服。若小兒夏月忽壯熱燒人手，洞下黃溏，氣力惙然，脈極洪數，用此方加大黃二兩，再服，得下即瘥。

竹葉湯　主五六歲兒溫壯，腹中急滿，息不利，或有微腫，亦主極羸，不下飲食，堅癖，手足逆冷方。

竹葉切，一升　小麥半升　甘草　黃芩　栝樓根　澤瀉　茯苓　知母　白朮　大黃各二兩　桂心二株　生薑一兩半　人參　麥門冬　半夏各一兩　當歸十八銖。

上十六味，㕮咀，以水七升，煮小麥、竹葉，取四升，去滓，納藥，煎取一升六合，分四服。

小兒連壯熱實滯不去，寒熱往來，微驚悸方。

大黃一兩　黃芩　栝樓根　甘草各十八銖　桂心半兩　滑石二兩　牡蠣　人參　龍骨　凝水石　白石脂　硝石各半兩。

上十二味，㕮咀，以水四升，煮取一升半。服三合，一日一夜令盡，雖吐亦與之。一本加紫石英半兩。

調中湯　治小兒春秋月晨夕中暴冷，冷氣折其四肢，熱不得泄，則壯熱，冷氣入胃，變下痢，或欲赤白滯起數去，小腹脹痛，極壯熱，氣脈洪大，或急數者，服之熱便歇，下亦瘥也。但壯熱不吐下者，亦主之方。

葛根　黃芩　茯苓　桔梗　芍藥　白朮　藁本　大黃　甘草各六銖。

上九味，㕮咀，以水二升，煮取五合，服如後法：兒生一日至七日，取一合分三服；生八日至十五日，取一合半分三服；生十六日至二十日，取二合分三服；生二十日至三十日，取三合分三服；生三十日至四十日，取五合分三服。恐吃五合未得，更斟酌之。其百日至三百日兒，一如前篇龍膽湯加之。

治小兒寒熱進退，啼呼腹痛，生地黃湯方。

生地黃　桂心各二兩。

上二味，㕮咀，以水三升，煮取一升。期歲以下服二合，以上三合。一方七味，有芍藥、寒水石、黃芩、當歸、甘草各半兩。

治小兒傷寒發黃方。

搗土瓜根汁三合，服之。

又方　搗青麥汁服之。

又方　搗韭根汁，澄清，以滴兒鼻中，如大豆許，即出黃水瘥。

又方　小豆三七枚　瓜蒂十四枚　糯米四十粒。

上三味，為末，吹鼻中。

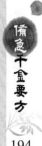

治少小有熱不汗，二物通汗散方。

雷丸四兩　粉半斤。

上搗和，下篩，以粉兒身。

治少小頭汗，二物茯苓粉散方。

茯苓　牡蠣各四兩。

上治下篩，以粉八兩，合搗為散，有熱輒以粉，汗即自止。

治少小盜汗，三物黃連粉方。

黃連　牡蠣　貝母各十八銖。

上以粉一升，合搗，下篩，以粉身良。

此由心臟熱之所感，宜服犀角飲子方。

犀角十八銖　茯神一兩　麥門冬一兩半　甘草半兩　白朮六銖。

上五味，㕮咀，以水九合，煎取四合，分服。加龍齒一兩佳。

恒山湯　治小兒溫瘧方。

恒山一兩，切　小麥三合　淡竹葉切，一升。

上三味，以水一升半，煮取五合。一日至七日兒，一合為三服；八日至十五日兒，一合半為三服；十六日至二十日兒，二合為三服；四十日至六十日兒，六合為三服；六十日至百日兒，一服二合半；百日至二百日兒，一服三合。

又方　鹿角末，先發時便服一錢匕。

又方　燒鱉甲灰，以酒服一錢匕，至發時服三匕，並以火炙身。

又方　燒雞膍胵中黃皮，末，和乳與服，男雄女雌。

小兒溫瘧，灸兩乳下一指三壯。

咳嗽第六 _{方十四首}

　　小兒出胎二百許日，頭身患小小瘡，治護小瘥，復發，五月中忽小小咳嗽，微溫和治之，因變癇，一日二十過發，四肢縮動，背脊騜挑，眼反，須臾氣絕，良久復蘇。已與常治癇湯，得快吐下，經日不間，爾後單與竹瀝汁，稍進，一日一夕中合進一升許，發時小疏，明日與此竹瀝湯，得吐下，發便大折，其間猶稍稍與竹瀝汁。**竹瀝湯方。**

　　竹瀝五合　黃芩三十銖　木防己　羚羊角各六銖　大黃二兩　茵芋三銖　麻黃　白薇　桑寄生　萆薢　甘草各半兩　白术六銖，一方作白鮮。

　　上十二味，㕮咀，以水二升半，煮取藥減半，納竹瀝，煎取一升。分服二合，相去一食久，進一服。一方無萆薢。

　　紫菀湯　治小兒中冷及傷寒暴嗽，或上氣，喉咽鳴，氣逆，或鼻塞，清水出者方。

　　紫菀　杏仁各半兩　麻黃　桂心　橘皮　青木香各六銖　黃芩　當歸　甘草各半兩　大黃一兩。

　　上十味，㕮咀，以水三升，煮取九合，去滓。六十日至百日兒，一服二合半；一百日至二百日兒，一服三合。

　　五味子湯　治小兒風冷入肺，上氣氣逆，面青，喘迫咳嗽，晝夜不息，食則吐不下方。

　　五味子　當歸各半兩　麻黃　乾薑　桂心　人參　紫菀　甘草各六銖　細辛　款冬花各三銖　大黃一兩半。

　　上十一味，㕮咀，以水二升半，煮取九合，去滓。兒六十日至百日，一服二合半；一百日至二百日，一服三合。其大黃別浸一宿下。一方無款冬、大黃，有大棗三枚。

　　治小兒、大人咳逆短氣，胸中吸吸，呵出涕唾，嗽出臭膿方。

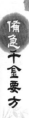

燒淡竹瀝，煮二十沸。小兒一服一合，日五服；大人一升，亦日五服，不妨食息乳哺。

治小兒寒熱咳逆，膈中有癖，乳若吐，不欲食方。

乾地黃四兩　麥門冬　五味子　蜜各半升　大黃　硝石各一兩。

上六味，㕮咀，以水三升，煮取一升，去滓，納硝石、蜜，煮令沸。服二合，日三，胸中當有宿乳汁一升許也，大者服五合。

射干湯　治小兒咳逆，喘息如水雞聲方。

射干一兩　半夏五枚　桂心五寸　麻黃　紫菀　甘草　生薑各一兩　大棗二十枚。

上八味，㕮咀，以水七升，煮取一升五合，去滓，納蜜五合，煎一沸。分溫服二合，日三。

又方　半夏四兩　紫菀二兩　款冬花二合　蜜一合　桂心　生薑　細辛　阿膠　甘草各二兩。

上九味，㕮咀，以水一斗煮半夏，取六升，去滓，納諸藥，煮取二升五合。五歲兒服一升，二歲服六合，量大小多少加減之。

杏仁丸　主大人、小兒咳逆上氣方。

杏仁三升，熟搗如膏，蜜一升為三份，以一份納杏仁搗，令強，更納一份搗之如膏，又納一份搗熟止。先食已含咽之，多少自在，日三。每服不得過半方寸匕，則利。

又方　半夏二斤，去皮，河水洗六七度，完用　白礬一斤，末之　丁香　甘草　草豆蔻　川升麻　縮砂各四兩，粗搗。

上七味，以好酒一斗，與半夏拌和勻，同浸，春冬三七日，夏秋七日，密封口，日足取出，用冷水急洗，風吹乾。每服一粒，嚼破，用薑湯下。或乾吃，候六十日乾，方得服。疑非孫思邈方。

治少小嗽，八味生薑煎方。

生薑七兩　乾薑四兩　桂心二兩　甘草三兩　杏仁一升　款
冬花　紫菀各三兩　蜜一升。

上合諸藥，末之，微火上煎取如飴餔。量其大小多少與兒
含咽之，百日小兒如棗核許，日四五服，甚有驗。

**治小兒嗽，日中瘥，夜甚，初不得息，不能復啼，四物款
冬丸方。**

款冬花　紫菀各一兩半　桂心半兩　伏龍肝六銖。

上末之，蜜和如泥，取如棗核大敷乳頭，令兒飲之，日三
敷之，漸漸令兒飲之。

治小兒暴冷嗽，及積風冷嗽，兼氣逆鳴，菖蒲丸方。

菖蒲　烏頭　杏仁　礬石　細辛　皂莢各六銖　款冬花
乾薑　桂心　紫菀各十八銖　蜀椒五合　吳茱萸六合。

上十二味，末之，蜜丸如梧子。三歲兒飲服五丸，加至十
丸，日三。

兒小以意減之，兒大以意加之，暴嗽數服便瘥。

**治少小十日以上至五十日，卒得謦咳，吐乳，嘔逆，暴
嗽，晝夜不得息，桂枝湯方。**

桂枝半兩　甘草二兩半　紫菀十八銖　麥門冬一兩十八銖。

上四味，㕮咀，以水二升，煮取半升，以綿著湯中，捉綿
滴兒口中，晝夜四五過與之，節乳哺。

治少小卒肩息上氣，不得安，此惡風入肺，麻黃湯方。

麻黃一兩　甘草一兩　桂心五寸　五味子半升　半夏　生薑
各二兩。

上六味，㕮咀，以水五升，煮取二升。百日兒服一合，大
小節度服之，便癒。

癖結脹滿第七

方三十五首　灸法一首

紫雙丸　治小兒身熱頭痛，食飲不消，腹中脹滿；或小腹絞痛，大小便不利；或重下數起；小兒無異疾，惟飲食過度，不知自止，哺乳失節；或驚悸寒熱，惟此丸治之。不瘥，更可重服。小兒欲下，是其蒸候，哺食減少，氣息不快，夜啼不眠，是腹內不調，悉宜用此丸，不用他藥。數用神驗，千金不傳方。臣億等詳序例中凡云服紫雙丸者，即前變蒸篇十四味者是也，云服紫雙丸不下者服赤丸，赤丸瘥快，病重者當用之，方中並無赤丸，而此用朱砂，又力緊於紫雙丸，疑此即赤丸也。

巴豆十八銖　麥門冬十銖　甘草五銖　甘遂二銖　朱砂二銖
蠟十銖　蕘核仁十八銖　牡蠣八銖。

上八味，以湯熟洗巴豆，研，新布絞去油，別搗甘草、甘遂、牡蠣、麥門冬，下篩訖，研蕘核仁令極熟，乃納散更搗二千杵，藥燥不能相丸，更入少蜜足之。半歲兒服如荏子一雙，一歲、二歲兒服如半麻子一雙，三四歲者服如麻子二丸，五六歲者服如大麻子二丸，七歲、八歲服如小豆二丸，九歲、十歲微大於小豆二丸，常以雞鳴時服，至日出時不下者，熱粥飲數合即下。丸皆雙出也，下甚者，飲以冷粥即止。

治小兒胎中宿熱，乳母飲食粗惡辛苦，乳汁不起兒，乳哺不為肌膚，心腹痞滿，萎黃瘦瘠，四肢痿躄繚戾，服之令充悅方。

芍藥二兩半　大黃一兩　甘草半兩　柴胡二兩　鱉甲　茯苓
各一兩半　乾薑半兩，如熱，以枳實代　人參一兩。

上八味，末之，蜜丸如大豆。服一丸，一歲以上乳服三丸，七歲兒服十丸，日二。

治小兒宿乳不消，**腹痛驚啼，牛黃丸方**。

牛黃三銖　附子二枚　真朱一兩　巴豆一兩　杏仁一兩。

上五味，搗附子、真朱為末，下篩，別搗巴豆、杏仁令如泥，納藥及牛黃，搗一千二百忤藥成。若干，入少蜜足之。百日兒服如粟米一丸，三歲兒服如麻子一丸，五六歲兒服如胡豆一丸，日二，先乳哺了服之。膈上下悉當微轉，藥完出者病癒。散出者更服，以藥完出為度。

治小兒宿食、癖氣、痰飲，**往來寒熱，不飲食，消瘦，芒硝紫雙丸方**。

芒硝　大黃各四兩　半夏二兩　代赭一兩　甘遂二兩　巴豆二百枚　杏仁一百二十枚。

上七味，末之，別搗巴豆、杏仁，治如膏，旋納藥末，搗三千杵，令相和合，強者納少蜜。百日兒服如胡豆一丸，過百日至一歲服二丸，隨兒大小，以意節度，當候兒大便中藥出為癒。若不出，更服如初。

治八歲以上兒，**熱結痰實，不能食，自下方**。

芍藥　梔子各二兩　柴胡一兩六株　升麻　黃連　黃芩各二兩半　竹葉切，一升半　桔梗一兩半　細辛十五銖　知母　大黃各二兩。

上十一味，咬咀，以水六升，煮取一升八合，去滓，分四服，十歲兒為三服。一本有枳實、杏仁各一兩半，而無桔梗、黃連。

治十五以下兒，**熱結多痰，食飲減，自下方**。

大黃　柴胡　黃芩各三兩　枳實一兩十八銖　升麻　芍藥　知母　梔子各二兩半　生薑十八銖　杏仁二兩　竹葉切，一升半。

上十一味，咬咀，以水六升半，煮取二升。十歲至十五歲，分三服。

治小兒結實，**乳食不消，心腹痛，牛黃雙丸方**。

牛黃　太山甘遂各半兩　真朱六銖　杏仁　芍藥　黃芩各一

兩　巴豆十八銖。

上七味，末之，蜜丸。一歲兒飲服如麻子二丸，但隨兒大小加減之。

牛黃鱉甲丸　治少小癖實壯熱，食不消化，中惡忤氣方。

牛黃半兩　鱉甲　麥麴　柴胡　大黃　枳實　芎藭各一兩　厚朴　茯苓　桂心　芍藥　乾薑各半兩。

上十二味，末之，蜜丸如小豆。日三服，以意量之。

治小兒心下痞，痰癖結聚，腹大脹滿，身體壯熱，不欲哺乳，芫花丸方。

芫花一兩　大黃　雄黃各二兩半　黃芩一兩。

上四味，末之，蜜和，更搗一千杵。三歲兒至一歲以下服如粟米一丸。欲服丸，納兒喉中，令母與乳。若長服消病者，當以意消息與服之，與乳哺相避。

治小兒痰實結聚，宿癖羸露，不能飲食，真珠丸方。

真珠半兩　麥門冬一兩　蕤仁二百枚　巴豆四十枚。

上四味，末之，蜜丸。期歲兒服二丸如小豆大，二百日兒服如麻子二丸，漸增，以知為度。當下赤黃白黑葵汁，下勿絕藥，病盡下自止。久服使小兒肥白，已試驗。

鱉甲丸　治少小腹中結堅，脅下有疹，手足煩熱方。

鱉甲　芍藥　大黃各三十銖　茯苓　柴胡　乾薑各二十四銖　桂心六銖　䗪蟲　蠐螬各二十枚。

上九味，末之，蜜和。服如梧子七丸，漸漸加之，以知為度。

治小兒痞氣，脅下、腹中有積聚，堅痛，鱉頭丸方。

鱉頭一枚　虻蟲　䗪蟲　桃仁各十八銖　甘皮半兩。

上五味，末之，蜜丸。服如小豆二丸，日三。大便不利，加大黃十八銖，以知為度。

治小兒羸瘦惙惙，宜常服，不妨乳方。

甘草五兩，末之，蜜丸。一歲兒服如小豆十丸，日三，服盡即更合。

治小兒五六日下食，氣逆，桂心橘皮湯方。

桂心半兩　橘皮三兩　成簴薤五兩　黍米五合　人參半兩。

上五味，㕮咀，以水七升先煮藥，煎取二升，次下薤、米，米熟藥成，稍稍服之。

治少小胃氣不調，不嗜食，生肌肉，地黃丸方。

乾地黃　大黃各一兩六銖　茯苓十八銖　當歸　柴胡　杏仁各半兩。

上六味，末之，以蜜丸如麻子大。服五丸，日三服。

治少小脅下有氣，內痛，喘逆，氣息難，往來寒熱，羸瘦不食，馬通粟丸方。

馬通中粟十八銖　杏仁　紫菀　細辛各半兩　石膏　秦艽　半夏　茯苓　五味子各六銖。

上九味，末之，蜜丸。服如小豆十丸，日三服，不知加至二十丸。

治小兒下痢，腹大且堅方。

以故衣帶多垢者，切一升，水三升，煮取一升，分三服。

又方　腹上摩衣中白魚，亦治陰腫。

治少小腹脹滿方。

燒父母指甲灰，乳頭上飲之。

又方　韭根汁和豬脂煎，細細服之。

又方　車轂中脂和輪下土如彈丸，吞之立癒。

又方　米粉、鹽等分，炒變色，腹上摩之。

小兒癖，灸兩乳下一寸各三壯。

治小兒胎寒嘎啼，腹中痛，舌上黑，青涎下，當歸丸，一名黑丸方。

當歸九銖　吳茱萸一作杏仁　蜀椒各半兩　細辛　乾薑　附

子各十八銖 狼毒九銖 豉七合 巴豆十枚。

上九味，搗七種下篩，稱藥末令足，研巴豆如膏，稍稍納末，搗令相得，蜜和，桑杯盛，蒸五升米飯下，出搗一千杵。一月兒服如黍米一丸，日一夜二，不知稍加，以知為度。亦治水癖。

馬齒礬丸 治小兒胎寒嗯啼，驚癎腹脹，不嗜食，大便青黃，並大人虛冷內冷，或有實不可吐下方。

馬齒礬一斤，燒半日，以棗膏和。大人服如梧子二丸，日三，小兒以意減之，以腹內溫為度，有實實去，神妙。

治小兒忽患腹痛，夭矯汗出，名曰胎寒方。

煮梨葉濃汁七合，可三四度飲之。

治小兒暴腹滿欲死，半夏丸方。

半夏隨多少，微火炮之，搗末。酒和服如粟米粒大五丸，日三，立癒。

治小兒霍亂吐痢方。

人參一兩 厚朴 甘草各半兩 白朮十八銖。

上四味，㕮咀，以水一升二合，煮取半升。六十日兒服一合，百日分三服，期歲分二服，中間隔乳服之。乳母忌生冷、油膩等。一方加乾薑一分，或加生薑三分。

治毒氣吐下，腹脹，逆害乳哺，藿香湯方。

藿香一兩 生薑三兩 青竹茹 甘草各半兩。

上四味，㕮咀，以水二升，煮取八合。每服一合，日三。有熱加升麻半兩。

治孩子霍亂，已用立驗方。

人參 蘆籜各半兩 扁豆藤二兩 倉米一撮。

上四味，㕮咀，以水二升，煮取八合，分溫服。

又方 人參一兩 木瓜一枚 倉米一撮。

上三味，㕮咀，以水煮，分服，以意量之，立效。

治小兒霍亂方。

研尿滓，乳上服之。

又方　牛涎灌口中一合。

治少小吐痢方。

亂髮半兩，燒　鹿角六銖。

上二味，末之，米汁服一刀圭，日三服。

又方　熱牛屎含之。一作牛膝。

又方　燒特豬屎，水解取汁，少少服之。

癰疽瘰癧第八

論一首　方七十二首　灸法一首

漏蘆湯　治小兒熱毒癰疽，赤白諸丹毒，瘡癤方。

漏蘆　連翹《肘後》用白薇　白薟　芒硝《肘後》用芍藥　甘草各六銖　大黃一兩　升麻　枳實　麻黃　黃芩各九銖。

上十味，㕮咀，以水一升半，煎取五合。兒生一日至七日，取一合分三服；八日至十五日，取一合半分三服；十六日至二十日，取二合分三服；二十日至三十日，取三合分三服；三十日至四十日，取五合分三服。《肘後》治大人，各用二兩，大黃三兩，以水一斗，煮取三升，分三服，其丹毒須針鑱去血。《經心錄》無連翹，有知母、芍藥、犀角各等分。

五香連翹湯　治小兒風熱毒腫，腫色白，或有惡核瘰癧，附骨癰疽，節解不舉，白丹走遍身中，白疹瘙不已方。

青木香　薰陸香　雞舌香　沉香　麻黃　黃芩各六銖　大黃二兩　麝香三銖　連翹　海藻　射干　升麻　枳實各半兩　竹瀝三合。

上十四味，㕮咀，以水四升，煮藥減半，納竹瀝，煮取一升二合。兒生百日至二百日，一服三合；二百日至期歲，一服

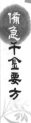

五合。一方不用麻黃。

連翹湯 治小兒無辜寒熱，強健如故，而身體頸項結核瘰癧，及心脅腹背裏有堅核不痛，名為結風氣腫方。

連翹　桑白皮　白頭翁　牡丹　防風　黃柏　桂心　香豉　獨活　秦艽各一兩　海藻半兩。

上十一味，末之，蜜丸如小豆。三歲兒飲服五丸，加至十丸，五歲以上者，以意加之。

治丹毒，大赤腫，身壯熱，百治不折方。

寒水石十六銖　石膏十三銖　藍青十二銖，冬用乾者　犀角　柴胡　杏仁各八銖　知母十銖　甘草五銖　羚羊角六銖　芍藥七銖　梔子十一銖　黃芩七銖　竹瀝一升　生葛汁四合，澄清　蜜二升。

上十五味，㕮咀，以水五升並竹瀝，煮取三升三合，去滓，納杏仁脂、葛汁、蜜，微火煎取二升。一二歲兒服二合，大者量加之。

治小兒丹腫，及風毒風疹，麻黃湯方。

麻黃一兩半　獨活　射干　甘草　桂心　青木香　石膏　黃芩各一兩。

上八味，㕮咀，以水四升，煮取一升。三歲兒分為四服，日再。

治小兒惡毒丹及風疹，麻黃湯方。

麻黃　升麻　葛根各一兩　射干　雞舌香　甘草各半兩　石膏半合。

上七味，㕮咀，以水三升，煮取一升。三歲兒分三服，日三。

治小兒數十種丹，搨湯方。

大黃　甘草　當歸　芎藭　白芷　獨活　黃芩　芍藥　升麻　沉香　清木香　木蘭皮各一兩　芒硝三兩。

上十三味，㕮咀，以水一斗一升，煮取四升，去滓，納芒

硝，以綿搵湯中，適寒溫揭之，乾則易之，取瘥止。

治小兒溺灶丹，初從兩股及臍間起，走入陰頭，皆赤方。

桑根皮切一斗，以水二斗，煮取一斗，以洗浴之。

治小兒丹毒方。

搗慎火草，絞取汁，塗之良。其丹毒方，俱在第二十二卷中。

治小兒赤游腫，若遍身，入心腹即殺人方。

搗伏龍肝為末，以雞子白和敷，乾易之。

又方 白豆末，水和敷之，勿令乾。

治小兒半身皆紅赤，漸漸長引者方。

牛膝 甘草。

上二味，㕮咀，各取五升，以水八升，煮三沸，去滓，和伏龍肝末敷之。

治小兒身赤腫起者方。

熬米粉令黑，以唾和敷之。

又方 伏龍肝 亂髮灰。

上二味，末之，以膏和敷之。

治小兒卒腹皮青黑方。

以酒和胡粉敷上。若不急治，須臾便死。

又，灸臍上下左右去臍半寸，並鳩尾骨下一寸，凡五處，各三壯。

五香枳實湯 治小兒著風熱，瘩瘤堅如麻豆粒，瘡癢搔之，皮剝汁出，或遍身頭面年年常發者方。

青木香九銖 麝香六銖 雞舌香 薰陸香 沉香各半兩 升麻 黃芩 白薇 麻黃各一兩 防風 秦艽各半兩 枳實一兩半 大黃一兩十八銖 漏蘆半兩。

上十四味，㕮咀，以水五升，煮取一升八合。兒五六歲者，一服四五合；七八歲者，一服六合；十歲至十四五者，加

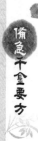

大黃半兩，足水為一斗，煮取二升半，分三服。

治小兒火灼瘡，一身盡有，如麻豆，或有膿汁，乍痛乍癢者方。

甘草　芍藥　白蘞　黃芩　黃連　黃柏　苦參各半兩。

上七味，末之，以蜜和，敷之，日二夜一。亦可作湯洗之。

治小兒瘡初起，熛漿似火瘡，名曰熛瘡，亦名爛瘡方。

桃仁熟搗，以面脂和，敷之。亦治遍身赤腫起。

又方　馬骨燒灰敷之。

治小兒熱瘡，水銀膏方。

水銀　胡粉　松脂各三兩。

上三味，以豬脂四升煎松脂，水氣盡，下二物攪令勻，不見水銀，以敷之。

治小兒上下遍身生瘡方。

芍藥　黃連　黃芩各三兩　苦參八兩　大黃二兩　蛇床子一升　黃柏五兩　拔葜一斤。

上八味，㕮咀，以水二斗，煮取一斗，以浸浴兒。

苦參湯　治小兒身上下百瘡不瘥方。

苦參八兩　地榆　黃連　王不留行　獨活　艾葉各三兩　竹葉二升。

上七味，㕮咀，以水三斗，煮取一斗，以浴兒瘡上，浴訖，敷黃連散。

治三日小兒頭面瘡起，身體大熱方。

升麻　柴胡　石膏各六銖　甘草　當歸各十二銖　大黃　黃芩各十八銖。

上七味，㕮咀，以水四升，煮取二升。分服，日三夜一，量兒大小用之。

治小兒身體、頭面悉生瘡方。

榆白皮隨多少，曝令燥，下篩，醋和塗綿以敷瘡上，蟲自出。亦可以豬脂和塗之。

枳實丸 治小病風瘙，癢痛如疥，搔之汁出，遍身痞癟如麻豆粒，年年喜發，面目虛肥，手足乾枯，毛髮細黃，及肌膚不光澤，鼻氣不利。此則少時熱盛極，體當風，風熱相薄所得也。不早治之，成大風疾方。

枳實一兩半 菊花 蛇床子 防風 白薇 浮萍 蒺藜子各一兩 天雄 麻黃 漏蘆各半兩。

上十味，末之，蜜和如大豆許。五歲兒飲服十丸，加至二十丸，日二，五歲以上者，隨意加之，兒大者可為散服。

治小兒風瘙癮疹方。

葫藘 防風 羊桃 石楠 秦椒 升麻 苦參 茵芋 芫花一云芫蔚 蒺藜 蛇床子 枳實 礬石各一兩。

上十三味，㕮咀，以漿水三斗，煮取一斗，去滓，納礬，令小沸，浴之。

又方 牛膝末，酒服方寸匕。漏瘡多年不瘥，搗末敷之。亦主骨疽、癩疾、瘰癧，絕妙。

澤蘭湯 主丹及癮疹入腹殺人方。

澤蘭 芎藭 附子 茵芋 藁本 莽草 細辛各十二銖。

上七味，㕮咀，以水三升，煮取一升半。分四服，先服此湯，然後作餘治。

治小兒手足及身腫方。

以小便溫暖漬之，良。

又方 巴豆五十枚，去心皮，以水三升，煮取一升，以綿納湯中，拭病上，隨手消。並治癮疹。

論曰：小兒頭生小瘡，浸淫疽癢，黃膏出，不生痂，連年不瘥者，亦名妬頭瘡。以赤龍皮湯及天麻湯洗之，內服漏蘆湯，外宜敷飛膏散，及黃連胡粉、水銀膏散。方在第二十三

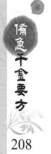

卷。

治小兒一切頭瘡，久即疸瘡不生痂，藜蘆膏方。

藜蘆　黃連　雄黃　黃芩　松脂各三兩　豬脂半斤　礬石五兩。

上七味，末之，煎令調和，先以赤龍皮天麻湯洗訖，敷之。赤龍皮，槲木皮是也。

治小兒頭瘡經年不瘥方。

松脂　苦參　黃連各一兩半　大黃　胡粉各一兩　黃芩　水銀各一兩六銖　礬石半兩　蛇床子十八銖。

上九味，末之，以臘月豬脂和，研水銀不見，敷之。

又方　取屋塵末和油瓶下滓，以皂莢湯洗，敷之。

又方　取大蟲脂敷之。亦治白禿。

又方　髮中生瘡頂白者，皆以熊白敷之。

治小兒頭瘡方。

胡粉一兩　黃連三兩。

上二味，末之，洗瘡去痂，拭乾，敷之即瘥。更髮，如前敷之。

又方　胡粉　連翹各一兩　水銀半兩。

上三味，以水煎連翹，納胡粉、水銀和調，敷之。

又方　胡粉　白松脂各二兩　水銀一兩　豬脂四兩

上四味合煎，去滓，納水銀粉，調敷之。大人患同。

治小兒頭瘡，苦參洗湯方。

苦參　黃芩　黃連　黃柏　甘草　大黃　芎藭各一兩　蒺藜子三合。

上八味，㕮咀，以水六升，煮取三升，漬布搨瘡上，日數過。

治小兒頭上惡毒腫痤癤諸瘡方。

男子屎尖燒灰，和臘月豬脂，先以醋泔清淨洗，拭乾，敷

之。

治小兒禿頭瘡方。

取雄雞屎，陳醬汁，苦酒和，以洗瘡了，敷之。

又方　芫花，臘月豬脂和如泥，洗去痂，敷之，日一度。

治小兒頭禿瘡方。

葶藶子細末，先洗，敷之。

又方　不中水蕪菁葉燒作灰，和豬脂敷之。

治小兒頭禿瘡，無髮苦癢方。

野葛末　豬脂　羊脂各一兩。

上三味，合煎令消，待冷，以敷之，不過三上。

治少兒頭不生髮，一物楸葉方。

楸葉搗取汁，敷頭上，立生。

治小兒頭不生髮方。

燒鯽魚灰末，以醬汁和，敷之。

治小兒瘻瘡方。

家中石灰敷之，厚著之良。

又方　燒桑根灰敷之，並燒烏羊角作灰，相和敷之。

治小兒疽瘻方。

丹砂二十銖　雄黃二十四銖　礬石十八銖，馬齒者　雌黃二十四銖　大黃三十銖　黃連三十六銖　莽草十八銖　藺茹二十四銖，漆頭者。

上八味，㕮咀，以豬脂一升三合，微火煎三上三下，膏成，去滓，下諸石末攪凝，敷之。

治小兒惡瘡方。

熬豉令黃，末之，敷瘡上，不過三敷癒。

治小兒疽極，月初即生，常黃水出方。

醋和油煎令如粥，及熱敷之，二日一易。欲重敷，則以皂莢湯洗瘡，乃敷之。

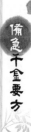

治小兒月蝕瘡，隨月生死方。

以胡粉和酥敷之，五日瘥。

治月蝕，九竅皆有瘡方。

燒蚯蚓屎末，和豬膏敷之。

又方 水和粉敷之。

治小兒浸淫瘡方。

灶中黃土　髮灰。

上二味，各等分，末之，以豬脂和敷之。

治小兒黃爛瘡方。

四交道中土　灶下土。

上二味，各等分，末之以敷。亦治夜啼。

又方 燒艾灰敷之。

又方 燒牛屎敷之。亦滅瘢。

治小兒疥方。

燒竹葉為灰，雞子白和敷之，日三。亦治疽瘡。

又方 燒亂髮灰，和臘月豬脂，敷之。

又方 以臭酥和胡粉敷之。

治小兒頭面瘡疥方。

麻子五升，末之，以水和，絞取汁，與蜜和，敷之。若有白犬膽敷之，大佳。

治小兒濕癬方。

枸杞根搗作末，和臘月豬膏，敷之。

又方 桃青皮搗末，和醋敷之，日二。

又方 揩破，以牛鼻上津敷之。

又方 煎馬尿洗之。

又方 燒狗屎灰，和豬脂塗之。

治小兒身上生赤疵方。

取馬尿洗之，日四五度。

治小兒身上有赤黑疵方。

針父腳中，取血貼疵上，即消。

又方 取狗熱屎敷之，皮自捲落。

治小兒疣目方。

以針及小刀子決目四面，令似血出，取患瘡人瘡中汁、黃膿敷之，莫近水三日，即膿潰根動自脫落。

小兒雜病第九

方一百二十一首 灸法十三首

治小兒臍中生瘡方。

桑汁敷乳上，使兒飲之。

又方 飲殺羊乳及血。

治小兒風臍，遂作惡瘡，歷年不瘥方。

取東壁上土敷之，大佳。若汁不止，燒蒼耳子粉之。

又方 乾蟢蠐蟲末粉之，不過三四度瘥。

治小兒臍不合方。

大車轄脂燒灰，日一敷之。

又方 燒蜂房灰末，敷之。

治小兒臍中生瘡方。

燒甑帶灰，和膏敷之。

治小兒臍赤腫方。

杏仁半兩 豬頰車髓十八銖。

上二味，先研杏仁如脂，和髓敷臍中腫上。

治小兒臍汁出不止，兼赤腫，白石脂散方。

以白石脂細研，熬令微暖，以粉臍瘡，日三四度。

治小兒鵝口不能飲乳方。

鵝屎汁瀝兒口中。

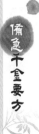

又方　黍米汁塗之。

又方　取小兒父母亂髮，淨洗，纏桃枝蘸取井花水，東向向日以髮拭口中，得口中自乳以置水中，七過瀝洗，三朝作之。

治小兒心熱，口為生瘡，重舌鵝口方。

柘根銼五升，無根弓材亦佳，以水五升，煮取二升，去滓更煎，取五合，細細敷之，數數為之良。

治口瘡白漫漫方。

取桑葉汁，先以父髮拭口，以桑汁塗之。

治重舌舌腫，不能收唾方。

鹿角末如大豆許，安舌下，日三四度。亦治小兒不能乳。

又方　取蛇蛻燒末，以雞毛蘸醇醋展藥，掠舌下癒。

治小兒重舌方。

田中蜂房燒灰，酒和，塗喉下癒。

又方　衣魚塗舌上。

又方　灶下黃土末，苦酒和塗舌上。

又方　三家屠肉，切令如指大，摩舌上，兒立能啼。

又方　赤小豆末，醋和塗舌上。

又方　燒簸箕灰，敷舌上。

又方　黃柏以竹瀝漬，取細細點舌上，良。

重舌，灸行間隨年壯，穴在足大趾歧中。

又，灸兩足外踝上三壯。

治小兒舌上瘡方。

蜂房燒灰、屋間塵各等分，和勻敷之。

又方　桑白汁塗乳，與兒飲之。

又方　羊蹄骨中生髓，和胡粉敷之。

治舌腫強滿方。

滿口含糖醋良。

又方　飲殺羊乳即瘥。

治小兒口瘡不得吮乳方。

大青十八銖　黃連十二銖。

上二味，㕮咀，以水三升，煮取一升二合。一服一合，日再夜一。

又方　臘月豬脂一斤　蜜二升　甘草如指大三寸。

上三味，合煎相得，含如棗大，稍稍咽之，日三。

又方　礬石如雞子大，置醋中，塗兒足下二七遍瘥。

治小兒燕口，兩吻生瘡方。

燒髮灰和豬脂敷之。

治小兒口下黃肌瘡方。

取殺羊髭燒作灰，和臘月豬脂敷之。角亦可用。

治口旁惡瘡方。

亂髮灰　故絮灰　黃連　乾薑。

上四味，等分，為散，以粉瘡上，不過三遍。

治口噤，赤者心噤，白者肺噤方。

雞屎白棗大，綿裹，以水一合，煮二沸，分再服。

治小兒口噤方。

鹿角粉　大豆末。

上二味，等分，和乳塗乳上，飲兒。

又方　驢乳　豬乳各一升。

上二味，合煎，得一升五合，服如杏仁許，三四服瘥。

雀屎丸　主小兒卒中風，口噤，不下一物方。

雀屎如麻子，丸之，飲下即癒，大良。雞屎白亦佳。

治小兒口中涎出方。

以白羊屎納口中。

又方　以東行牛口中沫，塗口中及頤上。

又方　桑白汁塗之瘥。

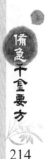

治小兒卒毒腫著喉頸，壯熱妨乳方。

升麻　射干　大黃各一兩。

上三味，㕮咀，以水一升五合，煮取八合。一歲兒分五服，以滓薄腫上，冷更暖以薄，大兒以意加之。

升麻湯　治小兒喉痛，若毒氣盛，便咽塞，並主大人咽喉不利方。

升麻　生薑　射干各二兩　橘皮一兩。

上四味，㕮咀，以水六升，煮取二升，去滓，分三服。

治小兒喉痺腫方。

魚膽二七枚，以和灶底土塗之，瘥止。

治小兒喉痺方。

桂心　杏仁各半兩。

上二味，末之，以綿裹如棗大，含咽汁。

治小兒解顱方。

熬蛇蛻皮，末之，和豬頰車中髓，敷頂上，日三四度。

又方　豬牙頰車髓敷囟上，瘥。

治小兒腦長，解顱不合，羸瘦色黃，至四五歲不能行，半夏熨方。

半夏　生薑　芎藭各一升　細辛三兩　桂心一尺　烏頭十枚。

上六味，㕮咀，以醇苦酒五升，漬之晬時，煮三服，絞去滓。以綿一片浸藥中，適寒溫以熨囟上，冷更溫之，復熨如前，朝暮各三四熨乃止，二十日癒。

治小兒解顱，生蟹足敷方。

生蟹足　白蘞各半兩。

上二味，搗末，以乳汁和，敷顱上，立癒。

治小兒解顱，三物細辛敷方。

細辛　桂心各半兩　乾薑十八銖。

上末之，以乳汁和，敷顱上，乾復敷之，兒面赤即瘥。

治小兒囟開不合方。

防風一兩半　柏子　白及各一兩。

上三味，末之，以乳和敷囟上，十日知，二十日瘥，日一。

又方　取豬牙車骨煎取髓，敷囟上瘥。

小兒囟陷，灸臍上下各半寸，及鳩尾骨端，又足太陰各一壯。

治小兒狐疝，傷損生㿗方。

桂心十八銖　地膚子二兩半　白朮一兩十八銖。

上三味，末之，以蜜和丸。白酒服如小豆七丸，日三。亦治大人。

又方　芍藥　茯苓各十八銖　防葵一作防風　大黃各半兩　半夏　桂心　蜀椒各六銖。

上七味，末之，蜜和。服如大豆一丸，日五服，可加至三丸。

五等丸　治小兒陰偏大，又卵核堅㿗方。

黃柏　香豉　牡丹　防風　桂心各二兩。

上五味，末之，蜜丸如大豆。兒三歲飲服五丸，加至十丸，兒小以意酌量，著乳頭上服之。

治小兒卵腫方。

取雞翅六莖，燒作灰服之，隨卵左右取翮。《古今錄驗》云：治陰大如斗。

治小兒㿗方。

蜥蜴一枚，燒末，酒服之。

治小兒氣㿗方。

土瓜根　芍藥　當歸。

上三味，各一兩，㕮咀，以水二升，煎取一升，服五合，

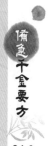

日二。

又方　三月上除日，取白頭翁根搗之，隨偏處敷之，一宿作瘡，二十日瘉。

氣癩，灸足厥陰、大敦，左灸右，右灸左，各一壯。

治小兒陰瘡方。

以人屎灰敷之，又狗屎灰敷之，又狗骨灰敷之，又馬骨末敷之。

治小兒歧股間連陰囊生瘡，汁出，先癢後痛，十日五日自瘥，一月或半月復發，連年不瘥者方。

灸瘡，搔去痂，帛拭令乾，以蜜敷，更溲面作燒餅，熟即以錫塗餅熨之，冷即止，再度瘥。

治小兒陰腫方。

狐莖炙，搗末，酒服之。

又方　搗蕪菁薄上。

又方　豬屎五升，水煮沸，布裹安腫上。

又方　搗垣衣敷之。又以衣中白魚敷之。

又方　斫桑木白汁塗之。

治小兒陰瘡方。

取狼牙濃煮汁洗之。

又方　黃連、胡粉等分，以香脂油和，敷之。

治小兒核腫，壯熱有實方。

甘遂　青木香　石膏各十八銖　麝香三銖　大黃　前胡各一兩　黃芩半兩　甘草十八銖。

上八味，㕮咀，以水七升，煮取一升九合。每服三合，日四夜二。

小兒陰腫，灸大敦七壯。

鱉頭丸　治小兒積冷久下，瘥後餘脫肛不瘥，腹中冷，肛中疼痛，不得入者方。

死鱉頭二枚，炙令焦　小蝟皮一枚，炙令焦　磁石四兩　桂心三兩。

上四味，末之，蜜丸如大豆。兒三歲至五歲，服五丸至十丸，日三，兒大以意加之。

小兒脫肛，灸頂上旋毛中三壯，即入。

又，灸尾翠骨三壯。

又，灸臍中隨年壯。

治小兒疳濕瘡方。

鐵衣著下部中，即瘥。

治小兒久痢膿濕䘌方。

艾葉五升，以水一斗，煮取一升半，分為三服。

治小兒疳瘡方。

以豬脂和胡粉敷之，五六度。

又方　嚼麻子敷之，日六七度。

又方　羊膽二枚，和醬汁於下部灌之。豬脂亦佳。

治濕瘡方。

濃煎地榆汁洗浴，每日二度。

除熱結腸丸　斷小兒熱，下黃赤汁沫，及魚腦雜血，肛中瘡爛，坐䘌生蟲方。

黃連　柏皮　苦參　鬼臼　獨活　橘皮　芍藥　阿膠各半兩。

上八味，末之，以藍汁及蜜丸如小豆，日服三丸至十丸。冬無藍汁，可用藍子一合，春蜜和丸。

小兒疳濕瘡，灸第十五椎夾脊兩旁七壯，未瘥，加七壯。

治小兒蛔蟲方。

楝木削上蒼皮，以水煮取汁飲之，量大小多少，為此有小毒。

治小兒羸瘦有蛔蟲方。

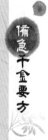

218

藋蘆二兩，以水一升、米二合煮，取米熟去滓，與服之。

又方 萹蓄三兩，水一升，煮取四合，分服之，搗汁服亦佳。

又方 東引吳茱萸根白皮四兩　桃白皮三兩。

上二味，㕮咀，以酒一升二合，漬之一宿，漸與服，取瘥。

又方 取豬膏服之。一云治蟯蟲。

又方 搗槐子納下部中，瘥為度。一云治蟯蟲。

又方 楝實一枚納孔中。一方云治蟯蟲。

治寸白蟲方。

東行石榴根一把，水一升，煮取三合，分服。

又方 桃葉搗絞取汁服之。

治小兒三蟲方。

雷丸　芎藭。

上二味，各等分，為末。服一錢匕，日二。

治大便竟出血方。

鱉頭一枚，炙令黃黑，末之。以飲下五分匕，多少量兒大小，日三服。

又方 燒車軛一枚令赤，納一升水中，分二服。

又方 燒甑帶末敷乳頭上，令兒飲之。

治小兒尿血方。

燒鵲巢灰，井花水服之。亦治夜尿床。

又方 尿血，灸第七椎兩旁各五寸，隨年壯。

治小兒遺尿方。

瞿麥　龍膽　皂莢　桂心各半兩　雞腸草一兩　車前子一兩六銖　石韋半兩　人參一兩。

上八味，末之，蜜丸。每食後服如小豆大五丸，日三，加至六七丸。

又方 小豆葉搗汁服。

又方 燒雞腸末之，漿水服方寸匕，日三。一云面北斗服。

遺尿，灸臍下一寸半，隨年壯。

又，灸大敦三壯。亦治尿血。

地膚子湯 治小兒熱毒入膀胱中，忽患小便不通，欲小便則澀痛不出，出少如血，須臾復出方。

地膚子 瞿麥 知母 黃芩 枳實 升麻 葵子 豬苓各六銖 海藻 橘皮 通草各三銖 大黃十八銖。

上十二味，㕮咀，以水三升，煮取一升。一日至七日兒，一合為三服；八日至十五日兒，一合半為三服；十六日至二十日兒，二合為三服；四十日兒以此準；五十日以上、七歲以下，以意加藥益水。

治小兒淋方。

車前子一升，水二升，煮取一升，分服。

又方 煮冬葵子汁服之。

又方 取蜂房、亂髮燒灰，以水服一錢匕，日再。

治小兒小便不通方。

車前草切，一升 小麥一。升

上二味，以水二升，煮取一升二合，去滓，煮粥服，日三四。

又方 冬葵子一升，以水二升，煮取一升，分服，入滑石末六銖。

治小兒吐血方。

燒蛇蛻皮末，以乳服之，並治重舌。

又方 取油三分、酒一分和之，分再服。

治小兒鼻塞生息肉方。

通草 細辛各一兩。

上二味，搗末，取藥如豆，著綿纏頭，納鼻中，日二。

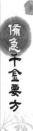

治小兒鼻塞不通，濁涕出方。

杏仁半兩　蜀椒　附子　細辛各六銖。

上四味，㕮咀，以醋五合，漬藥一宿，明旦以豬脂五合煎，令附子色黃，膏成，去滓，待冷以塗絮導鼻孔中，日再，兼摩頂上。

治小兒聹耳方。

末石硫黃，以粉耳中，日一夜一。

治小兒耳瘡方。

燒馬骨灰敷之。

又方　燒雞屎白，筒中吹之。

治小兒齒落，久不生方。

以牛屎中大豆二七枚，小開豆頭以注齒根處，數度即生。

又方　取雄鼠屎三七枚，以一屎拭一齒根處，盡此止，二十一日即生。雄鼠屎頭尖。

治小兒四五歲不語方。

末赤小豆，酒和敷舌下。

又，灸足兩踝各三壯。

治小兒數歲不行方。

取葬家未開戶，盜食來以哺之，日三，便起行。

治小兒不能乳方。

雀屎四枚，末之，著乳頭飲兒，兒大十枚。

治小兒落床墮地，如有瘀血腹中，陰陽寒熱，不肯乳哺，但啼哭叫喚，蒲黃湯方。

蒲黃　大黃　黃芩各十銖　甘草八銖　麥門冬十銖　芒硝七銖　黃連十二銖。

上七味，㕮咀，以水二升，煮取一升，去滓，納芒硝。分三服，消息視兒，羸瘦半之，大小便血即瘥。忌冷食。

治小兒食不知饑飽方。

鼠屎二七枚，燒為末服之。

治小兒食土方。

取肉一斤，繩繫曳地行數里，勿洗，火炙與吃之。

治小兒噦方。

生薑汁　牛乳各五合。

上二味，煎取五合，分為二服。

又方　取牛乳一升，煎取五合，分五服。

治小兒疰方。

灶中灰、鹽等分，相和，熬熨之。

治小兒誤吞針方。

取磁石如棗核大，吞之及含之，其針立出。

治小兒誤吞鐵等物方。

艾蒿一把，銼，以水五升，煮取一升半，服之即下。

治小兒蠷𧎬咬，繞腹匝即死方。

搗蒺藜葉敷之。無葉，子亦可。

又方　取燕窠中土，豬脂和敷之，乾即易之。

《備急千金要方》卷第五

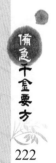

《備急千金要方》
卷第六 七竅病

目病第一論一首　證三條
方七十一首　咒法二首　灸法二十八首

論曰：凡人年四十五以後，漸覺眼暗，至六十以後，還漸自明。治之法，五十以前可服瀉肝湯，五十以後不可瀉肝。目中有疾，可敷石膽散藥等，無病不可輒敷散，但補肝而已。自有肝中有風熱，令人眼昏暗者，當灸肝俞及服除風湯、丸、散數十劑，當癒。

生食五辛接熱飲食、熱餐麵食、飲酒不已、房室無節、極目遠視、數看日月、夜視星火、夜讀細書、月下看書、抄寫多年、雕鏤細作、博弈不休、久處煙火、泣淚過多、刺頭出血過多。

上十六件，並是喪明之本，養性之士，宜熟慎焉。又有馳騁田獵，冒涉風霜，迎風追獸，日夜不息者，亦是傷目之媒也。恣一時之浮意，為百年之痼疾，可不慎歟！凡人少時，不自將慎，年至四十，即漸眼昏，若能依此慎護，可得白首無他。所以人年四十已去，常須瞑目，勿顧他視，非有要事，不宜輒開，此之一術，護慎之極也。其讀書、博弈等過度患目者，名曰肝勞，若欲治之，非三年閉目不視，不可得瘥，徒自瀉肝，及作諸治，終是無效。人有風疹，必多眼暗，先攻其風，其暗自瘥。

足太陽、陽明、手少陽脈動，發目病。黃帝問曰：余嘗上清零之台，中陛而顧，匍匐而前，余私異之，竊內怪之，或獨冥視，安心定氣，久而不解，被髮長跪，俯而視，復久之，又不已，卒然自止，何氣使然？

岐伯對曰：五臟六腑之精氣，皆上注於目而為之睛，睛之窠者為眼，骨之精為瞳子，筋之精為黑眼，血之精為其絡窠，氣之精為白眼，肌肉之精為約束窠契，筋骨血氣之精而與脈並為繫，上屬於腦，後出於項中。故邪中於項，因逢身之虛，其入深則隨眼系以入於腦，入於腦則轉，轉則引目系急，急則目眩以轉矣。邪中其睛，則其睛所中者不相比，則睛散，睛散則歧，故見兩物。目者，五臟六腑之精也，營衛魂魄之所營也，神氣之所生也，故神勞則魂魄散、志意亂，是故瞳子黑眼法於陰，白眼赤脈法於陽，故陰陽合揣《靈樞》作俱轉而精明矣。目者，心之使也；心者，神之舍也。故神分精亂而不專《靈樞》作轉，卒然見非常之處，精神魂魄散不相得，故曰惑。

帝曰：余疑何其然也？余每之東苑，未嘗不惑，去之則復，余惟獨為東苑勞神乎？何其異也？

岐伯曰：不然。夫心有所喜，神有所惡，卒然相感，則精亂視誤，故神惑，神移乃復，是故間者為迷，甚者為惑。

目眥外決於面者為銳眥，在內近鼻者，上為外眥，下為內眥。目赤色者，病在心；白色者，病在肺；青色者，病在肝；黃色者，病在脾；黑色者，病在腎；黃色不可名者，病在胸中。

診目痛，赤脈從上下者，太陽病；從下上者，陽明病；從外走內者，少陽病。

夫鼻洞，鼻洞者濁下不止，傳為衄蔑瞑目，故得之氣厥。足陽明有挾鼻入於面者，名曰懸顱，屬口對入係目本。視有過者取之，損有餘，益不足，反者益甚。足太陽有通項入於腦

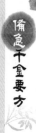

者，正屬目本，名曰眼系，頭目固痛，取之在項中兩筋間，入腦乃別陰蹻，陰陽相交，陽入陰出，陽交於銳眥。陽氣盛則瞋目，陰氣絕則眠。

神麴丸 主明目，百歲可讀注書方。

神麴四兩　磁石二兩　光明砂一兩。

上三味，末之，煉蜜為丸如梧子。飲服三丸，日三。不禁。常服益眼力，眾方不及，學者宜知，此方神驗不可言，當秘之。

補肝，治眼漠漠不明，**瓜子散**方，亦名**十子散**方。

冬瓜子　青葙子　茺蔚子　枸杞子　牡荊子　蒺藜子　菟絲子　蕪菁子　決明子　地膚子　柏子仁各二合　牡桂二兩　蕤仁一合，一本云二兩　細辛半兩，一本云一兩半　蘡薁根二兩　車前子一兩。

上十六味，治下篩。食後以酒服方寸匕，日二，神驗。

補肝丸 治眼暗方。

青葙子　桂心　葶藶子　杏仁　細辛　茺蔚子　枸杞子五味子各一兩　茯苓　黃芩　防風　地膚子　澤瀉　決明子麥門冬　蕤仁各一兩六銖　車前子　菟絲子各二合　乾地黃二兩兔肝一具。

上二十味，末之，蜜丸。飲下二十丸如梧子，日再，加至三十丸。

補肝丸 治眼暗晄晄不明，寒則淚出，肝痹所損方。

兔肝二具　柏子仁　乾地黃　茯苓　細辛　蕤仁　枸杞子各一兩六銖　防風　芎藭　薯蕷各一兩　車前子二合　五味子十八銖　甘草半兩　菟絲子一合。

上十四味，末之，蜜丸。酒服如梧子二十丸，日再服，加至四十丸。

補肝散 治目失明漠漠方。

青羊肝一具，去上膜，薄切之，以新瓦瓶子未用者，淨拭之，納肝於中，炭火上炙之，令極乾，汁盡末之　決明子半升　蓼子一合，熬令香。

上三味，合治下篩。以粥飲，食後服方寸匕，日二，稍加至三匕，不過兩劑。能一歲服之，可夜讀細書。

補肝散　治三十年失明方。

細辛　鐘乳粉煉成者　茯苓　雲母粉煉成者　遠志　五味子等分。

上六味，治下篩。以酒服五分匕，日三，加至一錢匕。

補肝蕪菁子散　常服明目方。

蕪菁子三升，淨淘，以清酒三升，煮令熟，曝乾，治下篩。以井花水和服方寸匕，稍加至三匕。無所忌，可少少作服之，令人充肥，明目洞視。水煮酒服亦可。《千金翼》同，用水煎，三易水。

又方　胡麻一斗，蒸三十遍，治下篩。每日酒服一升。

又方　服小黑豆，每日空心吞二七粒。

又方　三月三日採蔓菁花，陰乾，治下篩。空心井花水服方寸匕。久服長生明目，可夜讀細書。

補肝散　治男子五勞七傷，明目方。

地膚子一斗，陰乾，末之　生地黃十斤，搗取汁。

上二味，以地黃汁和散，曝乾，更為末。以酒服方寸匕，日二服。

又方　白瓜子七升，絹袋盛，攪沸湯中三遍，曝乾，以醋五升浸一宿，曝乾，治下篩。酒服方寸匕，日三。服之百日，夜讀細書。

治肝實熱，目眥痛如刺，梔子仁煎方。

梔子仁　蕤仁　決明子各一兩　車前葉　秦皮各一兩六銖
石膏二兩，碎如小豆大　苦竹葉二合　細辛半兩　赤蜜三合。

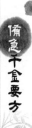

上九味，㕮咀，以井花水三升，煮取七合，去滓下蜜，更煎取四合，以綿濾之，乾器貯，密封，勿使草芥落中。以藥汁細細仰臥以敷目中。

治眼赤，漠漠不見物，息肉生，瀉肝湯方。

柴胡　芍藥　大黃各四兩　決明子　澤瀉　黃芩　杏仁各三兩　升麻　枳實　梔子仁　竹葉各二兩。

上十一味，㕮咀，水九升，煮取二升七合，分三服。熱多體壯，加大黃一兩；羸老，去大黃，加梔子仁五兩。

瀉肝湯　治眼風赤暗方。

前胡　芍藥各四兩　生地黃十兩　芒硝　黃芩　茯苓　白芷　枳實各三兩　人參　白朮　澤瀉　梔子仁各二兩　甘草　細辛各一兩　竹葉五升。

上十五味，㕮咀，以水一斗二升，先煎竹葉，取九升，去滓，下諸藥，煮取三升半，分三服。

治肝熱不止沖眼，眼眥赤，赤脈息肉痛，閉不開，熱勢彭彭不歇，及目睛黃，洗肝乾藍煎方。

乾藍　車前葉　苦竹葉各三升　細辛　秦皮　蕤仁　梔子仁　芍藥各三兩　決明子四兩　升麻二兩。

上十味，㕮咀，以水二斗，先煮乾藍、車前、竹葉，取一斗，去滓澄清，取八升，納藥，煮取三升，分三服。須利，加芒硝二兩。

治目熱眥赤，生赤脈侵睛，息肉急痛，閉不開，如芥在眼磣痛，大棗煎方。

大棗七枚，去皮核　黃連二兩，碎，綿裹　淡竹葉切，五合。

上三味，以水二升，煮竹葉，取一升，澄清取八合，納棗肉、黃連，煎取四合，去滓令淨。細細以敷目眥中。

治目中息肉方。

驢脂　石鹽末。

上二味，和合令調。注目兩眥頭，日三夜一，瘥。

又方 五加不聞水聲者根，去土取皮，搗末一升，和上酒二升，浸七日外，一日兩時服之。禁醋二七日，遍身生瘡，若不出，未得藥力，以生熟湯浴之，取毒瘡出瘥。

洗眼湯 治熱上出攻，目生障翳，目熱痛，汁出方。

秦皮 黃柏 決明子 黃連 黃芩 蕤仁各十八銖 梔子七枚 大棗五枚。

上八味，㕮咀，以水二升浸，煮取六合，澄清，仰臥洗目，日一。

治目生翳方。

貝子十枚，燒灰，治下篩。取如胡豆著翳上，日二，正仰臥，令人敷之。炊久乃拭之。息肉者，加真珠如貝子等分。

治目赤及翳方。

烏賊骨 鉛丹大小等分。

上二味，合研細，和白蜜如泥，蒸之半食久，冷著眼四眥，日一。

又方 熟羊眼睛，曝乾，治下篩，敷目兩角。

又方 白羊髓敷之。

又方 新生孩子胞衣，曝乾，燒末，敷目眥中。

又方 古錢一枚 鹽方寸匕。

上二味，合治下篩，敷目眥中。

治目風淚出，浮翳多膿爛眥方。

乾薑 礬石 蕤仁 細辛 黃連 戎鹽 決明子各六銖 銅青三銖。

上八味，㕮咀，以少許水浸一宿，明旦以好白蜜八合和之，著銅器中，綿蓋器上，著甑中，以三斗麥屑蒸之，飯熟藥成，絞去滓，以新死大雄鯉魚膽二枚和納藥中，又以大錢七枚常著藥底，兼常著銅器中。竹箸綿裹頭，以注目眥頭，晝夜三

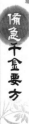

四，不避寒暑，數著，藥乾，又以魚膽和好，覆藥器頭，勿令氣歇。

治熱翳漫睛方。

以羊筋漱口，熟嚼，夜臥，開目納之，即閉目睡，去膜，明日即瘥。《千金翼》以治眼目不明。

治風翳方。

取死豬鼻燒灰，治下篩，日一，向日水服方寸匕。

治目熱生膚赤白膜方。

取雄雀屎細直者，人乳和，熟研以敷之，當漸消爛。

又方　以蛔蟲燒為末，敷之。

治人馬白膜漫睛方。

以雞翎截之，近黑睛及當白睛嘲之，膜自聚，鉤針鉤挽之，割去即見物，以綿當眼上，著血斷，三日瘥。

治目白膚風淚下，蕩風散方。《刪繁方》名真珠散。

光明朱砂半兩　貝齒五枚，炭上熟燒，為末　衣中白魚七枚
乾薑三銖。

上四味，於新瓷缽內研之，厚帛三下為散。仰臥，令人取小指爪挑少許，敷目中，取瘥為度。《千金翼》名真珠散，主目翳覆瞳睛不見物。

治目中生息肉，膚翳稍長欲滿目，閉瞳子，及生珠管方。

貝齒七枚，燒，末之　真珠等分。

上二味，合治如粉，以注翳肉上，日三度，甚良，亦治目中眯不出。

治目生珠管方。

滑石一本作冷石　手爪甲燒　龍骨貝齒　丹砂各等分。

上五味，治下篩。以新筆點取當珠管上，日三度，良。

治毒病後，目赤痛有翳方。

以青布掩目上，以冷水漬青布，數易之。

治熱病後生翳方。

豉二七枚，燒，末之，納管中，以吹目中。

治熱病後眼暗失明方。

以羊膽敷之，旦暮各一。

治風眼爛眥方。

竹葉　黃連各一兩　柏白皮一兩半。

上三味，㕮咀，以水二升，煮取五合。稍用滴目兩眥，日三四度。

治胎赤眼方。

取槐木枝如馬鞭大，長二尺，齊頭，油麻一匙，置銅缽中，旦使童子以木研之，至瞑止。夜臥時，洗目敷眥，日三，良。

治目爛赤方。

取三指撮鹽，置古文錢上，重重火燒赤，投少醋中，足淹錢。以綿沾汁，注目眥中。

治目中風冷淚出，眥赤癢，乳汁煎方。

黃連十八銖　蕤仁半兩　乾薑一兩。

上三味，㕮咀，以人乳汁一升，浸藥一宿，明旦以微火煎，取二合，綿絞去滓。取如黍米許，納目眥頭，日再。《張文仲方》三味等分。

治目中風腫痛，除熱揉眼方。

礬石三兩，燒令汁盡，以棗膏和如彈丸。揉眼上下食頃，日三止。

洗眼湯　治目赤痛方。

甘竹葉二七枚　烏梅三枚　古錢三枚。

上三味，以水二升，漬藥半日，東向灶煮二沸，三上三下，得二合，臨欲眠，注目眥。

治目卒腫方。

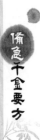

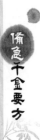備急千金要方

230

以醋漿水作鹽湯洗之，日四五度。

治目卒癢痛方。

削乾薑，令圓滑，納眥中，有汁拭卻，薑復納之，味盡易之。

五臟客熱上沖眼，內外受風，令目痛不明方。

地膚子　瓜子仁　青葙子　蒺藜子　茺蔚子　藍子　菟絲子　蕤仁《千金翼》作車前子，各二合　柏子仁一合半　決明子五合　細辛一兩六銖　桂心一兩十八銖　大黃二兩　黃連一兩半　螢火六銖。

上十五味，末之，蜜丸。每服如梧子三十丸，食後服，日三。《千金翼》無柏子仁。

治目赤痛方。

雄黃一銖　細辛　黃連　乾薑各二銖。

上四味，合治如粉，以綿裹釵股，唾濡頭注藥末，納大眥頭，急閉目，目中淚出，須臾止。勿將手近，勿將帛裹，勿洗之。

又方　雄黃　乾薑　黃連　礬石各六銖。

上四味，合治並如前方。一方加細辛六銖。

治眼赤暗方。

杏仁杏未熟時取仁，搗汁一合　古青錢三枚　青鹽一兩六銖。

上三味，合納垍器中，封頭，勿洩氣，百日後出。著目四眥頭，日二三。避風冷。

治眼暗赤冷淚方。

蕤仁　波斯鹽。

上二味，等分，治下篩，以驢生脂和。每夜敷目四角以一粟大，密室中將息一月日瘥。忌五辛。失明者，三十日敷之。

治目痛及淚出不止方。

削附子作蠶屎大，納目中臥良。

治目不明淚出方。

以烏雞膽，臨臥敷之。

治雀盲方。

地膚子五兩　決明子一升。

上二味，末之，以米飲汁和丸。食後服二十丸至三十丸，日二，盡即更合，瘥止。

治雀目術。

令雀盲人至黃昏時看雀宿處，打令驚起，雀飛乃咒曰：紫公紫公，我還汝盲，汝還我明。如此日日暝三過作之，眼即明，曾試有驗。《肘後》云：《刪繁》載支太醫法。

治肝氣虛寒，眼青䀮䀮不見物，真珠散方。

真珠一兩，研　白蜜二合　鯉魚膽一枚　鯉魚腦一枚。

上四味，和合，微火煎兩沸，綿裹納目中，當汁出，藥盡更為之。

治目䀮䀮無所見方。

青羊肝一具，細切，以水一斗，納銅器中煮，以麴餅覆上，上鑽兩孔如人眼，正以目向下薰目，不過再薰之，即瘥。《千金翼》治眼暮無所見，不用麴餅。

治眼暗方。

以銅器盛大醋三四升，煎七八日，覆器濕地，取銅青一合，以三月杏白仁一升取汁，和銅青敷之，日不過三四度，大良。

又方　古錢七枚　銅青　乾薑　石鹽　胡粉各中棗大　黃連三銖　烏頭棗核大　蕤仁一百十枚　蒴藋子棗大　細辛五銖　醋二合　清酒五合　楸葉一把，取汁。

上十三味，治下篩，合煎，取三分去一，盛瓷器中。若燥，取人乳和，敷目。慎風冷。

又方　每朝含黃柏一爪甲許，使津置掌中拭目訖，以水洗

之，至百日眼明。此法乃可終身行之，永除眼疾，神良。

又方 柴胡六銖 決明子十八銖。

上二味，治下篩，人乳汁和，敷目，可夜書，見五色。

治眼暗方。

七月七日生苦瓠中白，絞取汁一合，以醋一升，古文錢七枚浸之，微火煎之，減半。以米許大納眥中。

治眼漠漠無所見方。

蕤仁 秦皮 黃連各十八銖 螢火七枚 決明子一合。

上五味，㕮咀，以水八合，微火煎取三合。冷，以綿注洗目，日三度。

常服蕪菁子，主輕身益氣明目方。

蕪菁子一升，以水四升，煮令汁盡出，曝乾，復以水四升，煮如前法，三煮三曝，治下篩。飲服方寸匕。《千金翼》云：百日身熱瘡出，不久自瘥。

明目，令髮不落方。

十月上巳日收槐子，納新淨甕中，以盆密封口，三七日髮封，洗去皮，取子。從月一日服一枚，二日二枚，日別加，計十日服五十五枚，一月日服一百六十五枚，一年服一千九百八十枚，小月減六十枚。此藥主補腦，早服之，髮不白，好顏色，長生益壽，先病冷人勿服之。《肘後》云：扁鵲方。

又方 牛膽中漬槐子，陰乾百日，食後吞一枚，十日身輕，三十日白髮再黑，至百日通神。

治目中眯不出方。

以蠶砂一粒，吞之即出。

治稻麥芒等入目中方。

取生螃蟹，以新布覆目上，持螃蟹從布上摩之，芒出著布良。

治砂石草木入目中不出方。

以雞肝注之。

又方 以書中白魚和乳汁，注目中。

治目中眯法。

且起對門戶跪拜云：戶門狹小，不足宿客。乃便瘥。

治目為物所傷觸青黑方。

煮羊肉令熱，熨，勿令過熱。豬肝亦得。

治目痛不得睡方。

暮炙新青布熨，並蒸大豆，袋盛枕之，夜恒令熱。

目中赤痛，從內眥始，取之陰蹻。

目中痛，不能視，上星主之，先取譩譆，後取天牖、風池。

青盲，遠視不明，承光主之。

目瞑，遠視䀮䀮，目窗主之。

目䀮䀮赤痛，天柱主之。

目眩無所見，偏頭痛引目外眥而急，頷厭主之。

目遠視不明，惡風，目淚出，憎寒，頭痛目眩瞀，內眥赤痛，遠視䀮䀮無見，眥癢痛，淫膚白翳，精明主之。

青盲無所見，遠視䀮䀮，目中淫膚，白幕覆瞳子，巨髎主之。

目不明，淚出，目眩瞀，瞳子癢，遠視䀮䀮，昏夜無見，目瞤動，與項口參相引，喎僻，口不能言，刺承泣。

目痛僻戾，目不明，四白主之。

目赤，目黃，顴髎主之。

明目，水溝主之。

目痛不明，齗交主之。

目瞑，身汗出，承漿主之。

青盲䁾目，惡風寒，上關主之。

青盲，商陽主之。

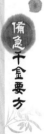

矐目䀮䀮，偏歷主之。

眼痛，下廉主之。

矐目䀮䀮，少氣，灸五里，右取左，左取右。

目中白翳，前谷主之。

目痛泣出，甚者如脫，前谷主之。

白幕覆珠子，無所見，解谿主之。

眼暗，灸大椎下，數節第十當脊中，安灸二百壯，惟多為佳，至驗。

肝勞邪氣眼赤，灸當容百壯，兩邊各爾。穴在眼小眥近後，當耳前三陽三陰之會處，以兩手按之，有上下橫脈則是，與耳門相對是也。

眼急痛，不可遠視，灸當瞳子上入髮際一寸，隨年壯，穴名當陽。

風翳，患右目，灸右手中指本節頭骨上五壯，如小麥大。左手亦如之。

風癢赤痛，灸人中近鼻柱二壯，仰臥灸之。

目卒生翳，灸大指節橫紋三壯，在左灸右，在右灸左良。

鼻病第二

論一首　方五十五首　灸法六首

治鼻塞，腦冷，清涕出方。

通草　辛夷各半兩　細辛　甘遂一作甘草　桂心　芎藭　附子各一兩。

上七味，末之，蜜丸。綿裹納鼻中，密封塞，勿令氣泄。丸如大麻子，稍加，微覺小痛，搗薑為丸即瘥，用白狗膽汁和之，更佳。

治鼻塞，常有清涕出方。

細辛　蜀椒　乾薑　芎藭　吳茱萸　附子各十八銖　桂心一
兩　皂莢屑半兩　豬膏一升。

上九味，㕮咀，以綿裹，苦酒漬一宿，取豬膏煎，以附子
色黃為度，去滓，綿裹納鼻孔中，並摩鼻上。

涕出不止，灸鼻兩孔與炷齊七壯。

治鼻塞窒，香膏方。

白芷　芎藭　通草各十八銖　當歸　細辛　莽草《小品》並
《翼》作薰草　辛夷各三十銖。

上七味，㕮咀，以苦酒漬一宿，以不中水豬肪一升，煎三
上三下，以白芷色黃膏成，去滓。綿沾如棗核大，納鼻中，日
三。《小品》加桂心十八銖。

治鼻不利，香膏方。

當歸　薰草《古今錄驗》用木香　通草　細辛　菾仁各十八銖
芎藭　白芷各半兩　羊髓四兩，豬脂亦得。

上八味，㕮咀，以微火合煎三上三下，白芷色黃膏成，去
滓。取如小豆大，納鼻中，日二，先患熱，後鼻中生赤爛瘡
者，以黃芩、梔子代當歸、細辛。

治鼻窒，氣息不通方。

小薊一把，㕮咀，以水三升，煮取一升，分二服。

又方　瓜蒂末少許，吹鼻中，亦可綿裹塞鼻中。

又方　槐葉五升　蔥白切，一升　豉一合。

上三味，以水五升，煮取三升，分溫三服。

治鼻塞多年，不聞香臭，清水出不止方。

取當道車輾過蒺藜一把，搗，以水三升，煎取熟。先仰
臥，使人滿口含，取一合汁，灌鼻中使入，不過再度，大嚏，
必出一兩個息肉，似赤蛹。一方有黃連等分同煎。

治鼻齆方。

通草　細辛　附子。

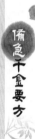

236

上三味，各等分，末之，以蜜和，綿裹少許，納鼻中。

又方 甘遂 通草 細辛 附子等分。

上四味，末之，以白雄犬膽和為丸，如棗核大，綿裹納鼻中，辛熱涕出四五升瘥。亦治息肉。

又方 炙皂莢，末之如小豆，以竹管吹鼻中。

又方 乾薑末，蜜和，塞鼻中，吹亦佳。

又方 鐵鎖磨石，取末，以豬脂和，綿裹納之，經日肉出瘥。

又方 以馬新屎汁，仰頭含滿口，灌鼻中。

又方 伏面臨床前，以新汲冷水淋玉枕上，後以瓜蒂末綿裹塞之。

治齆鼻有息肉，不聞香臭方。

瓜丁 細辛。

上二味，各等分，末之，以綿裹如豆大許，塞鼻中，須臾即通。

治鼻中息肉不通利，通草散方。

通草半兩 礬石一兩 真珠一兩。

上三味，末之。捻綿如棗核，取藥如小豆，著綿頭，納鼻中，日三易之。一方有桂心、細辛各一兩，同煎搗末和使之。

治齆鼻，鼻中息肉不得息方。

礬石六銖 藜蘆六銖 瓜蒂二七枚 附子十一銖。

上四味，各搗篩，合和。以小竹管吹藥如小豆許於鼻孔中，以綿絮塞鼻中，日再，以瘥為度。《古今錄驗》葶藶半兩。

治鼻中息肉方。

炙蝟皮末，綿裹塞之三日。

又方 細篩釜底墨，水服之三五日。

治鼻中息肉，不聞香臭方。

燒礬石末，以面脂和。綿裹著鼻中，數日息肉隨藥消落。

又方　末瓜丁如小豆許，吹入鼻中必消，如此三數度。

又方　細辛　釜底墨。

上二味，末之，水和服方寸匕。

又方　綿裹瓜蒂末，塞鼻中。

治鼻中息肉梁起，羊肺散方。

羊肺一具，乾之　白术四兩　蓯蓉　通草　乾薑　芎藭各二
兩。

上六味，末之。食後以米飲服五分匕，加至方寸匕。

又方　通草十三銖　真珠六銖　礬石　細辛各一兩。

上四味，末之。捻綿如棗核，沾散如小豆，並綿納鼻中，
日再三。

鼻中息肉，灸上星三百壯，穴在直鼻入髮際一寸。

又，灸夾上星兩旁相去三寸，各一百壯。

治鼻中生瘡方。

燒祀灶飯末，以敷鼻中。

又方　燒故馬絆末，敷鼻中。

又方　偷孝子帽以拭之。

又方　烏牛耳垢敷之。

又方　以牛鼻津敷之。

又方　搗杏仁乳敷之。亦燒核，壓取油敷之。

又方　燒牛狗骨灰，以臘月豬脂和，敷之。

治疳蟲蝕鼻生瘡方。

燒銅箸頭，以醋淬之數過，取醋敷之。又以人屎灰塗之瘥。

治鼻痛方。

常以油塗鼻內外。酥亦得。

治卒食物，從鼻中縮入腦中，介介痛不出方。

牛脂若羊脂如指頭大，納鼻中，以鼻吸取脂，須臾脂消，
則物逐脂俱出也。

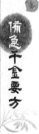

論曰：鼻頭微白者亡血，設令微赤非時者死。病人色白者，皆亡血也。凡時行衄不宜斷之，如一二升以上，恐多者可斷，即以龍骨末吹之。九竅出血者，皆用吹之。

治大便出血，及口鼻皆出血，血上胸心，氣急，此是勞熱所致方。

生地黃八兩　蒲黃一升　地骨皮五兩　黃芩　芍藥　生竹茹各三兩。

上六味，㕮咀，以水八升，煮取二升七合，分溫三服。

凡吐血、衄血、溺血，皆臟氣虛，膈氣傷，或起驚悸，治之方。

生竹皮一升　芍藥二兩　芎藭　當歸　桂心　甘草各一兩　黃芩二兩。

上七味，㕮咀，以水一斗煮竹皮，減三升，下藥，煎取二升，分三服。

治衄血方。

伏龍肝二枚，如雞子大　生地黃六兩　芎藭一兩　桂心三兩　細辛六銖　白芷　乾薑　芍藥　吳茱萸　甘草各三兩。

上十味，㕮咀，以水三升、酒七升，煮取三升，分三服。

生地黃湯　主衄方。

生地黃八兩　黃芩一兩　阿膠二兩　柏葉一把　甘草二兩。

上五味，㕮咀，以水七升，煮取三升，去滓納膠，煎取二升半，分三服。

又方　生地黃三斤，切　阿膠二兩　蒲黃六合。

上三味，以水五升，煮取三升，分三服。

治鼻出血不止方。

乾地黃　梔子　甘草等分。

上三味，治下篩。酒服方寸匕，日三。如鼻疼者，加豉一合；鼻有風熱者，以蔥涕和服如梧子五丸。

治鼻衄方。

地黃汁五合，煮取四合，空腹服之。忌酒、炙肉，且服粳米飲。

又方 飲小薊汁。

又方 以冷水淨漱口，含水，以蘆管吹二孔中，即止。

又方 取亂髮五兩，燒作灰，以管吹鼻中棗核大，不止益吹之，以血斷止。並水服方寸匕，日三，甚者夜二。已困不識人者，服亦佳。

又方 取人屎尖燒灰，水服，並吹少許鼻中止。

又方 五月五日取人屎燒作灰，冷水服五分匕。

又方 以膠貼鼻頭上至頂及髮際三寸止。

又方 新馬屎汁灌鼻中，及飲之。

又方 以濕布薄胸上。

又方 醇醋和土，塗陰囊上，乾即易之。

又方 韭根、蔥根取汁，懸頭著一棗大納鼻中，少時更著，兩三度瘥。蔥白搗汁亦得。

治鼻出血不止方。

搗楮葉汁，飲三升，大良。

又方 張弓令弦向上，病兒仰臥枕弦，放四體如常臥法。

衄時癢癢，便灸足大趾節橫理三毛中十壯，劇者百壯。衄不止，灸之，並治陰卵腫。

又，灸風府一穴四壯，不止又灸。

又，灸湧泉二穴各百壯。

口病第三

論一首　方五十九首　灸法二首

論曰：凡患口瘡及齒，禁油麵、酒、醬、酸醋、鹹膩、乾

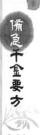

棗，瘥後仍慎之；若不久慎，尋手再發，發即難瘥。薔薇根、角蒿為口瘡之神藥，人不知之。

凡口中面上息肉轉大，以刀決潰去膿血，即癒。

治口中瘡久不瘥，入胸中並生瘡，三年以上不瘥者方。

濃煎薔薇根汁，含之，又稍稍咽之，日三夜一。冬用根，夏用莖葉。

又方 角蒿灰敷之，一宿知，二宿瘥，有汁吐之，不得咽也。

治口瘡不歇方。

牛膝　生蘘荷根各三兩　黃柏一兩。

上三味，㕮咀，以綿裹，酒三升漬一宿，微火煎一兩沸，細細含之。

治膀胱熱不已，口舌生瘡，咽腫，升麻煎方。

升麻　玄參　薔薇根白皮　射干各四兩　大青　黃柏各三兩　蜜七合。

上七味，㕮咀，以水七升，煮取一升五合，去滓，下蜜更煎兩沸，細細含咽之。

治口數生瘡，連年不瘥方。

薔薇根　黃芩　當歸　桔梗　黃耆　白蘞　鼠李根皮　大黃　芍藥　續斷　黃柏　葛根各一兩。

上十二味，末之。以酒服方寸匕，日二服，亦可漿水服之。

治胃中客熱，唇口乾燥生瘡方。

茯苓　黃芩　甘草　大黃　薔薇根各三十銖　枳實　杏仁　黃連各二兩　桂心半兩　栝樓根十八銖。

上十味，末之。食前漿水服方寸匕，日二。

治口熱生瘡方。

升麻三十銖　黃連十八銖，《古今錄驗》用黃柏。

上二味，末之。綿裹含咽汁，亦可去之。

治口瘡方。

薔薇根皮四兩　黃柏三兩　升麻三兩　生地黃五兩。

上四味，咬咀，以水七升，煮取三升，去滓含之，瘥止。含極，吐卻更含。

治口中瘡爛，痛不得食方。

杏仁二十枚　甘草一寸　黃連六銖。

上三味，末之，合和。綿裹杏仁大含之，勿咽，日三夜一。

治口中瘡，身體有熱氣痱瘰，薔薇丸方。

薔薇根　黃芩　鼠李根　當歸　葛根　白薇　石龍芮《千金翼》作黃連　黃柏　芍藥　續斷　黃耆各一兩　栝樓根二兩。

上十二味，末之，蜜和。服如梧子十丸，日三服。

治口吻瘡方。

以楸白皮及濕貼之，三四度瘥。

又方　取經年葵根，欲腐者彌佳，燒作灰，及熱敷之。

又方　以新炊飯了甑，及熱以唇口向甑唇上熨之，二七下，三兩上，瘥止。

又方　梔子　甘草各十八銖　細辛三十銖　桂心十二銖　芎藭一兩。

上五味，末之，蜜丸。食後服七丸，日再服，瘥止。

又方　芎藭　白芷　橘皮　桂心　棗肉各一兩半。

上五味，末之，以蜜和為丸。食後服十五丸，又含之，以瘥為度。此方甚驗。

治口肥瘡方。

熬灶上飯令焦，末敷之。

治燕吻瘡方。

白楊枯枝，鐵上燒，取瀝，及熱敷之。

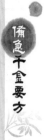

又方　以木履尾，納熸灰中，令熱，取柱兩吻各二七遍。

治口旁惡瘡方。

亂髮灰　故絮灰　黃連末　乾薑末。

上四味，等分，合和為散。以粉瘡上，不過三遍。

治口中瘡，咽喉塞不利，口燥膏方。

豬膏　白蜜各一斤　黃連一兩。

上三味，合煎，去滓，攪令相得。含如半棗，日四五夜二。

治熱病，口爛，咽喉生瘡，水漿不得入膏方。

當歸　射干　升麻各一兩　附子半兩　白蜜四兩。

上五味，㕮咀，以豬脂四兩先煎之，令成膏，下著地，勿令大熱，納諸藥，微火煎，令附子色黃藥成，絞去滓，納蜜，復上火一兩沸，令相得，置器中冷凝。取如杏仁大含之，日四五遍，輒咽之。

治失欠頰車蹉，開張不合方。

一人以手指牽其頤，以漸推之，則復入矣。推當疾出指，恐誤齧傷人指也。

治失欠頰車蹉方。

消蠟和水敷之。

失欠頰車蹉，灸背第五椎，一日二七壯。滿三日未瘥，灸氣衝二百壯，胸前喉下甲骨中是，亦名氣堂。

又，灸足內踝上三寸宛宛中，或三寸五分，百壯，三報，此三陰交穴也。

治卒口噤不開方。

以附子搗末，內管中，強開口，吹口中。

治口中熱乾，甘草丸方。

甘草　人參　半夏　生薑　烏梅肉各二兩半　棗膏二兩半。

上六味，末之，蜜丸如彈子大。旋含咽汁，日三。

治口乾方。

羊脂若豬脂雞子大，擘之，納半升醋中，漬一宿，絞取汁，含之。

治口乾，除熱下氣方。

石膏五合，碎　蜜二升。

上二味，以水三升煮石膏，取二升，納蜜，煮取二升，去滓。含如棗核大，咽汁盡，更含之。

治虛勞口乾方。

麥門冬二兩，末　大棗三十枚，肉。

上二味，以蜜一升和，令熟，五升米下蒸之，任性服。

又方　羊脂如雞子大，醇酒半升，棗七枚擘，合漬七日，取棗食之癒。

又方　酸棗一升　酸石榴子五合　葛根三兩　麥門冬四兩覆盆子三合　烏梅五合　甘草　栝樓實各二兩。

上八味，末之，以蜜丸。含如棗大，以潤為度。

五香丸　治口及身臭，令香，止煩散氣方。

豆蔻　丁香　藿香　零陵香　青木香　白芷　桂心各一兩香附子二兩　甘松香　當歸各半兩　檳榔二枚。

上十一味，末之，蜜和丸。常含一丸如大豆，咽汁，日三夜一，亦可常含咽汁。五日口香，十日體香，二七日衣被香，三七日下風人聞香，四七日洗手水落地香，五七日把他手亦香。慎五辛，下氣去臭。

治口氣臭穢，常服含香丸方。

丁香半兩　甘草三兩　細辛　桂心各一兩半　芎藭一兩。

上五味，末之，蜜和。臨臥時服二丸如彈子大。

又方　常以月旦日未出時，從東壁取步，七步回，面垣立，含水噀壁七遍，口即美香。

又方　桂心　甘草　細辛　橘皮

上四味，等分，治下篩。以酒服一錢匕，瘥止。

又方 芎藭 白芷 橘皮 桂心各四兩 棗肉八兩。

上五味，末之，次納棗肉，乾則加蜜，和丸如大豆。服十丸，食前食後常含之或吞之，七日大香。

治口中臭方。

桂心《古今錄驗》用細辛 甘草各等分。

上二味，末之。臨臥以三指撮酒服，二十日香。

又方 細辛、豆蔻，含之甚良。

又方 蜀椒 桂心各等分。

上二味，末之。酒服三指撮。

主口香，去臭方。

甘草三十銖 芎藭二十四銖 白芷十八銖。

上三味，治下篩。以酒服方寸匕，日三服，三十日口香。

又方 松根白皮 瓜子仁 大棗。

上三味，治下篩。以酒服方寸匕，日二，一百日衣被香。

又方 瓜子仁 芎藭 藁本 當歸 杜蘅各六銖 細辛半兩 防風二兩。

上七味，治下篩。食後飲服方寸匕，日三服。五日口香，十日身香，二十日肉香，三十日衣被香，五十日遠聞香。一方加白芷十八銖。

又方 橘皮二十銖 桂心十八銖 木蘭皮一兩 大棗二十枚。

上四味，治下篩。酒服方寸匕，日三，久服身香。亦可以棗肉丸之，服二十丸如梧子大，稍加至三十丸。一方有芎藭十八銖。

又方 濃煮細辛汁，含之，久乃吐之。

又方 井花水三升漱口，吐廁中良。

又方 香薷一把，水一斗，煎取三升，稍稍含之。

又方 甜瓜子作末，蜜和。每日空心洗漱訖，含一丸如棗

核大，亦敷齒。

又方　熬大豆令焦，及熱醋沃，取汁含之。

治七孔臭氣，皆令香方。

沉香五兩　藁本三兩　白瓜瓣半升　丁香五合　甘草　當歸
芎藭　麝香各二兩。

上八味，末之，蜜丸。食後服如小豆大五丸，日三。久服
令舉身皆香。

治身體臭，令香方。

白芷　甘子皮各一兩半　瓜子仁二兩　藁本　當歸　細辛
桂心各一兩。

上七味，治下篩。酒服方寸匕，日三。五日口香，三七日
身香。

又方　甘草　松根皮　甜瓜子　大棗。

上四味，各等分，治下篩。食後服方寸匕，日三。七日
知，一百日大香。

薰衣香方

雞骨煎香　零陵香　丁香　青桂皮　青木香　楓香　鬱金
香各三兩　薰陸香　甲香　蘇合香　甘松香各二兩　沉水香五兩
雀頭香　藿香　白檀香　安息香　艾納香各一兩　麝香半兩。

上十八味，末之，蜜二升半，煮肥棗四十枚，令爛熟，以
手痛搦，令爛如粥，以生布絞去滓，用和香乾濕如捼麨，搗五
百杵成丸，密封七日乃用之。以微火燒之，以盆水納籠下，以
殺火氣，不爾，必有焦氣也。

又方　沉香　煎香各五兩　雀頭香　藿香　丁香各一兩。

上五味，治下篩，納麝香末半兩，以粗羅之。臨薰衣時，
蜜和用。

又方　兜婁婆香　薰陸香　沉香　檀香　煎香　甘松香
零陵香　藿香各一兩　丁香十八銖　苜蓿香二兩　棗肉八兩。

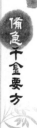

上十一味，粗下，合棗肉總搗，量加蜜，和用之。

濕香方

沉香二斤七兩九銖　甘松　檀香　雀頭香一作藿香　甲香
丁香　零陵香　雞骨煎香各三兩九銖　麝香二兩九銖　薰陸香三兩
六銖。

上十味，末之，欲用以蜜和。預和歇不中用。

又方　沉香三兩　零陵香　煎香　麝香各一兩半　甲香三銖
薰陸香　甘松香各六銖　檀香三銖　藿香　丁子香各半兩。

上十味，粗篩，蜜和，用薰衣瓶盛，埋之久窨佳。

百和香　通道俗用者方。

沉水香五兩　甲香　丁子香　雞骨香　兜婁婆香各二兩　薰
陸香　白檀香　熟捷香　炭末各二兩　零陵香　藿香　青桂皮
白漸香柴也　青木香　甘松香各一兩　雀頭香　蘇合香　安息香
　麝香　燕香各半兩。

上二十味，末之，酒漉令軟，再宿酒氣歇，以白蜜和，納
瓷器中，蠟紙封，勿令泄。冬月開取用，大佳。

裛衣香方

零陵香　藿香各四兩　甘松香　茅香各三兩　丁子香一兩
苜蓿香二兩。

上六味，各搗，加澤蘭葉四兩，粗下用之，極美。

又方　零陵香二兩　藿香　甘松香　苜蓿香　白檀香　沉
香　煎香各一兩。

上七味，合搗，加麝香半兩，粗篩，用如前法。

又方　藿香四兩　丁香七枚　甘松香　麝香　沉香各二兩
煎香一兩。

上六味，粗篩，和為乾香，以裛衣，大佳。

舌病第四方十一首

舌主心臟，熱即應舌，生瘡裂破，引脣揭赤，**升麻煎**泄熱方。

蜀升麻　射干各三兩　柏葉切，一升　大青二兩　苦竹葉切，五合　赤蜜八合　生蘆根　薔薇根白皮各五兩　生玄參汁三合　地黃汁五合。

上十味，㕮咀，以水四升，煮取一升，去滓，下玄參汁，令兩沸；次下地黃汁，兩沸；次下蜜，煎取一升七合，綿惹取汁，安舌上含，細細咽之。

舌上瘡，不得食，舌本強，頸兩邊痛，此是心虛熱所致，治之方。

柴胡　升麻　芍藥　梔子仁　通草各二兩　黃芩　大青杏仁各一兩半　生薑　石膏各四兩。

上十味，㕮咀，以水一斗九升，煮取三升半。分四服，日三夜一。滓可重煎服之。

治舌卒腫，滿口溢出如吹豬胞，氣息不得通，須臾不治殺人方。

急以指刮破舌兩邊，去汁即瘥。亦可以鈹刀決兩邊破之，以瘡膏敷之。

又方　刺舌下兩邊大脈血出，勿使刺著舌下中央脈，血出不止殺人。不瘥，血出數升，則燒鐵箆令赤，熨瘡數過，以絕血也。

又方　半夏十二枚洗熟，以醋一升，煮取八合。稍稍含嗽之，吐出。加生薑一兩佳。

治舌腫強滿口方。

滿口含糖醋少許時，熱通即止。

治舌腫起如豬胞方。

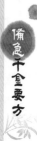

248

釜下墨末，以醋厚敷舌上下，脫去更敷，須臾即消，若先決出血汁竟敷之彌佳。凡此患，人皆不識，或錯治益困，殺人甚急，但看其舌下自有噤蟲形狀，或如螻蛄，或如臥蠶，仔細看之有頭尾，其頭少白，燒鐵釘烙頭上使熱，即自消。

治舌脹滿口不得語方。

蝨蟲三十枚　鹽一升。

上二味，以水三升，煮三沸。含之，稍稍咽之，日三。

治舌強不得語方。

礬石　桂心。

上二味，等分，末之。安舌下，立瘥。

舌上黑，有數孔，大如箸，出血如湧泉，此心臟病，治之方。

戎鹽　黃芩一作葵子　黃柏　大黃各五兩　人參　桂心甘草各二兩。

上七味，末之，蜜和。以飲服十丸如梧子，日三。亦燒鐵烙之。

治舌上出血如泉方。

燒鐵篦熟爍孔中，良。

唇病第五

甲煎法二首　方二十首　灸法二首

潤脾膏　治脾熱唇焦枯無潤方。

生地黃汁，一升　生麥門冬四兩　生天門冬切，一升　葳蕤四兩　細辛　甘草　芎藭　白朮各二兩　黃耆　升麻各三兩　豬膏三升。

上十一味，㕮咀，諸藥苦酒淹一宿，綿裹藥，臨煎下生地黃汁與豬膏，共煎取膏，鳴水氣盡，去滓，取細細含之。

甲煎唇脂　治唇裂口臭方。

先以麻搗泥，泥兩口好瓷瓶，容一斗以上，各厚半寸，曝令乾。

甘松香五兩　艾納香　苜蓿香　茅香各一兩　藿香三兩　零陵香四兩。

上六味，先以酒一升、水五升相合作湯，洗香令淨，切之，又以酒、水合一升，浸一宿，明旦內於一斗五升烏麻油中，微火煎之，三上三下，去滓，納上件一口瓶中，令少許不滿，然後取：

上色沉香三斤　雀頭香三兩　蘇合香三兩　白膠香五兩　白檀五兩　丁香一兩　麝香一兩　甲香一兩。

上八味，先酒水相和作湯，洗香令淨，各別搗碎，不用絕細，以蜜二升、酒一升和香，納上件瓷瓶中，令實滿，以綿裹瓶口，又以竹篾交橫約之，勿令香出；先掘地埋上件油瓶，令口與地平，以香瓶合覆油瓶上，令兩口相當，以麻搗泥，泥兩瓶口際，令牢密，可厚半寸許，用糠壅瓶上，厚五寸，燒之，火欲盡即加糠，三日三夜，勿令火絕，計糠十二石訖，停三日，令冷出之；別煉蠟八斤，煮數沸，納紫草十二兩，煎之數十沸，取一莖紫草向爪甲上研看，紫草骨白，出之；又以綿濾過，與前煎相和令調，乃納朱砂粉六兩，攪令相得，少冷未凝之間，傾竹筒中，紙裹筒上，麻纏之，待凝冷解之。任意用之，計此可得五十挺。

甲煎口脂　治唇白無血色及口臭方。

燒香澤法

沉香　甲香　丁香　麝香　檀香　蘇合香　薰陸香　零陵香　白膠香　藿香　甘松香　澤蘭。

上十二味，各六兩，胡麻油五升，先煎油令熟，乃下白膠、藿香、甘松、澤蘭，少時下火，綿濾納瓷瓶中，餘八種香

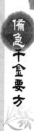

搗作末，以蜜和，勿過濕，納著一小瓷瓶中令滿，以綿幕口，竹十字絡之，以小瓶覆大瓶上，兩口相合，密泥泥之，乃掘地埋油瓶，令口與地平，乃聚乾牛糞燒之七日七夜，不須急，滿十二日燒之彌佳，待冷出之即成，其瓶並須熟泥勻，厚一寸，曝乾，乃可用。一方用糠火燒之。

煉蠟合甲煎法

蠟二兩　紫草二兩。

上先煉蠟令消，乃納紫草煮之，少時候看，以紫草於指甲上研之，紫草心白即出之，下蠟，勿令凝，即傾弱一合甲煎於蠟中，均攪之訖，灌筒中，則勿觸動之，冷凝乃取之，便成好口脂也。敷口面，日三。

治緊唇方。

纏白布作大燈炷如指，安斧刃上，燃炷令刃汗出，拭取敷唇上，日二三度。故青布亦佳，並治沈唇。

又方　青布灰，以酒服之，亦可脂和塗。

又方　以蛇皮拭之，燒為灰敷之。

又方　水服蠐螬灰良。

又方　自死螻蛄灰敷之。

又方　以火炙蠟，貼唇上瘥。

又方　炙松脂，貼唇上瘥。

緊唇，灸虎口，男左女右。

又，灸承漿三壯。

治沈唇方。

以乾蠐螬燒末，和豬脂，臨臥敷之。

又方　燒鱉甲及頭，令煙盡，末敷之，日三。

治唇生瘡方。

以頭垢敷之，日三。

又方　以胡粉敷之。

治唇邊生瘡，連年不瘥方。

以八月藍葉十斤，絞取汁，洗，不過三日瘥。

治唇生核方。

豬屎平量一升，以水投絞取汁，溫服之。

治唇舌忽生瘡方。

燒雞屎白，末，以布裹著病上，含之。

治唇黑腫，痛癢不可忍方。

取大錢四文於石上，以臘月豬脂磨，取汁塗之。

又方 以竹弓彈之，出其惡血瘥。

又方 燒亂髮及蜂房、六畜毛作灰，豬脂和敷之。亦治沈唇。

治冬月唇乾坼血出方。

搗桃仁，以豬脂和，敷之。

治遠行唇口面皴裂方。

熟煎豬脂，將行夜，常敷面臥，行萬里，野宿不損。

齒病第六

論一首　方三十八首　灸法二首

論曰：凡齒齗宣露，多是疳䘌及月蝕，以角蒿灰夜敷齗間，使滿，勿食油，不過二三夜瘥。食油及乾棗即發，所以患齒者，忌油、乾棗及桂心。每旦以一捻鹽納口中，以暖水含，揩齒及叩齒百遍，為之不絕，不過五日口齒即牢密。凡人齒齗不以食果菜者，皆由齒根露也，為此鹽湯揩齒、叩齒法，無不癒也，神良。凡人好患齒病，多由月蝕夜食飲之所致也，識者深宜慎之，所以日月蝕未平時，特忌飲食，小兒亦然。

治齲齒及蟲痛方。

白附子　知母　細辛各六銖　芎藭　高良薑各十二銖。

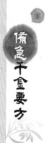

上五味，末之。以綿裹少許著齒上，有汁吐出，一日兩度含之。亦治口氣。

又方 切白馬懸蹄如米許，以綿裹著痛處孔中，不過三度。

治䘌齒、蟲齒，積年不瘥，從少至老方。

雀麥草，一名杜姥草，似牛毛草，以苦瓠葉四十枚，淨洗，露一宿，平旦取草屈長二寸，廣一寸，厚五分，以瓠葉裹縛之，作五六十裹子，取三年釀醋浸之，至日中取兩裹納火中，炮令極熱，納口中齒外邊熨之，冷則易之。取銅器以水納中，解裹於水中洗之，得蟲長三分，老者黃赤色，小者白色，多者得三四十枚，少者得一二十枚。

治蟲齒方。

莨菪子三合，如無，蔥子、韭子並得，以青錢七文，燒令赤，取小口罌子，令可口含得者，將錢納罌子中，取一撮許莨菪子安錢上，令炮炰聲，仍與半合許水淋，令氣上從罌出，將口含罌口，令氣莫出，用薰齒，冷復更作，取三合藥盡為劑，非止蟲齒得瘥，或風齒、齵齒、齒中病悉主之，口中多津即吐之。

又方 白楊葉切一升，水三升，煮取一升，含之。

又方 大醋一升，煮枸杞根白皮一升，取半升含之，蟲立出。

又方 取桃仁少許，以釵頭穿向燈上燒之，煙出，經少時吹滅，即納入口，安蟲齒上咬之，不過五六度。一方作胡桃仁。

治疳蟲蝕齒根方。

地龍置石上，著一撮鹽，須臾化為水，以面展取，卻待凝厚，取以納病上。又以皂莢去皮塗上，蟲即出。

又方 純麻子燭燼研，以井花水塗之。

又方 黑羖羊脂、莨菪子各等分，先燒鐵鋤斧銎令赤，納

其中，煙出，以布單覆頭，令煙氣入口薰之。

治齒齦腫痛，及蟲痛方。

黃芩　甘草　桂心　當歸　細辛　蛇床子各一兩。

上六味，㕮咀，以醋漿水七升，煮取三升，去滓含之，日三夜二。

治齒有孔，不得食，面腫方。

莽草十葉　豬椒附根皮長四寸者，七枚。

上二味，㕮咀，以漿水二升，煮取一升，滿口含，倦即吐卻，日二三度。

治齒根腫方。

松葉一把，切　鹽一合。

上二味，以酒三升，煮取一升含之。

治齒根動，欲脫落方。

生地黃綿裹著齒上，咋之。又㕮咀，以汁漬齒根，日四五著之，並咽汁，十日大佳。

治齒根動痛方。

生地黃　獨活各三兩。

上二味，㕮咀，以酒一升漬一宿，以含之。

治齒齦間津液血出不止方。

生竹茹二兩，醋煮含之。

又方　細辛二兩　甘草一兩。

上二味，㕮咀，以醋二升，煎取一升，日夜旋含之。

又方　礬石一兩，燒水三升，煮取一升，先拭血，乃含之。已後不用，朽人牙根，齒落，不用之可也。

治齒間血出方。

以苦竹葉濃煮之，與鹽少許，寒溫得所，含之，冷吐。

又方　溫童子小便半升，取三合含之，其血即止。

治齒出血不止方。

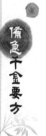

刮生竹皮二兩，苦酒浸之，令其人解衣坐，使人含噀其背上三過，仍取竹茹濃煮汁，勿與鹽，適寒溫含漱之，竟日為度。

治酒醉，牙齒湧血出方。

當歸二兩　桂心　細辛　甘草各一兩　礬石六銖。

上五味，㕮咀，以漿水五升，煮取二升。含之，日五六夜三。

又方　燒釘令赤，注血孔中止。

治頭面風，口齒疼痛不可忍方。

蜀椒二合　莽草十葉　雀李根　獨活各二兩　細辛　芎藭　防風各一兩。

上七味，㕮咀，以酒二升半，煮三五沸，去滓。含之，冷吐，更含之，勿咽汁。張文仲有白朮二兩。

又方　雞屎白燒灰，以綿裹置齒痛上，咬咋之。

又方　雞屎白以醋漬煮，稍稍含之。

又方　煮枸杞汁含之。

又方　生地黃一節　蒜一瓣。

上二味，熟搗，綿裹著痛上，咬之，勿咽汁，汁出吐之，日日為之，瘥止。

又方　含驢尿，須臾止。

風齒疼痛，灸外踝上高骨前交脈，三壯。

又，以線量手中指至掌後橫紋，折為四分，量橫紋後當臂中，灸二壯癒，隨左右。

含漱湯　治齒痛方。

獨活三兩　黃芩　芎藭　細辛　蓽茇各二兩　當歸三兩　丁香一兩。

上七味，㕮咀，以水五升，煮取二升半，去滓。含漱之，須臾悶乃吐，更含之。《古今錄驗》同，有甘草二兩。

又方 含白馬尿，隨左右含之，不過三五口。

治齒痛，漱湯方。

腐棘刺二百枚，以水二升，煮取一升。旋旋含之，日四五度，以瘥止。

又方 芎藭　細辛　防風　礬石　附子　藜蘆　莽草。

上七味，各等分，作末，綿裹如彈丸大，酒浸，安所患處，含之勿咽，日三，刺破極佳。

又方 蚯蚓糞，水和作稠泥團，以火燒之，令極赤如粉，以臘月豬膏和。敷齒齦上，日三兩度，永瘥。

又方 取自死蚯蚓乾者，搗末，著痛處，即止。

治齒齗痛，不可食生果方。

生地黃　桂心。

上二味，合嚼之，令味相得，咽之。

又方 馬齒一把，嚼之，即瘥。

治牙癰塞，口噤不開方。

附子大者一枚　黃連十八銖　礬石一兩。

上三味，末之，納管中。強開口，吹之入喉間，細細吹之。

喉病第七

證一條　方五十首　針灸法二首

凡卒喉痹不得語，服小續命湯，加杏仁一兩。方出第八卷中。

喉嚨者，脾胃之候。若臟熱，喉則腫塞，神氣不通，烏翣膏主之方。

生烏翣十兩　升麻三兩　羚羊角二兩　薔薇根切，一升　艾葉六銖，生者尤佳　芍藥二兩　通草二兩　生地黃切，五合　豬脂二

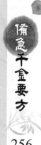

斤。

上九味，㕮咀，綿裹，苦酒一升，淹浸一宿，納豬脂中，微火煎，取苦酒盡，膏不鳴為度，去滓。薄綿裹膏似大杏仁，納喉中，細細吞之。

治喉腫痛，風毒沖心胸方。

豉一升半　犀角　射干　杏仁　甘草各二兩　羚羊角一兩半　芍藥三兩　梔子七枚　升麻四兩。

上九味，㕮咀，以水九升，煮取三升，去滓，納豉煮一沸。分三服。

喉腫，胸肋支滿，灸尺澤百壯。

治風毒，咽水不下，及瘰癧腫方。

升麻　芍藥各四兩　射干　杏仁　楓香　葛根　麻黃各三兩　甘草二兩。

上八味，㕮咀，以水八升，煮取二升半，分三服。

又方　以水服莨菪子末兩錢匕，神良。

治喉痹方。

荊瀝稍稍咽之。

又方　臘月豬尾燒末，水服之。

又方　燒牛角末，酒服之。

又方　熬杏仁令黑，含或末服之。

又方　含雞屎白。

又方　巴豆去皮，針線穿，咽入牽出。

又方　馬藺子半升，水二升，煮取一升半，服之。

又方　煮桃皮汁三升，服之。

又方　燒荊汁服之。又水三升，煮荊一握，取一升，分三服。

治喉痹及毒氣方。

桔梗二兩，水三升，煮取一升，頓服之。

又方　生薑二斤，搗取汁，蜜五合，微火煎相合。服一合，日五。

又方　附子一枚，破作大片，蜜塗，炙令黃。含咽汁，甘盡更塗，炙如前法。

又方　剝大蒜，塞耳鼻，日二易。

喉痹，刺手小指爪紋中，出三大豆許血，逐左右刺。皆須慎酒麵毒物。

治喉痹卒不得語方。

濃煮桂汁，服一升。亦可末桂著舌下，漸咽之良。

又方　煮大豆汁，含之。無豆，用豉亦佳。

又方　以酒五合，和人乳汁半升，分二服。

又方　燒炊箅作灰三指撮，水服之。

又方　芥子末，水和薄之，乾則易。

又方　商陸，苦酒熬令濃，熱敷之。

又方　末桂心如棗核大，綿裹著舌下，須臾破。

治喉卒腫不下食方。

以韭一把，搗熬薄之，冷則易。

又方　含上好醋，口舌有瘡亦佳。

治懸癰咽熱，暴腫長方。

乾薑、半夏等分，末，以少少著舌上。

又方　鹽末，以箸頭張口柱之，日五。

治懸癰，咽中生息肉，舌腫方。

日初出時向日張口，使婦人用左裙裾柱其頭上，七下瘥。

又方　羊蹄草煮取汁，口含之。

又方　鹽、豉和塗之。

又方　取四五歲小兒尿，合鹽，含之。

凡喉痹深腫連頰，吐氣數者，名馬喉痹，治之方。

馬銜一具，水三升，煮取一升，分三服。

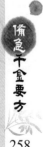

又方 氈中蒼耳三七枚，燒末，水服之。

又方 馬鞭草根一握，勿中風，截去兩頭，搗取汁服。

又方 燒穀奴灰，酒服之，立破。

咽門者，肝膽之喉。若臟熱，咽門則閉而氣塞；若腑寒，咽門則破耐聲嘶，**母薑酒**主之方。

母薑汁二升　酥　牛髓　油各一升　桂心　秦椒各一兩　防風一兩半　芎藭　獨活各一兩六錢。

上九味，末之，納薑汁中，煎取相淹濡，下髓、酥、油等，令調，微火三上三下煎之。平旦溫清酒一升，下二合膏，即細細吞之，日三夜一。

又方 丹參　升麻　雄黃　杏仁　鬼臼　甘草　射干各一兩　麝香半兩。

上八味，末之，以蜜為丸如梧子。飲下一丸，加至五丸，日三。酒服亦佳。咽痛，失聲不利，用之良。

治咽傷，語聲不徹方。

酒一升　乾薑二兩半，末　酥一升　通草　桂心　石菖蒲各二兩，末。

上六味，合和。服一匕，日三。

又方 酒一升　酥一升　乾薑末十兩。

上三味，以酒二合、酥一匕、薑末二匕，相合服，日三，食後服之。亦治肺癰。

治啞塞咳嗽方。

桂心六銖　杏仁十八銖。

上二味，末之，以蜜丸如杏仁大。含之，細細咽汁，日夜勿絕。

治咽痛，逆氣不能食方。

麻子一升，熬令黑，以酒一升淋取汁。空心一服一升，漸至二升。多汁好覆，勿觸風冷。此方兼理產婦及丈夫中風，如

角弓反張、口噤不開，大驗，與紫湯氣力同。

治卒咽痛方。

懸木枸燒末，水服方寸匕，日三。

又方　燒炊帚一枚，漿水服方寸匕。

治卒風咽腫面腫方。

杏仁末和雞子黃，更搗，敷上，乾復易之，七八度。若腫汁出，煮醋和伏龍肝敷，乾更易之。

治卒咽方。

燒履鼻繩為灰，暖水服之。

又方　燒麻子脂服之。

治咽喉不利，下氣方。

射干　杏仁　人參　附子　桂心各一兩。

上五味，末之，蜜丸如指大。含一丸，稍稍咽之，令藥味相接。

治咽喉中痛癢，吐之不出，咽之不入，似得蟲毒方。

含生薑五十日，瘥。

又方　以青布裹麻黃燒，以竹筒盛，煙薰咽中。

耳疾第八方五十五首

治腎熱背急攣痛，耳膿血出，或生肉塞之，不聞人聲方。

磁石　白朮　牡蠣各五兩　甘草一兩　生麥門冬六兩　生地黃汁一升　芍藥四兩　蔥白一升　大棗十五枚。

上九味，㕮咀，以水九升，煮取三升，分三服。

治腎熱，面黑目白，腎氣內傷，耳鳴吼鬧，短氣，四肢疼痛，腰背相引，小便黃赤方。

羊腎一具，治如食法　白朮五兩　生薑六兩　玄參四兩　澤瀉二兩　芍藥　茯苓各三兩　淡竹葉切，二升　生地黃切，一升。

上九味，㕮咀，以水二斗，煮羊腎、竹葉，取一斗，去滓澄之，下藥，煮取三升。分三服，不已，三日更服一劑。

治腎熱，耳膿血出溜，日夜不止方。

鯉魚腦一枚　鯉魚腸一具，洗，細切　鯉魚鮓三斤　烏麻子熬令香，一升。

上四味，先搗麻子碎，次下餘藥，搗為一家，納器中，微火熬暖，布裹薄耳，得兩食頃開之，有白蟲出，復更作藥。若兩耳並膿出，用此為一劑，薄兩耳；若止一耳，分藥為兩劑薄，不過三薄，耳便瘥。慎風冷。

治腎虛寒，腰脊苦痛，陰陽微弱，耳鳴焦枯方。

生地黃汁二升　生天門冬汁　白蜜各三升　羊腎一具，炙白朮　麥麴各一斤　甘草　乾薑　地骨皮各八兩　桂心　杜仲黃蓍各四兩　當歸　五味子各三兩。

上十四味，末之，納盆中，取前三物汁和研，微火上暖盆，取熱更研，日曝乾，常研，令離盆。酒服方寸匕，日再。

治耳聾鳴汁出，皆由腎寒，或一二十年不瘥方。

故鐵二十斤，燒赤，水五斗浸三宿，去鐵澄清　柘根三十斤，水一石，煮取五斗，去滓澄清　菖蒲切，五斗，水一石，煮取五斗，去滓澄清。

上三味，合一石五斗，用米二石，併麴二斗，釀如常法，酒用一月封頭開清，用磁石噏鐵者三斤，搗為末，納酒中，浸三宿。飲之，日夜飲，常取小小醉而眠，取聞人語乃止藥。

又方　服天門冬酒，百日瘥。方在第十四卷中。

又方　礬石少許，以生菖蒲根汁和，點入耳中。

治勞聾、氣聾、風聾、虛聾、毒聾、久聾耳鳴方。

山茱萸　乾薑　巴戟天　芍藥　澤瀉　桂心　菟絲子　黃蓍　乾地黃　遠志　蛇床子　石斛　當歸　細辛　蓯蓉　牡丹人參　甘草　附子各二兩　菖蒲一兩　羊腎二枚　防風一兩半　茯

苓三兩。

上二十三味，末之，蜜丸如梧子。食後服十五丸，日三，加至三四十丸止。皆緣腎虛耳，故作補腎方，又作薄利九竅藥即瘥。

治耳聾方。

生地黃極粗者，長一寸半　巴豆　杏仁各七枚　印成鹽兩顆頭髮如雞子大，燒灰。

上五味，治下篩。以綿薄裹，納耳中，一日一夜，若小損即去之，直以物塞耳，耳中黃水及膿出，漸漸有效，不得更著，不著一宿後，更納一日一夜，還去之，依前。

又方　蓖麻仁五合　杏仁　菖蒲　磁石　桃仁各三分　巴豆一分　石鹽三分　附子二分　薰陸香　松脂各十分　蠟八分　通草三分。

上十二味，先搗草石令細，別研諸仁如脂，納松脂、蠟，合搗數千杵，令可丸乃止。以如棗核大綿裹塞耳，一日四五度。出之轉捻，不過三四日易之。

又方　磁石四兩　天門冬　地骨皮　生薑各三兩　山茱萸茯苓　菖蒲　芎藭　枳實　白芷　橘皮　甘草　土瓜根　牡荊子各二兩　竹瀝二升。

上十五味，㕮咀，以水八升，煮減半，納瀝，煮取二升五合。分三服，五日一劑，三日乃著散，納耳中，如後方。

石菖蒲　白蘞　牡丹　山茱萸　牛膝　土瓜根各二兩　磁石四兩。

上七味，治下篩。綿裹塞耳，日一易之，仍服大三五七散佳。方在第十三卷中。

又方　薰陸香　蓖麻　松脂　蠟　亂髮灰　石鹽。

上六味，等分，末之，作丸。綿裹塞耳，時易之，瘥止。

治耳聾方。

巴豆十四枚　成煉松脂半兩。

上二味，合治，丸如黍米大。綿裹，以簪頭著耳中，一日一易。藥如硬，微火炙之，以汗出乃瘥，大效。

又方　雄鯉魚腦二兩　防風　菖蒲　細辛　附子　芎藭各六銖。

上六味，㕮咀，以魚腦合煎三沸，三上三下之，膏香為成，濾去滓，冷，以一棗核灌耳中，以綿塞之。《古今錄驗》用療風聾年久耳中鳴者，以當歸代防風，以白芷代芎藭。

又方　竹筒盛鯉魚腦，炊飯處蒸之令烊，注耳中。

又方　菖蒲、附子各等分，末之，以麻油和。以綿裹納耳中。《廣濟方》以療耳卒痛欲死者，崔氏以苦酒和塞耳。

又方　礬石　甘草　菖蒲　當歸　細辛　防風　芎藭　白芷　附子　烏賊骨　皂莢各半兩　巴豆十四枚。

上十二味，薄切三升，醋漬一宿，以不中水雞膏九合，煎三上三下，以巴豆黃膏成，去滓，納雄黃末，攪調。取棗核大瀝耳中，綿塞之，日三易。

又方　燒鐵令赤，投酒中，飲之。仍以磁石塞耳中，日一易，夜去之，旦別著。

又方　蓖麻一百顆，去皮　大棗十五枚，去皮核。

上二味，熟搗，丸如杏仁。納耳中，二十日瘥。

又方　芥子搗碎，以男兒乳和。綿裹納之。

又方　取柴胡苗汁灌耳中，再度瘥。

又方　作一坑，可容二升許，著炭火其中，坑似窖形，以磚覆口上，磚上作一孔子，容小指，磚孔上著地黃一升，以木盆覆之，以泥泥盆下，勿泄，盆底上鑽一小孔，可容箸，其孔上著三重布，以耳孔當盆上薰，久若悶，去黃水，髮裹鹽塞之，不過二三度，神效。

又方　搗豉作餅，填耳內，以地黃長五六分，削一頭令

尖，納耳中，與豉餅底齊，餅上著楸葉蓋之，剡一孔如箸頭，透餅於上，灸三壯。

又方　作泥餅子，厚薄如餛飩皮，覆耳上四邊，勿令洩氣，當耳孔上以草刺泥餅，穿作一小孔，於上以艾灸之百壯，候耳中痛不可忍即止，側耳瀉卻黃水，出盡即瘥。當灸時，若泥乾數易之。

又方　酒三升，碎牡荊子二升，浸七日，去滓。任性服盡。雖三十年久聾亦瘥。

又方　截箭笴二寸，納耳中，以面擁四畔，勿令洩氣，灸筒上七壯。

又方　硫黃、雄黃各等分，為末。綿裹納耳中，數日聞人語聲。

又方　桂心十八銖　野葛六銖　成煎雞肪五兩。

上三味，㕮咀，於銅器中微火煎三沸，去滓，密貯勿泄，以葦筒盛如棗核大，火炙令少熱，欹臥，傾耳灌之，如此十日，耵聹自出，大如指，長一寸。久聾不過三十日，以髮裹膏深塞，莫使洩氣，五日乃出之。《千金翼》云：治二十年耳聾。

治耳聾、齒痛，赤膏方。

桂心　大黃　白朮　細辛　芎藭各一兩　乾薑二兩　丹參五兩　蜀椒一升　巴豆十枚　大附子二枚。

上十味，㕮咀，以苦酒二升，浸一宿，納成煎豬肪三斤，火上煎三上三下，藥成去滓。可服可摩。耳聾者，綿裹納耳中；齒冷痛，則著齒間，諸痛皆摩。若腹中有病，以酒和服如棗許大；咽喉痛，取棗核大吞之。

又方　以綿裹蛇膏塞耳，神良。

又方　醇醋微火煎附子一宿，削令可入耳，以綿裹塞之。

治卒耳聾方。

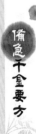

細辛　菖蒲各六銖　杏仁　麴末各十銖。

上四味，和搗為丸，乾即著少豬脂，如棗核大，綿裹納耳中，日一易，小瘥，二日一易，夜去旦塞之。

治三十年耳聾方。

故鐵三十斤，以水七斗，浸三宿，取汁，入麴，釀米七斗，如常造酒法，候熟，取磁石一斤研末，浸酒中，三日乃可。飲取醉，以綿裹磁石納耳中，好覆頭臥，酒醒去磁石，即瘥。

治耳鳴聾方。

當歸　細辛　芎藭　防風　附子　白芷各六銖。

上六味，末之，以鯉魚腦八兩，合煎三上三下，膏成去滓。以棗核大灌耳中，且以綿塞耳孔。

治耳鳴如流水聲，不治久成聾方。

生烏頭掘得，乘濕削如棗核大，納耳中，日一易之，不過三日癒。亦療癢及卒風聾。

治耳鳴水入方。

通草　細辛　桂心各十八銖　菖蒲一兩　附子六銖　礬石六銖　當歸　甘草各十二銖　獨活一兩半。

上九味，末之，以白鵝脂半合，稍稍和如棗核，綿裹納耳中，日三，旋旋和用。一本用蔥涕半合。

治耳聾有膿散方。

烏賊骨　釜底墨　龍骨　伏龍肝各半兩　附子一兩　禹餘糧六銖。

上六味，末之。取皂莢子大，綿裹納耳中，日一易取瘥。不瘥者有蟲，加麝香一豆大。

治耳聾有膿，不瘥有蟲方。

鯉魚腸一具，切　醋三合。

上二味，和搗。帛裹納耳中，兩食頃當悶痛，有白蟲著藥，去之，更入新者，蟲盡乃止。藥擇去蟲還可用。

又方 先以紙纏去耳中汁，以礬石末粉耳中，次石鹽末粉其上，食久乃起，不過再度，永瘥。

又方 搗桂，和鯉魚腦，納耳中，不過三四度。

治聤耳出膿汁方。

礬石　烏賊骨　黃連　赤石脂。

上四味，等分，末之。以綿裹如棗核納耳中，日三。《小品》不用赤石脂，姚氏加龍骨一兩，《千金翼》同姚氏。

治聤耳，耳中痛，膿血出方。

取釜月下灰，薄耳中，日三易之，每換以篦子去之，再著，取瘥止。

治聤耳方。

桃仁熟搗，以故緋絹裹，納耳中，日三易，以瘥為度。

治底耳方。

黃礬燒，綿裹納耳中，不過二三日癒。或以葦管吹耳中。《肘後》以療耳卒腫出膿。

治耳聾，乾耵聹不可出方。

搗自死白項蚯蚓，安蔥葉中，面封頭，蒸之令熟，並化為水。以汁滴入耳中，滿即止，不過數度，即挑易出。瘥後，髮裹鹽塞之。《肘後》以療蚰蜒入耳效。

又方 灌醋三年者最良，綿塞之半日許，必有物出。

治百蟲入耳方。

末蜀椒一撮，以半升醋調，灌耳中，行二十步即出。

又方 取桃葉火熨，捲之以塞耳，立出。

又方 車釭脂敷耳孔，蟲自出。《肘後》以療聤耳膿血。

又方 以蔥涕灌耳中，蟲即出。亦治耳聾。

治蜈蚣入耳方。

炙豬肉令香，掩耳即出。

治蚰蜒入耳方。

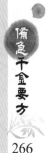

266

炒胡麻，搗之，以葛袋盛，傾耳枕之，即出。

又方 以牛酪灌之，滿耳即出，出當半消。若入腹中，空腹食好酪一二升，即化為黃水而出。不盡更服，手用神效。《千金翼》作牛乳。

治耳中有物不可出方。

以弓弦從一頭，令散，敷好膠柱，著耳中物上停之，令相著，徐徐引出。

面藥第九方八十一首

五香散 治䵟疱壓黶，黑暈赤氣，令人白光潤方。

畢豆①四兩 黃著 白茯苓 萎蕤 杜若 商陸 大豆黃捲各二兩 白芷 當歸 白附子 冬瓜仁 杜衡 白僵蠶 辛夷仁 香附子 丁子香 蜀水花 旋覆花 防風 木蘭 芎藭 藁本 皂莢 白膠 杏仁 梅肉 酸漿 水萍 天門冬 白朮 土瓜根各三兩 豬胰二具，曝乾。

上三十二味，下篩。以洗面，二七日白，一年與眾別。

洗手面，令白淨悅澤，**澡豆方。**

白芷 白朮 白鮮皮 白蘞 白附子 白茯苓 羌活 萎蕤 栝樓子 桃仁 杏仁 菟絲子 商陸 土瓜根 芎藭各一兩 豬胰兩具大者，細切 冬瓜仁四合 白豆麵一升 麵三升，溲豬胰為餅，曝乾搗篩。

上十九味，合搗篩，入麵、豬胰拌勻，更搗。每日常用，以漿水洗手面，甚良。

治面黑不淨，澡豆洗手面方。

白鮮皮 白僵蠶 芎藭 白芷 白附子 鷹屎白 甘松香

---

① 畢豆就是碗豆。

木香各三兩，一本用藁本　土瓜根一兩，一本用甜瓜子　白梅肉三七枚　大棗三十枚　麝香二兩　雞子白七枚　豬胰三具　杏仁三十枚　白檀香　白朮　丁子香各三兩，一本用細辛　冬瓜仁五合　麵三升。

上二十味，先以豬胰和麵，曝乾，然後合諸藥搗末，又以白豆屑二升為散。且用洗手面，十日色白如雪，三十日如凝脂，神驗。《千金翼》無白僵蠶、芎藭、白附子、大棗，有桂心三兩。

洗面藥，澡豆方。

豬胰五具，細切　畢豆麵一升　皂莢三挺　栝樓實三兩，一方不用　萎蕤　白茯苓　土瓜根各五兩。

上七味，搗篩，將豬胰拌和，更搗令勻。每旦取洗手面，百日白淨如素。

洗面藥方。

白芷　白蘞　白朮　桃仁　冬瓜仁　杏仁　萎蕤各等分　皂莢倍多。

上八味，絹篩。洗手面時即用。

洗面藥，除䵟䵶悅白方。

豬胰兩具，去脂　豆麵四升　細辛　白朮各一兩　防風　白蘞　白芷各二兩　商陸三兩　皂莢五挺　冬瓜仁半升。

上十味，和土瓜根一兩搗，絹羅，即取大豬蹄一具，煮令爛作汁，和散為餅，曝燥，更搗為末，羅過，洗手面，不過一年，悅白。

澡豆，治手乾燥少潤膩方。

大豆黃五升　首蓿　零陵香子　赤小豆各二升，去皮　丁香五合　麝香一兩　冬瓜仁　茅香各六合　豬胰五具，細切。

上九味，細搗羅，與豬胰相合和，曝乾，搗，絹篩，洗手面。

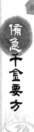

澡豆方

268

白芷　青木香　甘松香　藿香各二兩　冬葵子一本用冬瓜仁
栝樓仁各四兩　零陵香二兩　畢豆麵三升，大豆黃面亦得。

上八味，搗篩，用如常法。

桃仁澡豆，主悅澤去䵟黯方。

桃仁　蕪菁子各一兩　白朮六合　土瓜根七合　畢豆麵二升

上五味，合和，搗篩，以醋漿水洗手面。

澡豆，主手乾燥，常少潤膩方。

豬胰五具，乾之　白茯苓　白芷　藁本各四兩　甘松香　零
陵香各二兩　白商陸五兩　大豆末二升，絹下　葫蘆灰一兩。

上九味，為末，調和訖，與豬胰相合，更搗令勻。欲用，
稍稍取以洗手面，八九月則合冷處貯之，至三月以後勿用，神
良。

**治面無光澤，皮肉皺黑，久用之令人潔白光潤，玉屑面膏
方。**

玉屑細研　芎藭　土瓜根　葳蕤　桃仁　白附子　白芷
冬瓜仁　木蘭　辛夷各一兩　菟絲子　藁本　青木香　白僵蠶
當歸　黃耆　藿香　細辛各十八銖　麝香　防風各半兩　鷹屎白
一合　豬胰三具，細切　蜀水花一合　白犬脂　鵝脂　熊脂各一升
商陸一兩　豬肪脂一升。

上二十八味，先以水浸豬鵝犬熊脂，數易水，浸令血脈盡
乃可用，㕮咀諸藥，清酒一斗漬一宿，明旦生擘豬鵝等脂安藥
中，取銅鐺於炭火上，微微煎，至暮時乃熟，以綿濾，置瓷器
中，以敷面。仍以練繫白芷片，看色黃即膏成，其豬胰取浸藥
酒，按取汁，安鐺中，玉屑、蜀水花、鷹屎白、麝香末之，膏
成，安藥中，攪令勻。

面脂　主悅澤人面，耐老方。

白芷　冬瓜仁各三兩　葳蕤　細辛　防風各一兩半　商陸
芎藭各三兩　當歸　藁本　蘼蕪　土瓜根去皮　桃仁各一兩　木

蘭皮　辛夷　甘松香　麝香　白僵蠶　白附子　梔子花　零陵
香各半兩　豬胰三具切，水漬六日，欲用時以酒挼取汁漬藥。

上二十一味，薄切，綿裹，以豬胰汁漬一宿，平旦以前，豬脂六升，微火三上三下，白芷色黃膏成，去滓入麝，收於瓷器中，取塗面。

煉脂法

凡合面脂，先須知煉脂法，以十二月買極肥大豬脂，水漬七八日，日一易水，煎取清脂沒水中，煉鵝熊脂，皆如此法。

玉屑面脂方。

玉屑　白附子　白茯苓　青木香　萎蕤　白朮　白僵蠶
密陀僧　甘松香　烏頭　商陸　石膏　黃蓍　胡粉　芍藥　藁
本　防風　芒硝　白檀各一兩　當歸　土瓜根　桃仁　芎藭各二
兩　辛夷　桃花　白頭翁　零陵香　細辛　知母各半兩　豬脂一
升　羊腎脂一具　白犬脂　鵝脂各一合。

上三十三味，切，以酒、水各一升，合漬一宿，出之，用銅器微火煎，令水氣盡，候白附子色黃，去滓，停一宿，且以柳枝攪白，乃用之。

又方　令黑者皆白，老者皆少方。

玉屑　寒水石　珊瑚　芎藭　當歸　土瓜根　菟絲　藁本
辛夷仁　細辛　萎蕤　商陸　白芷　防風　黃蓍　白僵蠶　桃
仁　木蘭皮　藿香　前胡　蜀水花　桂心　冬瓜仁　半夏　白
薇　青木香　杏仁　蘼蕪　芒硝　旋覆花　杜衡　麝香　白茯
苓　秦椒　白頭翁　礬石　秦皮　杜若　蜀椒　蕪菁子　升麻
黃芩　白薇　梔子花各六銖　栝樓仁一兩　熊脂　白狗脂　牛髓
鵝脂　羊髓各五合　清酒一升　鷹屎白一合　丁香六銖　豬肪脂一
升。

上五十四味，㕮咀，酒漬一宿，內脂等合煎，三上三下，酒氣盡膏成，絞去滓，下麝香末，一向攪至凝，色變止，瓷器

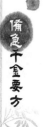

貯，勿洩氣。

面脂 治面上皺黑，凡是面上之疾，皆主之方。

丁香　零陵香　桃仁　土瓜根　白蘞　防風　沉香　辛夷　梔子花　當歸　麝香　藁本　商陸　芎藭各三兩　葳蕤一本作白及　藿香一本無　白芷　甘松香各二兩半　菟絲子三兩　白僵蠶　木蘭皮各二兩半　蜀水花　青木香各二兩　冬瓜仁四兩　茯苓三兩　鵝脂　羊腎脂各一升半　羊髓一升　生豬脂三大升。

上二十九味，㕮咀，先以美酒五升，接豬胰六具，取汁漬藥一宿，於豬脂中極微火煎之，三上三下，白芷色黃，以綿一大兩納生布中，絞去滓，入麝香末，以白木篦攪之，至凝乃止。任性用之良。

面膏 去風寒，令面光悅，卻老去皺方。

青木香　白附子　芎藭　白蠟　零陵香　香附子　白芷各二兩　茯苓　甘松各一兩　羊髓一升半，煉。

上十味，㕮咀，以水、酒各半升，浸藥經宿，煎三上三下，候水、酒盡，膏成，去滓。敷面作妝，如有䵟𪒟皆落。

豬蹄湯 洗手面，令光潤方。

豬蹄一具　桑白皮　芎藭　葳蕤各三兩　白朮二兩　白茯苓三兩　商陸二兩，一作當歸　白芷三兩。

上八味，㕮咀，水三斗，煎豬蹄及藥，取一斗，去滓。溫一盞，洗手面，大佳。

令人面白淨悅澤方。

白蘞　白附子　白朮　白芷各二兩　藁本三兩　豬胰三具，水漬去汁盡，研。

上六味，末之，先以蕪菁子半升，酒、水各半升，相和，煎數沸，研如泥，合諸藥，納酒、水中，以瓷器貯，封三日。每夜敷面，且以漿水洗之。

豬蹄漿 急面皮，去老皺，令人光淨方。

大豬蹄一具，淨治如食法，以水二升，清漿水一升，不渝釜中煮成膠，以洗手面。又以此藥和澡豆，夜塗面，旦用漿水洗，面皮即急。

白麵方。

牡蠣三兩　土瓜根一兩。

上二味，末之，白蜜和之。塗面即白如玉，旦以溫漿水洗之。慎風日。

鹿角散　令百歲老人面如少女，光澤潔白方。

鹿角長一握　牛乳三升　芎藭　細辛　天門冬　白芷　白附子　白尤　白薇各三兩　杏仁二七枚　酥三兩。

上十一味，㕮咀，其鹿角先以水漬一百日，出，與諸藥納牛乳中，緩火煎，令汁盡，出角，以白練袋貯之，餘藥勿取，至夜取牛乳，石上摩鹿角。取塗面，旦以漿洗之。無乳，小便研之亦得。

令人面潔白悅澤，顏色紅潤方。

豬胰五具　蕪菁子二兩　栝樓子五兩　桃仁三兩。

上四味，以酒和，搗如膏，敷之。慎風日。

又方　採三株桃花，陰乾，末之。空心飲服方寸匕，日三。並細腰身。

又方　以酒漬桃花，服之。好顏色，治百病。三月三日收。

桃花丸　治面黑䵟，令人潔白光悅方。

桃花二升　桂心　烏喙　甘草各一兩。

上四味，末之，白蜜為丸。服如大豆許十丸，日二。十日易形。一方有白附子、甜瓜子、杏仁各一兩，為七味。

鉛丹散　治面黑，令人面白如雪方。

鉛丹三十銖　真女菀六十銖。

上二味，治下篩。酒服一刀圭，日三。男十日知，女二十

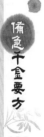

日知，知則止。黑色皆從大便中出矣，面白如雪。

白楊皮散　治面與手足黑，令光澤潔白方。

白楊皮十八銖，一方用橘皮　桃花一兩　白瓜子仁三十銖。

上三味，治下篩。溫酒服方寸匕，日三。欲白，加瓜子；欲赤，加桃花。三十日面白，五十日手足俱白。

治面皯皰，內外治方。

成煉松脂為末，溫酒服三合，日三，服盡三升，無不瘥。

治外膏方。

白芷　白蠟各二兩　白附子　辛夷　防風　烏頭　藿香各半兩　藁本一兩　萎蕤　零陵香各半兩　商陸　麝香各六銖　牛脂　鵝脂各一升　羊脂五合　麻油二合。

上十六味，薄切，醋漬浹浹然一宿，合煎，候白芷色黃，膏成。以皂莢湯洗面，敷之，日三。

又方　白礬　石硫黃　白附子各六銖。

上三味，為末，以醋一盞，漬之三日。夜淨洗面，敷之。莫見風日，三七日慎之，白如雪。

又方　雞子三枚　丁香一兩　胡粉一兩，細研。

上三味，先以醋一升，漬七日後，取雞子白調香粉，令勻。以漿水洗面，敷之。

治面皯方。

李子仁末，和雞子白，敷一宿即落。

又方　白羊乳二升　羊胰二具，水浸去汁，細擘　甘草二兩，末

上三味，相和一宿。先以醋漿洗面，生布拭之，夜敷藥兩遍，明旦以豬蹄湯洗卻，每夜洗之。

又方　白附子末，酒和，敷之即落。

又方　桂心　石鹽　蜜各等分。

上三味，末之，相和以敷。

治人面皯皰黑，膚色粗陋，皮厚狀醜方。

殺羊脛骨末，以雞子白和，敷之，且以白粱米泔洗之，三日白如珂雪。

又方 白蜜和茯苓粉，敷之，七日癒。

又方 杏仁_{末之} 雞子白。

上二味，相和，夜塗面，明旦以米泔洗之。

又方 杏仁酒浸皮脫，搗，絹袋盛。夜拭面。

又方 酒浸雞子三枚，密封四七日成。敷面，白如雪。

治面䵟𪒟，令悅澤光白潤好，及手皴方。

豬蹄_{兩具治如食法} 白粱米一斗，洗令淨。

上二味，以水五斗，合煮豬蹄爛，取清汁三斗，用煮後藥。

白茯苓 商陸_{各五兩} 萎蕤_{一兩} 白芷 藁本_{各二兩}。

上五味，㕮咀，以前藥汁三斗，並研桃仁一升，合煮，取一斗五升，去滓，瓷瓶貯之，納甘松、零陵香末各一兩入膏中，攪令勻，綿裹之，每夜用塗手面。

面多䵟𪒟，面皮粗澀，令人不老，皆主之方。

朱砂 雄黃_{各二兩} 水銀霜_{半兩} 黃鷹糞_{二升} 上胡粉_{二兩}。

上五味，並細研如粉，以面脂和。淨洗面，夜塗之，以手細摩，令熱，明旦不廢作妝，然須五日一洗面。一塗不過三遍，所有惡物一切皆除，數倍少嫩，慎風日。不傳，神秘。

治䵟𪒟烏黶，令面潔白方。

馬珂_{二兩} 珊瑚 白附子 鷹屎白_{各一兩}。

上四味，研成粉，和勻，用人乳調，以敷面，夜夜著之，明旦以溫漿水洗之。

治面黑生䵟皰方。

白蘞_{十二銖} 生礜石_{《救急方》無礜石} 白石脂_{各六銖} 杏仁_{二銖}。

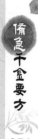

274

上四味，研，和雞子白。夜臥塗面上，且用井花水洗之。

治面䵟皰，令人悅白方。

栝樓子六合　麝香半兩　白石脂五合　雀屎二合，去黑。

上四味，搗篩，別研麝香、雀糞、白石脂，和合，取生菟絲苗汁，和之如薄泥。先用澡豆洗去面上膩，以塗䵟上，日夜三四過，且以溫漿水洗之，任意作妝。

治䵟子面不淨方。

以上朱砂研細如粉，和白蜜。塗之，且以醋漿洗之，大驗。

又方　白附子　香附子　白檀　馬珂　紫檀各兩。

上五味，末之，白蜜和如杏仁大，陰乾。用時以水研塗面，且以溫水洗。忌風油。七日面如蓮花。

治面䵟䵌方。

沉香　牛黃　薰陸香　雌黃　鷹屎　丁香　玉屑各十二銖水銀十銖。

上八味，末之，蜜和，以敷。

治面黑䵟䵌，皮皺皴散方。

白附子　密陀僧　牡蠣　茯苓　芎藭各二兩。

上五味，末之，和以殺羊乳。夜塗面，以手摩之，且用漿水洗。不過五六度，一重皮脫，䵟瘥矣。

治面䵟方。

水和丹砂末，服方寸匕，男七日，女二七日，色白如雪。

白瓜子丸　治面䵟䵌，令色白方。

白瓜子二兩　藁本　遠志　杜衡各一兩　天門冬三兩　白芷當歸　車前子　雲母粉各一兩　柏子仁　細辛　橘皮　栝樓仁鉛丹　白石脂各半兩。

上十五味，末之，蜜和。空腹服如梧子二十丸，日三。

去面上壓子黑痣方。

夜以暖漿水洗面，以生布揩靨子令赤痛，水研白旃檀，取汁令濃，以塗靨子上，且以暖漿水洗之，仍以鷹屎白粉其上。

治粉滓䵟黯方。

白薟十二銖　白石脂六銖。

上二味，搗篩，以雞子白和。夜臥塗面，且用井花水洗。

去粉滓䵟黯皺皰及茸毛，令面悅澤光潤如十四五時方。

黃耆　白朮　白薟　萎蕤　土瓜根　商陸　蜀水花　鷹屎白各一兩　防風一兩半　白芷　細辛　青木香　芎藭　白附子　杏仁各二兩。

上十五味，末之，以雞子白和作挺，陰乾，石上研之。以漿水塗面，夜用，且用水洗。細絹羅如粉，佳。

治麵粉滓方。

熬礬石，以清酒和，敷之，不過三上。

又方　搗生菟絲苗汁塗，不過三上。

治面皰方。

羖羊膽　牛膽各一具　醇酒一升。

上三味，合煮三五沸。敷之。

治年少氣盛，面生皰瘡方。

胡粉半兩　水銀一兩。

上二味，以臘月豬脂和，熟研，令水銀消散。向暝以粉面，且起布拭之，慎勿水洗，至暝又塗之，不過三上瘥。一方有真朱。

白膏　治面瘡疥癬惡瘡方。

附子十五枚　野葛一尺五寸　蜀椒一升。

上三味，㕮咀，以醋漬一宿，豬膏一斤煎，令附子黃，去滓。塗之，日三。

梔子丸　治酒皶鼻皰方。

梔子仁三升　芎藭四兩　大黃六兩　豉三升　木蘭皮半兩

甘草四兩。

上六味，末之，蜜和。服十丸如梧桐子，日三，稍加至十五丸。

薄鼻皰方。

蒺藜子　梔子仁　豉各一升　木蘭皮半斤，一本無。

上四味，末之，以醋漿水和如泥。夜塗上，日未出時暖水洗之。亦滅瘢痕。

治面瘡皰方。

鸕鷀屎一升，末之，以臘月豬脂和，令勻。夜敷之。

治面上風方。

玉屑　密陀僧　珊瑚各二兩　白附子三兩。

上四味，末之，以酥和。夜敷面上，旦洗之。亦滅瘢痕。

治面皰甚者方。

冬葵子　柏子仁　茯苓　冬瓜子。

上四味，各等分，末之。酒服方寸匕，食後服，日三。

治面皰方。

薺苨　肉桂各二兩。

上二味，末之。以醋漿服方寸匕，日一。亦治皯黯，及滅瘢去黑痣。

又方　枸杞根一十斤　生地黃三斤。

上二味，先搗篩枸杞，又搗碎地黃，曝乾，合篩。空腹酒服方寸匕，日三。久服，顏如童子，秘之。

治面瘡方。

木蘭皮一斤，以三年醋漬，令沒百日，曝乾，末之。溫酒服方寸匕，日三。

治面有熱毒惡瘡方。

胡粉熬　黃柏炙　黃連各等分。

上三味，末之。以粉上，取瘥止。若瘡乾，以面脂調塗

之，日三。

滅瘢痕方。

以豬脂三斤飼烏雞一隻，令三日使盡後，取白屎，納白芷、當歸各一兩煎，白芷色黃，去滓，納以鷹屎白半兩，攪令調，敷之，日三。

又方 禹餘糧、半夏等分，末之，以雞子黃和。先以新布拭瘢令赤，以塗之，勿見風，日二，十日瘥，十年者亦滅。

又方 鷹屎白一合 辛夷一兩 白附子 杜若 細辛各半兩。

上五味，咬咀，以酒五合，浸一宿，以羊髓五兩，微火煎三上三下，去滓，小傷瘢上敷之，日三。

滅瘢痕，無問新舊必除方。

以人精和鷹屎白敷之，日二。白蜜亦得。

治瘢痕凸出方。

春夏以大麥麮，秋冬以小麥麮，好細絹下篩，以酥和封上。

又方 鷹屎白一兩 衣白魚二七枚。

上二味，末之，蜜和以敷，日三五度良。

又方 以熱瓦熨之。

又方 以凍凌熨之。

又方 鷹屎白二兩 白僵蠶二兩半。

上二味，末之，以白蜜和敷上，日三。慎五辛生菜。

又方 臘月豬脂四升，煎大鼠一枚，令消盡。以生布拭上皮令赤，塗之，不過四五次。

治身及面上印紋方。

針刺字上破，以醋調赤土薄之，乾又易，以黑滅即止。

又方 以未滿月兒屎敷上，一月即沒。

278

《備急千金要方》
卷第七 風毒腳氣

論風毒狀第一十六章

論曰：考諸經方，往往有腳弱之論，而古人少有此疾，自永嘉南渡，衣纓士人多有遭者。嶺表江東有支法存、仰道人等，並留意經方，偏善斯術。晉朝仕望多獲全濟，莫不由此二公。又宋齊之間，有釋門深師道人述法存等諸家舊方為三十卷，其腳弱一方近百餘首。魏周之代，蓋無此病，所以姚公《集驗》殊不慇勤，徐王撰錄未以為意。特以三方鼎峙，風教未一，霜露不均，寒暑不等，是以關西河北不識此疾。自聖唐開闢，六合無外，南極之地，襟帶是重，爪牙之寄，作鎮於彼，不習水土，往者皆遭。

近來，中國士大夫雖不涉江表，亦有居然而患之者，良由今代天下風氣混同，物類齊等所致之耳。然此病發，初得先從腳起，因即脛腫，時人號為腳氣。深師云腳弱者，即其義也。深師述支法存所用永平山敷、施連、范祖耀、黃素等諸腳弱方，凡八十餘條，皆是精要。然學者尋覽，頗覺繁重，正是方集耳，卒欲救急，莫測指南。今取其所經用灼然有效者，以備倉卒，餘者不復具述。

論何以得之於腳

問曰：風毒中人，隨處皆得，作病何偏著於腳也？答曰：夫人有五臟，心肺二臟，經絡所起在手十指；肝、腎與脾三臟，經絡所起在足十趾。夫風毒之氣，皆起於地，地之寒、

暑、風、濕，皆作蒸氣，足當履之，所以風毒之中人也，必先中腳。久而不瘥，遍及四肢、腹、背、頭項也。微時不覺，痼滯乃知。經云次傳、間傳是也。

論得已便令人覺不

凡腳氣病，皆由感風毒所致。得此病，多不令人即覺，會因他病，一度乃始發動，或奄然大悶，經三兩日不起，方乃覺之。諸小庸醫，皆不識此疾，漫作餘病治之，莫不盡斃。故此病多不令人識也。始起甚微，食飲嬉戲，氣力如故，惟卒起腳屈弱不能動，有此為異耳。黃帝云：緩風濕痹是也。

論風毒相貌

夫有腳未覺異，而頭項臂膊已有所苦；有諸處皆悉未知，而心腹五內已有所困。又風毒之中人也，或見食嘔吐、憎聞食臭，或有腹痛下痢，或大小便秘澀不通，或胸中衝悸，不欲見光明，或精神昏憒，或喜迷妄、語言錯亂，或壯熱頭痛，或身體酷冷疼煩，或覺轉筋，或腫不腫，或髀腿頑痹，或時緩縱不隨，或復百節攣急，或小腹不仁，此皆腳氣狀貌也，亦云風毒腳氣之候也。

其候難知，當須細意察之。不爾，必失其機要。一朝病成，難可以理，婦人亦爾。又有婦人產後，春夏取涼，多中此毒，宜深慎之。其熱悶掣疭，驚悸心煩，嘔吐氣上，皆其候也。又但覺臍下冷痛，幅幅然不快，兼小便淋瀝，不同生平，即是腳氣之候，頑弱名緩風，疼痛為濕痹。

論得之所由

凡四時之中，皆不得久立久坐濕冷之地，更不得因酒醉汗出，脫衣靴襪，當風取涼，皆成腳氣。若暑月久坐久立濕地者，則熱濕之氣蒸入經絡，病發必熱，四肢酸疼煩悶；若寒月久坐久立濕冷地者，則冷濕之氣上入經絡，病發則四體酷冷轉筋；若當風取涼得之者，病發則皮肉頑痹，諸處瞤動，漸漸向

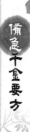

頭。凡常之日，忽然暴熱，人皆不能忍得者，當於此時，必不得頓取於寒以快意也，卒有暴寒復不得受之，皆生病也。

世有勤功力學之士，一心注意於事，久坐行立於濕地，不時動轉，冷風來擊，入於經絡，不覺成病也。故風毒中人，或先中手足十指，因汗毛孔開，腠理疏通，風如擊箭，或先中足心，或先中足趺，或先中膝以下腨脛表裏者。若欲使人不成病者，初覺即灸所覺處三二十壯，因此即癒，不復發也。黃帝云：當風取涼，醉已入房，能成此疾。

論冷熱不同

問曰：何故得者有冷有熱？答曰：足有三陰、三陽，寒中三陽，所患必冷；暑中三陰，所患必熱，故有表裏冷熱。冷熱不同，熱者治以冷藥，冷者療以熱藥，以意消息之。脾受陽毒即熱煩，腎受陰濕即寒痺。

論因腳氣續生諸病

雖患腳氣不妨乳石動發，皆須服壓石藥療之。夫因患腳氣續生諸病者，則以諸藥治之。或小便不利，則以豬苓、茯苓及諸利小便藥治之；大便極堅者，則以五柔麻仁丸等治之；遍體腫滿成水病者，則取治水方中諸治水之藥治之。餘皆仿此，更無拘忌。五柔麻仁丸出第十五卷中。

論須療緩急

凡小覺病候有異，即須大怖畏，決意急治之。傷緩氣上入腹，或腫或不腫，胸脅逆滿，氣上肩息，急者死不旋踵，寬者數日必死，不可不急治也。但看心下急，氣喘不停，或白汗數出，或乍寒乍熱，其脈促短而數，嘔吐不止者，皆死。

論虛實可服藥不可服藥

凡腳氣之疾，皆由氣實而死，終無一人以服藥致虛而殂。故腳氣之人，皆不得大補，亦不可大瀉，終不得畏虛，故預止湯不服也。如此者皆死不治也。

論看病問疾人

世間大有病人親朋故舊交遊問疾，其人曾不經一事，未讀一方，自聘了了，詐作明能，談說異端，或言是虛，或道是實，或云是風，或云是蠱，或道是水，或云是痰，紛紜謬說，種種不同，破壞病人心意，不知孰是，遷延未定，時不待人，欻然致禍，各自散走。是故大須好人及好名醫，識病深淺，探賾方書，博覽古今，是事明解者看病。不爾，大誤人事，竊悲其如此者眾，故一一顯析，具述病之由狀，令來世病者讀之以自防備也。

但有一狀相應，則須依方急治，勿取外人言議，自貽憂悔，但詳方意，人死不難，莫信他言以自誤也。余嘗為人撰門冬煎，此方治腳氣大有驗，病者須用之。方在第十二卷中。

論脈候法

凡腳氣，雖復診候多途，而三部之脈，要須不違四時者為吉，其逆四時者勿治。餘如《脈經》所說，此中不復具載。其人本黑瘦者易治，肥大肉厚赤白者難癒。

黑人耐風濕，赤白不耐風。瘦人肉硬，肥人肉軟，肉軟則受疾至深，難已也。

論腫不腫

凡人久患腳氣不自知，別於後因有他病發動，治之得瘥後，直患嘔吐而復腳弱。余為診之，乃告為腳氣。病者曰：某平生不患腳腫，何因名為腳氣？不肯服湯。餘醫以為石發，狐疑之間，不過一旬而死。故腳氣不得一向以腫為候，亦有腫者，有不腫者。

其以小腹頑痺不仁者，腳多不腫。小腹頑後不過三五日，即令人嘔吐者，名腳氣入心，如此者，死在旦夕。凡患腳氣到心難治，以其腎水剋心火故也。

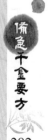

282

論須慎不慎

凡腳氣之病，極須慎房室、羊肉、牛肉、魚、蒜、蕺菜、菘菜、蔓菁、瓠子、酒、麵、酥油、乳糜、豬雞、鵝鴨。有方用鯉魚頭，此等並切禁，不得犯之。並忌大怒。惟得食粳粱粟米、醬豉蔥韭、蘹椒薑橘皮。又不得食諸生果子、酸醋之食，犯者，皆不可瘥。又大宜生牛乳、生栗子矣。

論善能治者幾日可瘥

凡腳氣病，枉死者眾。略而言之，有三種：一覺之傷晚；二驕狠恣傲；三狐疑不決。此之三種，正當枉死之色。故世間誠無良醫，雖有良醫，而病人有生靈堪受入者，更復鮮少。故雖有騏驥，而不遇伯樂；雖有尼父，而人莫之師。其為枉橫亦猶此也。

今有病者，有受入性依法，使余治之，不過十日，可得永瘥矣。若無受入性者，亦不須為治，縱令治之，恐無瘥日也。非但腳氣，諸病皆然。良藥善言，觸目可致，不可使人必服。法為信者施，不為疑者說。

論灸法

凡腳氣，初得腳弱，使速灸之，並服竹瀝湯，灸訖可服八風散，無不瘥者，惟急速治之。若人但灸而不能服散，服散而不灸，如此者半瘥半死，雖得瘥者，或至一二年復更發動，覺得便依此法速灸之及服散者，治十十癒。此病輕者，登時雖不即惡，治之不當，根源不除，久久期於殺人，不可不精以為意。

初灸風市，次灸伏兔，次灸犢鼻，次灸膝兩眼，次灸三里，次灸上廉，次灸下廉，次灸絕骨。凡灸八處。

第一風市穴，可令病人起，正身平立，垂兩臂直下，舒十指掩著兩髀便點，當手中央指頭髀大筋上是。灸之百壯，多亦任人。輕者不可減百壯，重者乃至一處五六百壯。勿令頓灸，

三報之佳。

第二伏兔穴，令病人累夫端坐，以病人手夫掩橫膝上，夫下旁與曲膝頭齊上旁側夫際當中央是。灸百壯，亦可五十壯。

第三犢鼻穴，在膝頭蓋骨上際，外骨邊平處，以手按之得節解則是。一云在膝頭下近外三骨箕踵中，動腳以手按之得屈解是。灸之五十壯，可至百壯。

第四膝眼穴，在膝頭骨下兩旁陷者宛宛中是。

第五三里穴，在膝頭骨節下一夫附脛骨外是。一云在膝頭骨節下三寸。人長短大小當以病人手夫度取。灸之百壯。

第六上廉穴，在三里下一夫，亦附脛骨外是。灸之百壯。

第七下廉穴，在上廉下一夫，一云附脛骨外是，灸之百壯。

第八絕骨穴，在腳外踝上一夫，亦云四寸是。

凡此諸穴，灸不必一頓灸盡壯數，可日日報，灸之三日之中，灸令盡壯數為佳。凡病一腳則灸一腳，病兩腳則灸兩腳。凡腳弱病皆灸兩腳。又一方云：如覺腳惡，便灸三里及絕骨各一處，兩腳惡者，合四處灸之，多少隨病輕重，大要雖輕不可減百壯。不瘥，速以次灸之，多多益佳。

一說灸絕骨最要。人有患此腳弱，不即治，及入腹，腹腫大上氣，於是乃須大法灸，隨諸輸及諸管關節腹背盡灸之，並服八風散，往往得瘥者。諸管輸節解法，並在第二十九卷中。覺病入腹，若病人不堪痛，不能盡作大灸，但灸胸心腹諸穴，及兩腳諸穴，亦有得好瘥者。

凡量一夫之法，覆手並舒四指，對度四指上中節上橫過為一夫。夫有兩種：有三指為一夫者，此腳弱灸以四指為一夫也，亦依支法存舊法。梁丘、犢鼻、三里、上廉、下廉、解谿、太衝、陽陵泉、絕骨、崑崙、陰陵泉、三陰交、足太陰、伏溜、然谷、湧泉、承山、束骨等，凡一十八穴。舊法多灸百

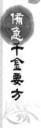
備急千金要方

284

會、風府、五臟六腑俞募，頃來灸者，悉覺引氣向上，所以不取其法。

氣不上者可用之。其要病已成恐不救者，悉須灸之。其足十趾去趾奇一分，兩足凡八穴，曹氏名曰八衝。極下氣有效。其足十趾端名曰氣端。日灸三壯，並大神要，其八衝可日灸七壯，氣下即止。病者非深相委悉，慎勿為人灸之。慎之慎之。凡灸八衝，艾炷須小作之。

論服湯藥色目

風毒之氣入人體中，脈有三品，內外證候相似，但脈有異耳。若脈浮大而緩，宜服續命湯兩劑應瘥；若風盛，宜作越婢湯加白朮四兩；若脈浮大緊轉快，宜作竹瀝湯；若病人脈微而弱，宜服風引湯。此人脈多是因虛而得之。若大虛短氣力乏，可其間作補湯，隨病冷熱而用之，若未癒，更服竹瀝湯。若病人脈浮大而緊快，此是三品之中最惡脈也。或沉細而快者，此脈正與浮大而緊者同是惡脈也。

浮大者，病在外；沉細者，病在內。治亦不異，當消息以意耳。其形尚可，而手腳未容至弱，數日之中，氣上即便命終。如此之脈，往往有人得之，無一存者，急服竹瀝湯，日服一劑，切要。湯勢常令相及，勿令半日之中空無湯也。此湯竹汁多服之。若不極熱，輒停在胸心，更為人患，每服當使極熱。若服竹瀝湯得下者，必佳也。

若已服三劑竹瀝湯，病及脈勢未折，而苦脹滿，可以大鱉甲湯下之。湯勢盡而不得下，可以丸藥助湯令下。下後更服竹瀝湯，趣令脈勢折，氣息料理便停服。三十二物八風散佳。又初得病便摩野葛膏，日再，頑痹腳弱都癒乃止。若服竹瀝湯，脈勢折如未病時，氣力轉勝，腳故未能行，體力充足，然後漸微行步。

病重者，瘥後半年始能扶人行耳。既覺脈及體內瘥，但當

勤服八風散，勿以腳未能行輕加余治，余治未必全得要，更生諸惡，失此諸治也。

猥人邊亦勿行野葛膏。有人聞竹瀝湯云恐傷腰腳者，即勿與，治宜知此法，此人無受入性，不可與醫故也。不為疑者說，此之謂也。

竹瀝湯有三首，輕者服前方，重者次第服後者。此風毒乃相注易病人，宜將空缺服小金牙散，以少許塗鼻孔、耳門。病困人及新亡人、喜易人、強健人宜將服之，亦以塗耳鼻，乃可臨近亡人，及視疾者，絳囊帶一方寸匕男左女右臂上，此散毒，服宜從少為始。金牙散方在第十二卷中。病人惟宜飲赤小豆飲，冬服側子金牙酒，續命湯治風毒，病初得似時行毒病，而脈浮緩，終不變快，此不治，或數日而死，或十日而死。或得便不識人，或發黃，或發斑，或目赤，或下部穿爛者，此最急，得之即先服續命湯一劑，須服葛根湯、麻黃湯下之。若故不折，更與續命湯兩三劑必瘥。此病大急，常令湯勢相接，不可使半日闕湯，即便殺人。續命湯方在第八卷中。

湯液第二<small>方三十八首</small>

第一竹瀝湯　治兩腳痺弱或轉筋，皮肉不仁，腹脹起如腫，按之不陷，心中惡，不欲食，或患冷方。

竹瀝五升　甘草　秦艽　葛根　黃芩　麻黃　防己　細辛　桂心　乾薑各一兩　防風　升麻各一兩半　茯苓二兩　附子二枚　杏仁五十枚。

上十五味，㕮咀，以水七升，合竹瀝，煮取三升。分三服，取汗。《千金翼》無茯苓、杏仁，有白朮一兩。

第二大竹瀝湯　治卒中風，口噤不能言，四肢緩縱，偏痺攣急，風經五臟，恍惚恚怒無常，手足不隨方。

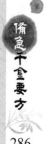

竹瀝一斗四升　獨活　芍藥　防風　茵芋　甘草　白朮
葛根　細辛　黃芩　芎藭各二兩　桂心　防己　人參　石膏
麻黃各一兩　生薑　茯苓各三兩　烏頭一枚。

上十九味，㕮咀，以竹瀝煮取四升，分六服。先未汗者，
取汗。一狀相當即服。

第三**竹瀝湯**　治風毒入人五內，短氣，心下煩熱，手足煩
疼，四肢不舉，皮肉不仁，口噤不能語方。

竹瀝一斗九升　防風　茯苓　秦艽各三兩　當歸　黃芩《千
金翼》作芍藥　人參　芎藭《千金翼》作防己　細辛　桂心　甘草
升麻《千金翼》作通草　麻黃　白朮各二兩　附子二枚　蜀椒一兩
葛根五兩　生薑八兩。

上十八味，㕮咀，以竹瀝煮取四升，分五服，初得病即須
摩膏，日再，瘥定止。《千金翼》無麻黃、蜀椒、生薑。

治惡風毒氣，腳弱無力，頑痺，四肢不仁，失音不能言，
毒氣沖心。有人病者，但一病相當即服，第一服此**麻黃湯**，次
服第二、第三、第四方。

麻黃一兩　大棗二十枚　茯苓三兩　杏仁三十枚　防風　白
朮　當歸　升麻　芎藭　芍藥　黃芩　桂心　麥門冬　甘草各
二兩。

上十四味，㕮咀，以水九升，清酒二升合煮，取二升半。
分四服，日三夜一。覆令小汗，粉之，莫令見風。

第二服**獨活湯**方。

獨活四兩　乾地黃三兩　生薑五兩　葛根　桂心　甘草　芍
藥　麻黃各二兩。

上八味，㕮咀，以水八升，清酒二升合煎，取二升半。分
四服，日三夜一。腳弱，特忌食瓠子、蕺菜，犯之一世治不
癒。

第三服兼補**厚朴湯**，並治諸氣咳嗽，逆氣嘔吐方。

厚朴　芎藭　桂心　乾地黃　芍藥　當歸　人參各二兩
黃耆　甘草各三兩　吳茱萸二升　半夏七兩　生薑一斤。

上十二味，㕮咀，以水二斗，煮豬蹄一具，取汁一斗二
升，去上肥，納清酒三升，合煮取三升。分四服，相去如人行
二十里久。

第四服**風引獨活湯**兼補方。

獨活四兩　茯苓　甘草各三兩　升麻一兩半　人參　桂心
防風　芍藥　當歸　黃耆　乾薑　附子各二兩　大豆二升。

上十三味，㕮咀，以水九升、清酒三升合煮，取三升半。
分四服，相去如人行二十里久，更進服。

**治腳痹防風湯，並主毒氣上沖心胸，嘔逆宿癖，積氣疝
氣，一病相當即服之方。**

防風　麻黃　芎藭　人參　芍藥　當歸　茯苓　半夏　甘
草各一兩　鱉甲　生薑　桂心各二兩　杏仁一兩半　赤小豆一升
貝子五枚　烏梅五枚　大棗二十枚　吳茱萸五合　犀角　羚羊角各
半兩　橘皮一兩　薤白十四枚。

上二十二味，㕮咀，以水一斗，煮取三升。分三服，一日
令盡。一方用水一斗二升，間食糜。一方云半夏三兩，隨時用。

治腳痹，獨活湯方。

獨活四兩　當歸　防風　茯苓　芍藥　黃耆　葛根　人參
甘草各二兩　大豆一升　附子一枚　乾薑三兩。

上十二味，㕮咀，以水一斗，清酒二升合煮，取三升，分
三服。

越婢湯　治風痹腳弱方。

麻黃六兩　石膏半升　白朮四兩　大附子一枚　生薑三兩
甘草二兩　大棗十五枚。

上七味，㕮咀，以水七升，先煮麻黃，再沸掠去沫，入諸
藥，煮取三升，分三服，覆取汗。《胡洽方》只五味，若惡風者加

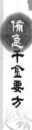

附子一枚，多痰水者加白朮四兩。

治腳弱神驗方。

防己　蜀椒　細辛　桂心　麻黃　石膏各一兩　獨活　防風　黃芩　茵芋　葛根　芎藭　芍藥　甘草各一兩　生薑　茯苓各三兩　烏頭二枚。

上十七味，㕮咀，以竹瀝一斗，煮取四升。分六服，令一日一夜服盡。其間可常作赤小豆飲。有人腳弱，先服常用竹瀝湯四劑，未覺，增損作此方，後覺得力。又云：脈沉細快，風在內者，作此湯也。

風引湯　治兩腳疼痺腫，或不仁，拘急屈不得行方。

麻黃　石膏　獨活　茯苓各二兩　吳茱萸　秦艽　細辛　桂心　人參　防風　芎藭　防己　甘草各一兩　乾薑一兩半　白朮三兩　杏仁六十枚　附子一兩。

上十七味，㕮咀，以水一斗六升，煮取三升，分三服，取汗佳。

大鱉甲湯　治腳弱風毒，攣痺氣上，及傷寒惡風、溫毒、山水瘴氣、熱毒，四肢痺弱方。

鱉甲二兩　防風　麻黃　白朮　石膏　知母　升麻　茯苓　橘皮　芎藭　杏仁　人參　半夏　當歸　芍藥　萎蕤　甘草　麥門冬各一兩　羚羊角六銖　大黃一兩半　犀角　青木香　雄黃各半兩　大棗一十枚　貝齒　烏頭各七枚　生薑三兩　薤白十四枚　麝香三銖　赤小豆三合　吳茱萸五合。

上三十一味，㕮咀，以水二斗，煮取四升。分六服，相去十里久，得下止。一方用大黃半兩，畏下可只用六銖。一方用羚羊角半兩，毒盛可用十八銖。《胡治》有山茱萸半升，為三十二味。《千金翼》無知母、升麻、橘皮、芎藭、人參、當歸、萎蕤。

小鱉甲湯　治身體虛脹如微腫，胸心痞滿，有氣，壯熱，小腹厚重，兩腳弱方。

鱉甲　黃芩　升麻　麻黃　羚羊角　桂心　杏仁各三兩
前胡四兩　烏梅二十枚　薤白三十枚。

上十味，㕮咀，以水一斗，煮取二升七合，分三服。此常
用。若體強壯，欲須利者，加大黃二兩。

風緩湯　治腳弱，舉體痺不仁，熱毒氣入臟，胸中滿塞不
通，食即嘔吐方。

獨活　麻黃　犀角各三兩，一方用羚羊角　半夏一升　大棗
烏梅各二十枚　桂心　鱉甲　升麻　橘皮　枳實　甘草　吳茱萸
大黃各一兩　生薑　石膏各六兩　貝齒七枚。

上十七味，㕮咀，以水一斗四升，煮取四升。分五服，日
三夜二，不瘥，至三劑必瘥。

治腳氣初發，從足起至膝脛骨腫疼者方。

取蓖麻葉切，搗蒸，薄裹之，日二三易即消。蓖麻子似牛
蜱蟲，故名蓖麻也。若冬月無蓖麻，取蒴藋根搗碎，和酒糟三
分，根一分，合蒸熱，及熱封裹腫上，如前法，日二即消。亦
治不仁頑痺。此方非湯，不當見此，然以前後三方俱出蘇長史，更不分
出。

若腫已入腟，至小腹脹，小便澀少者方。

取烏特牛尿一升，一服，日二，取消乃止。《千金翼》云：
羸瘦人，二分尿、一分牛乳合煮，乳浮結乃服之。

若腫已消，仍有此候者，急服此湯方。蘇長史方，神驗。

麻黃　射干　人參　茯苓　防己　前胡　枳實各二兩　半
夏　犀角　羚羊角　青木香　橘皮　杏仁　升麻各一兩　生薑五
兩　獨活三兩　吳茱萸一升。

上十七味，㕮咀，以水一斗一升，煮取四升。分五服，相
去二十里久，中間進少粥，以助胃氣，此湯兩日服一劑，取病
氣退乃止，以意消息之。若熱盛喘煩者，加石膏六兩、生麥門
冬一升，去吳茱萸；若心下堅，加鱉甲一兩。

夫腳氣之疾，先起嶺南，稍來江東，得之無漸，或微覺疼痺，或兩脛腫滿，或行起澀弱，或上入腹不仁，或時冷熱，小便秘澀，喘息，氣沖喉，氣急欲死，食嘔不下，氣上逆者，皆其候也。若覺此證，先與**犀角旋覆花湯**方。

犀角　旋覆花各二兩　橘皮　茯苓　生薑各三兩　大棗十一枚　香豉一升　紫蘇莖葉一握。

上八味，㕮咀，以水八升，煮取二升七合。分三服，相去十里久服之，以氣下，小便利為度。崔氏名小犀角湯。如其不下，服後大犀角湯。

大犀角湯　療腳氣，毒沖心變成水，身體遍腫，悶絕欲死者方。

犀角　旋覆花　白朮　桂心　防己　黃芩各二兩　香豉一升生薑　橘皮　茯苓各二兩　前胡　桑白皮各四兩　紫蘇莖葉一握大棗十枚。

上十四味，㕮咀，以水九升，煮取二升七合。分三服，相去十里久，取下氣為度。若得氣下，小便利，腳腫即消，能食；若服湯竟不下，氣急不定，仍服後犀角麻黃湯。崔氏又以白前代白朮，無防己、黃芩、桑白皮，名旋覆花湯。

犀角麻黃湯方。

犀角　麻黃　防風　獨活崔氏用茯苓　防己　芎藭　白朮當歸　羚羊角崔氏用附子　黃芩各二兩　石膏四兩　生薑　甘草杏仁崔氏用細辛　桂心各三兩。

上十五味，㕮咀，以水二斗，煮麻黃，去沫，取汁八升，下藥煎取三升。分三服，相去十里久。服訖，覆取汗。若不瘥，五日後更一劑，取汗同前。

茱萸湯　治腳氣入腹，困悶欲死，腹脹方。蘇長史方。

吳茱萸六升　木瓜兩顆，切。

上二味，以水一斗三升，煮取三升。分三服，相去如人行

十里久進一服。或吐、或汗、或利、或大熱悶即瘥。此起死人方。

小風引湯 治中風，腰腳疼痛弱者方。胡洽名大風引湯。

獨活 茯苓 人參各三兩 防風 當歸 甘草 乾薑胡洽作桂心 石斛各二兩，胡洽作黃蓍 附子一枚 大豆二升。

上十味，㕮咀，以水九升、酒三升，煮取三升。分四服，服別相去如人行十里久。胡洽云：南方治腳弱與此別，用升麻一兩，半夏、芍藥各二兩，合十三味。本方只有十味，減當歸、石斛，名小風引湯。《刪繁方》無石斛，以療肉極寒，肌肉攣，舌萎，名曰惡風腰痛腳弱。

風濕相薄，骨節煩疼，四肢拘急，不可屈伸，近之則痛，白汗出而短氣，小便不利，惡風不欲去衣，或頭面手足時時浮腫，**四物附子湯**主之方。

附子二枚 桂心四兩 白朮三兩 甘草二兩。

上四味，㕮咀，以水六升，煮取三升，分三服，微汗瘥。大汗煩者，一服五合。體腫者，加防己四兩；悸氣，小便不利，加茯苓三兩，既有附子，今加生薑三兩。

治腳弱風毒實，及嶺南瘴氣面腫，乍寒乍熱似瘧狀，腳腫，氣上心悶，咳嗽，癱緩頑痺方。

麻仁 升麻 麻黃 射干 菖蒲 芒硝 甘草 大黃各半兩 豉三合。

上九味，㕮咀，以水六升，煮取二升半，內芒硝，又煎三沸。分三服，微利一二行，解毒熱。有腫，滓薄之。凡覺氣滿，輒服一劑佳。

道人深師增損腎瀝湯 治風虛勞損挾毒，腳弱疼痺或不隨，下焦虛冷，胸中微有客熱，心虛驚悸不得眠，食少失氣味，日夜數過心煩，迫不得臥，小便不利，又時復下。湘東王至江州，王在嶺南病悉如此，極困篤，余作此湯令服，即得

力。病似此者，服無不瘥，隨宜增損之方。

黃耆　甘草　芍藥　麥門冬　人參　肉蓯蓉　乾地黃　赤石脂　地骨白皮　茯神　當歸　遠志　磁石　枳實　防風　龍骨各一兩　桂心　芎藭各二兩　生薑四兩　五味子三合　半夏一升　白羊腎一具　大棗三十枚。

上二十三味，㕮咀，以水二斗，煮羊腎，取汁一斗二升，納諸藥，煮取四升，分為五服。不利下者，除龍骨、赤石脂；小便澀，以赤茯苓代茯神，加白朮三兩；多熱，加黃芩一兩；遺溺，加桑螵蛸二十枚。《胡洽方》無黃耆、蓯蓉、赤石脂、地骨皮、磁石、枳實、防風、龍骨、半夏，有黃芩，為十五味。

石膏湯　治腳氣風毒，熱氣上沖頭面，面赤矜急，鼻塞去來，來時令人昏憒，心胸恍惚，或苦驚悸，身體戰掉，手足緩縱，或酸痹，頭目眩重，眼反鼻辛，熱氣出口中，或患味甜，諸惡不可名狀者方。

石膏　龍膽　升麻　芍藥　貝齒　甘草　鱉甲　黃芩　羚羊角各一兩　橘皮　當歸各二兩。

上十一味，㕮咀，以水八升，煮取三升，分為三服。

半夏湯　治腳氣上入腹，腹急上沖胸，氣急欲絕方。

半夏一升　桂心八兩　乾薑五兩　甘草　人參　細辛　附子各二兩　蜀椒二合。

上八味，㕮咀，以水一斗，煮取三升。分為三服，初稍稍進，恐氣沖上，格塞不得下，小小服，通人氣耳。

烏頭湯　治風冷腳痹疼痛，攣弱不可屈伸方。

烏頭　細辛　蜀椒各一兩　甘草　秦艽　附子　桂心　芍藥各二兩　乾薑　茯苓　防風　當歸各三兩　獨活四兩　大棗二十枚。

上十四味，㕮咀，以水一斗二升，煮取四升，分五服。若熱毒，多服益佳。

迮毒湯 治腳弱風熱，上入心腹，煩悶欲絕方。

半夏四兩　黃蓍　甘草　當歸　人參　厚朴　獨活　橘皮各一兩　枳實　麻黃　乾地黃　芍藥各二兩　桂心三兩　生薑四兩貝子七枚　大棗二十枚。

上十六味，㕮咀，以水一斗二升，煮取三升六合。分四服，日三夜一。

治腳弱，體痹不仁，毒氣上入臟，胸中滿塞不通，食輒吐失味，舊說腳弱上氣，風緩湯主之方。

獨活　甘草　石膏各三兩　犀角半兩　麻黃　防風　當歸升麻　橘皮　吳茱萸　桂心　半夏　鱉甲各二兩　羚羊角半兩枳實一兩　生薑六兩　大棗二十枚　貝齒七枚　烏頭二兩，一作烏梅十枚。

上十九味，㕮咀，以水一斗四升，煮取四升，一服一升。若有少虛熱者，加乾地黃二兩。

紫蘇子湯 治腳弱上氣。昔宋湘東王在南州，患腳氣困篤，服此湯大得力方。

紫蘇子一升　前胡　厚朴　甘草　當歸各一兩　半夏一升橘皮三兩　大棗二十枚　生薑一斤　桂心四兩。

上十味，㕮咀，以水一斗三升，煮取二升半。分為五服，日三夜二。

附子湯 治濕痹緩風，身體疼痛如欲折，肉如錐刺刀割方。

附子三枚　芍藥　桂心　甘草　茯苓　人參各三兩　白朮四兩。

上七味，㕮咀，以水八升，煮取三升，分三服。

防風湯 治肢體虛風微瘲發熱，肢節不隨，恍惚狂言，來去無時，不自覺悟。南方支法存所用，多得力，溫和不損人，為勝於續命、越婢、風引等湯。羅廣州一門，南州士人常用。

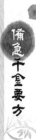

亦治腳弱甚良方。

防風　麻黃　秦艽　獨活各二兩　當歸　遠志　甘草　防
己　人參　黃芩　升麻　芍藥各一兩　石膏半兩　麝香六銖　生
薑　半夏各二兩，一方用白朮一兩。

上十六味，㕮咀，以水一斗三升，煮取四升。一服一升，
初服，厚覆取微汗，亦當兩三行下，其間相去如人行十里久更
服。有熱加大黃二兩；先有冷心痛疾者，倍當歸，加桂心三
兩，不用大黃。

甘草湯　治腳弱，舉身洪腫，胃反，食穀吐逆，胸中氣結
不安而寒熱，下痢不止，小便難。服此湯即益，亦服**女麴散**利
小便，腫消，服大散、摩膏，有驗方。

甘草　人參各一兩　半夏一升　桂心　蜀椒各二兩　小麥八
合　大棗二十枚　生薑八兩　吳茱萸二升。

上九味，㕮咀，以水一斗三升，煮小麥，取一斗，去小
麥，納諸藥，煮取三升，分為六服。女麴散出第十五卷第八篇中。

若寒熱日再三發，可服此**恒山甘草湯**方。

恒山三兩　甘草一兩半。

上二味，㕮咀，以水四升，煮取一升半。分三服，相去五
里一服。

丹參牛膝煮散　治腳痹弱，氣滿，身微腫方。

丹參　牛膝　桑白皮　杏仁　升麻　豬苓　茯苓各四兩
犀角　黃芩　橘皮　防己　白前　澤瀉　桂心　秦艽各三兩
生薑　李根白皮各二兩　大麻仁一升。

上十八味，搗粗篩，以水一升半，納散方寸匕，煮取七
合，輕絹濾去滓。頓服，日再。夏月熱，不得服丸散，此煮散
頓年常用，大驗。

治腰髂不隨，兩腳攣腫方。

蜀椒四升，以水四斗，煮取二斗半，甕盛，下著火暖之，

懸板為橋，去湯二寸許，以腳踏板柱腳坐，以綿絮密塞，勿令洩氣，若疲即出，入被以粉摩之一食久，更入甕。常令甕下火不絕，勿使湯冷。如此消息，不過七日得伸展，並腫亦消。

諸散第三方七首

例曰：大法春秋宜服散。

八風散　治風虛面青黑土色，不見日月光，腳氣痺弱。準經面青黑主腎，不見日月光主肝，補腎治肝方。

菊花三兩　石斛　天雄各一兩半　人參　附子　甘草各一兩六銖　鐘乳　薯蕷　續斷　黃耆　澤瀉　麥門冬　遠志　細辛　龍膽　秦艽　石韋　菟絲子　牛膝　菖蒲　杜仲　茯苓　乾地黃　柏子仁　蛇床子　防風　白朮　乾薑　萆薢　山茱萸各一兩　五味子　烏頭各半兩　蓯蓉二兩。

上三十三味，治下篩。酒服方寸匕，日三服，不知，加至二匕。

大八風散　治諸緩風濕痺腳弱方。

巴戟天　黃耆　桂心　細辛　天雄　萆薢　蓯蓉　牡荊子　薯蕷　菊花　萎蕤　山茱萸　秦艽　黃芩　石斛　白朮　礜石一作礬石　厚朴　龍膽　人參　蜀椒各半兩　附子　五味子各十八銖　菖蒲　茯苓　牛膝《千金翼》作乾薑　烏喙　遠志各一兩　桔梗三十銖　芎藭　白薇　芍藥各六銖。

上三十二味，治下篩。酒服半寸匕，日三，不知稍增，令微覺。《胡洽》無桔梗。

內補石斛秦艽散　治風虛腳弱，手足拘攣，疼痺不能行，腳趺腫上膝，小腹堅如繩約，氣息常如憂恚，不能食飲者，皆由五勞七傷，腎氣不足，受風濕故也，悉主之方。

石斛　附子　天雄　桂心　獨活　天門冬各一兩　秦艽

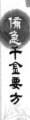

備急千金要方

296

烏頭　人參　乾薑　當歸　防風　杜仲各三十銖　山茱萸　莽草
桔梗　細辛　麻黃　前胡　五味子各十八銖　蜀椒　白芷　白朮
各半兩。

　　上二十三味，治下篩。酒服方寸匕，日再服，不知，稍增
至二匕。虛人三建皆炮，實人亦可生用。風氣者，本因腎虛，
既得病後，毒氣外滿，則灸泄其氣，內滿則藥馳之，當其救
急，理必如此。至於風消退，四體虛弱，餘毒未除，不可便
止，宜服此散，推陳致新，極為良妙，此既人情可解，無可疑
焉。

　　秦艽散　治風無久新，卒得不知人，四肢不仁，一身盡
痛，偏枯不隨，不能屈伸，洗洗寒熱，頭目眩倒，或口面喎僻
方。

　　秦艽　乾薑　桔梗　附子各一兩　天雄　當歸　天門冬
人參　白朮　蜀椒各三十銖　烏頭　細辛各十八銖　甘草　白芷
山茱萸　麻黃　前胡　防風　五味子各半兩。

　　上十九味，治下篩。酒服方寸匕，日三，若老人少服之。
《胡洽》無天門冬、前胡，有莽草、桂心、防己、萆薢、白蘞、黃耆，為
二十三味。

　　單服松脂，治一切風及大風，腳弱風痹方。薰陸法亦同。

　　松脂三十斤，以棕皮袋盛，繫頭，鐺底布竹木，置袋於
上，以石三五顆壓之，下水於鐺中令滿，煮之，膏浮出得盡以
後量，更二十沸，接置於冷水中，易袋洗鐺，更煮，如此九遍
藥成，搗篩為散，以粗羅下之。用酒服一方寸匕，日二。初和
藥以冷酒，藥入腹後，飲熱酒行藥，以知為度。如覺熱即減，
不減令人大小便秘澀。若澀宜食蔥羹，仍自不通，宜服生地黃
汁，令取泄痢，除忌大麻子以外無所禁。若欲斷米，加茯苓與
松脂等分，蜜和為丸，但食淡面餺飥，日兩度食，一食一小
碗，勿多食也。

作餺飥法：硬和麵熱接，煮五十沸漉出，冷水淘，更置湯中煮十餘沸，然後漉出食之。服松脂三十日後，即覺有驗，兩腳如似水流下是效。如恐秘澀，和一斤松脂、茯苓與棗栗許大，酥即不澀。服經一百日後，腳氣當瘥。《仙經》曰：服松脂一年增壽一年，服二年增壽二年，及服之十年增壽十年。

淮南八公石斛萬病散　主風濕疼，腰腳不隨方。

防風　茯苓　菊花　細辛　蜀椒　乾薑　雲母　蓯蓉　人參　乾地黃　附子　石斛　杜仲　遠志　菟絲子　天雄　萆薢　桂心　牛膝　蛇床子　白朮　薯蕷　巴戟　菖蒲　續斷　山茱萸各一兩　五味子半兩。

上二十七味，治下篩。酒服方寸匕，日再。

茱萸散　主冷風，腳跛偏枯，半身不遂，晝夜呻吟，醫所不治方。

吳茱萸　乾薑　白薟　牡荊《千金翼》作牡桂　附子　天雄　狗脊　乾漆　薯蕷　秦艽　防風各半兩。

上十一味，治下篩。先食服方寸匕，日三。藥入肌膚中淫淫然，三日知，一月瘥。

酒醴第四例一首　方十六首

例曰：凡合酒，皆薄切藥，以絹袋盛藥，納酒中，密封頭，春夏四五日，秋冬七八日，皆以味足為度，去滓，服酒盡後，其滓搗。酒服方寸匕，日三。大法冬宜服酒，至立春宜停。

石斛酒　治風虛氣滿，腳疼痹，攣弱不能行方。

石斛　丹參　五加皮各五兩　側子　秦艽　杜仲　山茱萸　牛膝各四兩　桂心　乾薑　羌活　芎藭　橘皮　黃耆　白前　蜀椒　茵芋　當歸各三兩　薏苡仁一升　防風二兩　鐘乳八兩，搗

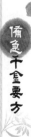

碎，別絹袋盛，繫大藥袋內。

上二十一味，咬咀，以清酒四斗，漬三日。初服三合，日再，稍稍加，以知為度。

烏麻酒方。

烏麻五升，微熬，搗碎，以酒一斗，漬一宿。隨所能飲之，盡更作，甚良。

治風虛勞損，腳疼冷痹，羸瘦攣弱不能行，鐘乳酒方。

鐘乳八兩　丹參六兩　石斛　杜仲　天門冬各五兩　牛膝　防風　黃耆　芎藭　當歸各四兩　附子　桂心　秦芃　乾薑各三兩　山茱萸　薏苡仁各一升。

上十六味，咬咀，以清酒三斗，漬之三日。初服三合，日再，稍稍加之，以知為度。

枸杞菖蒲酒　治緩、急風，四肢不遂，行步不正，口急及四體不得屈伸方。

枸杞根一百斤　菖蒲五斤。

上二味，細銼，以水四石，煮取一石六斗，去滓，釀二斛米酒熟，稍稍飲之。

虎骨酒　治骨髓疼痛，風經五臟方。

虎骨一具，炭火炙令黃色，槌刮取淨，搗碎，得數升，清酒六升，浸五宿，隨性多少稍飲之。《易》云：虎嘯風生，龍吟雲起。此亦有情與無情相感，治風之效，故亦無疑。

蓼酒　治胃脘冷，不能飲食，耳目不聰明，四肢有氣，冬臥腳冷。服此酒十日後，目既精明，體又充壯方。

八月三日，取蓼曝燥，把之如五升大六十把，水六石，煮取一石，去滓，以釀酒如常法。隨多少飲之，已用訖，效甚速。

小黃耆酒　大治風虛痰癖，四肢偏枯，兩腳弱，手不能上頭，或小腹縮痛，脅下攣急，心下有伏水，脅下有積飲，夜喜

夢，悲愁不樂，恍惚善忘，此由風虛，五臟受邪所致，或久坐腰痛，耳聾，卒起眼眩頭重，或舉體流腫疼痹，飲食惡冷，澝澝惡寒，胸中痰滿，心下寒疝，藥皆主之，及婦人產後餘疾，風虛積冷不除者方。

黃耆　附子　蜀椒　防風　牛膝　細辛　桂心　獨活　白朮　芎藭　甘草各三兩　秦艽　烏頭《集驗》用薯蕷三兩　大黃　葛根　乾薑　山茱萸各二兩　當歸二兩半。

上十八味，㕮咀，少壯人無所熬練，虛老人微熬之，以絹袋中盛，清酒二斗漬之，春夏五日，秋冬七日可。先食服一合，不知可至四五合，日三服。此藥攻痹甚佳，亦不令人吐悶。小熱，宜冷飲食也；大虛，加蓯蓉二兩；下痢加女萎三兩；多忘，加石斛、菖蒲、紫石各二兩；心下多水者，加茯苓、人參各二兩，薯蕷三兩。酒盡，可更以酒二斗重漬滓。服之不爾，可曝滓，搗，下酒，服方寸匕，不知稍增之。服一劑得力，令人耐寒冷，補虛，治諸風冷神良。

黃耆酒　治風虛腳疼，痿弱氣悶，不自收攝，兼補方。

黃耆　烏頭　附子　乾薑　秦艽　蜀椒　芎藭　獨活　白朮　牛膝　蓯蓉　細辛　甘草各三兩　葛根　當歸　菖蒲各兩半　山茱萸　桂心　鐘乳　柏子仁　天雄　石斛　防風各二兩　大黃　石楠各一兩。

上二十五味，㕮咀，無所熬練，清酒三斗漬之。先食服一合，不知可至五合，日三。以攻痹為佳。大虛加蓯蓉，下痢加女萎，多忘加菖蒲各三兩。《胡洽》有澤瀉三兩、茯苓二兩，人參、茵芋、半夏、栝樓、芍藥各一兩，無秦艽、芎藭、牛膝、蓯蓉、甘草、葛根、當歸、菖蒲、鐘乳、大黃，為二十二味，名大黃耆酒。

茵芋酒　治大風，頭眩重，目瞀無所見，或仆地氣絕，半日乃蘇，口喎噤不開，半身偏死，拘急痹痛，不能動搖，歷節腫痛，骨中酸疼，手不得上頭，足不得屈伸，不能躡履，行欲

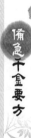

傾跛，皮中動，淫淫如有蟲啄，疹癢搔之生瘡，甚者狂走。有此諸病，藥皆主之方。

茵芋　烏頭　石楠　防風　蜀椒　女萎　附子　細辛　獨活　捲柏　桂心　天雄　秦芁　防己各一兩　躑躅二兩。

上十五味，㕮咀，少壯人無所熬練，虛老人薄熬之，清酒二斗漬之，冬七日，夏三日，春秋五日。初服一合，不知，加至二合，寧從少起，日再，以微痹為度。《胡洽》無蜀椒、獨活、捲柏，為十二味。

大金牙酒　治瘴癘毒氣中人，風冷濕痹，口喎面戾，半身不遂，手足拘攣，歷節腫痛，甚者小腹不仁，名曰腳氣，無所不治方。

金牙一斤　側子　附子　天雄　人參　蓯蓉　茯苓　當歸　防風　黃耆　薯蕷　細辛　桂心　萆薢　萎蕤　白芷　桔梗　黃芩　遠志　牡荊子　芎藭　地骨皮　五加皮　杜仲　厚朴　枳實　白朮各三兩　獨活半斤　茵芋　石楠　狗脊各二兩　牛膝　丹參各三兩　磁石十兩　薏苡仁　麥門冬各一升　生石斛八兩　蒴藋四兩　生地黃切，二升。

上三十九味，㕮咀，以酒八斗，漬七日。溫服一合，日四五夜一。石藥細研，別絹袋盛，共藥同漬。藥力和善，主治極多，凡是風虛，四體小覺有風疴者，皆須將服之，無所不治也。服者一依方合之，不得輒信人大言，浪有加減。

鐘乳酒　治虛損，通順血脈，極補下氣方。
鐘乳五兩　附子　甘菊各二兩　石斛　蓯蓉各五兩。
上五味，㕮咀，以清酒三斗漬。服二合，日再，稍增至一升。

秦芁酒　治四肢風，手臂不收，髀腳疼弱，或有拘急，攣縮屈指，偏枯痿躄痹小，不仁頑痹者，悉主之方。

秦芁　牛膝　附子　桂心　五加皮　天門冬各三兩　巴戟

天　杜仲　石楠　細辛各二兩　獨活五兩　薏苡仁一兩。

上十二味，㕮咀，以酒二斗漬之，得氣味可。服三合，漸加至五六合，日三夜一服。

朮膏酒　治腳弱風虛，五勞七傷，萬病皆主之方。

生白朮淨洗，一石五斗，搗取汁三斗，煎取半　濕荊二十五束，束別三尺圍，各長二尺五寸，徑頭二寸，燒取瀝三斗，煎取半　青竹三十束，束別三尺圍，各長二尺五寸，徑一寸，燒取瀝三斗，煎取半　生地黃根五大斗粗大者，搗取汁三斗，煎取半　生五加根三十六斤淨洗訖，銼於大釜內，以水四石，煎之，去滓澄清，取汁七斗，以銅器中盛，大釜內水上煎之，取汁三斗五升。其煎諸藥法，一準五加例

上件白朮等五種藥，總計得汁九斗五升。好糯米一石五斗，上小麥麴八斤，曝乾末之，以藥汁六斗，浸麴五日，待麴起，第一投淨淘米七斗，令得三十遍，下米置淨席上，以生布拭之，勿令不淨，然後炊之，下餾，以餘藥汁浸饋，調強弱更蒸之，待饋上疩生，然後下於席上，調強弱冷熱如常釀酒法，醖之甕中，密蓋頭，三日後第二投，更淘米四斗，一如前法投之，三日後即加藥如下。

桂心　甘草　白芷　細辛　防風　當歸　麻黃　芎藭各六兩　附子五兩　牛膝九兩　乾薑　五加皮各一斤。

上十二味，㕮咀訖，第三投以米四斗，淨淘如前法，還以餘汁澆饋重蒸，待上疩生，下置席上，調冷熱如常釀法，和上件藥投之，三日外然後嘗甘苦得中訖，密封頭二七日，乃押取清酒。一服四合，日再服，細細加，以知為度。溫酒不得過熱，慎生冷、醋、滑、豬、鯉魚、蒜、牛肉等。

松葉酒　主腳弱，十二風痺不能行，服更生散數劑，及眾治不得力，服此一劑，便能遠行，不過兩劑方。

松葉六十斤，㕮咀之，以水四石煮取四斗九升，以釀五斗米，如常法，別煮松葉汁以漬米並饋飯，泥釀封頭，七日發，

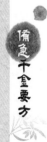

澄飲之取醉，得此力者甚眾，神妙。

治腳氣方。

好豉三斗，蒸一石米下，曝乾，如是三上，以酒五斗，漬七日，去滓飲，惟醉為佳。酒盡更以二斗半漬之，飲如初。

側子酒 治風濕痹不仁，腳弱不能行方。

側子　牛膝　丹參　山茱萸　蒴藋根　杜仲　石斛各四兩防風　乾薑　蜀椒　細辛　獨活　秦艽　桂心　芎藭　當歸白朮　茵芋各三兩　五加皮五兩　薏苡仁二升。

上二十味，㕮咀，絹袋盛，清酒四斗，漬六宿。初服三合，稍加以知為度。患目昏頭眩者彌精。

膏第五例一首　方八首

例曰：凡作膏，常以破除日，無令喪孝、污穢、產婦、下賤人、雞、犬、禽、獸見之。病在外，火炙摩之；在內，溫酒服如棗核許。

神明白膏 治百病，中風惡氣及頭面諸病，青盲風，目爛眥管翳，耳聾，鼻塞，齲齒，齒根挺痛，及癰、痔瘡、癬疥等，悉主之方。

吳茱萸　蜀椒　芎藭　白朮　白芷　前胡各一升，《崔氏》作白前　附子三十枚　桂心　當歸　細辛各二兩。

上十味，㕮咀，醇苦酒於銅器中，淹浸諸藥一宿，以成煎豬膏十斤，炭火上煎三沸，三上三下，白芷色黃為候。病在腹內，溫酒服如彈丸一枚，日三；目痛，取如黍米納兩眥中，以目向風，無風可以扇扇之；諸瘡痔、齲齒、耳鼻百病主之，皆以膏敷；病在皮膚，炙手摩病上，日三。《肘後》九味，無桂心。

衛侯青膏 治百病，久風頭眩，鼻塞，清涕淚出，霍亂吐逆，傷寒咽痛，脊背頭項強，偏枯拘攣，或緩或急，或心腹久

寒，積聚疼痛，咳逆上氣，往來寒熱，鼠漏瘰癧，歷節疼腫，關節盡痛，男子七傷，臚脹腹滿，羸瘦不能飲食，婦人生產餘疾諸病，癰疥惡瘡，癭腫陰蝕，黃疸發背，馬鞍牛領瘡腫方。

當歸　栝樓根　乾地黃　甘草　蜀椒各六兩　半夏七合　桂心　芎藭　細辛　附子各四兩　黃芩　桔梗　天雄　藜蘆　皂莢各一兩半　厚朴　烏頭　莽草　乾薑　人參　黃連　寄生　續斷　戎鹽各三兩　黃野葛二分　生竹茹六升　巴豆二十枚　石楠　杏仁各一兩　豬脂三斗　苦酒一斗六升。

上三十一味，㕮咀諸藥，以苦酒漬一宿，以豬脂微火上煎之，三下三上，膏成。病在內，以酒服如半棗；在外，摩之，日三。

神明青膏　治鼻中乾，灌之並摩服方。

蜀椒五合　皂莢　黃芩　石楠　黃連　雄黃　桂心　藜蘆各三銖　白朮　芎藭　大黃各七銖　烏頭　莽草　續斷各五銖　澤瀉七銖　半夏　當歸各十二銖　乾地黃十一銖　萎蕤　細辛各十銖　附子　桔梗各二銖　乾薑六銖　人參五銖　戎鹽杏子大一枚。

上二十五味，㕮咀，以苦酒一斗漬之，羊髓一斤，為東南三隅灶，納諸藥，炊以葦薪，作三聚新好土，藥沸即下，置土聚上，三沸三下訖藥成，以新布絞去滓。病在外，火炙摩之；在內，溫酒服如棗核，日三，稍稍益，以知為度。

太敷白膏　治百病，傷寒喉咽不利，頭項強痛，腰脊兩腳疼，有風痹濕腫，難屈伸，不能行步，若風頭眩，鼻塞，有附息肉生瘡，身體隱疹風瘙，鼠漏瘰癧，諸疽惡瘡，馬鞍牛領腫瘡，及久寒結堅在心，腹痛胸痹，煩滿不得眠，飲食咳逆上氣，往來寒熱，婦人產後餘疾，耳目鼻口諸疾，悉主之，亦曰太一神膏方。

蜀椒一升　附子三兩　升麻切，一升　巴豆　芎藭各三十銖　杏仁五合　狸骨　細辛各一兩半　白芷半兩　甘草二兩　白朮六

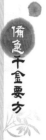

兩，一方用當歸三兩。

上十二味，㕮咀，苦酒淹漬一宿，以豬脂四斤微火煎之，先削附子一枚，以繩繫著膏中，候色黃膏成，去滓。傷寒心腹積聚，諸風腫疾，頸項腰脊強，偏枯不仁，皆摩之，日一；癰腫惡瘡，鼠漏瘰癧，炙手摩之；耳聾，取如大豆灌之；目痛炙縹，白翳如珠當瞳子，視無所見，取如穄米敷白上，令其人自以手掩之，須臾即瘥，便以水洗，視如平復，且勿當風，三十日後乃可行；鼻中痛，取如大豆納鼻中，並以摩之；齗齒痛，以綿裹如大豆，著痛齒上咋之；中風，面目鼻口喎僻，以摩之；若晨夜行，辟霜霧，眉睫落，數數以鐵漿洗，用膏摩之。

曲魚膏　治風濕疼痹，四肢孿弱，偏跛不仁，並癰腫惡瘡方。

大黃　黃芩　莽草　巴豆　野葛　牡丹　躑躅　莞花　蜀椒　皂莢　附子　藜蘆各一兩。

上十二味，㕮咀，以苦酒漬藥一宿，以成煎豬膏三斤，微火煎三沸一下，別納白芷一片，三上三下，白芷色黃藥成，去滓。微火炙手摩病上，日三。

野葛膏　治惡風毒腫，疼痹不仁，瘰癧惡瘡，癰疽腫脛，腳弱偏枯，百病方。

野葛　犀角　蛇銜　莽草《外台》作茵芋　烏頭　桔梗　升麻　防風　蜀椒　乾薑　鱉甲　雄黃　巴豆各一兩　丹參三兩躑躅花一升。

上十五味，㕮咀，以苦酒四升，漬之一宿，以成煎豬膏五斤，微火煎，三上三下，藥色小黃去滓，以摩病上。此方不可施之猥人，慎之。《胡洽》無丹參、躑躅，有細辛。又《蘇恭》以白芷、防己、吳茱萸、附子、當歸代巴豆、雄黃、蛇銜、防風、鱉甲。

蒼梧道士陳元膏　主一切風濕骨肉疼痹方。

當歸　細辛各一兩　桂心五寸　天雄三十枚　生地黃三斤　白芷一兩半　芎藭一兩　丹砂二兩　乾薑十累　烏頭三兩　松脂八兩　豬肪十斤。

上十二味，㕮咀，以地黃汁漬藥一宿，煎豬肪，去滓納藥，煎十五沸，去滓，納丹砂末熟攪。用火炙手摩病上，日千遍瘥。《胡洽》有人參、防風各三兩，附子三十枚，雄黃二兩，為十五味。《肘後》、《千金翼》有附子二十二銖、雄黃二兩半、大醋三升，為十五味。《崔氏》與《千金翼》同。

裴公八毒膏　主卒中風毒，腹中絞刺痛，飛屍入臟，及魘寐不寤，屍厥，奄忽不知人，宿食不消，溫酒服如棗核大，得下止；若毒氣甚，咽喉閉塞不能咽者，折齒，納蔥葉日中，以膏灌蔥葉中令下；病腫者，向火摩腫上；若歲中多溫，欲省病及行霧露中，酒服之，納鼻中亦得方：

蜀椒　當歸　雄黃　丹砂各二兩　烏頭　巴豆各一升　薤白一斤　莽草四兩。

上八味，㕮咀，苦酒三升，漬一宿，用豬脂五斤，東向灶，葦薪火煎之，五上五下，候薤白黃色，絞去滓，研雄黃、丹砂如粉，納之，攪至凝乃止，膏成，盛不津器中。諸蜈蚣蛇蜂等毒者，以膏置瘡上，病在外，悉敷之摩之，以破除日合。

一方用礜石一兩、蜈蚣二枚，是名八毒膏。《肘後》不用巴豆、莽草，名五毒膏。

《備急千金要方》卷第七

《備急千金要方》
卷第八 🌀 諸風

論雜風狀第一

岐伯曰：中風大法有四：一曰偏枯；二曰風痱；三曰風
懿；四曰風痹。夫諸急卒病多是風，初得輕微，人所不悟，宜
速與續命湯，依腧穴灸之。夫風者，百病之長。岐伯所言四
者，說其最重也。

偏枯者，半身不遂，肌肉偏不用而痛，言不變，智不亂，
病在分腠之間。溫臥取汗，益其不足，損其有餘，乃可復也。
《甲乙經》云：溫臥取汗，則巨取之。

風痱者，身無痛，四肢不收，智亂不甚，言微可知則可
治，甚即不能言，不可治。

風懿者，奄忽不知人，咽中塞，窒窒然《巢源》作噫噫然有
聲，舌強不能言，病在臟腑，先入陰後入陽。治之，先補於
陰，後瀉於陽，發其汗，身轉軟者生。汗不出，身直者，七日
死。《巢源》作眼下及鼻人中左右白者，可治；一黑一赤吐沫者，不可
治。

風痹、濕痹、周痹、筋痹、脈痹、肌痹、皮痹、骨痹、胞
痹，各有證候，形如風狀，得脈別也，脈微澀，其證身體不
仁。

凡風多從背五臟俞入，諸臟受病，肺病最急，肺主氣息，
又冒諸臟故也。肺中風者，其人偃臥而胸滿，短氣冒悶汗出

者，肺風之證也。視目下鼻上兩邊下行至口色白者，尚可治，急灸肺俞百壯，服續命湯，小兒減之；若色黃者，此為肺已傷，化為血矣，不可復治，其人當妄言，掇空指地，或自拈衣尋縫，如此數日死。

若為急風邪所中，便迷漠恍惚，狂言妄語，或少氣慴慴，不能復言，若不求師即治，宿昔而死，即覺便灸肺俞及膈俞、肝俞數十壯，急服續命湯，可救也。若涎唾出不收者，既灸當並與湯也。諸陽受風，亦恍惚妄語，與肺病相似，然著緩可經久而死。

肝中風者，其人但踞坐，不得低頭，繞兩目連額上，色微有青者，肝風之證也。若脣色青、面黑，尚可治，急灸肝俞百壯，服續命湯；若大青黑，面一黃一白者，此為肝已傷，不可復治，數日而死。

心中風者，其人但得偃臥，不得傾側，悶亂冒絕汗出者，心風之證也。若脣正赤尚可治，急灸心俞百壯，服續命湯；若脣或青、或白、或黃、或黑者，此為心已壞為水，面目亭亭，時悚動者，不可復治，五六日死。一云旬日死。

脾中風者，其人但踞坐而腹滿，身通黃，吐鹹汁出者，尚可治，急灸脾俞百壯，服續命湯；若目下青，手足青者，不可復治。

腎中風者，其人踞坐而腰痛，視脅左右未有黃色如餅粢大者，尚可治，急灸腎俞百壯，服續命湯；若齒黃赤鬢髮直，面土色者，不可復治。

大腸中風者，臥而腸鳴不止，灸大腸俞百壯，可服續命湯。

賊風邪氣所中則傷於陽，陽外先受之，客於皮膚，傳入於孫脈，孫脈滿則入傳於絡脈，絡脈滿則輸於大經中成病，歸於六腑則為熱，不時臥止為啼哭，其脈堅大為實，實者外堅，充

滿不可按之，按之則痛也。經絡諸脈旁支去者，皆為孫脈也。

凡風之傷人，或為寒中，或為熱中，或為癘風，或為偏枯，或為賊風。故以春甲乙傷於風者為肝風，以夏丙丁傷於風者為心風，以四季戊己傷於風者為脾風，以秋庚辛傷於風者為肺風，以冬壬癸傷於風者為腎風。風中五臟六腑之俞，亦為臟腑之風，各入其門戶所中，則為偏風。風氣循風府而上，則為腦風。風入頭，則為目風眼寒。飲酒中風，則為酒風。入房汗出中風，則為內風。新沐中風，則為首風。久風入房中風，則為腸風。外在腠理，則為泄風。故曰：風者，百病之長也。至其變化，乃為他病，無常方焉。

是知風者，善行而數變，在人肌膚中，內不得泄，外不得散，因人動靜，乃變其性。有風遇寒則食不下，遇熱則肌肉消而寒熱；有風遇陽盛則不得汗，遇陰盛則汗自出。肥人有風，肌肉厚則難泄，喜為熱中目黃；瘦人有風，肌肉薄則常外汗，身中寒，目淚出。

有風遇於虛，腠理開則外出，凄凄然如寒狀，覺身中有水淋狀，時如竹管吹處，此是其證也；有風遇於實，腠理閉則內伏，令人熱悶，是其證也。

新食竟取風為胃風，其狀惡風，頸多汗，膈下塞不通，食飲不下，脹滿形瘦，腹大失衣則䐜滿，食寒即洞泄。新熱食竟入水自漬及浴者，令人大腹為水病。

因醉取風為漏風，其狀惡風，多汗少氣，口乾善渴，近衣則身如火燒，臨食則汗流如雨，骨節懈惰，不欲自勞。

新沐浴竟取風為首風，其狀惡風而汗，多頭痛。新房室竟取風為內風，其狀惡風，汗流沾衣。勞風之為病，法在肺下，使人強上而目脫，唾出若涕，惡風而振寒，候之三日及五日中不精明者是也，七八日，微有青黃膿涕如彈丸大，從口鼻出為善：若不出則傷肺。

風邪客於肌膚，虛癢成風疹瘙瘡。風邪入深，寒熱相搏則肉枯。邪客半身入深，真氣去則偏枯。邪客關機中即攣，筋中亦然。邪淫於臟，夢臟大形小；淫於腑，夢臟小形大。邪隨目系入腦，則目轉眩。邪中睛，則散視見兩物。風邪入臟，寒氣客於中，不能發則喑啞喉痹舌緩，不時服藥針灸，風逐脈流入臟，使人卒然喑，緩縱噤痙致死也。風入陽經則狂，入陰經則癲。陽邪入陰，病則靜；陰邪入陽，病則怒。

若因熱食汗浴，通腠理得開，其風自出，則覺肉中如針刺，步行運力欲汗，亦如此也。

凡覺肌肉中如刺，皆由腠理閉，邪氣在肌中閉，因欲出也，宜解肌湯則安。

夫眼瞤動，口唇動偏喎，皆風入脈，故須急服小續命湯，將八風散，摩神明白膏、丹參膏，亦依經針灸之。

諸痹由風、寒、濕三氣，並客於分肉之間，迫切而為沫，得寒則聚，聚則排分肉，肉裂則痛，痛則神歸之，神歸之則熱，熱則痛解，痛解則厥，厥則他痹發，發則如是，此內不在臟，而外未發於皮膚，居分肉之間，真氣不能周，故為痹也。其風最多者，不仁則腫為行痹，走無常處；其寒多者，則為痛痹；其濕多者，則為著痹；冷汗濡，但隨血脈上下，不能左右去者，則為周痹也；痹在肌中，更發更止，左以應左，右以應右者，為偏痹也。

夫痹，其陽氣少而陰氣多者，故令身寒從中出；其陽氣多而陰氣少者，則痹且熱也。

諸痹風勝者則易癒，在皮間亦易癒，在筋骨則難痊也。久痹入深，令榮衛澀，經絡時疏，則不知痛。

風痹病不可已者，足如履冰，時如入湯，腹中股脛淫濼，煩心頭痛，傷脾腎；時嘔眩，時時汗出，傷心；目眩，傷肝；悲恐，短氣不樂，傷肺；不出三年死。一云三日。

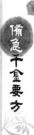

太陽中風，重感於寒濕，則變痙也。痙者，口噤不開，背強而直，如發癇之狀，搖頭馬鳴，腰反折，須臾十發，氣息如絕，汗出如雨，時有脫，易得之者，新產婦人及金瘡血脈虛竭、小兒臍風，大人涼濕得痙風者皆死。溫病熱盛入腎、小兒癇熱盛皆痙，痙、瘖、厥、癲皆相似，故久厥成癲。審察之，其重者患耳中策策痛，皆風入腎經中也。不治，流入腎，則喜卒然體痙直如死，皆宜服小續命湯兩三劑也。若耳痛腫、生汁、作癰癤者，乃無害也，惟風宜防耳，針耳前動脈及風府神良。

諸風第二方二十九首　灸法四十首

小續命湯　治卒中風欲死，身體緩急，口目不正，舌強不能語，奄奄忽忽，神情悶亂，諸風服之皆驗，不令人虛方。

麻黃　防己《崔氏》、《外台》不用防己　人參　黃芩　桂心甘草　芍藥　芎藭　杏仁各一兩　附子一枚　防風一兩半　生薑五兩。

上十二味，㕮咀，以水一斗二升，先煮麻黃三沸，去沫，納諸藥，煮取三升。分三服，甚良；不瘥，更合三四劑必佳。取汗，隨人風輕重虛實也。有人腳弱，服此方至六七劑得瘥。有風疹家，天陰節變，輒合服之，可以防瘖。一本云：恍惚者，加茯神、遠志；如骨節煩疼，本有熱者，去附子，倍芍藥。《小品》、《千金翼》同。《深師》、《古今錄驗》有白朮，不用杏仁。《救急》無芎藭、杏仁，止十味。《延年》無防風。

大續命湯　治肝厲風，卒然喑啞，依古法用大、小續命二湯，通治五臟偏枯賊風方。

麻黃八兩　石膏四兩　桂心　乾薑　芎藭各二兩　當歸　黃芩各一兩　杏仁七十枚　荊瀝一升。

上九味，㕮咀，以水一斗，先煮麻黃兩沸，掠去沫，下煮藥，煮取四升，去滓，又下荊瀝煮數沸，分四服。能言未瘥，後服小續命湯。舊無荊瀝，今增之效如神。《千金翼》有甘草。

小續命湯　治中風冒昧，不知痛處，拘急不得轉側，四肢緩急，遺失便利，此與大續命湯同，偏宜產後失血，並老小人方。

麻黃　桂心　甘草各二兩　生薑五兩　人參　芎藭　白朮　附子　防己　芍藥　黃芩各一兩　防風一兩半。

上十二味，㕮咀，以水一斗二升，煮取三升，分三服。《古今錄驗》無桂，名續命湯。《胡洽》、《千金翼》同。

治風歷年歲，或歌或哭、大笑，言語無所不及，宜服小續命湯方。

麻黃三兩　人參　桂心　白朮各二兩　芍藥　甘草　防己　黃芩　芎藭　當歸各一兩。

上十味，㕮咀，以水一斗二升，煮取三升，分三服，日三，覆取汗。

大續命湯　治大風經臟，奄忽不能言，四肢垂曳，皮肉痛癢不自知方。

獨活　麻黃各三兩　芎藭　防風　當歸　葛根　生薑　桂心各一兩　茯苓　附子　細辛　甘草各一兩。

上十二味，㕮咀，以水一斗二升，煮取四升。分五服，老小半之。若初得病便自大汗者，減麻黃；不汗者依方；上氣者，加吳茱萸二兩、厚朴一兩；乾嘔者，倍加附子一兩；啘者，加橘皮一兩；若胸中吸吸少氣者，加大棗十二枚；心下驚悸者，加茯苓一兩；若熱者，可除生薑，加葛根。初得風未須加減，便且作三劑，停四五日以後，更候視病虛實平論之，行湯行針，依穴灸之。

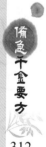

西州續命湯　治中風痱一作入臟，身體不知自收，口不能

言語，冒昧不識人，拘急背痛，不得轉側方。

麻黃六兩　石膏四兩　桂心二兩　甘草　芎藭　乾薑　黃芩
當歸各一兩　杏仁三十枚。

上九味，㕮咀，以水一斗二升，煮麻黃，再沸掠去上沫，後下諸藥，煮取四升。初服一升，猶能自覺者，勿熟眠也，可臥，厚覆，小小汗出已，漸減衣，勿復大覆，可眠矣。前服不汗者，後服一升汗，後稍稍五合一服，安穩乃服，勿頓服也，汗出則癒，勿復服。飲食如常，無禁忌，勿見風，並治上氣咳逆。若面目大腫，但得臥，服之大善。凡服此湯不下者，人口噓其背，湯則下過矣。

病人先患冷汗者，不可服此湯。若虛羸人，但當稍與五合為佳。有輒行此湯與產婦及羸人，喜有死者，皆為頓服三升，傷多且湯濁不清故也，但清澄而稍稍服，微取汗者，皆無害也。《胡洽方》、《古今錄驗》名大續命湯。

大續命湯　治與前大續命湯，宜產婦及老小等方。

麻黃　芎藭各三兩　乾薑　石膏　人參　當歸　桂心　甘
草各一兩　杏仁四十枚。

上九味，㕮咀，以水一斗，煮取三升，分三服。《外台》名續命湯，《范汪》同，云是張仲景方，本欠兩味。

續命煮散　主風無輕重，皆治之方。

麻黃　芎藭　獨活　防己　甘草　杏仁各三兩　桂心　附
子　茯苓　升麻　細辛　人參　防風各二兩　石膏五兩　白朮四
兩。

上十五味，粗篩下，以五方寸匕，納小絹袋子中，以水四升，和生薑三兩，煮取二升半。分三服，日日勿絕。慎風冷，大良。吾嘗中風，言語謇澀，四肢痿曳，處此方日服四服，十日十夜服之不絕，得癒。

大續命散　主八風十二痺，偏枯不仁，手足拘急，疼痛不

得伸屈，頭眩不能自舉，起止顛倒，或臥苦驚如墮狀，盜汗，臨事不起，婦人帶下無子，風入五臟，甚者恐怖，見鬼來收錄，或與鬼神交通，悲愁哭泣，忽忽欲走方。

麻黃　烏頭　防風　桂心　甘草　蜀椒　杏仁　石膏　人參　芍藥　當歸　藺茹《千金翼》作芎藭　黃芩　茯苓　乾薑各一兩。

上十五味，治下篩。以酒服方寸匕，日再，稍加，以知為度。

排風湯　治男子、婦人風虛濕冷，邪氣入臟，狂言妄語，精神錯亂。其肝風發，則面青，心悶亂，吐逆嘔沫，脅滿，頭眩重，耳不聞人聲，偏枯筋急，曲蜷而臥也；其心風發，則面赤，翕然而熱，悲傷嗔怒，目張呼喚也；其脾風發，則面黃，身體不仁，不能行步，飲食失味，夢寐倒錯，與亡人相隨也；其肺風發，則面白，咳逆，唾膿血，上氣奄然而極也；其腎風發，則面黑，手足不遂，腰痛難以俯仰，痹冷骨疼也。諸有此候，令人心驚，志意不定，恍惚多忘，服此湯安心定志，聰耳明目，通臟腑，諸風疾悉主之方。

白鮮皮　白朮　芍藥　桂心　芎藭　當歸　杏仁　防風　甘草各二兩　獨活　麻黃　茯苓各三兩　生薑四兩。

上十三味，㕮咀，以水一斗，煮取三升。每服一升，覆取微汗，可服三劑。

大八風湯　主毒風頑痹彎曳，手腳不遂，身體偏枯，或毒弱不任，或風入五臟，恍恍惚惚，多語喜忘，有時恐怖，或肢節疼痛，頭眩煩悶，或腰脊強直，不得俯仰，腹滿不食，咳嗽，或始遇病時，卒倒悶絕，即不能語使失喑，半身不遂，不仁沉重，皆由體虛，恃少不避風冷所致，治之方。

當歸一兩半　升麻　五味子各一兩半　烏頭　黃芩　芍藥遠志　獨活　防風　芎藭　麻黃　秦艽　石斛　人參　茯苓

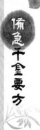

石膏　黃耆　紫菀各一兩　杏仁四十枚　甘草　桂心　乾薑各二兩　大豆一升，《翼》云二合。

上二十三味，㕮咀，以水一斗三升、酒二升，合煮取四升。強人分四服，羸人分六服。

八風散　主八風十二痹，猥退，半身不遂，歷節疼痛，肌肉枯燥，皮膚瞤動，或筋緩急痛，不在一處，卒起目眩，失心恍惚，妄言倒錯，身上痞瘰，面上疱起，或黃汗出，更相染漬，或燥或濕，顏色乍赤乍白，或青或黑，角弓反張，乍寒乍熱方。

麻黃　白朮各一斤　栝樓根　甘草　欒荊　天雄　白芷防風　芍藥　石膏　天門冬各十兩　羌活二斤　山茱萸　食茱萸躑躅各五升　茵芋十四兩　黃芩一斤五兩　附子三十枚　大黃半斤細辛　乾薑　桂心各五兩　雄黃　朱砂　丹參各六兩。

上二十五味，治下篩。酒服方寸匕，日一，三十日後，日再服。五十日知，百日瘥，一年平復。長服不已佳，先食服。

小八風散　治迷惑如醉，狂言妄語，驚悸恐怖，恍惚見鬼，喜怒悲憂，煩滿顛倒，邑邑短氣不得語，語則失忘，或心痛徹背，不嗜飲食，惡風不得去帷帳，時復疼熱，惡聞人聲，不知痛癢，身悉振搖汗出，猥退，頭重浮腫，爪之不知痛，頸項強直，口面喎戾，四肢不隨，不仁偏枯，攣掣不得屈伸，悉主之方。

天雄　當歸　人參各五分　附子　防風　天門冬　蜀椒獨活各四分　烏頭　秦艽　細辛　白朮　乾薑各三分　麻黃　山茱萸　五味子　桔梗　白芷　柴胡　莽草各二分。

上二十味，治下篩，合相得。酒服半方寸匕，漸至全匕，日三服，以身中覺如針刺者，則藥行也。

烏頭湯　主八風五尸，惡氣游走胸心，流出四肢，來往不住，短氣欲死方。

烏頭　芍藥　乾薑　桂心　細辛　乾地黃　當歸　吳茱萸各一兩　甘草二兩。

上九味，㕮咀，以水七升，煮取二升半，分三服。

治諸風葈耳散方。

當以五月五日午時，乾地刈取葈耳葉，洗曝燥，搗下篩。酒若漿服一方寸匕，日三，作散。若吐逆，可蜜和為丸，服十丸，準前計一方寸匕數也。風輕易治者，日再服；若身體有風處皆作粟肌出，或如麻豆粒，此為風毒出也，可以鈹針刺潰去之，皆黃汁出盡乃止。五月五日多取陰乾之，著大甕中，稍取用之。此草辟惡，若欲看病省疾者，便服之，令人無所畏；若時氣不和，舉家服之。若病胃脹滿，心悶發熱，即服之。並殺三蟲腸痔，能進食，一周年服之佳。七月七、九月九皆可採用。

治心風虛熱，發即恍惚煩悶，半身不仁，攣急方。

荊瀝五升　竹瀝五升　枸杞根白皮一升　香豉三合　生麥門冬一升　人參　茯苓　梔子仁　黃芩　芎藭　桂心　細辛　杏仁　白鮮皮　防風各二兩　生薑　石膏　甘草各三兩。

上十八味，㕮咀，以水二斗，和瀝，煮取三升。分四服，相去如人行六七里。凡五劑，間三日服一劑。一本用防己三兩。

治虛熱恍惚，驚邪恐懼方。

荊瀝三升　竹瀝三升　牛黃十八銖　人參　生麥門冬各三兩　香豉三合　升麻　鐵精各一兩　龍齒　天門冬　茯苓　梔子各二兩。

上十二味，㕮咀，以水二斗，煮取三升，去滓，下牛黃、鐵精，更煎五六沸，取一升七合。分溫三服，相去十里久。

地黃煎　主熱風心煩悶，及脾胃間熱，不下食，冷補方。

生地黃汁二升　生薑汁一升　枸杞根汁三升　荊瀝　竹瀝各五升　酥三升　人參　天門冬各八兩　茯苓六兩　梔子仁　大黃各

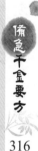
備急千金要方

四兩。

上十一味，搗篩五物為散，先煎地黃等汁成煎，次納散藥攪調。一服一匕，日二，漸加至三匕，覺利減之。

又方 羚羊角五兩　乾藍　黃芩　芍藥　鼠尾草各三兩　生葛　梔子仁各六兩　豉一升，綿裹。

上八味，㕮咀，以水七升，煮取二升五合，分三服。

治積熱風方

地骨皮　萎蕤　丹參　黃耆　澤瀉　麥門冬各三兩　清蜜一合　生地黃汁一升　薑汁一合。

上九味，㕮咀，以水六升，煮取二升，去滓，納地黃汁，更緩火煮，減一升，納蜜及薑汁，又煮一沸，藥成。溫服三合，日再。

大防風湯　治中風，發熱無汗，肢節煩，腹急痛，大小便不利方。

防風　當歸　麻黃　白朮　甘草各十八銖　黃芩三十銖　茯苓　乾地黃　附子　山茱萸各一兩。

上十味，㕮咀，以水九升，煮取二升半，一服七合。大小便不利，納大黃、人參各十八銖，大棗三十枚，生薑三兩，煮取三升，分三服。《深師》加天門冬一兩。

治中風發熱，大戟洗湯方。

大戟　苦參。

上二味，等分，末之，以藥半升，白醋漿一斗，煮三沸，適寒溫洗之，從上下寒乃止，立瘥。小兒三指撮，漿水四升煮，洗之。

金牙酒　療積年八風五疰，舉身軃曳，不得轉側，行步跛躄，不能收攝。又暴口噤失音，言語不正，四肢背脊筋急腫痛，流走不常，勞冷積聚少氣，乍寒乍熱，三焦不調，脾胃不磨，飲澼結實，逆害飲食，醋咽嘔吐，食不生肌，醫所不能治

者，悉主之方。

金牙碎如米粒，用小絹袋盛　細辛　地膚子無子用莖，《蘇恭》用蛇床子　附子　乾地黃　防風　莽草　蒴藋根各四兩　蜀椒四合　羌活一斤，《胡洽》用獨活。

上十味，㕮咀，盛以絹袋，以酒四斗，瓷罌中漬，密閉頭，勿令洩氣，春夏三四宿，秋冬六七宿，酒成去滓，日服一合。此酒無毒，及可小醉，常令酒氣相接，下盡一劑，病無不瘥。又令人肥健。酒盡自可加諸藥各三兩，惟蜀椒五兩，用酒如前，勿加金牙也。冷加乾薑四兩。服此酒勝灸刺，起三十年諸風軃曳，神驗。《肘後》、《備急》用升麻、乾薑各四兩，人參二兩，石斛、牛膝各五兩，不用蒴藋根，為十四味。《蘇恭》不用地黃，為十三味。一方用蒺藜四兩，黃耆三兩。《胡洽》用續斷四兩，為十一味。《千金翼》用茵芋四兩，無莽草。

常山太守馬灌酒　除風氣，通血脈，益精華，定六腑，明耳目，悅澤顏色，頭白更黑，齒落更生，服藥二十日力勢倍，六十日志氣充盈，八十日能夜書，百日致神明，房中強壯如三十時，力能引弩。年八十人服之，亦當有子。病在腰膝，藥悉主之方。

天雄二兩，生用　蜀椒　商陸根各一兩　烏頭一枚，大者　桂心　白薇　茵芋　乾薑各一兩　附子五枚　躑躅一兩。

上十味，㕮咀，以絹袋盛，酒三斗漬，春夏五日，秋冬七日，去滓。初服半合，稍加至兩三合。搗滓為散，酒服方寸匕，日三，以知為度。夏日恐酒酸，以油單覆之，下井中，近水令不酸也。《千金翼》無商陸、桂心，為八味。

蠻夷酒　主久風枯攣，三十年著床，及諸惡風，眉毛墮落方。

獨活　丹參　礜石　乾地黃各一兩　附子　麥門冬各二兩白芷　烏喙　烏頭　人參　狼毒　蜀椒　防風　細辛　礬石

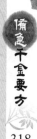

寒水石　牛膝　麻黃　芎藭　當歸　柴胡　芍藥　牡蠣　桔梗　狗脊《千金翼》作枸杞　天雄各半兩　蓯蓉　茯神《千金翼》作茯苓　金牙　薯蕷　白朮　杜仲　石楠　款冬各十八銖　乾薑　蕪荑各一合　山茱萸　牡荊子各十八銖　芫花　柏子仁各一合　石斛　桂心各六銖　甘遂二兩　蘇子一升　赤石脂二兩半。

上四十五味，㕮咀，以酒二斗漬，夏三日，春秋六日，冬九日，一服半合。密室中合藥，勿令女人、六畜見之，三日清齋乃合。《千金翼》無芎藭，云加大棗四十枚更佳。

蠻夷酒　治八風十二痹，偏枯不隨，宿食，久寒虛冷，五勞七傷，及婦人產後餘疾，月水不調，皆主之方。

礬石　桂心　白朮　狼毒　半夏　石楠　白石脂　龍膽　續斷　芫花　白石英　代赭　藺茹　石韋　玄參　天雄　防風　山茱萸　桔梗　藜蘆　捲柏　細辛　寒水石　烏頭　躑躅　蜀椒　白芷　秦艽　菖蒲各一兩　礬石　附子　遠志各二兩　石膏二兩半　蜈蚣二枚。

上三十四味，㕮咀，以酒二斗，漬四日。服一合，日再。十日後去滓，曝乾，搗篩為散。酒服方寸匕，日再，以知為度。《胡洽》四十二味，無桂心、細辛、烏頭、躑躅、蜀椒，而有芒硝、恒山、黃芩、黃連、大黃、麻黃、地黃、前胡、甘草、菟絲子、芍藥、紫菀各一兩，杏仁二十枚，同搗篩，絹袋盛，用水三斗，面三斤，黍米三斗，作飯依如酒法，以藥袋釀中，春秋七日，冬十日，夏三日，酒成。服半雞子殼，日三。並曝藥，末之，酒服方寸匕，以身體暖為度。

魯王酒　治風眩心亂，耳聾目暗淚出，鼻不聞香臭，口爛生瘡，風齒瘰癧，喉下生瘡，煩熱厥逆上氣，胸脅肩胛痛，手不上頭，不自帶衣，腰脊不能俯仰，腳酸不仁，難以久立，八風十二痹，五緩六急，半身不遂，四肢偏枯，筋攣不可屈伸，賊風咽喉閉塞，哽哽不利，或如錐刀所刺，行人皮膚中，無有常處，久久不治，入人五臟，或在心下，或在膏肓，游走四

肢，偏有冷處，如風所吹，久寒積聚，風濕五勞七傷，虛損百病，悉主之方。

茵芋　烏頭　躑躅各三十銖　天雄　防己　石斛各二十四銖　細辛　柏子仁　牛膝　甘草　通草　桂心　山茱萸　秦艽　黃芩《胡洽》作黃耆　茵陳　附子　瞿麥　杜仲　澤瀉　王不留行《胡洽》作天門冬，《千金翼》作王蓀　石楠　防風　遠志　乾地黃各十八銖。

上二十五味，㕮咀，以酒四斗，漬之十日。一服一合，加至四五合，以知為度。《千金翼》名此為魯公酒，有乾薑。《胡洽》無防己，以絹囊盛藥，用水二斗，法麴二斗，同漬之三四宿，出藥囊，炊二斗黍米，納汁釀之，酒熟，飲如雞子大，日二，稍稍飲之，以知為度。

魯公釀酒　主風偏枯半死，行勞得風，若鬼所擊，四肢不遂，不能行步，不自帶衣，攣躄，五緩六急，婦人帶下，產乳中風，五勞七傷方。

乾薑　躑躅　桂心　甘草　芎藭　續斷　細辛　附子　秦艽　天雄　石膏　紫菀各五兩　葛根　石龍芮　石斛　通草　石楠　柏子仁　防風　巴戟天　山茱萸各四兩　牛膝　天門冬各八兩　烏頭二十枚　蜀椒半升。

上二十五味，㕮咀，以水五升，漬三宿，法麴一斤合漬，秫米二斗合釀三宿，去滓，炊糯米一斗，釀三宿藥成。先食服半合，日再。待米極消盡，乃去滓，曝乾，末服。

獨活酒　治八風十二痹方。

獨活　石楠各四兩　防風三兩　附子　烏頭　天雄　茵芋各二兩。

上七味，㕮咀，以酒二斗，漬七日。服半合，日三，以知為度。

扁鵲云：治卒中惡風，心悶煩毒欲死，急灸足大趾下橫紋，隨年壯，立癒。

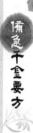

若筋急不能行者，內踝筋急，灸內踝上四十壯；外踝筋急，灸外踝上三十壯，立癒。

若眼戴睛上插，灸目兩眥後二七壯。

若不能語，灸第三椎上百壯。

若不識人，灸季肋頭七壯。

若眼反口噤，腹中切痛，灸陰囊下第一橫理十四壯。灸卒死亦良。

治久風、卒風、緩急諸風，卒發動不自覺知，或心腹脹滿，或半身不遂，或口噤不言，涎唾自出，目閉耳聾，或舉身冷直，或煩悶恍惚，喜怒無常，或脣青口白戴眼，角弓反張，始覺發動，即灸神庭一處七壯，穴在當鼻直上髮際是。

次灸曲差二處各七壯，穴在神庭兩旁各一寸半是。

次灸上關二處各七壯，一名客主人，穴在耳前起骨上廉陷者中是。

次灸下關二處各七壯，穴在耳前下廉動脈陷者中是。

次灸頰車二穴各七壯，穴在曲頰陷者中是。

次灸廉泉一處七壯，穴在當頭直下骨後陷者中是。

次灸凶會一處七壯，穴在神庭上二寸是。

次灸百會一處七壯，穴在當頂上正中央是。

次灸本神二處各七壯，穴在耳正直上入髮際二分是。又作四分。

次灸天柱二處各七壯，穴在項後兩大筋外入髮際陷者中是。

次灸陶道一處七壯，穴在大椎節下間是。

次灸風門二處各七壯，穴在第二椎下兩旁各一寸半是。

次灸心俞二處各七壯，穴在第五椎下兩旁各一寸半是。

次灸肝俞二處各七壯，穴在第九椎下兩旁各一寸半是。

次灸腎俞二處各七壯，穴在第十四椎下兩旁各一寸半是。

次灸膀胱俞二處各七壯，穴在第十九椎下兩旁各一寸半是。

次灸曲池二處各七壯，穴在兩肘外曲頭陷者，屈肘取之是。

次灸肩髃二處各七壯，穴在兩肩頭正中兩骨間陷者中是。

次灸支溝兩處各七壯，穴在手腕後臂外三寸兩骨間是。

次灸合谷二處各七壯，穴在手大指虎口兩骨間隱者中是。

次灸間使二處各七壯，穴在掌後三寸兩筋間是。

次灸陽陵泉二處各七壯，穴在膝下外尖骨前隱者中是。

次灸陽輔二處各七壯，穴在外踝上絕骨端陷者中是。

次灸崑崙二處各七壯，穴在外踝後跟骨上陷者中是。

治風，灸上星二百壯，前頂二百四十壯，百會二百壯，腦戶三百壯，風府三百壯。

治大風，灸百會七百壯。

治百種風，灸腦後項大椎平處兩廂，量二寸三分，須取病人指寸量，兩廂各灸百壯，得瘥。

治風，耳鳴，從耳後量八分半里許有孔，灸一切風，得瘥。狂者亦瘥。兩耳門前後各灸一百壯。

治卒病惡風，欲死不能語，及肉痺不知人，灸第五椎，名曰臟輸，百五十壯，三百壯便愈。

心俞穴在第五節一云第七節，對心橫三間寸。主心風，腹脹滿，食不消化，吐血酸削，四肢羸露，不欲食飲，鼻衄，目眴眴不明，肩頭脅下痛，小腹急，灸二三百壯。

大腸俞在十六椎兩邊相去一寸半，治風，腹中雷鳴，腸澼泄利，食不消化，小腹絞痛，腰脊疼強，或大小便難，不能飲食，灸百壯，三日一報。

掖門在腋下攢毛中一寸，名太陽陰，一名掖間，灸五十壯，主風。

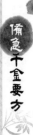

絕骨在外踝上三寸，灸百壯，治風，身重心煩，足脛疼。

賊風第三

論一首　方三十二首　灸法六首

治肝虛寒，卒然暗啞不聲，踞坐不得，面目青黑，四肢緩弱，遺失便利，厲風所損，桂枝酒主之方。

桂枝　芎藭　獨活　牛膝　薯蕷　甘草各三兩　附子二兩　防風　茯苓　天雄　茵芋　杜仲　白朮　蒴藋根各四兩　乾薑五兩　大棗四十枚　躑躅一升　豬椒葉根皮各一升。

上十八味，㕮咀，以酒四斗，漬七日。服四合，日二，加至五六合。

肝風占候，其口不能言，當灸鼻下人中，次灸大椎，次灸肝俞第九椎下是五十壯，餘處隨年壯。眼暗人，灸之得明，二三百壯良。

心氣虛悸恍惚，大定心湯主之。方在第十四卷中。

治心虛寒風，半身不遂，骨節離解，緩弱不收，便利無度，口面喎邪，乾薑附子湯方。

乾薑　附子各八兩　桂心　麻黃各四兩　芎藭三兩。

上五味，㕮咀，以水九升，煮取三升。分三服，三日後服一劑。

治心寒，或笑或呻口噤，側子酒主之。方在第七卷中。

芎藭湯　主卒中風，四肢不仁，善笑不息方。

芎藭一兩半　黃芩　石膏一方用黃連　當歸　秦艽　麻黃　桂心各一兩　杏仁二十一枚　乾薑　甘草各一兩。

上十味，㕮咀，以水九升，煮取三升，分三服。

治心虛寒，陰氣傷寒損心，驚掣悸語，聲寬急混濁，口喎冒昧，好自笑，厲風傷心，荊瀝湯主之方。

荊瀝三升　麻黃　白朮　芎藭各四兩　防風　桂心　升麻
茯苓　遠志　人參　羌活　當歸各二兩　母薑切，一升，取汁　防
己　甘草各二兩。

上十五味，㕮咀，以水一斗五升，煎麻黃兩沸，去沫，次
下諸藥，煮取三升，去滓，下荊瀝、薑汁，煎取四升。分四
服，日三夜一。

治心虛寒，氣性反常，心手不隨，語聲冒昧，其所疾源厲
風損心，具如前方所說無窮，白朮釀酒補心志定氣方。

白朮切　地骨皮　荊實各五斗　菊花二斗。

上四味，以水三石，煮取一石五斗，去滓澄清，取汁釀米
一石，用麴如常法，酒熟，多少隨能飲之，常取半醉，勿令至
吐。

凡心風寒，灸心俞各五十壯，第五節兩邊各一寸半是。

治脾虛寒，厲風所傷，舉體消瘦，語音沉澀，如破鼓之
聲，舌強不轉而好咽唾，口噤唇黑，四肢不舉，身重，大小便
利無度，依源麻黃湯主之。方在第七卷中。方本闕。

治脾寒言聲憂懼，舌本捲縮，嚏喜無度，愔悶恍惚脹滿，
溫中下氣半夏湯方。

半夏　生薑各一升　芍藥　茯苓　桂心　橘皮　五味子各三
兩　附子五兩　白朮四兩　甘草二兩　大棗三十枚　大麻仁一升，
熬研為脂。

上十二味，㕮咀，以水一斗二升，煮取三升，去滓，下大
麻脂，更上火一沸，分三服。

治脾虛寒，身重不舉，言音沉鼓，厲風傷痛，便利無度，
補脾安胃，調氣止痛，當歸丸方。

當歸八兩　天雄六兩　乾薑　酸棗仁各八兩　黃耆　地骨皮
各七兩　芎藭　乾地黃各六兩　桂心　防風　附子　白朮各五兩
甘草　厚朴　秦艽各四兩　大棗二十枚　吳茱萸五合　秦椒葉四

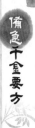

兩。

上十八味，末之，蜜丸如梧子。酒服三十丸至四十丸，日再服。

脾風占候，聲不出，或上下手，當灸手十指頭，次灸人中，次灸大椎，次灸兩耳門前脈，去耳門上下行一寸是，次灸兩大指節上下各七壯。

治脾風，灸脾俞挾脊兩邊各五十壯。凡人脾俞無定，所隨四季月應病，即灸臟輸是脾穴，此法甚妙，脾風者總呼為八風。

治肺虛寒，厲風所中，噓吸戰掉，聲嘶塞而散下，氣息短憊，四肢痹弱，面色青皰，遺失便利，冷汗出，依源麻黃續命湯方。

麻黃六兩　大棗五十枚　杏仁　白朮　石膏各四兩　桂心　人參　乾薑　茯苓各三兩　當歸　芎藭　甘草各一兩。

上十二味，吹咀，以水一斗二升煮麻黃，去沫，次下諸藥，煎取三升，去滓，分三服。舊方無朮、茯苓，今方無黃芩，轉以依經逐病增損。

治肺寒虛傷，言音嘶下，拖氣用力，戰掉，緩弱虛瘠，厲風入肺，八風防風散方。

防風　獨活　芎藭　秦椒　乾薑　黃蓍　附子各四十二銖　天雄　麻黃　石膏　五味子　山茱萸各三十六銖　秦艽　桂心　薯蕷　細辛　當歸　防己　人參　杜仲各三十銖　甘草十一銖　貫眾二枚　甘菊　紫菀各二十四銖。

上二十四味，治下篩。每服方寸匕，酒調，進至兩匕，日再服。

治肺虛寒，羸瘦緩弱，戰掉噓吸，胸滿肺痿，溫中生薑湯方。

生薑一斤　桂心四兩　甘草　麻黃各三兩　橘皮四兩。

上五味，㕮咀，以水一斗，煮取二升半，分三服。先煎麻黃兩沸，去沫，然後入諸藥合煮。

治肺寒，灸肺俞百壯。

治腎寒虛為厲風所傷，語音謇吃，不轉偏枯，胻腳偏跛蹇，緩弱不能動，口喎，言音混濁，便利仰人，耳偏聾塞，腰背相引，**腎瀝湯**，依源增損，隨病用藥方。

羊腎一具　磁石五兩　玄參　茯苓　芍藥各四兩　芎藭　桂心　當歸　人參　防風　甘草　五味子　黃蓍各三兩　地骨皮二升，切　生薑八兩。

上十五味，㕮咀，以水一斗五升，煮羊腎取七升，下諸藥，取三升，去滓。分三服，可服三劑。

治耳聾口喎等，茵芋酒主之。方在第七卷中。

治腎虛，呻吟喜恚怒，反常心性，陽氣弱，腰背強急，髓冷，乾地黃丸方。

乾地黃一兩半　茯苓　天雄　鐘乳各二兩　杜仲　牛膝　蓯蓉　柏子仁各四十二銖　桂心　續斷　山茱萸　天門冬各一兩半　松脂　遠志　乾薑各三十銖　菖蒲　薯蕷　甘草各一兩。

上十八味，末之，蜜丸梧子大。酒服三十丸，日二服，加至四十丸。

治腎寒，灸腎俞百壯。

大岩蜜湯　主賊風，腹中絞痛，並飛屍遁注，發作無時，發即搶心脹滿，脅下如錐刀刺，並主少陰傷寒方。

梔子十五枚　甘草　乾地黃　細辛　羊脂青羊角亦得　茯苓　吳茱萸　芍藥《小品》用芎藭　乾薑　當歸　桂心各一兩。

上十一味，㕮咀，以水八升，煮取三升，去滓，納脂令烊。溫分三服，相去如人行十里頃。若痛甚者，加羊脂三兩，當歸、芍藥、人參各一兩；心腹脹滿堅急者，加大黃三兩。

《胡治》不用梔子、羊脂、茯苓、桂心，名岩蜜湯。

小岩蜜湯　主惡風，角弓反張，飛屍入腹，絞痛悶絕，往來有時，筋急，少陰傷寒，口噤不利方。

大黃二兩　雄黃　青羊脂各一兩　吳茱萸二兩　當歸　乾地黃　乾薑　桂心　芍藥　甘草　細辛各四兩。

上十一味，㕮咀，以水一斗，煮取六升，分六服。重者加藥，用水三斗，煮取九升，分十服。

排風湯　主諸毒風邪氣所中，口噤悶絕不識人，及身體疼煩，面目暴腫，手足腫者方。

犀角　羚羊角　貝子　升麻各一兩。

上四味，治下篩，為粗散，以水二升半，納四方寸匕，煮取一升，去滓，服五合。殺藥者，以意增之。若腫，和雞子敷上，日三；老小以意加減之，神良。亦可多合用之。

烏頭湯　主寒疝，腹中絞痛，賊風入腹攻五臟，拘急不得轉側，叫呼發作，有時使人陰縮，手足厥逆方。

烏頭十五枚，《要略》用五枚　芍藥四兩　甘草二兩　大棗十枚　老薑一斤　桂心六兩。

上六味，㕮咀，以水七升，煮五物取三升，去滓，別取烏頭去皮四破，蜜二升微火煎，令減五六合，納湯中煮兩小沸，去滓。服一合，日三，間食，強人三合，以如醉狀為知，不知增之。

治賊風所中，腹內攣急方。

麻黃四兩　甘草一尺　石膏雞子大　鬼箭羽雞子大。

上四味，㕮咀，以東流水二升，煮取一升，頓服之。

論曰：夫歷節風著人久不治者，令人骨節蹉跌，變成癲病，不可不知。古今以來，無問貴賤，往往苦之，此是風之毒害者也。治之雖有湯藥，而並不及松膏、松節酒，若羈旅家貧不可急辦者，宜服諸湯，猶勝不治，但於痛處灸三七壯佳。

防風湯　治身體四肢節解如墮脫，腫，按之皮陷，頭眩短

氣，溫溫悶亂欲吐者方。

防風　白尤　知母各四兩　生薑　半夏各五兩　芍藥　杏仁　甘草　芎藭各三兩　桂心四兩。

上十味，㕮咀，以水一斗，煮取三升。分四服，日三夜一。《古今錄驗方》無半夏、杏仁、芎藭，用附子二枚，為八味。

羌活湯　治中風，身體疼痛，四肢緩弱不遂，及產後中風方。

羌活　桂心　芍藥　葛根　麻黃　乾地黃各三兩　甘草二兩　生薑五兩。

上八味，㕮咀，以清酒三升、水五升，煮取三升。溫服五合，日三服。

防己湯　治風歷節，四肢疼痛如槌鍛，不可忍者方。

防己　茯苓　白尤　桂心　生薑各四兩　烏頭七枚　人參二兩　甘草三兩。

上八味，㕮咀，以苦酒一升、水一斗，煮取三升半。一服八合，日三夜一。當覺焦熱，痹忽忽然，慎勿怪也。若不覺，複合服，以覺乃止。凡用烏頭皆去皮，熬令黑乃堪用，不然，至毒人，宜慎之。《翼》不用苦酒。

治濕風體痛欲折，肉如錐刀所刺方。

附子　乾薑　芍藥　茯苓　人參　甘草　桂心各三兩　白尤四兩。

上八味，㕮咀，以水八升，煮取三升，日三服。一方去桂，用乾地黃二兩。

大棗湯　治歷節疼痛方。

大棗十五枚　黃蓍四兩　附子一枚　生薑二兩　麻黃五兩　甘草一尺。

上六味，㕮咀，以水七升，煮取三升。服一升，日三服。

犀角湯　治熱毒流入四肢，歷節腫痛方。

犀角二兩　羚羊角一兩　前胡　梔子仁　黃芩　射干各三兩
大黃　升麻各四兩　豉一升。

上九味，㕮咀，以水九升，煮取三升，去滓，分三服。

治歷節諸風，百節酸痛不可忍方。

松脂三十斤，煉五十遍，酒煮十遍。不能五十遍，二十遍
亦可。煉酥三升溫，和松脂三升，熟攪，令極調勻。且空腹以
酒服方寸匕，日三。數數食麵粥為佳，慎血腥、生冷物、醋果
子。百日以後瘥。

松節酒　主歷節風，四肢疼痛猶如解落方。

松節三十斤，細銼，水四石，煮取一石　豬椒葉三十斤，銼，煮如
松節法。

上二味，澄清，合漬乾麴五斤，候發，以糯米四石五斗釀
之，依家釀法四酘，勿令傷冷熱。第一酘時下後諸藥。

柏子仁　天雄　萆薢　芎藭各五兩　防風十兩　人參四兩
獨活十五兩　秦艽六兩　茵芋四兩　磁石十二兩，末。

上十味，㕮咀，納飯中炊之，如常酘法，酘足訖，封頭四
七日，押取清。適性服之，勿至醉吐。

治歷節風方。

松膏一升，酒三升，浸七日。服一合，日再，數劑癒。

又方　松葉三十斤，酒二石五斗，漬三七日。服一合，日
五六度。

逐風毒，石膏湯方。

石膏雞子大三枚　麻黃三兩　杏仁四十枚　雞子二枚　甘草一
尺。

上五味，㕮咀，以水三升，破雞子納水中，烊令相得，納
藥，煮取一升，服之。覆取汗，汗不出，燒石熨取汗出。

偏風第四<small>方十二首　針灸法五首</small>

防風湯　主偏風，甄權處療安平公方。

防風　芎藭　白芷　牛膝　狗脊　萆薢　白朮各一兩　羌活　葛根　附子《外台》作人參　杏仁各二兩　麻黃四兩　生薑五兩　石膏　薏苡仁　桂心各三兩。

上十六味，㕮咀，以水一斗二升，煮取三升。分三服，服一劑覺好，更進一劑，即一度針，九劑九針即瘥，灸亦得。

針風池一穴、肩髃一穴、曲池一穴、支溝一穴、五樞一穴、陽陵泉一穴、巨虛下廉一穴，凡針七穴即瘥。

仁壽宮備身患腳奉敕。

針環跳、陽陵泉、巨虛下廉、陽輔，即起行。

大理趙卿患風，腰腳不隨，不能跪起行。

針上　一穴、環跳一穴、陽陵泉一穴、巨虛下廉一穴，即得跪。

庫狄欽患偏風不得挽弓。

針肩髃一穴，即得挽弓，甄權所行。

治猥退風，半身不遂，失音不語者方。

杏仁去雙仁及皮尖三斗，洗，入臼搗二斗令碎，研如寒食粥法，取汁八升，煎取四升，口嘗看香滑即熟，未及此為不熟，惟熟為妙，停極冷，然後納好麴一斗六升，煎取八升，第一遍酘饋也。次一炊復取杏仁三升，取一斗二升汁，煎取六升，第二酘也。次一炊準第二酘取杏仁汁多少，為第三酘也。若疑米不足，別更取二升杏仁，研取八升汁，煎取四升，更斟酌炊米酘之。若猶不足，更研杏仁二升，取八升汁，煎取四升，更酘之，以熟為限，一石米，杏仁三斗，所以節次研杏仁者，恐並煎汁醋故也。

若冬日，任意並煎。準計三斗杏仁，取汁一石六斗，煎取

八斗四升，漬麴，以分之酸饋，酒熟封四七日，開澄取清，然後押糟，糟可乾末，和酒服之大驗，秘方。

又方　蓖麻子脂一升，酒一斗，銅缽盛，著酒中一日，煮之令熟，服之。

猥退風，半身不遂，失音不語者，灸百會，次灸本神，次灸承漿，次灸風府，次灸肩髃，次灸心俞，次灸手五里，次灸手髓孔，次灸手少陽，次灸足五里，次灸足髓孔，次灸足陽明各五百壯。

治大風半身不遂方。

蠶沙兩石，熟蒸，作直袋三枚，各受七斗，熱盛一袋著患處，如冷，即取餘袋一依前法，數數換，百不禁，瘥止。須羊肚、釀、粳米、蔥白、薑、椒、豉等混煮，熱吃，日食一枚，十日止。千金不傳。

又方　蒸鼠壤土，袋盛熨之，瘥即止。

治四肢緩弱，身體疼痛不遂，婦人產後中柔風及氣滿，葛根湯方。

葛根　乾地黃　芍藥　桂心　羌活各三兩　麻黃　甘草各二兩　生薑六兩。

上八味，㕮咀，以清酒三升、水五升，煮取三升。溫服五合，日三。

麻子湯　治大風，周身四肢攣急，風行在皮膚，身勞強，服之不虛人，又主精神蒙昧者方。

秋麻子三升，淨擇，水漬一宿　防風　桂心　生薑　石膏用綿裹　橘皮各二兩　麻黃三兩　竹葉一握　蔥白一握　香豉一合。

上十味，㕮咀，先以水二斗半，煮麻子，令極熟，漉去滓，取九升，別煮麻黃兩沸，掠去末，納諸藥汁中，煮取三升，去滓。空腹，分三服。服訖當微汗，汗出以粉塗身。極重者不過三兩劑，輕者一兩劑瘥。有人患大風、賊風、刺風，加

獨活三兩，比小續命湯準，當六七劑。

治中風，手足拘攣，百節疼痛，煩熱心亂，惡寒，經日不欲飲食，仲景三黃湯方。

麻黃三十銖　黃耆十二銖　黃芩十八銖　獨活一兩　細辛十二銖。

上五味，㕮咀，以水五升，煮取二升。分二服，一服小汗，兩服大汗。心中熱，加大黃半兩；脹滿，加枳實六銖；氣逆，加人參十八銖；心悸，加牡蠣十八銖；渴，加栝樓十八銖；先有寒，加八角附子一枚。此方秘不傳。

白蘞薏苡湯　治風拘攣不可屈伸方。

白蘞　薏苡仁　芍藥　桂心　牛膝　酸棗仁　乾薑　甘草各一升　附子三枚。

上九味，㕮咀，以醇酒二斗，漬一宿，微火煎三沸。服一升，日三，扶杖起行。不耐酒，服五合。《千金翼》有車前子。

治腰背痛獨活寄生湯　夫腰背痛者，皆由腎氣虛弱，臥冷濕地當風所得也，不時速治，喜流入腳膝，為偏枯冷痹緩弱疼重，或腰痛攣腳重痹，宜急服此方。

獨活三兩　寄生《古今錄驗》用續斷　杜仲　牛膝　細辛　秦艽　茯苓　桂心　防風　芎藭　人參　甘草　當歸　芍藥　乾地黃各二兩。

上十五味，㕮咀，以水一斗，煮取三升。分三服。溫身勿冷也。喜虛下利者，除乾地黃。服湯，取蒴藋葉火燎，厚安席上，及熱眠上，冷復燎之。冬月取根，春取莖熬，臥之佳，其餘薄熨，不及蒴藋蒸也。諸處風濕亦用此法。新產竟便患腹痛不得轉動，及腰腳攣痛不得屈伸痹弱者，宜服此湯，除風消血也。《肘後》有附子一枚大者，無寄生、人參、甘草、當歸。

菊花酒　主男女風虛寒冷腰背痛，食少羸瘦無色，噓吸少氣，去風冷，補不足方。

菊花　杜仲各一斤　附子　黃蓍　乾薑　桂心　當歸　石斛各四兩　紫石英　蓯蓉各五兩　萆薢　獨活　鐘乳各八兩　茯苓三兩　防風四兩。

上十五味，㕮咀，以酒七斗，漬五日。一服二合，稍稍加至五合，日三。《千金翼》不用乾薑。

杜仲酒　主腰腳疼痛不遂，風虛方。

杜仲八兩　石楠二兩　羌活四兩　大附子五枚。

上四味，㕮咀，以酒一斗，漬三宿。服二合，日再，偏宜冷病婦人服。

風痱第五

論三首　方八首　灸法一首

論曰：夫風痱者，卒不能語，口噤，手足不遂而強直者是也。治之以伏龍肝五升末，冷水八升，和攪取其汁，飲之，能盡為善。《肘後》此方治心煩恍惚，腹中痛滿，絕而復蘇。自此以下九方，皆是主此風，用之次第，宜細尋之。

論曰：凡欲醫此病，知先後次第，不得漫投湯藥以失機宜，非但殺人，因茲遂為痼疾，亦既得之，當進三味竹瀝飲，少似有勝於常，更進湯也。竹瀝飲子，患熱風者，必先用此制其熱毒。

竹瀝湯　主四肢不收，心神恍惚不知人，不能言方。

竹瀝二升　生葛汁一升　生薑汁三合。

上三味，相合，溫暖。分三服，平旦、日晡、夜各一服，服訖覺四體有異似好，次進後湯方。

麻黃　防風各一兩半　芎藭　防己　附子　人參　芍藥　黃芩　甘草　桂心各一兩　生薑四兩　石膏六兩　杏仁四十枚　竹瀝一升　羚羊角二兩　生葛汁五合。

上十六味，㕮咀，以水七升，煮減半，納瀝，煮取二升五合。分三服，取汗，間五日更服一劑，頻與三劑，漸覺少損，仍進後方。

竹瀝三升　防己　升麻　桂心　芎藭　羚羊角各二兩　麻黃三兩　防風二兩。

上八味，㕮咀，以水四升合竹瀝，煮取二升半。分三服，兩日服一劑，常用加獨活三兩最佳。

此方神良，頻進三劑。若手足冷者，加生薑五兩、白朮二兩。若未除，更進後湯方。

防風　麻黃　芍藥各一兩半　防己　桂心　黃芩　白朮附子一本作杏仁四十枚　羚羊角　竹瀝一升　甘草一本作葛根二兩人參　芎藭　獨活　升麻各一兩　生薑　石膏各二兩。

上十七味，㕮咀，以水八升，煮減半，納瀝，煮取二升半。分三服，相去如人行十里更服。若有氣者，加橘皮、牛膝、五加皮各一兩。

凡風痱服前湯得瘥訖，可常服煮散除餘風方。

防風　獨活　防己　秦艽　黃耆　芍藥　人參　白朮　茯神　芎藭　遠志　升麻　石斛　牛膝　羚羊角　丹參　甘草厚朴　天門冬　五加皮　桂心　黃芩《千金翼》作薯蕷　地骨皮各一兩，一雲各四兩　橘皮　生薑　麻黃　乾地黃各三兩　檳榔《千金翼》作甘草　藁本《千金翼》作山茱萸　薏苡仁一升　石膏六兩，一云三兩。

上三十三味，搗篩為粗散，和攪令勻，每以水三升、藥三兩，煮取一升，綿濾去滓。頓服之，取汗，日一服。若覺心中熱煩，以竹瀝代水煮之。

凡患風，人多熱，常宜服**荊瀝方**。

荊瀝　竹瀝　生薑汁各三合。

上三味，相和暖之，為一服。每日旦服煮散，午後服此，

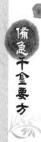

平復好瘥乃止。

獨活煮散　主諸風痱方。

獨活八兩　芎藭　芍藥　茯苓　防風　防己　葛根各一兩
當歸　人參　桂心　羚羊角　石膏　麥門冬各四兩　磁石十兩
甘草三兩　白朮三兩。

上十六味，各切如豆，分二十四份，份安生薑、生地黃切
一升，杏仁二七枚，以水二升，煮取七合。日晚或夜中服之，
日一服，間日服。無所忌。

凡風，服湯藥多患虛熱翕翕然，**五補丸**除熱方。

防風　人參　蓯蓉　乾地黃　羚羊角　麥門冬　天門冬各
一兩半　芍藥　獨活　乾薑　白朮　丹參　食茱萸一本云山茱萸
甘草　茯神　升麻　黃蓍　甘菊花　地骨皮　五加皮　石斛
牛膝　薯蕷各三十銖　秦艽　芎藭　生薑屑　桂心　防己　黃芩
各一兩　寒水石三兩　附子十八銖　石膏三兩。

上三十二味，末之，白蜜和。生薑蜜湯服如梧子大二十
丸，日三，稍加至三十丸。忌油、麵、蒜、生冷、醋滑、豬、
羊、雞、魚等。

論曰：古人立方，皆準病根冷熱制之，今人臨急造次，尋
之即用，故多不驗。所以欲用方者，先定其冷熱，乃可檢方，
用無不效也。湯酒既爾，丸散亦然。凡此風之發也，必由熱
盛，故有竹瀝、葛汁等諸冷藥焉。後之學者，不能仔細識其方
意，故有茲論具而述之。其人無密室者，不得與療風。強人居
室不密尚中風，況服藥人？

治風痱不能語，手足不遂灸法。

度病者手小指內歧間至指端為度，以置臍上直望心下，以
丹注度上端畢，又作兩度，續所注上合其下，開其上取其本，
度橫置其開上令三合，其狀如倒作「厶」字形，男度左手，女
度右手，嫌不分了，故上丹注，三處同時起火，各一百壯癒。

風懿第六

論三首　方二十三首　針灸法六首

治風懿不能言，四肢不收，手足觯曳，獨活湯方。

獨活四兩　桂心　芍藥　栝樓根　生葛各二兩　生薑六兩　甘草三兩。

上七味，㕮咀，以水五升，煮取三升。分三服，日三。

論曰：脾脈絡胃挾咽，連舌本，散舌下。心之別脈繫舌本。今心脾二臟受風邪，故舌強不得語也。

治中風口噤不能言方。

防己　桂心　麻黃各二兩　葛根三兩　甘草　防風　芍藥各一兩　生薑四兩。

上八味，㕮咀，以水六升，煮取二升半，分三服。喑啞不語，皆治之。

石楠湯　治六十四種風注走入皮膚中，如蟲行，腰脊強直，五緩六急，手足拘攣，隱疹搔之作瘡，風屍身癢，卒風面目腫起，手不出頭，口噤不能言方。

石楠　乾薑　黃芩　細辛　人參各一兩　桂心　麻黃　當歸　芎藭各一兩半　乾地黃十八銖　甘草二兩　食茱萸三十銖。

上十二味，㕮咀，以水六升、酒三升，煮取三升。分三服，大汗勿怪。

治中風口噤不知人方。

白朮四兩，以酒三升，煮取一升，頓服之。

又方　服荊瀝一升。

又方　服淡竹瀝一升。

又方　芥子一升　醋三升。

上二味，煮取一升，薄頭以布裹之，一日一度。《肘後》以治卒不得語。

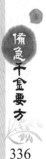

又方 豉五升　吳茱萸一升。

上二味，以水七升，煮取三升，漸漸飲之。《肘後》以治不能語。

卒中風，口噤不得開，灸機關《千金翼》名頰車二穴，穴在耳下八分小近前，灸五壯即得語。又灸隨年壯，僻者逐僻，左右灸之。

中風失音，不能言語，緩縱不隨，先灸天窗五十壯，息火仍移灸百會五十壯畢，還灸天窗五十壯者，始發先灸百會，則風氣不得泄，內攻五臟，喜閉伏仍失音也，所以先灸天窗，次百會佳，一灸五十壯，悉泄火勢，復灸之，視病輕重，重者一處三百壯，大效。

凡中風，服藥益劇者，但是風穴悉皆灸之三壯，無不癒也，神良。決定勿疑惑也，不至心者，勿浪盡灸。

論曰：風寒之氣客於中，滯而不能發，故音不能言，及瘖啞失聲，皆風邪所為也，入臟皆能殺人，故附之於治風方末。凡屍厥而死，脈動如故，此陽脈下墜，陰脈上爭，氣閉故也，針百會入三分，補之，灸熨斗熨兩脅下。又灶突墨彈丸大，漿水和飲之。又針足中趾頭去甲如韭葉，又刺足大趾甲下內側去甲三分。

桂湯　治卒失音方。

濃煮桂汁，服一升，覆取汗。亦可末桂著舌下，漸漸咽汁。

又方　濃煮大豆汁含亦佳，無豆用豉。

治卒不得語方。

酒五合，和人乳汁中半分，為二服。

論曰：夫眼瞤動，口唇偏喎，皆風入脈，急與小續命湯、附子散，摩神明膏、丹參膏，依穴灸之，喉痹舌緩亦然。風入臟使人瘖啞卒死，口眼相引，牙車急，舌不轉，喎僻者，與伏

龍肝散和雞冠血及鼈血塗，乾複塗，並灸吻邊橫紋赤白際，逐左右，隨年壯報之，至三報。三日不瘥，更報之。

附子散 主中風，手臂不仁，口面喎僻方。

附子 桂心各五兩 細辛 防風 人參 乾薑各六兩。

上六味，治下篩。酒服方寸匕，日三，稍增之。

甘草湯 治偏風積年不瘥，手腳枯細，面口喎僻，精神不定，言語倒錯方。

甘草 桂心 芎藭 麻黃 當歸 芍藥各一兩 附子二枚 獨活 防己各三兩 生薑 石膏 茯神各四兩 白朮 黃芩 細辛各一兩 秦艽 防風各一兩半 側子二枚 菊花一升 淡竹瀝四升 人參二兩。

上二十一味，㕮咀，以水一斗，先煮麻黃去沫，取七升，納竹瀝及藥，煮取三升。分四服，服三服訖，間一杯粥，後更服，待藥勢自汗。慎風冷、醋、蒜、麴、乳酪、魚等。

治凡風著人面，引口偏著耳，牙車急，舌不得轉方。

生地黃汁一升 竹瀝一升 獨活三兩。

上三味，合煎取一升，頓服之，即瘥。

治中風，面目相引，口偏僻，牙車急，舌不可轉方。

牡蠣 礬石 灶下黃土 附子各等分。

上四味，末之，取三歲雄雞冠血，和藥敷其上，預持鏡候之，才欲復故，便急洗去之，不速去，便過不復還也。《千金翼》云：偏右塗左，偏左塗右。

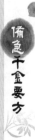

又方 青松葉一斤，搗令汁出，清酒一斗漬二宿，近火一宿。初服半升，漸至一升，頭面汗出即止。

又方 竹瀝三升 防風 防己 升麻 桂心 芎藭各二兩 羚羊角三兩 麻黃四兩。

上八味，㕮咀，以水四升，合竹瀝，煮取一升半。分三服，日服一劑，常用效。

又方 酒煮桂取汁，以故布搨病上，正則止。左喎搨右，右喎搨左。秘不傳，余常用大效。

治口耳僻方。

防風二兩　柏實三兩　獨活　生薑各四兩　麻黃三兩　杏仁三十枚　附子　葛根各二兩。

上八味，咬咀，以水一斗、酒二升，煮取三升。分四服。

治口喎不止方。

取空青末如豆一枚，含之即癒。

治卒中風口喎方。

炒大豆三升令焦，以酒三升淋取汁，頓服之。《肘後》以治口噤不開。

又方 大皂莢一兩，去皮子，下篩，以三年大醋和。左喎塗右，右喎塗左，乾更塗之。

枳茹酒 主諸藥不能瘥者方。

枳實上青刮取末，欲至心止，得茹五升，微火炒去濕氣，以酒一斗漬，微火暖令得藥味，隨性飲之。主口僻眼急大驗，治緩風、急風並佳。《肘後》以治身直不得屈伸反覆者，枳樹皮亦得。

治卒中風口喎方。

以葦筒長五寸，以一頭刺耳孔中，四畔以面密塞之，勿令洩氣，一頭納大豆一顆，並艾燒之令燃，灸七壯即瘥，患右灸左，患左灸右。千金不傳。耳病亦灸之。

中風口喎，灸手交脈三壯，左灸右，右灸左，其炷如鼠屎形，橫安之兩頭下火。

角弓反張第七 方六首

治卒半身不遂，手足拘急，不得屈伸，身體冷，或智或

癡，或身強直不語，或生或死，狂言不可名狀，角弓反張，或欲得食，或不用食，或大小便不利，皆療之方。

人參　桂心　當歸　獨活　黃芩　乾薑　甘草各十八銖　石膏一兩半　杏仁四十枚。

上九味，㕮咀，以井華水九升，煮取三升。分三服，日二，覆取汗，不汗更合，加麻黃五兩合服。《古今錄驗》名八風續命湯。

倉公當歸湯　主賊風口噤，角弓反張，痙者方。

當歸　防風各十八銖　獨活一兩半　麻黃三十銖　附子一枚　細辛半兩。

上六味，㕮咀，以酒五升、水三升，煮取三升。服一升，口不開者，格口納湯，一服當蘇，二服小汗，三服大汗。

又方　單服荊瀝良。

又方　酒一斗，膠二斤，煮令烊，得六升。一服一升，稍服癒。

秦艽散　治半身不遂，言語錯亂，乍喜乍悲，角弓反張，皮膚風癢方。

秦艽　獨活《胡洽》用烏頭　黃蓍　人參　甘菊花各二兩，《胡洽》用蜀椒　茵芋十八銖，《胡洽》用茵草　防風　石斛《胡洽》川萆薢　桂心　山茱萸各二兩半　附子　芎藭《胡洽》用桔梗　細辛　當歸　五味子　甘草　白朮　乾薑　白鮮皮《胡洽》用白薇，各三十銖　麻黃　天雄　遠志各一兩，《胡洽》用防己。

上二十二味，治下篩。酒服方寸匕，日再，漸漸加至二匕。又云治風無新久，並補。

吳秦艽散　治風注甚良，角弓反張，手足酸疼，皮膚瘤瘤，身體都痛，眉毛墮落，風注入肢體百脈，身腫，耳聾，驚悸心滿，短氣，魂志不定，陰下濕癢，大便有血，小便赤黃，五勞七傷，萬病皆主之方。

秦艽　蜀椒　人參　茯苓　牡蠣　細辛　麻黃　栝樓根各十八銖　乾薑　附子　白朮　桔梗　桂心　獨活　當歸各一兩　黃芩　柴胡　牛膝各半兩　芎藭　防風各一兩半　石楠　杜仲　莽草　烏頭　天雄各半兩　甘草一兩半。

上二十六味，治下篩，盛以葦袋。食前溫酒一升服方寸匕，日三服，急行七百步，更飲酒一升。忌如常法。

風痹第八 論一首　方九首

論曰：血痹病從何而得之？

師曰：夫尊榮人骨弱、肌膚盛，因疲勞汗出，臥不時動搖，加被微風遂得之，形如風狀。《巢源》云：其狀如被微風所吹。但以脈自微澀，澀在寸口，關上緊，宜針引陽氣，令脈和，緊去則癒。

治風濕脈浮，身重汗出惡風方。

漢防己四兩　甘草二兩　黃蓍五兩　生薑　白朮各三兩　大棗十二枚。

上六味，㕮咀，以水六升，煮取三升，分三服。服了坐被中，欲解如蟲行皮中，臥取汗。

治三陰三陽，厥逆寒食，胸脅支滿，病不能言，氣滿，胸中急，肩息，四肢時寒熱不隨，喘悸煩亂，吸吸少氣，言輒飛揚，虛損，鐵精湯方。

黃鐵三十斤，以流水八斗，揚之三千遍　炭五十斤，燒鐵令赤投冷水，復燒七遍如此，澄清，取汁二斗煮藥　半夏　麥門冬各一升　白薇　黃芩　甘草　芍藥各四兩　人參三兩　大棗二十枚　石膏五兩　生薑二兩。

上十味，㕮咀，納前汁中，煮取六升。服一升，日三，兩日令盡。

黃耆湯 治血痹，陰陽俱微，寸口關上微，尺中小緊，身體不仁，如風狀方。

蜀黃耆　人參　芍藥　桂心各二兩　大棗十二枚　生薑六兩

上六味，㕮咀，以水六升，煮取二升。服七合，日三服盡。《要略》五物，無人參。

治游風行走無定，腫或如盤大，或如甌，或著腹背，或著臂，或著腳，悉主之方。

海藻　茯苓　防風　獨活　附子　白朮各三兩　大黃五兩　鬼箭　當歸二兩，一本作當陸。

上九味，㕮咀，以酒二斗，漬之五日。初服二合，加之，以知為度。

白蘝散 治風痹腫，筋急輾轉易常處方。

白蘝半兩　附子六銖。

上二味，治下篩。酒服半刀圭，日三，不知增至一刀圭，身中熱行為候，十日便覺。

治風痹遊走無定處，名曰血痹，大易方。

萆薢　薯蕷　牛膝　澤瀉各二兩　白朮　地膚子各半兩　乾漆　蠐螬　天雄　狗脊　車前子各十銖　茵芋六銖　山茱萸三十銖　乾地黃二兩半。

上十四味，末之，蜜和。酒下如梧子十丸，日三，稍稍加之。

治諸風痹方。

防風　甘草　黃芩　桂心　當歸　茯苓各一兩　秦芃　葛根各二兩　生薑五兩　大棗三十枚　杏仁五十枚。

上十一味，㕮咀，以水、酒各四升，煮取三升。分三服，取汗。

附子酒 主大風冷痰癖脹滿，諸痹方。

大附子一枚重二兩者，亦云二枚，酒五升漬之，春五日。

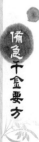

一服一合，日二，以瘥為度。

麻子酒 主虛勞百病，傷寒風濕，及婦人帶下，月水往來不調，手足疼痺著床，服之令人肥健方。

麻子一石　法麴一斗。

上二味，先搗麻子成末，以水兩石著釜中，蒸麻子極熟，炊一石米，須出滓，隨汁多少如家釀法，候熟，取清酒隨性飲之。

《備急千金要方》卷·第八

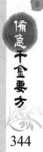

《備急千金要方》
卷第九 🐉 傷寒上

傷寒例第一

論曰：《易》稱天地變化，各正性命。然則變化之跡無方，性命之功難測，故有炎涼寒燠、風雨晦冥、水旱妖災、蟲蝗怪異。四時八節，種種施化不同；七十二候，日月運行各別。終其晷度，方得成年，是謂歲功畢矣。天地尚且如然，在人安可無事？故人生天地之間，命有遭際，時有否泰，吉凶悔吝，苦樂安危，喜怒愛憎，存亡憂畏，關心之慮，日有千條，謀身之道，時生萬計，乃度一日。是故天無一歲不寒暑，人無一日不憂喜，故有天行溫疫病者，即天地變化之一氣也，斯蓋造化必然之理，不得無之。故聖人雖有補天立極之德，而不能廢之，雖不能廢之，而能以道御之。

其次有賢人，善於攝生，能知撙節，與時推移，亦得保全。天地有斯瘴癘，還以天地所生之物以防備之，命曰知方，則病無所侵矣。然此病也，俗人謂之橫病，多不解治，皆云日滿自瘥，以此致枉者，天下大半。凡始覺不佳，即須救療，迄至於病瘥，湯食競進，折其毒勢，自然而瘥。必不可令病氣自在，恣意攻人，拱手待斃，斯為誤矣。今博採群經以為上、下兩卷，廣設備擬，好養生者，可得詳焉。

《小品》曰：古今相傳，稱傷寒為難治之疾，時行溫疫是毒病之氣，而論治者，不判傷寒與時行溫疫為異氣耳，云傷寒是雅士之辭，天行溫疫是田舍間號耳，不說病之異同也。考之眾經，其實殊矣。所宜不同，方說宜辨，是以略述其要。

《經》言：春氣溫和，夏氣暑熱，秋氣清涼，冬氣冰冽，此四時正氣之序也。冬時嚴寒，萬類深藏，君子周密，則不傷於寒，或觸冒之者，乃為傷寒耳。其傷於四時之氣，皆能為病，而以傷寒為毒者，以其最為殺厲之氣也。中而即病，名曰傷寒。不即病者，其寒毒藏於肌骨中，至春變為溫病，至夏變為暑病。暑病熱極，重於溫也。是以辛苦之人，春夏多溫病、熱病者，皆由冬時觸冒寒冷之所致，非時行之氣也。

凡時行者，是春時應暖而反大寒，夏時應熱而反大冷，秋時應涼而反大熱，冬時應寒而反大溫，此非其時而有其氣。是以一歲之中，病無長少，多相似者，此則時行之氣也。傷寒之病，逐日深淺以施方治。

今世人得傷寒，或始不早治，或治不主病，或日數久淹，困乃告師，師苟依方次第而療，則不中病，皆宜臨時消息制方，乃有效耳。

華佗曰：夫傷寒始得，一日在皮，當摩膏火灸之即癒。若不解，二日在膚，可依法針，服解肌散發汗，汗出即癒。若不解，至三日在肌，復一發汗即癒；若不解者，勿復發汗也。至四日在胸，宜服藜蘆丸，微吐之則癒；若病困，藜蘆丸不能吐者，服小豆瓜蒂散，吐之則癒也；視病尚未醒，醒者，復一法針之。五日在腹，六日入胃，入胃乃可下也。若熱毒在外，未入於胃，而先下之者，其熱乘虛入胃，即爛胃也。

然熱入胃，要須下去之，不可留於胃中也。胃若實熱為病，三死一生，皆不癒。胃虛熱入，爛胃也，其熱微赤，赤斑出，此候五死一生；劇者黑斑出者，此候十死一生。但論人有強弱，病有難易，得效相倍也。

得病無熱，但狂言煩躁不安，精彩言語不與人相主當者，勿以火迫之，但以豬苓散一方寸匕服之，當逼與新汲水一升，若二升，強飲之，令以指刺喉中吐之，病隨手癒。若不能吐

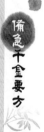

者，勿強與水，水停則結心下也，當更以餘藥吐之，皆令相主，不爾更致危矣。若此病輩，不時以豬苓散吐解之者，其死殆速耳。亦可先以去毒物及法針之，尤佳。

夫飲膈實者，此皆難治，此三死一生也。病者過日不以時下，則熱不得泄，亦胃爛斑出。春夏無大吐下，秋冬無大發汗。發汗法：冬及始春大寒時，宜服神丹丸，亦可摩膏火炙。若春末及夏月、始秋，此熱月不宜火炙及重複，宜服六物青散，若崔文行度瘴散、赤散、雪煎亦善。若無丸散及煎者，但單煮柴胡數兩。傷寒、時行，亦可服以發汗。至再三發汗不解，當與湯，實者轉下之。其脈朝夕快者，為澼實也。朝平夕快者，非澼也。轉下湯為可早與，但當少與，勿令大下耳，少與當數其間也。

諸虛煩熱者，與傷寒相似，然不惡寒，身不疼痛，故知非傷寒也，不可發汗。頭不痛，脈不緊數，故知非裏實，不可下也。如此內外皆不可攻，而強攻之，必遂損竭，多死難全也。此虛煩，但當與竹葉湯；若嘔者，與橘皮湯一劑，不瘥，為可重與也。此法數用，甚有效驗。傷寒後虛煩，亦宜服此湯。

王叔和曰：夫陽盛陰虛《外台》作表和裏病，汗之則死，下之則癒。陽虛陰盛《外台》作裏和表病，下之則死，汗之則癒。夫如是則神丹安可以誤發？甘遂何可以妄攻？虛盛之治《外台》作表裏之治，相背千里，吉凶之機，應若影響。然則桂枝下嚥，陽盛則斃《外台》作表和則斃；承氣入胃，陰盛以亡《外台》作裏平以亡。若此陰陽虛實之交錯，其候至微；發汗、吐、下之相反，其禍至速。而醫術淺狹，不知不識，病者殞沒，自謂其分，至令冤魂塞於冥路，夭死盈於曠野。仁愛鑒茲，能不傷楚！

夫傷寒病者，起自風寒入於腠理，與精氣分爭，榮衛否隔，周行不通。病一日至二日，氣在孔竅、皮膚之間，故病者

頭痛惡寒，腰背強重，此邪氣在表，發汗則癒。三日以上，氣浮在上部，填塞胸心，故頭痛，胸中滿，當吐之則癒。五日以上，氣沉結在臟，故腹脹身重，骨節煩疼，當下之則癒。明當消息病之狀候，不可亂投湯藥，虛其胃氣也。

《經》言脈微不可吐，虛細不可下，又夏月亦不可下也。此醫之大禁也。脈有沉浮，轉能變化，或人得病數日，方以告醫，雖云初覺，視病已積日在身，其疹瘵結成，非復發汗解肌所除，當診其脈，隨時形勢，救解求免也。不可苟以次第為固，失其機要，乃致禍矣。

此傷寒次第，病三日以內發汗者，謂當風解衣，夜臥失覆，寒溫所中，並時有疾疫賊風之氣而相染易，為惡邪所中也。至於人自飲食生冷過多，腹藏不消，轉動稍難，頭痛身溫，其脈實大者，便可吐下之，不可發汗也。

陳廩丘云：或問得病連服湯藥發汗，汗不出如之何？

答曰：醫經云：連發汗汗不出者，死病也。吾思之，可蒸之如蒸中風法。熱濕之氣於外迎之，不得不汗出也。

後以問張苗，苗云：曾有人作事，疲極汗出，臥單簟中冷得病，但苦寒倦，諸醫與丸散湯，四日之內，凡八過發汗，汗不出。苗令燒地布桃葉蒸之，即得大汗，於被中就粉敷身，使極燥乃起，便癒。後數以此發汗，汗皆出也。人性自有難汗者，非惟病使其然也，蒸之則無不汗出也。諸病發熱惡寒、脈浮洪者，便宜發汗，溫粉粉之，勿令遇風。當發汗而其人適失血及大下利，則不可大汗也。數方與桂枝湯，使體潤漐漐，汗出連日，當自解也。

論曰：凡人有少苦，似不如平常，即須早道。若隱忍不治，冀望自瘥，須臾之間，以成痼疾，小兒、女子益以滋甚。若時氣不和，當自戒勒。若小有不和，即須治療，尋其邪由，及在腠理，以時早治，鮮不癒者。患人忍之數日乃說，邪氣入

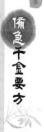

348

臟則難可制止，雖和緩亦無能為也。癰疽疔腫，喉痹客忤，尤為其急，此自養生之要也。

凡作湯藥，不可避晨夜時日吉凶，覺病須臾，即宜便治，不等早晚，則易癒矣。服藥當如方法，若縱意違師，不須治之也。

凡傷寒，多從風寒得之。始表中風寒，入裏則不消矣，未有溫覆而當不消也。凡得時氣病，五六日而渴欲飲水，飲不能多，不當與也。所以爾者，腹中熱尚少，不能消之，便更為人作病矣。若至七八日，大渴欲飲水者，猶當依證而與之，與之勿令極意也。言能飲一斗者，與五升。若飲而腹滿，小便澀，若喘若噦，不可與之。忽然大汗出者，欲自癒也。人得病能飲水，欲癒也。

凡溫病，可針刺五十九穴。又，身之穴六百五十有五，其三十六穴灸之有害，七十九穴刺之為災。

論曰：夫尋方學之要，以救速為貴，是以養生之家，常須預合成熟藥，以備倉卒之急，今具之如下。

辟溫第二

方三十六首　濕蜃病證一條

辟疫氣，令人不染溫病及傷寒，**歲旦屠蘇酒**方。

大黃十五銖　白朮十八銖　桔梗　蜀椒各十五銖　桂心十八銖烏頭六銖　菝葜十二銖，一方有防風一兩。

上七味，㕮咀，絳袋盛，以十二月晦日日中懸沉井中，令至泥，正月朔日平曉出藥，置酒中煎數沸，於東向戶中飲之。屠蘇之飲，先從小起，多少自在。一人飲，一家無疫；一家飲，一裏無疫。飲藥酒得，三朝還滓置井中，能仍歲飲，可世無病。當家內外有井，皆悉著藥，辟溫氣也。

辟溫氣，**太一流金散**方。

雄黃三兩　雌黃二兩　礬石一兩半　鬼箭羽一兩半　羖羊角二兩，燒。

上五味，治下篩，三角絳袋盛一兩，戴心前，並掛門戶上。若逢大疫之年，以月旦青布裹一刀圭，中庭燒之。溫病人亦燒薰之。

辟溫氣，**雄黃散**方。

雄黃五兩　朱砂一作赤朮　菖蒲　鬼臼各二兩。

上四味，治下篩，以塗五心、額上、鼻人中及耳門。

天氣不和，疾疫流行，預備**一物柏枝散**方。

取南向社中柏東南枝，曝令乾，搗末，酒服方寸匕，神良。

辟溫病，**粉身散**，常用方。

芎藭　白芷　藁本各等分。

上三味，治下篩，納米粉中，以粉身。

辟溫氣，殺鬼，燒藥方。

雄黃　丹砂　雌黃各一斤　羚羊角羖羊角亦得　蕪荑　虎骨　鬼臼　鬼箭羽　野丈人　石長生　蠣猯豬屎　馬懸蹄各三兩　青羊脂　菖蒲　白朮各八兩　蜜蠟八斤。

上十六味，末之，以蜜蠟和為丸，如彈許大。朝暮及夜中，戶前微火燒之。

辟溫，**虎頭殺鬼丸**方。

虎頭五兩　朱砂　雄黃　雌黃各一兩　半鬼臼　皂莢　蕪荑各一兩。

上七味，末之，以蜜蠟和為丸，如彈子大，絳袋盛，繫臂，男左女右，及懸屋四角，晦望夜半，中庭燒一丸。

辟溫殺鬼丸　薰百鬼惡氣方。

雄黃　雌黃各二兩　羖羊角　虎骨各七兩　龍骨　龜甲　鯪

350

鯉甲　蝟皮各三兩　樗雞十五枚　空青一兩　芎藭　真珠各五兩東門上雞頭一枚。

上十三味，末之，烊蠟二十兩，並手丸如梧子。正旦，門戶前燒一丸，帶一丸，男左女右。辟百惡，獨宿、弔喪、問病各吞一丸小豆大；天陰、大霧日，燒一丸於戶牖前，佳。

漢建寧二年，太歲在酉，疫氣流行，死者極眾，即有書生丁季回從蜀青城山來，東過南陽，從西市門入，見患疫癘者頗多，遂於囊中出藥，人各惠之一丸。靈藥沾唇，疾無不瘥。市中疫鬼數百千餘，見書生施藥，悉皆驚怖而走。乃有鬼王見書生，謂有道法，兼自施藥，感眾鬼等奔走若是，遂詣書生，欲求受其道法，書生曰：吾無道法，乃囊中之藥。呈於鬼王，鬼王睹藥，驚惶叩頭，乞命而走。此方藥帶之入山，能辟虎狼蟲蛇，入水能除水怪蛟蜃。**雄黃丸**方。

雄黃　雌黃　曾青　鬼臼　真珠　丹砂　虎頭骨　桔梗白朮　女青　芎藭　白芷　鬼督郵　蕪荑　鬼箭羽　藜蘆　菖蒲　皂莢各一兩。

上十八味，末之，蜜丸如彈子大。絹袋盛，男左女右戴之。卒中惡及時疫，吞如梧子一丸，燒一彈丸戶內。

赤散　辟溫疫氣，傷寒熱病方。

藜蘆　躑躅花各一兩　附子　桂心　真珠各一銖　細辛　乾薑各十八銖　牡丹皮　皂莢各一兩六銖。

上九味，末之，內真珠合治之，分一方寸匕，置絳囊中戴之，男左女右，著臂自隨。覺有病之時，便以粟米大內著鼻中，又酒服一錢匕，覆取汗，日三服，當取一過汗耳。

又方　正月旦，取東行桑根大如指、長七寸，以丹塗之，懸門戶上，又令人戴之。

斷溫病，令不相染著方。

汲水瓶綆長七寸，盜著病人臥席下，良。

又方　以繩度所住戶中壁，屈繩即斷之。

治溫，令不相染方。

桃樹蠹屎末之，水服方寸匕。

又方　尤、豉等分，酒漬，服之妙。

又方　正旦吞麻子、赤小豆各二七枚，又以二七枚投井中。

又方　新布袋盛大豆一升，納井中，一宿出，服七枚。

又方　新布袋盛赤小豆，納井中，三日出，舉家服二七枚。

又方　松葉末之，酒服方寸匕，日三服。

又方　常以七月七日闔家吞赤小豆，向日吞二七枚。

又方　常以七月七日，男吞大豆七枚，女吞小豆二七枚。

又方　神仙教人立春後有庚子日，溫蕪菁葅汁，闔家大小並服，不限多少。

斷溫疫轉相染著，乃至滅門，延及外人，無收視者方。

赤小豆　鬼箭羽　鬼臼　丹砂　雄黃各二兩。

上五味，末之，以蜜和服如小豆一丸，可與病人同床傳衣。

治疫病方。

藥子二枚，末，水服之。

又方　白蜜和上色朱砂粉一兩，常以太歲日平旦，大小勿食，向東方立，吞服三七丸，如麻子大，勿令齒近之，併吞赤小豆七枚，投井泉中，終身勿忘此法。

又方　凡時行疫癘，常以月望日細銼東引桃枝，煮湯浴之。

治瘴氣方。

蒜五子，並皮碎之　豉心一升。

上二味，以三歲男兒尿二升，煮五六沸，去滓服之良。

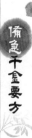

又方　青竹茹二升，以水四升，煮取三升，分三服。

治患霧氣者，心內煩悶少氣，頭痛項急，起則眼眩欲倒，身微熱，戰掉不安，時復憎寒，心中欲吐，吐時無物方。

新豬屎二升半，納好酒一升，攪令散，以生布絞取汁，更以綿濾，頓服之取盡，即地鋪暖臥覆蓋，鋪前著火，當汗出。若得汗，當細細去上衣，勿使心寒，寒即不瘥，看汗自乾乃起，慎風冷。亦治瘴及風勞蠱毒。

治肝腑臟溫病陰陽毒，頸背雙筋牽，先寒後熱，腰強急縮，目中生花方。

桂心一兩　白朮　芒硝　大青　梔子各三兩　柴胡五兩　石膏　生薑各八兩　生地黃　香豉各一升。

上十味，㕮咀，以水九升，煮取三升，分三服。

治肝腑臟溫病陰陽毒，先寒後熱，頸筋牽攣，面目赤黃，身中直強方。

玄參一兩　細辛二兩　梔子　黃芩　升麻　芒硝各三兩　石膏三兩　車前草曝，切，二升　竹葉切，五升。

上九味，㕮咀，以水一斗半，煮竹葉、車前，取七升，去滓，下諸藥，煎至三升，下芒硝，分三服。

治心腑臟溫病陰陽毒，戰掉不定，驚動方。

大青　黃芩　梔子　知母　芒硝各三兩　麻黃四兩　玄參六兩　石膏　生葛根各八兩　生地黃切，一升。

上十味，㕮咀，以水九升，煮取三升，去滓，下芒硝，分三服。

治脾腑臟溫病陰陽毒，頭重頸直，皮肉痺，結核隱起方。

大青　羚羊角　升麻　射干　芒硝各三兩　梔子四兩　寒水石五兩　玄參八兩。

上八味，㕮咀，以水七升，煮取三升，分三服。

治肺腑臟溫病陰陽毒，咳嗽連續，聲不絕，嘔逆方。

麻黃　栀子　紫菀　大青　玄參　葛根各三兩　桂心　甘
草各二兩　杏仁　前胡各四兩　石膏八兩。

上十一味，㕮咀，以水九升，煮取三升，分三服。

治肺腑臟溫病陰陽毒，熱暴氣，斑點方。

栀子　大青　升麻　芒硝各三兩　蔥鬚切，四兩　豉一升
石膏　生葛各八兩，一作生薑。

上八味，㕮咀，以水七升，煮取三升，下芒硝，分三服。

治腎腑臟溫病，身面如刺，腰中欲折，熱毒內傷方。

茵陳蒿　栀子　芒硝各三兩　苦參　生葛各四兩　生地黃
石膏各八兩　蔥白　豉各一升。

上九味，㕮咀，以水九升，煮取二升半，下硝，分三取。

溫風之病，脈陰陽俱浮，汗出體重，其息必喘，其形狀不
仁，嘿嘿但欲眠，下之者則小便難，發其汗者必讝言，加燒針
者則耳聾、難言，但吐下之則遺失便利，如此疾者，宜服**葳蕤
湯**方。

葳蕤　白薇　麻黃　獨活　杏仁　芎藭　甘草　青木香各
二兩　石膏三兩。

上九味，㕮咀，以水八升，煮取三升，去滓，分三服，取
汗。若一寒一熱，加朴硝一分，及大黃三兩下之；如無木香，
可用麝香一分。《小品方》云：葳蕤湯治冬溫及春月中風傷寒，則發熱
頭眩痛，喉咽乾，舌強，胸內疼，心胸痞滿，腰背強，亦治風溫。

夫䘌病與百合、狐惑、濕風、溫病、鬼魅皆相類，宜精察
節氣，其新故二氣相搏，喜成此疾。

傷寒膏第三方三首

治傷寒，頭痛項強，四肢煩疼，青膏方。

當歸　芎藭　蜀椒　白芷　吳茱萸　附子　烏頭　莽草各

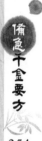

三兩。

上八味，咬咀，以醇苦酒漬之再宿，以豬脂四斤，煎令藥色黃，絞去滓。以溫酒服棗核大三枚，日三服，取汗，不知稍增。可服可摩，如初得傷寒一日，苦頭痛背強，宜摩之佳。

治傷寒敕色，頭痛項強，賊風走風，黃膏方。

大黃 附子 細辛 乾薑 蜀椒 桂心各半兩 巴豆五十枚

上七味，咬咀，以醇苦酒漬一宿，以臘月豬脂一斤煎之，調適其火，三上三下藥成。傷寒赤色發熱，酒服梧子大一枚，又以火摩身數百過。兼治賊風絕良，風走肌膚，追風所在，摩之神效。千金不傳，此趙泉方也。

白膏 治傷寒頭痛，向火摩身體，酒服如杏核一枚，溫覆取汗。摩身當千過，藥力乃行。並治惡瘡，小兒頭瘡、牛領馬鞍皆治之，先以鹽湯洗瘡，以布拭之，敷膏。癰腫，火炙摩千過，日再，自消者方。

天雄 烏頭 莽草 羊躑躅各三兩。

上四味，咬咀，以苦酒三升漬一夕，作東向露灶，又作十二聚濕土各一升許大；取成煎豬脂三斤，著銅器中，加灶上炊，以葦薪令釋，納所漬藥，炊令沸，下著土聚上，沸定復上，如是十二過，令土盡遍藥成，去滓。傷寒咽喉痛，含如棗核一枚，日三。摩時勿令近目。

發汗散第四方十一首

度瘴發汗青散 治傷寒敕色，惡寒發熱，頭痛項強，體疼方。

麻黃二兩半 桔梗 細辛 吳茱萸 防風 白朮各一兩 烏頭 乾薑 蜀椒 桂心各一兩六銖。

上十味，治下篩。溫酒服方寸匕，溫覆取汗，汗出止。若

不得汗，汗少不解，復服如法。若得汗足，如故頭痛發熱，此為內實，當服馴豉丸，若翟氏丸。如得便頭重者，可以二大豆許，納鼻孔中，覺燥，涕出，一日可三四度，必癒。兼辟時行病。

五苓散 主時行熱病，但狂言，煩躁不安，精彩言語不與人相主當者方。

豬苓 白朮 茯苓各十八銖 桂心十二銖 澤瀉三十銖。

上五味，治下篩。水服方寸匕，日三。多飲水，汗出即癒。

崔文行解散 治時氣不和，傷寒發熱者方。

桔梗 細辛各四兩 白朮八兩 烏頭一斤。

上四味，治下篩。若中傷寒，服錢五匕，覆取汗解。若不覺，復小增之，以知為度。若時氣不和，且服錢五匕。辟惡氣，欲省病，服一服。皆酒服。

六物青散 治傷寒敕色，惡寒方。

附子 白朮各一兩六銖 防風 細辛各一兩十八銖 桔梗 烏頭各三兩十八銖。

上六味，治下篩。以溫酒服錢五匕，不知稍增之。服後食頃不汗出者，進溫粥一杯以發之，溫覆，汗出漐漐可也，勿令流漓，勿出手足也，汗出止。若汗大出不止者，溫粉粉之，微者不須粉。不得汗者，當更服之。得汗而不解者，當服神丹丸。方出下篇發汗丸門。

青散 治春傷寒，頭痛發熱方。

苦參 厚朴 石膏各三十銖 大黃 細辛各二兩 麻黃五兩 烏頭五枚。

上七味，治下篩。覺傷寒頭痛發熱，以白湯半升，和藥方寸匕，投湯中，熟訖去滓。盡服，覆取汗，汗出，溫粉粉之良久。一服不除，宜重服之。或當微下利者，有大黃故也。

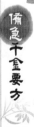

詔書發汗白薇散 治傷寒二日不解者方。

白薇十二銖　杏仁　貝母各十八銖　麻黃一兩八銖。

上四味，治下篩。酒服方寸匕，自覆臥，汗出即癒。

治傷寒，頭痛身熱，腰背強引頸，及風口噤，瘧不絕，婦人產後中風寒，經氣腹大，華佗赤散方。

丹砂十二銖　蜀椒　蜀漆　乾薑　細辛　黃芩　防己　桂心　茯苓　人參　沙參　桔梗　女萎　烏頭各十八銖　雄黃二十四銖　吳茱萸十銖　麻黃　代赭各二兩半。

上十八味，治下篩。酒服方寸匕，日三，耐藥者二匕，覆令汗出。欲治瘧，先發一時所，服藥二匕半，以意消息之。細辛、薑、桂、丹、砂、雄黃不熬，餘皆熬之。

赤散 治傷寒，頭痛項強，身熱，腰脊痛，往來有時方。

乾薑　防風　沙參　細辛　白朮　人參　蜀椒　茯苓　麻黃　黃芩　代赭　桔梗　吳茱萸各一兩　附子二兩。

上十四味，治下篩。先食，酒服一錢匕，日三。

烏頭赤散 治天行疫氣病方。

烏頭一兩半　皂莢半兩　雄黃　細辛　桔梗　大黃各一兩。

上六味，治下篩。清酒若井華水服一刀圭，日二，不知稍增，以知為度。除時氣疫病，若牛馬六畜中水行疫，亦可與方寸匕。人始得病一日時，服一刀圭，取兩大豆許吹著兩鼻孔中。

治時行頭痛，壯熱一二日，水解散方。

桂心　甘草　大黃各二兩　麻黃四兩。

上四味，治下篩。患者以生熟湯浴訖，以暖水服方寸匕，日三，覆取汗或利，便瘥。丁強人服二方寸匕。《延年秘錄》有黃芩、芍藥各二兩；《古今錄驗》無甘草，有芍藥，治天行熱病，生疱瘡，疼痛，解肌出汗。

治時病，表裏大熱欲死方。

大黃　寒水石　芒硝　石膏　升麻　麻黃　葛根。

上八味，等分，治下篩。水服方寸匕。日三。

發汗湯第五

例一首　桂枝證十三首　方十九首

　　例曰：大法春夏宜發汗。凡發汗，欲令手足皆周至，^{漐漐}然一時間許益佳，但不可令如水流漓霡霂耳。若病不解，當更重發汗。汗出多則亡陽，陽虛不可重發汗也。凡服湯藥發汗，中病便止，不必盡劑也。凡云可發汗無湯者，丸散亦可用，要以汗出為解，然不及湯隨證良驗。凡病無故自汗出，復發其汗癒，衛復和故也。

　　夫脈浮者病在外，可發汗，宜桂枝湯。

　　夫陽脈浮大而數者，亦可發汗，為宜桂枝湯。

　　病常自汗出者，此為榮氣和，榮氣和而外不解，此為衛氣不和也。榮行脈中，衛行脈外，復發其汗，衛和則癒，宜桂枝湯。

　　病人臟無他病，時時發熱、自汗出，而不癒者，此衛氣不和故也，先其時發汗則癒，宜桂枝湯。

　　太陽病發熱汗出者，此為榮弱衛強，故令汗出，欲救邪風，宜桂枝湯。

　　太陽病，頭痛發熱，汗出，惡風寒，宜桂枝湯。

　　太陽病，下之微喘者，表未解也，宜桂枝加厚朴杏仁湯。

　　太陽病，外證未解者，不可下，宜桂枝湯。

　　太陽病，先發其汗，不解而下之，其脈浮者不癒，浮為在外而後下之，故令不癒。今脈浮，故在外，當須解其表則癒，宜桂枝湯。

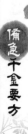

太陽病，下之氣上沖者，可與桂枝湯，不上沖，不可與。

凡桂枝本為解肌，若脈浮緊，發熱無汗者，勿與之，常知此，勿誤也。

凡酒客，勿與桂枝湯，若用必嘔。

凡服桂枝湯吐者，後必吐膿血也。

桂枝湯　治中風，其脈陽浮而陰弱，陽浮者熱自發，陰弱者汗自出，嗇嗇惡風，淅淅惡寒，噏噏發熱，鼻鳴乾嘔方。

桂枝　芍藥　生薑各三兩　甘草二兩　大棗十二枚

上五味，㕮咀三物，切薑、擘棗，以水七升，煮棗令爛，去滓，乃納諸藥，水少者益之，煮令微沸，得三升，去滓。服一升，日三，小兒以意減之。初服少多便得汗出者，小闊其間；不得汗者，小促其間，令藥勢相及。汗出，自護如法，特須避風。病若重，宜夜服。若服一劑不解，疾證不變者，當復服之。至有不肯汗出，服兩三劑乃癒。服此藥食頃，飲熱粥以助藥力。

治傷寒頭及腰痛，身體骨節疼，發熱惡寒，不汗而喘，麻黃湯方。

麻黃三兩　桂心　甘草各一兩　杏仁七十枚，喘不甚，用五十枚。

上四味，㕮咀，以水九升煮麻黃，減二升，去沫，納諸藥，煮取二升半，絞去滓。服八合，覆令汗。

大青龍湯　治中風傷寒，脈浮緊，發熱惡寒，身體疼痛，汗不出而煩躁方。

麻黃六兩　桂心　甘草各二兩　石膏如雞子一枚，碎　生薑三兩　杏仁四十枚　大棗十二枚。

上七味，㕮咀，以水九升煮麻黃，去沫，乃納諸藥，煮取三升。分服一升，厚覆，當大汗出，溫粉粉之即止，不可再服。服之則筋惕肉瞤，此為逆也。不汗乃再服。

陽毒湯　治傷寒一二日便成陽毒，或服藥吐下之後，變成陽毒。身重，腰背痛，煩悶不安，狂言，或走，或見鬼，或吐血、下痢，其脈浮大數，面赤斑斑如錦文，咽喉痛，唾膿血，五日可治，至七日不可治，宜服升麻湯方。

升麻　甘草各半兩　當歸　蜀椒　雄黃　桂心各六銖。

上六味，㕮咀，以水五升，煮取二升半。分三服，如人行五里進一服，溫覆手足，毒出則汗，汗出則解。不解，重作服之，得吐亦佳。仲景無桂心，有鱉甲手大一片；《肘後》與《千金》同；《古今錄驗》有梔子六銖、鱉甲如手一片。

陰毒湯　治傷寒初病一二日，便結成陰毒，或服藥六七日以上至十日，變成陰毒。身重背強，腹中絞痛，咽喉不利，毒氣攻心，心下堅強，短氣不得息，嘔逆，唇青面黑，四肢厥冷，其脈沉細緊數，仲景云此陰毒之候，身如被打，五六日可治，至七日不可治也。**甘草湯**方。

甘草　升麻各半兩　當歸　蜀椒各六銖　鱉甲一兩。

上五味，㕮咀，以水五升，煮取二升半。分三服，如人行五里頃更進一服。溫覆取汗，毒當從汗出，汗出則癒。若不汗則不除，重作服。仲景方去蜀椒。

陰旦湯　治傷寒，肢節疼痛，內寒外熱，虛煩方。

芍藥　甘草各二兩　乾薑　黃芩各三兩　桂心四兩　大棗十五枚。

上六味，㕮咀，以水一斗，煮取五升，去滓。溫服一升，日三夜再，覆令小汗。

陽旦湯　治傷寒中風，脈浮，發熱往來，汗出惡風，頭項強，鼻鳴乾嘔，桂枝湯主之，隨病加減如下。

以泉水一斗，煮取四升，分服一升，日三。自汗者，去桂枝，加附子一枚；渴者，去桂，加栝樓根三兩；利者，去芍藥、桂，加乾薑三累、附子一枚炮；心下悸者，去芍藥，加茯

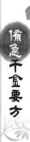

芩四兩；虛勞裏急，正陽旦主之，煎得二升，納膠飴半斤，為再服；若脈浮緊，發熱者，不可與之。

六物解肌湯　治傷寒發熱，身體疼痛方。

葛根四兩　茯苓三兩　麻黃　牡蠣　生薑各二兩　甘草一兩。

上六味，㕮咀，以水八升，煮取三升。分三服，再服後得汗，汗通即止。《古今錄驗》無生薑、甘草。

解肌湯　治傷寒溫病方。

葛根四兩　麻黃一兩　黃芩　芍藥　甘草各二兩　大棗十二枚

上六味，㕮咀，水一斗，煮取三升。飲一升，日三服。三四日不解，脈浮者，宜重服發汗；脈沉實者，宜以駛豉丸下之。《延年秘錄》有桂心一兩。

治傷寒、時氣溫疫，頭痛壯熱，脈盛，始得一二日者方。

丹砂一兩，末之，以水一斗，煮取一升。頓服之，覆取汗。

治疫氣傷寒，三日以前不解者方。

好豉一升，綿裏　蔥白切，一升　小男兒尿三升。

上三味，先熬豉、蔥，令相得，則投小便，煮取二升。分再服，徐徐服之，覆令汗，神驗。

解肌升麻湯　治時氣三四日不解方。

升麻　芍藥　石膏　麻黃　甘草各一兩　杏仁三十枚　貝齒二枚，一作貝母十八銖。

上七味，㕮咀，以水三升，煮取一升。盡服，溫覆發汗便愈。

葛根龍膽湯　治傷寒三四日不瘥，身體煩毒而熱方。

葛根八兩　龍膽　大青各半兩　升麻　石膏　萎蕤各一兩甘草　桂心　芍藥　黃芩　麻黃各二兩　生薑二兩。

上十二味，㕮咀，以水一斗煮葛根，取八升，納餘藥，煮取三升。分四服，日三夜一。

治傷寒四五日，頭痛壯熱，四肢煩疼，不得飲食方。

梔子仁　黃連　黃柏　大黃各半兩　好豉一升　蔥白七莖。

上六味，㕮咀，以水八升，煮上四物六七沸，納後蔥白、豉，煮得三升。頓服一升，日三。服湯訖，溫覆令汗出，粉之，得汗便止，後服勿復取汗。不得汗者，復服重發。此藥無忌，特宜老小，神良。

治夏月傷寒，四肢煩疼，發熱，其人喜煩，嘔逆支滿，劇如禍崇，寒熱相搏，故令喜煩，七物黃連湯方。

黃連　茯苓　黃芩各十八銖　芍藥　葛根各一兩　甘草一兩六銖　小麥三合。

上各㕮咀，以水七升，煮取三升。冷，分三服，不能一升者，可稍稍服之，湯勢安乃臥。藥主毒氣，服湯之後，胸中熱及咽喉痛皆瘥。其明日復煮一劑，如法服之。服此藥無毒，但除熱下氣，安病人。小兒服者，取三分之一，以水四升，煮得二升，稍稍服。

三七湯　治傷寒中風，得之三日至七八日不解，胸脅痛，四肢逆，乾嘔，水漿不下，胸中有宿食不消，重下血，一日數十行方。

茯苓如雞子大　黃芩　人參各三兩　栝樓根四兩　芒硝　乾地黃各一升　大黃　麻黃　寒水石各半斤。

上九味，搗篩令相得，以散三方寸匕，水一升，煮令三沸，絞去滓。服之，日三，溫覆汗出即癒。病劇，與六七匕。

五香麻黃湯　治傷寒忽發腫，或著四肢，或在胸背，虛腫浮如吹狀，亦著頭面、唇口、頸項，劇者偏著腳脛外，如軸大而不痛不赤，著四肢者，乃欲不遂，悉主之方。

麝香半兩　薰陸香　雞舌香各一兩　沉香　青木香　麻黃

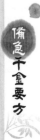

防風　獨活　秦艽　萎蕤　甘草各二兩　白薇　枳實各二兩。

上十三味，㕮咀，以水九升，煮取三升。分三服，覆取汗後，外摩防己膏。

治傷寒三日外，與前藥不瘥，脈勢仍數者，陽氣猶在經絡，未入臟腑方。

桂枝　黃芩　甘草各二兩　升麻　葛根　生薑各三兩　芍藥六兩　石膏八兩　栀子二七枚。

上九味，㕮咀，以水九升，煮取二升七合，分二服，相去十里久。若前兩服訖即得汗，後服即停；不得汗，更進一服，得汗即止。不得汗者，明日去栀子，加麻黃二兩，足水二升，再依方服。

治傷寒雪煎方。

麻黃十斤　杏仁一斗四升　大黃一斤十三兩，如金色者。

上三味，㕮咀，以雪水五斛四斗，漬麻黃於東向灶釜中三宿，納大黃，攪令調，炊以桑薪，煮得二斛汁，去滓，復納釜中，搗杏仁納汁中，複炊之，可餘六七斗汁，絞去滓，置銅器中，又以雪水三斗合煎之，攪令調，得二斗四升，藥成可丸，冷凝，丸如彈丸。有病者，以三沸白湯五合，研一丸入湯中，適寒溫服之，立汗出。若不瘥者，復服一丸。密盛藥，勿令洩氣。

發汗丸第六方二首

神丹丸　治傷寒敕濇，惡寒發熱，體疼者方。

附子　烏頭各四兩　人參　茯苓　半夏各五兩　朱砂一兩。

上六味，末之，蜜丸，以真丹為色。先食服如大豆二丸，生薑湯下，日三，須臾，進熱粥二升許，重覆，汗出止。若不得汗，汗少不解，復服如前法。若得汗足，應解而不解者，當

服桂枝湯。此藥多毒，熱者令飲水，寒者溫飲解之。治瘧，先發服二丸。《要略》用細辛，不用人參，別有射罔棗大一枚，名赤丸，主寒氣厥逆。

治傷寒五六日以上不解，熱在胸中，口噤不能言，惟欲飲水，為壞傷寒，醫所不能治，為成死人，精魂已竭，心下才溫，以杖發其口開，灌藥咽中，藥得下則愈，**麥奴丸**，一曰**黑奴丸**，二曰**水解丸**方。

釜底墨　灶突墨　梁上塵　大黃　麥奴　黃芩　芒硝各一兩　麻黃二兩。

上八味，末之，蜜丸如彈子大。以新汲水五合，研一丸破，漬置水中，當藥消盡服之。病者渴欲飲水，極意不問升數，欲止復強飲，能多飲為善，不欲飲水當強飲之。服藥須臾當寒，寒竟汗出便解。若服藥日移五尺許不汗，復服如前法，不過再三服佳。小麥黑勃，名麥奴。

宜吐第七

例一首　證五條　方五首

例曰：大法春宜吐。凡服吐藥，中病便止，不必盡劑也。

病如桂枝證，頭不痛，項不強，而脈寸口浮，胸中硬滿，氣上沖喉咽不得息者，此以內有久痰，宜吐之。

病胸上諸寒，胸中鬱鬱而痛，不能食，欲得使人按之，按之反有涎出，下利日十餘行，而其人脈遲、寸脈微滑者，此宜吐之，吐之利即止。

少陰病，飲食入口則吐，心中慍慍然，欲吐復不能吐者，宜吐之，宿食在上脘，宜吐之。

病手足逆冷，脈乍結者，客氣在胸中，心下滿而煩，饑不能食者，以病在胸中，宜吐之。

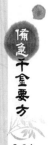

病如桂枝證，頭不痛，項不強，寸脈微浮，胸中痞堅，氣上撞咽喉，不得息者，此為胸有寒也，宜吐之，**瓜蒂散方**。

瓜蒂　赤小豆各一兩。

上二味，治下篩。取一錢匕，香豉一合，熟湯七合，煮作稀粥，去滓取汁，和散溫頓服之。不吐者，少少加，得快吐乃至。《張文仲》以白湯三合，和服。

水導散　治時氣病，煩熱如火，狂言妄語，欲走方。

甘遂半兩　白芷一兩。

上二味，治下篩。水服方寸匕，須臾令病人飲冷水，腹滿即吐之，小便當赤。一名濯腸湯，此治大急者。

藜蘆丸　治傷寒不得吐方。

藜蘆　附子各一兩。

上二味，末之，蜜和如扁豆大。傷寒不食，服二丸，不知增之。此謂得病一日以上、四日以來。服藥後日移三丈不吐，進熱粥汁發之。

治傷寒溫病三四日，胸中惡，欲令吐者，服酒膽方。

醇苦酒半升　豬膽一具。

上二味，盡和飲之，吐即瘥。

又方　取比輪錢一百五十七枚，以水一斗，煮取七升，分服汁盡。須臾，復以水五升更煮錢，令得一升，復以水二升投中，合三升，出錢飲之，當吐毒即瘥。

宜下第八

例一首　諸證十二條　方八首

例曰：大法秋宜下。凡下以湯勝丸散也，中病便止，不必盡劑也。

傷寒有熱而小腹滿，應小便不利，今反利者，此為有血

也，當須下之，宜抵當丸。

太陽病，身黃，脈沉結，小腹堅滿，小便不利者，為無血也，小便自利，其人如狂者，為血證諦也，宜**抵當湯**下之。

太陽病不解，熱結在膀胱，其人如狂，其血自下即癒。其外不解，尚未可攻，當先解其外；外已解，但小腹結者，可攻之。

陽明病，脈遲，雖汗出不惡寒，體必重，短氣，腹滿而喘，有潮熱者，此外欲解，可攻裏也。手足濈然汗出者，大便已堅，宜承氣湯。若汗多而微熱惡寒者，為外未解也，桂枝湯主之。其熱不潮，未可與承氣。若腹大滿而不大便者，可少與承氣湯，微和其胃氣，勿令大下。

陽明病，潮熱，大便微堅，與承氣湯；不堅者，不可與之。若不大便六七日，恐有燥屎，欲知之法，少與承氣湯。腹中轉矢氣者，為有燥屎，乃可攻之；若不轉氣者，此為頭堅後溏，不可攻之也，攻之必脹滿不能食。欲飲水者，即噦，其後發熱者，大便必複堅，宜與小承氣和之。不轉氣者，慎勿攻之。

陽明證，其人喜忘者，必有蓄血，所以然者，本有久瘀血，故令喜忘，屎雖堅，大便必黑。宜抵當湯下之。

陽明病發熱汗出者，此為越熱，不能發黃，但頭汗出，身無汗，齊頸而還，小便不利，渴引水漿者，此為瘀熱在裏，身必發黃，宜下，以茵陳湯。方出第十卷中。

少陰病，得之二三日，口燥咽乾，急下之，宜承氣湯。

少陰病，得之六七日，腹滿，不大便者，急下之，宜承氣湯。

夫實則讝語，虛則鄭聲。鄭聲，重語也。直視、讝語、喘滿者死，下痢者亦死。

傷寒四五日，脈沉喘滿，沉為在裏，而反發汗，津液越

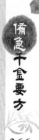

出，大便為難，表虛裏實，久則讝語。

大承氣湯　主熱盛，腹中有燥屎，讝語者方。

大黃四兩　厚朴八兩　枳實五枚　芒硝五合。

上四味，㕮咀，以水一斗，先煮二物，取五升，去滓；納大黃，煎取二升，去滓；納芒硝，更煎一兩沸。分再服，得快利止。

抵當丸方。

水蛭二十枚　桃仁二十三枚　虻蟲二十枚　大黃三兩。

上四味，末之，蜜和合，分為四丸。以水一升，煮一丸，取七合，頓服之，晬時當下血，不下更服。

抵當湯方。

水蛭三十枚　桃仁二十三枚　虻蟲二十枚　大黃三兩。

上四味，㕮咀，以水五升，煮取三升，去滓。服一升，不下更服。

承氣湯方。

枳實五枚　大黃四兩　芒硝半升　甘草二兩。

上四味，㕮咀，以水五升，煮取二升，去滓。適寒溫，分三服，如人行五里進一服，取下利為度。若不得利，盡服之。

生地黃湯　治傷寒有熱，虛羸少氣，心下滿，胃中有宿食，大便不利方。

生地黃三斤　大黃四兩　大棗二枚　甘草一兩　芒硝二合。

上五味，合搗令相得，蒸五升米下，熟絞取汁，分再服。

傷寒七八日不解，默默心煩，腹中有乾糞，讝語，**大柴胡加萎蕤知母湯**方。

柴胡半斤　黃芩　芍藥各三兩　半夏半斤　生薑五兩　大黃甘草各一兩　人參三兩　萎蕤　知母各二兩。

上十味，㕮咀，以水一斗，煮取三升，去滓。服一升，日三，取下為效。《集驗》用枳實四枚，不用芍藥。

傷寒，頭痛壯熱，百節疼痛方。

柴胡四兩　升麻　黃芩　大青　杏仁各三兩　芍藥　知母　梔子仁各四兩　香豉一升　石膏八兩。

上十味，㕮咀，以水九升，煮取二升七合，分溫三服。若熱盛，加大黃四兩。

治傷寒留飲，宿食不消，馱豉丸方。

豆豉一升　巴豆三百枚，今用二百枚　杏仁六十枚　黃芩　黃連　大黃　麻黃各四兩　芒硝　甘遂各三兩。

上九味，末之，以蜜和丸如大豆，服二丸。不得下者，增之。《崔氏》云：此黃素方。

發汗吐下後第九

脈證七條　方十七首　灸法一首

傷寒已解半日許，復心煩熱，其脈浮數者，可更發汗，宜**桂枝湯**。

凡發汗後飲水者，必喘，宜慎也。

治發汗後，表裏虛煩，不可攻者，但當與竹葉湯方。

竹葉二把　人參　甘草各二兩　半夏半升　石膏一斤　麥門冬一升　生薑四兩。

上七味，㕮咀，以水一斗，煮取六升，去滓，納粳米半升，米熟去之。分服一升，日三。《張文仲》無生薑。

服桂枝湯大汗後，脈洪大者，與桂枝湯。若形如瘧，一日再發，汗出便解者，**屬桂枝二麻黃一湯**方。

桂枝一兩十七銖　麻黃十六銖　芍藥一兩六銖　甘草一兩二銖　杏仁十六枚　大棗五枚　生薑一兩六銖。

上七味，㕮咀，以水五升，煮麻黃再服，去沫，納諸藥，煮取二升。適寒溫，分再服，取微汗而已。

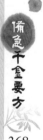

小青龍湯　治傷寒表未解，心下有水氣，乾嘔，發熱而咳，或渴，或痢，或噎，或小便不利，小腹滿，或喘者，**小青龍湯**方。

桂心三兩　半夏　五味子各半兩　麻黃　甘草　乾薑　芍藥細辛各三兩。

上八味，㕮咀，以水一斗煮麻黃，減二升，去上沫，納諸藥，煮取三升，分三服，相去十里頃復服之。若渴者，去半夏，加栝樓根三兩；若微痢，去麻黃，加蕘花如一雞子，熬令赤色；若噎，加附子一枚；若小便不利，小腹滿者，去麻黃，加茯苓四兩；若喘，去麻黃，加杏仁半升。數用神效。

治傷寒，發汗出而喘，無大熱，麻黃杏仁石膏甘草湯方。

麻黃四兩　杏仁五十枚　石膏半斤　甘草二兩。

上四味，㕮咀，以水七升，先煮麻黃，令減二升，納諸藥，煎取三升，分三服。

發汗若下後，煩熱，胸中窒，氣逆搶心者，**梔子湯**方。

梔子十四枚　香豉四合，綿裹。

上二味，以水四升煮梔子，取二升半，納豉，煮取一升半。分二服，溫進一服。得快吐，止後服。

治發汗後，腹脹滿，厚朴湯方。

厚朴八兩　半夏半升　生薑八兩　甘草二兩　人參一兩。

上五味，㕮咀，以水一斗，煮取三升，分三服。

太陽病發汗，汗出不解，其人仍發熱，心下悸，頭眩，身瞤動，振振欲擗地，屬**玄武湯**方。

茯苓　芍藥　生薑各三兩　白朮二兩　附子一枚。

上五味，㕮咀，以水八升，煮取二升，溫服七合。

太陽病反下之，利遂不止，脈促者，表未解，喘而汗出者，**葛根黃連湯**方。

葛根半斤　黃芩　黃連各三兩　甘草二兩。

上四味，咬咀，以水八升，先煮葛根，減二升，納諸藥，煮取三升，去滓，分再服。

傷寒發汗吐下後，心下逆滿，氣上沖胸，起即頭眩，其脈沉緊，發汗則動經，身為振搖者，**茯苓湯**方。

茯苓四兩　白朮　桂心各三兩　甘草二兩。

上四味，咬咀，以水六升，煮取三升，去滓，分三服。

凡寸口脈浮，關上自沉，為結胸。《巢源》作沉細。

凡傷寒病發於陽，而反下之，熱入，因作結胸。

結胸病，項亦強，如柔痙狀，下之則和，宜**大陷胸丸**方。

大黃八兩　芒硝　杏仁　葶藶各五合。

上四味，搗篩二物，別研杏仁、芒硝如脂，和散，取如彈丸大一枚，甘遂末一錢匕，白蜜二合，水一升，煮取八合。溫頓服之，病乃自下；如不下，更服，取下為效。

傷寒六七日，結胸熱實，其脈沉緊，心下痛，按之正堅，宜**大陷胸湯**。

太陽病，重發汗而復下之，不大便五六日，舌上乾而渴，日晡所小有潮熱，心胸大煩，從心下至小腹，堅滿而痛不可近，宜**大陷胸湯**方。

甘遂末一錢匕　大黃六兩，切　芒硝一升。

上三味，以水六升，先煮大黃，取二升，去滓，納芒硝，一沸，納甘遂。分再服，一服得快利，止後服。

傷寒中風，醫反下之，其人下痢，日數十行，穀不化，腹中雷鳴，心下痞堅結滿，乾嘔心煩，不能得安。師見心下痞，謂病不盡，復下之，其痞益甚。此非結熱，但以胃中虛，客氣上逆使之然也，宜**甘草瀉心湯**方。

甘草四兩　黃芩　乾薑各二兩　黃連一兩　半夏半升　大棗十二枚。

上六味，咬咀，以水一斗，煮取六升，去滓。分服一升，

日三。加人參三兩乃是。

治傷寒發汗後，胃中不和，心下痞堅，乾噫食臭，脅下有水氣，腹中雷鳴，下利者，屬生薑瀉心湯方。

生薑四兩　甘草三兩　半夏半升　黃連一兩　乾薑一兩　人參三兩　黃芩三兩　大棗十二枚。

上八味，㕮咀，以水一斗，煮取六升，去滓。分服一升，日三。

傷寒吐下後，七八日不解，結熱在裏，表裏俱熱，時時惡風，大渴，舌上乾燥而煩，欲飲水數升，宜**白虎湯**方。

石膏一升　知母六兩　甘草二兩　粳米六合。

上四味，㕮咀，以水一斗煮，米熟去滓。分服一升，日三。諸亡血及虛家，不可與白虎湯。若立夏後至立秋前，得用之，立秋後不可服。春三月尚凜冷，亦不可與之，與之則嘔利腹痛。

傷寒無大熱，而口乾渴，心煩，背微惡寒，宜白虎湯。

傷寒脈浮，發熱無汗，其表不解，不可與白虎湯。渴欲飲水，無表證，宜白虎湯。

治傷寒後，結熱在內，煩渴，青葙子丸方。

青葙子五兩　黃芩　苦參　栝樓根各一兩　黃柏二兩　龍膽　黃連　梔子仁各三兩。

上八味，末之，蜜丸。先食服如梧子大七丸，日三，不知稍加。一本云餳和為丸。

傷寒熱病十日以上，發汗不解，及吐下後，諸熱不除，及下利不止，斑出，皆治之，**大青湯**方。

大青四兩　甘草　阿膠各二兩　豆豉一升。

上四味，㕮咀，以水八升，煮取三升，去滓，煮三沸，去豉，納阿膠令烊。頓服一升，日三服。欲盡復作，常使有餘，渴者當飲。但除熱，止吐下，無毒。《深師》治勞復，《肘後》有

赤石脂三兩，《胡洽》、《集驗》同。

治傷寒後不了了，朝夕有熱，如瘧狀方。

知母二兩　麻黃　甘草　芍藥　黃芩　桂心各一兩。

上六味，㕮咀，以水七升，煮取二升半。服五合，日三，溫覆令微汗。若心煩不得眠，其人欲飲水，當稍稍飲之，令胃中和則瘥。

江南諸師，秘仲景要方不傳。

初得病或先頭痛，身寒熱，或灂灂欲守火，或腰背強直，面目如飲酒狀，此傷寒初得一二日，但烈火灸心下三處：第一處，去心下一寸，名巨闕；第二處，去心下二寸，名上管；第三處，去心下三寸，名胃管。各灸五十壯。然或人形大小不同，恐寸數有異，可繩度，隨其長短寸數最佳。取繩從心頭骨名鳩尾頭度，取臍孔，中屈繩取半，當繩頭名胃管，又中屈半繩，更分為二分，從胃管向上度一分即是上管，又上度取一分即是巨闕。大人可灸五十壯，小兒可三壯，亦隨其年。灸之大小，以意斟量也。若病者三四日以上，宜先灸胸上二十壯。以繩度鼻正上盡髮際，中屈繩，斷去半，便從髮際入髮中，灸繩頭名曰天聰，又灸兩顳顬，又灸兩風池，又灸肝俞百壯，餘處各二十壯，又灸太衝三十壯，神驗。

《備急千金要方》卷第九

《備急千金要方》
卷第十 🌀 傷寒下

傷寒雜治第一

論一首　方五十首　灸法一首

論曰：凡除熱解毒，無過苦醋之物，故多用苦參、青葙、艾、梔子、葶藶、苦酒、烏梅之屬，是其要也。夫熱盛，非苦醋之物不解也。

熱在身中，既不時治，治之又不用苦醋之藥，此如救火不以水也，必不可得脫免也。

又曰：今諸療多用辛甘，薑、桂、人參之屬，此皆貴價難得，常有比行求之，轉以失時。而苦參、青葙、葶藶、艾之屬，所在盡有，除熱解毒最良，勝於向貴價藥也，前後數參並用之。得病內熱者，不必按藥次也，便以青葙、苦參、艾、苦酒療之，但稍與促其間，無不解也。

扁鵲曰：病在腠理，湯熨之所及；病在血脈，針石之所及；病在骨髓，無可奈何。而凡醫治病，或言且待使病成乃頓去之，此為妄矣。當預約束家中及所部曲，具語解此意，使有病者知之為要。

治溫氣病欲死方。

苦參一兩，以酒二升，煮取一升，盡飲之。當吐則除諸毒病，服之覆取汗，皆癒。《張文仲》及《肘後》云：治熱毒氣垂死，破棺千金湯。

治熱病五六日以上，苦參湯方。

苦參三兩　黃芩二兩　生地黃八兩

上三味，㕮咀，以水八升，煎取二升。適寒溫服一升，日再。

凝雪湯 治時行毒病七八日，熱積聚胸中，煩亂欲死，起死人，搨湯方。

芫花一升，以水三升，煮取一升半。漬故布薄胸上，不過三薄，熱即除。當溫暖四肢，護厥逆也。

治傷寒中風五六日以上，但胸中煩，乾嘔，栝樓湯方。

栝樓實一枚　黃芩　甘草各三兩　生薑四兩　大棗十二枚　柴胡半斤。

上六味，㕮咀，以水一斗二升，煮取五升，絞去滓。適寒溫服一升，日三。

治傷寒後，嘔噦反胃，及乾嘔不下食，蘆根飲子方。

生蘆根切　青竹茹各一升　粳米三合　生薑三兩。

上四味，以水七升，先煮千里鞋底一隻，取五升，澄清下藥，煮取二升半。隨便飲，不瘥，重作取瘥。

治傷寒後嘔噦方。

通草三兩　生蘆根切，一升　橘皮一兩　粳米三合。

上四味，㕮咀，以水五升，煮取二升。隨便稍飲，不瘥更作，取瘥止。

治傷寒後虛羸少氣，嘔吐方。

石膏一升　竹葉二把　麥門冬一升　人參二兩　半夏一升。

上五味，㕮咀，以水一斗，煮取六升，去滓，納粳米一升，米熟湯成。飲一升，日三服。一方加生薑五兩。此方正是仲景竹葉湯方，前卷汗後門中已有此方，仍少甘草，分兩小別。

治毒熱攻手足，赤腫掀熱，疼痛欲脫方。

煮馬屎若羊屎汁，漬之，日三度。

又方 豬膏和羊屎塗之，亦佳。

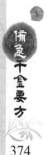

又方 濃煮虎杖根，適寒溫，以漬手足，令至踝上一尺

止。

又方 取酒煮取苦參，以漬之。

又方 稻穰灰汁漬之。

又方 取常思草，絞取汁以漬之。一名蒼耳。

漏蘆連翹湯 治時行熱毒，變作赤色癰疽，丹疹毒腫，及眼赤痛，生障翳方。

漏蘆　連翹　黃芩　麻黃　白薟　升麻　甘草各二兩　枳實　大黃各三兩。

上九味，㕮咀，以水九升，煮取三升。分三服，相去五里久更服。熱盛者，可加芒硝二兩。

治傷寒五六日斑出，豬膽湯方。

豬膽　苦酒各三合　雞子一枚。

上三味，合煎三沸，強人盡服之。羸人須煎六七沸，分為二服，汗出即瘥。

治人及六畜時氣熱病，豌豆瘡方。

濃煮黍穰汁洗之。一莖是稷穰，即不瘥。瘡若黑者，搗蒜封之。

又方 煮芸薹洗之。

治熱病後，發豌豆瘡方。

黃連三兩，以水二升，煮取八合，頓服之。

又方 真波斯青黛大如棗，水服之瘥。

又方 青木香二兩，以水三升，煮取一升，頓服之。

又方 若赤黑髮如芥大一作疾火者，煎羊脂摩敷之。

又方 小豆屑，雞子白和敷。

又方 婦人月水帛拭之。

又方 小兒著，取月水汁和水浴之。

治瘡出煩疼者，木香湯方。

青木香二兩　薰陸香　丁香　礬石各一兩　麝香半兩。

上五味，㕮咀，以水四升，煮取一升半，分再服。熱毒盛者，加犀角一兩，無犀角，以升麻代；病輕者，去礬石。神驗。

又方 瘡上與芒硝和豬膽塗，勿動，痂落無痕，仍臥黃土末上良。此病小便澀、有血者，內壞，瘡皆黑黶，不出膿者，死不治也。

治內發瘡盛方。

醋四合　大豬膽一具。

上二味，合煎三沸。服一合，日五服之，良驗。

治豌豆瘡，初發覺欲作者方。

煮大黃五兩，服之癒。

治時行病發瘡方。

取好蜜遍身摩瘡上。亦可以蜜煎升麻摩之，並數數食之。

熱病後發豌豆瘡，灸兩手腕研子骨尖上三壯，男左女右。

治傷寒鼻衄，肺間有餘熱故也，熱因血自上不止，用此方。

牡蠣一兩半　石膏一兩六銖。

上二味，治下篩。酒服方寸匕，日三四。亦可蜜丸，服如梧子大。用治大病瘥後，小勞便鼻衄。

治傷寒熱病，喉中痛，閉塞不通方。

生烏扇一斤，切　豬脂一斤。

上二味，合煎，藥成去滓，取如半雞子，薄綿裹之，納喉中，稍稍咽之，取瘥。

又方 升麻三兩　通草四兩　射干二兩　芍藥　羚羊角各三兩　生蘆根切，一升。

上六味，㕮咀，以水七升，煮取二升半，分三服。

治熱病，口中苦，下氣除熱，喉中鳴，煎方。

石膏半斤　蜜一升。

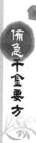

上二味，以水三升煮石膏，取二升，乃納蜜復煎，取如餳，含如棗核，盡復合之，大良。

治傷寒熱病後，口乾喜唾，咽痛方。

大棗二十枚　烏梅十枚。

上二味，合搗，蜜和。含如杏核大，咽其汁，甚驗。

傷寒服湯藥而下利不止，心下痞堅，服瀉心湯竟，復以他藥下之，利不止，醫以理中與之而利益甚。理中治中焦，此利在下焦，**赤石脂禹餘糧湯**主之方。

赤石脂　禹餘糧各一斤，碎。

上二味，以水六升，煮取二升，分三服。若不止，當利小便。

治傷寒後下利膿血方。

阿膠一兩　黃柏二兩　黃連四兩　梔子仁四枚。

上四味，㕮咀，以水六升，煮取二升，去滓，納阿膠，更煎令消，分為三服。《甲乙》方無黃柏，有黃芩。

治赤白下膿，小兒得之三日皆死，此有䘌蟲在下部方。

麝香　礬石　巴豆　附子　真珠　雄黃。

上六味，等分，治合，取桑條如箭竿，長三寸，以綿纏頭二寸，唾濡綿，展取藥，著綿上，納穀道中，半日復易之，日再，神效。

治傷寒六七日，其人大下後，脈沉遲，手足厥逆，下部脈不至，咽喉不利，唾膿血，泄利不止，為難治，麻黃升麻湯方。

麻黃　知母　萎蕤一作菖蒲　黃芩各三兩　升麻　芍藥　當歸　乾薑　石膏　茯苓　白朮　桂心　甘草　麥門冬各二兩。

上十四味，㕮咀，以水一斗，先煮麻黃，減二升，去上沫，納諸藥，煮取三升。分服一升，微取汗癒。

治溫毒及傷寒內虛，外熱攻胃，下黃赤汁及爛肉汁，赤滯

下，伏氣腹痛，諸熱毒方。

梔子二十枚　豉一升　薤白一握。

上三味，以水四升，煮梔子、薤白令熟，納豉，煮取二升半。分三服，頻服取瘥。

治病後虛腫方。

豉五升，醇酒一斗，煮三沸，及熱頓服。不耐酒者，隨性，覆取汗。

治汗不止方。

地黃三斤切，以水一斗，煮取三升，分三服。

又方　白朮葉作飲，飲之。

又方　白朮方寸匕，以飲服之。

治卒得汗不止方。

溫酒服牛羊脂。

又方　服尿亦止。

治盜汗及汗無時方。

韭根四十九枚，水二升，煮一升，頓服。

又方　豉一升，以酒二升，漬三日服，不瘥，更合服，不過三劑止。

又方　死人席緣灰煮汁，洗身瘥。

止汗方　杜仲　牡蠣等分。

上二味，治下篩，夜臥以水服五錢匕。

又方　麻黃根　牡蠣　雷丸各三兩　乾薑　甘草各一兩　米粉二升。

上六味，治下篩，隨汗處粉之。

牡蠣散　治臥即盜汗，風虛頭痛方。

牡蠣　白朮　防風各三兩。

上三味，治下篩。酒服方寸匕，日二。止汗之驗，無出於此方，一切泄汗服之，三日皆癒，神驗。

勞復第二

論二首　食忌九條　方二十一首

　　論曰：凡熱病新瘥，及大病之後，食豬肉及羊血、肥魚、油膩等，必當大下利，醫所不能治也，必至於死。若食餅餌、粢黍、飴脯、膾炙、棗栗諸果物脯脩，及堅實難消之物，胃氣尚虛弱，不能消化，必更結熱。適以藥下之，則胃氣虛冷，大利難禁，不下之必死，下之復危，皆難救也。熱病及大病之後，多坐此死，不可不慎也。

　　病新瘥後，但得食糜粥，寧少食令饑，慎勿飽，不得他有所食，雖思之，勿與之也。引日轉久，可漸食羊肉白糜，若羹汁、雉兔、鹿肉，不可食豬狗肉也。

　　新瘥後，當靜臥，慎勿早起梳頭洗面，非但體勞，亦不可多言語，用心使意勞煩，凡此皆令人勞復。故督郵顧子獻得病已瘥未健，詣華旉視脈曰：雖瘥尚虛，未得復，陽氣不足，慎勿勞事，余勞尚可，女勞則死，當吐舌數寸。其婦聞其夫瘥，從百餘里來省之，經宿交接，中間三日，發熱口噤，臨死舌出數寸而死。病新瘥未滿百日，氣力未平復，而以房室者，略無不死。有士蓋正者，疾瘥後六十日，已能行射獵，以房室則吐涎而死。及熱病房室，名為陰陽易之病，皆難治，多死。近者有一士大夫，小得傷寒，瘥已十餘日，能乘馬行來，自謂平復，以房室即小腹急痛，手足拘拳而死。

　　時病瘥後未滿五日，食一切肉面者，病更發大困。

　　時病瘥後新起，飲酒及韭菜，病更復。

　　時病新瘥，食生魚鮓，下利必不止。

　　時病新瘥食生菜，令顏色終身不平復。

　　時病新汗解，飲冷水者，損心包，令人虛不復。

　　時病新瘥，食生棗及羊肉者，必膈上作熱蒸。

時病新瘥，食犬羊等肉者，作骨中蒸熱。

時疾新瘥，食魚肉與瓜、生菜，令人身熱。

時疾新瘥，食蒜膾者，病發必致大困。

黃龍湯 治傷寒瘥後，更頭痛壯熱煩悶方。仲景名小柴胡湯。

柴胡一斤　半夏半升　黃芩三兩　人參　甘草各二兩　生薑四兩　大棗十二枚。

上七味，㕮咀，以水一斗，煮取五升，去滓。服五合，日三。不嘔而渴者，去半夏，加栝樓根四兩。

補大病後不足，虛勞方萬病虛勞同用。

取七歲以下、五歲以上，黃牛新生者乳一升，以水四升，煎取一升。如人體溫，稍稍飲之，不得過多，十日服，不絕為佳。

治傷寒溫病後勞復，或食、或飲、或動作方。

梔子仁三七枚　石膏五兩　鼠屎尖頭大者，二十枚　香豉一升
上四味，㕮咀，以水七升，煮取三升，分三服。

治病後勞復，或因洗手足，或梳頭，或食等勞復方。

取洗手足汁飲一合，又取頭中垢如棗核大，吞一枚。

枳實梔子湯 治大病瘥後勞復者方。

枳實三枚　梔子十四枚　豉一升，綿裹。

上三味，㕮咀，以醋漿七升，先煎減三升，次納枳實、梔子，煮取二升；次納豉，煮五六沸，去滓。分再服，覆取汗。如有宿食者，納大黃如博棋子五六枚。

治病新瘥，遇美飲食，食過多，食復者方。

取所食餘燒作末，飲調服二錢匕，日三服。

治新瘥早起，及食多勞復方。

豉五合　鼠屎二十一枚，尖頭者。

上二味，以水二升，煮去一升。盡服之，溫臥，令小汗

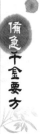

癒。《崔氏》加梔子七枚，尤良。《肘後》有麻子仁，納一升，加水一升，亦可納枳實三枚，蔥白一虎口。

治重病新瘥，早起勞及飲食多，致復欲死方。

燒鱉甲末，服方寸匕。

治食大飽不消，勞復脈實者方。

豉一升　鼠屎二十一枚　梔子七枚　大黃三兩。

上四味，㕮咀，以水六升，煮取二升。分三服，微取汗，應小鴨溏者止，不溏者複作。

治勞復垂死方。

暖湯三合，洗四五歲女子陰，取汁納口中服即癒。小男兒亦得。

治勞復，起死人，麥門冬湯，氣欲絕用有效方。

麥門冬一兩　京棗二十枚　竹葉切，一升　甘草二兩。

上四味，㕮咀，以水七升，煮粳米一升令熟，去米，納諸藥，煎取三升，分三服。不能服者，綿滴湯口中。

治食勞方。

麴一升，煮取汁服之。

又方　杏仁五十枚，以醋二升，煎取一升，服之取汗。

又方　燒人屎灰，水服方寸匕。

欲令病人不複方。

燒頭垢，如梧子大服之。

治傷寒瘥後一年，心下停水，不能食方。

生地黃五斤　白朮一斤　好麴二斤。

上三味，合搗相得，曝乾下篩。酒服方寸匕，日三，加至二匕。

論曰：婦人溫病雖瘥，未若平復，血脈未和，尚有熱毒，而與之交接得病者，名為陰陽易之病。其人身體重，熱上沖胸，頭重不能舉，眼中生眵䁵，四肢一作膝脛拘急，小腹絞

痛，手足拳，皆即死。其亦有不即死者，病苦少腹裏急，熱上沖胸，頭重不欲舉，百節解離，經脈緩弱，血氣虛，骨髓竭，便噓噓吸吸，氣力轉少，著床不能動搖，起止仰人，或引歲月方死。醫者張苗說：有婢得病，瘥後數十日，有六人奸之，皆死。

婦人得病易丈夫，丈夫得病亦易婦人，治之方。

取女人中褌近隱處，燒服方寸匕，日三，小便即利，陰頭微腫，此為癒矣。女人病可取男褌，一如此法。

治交接勞復，陰卵腫縮，腹中絞痛，便欲死方。

取所交接婦人衣裳，以覆男子，立癒。

令病人不複方。

取女人手足爪二十枚，女人中衣帶一尺，燒，以酒若米飲汁服。

治男子新病起，近房內復者方。

取女人月經赤帛燒，服方寸匕。亦治陰卵腫縮入腹，絞痛欲死。

治病後頭亂不可理，通頭法。

生麻油二升，將頭髮解開，安銅沙羅中，用油淹漬之，細細將釵子領髮，斯鬢併自通。

百合第三論二首　方七首

論曰：百合病者，謂無經絡，百脈一宗，悉致病也。皆因傷寒虛勞大病，已後不平復，變成斯病。其狀惡寒而嘔者，病在上焦也，二十三日當癒；其狀腹滿微喘，大便堅，三四日一大便，時復小溏者，病在中焦也，六十三日當癒；其狀小便淋瀝難者，病在下焦也，三十三日當癒。各隨其證以治之。百合之為病，令人意欲食，復不能食，或有美時，或有不用聞飲食

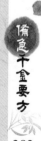

臭時，如有寒其實無寒，如有熱其實無熱，常默默欲臥，復不得眠，至朝口苦，小便赤澀，欲行復不能行，諸藥不能治，治之即劇吐利，如有神靈所為也。百合病，身形如和，其脈微數，其候每溺時即頭覺痛者，六十日乃癒。百合病，候之溺時頭不覺痛，淅淅然寒者，四十日癒。百合病，候之溺時覺快然，但覺頭眩者，二十日癒。百合病證，其人或未病而預見其候者，或已病四五日而出，或病一月二十日後見其候者，治之喜誤也，依證治之。

論曰：百合病，見在於陰而攻其陽，則陰不得解也，復發其汗為逆也；見在於陽而攻其陰，則陽不得解也，復下之其病不癒。《要略》云：見於陰者，以陽法救之；見於陽者，以陰法解之。見陽攻陰，復發其汗，此為逆，其病難治。見陰攻陽，乃復下之，此亦為逆，其病難治。

治百合病已經發汗之後，更發者，百合知母湯方。

百合七枚，擘　知母三兩。

上二味，以泉水先洗漬百合一宿，當沫出水中，明旦去水取百合，更以泉水二升煮百合，取一升汁置之；復取知母，切，以泉水二升，煮取一升汁，合和百合汁中，復煮取一升半，分再服。不瘥，更依法合服。

治百合病已經下之後，更發者，百合滑石代赭湯方。

百合七枚，擘　滑石三兩　代赭一兩。

上三味，先以泉水漬百合一宿，去汁，乃以水二升煮百合，取一升，去滓，又以水二升煮二物，取一升，納百合汁，如前法複煎，取一升半，分再服。

治百合病已經吐之後，更發者，百合雞子湯方。

百合七攻，擘，浸一宿，去汁，以泉水二升，煮取一升；取雞子黃一枚，納汁中，攪令調，分再服。

治百合病，始不經發汗、吐、下，其病如初者，百合地黃

湯方。

百合七枚，擘，浸一宿，去汁，以泉水二升，煮取一升，納生地黃汁二升，復煎取一升半，分再服。大便當去惡沫為候也。

治百合病經月不解，變成渴者方。

百合根一升，以水一斗，漬之一宿，以汁先洗病人身也。洗身後，食白湯餅，勿與鹽豉也。渴不瘥，可用栝樓根並牡蠣等分，為散，飲服方寸匕，日三。

治百合病，變而發熱者方。

百合根一兩，乾之　滑石三兩。

上二味，治下篩。飲服方寸匕，日三，當微利，利者止，勿復服，熱即除。一本云：治百合病，小便赤澀，臍下堅急。

治百合病，變腹中滿痛者方。

但取百合根隨多少，熬令黃色，搗篩為散。飲服方寸匕，日三，滿消痛止。

傷寒不發汗變成狐惑病第四
論一首　方三首

論曰：狐惑之病，其氣如傷寒。嘿嘿欲眠，目不得閉，起臥不安，其毒在喉咽為惑病，在陰肛者為狐病。狐惑之病，並惡食飲，不欲食聞食臭，其面目翕赤、翕白、翕黑。毒蝕於上者則聲喝也一作嗄，毒蝕下部者則乾咽也。此由溫毒氣所為。蝕於上者，瀉心湯主之；蝕於下者，苦參湯淹洗之；蝕於肛外者，薰之，並用雄黃三片，稍置瓦瓶中，炭火燒，向肛薰之，並服湯也。

治狐惑湯方。

黃連　薰草各四兩。

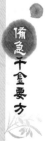

上二味，㕮咀，白醋漿一斗，漬之一宿，煮取二升，分為三服。

其人脈數無熱，微煩，嘿嘿但欲臥，汗出，初得之三四日，眼赤如鳩眼，得之七八日，其四眥黃黑，能食者，膿已成也，**赤小豆當歸散**主之方。

以赤小豆三升，漬之令生牙足，乃復乾之，加當歸三兩，為末。漿水服方寸匕，日三，即瘥。

其病形不可攻、不可灸，因火為邪，血散脈中，傷脈尚可，傷臟則劇，井輸益腫，黃汁出，經合外爛，肉腐為癰膿，此為火疽，醫所傷也。夫脈數者不可灸，因火為邪即為煩，因虛逐實，血走脈中，火氣雖微，內攻有力，焦骨傷筋，血難復也，應在瀉心。瀉心湯兼治下痢不止，腹中愊堅而嘔吐腸鳴者方。

半夏半升　黃芩　人參　乾薑各三兩　黃連一兩　甘草三兩大棗十二枚。

上七味，㕮咀，以水一斗，煮取六升。分服一升，日三。
仲景名半夏瀉心，《要略》用甘草瀉心。

傷寒發黃第五

論一首　證五條　方三十四首　灸圖三首

論曰：黃有五種，有黃汗、黃疸、穀疸、酒疸、女勞疸。

黃汗者，身體四肢微腫，胸滿不渴，汗出如黃柏汁，良由大汗出，卒入水中所致。

黃疸者，一身面目悉黃如橘，由暴得熱以冷水洗之，熱因留胃中，食生黃瓜熏上所致。若成黑疸者多死。

穀疸者，食畢頭眩，心忪怫鬱不安而發黃，由失饑大食，胃氣沖熏所致。

酒疸者，心中懊痛，足脛滿，小便黃，面發赤斑黃黑，由大醉當風入水所致。

女勞疸者，身目皆黃，發熱惡寒，小腹滿急，小便難，由大勞大熱而交接竟入水所致，但依後方治之。

黃汗之為病，身體洪腫，發熱汗出，不渴，狀如風水，汗染衣，色正黃如柏汁，其脈自沉，從何得之？此病以汗出入水中浴，水從汗孔入得之。

治黃汗，黃蓍芍藥桂心苦酒湯方。

黃蓍五兩　芍藥三兩　桂心三兩。

以三味，㕮咀，以苦酒一升、水七升，合煎取三升。飲二升，當心煩也，至六七日稍稍自除。心煩者，苦酒阻故也。

黃疸之病，疸而渴者，其病難治；疸而不渴，其病可治。發於陰部，其人必嘔；發於陽部，其人振寒而微熱。

諸病黃疸，宜利其小便，假令脈浮，當以汗解，宜**桂枝加黃蓍湯**方。

桂枝　芍藥各三兩　甘草二兩　生薑三兩　大棗十二枚　黃蓍五兩。

上六味，㕮咀，以水八升，微火煎取三升，去滓。溫服一升，覆取微汗；須臾不汗者，飲稀熱粥以助湯；若不汗，更服湯。

治傷寒熱出表，發黃疸，麻黃醇酒湯方。

麻黃三兩，以醇酒五升，煮取一升半，盡服之，溫覆汗出即癒。冬月寒時，用清酒，春月宜用水。

治黃疸方。

瓜蒂　赤小豆　秫米各二七枚。

上三味，治下篩。病重者，取如大豆二枚，納著鼻孔中，痛縮鼻，須臾當出黃汁，或從口中出汁升餘則癒；病輕者如一豆，不瘥，間日復用。又下里間，以筒使人極吹鼻中，無不

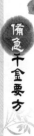

死，大慎之。《刪繁》療天行毒熱，通貫臟腑，沉伏骨髓之間，或為黃疸、黑疸、赤疸、白疸、穀疸、馬黃等病，喘息須臾不絕。

治黃疸，大黃丸方。

大黃　葶藶子各二兩。

上二味，末之，蜜和丸如梧子。未食服十丸，日三，病瘥止。

又方　大黃二兩　黃連三兩　黃柏一兩　黃芩一兩　麴衣五合。

上五味，末之，蜜和丸如梧子。先食服三丸，日三。不知加至五丸。

茵陳湯　主黃疸，身體面目盡黃方。

茵陳　黃連各三兩　黃芩二兩　大黃　甘草　人參各一兩　梔子二七枚。

上七味，咬咀，以水一斗，煮取三升。分三服，日三。亦治酒疸、酒癖。

治黃疸，身體面皆黃，三黃散方。

大黃　黃連　黃芩各四兩。

上三味，治下篩。先食服方寸匕，日三。亦可為丸。

五苓散　主黃疸，利小便方。

豬苓　茯苓　澤瀉　白朮　桂心各三十銖。

上五味，搗篩為散。渴時水服方寸匕，極飲水，即利小便及汗出瘥。此方與第九卷相重，以分兩不同，故再出之。

秦椒散　主黃疸，飲少溺多方。

秦椒六銖　瓜蒂半兩。

上二味，治下篩。水服方寸匕，日三。《古今錄驗》用治膏癉。

黃疸，小便色不異，欲自利，腹滿而喘者，不可除熱，熱除必噦，噦者，**小半夏湯**主之方。

半夏半斤　生薑半斤。

上二味，㕮咀，以水七升，煮取一升五合，分再服。有人常積氣結而死，其心上暖，以此半夏湯少許，汁入口遂活。

黃疸變成黑疸，醫所不能治者方。

土瓜根搗汁一小升，頓服，日一服，平朝服，至食時病從小便出。先須量病人氣力，不得多服，力衰則起不得。

治黃疸方。

取生小麥苗，搗絞取汁。飲六七合，晝夜三四飲，三四日便癒。無小麥，穬麥亦得用。

治發黃，身面眼悉黃如金色，小便如濃煮柏汁，眾醫不能療者方。

茵陳　梔子各二兩　黃芩　柴胡　升麻　大黃各三兩　龍膽二兩。

上七味，㕮咀，以水八升，煮取二升七合，分三服。若身體羸，去大黃，加梔子仁五六兩、生地黃一升。《延年秘錄》無茵陳，有梔子四兩、栝樓三兩、芒硝二兩；《近效方》加枳實二兩。

夫黃發已久，變作桃皮色，心下有堅，嘔逆，不下飲食，小便極赤少，四肢逆冷，脈深沉極微細遲者，不宜服此方，得下必變噦也。宜與大茵陳湯，除大黃，與生地黃五兩，服湯盡，消息看脈小浮出，形小見，不甚沉微，便可治也。脈浮見者，黃當明，不復作桃皮色，心下自寬也。大茵陳湯，方出次後十一味者是。

治人無慚，忽然振寒發黃，皮膚黃麴塵出，小便赤少，大便時秘，氣力無異，食飲不妨，已服諸湯散，餘熱不除，久黃者，**苦參散**吐下之方。

苦參　黃連　瓜蒂　黃柏　大黃各一兩　葶藶二兩。

上六味，治下篩。飲服方寸匕，當大吐，吐者日一服，不吐日再，亦得下。服五日知可消息，不覺退，更服之，小折便

消息之。

治發黃方。

茵陳　黃柏　梔子　大黃各二兩　黃連二兩。

上五味，㕮咀，以水九升，煮取三升，分三服。先服湯，後服丸方。

大黃五兩　茵陳　梔子各三兩　黃芩　黃柏　黃連各二兩。

上六味，末之，以蜜丸。白飲服如梧子二十丸，令得微利。

治傷寒瘀熱在裏，身體必發黃，麻黃連翹赤小豆湯方。

麻黃　連翹　甘草各二兩　生薑三兩　大棗十二枚　杏仁三十枚　赤小豆一升　生梓白皮切，二升。

上八味，㕮咀，以勞水一斗，先煮麻黃，去沫，納諸藥，煎取三升，分三服。

治傷寒七八日，內實瘀熱結，身黃如橘，小便不利，腹微脹滿，茵陳湯下之方。

茵陳六兩　梔子十四枚　大黃三兩。

上三味，㕮咀，以水一斗二升煮茵陳，得五升，去滓，內梔子、大黃，煎取三升。分服一升，日三。小便當利如皂莢沫狀，色正赤，當腹減，黃悉隨小便去也。《范汪》用療穀疸，《小品方》用石膏一斤。

黃家腹滿，小便不利而赤，自汗出，此為表和裏實，當下之，**大黃黃柏梔子芒硝湯**方。

大黃三兩　黃柏四兩　梔子十五枚　芒硝四兩。

上四味，㕮咀，以水六升，煮取二升，去滓，納芒硝，復煎取一升，先食頓飲之。

治時行病急黃，並瘴癘疫氣及痎瘧，茵陳丸方。

茵陳　梔子　芒硝　杏仁各三兩　巴豆一兩　恒山　鱉甲各二兩　大黃五兩　豉五合。

上九味，末之，以餳為丸。飲服三丸如梧子，以吐利為佳，不知加一丸，神方。初覺體氣有異，急服之即瘥。

治急黃，熱氣骨蒸，兩目赤脈方。

大黃一兩半，末　生地黃汁八合　芒硝一兩。

上三味，合和。一服五合，日二，以利為度，不須二服。

風疸，小便或黃或白，灑灑寒熱，好臥不欲動方。

三月生艾一束，搗取汁，銅器中煎如漆，密封之　大黃　黃連　凝水石　栝樓根　苦參　葶藶各六銖。

上六味，末之，以艾煎和。先食服如梧子五丸，日二，可至二十丸。有熱加苦參，渴加栝樓，小便澀加葶藶，小便多加凝水石，小便白加黃連，大便難加大黃。

濕疸之為病，始得之一身盡疼，發熱，面色黑黃，七八日後壯熱，熱在裏有血，當下，去之如豚肝狀，其小腹滿者，急下之。亦一身盡黃，目黃腹滿，小便不利方。

礬石　滑石各五兩。

上二味，治下篩。大麥粥汁服方寸匕，日三，當先食服之。便利如血者已，當汗出瘥。

寸口脈浮而緩，浮則為風，緩則為痺，痺非中風，四肢苦煩，其色必黃，瘀熱以行。趺陽脈緊而數，數則為熱，熱則消穀，緊則為寒，食則滿也。尺脈浮為傷腎，趺陽脈緊為傷脾，風寒相薄，食穀即眩，穀氣不消，胃中苦濁，濁氣下流，小便不通，陰被其寒，熱流膀胱，身故盡黃，名曰穀疸。

治勞疸、穀疸，丸方。

苦參三兩　龍膽一兩。

上二味，末之，牛膽和為丸。先食以麥粥飲服如梧子五丸，日三，不知稍加之。《刪繁方》加梔子仁三七枚，以豬膽和丸。

夫酒疸，其脈浮者先吐之，沉弦者先下之。夫人病酒疸者，或無熱，靖言了了，腹滿欲吐嘔者，宜吐之，方煎苦參散

七味者是。

酒疸必小便不利，其候當心中熱，足下熱，是其證也。夫酒疸下之，久久為黑疸，目青面黑，心中如啖蒜虀狀，大便正黑，皮膚爪甲不仁，其脈浮弱，雖黑微黃故知之。

治傷寒飲酒，食少飲多，痰結髮黃酒疸，心中懊憹而不甚熱，或乾嘔，枳實大黃梔子豉湯方。

枳實五枚　大黃三兩　豆豉半斤　梔子七枚。

上四味，㕮咀，以水六升，煮取二升，分三服。心中熱疼、懊憹皆主之。

凝水石散　治肉疸，飲少，小便多，如白泔色，此病得之從酒。

凝水石　白石脂　栝樓根　桂心各三十銖　菟絲子　知母各十八銖。

上六味，治下篩。麥粥飲服五分匕，日三服，五日知，十日瘥。

茯苓丸　治心下縱橫，堅而小便赤，是酒疸者方。

茯苓　茵陳　乾薑各一兩　白朮熬　枳實各三十銖　半夏杏仁各十八銖　甘遂六銖　蜀椒　當歸各十二銖。

上十味，為末，蜜和丸如梧子大。空腹服三丸，日三，稍稍加，以小便為度。《千金翼》加黃連一兩、大黃十八銖，名茵陳丸，治黑疸，身體暗黑，小便澀。

半夏湯　治酒澼蔭，胸心脹滿，骨肉沉重，逆害飲食，乃至小便赤黃，此根本虛勞風冷，飲食沖心，由脾胃內痰所致方。

半夏一升　生薑　黃芩　茵陳　當歸各一兩　前胡　枳實　甘草　大戟各二兩　茯苓　白朮各三兩。

上十一味，㕮咀，以水一斗，煮取三升，分三服。

牛膽丸　治病疸，身黃麴塵出方。

牛膽一枚　莞花一升　蕘花半升　瓜蒂三兩　大黃八兩。

上五味，四味㕮咀，以清酒一斗漬一宿，煮減半，去滓，納牛膽，微火煎令可丸，如大豆，服一丸，日移六七尺不知，複服一丸至八丸，膈上吐，膈下下，或不吐而自癒。

大茵陳湯　治內實熱盛發黃，黃如金色，脈浮大滑實緊數者。夫發黃多是酒客勞熱，食少，胃中熱，或溫毒內熱者，故黃如金色方。

茵陳　黃柏各一兩半　大黃　白朮各三兩　黃芩　栝樓根　甘草　茯苓　前胡　枳實各一兩　梔子二十枚。

上十一味，㕮咀，以水九升，煮取三升，分三服。得快下，消息三四日更治之。

茵陳丸　治氣淋，臚脹腹大，身體面目悉黃，及酒疸短氣不得息方。

茵陳　梔子　天門冬各四兩　大黃　桂心各三兩　通草　石膏各二兩　半夏半升。

上八味，蒸大黃、通草、天門冬、半夏、梔子，曝令乾，合搗篩，蜜丸。服如大豆三丸，日三。忌生魚，以豆羹服，不得用酒。一方去石膏，納滑石二兩。不知，加至十丸。

黃家至日晡所發熱而反惡寒，此為女勞得之，當膀胱急，小腹滿，體盡黃，額上黑，足下熱，因作黑疸。其腹臚脹而滿，如欲作水狀，大便必黑，時溏泄，此女勞疸，非水也。腹滿者難治。

治女勞疸，硝石礬石散方。

硝石　礬石各半兩。

上二味，治下篩。大麥粥汁服方寸匕，日三，重衣覆取汗。病隨大小便出，小便正黃，大便正黑。

黃疸之為病，日晡所發熱惡寒，小腹急，身體黃，額黑，大便溏黑，足下熱，此為女勞。腹滿者難治，治之方。

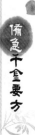

滑石　石膏各等分。

上二味，治下篩。以大麥粥汁服方寸匕，日三，小便極利則瘥。

針灸黃疸法

正面圖第一寅門　上齗裏　上齶　舌下　唇裏　顳顬　俠人中　俠承漿　巨闕　上脘　陰縫。

寅門穴　從鼻頭直入髮際度取通繩，分為三斷，繩取一分，入髮際，當繩頭針是穴，治馬黃、黃疸等病。

上齗里穴　正當人中及唇，針三鋥，治馬黃、黃疸等病。

上齶穴　入口裏邊，在上縫赤白脈是，針三鋥，治馬黃、黃疸、四時等病。

舌下穴　俠舌兩邊，針，治黃疸等病。

唇里穴　正當承漿裏邊，逼齒齗，針三鋥，治馬黃、黃疸等寒暑溫疫等病。

顳顬穴　在眉眼尾中間，上下有來去絡脈是，針灸之，治四時寒暑所苦，疸氣，溫病等。

俠人中穴　火針，治馬黃、黃疸疫，通身並黃，語音已不轉者。

俠承漿穴　去承漿兩邊各一寸，治馬黃、急疫等病。

巨闕穴　在心下一寸，灸七壯，治馬黃、黃疸、急疫等病。

上脘穴　在心下二寸，灸七壯，治馬黃、黃疸等病。

男陰縫穴　拔陰反向上，灸，治馬黃、黃疸等病。若女人，玉門頭是穴，男女針灸無在。

覆面圖第二風府　熱府　肺俞　心俞　肝俞　脾俞　腎俞　腳後跟。

風府穴　在項後入髮際一寸，去上骨一寸，針之，治頭中百病、馬黃、黃疸等病。

熱府穴　在第一節下，兩旁相去各一寸五分，針灸無在，治馬黃、黃疸等病。

肺俞穴　從大椎數，第三椎兩旁相去各一寸五分，灸，主黃疸，通治百毒病。

心俞穴　從肺俞數，第二椎兩旁相去各一寸五分。

肝俞穴　從心俞數，第四椎兩旁相去各一寸五分。

脾俞穴　從肝俞數，第二椎兩旁相去各一寸五分。

腎俞穴　從脾俞數，第三椎兩旁相去各一寸五分。

腳後跟穴　在白肉後際，針灸隨便，治馬黃、黃疸、寒暑諸毒等病。

側面圖第三耳中　頰里　手太陽　臂石子頭　錢孔　太衝

耳中穴　在耳門孔上橫樑是，針灸之，治馬黃、黃疸、寒暑疫毒等病。

頰里穴　從口吻邊入往對頰里去口一寸，針，主治馬黃、黃疸、寒暑溫疫等病，頰兩邊同法。

手太陽穴　手小指端，灸，隨年壯，治黃疸。

臂石子頭穴　還取病人手自捉臂，從腕中太澤澤當作淵紋向上一夫接白肉際，灸七壯，治馬黃、黃疸等病。

錢孔穴　度乳至臍中，屈肋頭骨是，灸百壯，治黃疸。

太衝穴　針灸隨便，治馬黃、溫疫等病。

溫瘧第六論一首　方三十四首
灸刺法十九首　禳瘧法一首　符二首

論曰：夫瘧者，皆生於風。夏傷於暑，秋為痎瘧也。

問曰：瘧先寒而後熱者何也？

對曰：夫寒者陰氣也，風者陽氣也。先傷於寒，而後傷於風，故先寒而後熱也。病以時作，名曰寒瘧。

問曰：先熱而後寒者何也？

對曰：先傷於風，而後傷於寒，故先熱而後寒也。亦以時作，名曰溫瘧。其但熱而不寒者，陰氣先絕，陽氣獨發，則少氣煩悶，手足熱而欲嘔，名曰癉瘧。

問曰：夫病溫瘧與寒瘧而皆安舍？舍於何臟？

對曰：溫瘧者，得之冬中於風，寒氣藏於骨髓之中，至春則陽氣大發，邪氣不能自出，因遇大暑，腦髓鑠，肌肉消，腠理發洩，因有所用力，邪氣與汗皆出，此病邪氣先藏於腎，其氣先從內出之於外也。如是則陰虛而陽盛，盛則病矣；衰則氣復反入，入則陽虛，虛則寒矣，故先熱而後寒，名曰溫瘧。

問曰：癉瘧何如？

對曰：癉瘧者，肺素有熱，氣盛於身，厥逆上沖，中氣實而不外泄，因有所用力，腠理開，風寒舍於皮膚之內，分肉之間，發則陽氣盛，陽氣盛而不衰則病矣，其氣不及於陰，故但熱而不寒，氣內藏於心，而外舍於分肉之間，令人消鑠脫肉，故命曰癉瘧。

夫瘧之且發也，陰陽之且移也，必從四末始也，陽已傷，陰從之，故氣未並。先其時一食頃，用細左索緊束其手足十指，令邪氣不得入，陰氣不得出，過時乃解。

夫瘧脈自弦也，弦數者多熱，弦遲者多寒。弦小緊者可下之，弦遲者可溫之，若脈緊數者可發汗、針灸之，脈浮大者吐之瘧，脈弦數者風發也，以飲食消息止之。

瘧歲歲發至三歲，或連月發不解者，以脅下有痞也，治之不得攻其痞，但得虛其津液，先其時發其汗，服湯已，先小寒者，引衣自覆，汗出、小便利即癒。瘧者，病人形瘦，皮上必粟起也，病瘧以月一日發，當以十五日癒。設不瘥，當月盡解也，今不癒，當云何？

師曰：此病結為癥瘕，名曰瘧母，急當治之，**鱉甲煎丸**

方。

成死鱉十二斤，治如食法，《要略》作鱉甲三兩　半夏　人參　大戟各八銖　瞿麥　阿膠　紫葳一作紫菀　牡丹皮　石韋　乾薑　大黃　厚朴　桂心　海藻《要略》作赤硝　葶藶　蜣蜋各十二銖　蜂窠　桃仁　芍藥各一兩　烏羽燒，一作烏扇　黃芩各十八銖　䗪蟲　虻蟲各三十銖，《要略》作鼠婦　柴胡一兩半。

上二十四味，末之，取鍛灶下灰一斗，清酒一斛五斗，以酒漬灰，去灰取酒，著鱉其中，煮鱉盡爛，泯泯如漆，絞去滓，下諸藥煎，為丸如梧子。未食服七丸，日三。仲景方無大戟、海藻。

瘧而發渴者，與**小柴胡去半夏加栝樓根湯**方。

柴胡八兩　黃芩　人參　甘草　生薑各三兩　大棗十二枚　栝樓根四兩。

上七味，㕮咀，以水一斗二升，煮取六升，去滓更煎，取三升。溫服一升，日三。

牡瘧者多寒，**牡蠣湯**主之方。

牡蠣　麻黃各四兩　蜀漆三兩，無，以恒山代之　甘草二兩。

上四味，先洗蜀漆三過去腥，㕮咀，以水八升煮蜀漆、麻黃，得六升，去沫，乃納餘藥，煮取二升。飲一升，即吐出，勿復飲之。

多寒者，牡瘧也，**蜀漆散**主之方。

蜀漆　雲母　龍骨。

上三味，等分，治下篩。先未發一炊頃，以醋漿服半錢，臨發服一錢。溫瘧者，加蜀漆半分，雲母取火燒之三日三夜。《要略》不用雲母，用雲實。

有癉瘧者，陰氣孤絕，陽氣獨發，而脈微，其候必少氣煩滿，手足熱、欲嘔，但熱而不寒，邪氣內藏於心，外舍於分肉之間，令人消鑠脫肉也。有溫瘧者，其脈平，無寒時，病六七

日，但見熱也，其候骨節疼煩，時嘔，朝發暮解，暮發朝解，名溫瘧，**白虎加桂湯**主之方。

石膏一斤　知母六兩　甘草二兩　粳米六合。

上四味，㕮咀，以水一斗二升，煮米爛，去滓，加桂心三兩，煎取三升。分三服，覆令汗，先寒發熱汗出者癒。

麻黃湯　治瘧須發汗方。

麻黃　栝樓根　大黃各四兩　甘草一兩。

上四味，㕮咀，以水七升，煮取二升半。分三服，未發前食頃一服，臨發一服，服後皆厚覆取汗。

治瘧，或間日發者，或夜發者方。

恒山　竹葉各二兩　秫米一百粒　石膏八兩。

上四味，㕮咀，以水八升，銅器中漬藥，露置星月下高淨處，橫刀其上，明日取藥，於病人房門，以銅器緩火煎取三升。分三服，清旦一服，未發前一食頃一服，臨欲發一服。三服訖，靜室中臥，莫共人語，當一日勿洗手面及漱口，勿進食，取過時不發，乃澡洗進食，並用藥汁塗五心、胸前、頭面，藥滓置頭邊，曾用神驗。《救急方》用烏梅二七枚。

又方　先作羊肉臛麵餅，飽食之，並進少酒隨所能，其令欣欣有酒氣，入密室裏，燃炭火，厚覆取大汗，即瘥。

又方　燒黑牛尾頭毛作灰，酒服方寸匕，日三。

恒山丸　治痎瘧不可具方。

恒山　知母　甘草　大黃各十八銖　麻黃一兩。

上五味，末之，蜜和丸。未食服五丸如梧子，日二，不知漸增，以瘥為度。《肘後》無大黃。

梔子湯　主瘧經數年不瘥者，兩劑瘥，一月以來一劑瘥方。

梔子十四枚　恒山三兩　車前葉二七枚，炙乾　秫米十四粒。

上四味，㕮咀，以水九升，煮取三升。分三服，未發一

服，發時一服，發後一服，以吐利四五行為瘥，不止，冷飯止之。

丸方 恒山三兩，末之，以雞子白和，並手丸如梧子，置銅碗中，於湯中煮之令熟，殺腥氣則止。以竹葉飲服二十丸，欲吐但吐，至發令得三服，時早可斷食，時晚不可斷食，可竹葉汁煮糜少食之。

治老瘧久不斷者方。

恒山三兩　鱉甲　升麻　附子　烏賊骨各一兩。

上五味，㕮咀，絹袋盛，以酒六升漬之，小令近火，轉之一宿成。一服一合，比發可數服，或吐下。

治瘧無問新久者方。

小便一升　半蜜三匕。

上二味，煮三沸，頓服。每發日平旦時服，自至發勿食，重者漸退，不過三服瘥。

又方 鼠尾草　車前子各一虎口。

上二味，㕮咀，以水五升，煮取二升，未發前服盡。

又方 馬鞭草汁五合，酒三合，分三服。

又方 服翹搖汁。

又方 搗莨菪根燒為灰，和水服一合，量人大小強弱用之。

又方 瓜蒂二七枚，搗，水漬一宿服之。

又方 水服桃花末方寸匕。

又方 常以七月上寅日採麻花，酒服末方寸匕。

又方 故鞋底去兩頭，燒作灰，井華水服之。

治瘧方。

鱉甲方寸　烏賊骨二方寸　附子　甘草各一兩　恒山二兩。

上五味，㕮咀，以酒二升半漬之，露一宿，明日塗五心手足，過發時瘧斷。若不斷，可飲一合許，瘥。

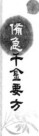

蜀漆丸　治勞瘧並治積勞寒熱，發有時，似瘧者方。

蜀漆　麥門冬　知母　白薇　地骨皮　升麻各三十銖　甘草　鱉甲　烏梅肉　萎蕤各一兩　恒山一兩半　石膏二兩　豉一合。

上十三味，為末，蜜和丸如梧子大。飲服十丸，日再服之，稍稍加至二三十丸。此神驗，無不瘥也。加光明砂一兩。

烏梅丸　治寒熱勞瘧久不瘥，形體羸瘦，痰結胸膛，食慾減少，或因行遠，久經勞疫，患之積年不瘥，服之神效方。

烏梅肉　豆豉各一合　升麻　地骨皮　柴胡　鱉甲　恒山前胡各一兩　肉蓯蓉　玄參　百合　蜀漆　桂心　人參　知母各半兩　桃仁八十一枚。

上十六味，為末，蜜丸。空心煎細茶下三十丸，日二服，老少孩童量力，通用無所忌。

治勞瘧積時不斷，眾治無效者方。

生長大牛膝一握，切，以水六升，煮取二升。分再服，第一服取未發前食頃，第二服取臨發時。

大五補湯　治時行後變成瘴瘧方。

桂心三十銖　遠志　桔梗　芎藭各二兩　茯苓　乾地黃　芍藥　人參　白朮　當歸　黃蓍　甘草各三兩　竹葉五升　大棗二十枚　生枸杞根　生薑各一斤　半夏　麥門冬各一升。

上十八味，㕮咀，以水三斗，煮竹葉、枸杞，取二斗，次納諸藥，煎取六升。分六服，一日一夜令盡。

鯪鯉湯　治乍寒乍熱，乍有乍無，山瘴瘧方。

鯪鯉甲十四枚　鱉甲　烏賊骨各一兩　恒山三兩　附子一枚。

上五味，㕮咀，以酒三升漬一夕。發前稍稍啜之，勿絕，吐也。兼以塗身，斷食，過時乃食飲之。

治肝邪熱為瘧，令人顏色蒼蒼，氣息喘悶，戰掉，狀如死

者，或久熱勞微動如瘧，積年不瘥，烏梅丸方。

烏梅肉　蜀漆　鱉甲　萎蕤　知母　苦參各一兩　恒山一兩半　石膏二兩　甘草　細辛各十八銖　香豉一合。

上十一味，末之，蜜丸如梧子。酒服十丸，日再，飲服亦得。

治心熱為瘧不止，或止後熱不歇，乍來乍去，令人煩心甚，欲飲清水，反寒多不甚熱者方。

甘草一兩　蜀漆三兩　恒山四兩　石膏五兩　鱉甲四兩　香豉一升　梔子　烏梅各三七枚　淡竹葉切，二升。

上九味，㕮咀，以水九升，煮取三升，分三服。

治脾熱為瘧，或渴或不渴，熱氣內傷不泄，令人病寒，腹中痛，腸中鳴，汗出，恒山丸方。

恒山三兩　甘草半兩　知母　鱉甲各一兩。

上四味，末之，蜜丸如梧子。未發前酒服十丸，臨發時一服，正發時一服。

治肺熱痰聚胸中，來去不定，轉為瘧，其狀令人心寒，寒甚則發熱，熱甚則善驚，如有所見者，恒山湯方。

恒山三兩　秫米二百二十粒　甘草半兩。

上三味，㕮咀，以水七升，煮取三升，分三服，至發時令三服盡。

治腎熱發為瘧，令人淒淒然，腰脊痛宛轉，大便難，目眴眴然，身掉不定，手足寒，恒山湯方。

恒山三兩　烏梅三七枚　香豉八合　竹葉切，一升　蔥白一握。

上五味，㕮咀，以水九升，煮取三升。分三服，至發令盡。

五臟並有瘧候，六腑則無，獨胃腑有之。胃腑瘧者，令人且病也，善饑而不能食，食而支滿腹大，**藜蘆丸**主之方。

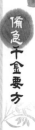

藜蘆　皂莢　恒山　牛膝各一兩　巴豆二十枚。

上五味，先熬藜蘆、皂莢色黃，合搗為末，蜜丸如小豆大。旦服一丸，正發時一丸。一日勿飽食。《肘後》無恒山、牛膝。

肝瘧，刺足厥陰見血。

心瘧，刺手少陰。

脾瘧，刺足太陰。

肺瘧，刺手太陰、陽明。

腎瘧，刺足少陰、太陽。

胃瘧，刺足太陰、陽明橫脈出血。

凡灸瘧者，必先問其病之所先發者，先灸之。從頭項發者，於未發前預灸大椎尖頭，漸灸，過時止；從腰脊發者，灸腎俞百壯；從手臂發者，灸三間。

瘧，灸上星及大椎，至發時令滿百壯，灸艾炷如黍米粒，俗人不解取穴，務大炷也。

覺小異，即灸百會七壯。若後更發，又七壯。極難瘥者，不過三灸。

以足踏地，以線圍足一匝，中折，從大椎向百會，灸線頭三七壯，炷如小豆。

又，灸風池二穴，三壯。

一切瘧，無問遠近，正仰臥，以線量兩乳間，中屈，從乳向下，灸度頭，隨年壯，男左女右。

五臟一切諸瘧，灸尺澤七壯，穴在肘中約上動脈是也。

諸瘧而脈不見者，刺十指間出血，血去必已，先視身之赤如小豆者，盡取之。

瘧，刺足少陰，血出瘥。

痎瘧，上星主之，穴在鼻中央直髮際一寸陷容豆是也，灸七壯。先取譩譆，後取天牖、風池。

瘧日西而發者，臨泣主之，穴在目眥上入髮際五分陷者，灸七壯。

瘧實則腰背痛，虛則鼽衄，飛揚主之，穴在外踝上七寸，灸七壯。

瘧多汗，腰痛不能俯仰，目如脫，項如拔，崑崙主之，穴在足外踝後跟骨上陷中，灸三壯。

禳瘧法

未發前，抱大雄雞一頭著懷中，時時驚動，令雞作大聲，立瘥。

治瘧符，凡用二符

瘧小兒父字石拔，母字石錘，某甲著患人姓名患瘧，人竊讀之曰：一切天地山水城隍，日月五星皆敬灶君，今有一瘧鬼小兒罵灶君作黑面奴，若當不信，看文書急急如律令。

上件符必須真書，前後各留白紙一行，擬著灶君額上，瓦石壓之，不得壓字上，勿令人近符，若得專遣一人看符大好，亦勿令灰土敷符上，致使字不分明出見，著符次第如後。

若明日日出後發，須令人夜掃灶君前及額上令淨，至發日旦，令患人整衣帽，立灶前讀符，使人自讀，必須分明，讀符勿錯一字。每一遍，若別人讀一遍，患人跪一拜，又以手捉患人一度；若患人自讀，自捉衣振云人姓某甲，如此是凡三遍讀，三拜了，以淨瓦石壓兩角，字向上，著灶額上，勿令壓字上。若瘧日西發，具如上法三遍讀符，至午時更三遍讀如上法。如夜發，日暮更三遍讀並如上法。

其灶作食亦得，勿使動此符。若有兩灶，大灶上著符；若有露地灶，屋裏灶上著；止有露灶，依法著，仍須手捉符，其符法如後。若有客患，會須客經停過三度，發三度，委曲著符如上法，符亦云客姓名患瘧，乞拘錄瘧鬼小兒如下。

凡治久患者，一著符，一漸瘥，亦可五度著符如始，可全

瘥，又須手把符如下。

王良符，張季伯書之，急急如律令。

上王良符，依法長卷，兩手握，念佛端坐，如須行動，檢校插著胸前，字頭向上。

上二符，各依法一時用，不得闕一符。萬一不瘥，但得一發輕，後發日更讀即瘥。一一仔細依法，若字參差即不瘥。

診溪毒證第七

江東江南諸溪源間有蟲，名短狐溪毒，亦名射工。其蟲無目，而利耳能聽，在山源溪水中聞人聲，便以口中毒射人，故謂射工也。

其蟲小毒輕者，及相逐者，射著人影者，皆不即作瘡。先病寒熱，身不喜冷，體強筋急，頭痛目疼，張口欠咳，呼吸悶亂，朝旦少蘇醒，晡夕輒復寒熱，或似傷寒發石散動，亦如中屍，便不能語，病候如此。

自非其土地人，不常數行山水中，不知其證，便謂是傷寒發石散動，作治乖僻；毒盛發瘡，復疑是瘭疽，乃至吐下去血，復恐疑蟲毒，是以致禍耳。今說其狀類，以明其證與傷寒別也。方在第二十五卷中。

《備急千金要方》卷第十

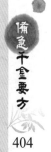

《備急千金要方》
卷第十一 肝臟

肝臟脈論第一

論曰：夫人稟天地而生，故內有五臟、六腑、精氣、骨髓、筋脈，外有四肢、九竅、皮毛、爪齒、咽喉、唇舌、肛門、胞囊，以此總而成軀。故將息得理，則百脈安和；役用非宜，即為五勞七傷六極之患。有方可救，雖病無他；無法可憑，奄然永往。所以此之中帙，卷卷皆備述五臟六腑等血脈根源、循環流注，與九竅應會處所，並論五臟六腑等輕重大小、長短闊狹、受盛多少，仍列對治方法，丸、散、酒、煎、湯、膏、摩、熨，及灸針孔穴，並窮於此矣。

其能留心於醫術者，可考而行之，其冷熱虛實風氣，準藥性而用之，則內外百疴無所逃矣。

凡五臟在天為五星，在地為五嶽，約時為五行，在人為五臟。五臟者，精、神、魂、魄、意也。論陰陽，察虛實，知病源，用補瀉，應稟三百六十五節，終會通十二經焉。

論曰：肝主魂，為郎官。隨神往來謂之魂，魂者，肝之藏也。目者，肝之官，肝氣通於目，目和則能辨五色矣。左目甲，右目乙，循環紫宮，榮華於爪，外主筋，內主血。肝重四斤四兩，左三葉，右四葉，凡七葉，有六童子、三玉女守之，神名藍藍，主藏魂，號為魂臟，隨節應會，故云肝藏血，血舍魂，在氣為語，在液為淚。肝氣虛則恐，實則怒。肝氣虛則夢見園苑生草得其時，夢伏樹下不敢起；肝氣盛則夢怒；厥氣客於肝，則夢山林樹木。

凡人臥血歸於肝，肝受血而能視，足受血而能步，掌受血而能握，指受血而能攝。

凡肝臟象木，與膽合為腑，其經足厥陰，與少陽為表裏，其脈弦，相於冬，王於春，春時萬物始生，其氣來濡而弱，寬而虛，故脈為弦，濡即不可發汗，弱則不可下。寬者開，開者通，通者利，故名曰寬而虛。

春脈如弦，春脈肝也，東方木也，萬物之所以始生也，故其氣來濡弱，輕虛而滑，端直以長，故曰弦，反此者病。何如而反？其氣來實而弦，此謂太過，病在外；其氣來不實而微，此謂不及，病在內。太過則令人善忘忘當作怒，忽忽眩冒而巔疾；不及則令人胸痛引背，兩脅胠滿。

肝脈來濡弱招招，如揭竿末梢曰平《巢源》作綽綽如按琴瑟之弦，如揭長竿。春以胃氣為本，肝脈來盈實而滑，如循長竿，曰肝病；肝脈來急而益勁，如新張弓弦，曰肝死。

真肝脈至內外急，如循刀刃責責然《巢源》作賾賾然，如按琴瑟弦《巢源》作如新張弓弦，色青白不澤，毛折乃死。

春胃微弦曰平，弦多胃少曰肝病，但弦無胃曰死，胃而有毛曰秋病，毛甚曰今病。

肝藏血，血舍魂。悲哀動中則傷魂，魂傷則狂妄，其精不守一作狂妄不精，不敢正當人。令人陰縮而攣筋，兩脅肋骨舉一作不舉，毛悴色夭，死於秋。

足厥陰氣絕，則筋縮引卵與舌。厥陰者，肝脈也。肝者，筋之合也。筋者，聚於陰器，而脈絡舌本。故脈弗營則筋縮急，筋縮急則引卵與舌，故唇青、舌捲、卵縮則筋先死，庚篤辛死，金勝木也。

肝死臟，浮之弱，按之中如索不來，或曲如蛇行者死。

春肝木王，其脈弦細而長曰平。反得沉濡而滑者，是腎之乘肝，母之歸子，為虛邪，雖病易治；反得浮大而洪者，是心

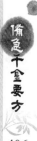

406

之乘肝，子之乘母為實邪，雖病自癒；反得微澀而短《千金翼》云：微浮而短澀者，是肺之乘肝，金之剋木，為賊邪，大逆，十死不治；反得大而緩者，是脾之乘肝，土之陵木，為微邪，雖病即瘥。心乘肝必吐利，肺乘肝即為癰腫。

左手關上陰絕者，無肝脈也，若癃，遺溺，難言，脅下有邪氣，善吐，刺足少陽治陽。

左手關上陰實者，肝實也，苦肉中痛，動善轉筋，吐，刺足厥陰治陰。

肝脈來濯濯如倚竿，如琴瑟弦，再至曰平，三至曰離經病，四至脫精，五至死，六至命盡，足厥陰脈也。

肝脈急甚為惡言一作妄言，微急為肥氣在脅下，如覆杯；緩甚為嘔，微緩為水瘕痺；大甚為內癰，善嘔衃，微大為肝痺縮，咳引少腹；小甚為多飲，微小為消癉；滑甚為癩疝，微滑為遺溺；澀甚為痰飲，微澀為瘛瘲筋攣。

肝脈搏堅而長，色不青，當病墜；若搏因血在脅下，令人喘逆；其濡而散，色澤者，當病溢飲。溢飲者，渴暴多飲，而溢入肌皮腸胃之外也。《素問》溢入作易入。

青脈之至也，長而左右彈，有積氣在心下，支胠，名曰肝痺，得之寒濕，與疝同法，腰痛足清頭痛。

扁鵲云：肝有病則目奪精，虛則寒，寒則陰氣壯，壯則夢山樹等；實則熱，熱則陽氣壯，壯則夢怒。

肝在聲為呼，在變動為握，在志為怒。怒傷肝，精氣並於肝則憂，肝虛則恐，實則怒，怒而不已，亦生憂矣。

色主春，病變於色者，取之滎。

病先發於肝者，頭目眩，脅痛支滿，一日至脾，閉塞不通，身痛體重；二日至胃而腹脹；三日至腎，少腹腰脊痛，脛酸；十日不已，死，冬日入，夏早食。

病在肝，平旦慧，下晡甚，夜半靜。

假令肝病，西行若食雞肉得之，當以秋時發病，以庚辛日也。家有血腥死，女子見之，以明要為災，不者，若感金銀物得之。

凡肝病之狀，必兩脅下痛引少腹，令人善怒，虛則目䀮䀮無所見，耳無所聞，善恐，如人將捕之。若欲治之，當取其經，足厥陰與少陽。氣逆則頭目痛，耳聾不聰，頰腫，取血者。

肝脈沉之而急，浮之亦然，苦脅痛有氣，支滿引少腹而痛，時小便難，苦目眩頭痛，腰背痛，足為寒，時癃，女人月事不來，時亡時有，得之少時有所墮墜。

肝病其色青，手足拘急，脅下苦滿，或時眩冒，其脈弦長，此為可治，宜服防風竹瀝湯、秦艽散。春當刺大敦，夏刺行間，冬刺曲泉，皆補之；季夏刺太衝，秋刺中郄，皆瀉之。又當灸期門百壯，背第九椎五十壯。

邪在肝，則兩脅中痛，寒中，惡血在內胻，善瘈，節時腫，取之行間以引脅下，補三里以溫胃中，取血脈以散惡血，取耳間青脈以去其瘈。

凡有所墮墜，惡血留內，若有所大怒，氣上而不能下，積於左脅下，則傷肝。

肝中風者，頭目瞤，兩脅痛，行常傴，令人嗜甘，如阻婦狀。

肝中寒者，其人洗洗惡寒，翕翕發熱，面翕然赤，漐漐有汗，胸中煩熱。

肝中寒者，其人兩臂不舉，舌本又作大燥，善太息，胸中痛，不得轉側，時盜汗，咳，食已吐其汁。

肝主胸中，喘，怒罵，其脈沉，胸中又窒，欲令人推按之，有熱，鼻窒。

肝傷，其人脫肉。又臥口欲得張，時時手足青，目瞑瞳仁

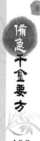

痛，此為肝臟傷所致也。

肝水者，其人腹大，不能自轉側，而脅下腹中痛，時時津液微生，小便續通。

肝脹者，脅下滿，而痛引少腹。

肝著，其病人常欲蹈其胸上，先未苦時，但欲飲熱。

診得肝積，脈弦而細，兩脅下痛，邪氣走心下，足脛寒，脅痛引少腹，男子積疝，女子瘕淋，身無膏澤，善轉筋，爪甲枯黑，春瘥秋劇，色青也。

肝之積，名曰肥氣，在左脅下，如覆杯，有頭足，如龜鱉狀。久久不癒，發咳逆，痎瘧，連歲月不已。以季夏戊己日得之何也？

肺病傳肝，肝當傳脾，脾適以季夏王，王者不受邪，肝復欲還肺，肺不肯受，因留結為積，故知肥氣以季夏得之。

肝病胸滿脅脹，善恚怒叫呼，身體有熱而復惡寒，四肢不舉，面白，身體滑，其脈當弦長而急，今反短濇，其色當青而反白者，此是金之剋木，為大逆，十死不治。

襄公問扁鵲曰：吾欲不診脈，察其音，觀其色，知其病生死，可得聞乎？

答曰：乃聖道之大要，師所不傳，黃帝貴之過於金玉。入門見病，觀其色，聞其呼吸，則知往來出入吉凶之相。角音人者，主肝聲也，肝聲呼，其音琴，其志怒，其經足厥陰。厥逆少陽則榮衛不通，陰陽交雜，陰氣外傷，陽氣內擊，擊則寒，寒則虛，虛則卒然喑啞不聲，此為厲風入肝，續命湯主之。方在第八卷中。但踞坐不得低頭，面目青黑，四肢緩弱，遺失便利，甚則不可治，大者旬月之內，桂枝酒主之。方在第八卷中。又呼而哭，哭而反吟，此為金剋木，陰擊陽，陰氣起而陽氣伏，伏則實，實則熱，熱則喘，喘則逆，逆則悶，悶則恐畏，目視不明，語聲切急，謬說有人，此為邪熱傷肝，甚則不

可治。若唇色雖青，向眼不應，可治，地黃煎主之。方在下肝虛
實篇中。

肝病為瘧者，令人色蒼蒼然，太息，其狀若死者，烏梅丸
主之。方在第十卷中。若其人本來少於悲恚，忽爾嗔怒，出言
反常，乍寬乍急，言未竟，以手向眼，如有所畏，若不即病，
禍必至矣，此肝病聲之候也。若其人虛則為寒風所傷，若實則
為熱氣所損，陽則瀉之，陰則補之。

青為肝，肝合筋，青如翠羽者吉。肝主目，目是肝之餘。
其人木形，相比於上角。蒼色，小頭長面，大肩平背，直身，
小手足，有材好勞，心小力多，憂勞於事，耐春夏，不耐秋
冬，秋冬感而生病，足厥陰佗佗然。脅廣合堅脆傾正，則肝應
之。正青色小理者則肝小，小則臟安，無脅下之病；粗理者則
肝大，大則虛，虛則寒，逼胃迫咽，善膈中且脅下痛。廣脅反
骹者則肝高，高則實，實則肝熱，上支賁加脅下急為息賁。合
脅危一作兔骹者則肝下，下則逼胃，脅下空，空則易受邪。脅
堅骨者則肝堅，堅則臟安難傷。脅骨弱者則肝脆，脆則善病消
癉易傷。脅腹好相者則肝端正，端正則和利難傷。脅骨偏舉者
則肝偏傾，偏傾則脅下偏痛。

凡人分部陷起者，必有病生。膽少陽為肝之部，而臟氣通
於內外，部亦隨而應之。沉濁為內，浮清為外。若色從外走內
者，病從外生，部處起；若色從內出外者，病從內生，部處
陷。內病前治陰，後治陽；外病前治陽，後治陰。陽主外，陰
主內。

凡人死生休否，則臟神前變形於外。人肝前病，目則為之
無色。若肝前死，目則為之脫精。若天中等分，墓色應之，必
死不治。看應增損斟酌賒促，賒則不出四百日內，促則不延旬
月之間。肝病少癒而卒死。何以知之？

曰：青白色如拇指大黶點見顏頰上，此必卒死。肝絕八日

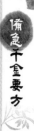
備急千金要方
410

死，何以知之？面青目赤，但欲伏眠，視而不見人，汗出如水不止一日二日死。面黑目青者不死，青如草滋死。吉凶之色在於分部，順順而見，青白入目必病，不出其年。若年上不應，三所之中禍必應也。

春木肝脈，色青，主足少陽脈也，春取絡脈分肉。春者，木始治，肝氣始生。肝氣急，其風疾，經脈常深，其氣少，不能深入，故取絡脈分肉之間，其脈根本並在竅陰之間，間在窗籠之前。窗籠者，耳前上下脈，以手按之動者是也。

其筋起於小趾次趾之上，結外踝，上循胻外廉。結於膝外廉。其支者，別起於外輔骨，上走髀，前者結伏兔之上，後者結於尻。其直者，上胁，乘季脅，上走腋前廉，俠於膺乳，結於缺盆。直者上出腋，貫缺盆，出太陽之前，循耳後，上額角，交巔上，下走頷，上結於頄。其支者，結於目外眥，為外維。

其脈起於目銳眥，上抵頭角，下耳後，循頸，行手少陽之前，至肩上，卻交出手少陽之後，入缺盆。

其支者，從耳後入耳中，出走耳前，至銳眥後。

其支者，別銳眥，下大迎，合手少陽於頻，下加頰車，下頸，合缺盆，以下胸中，貫膈，絡肝，屬膽，循脅里，出氣街，繞毛際，橫入髀厭中。其直者，從缺盆下腋，循胸，過季脅，下合髀厭中，以下循髀陽，出膝外廉，下外輔骨之前，直下抵絕骨之端。下出外踝之前，循足跗上，出小趾次趾之端。

其支者，別跗上，入大趾之間，循大趾歧內出其端，還貫入爪甲，出三毛，合足厥陰為表裏。厥陰之本在行間上五寸，應在背俞，同會于手太陰。

其足少陽之別，名曰光明，去踝五寸是也。別走厥陰，下絡足跗。主肝生病，病實則膽熱，熱則厥，厥則陽病，陽脈反逆大於寸口一倍，病則胸中有熱，心脅頭頷痛，缺盆腋下腫；

虛則膽寒，寒則痿蹩，蹩則陰病，陰脈反小於寸口，病則胸中有寒，少氣口苦，身體無膏澤，外至骭絕骨、外踝前及諸節皆痛。若陰陽俱靜與其俱動，如引繩俱頓者，病也。此盡是足少陽膽經筋脈支別為病，今取足厥陰肝經附於後。

足厥陰之脈，起於大趾聚毛之際，上循足跗上廉，去內踝一寸，上踝八寸，交出太陰之後，上膕內廉，循股陰，入毛中，環陰器，抵少腹，挾胃，屬肝，絡膽，上貫膈，布脅肋，循喉嚨之後，上入頏顙，連目系，上出額，與督脈會於巔。一本云：其支者，從少腹與太陰、少陽結於腰髁下第三、第四骨空中。

其支者，從目系下頰里，環唇內。其支者，復從肝別貫膈，上注肺中。是動則病腰痛，不可以俯仰，丈夫㿉疝，婦人少腹腫，甚則嗌乾，面塵脫色。

是主肝所生病者，胸滿嘔逆，洞泄狐疝，遺溺閉癃，盛者則寸口大一倍於人迎，虛者則寸口反小於人迎也。

足厥陰之別，名曰蠡溝，去內踝上五寸，別走少陽，其別者，循經上睪，結於莖。其病氣逆，則睪腫卒疝，實則挺長，熱；虛則暴癢，取之所別。

足厥陰之筋，起於大趾之上，上結於內踝之前，上循脛，上結內輔之下，上循陰股，結於陰器，結絡諸筋。

春三月者，主肝膽青筋牽病也。其源從少陰而涉足少陽，少陽之氣始發，少陰之氣始衰，陰陽怫鬱於腠理，皮毛之病俱生，表裏之疴因起，從少陽發動反少陰氣，則臟腑受癘而生，其病相反。

若腑虛則為陰邪所傷，腰背強急，腳縮不伸，臍中欲折，目中生花；

若臟實則為陽毒所損，瀋瀋前寒而後熱，頸外雙筋牽不得屈伸，頸直背強，眼赤黃，若欲轉動合身回側，故曰青筋牽病。方在《傷寒》上卷。

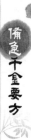

扁鵲曰：灸肝肺二俞，主治丹毒牽病，當依源處治，調其陽，理其陰，臟腑之疾不生矣。

肝虛實第二

脈四條　方十一首　灸法一首

肝實熱　左手關上脈陰實者，足厥陰經也。病苦心下堅滿，常兩脅痛，息忿忿如怒狀，名曰肝實熱也。

治肝實熱，陽氣伏，邪熱喘逆悶恐，目視物無明，狂悸，非意而言，竹瀝泄熱湯方。

竹瀝一升　麻黃三分　石膏八分　生薑　芍藥各四分　大青　梔子仁　升麻　茯苓　玄參　知母各三分　生葛八分。

上十二味，㕮咀，以水九升，煮取二升半，去滓，下竹瀝，煮兩三沸，分三服。須利，下芒硝三分，去芍藥，加生地黃五分。《刪繁方》無石膏、生薑、芍藥、生葛，用人參三分。

治肝實熱，目痛胸滿，氣急塞，瀉肝，前胡湯方。

前胡　秦皮　細辛　梔子仁　黃芩　升麻　蕤仁　決明子各三兩　苦竹葉切，一升　車前葉切，一升　芒硝三兩。

上十一味，㕮咀，以水九升，煮取三升，去滓，下芒硝，分三服。又一方有柴胡三兩，共十二味。

治肝實熱，夢怒虛驚，防風煮散方。

防風　茯苓　萎蕤　白朮　橘皮　丹參各一兩三分　細辛二兩　甘草一兩　升麻　黃芩各一兩半　大棗三七枚　射干一兩　酸棗仁三分。

上十三味，治下篩，為粗散，以方寸兩匕，帛裹，以井花水二升煮，時時動裹子，煎取一升。分服之，日二。

治肝邪熱，出言反常，乍寬乍急，遠志煮散方。

遠志　射干　杏仁　大青各一兩半　茯神　葛根　甘草

麥門冬各一兩　芍藥二兩三分　桂心三分　石膏二兩　知母　升麻
各五分。

上十三味，治下篩，為粗散，以水二升五合，煮竹葉一
升，取汁用，煮藥一匕半，煎取八合，為一服，日二。以綿裹
散煮之。

治邪熱傷肝，好生悲怒，所作不定，自驚恐，地黃煎方。

生地黃　淡竹葉　生薑　車前草　乾藍各切，一升　丹參
玄參各四兩　茯苓二兩　石膏五兩　赤蜜一升。

上十味，㕮咀，以水九升，煮取三升，去滓，停冷下蜜，
更煎三兩沸，分三服。

肝膽俱實　左手關上脈陰陽俱實者，足厥陰與少陽經俱實
也。病苦胃脹嘔逆，食不消，名曰肝膽俱實也。

肝虛寒　左手關上脈陰虛者，足厥陰經也。病苦脅下堅，
寒熱，腹滿不欲飲食，腹脹，悒悒不樂，婦人月經不利，腰腹
痛，名曰肝虛寒也。

**治肝氣不足，兩脅下滿，筋急，不得太息，四肢厥冷，發
搶心腹痛，目不明了，及婦人心痛，乳癰，膝熱消渴，爪甲
枯，口面青者，補肝湯方。**

甘草　桂心　山茱萸各一兩，《千金翼》作烏頭　細辛　桃仁
《千金翼》作蕤仁　柏子仁　茯苓　防風各二兩　大棗二十四枚。

上九味，㕮咀，以水九升，煮取五升，去滓，分三服。

補肝散　治左脅偏痛久，宿食不消，並目䀮䀮，昏風淚
出，見物不審，而逆風寒偏甚，消食破氣，止淚方。

山茱萸　桂心　薯蕷　天雄　茯苓　人參各五分　芎藭
白朮　獨活　五加皮　大黃各七分　防風　乾薑　丹參　厚朴
　細辛　桔梗各一兩半　甘菊花　甘草各一兩　貫眾半兩　橘皮三
分　陳麥麴　大麥蘖各一升。

上二十三味，治下篩。酒下方寸匕，日二。若食不消，食

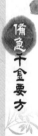

後服；若止痛，食前服之。

補肝酒 治肝虛寒，或高風眼淚等雜病，釀松膏酒方。

松脂十斤，細銼，以水淹浸一週日，煮之，細細接取上膏，水竭更添之，脂盡，更水煮如前，煙盡去，火停冷，脂當沉下；取一斤、釀米一石、水七斗、好麴末二斗，如家常釀酒法，仍冷下飯，封一百日，脂、米、麴並消盡，酒香滿一室，細細飲之。此酒須一倍加麴。

又方 取枸杞子搗碎，先納絹袋中，率一斗枸杞子，二斗酒，漬訖，密封泥甕勿泄，曝乾，天陰勿出，三七日滿。且溫酒服，任性飲，忌醋。

治肝虛寒，目䀮䀮，視物不明，諦視生花，防風補煎方。

防風　細辛　芎藭　白鮮皮　獨活　甘草各三兩　橘皮二兩
大棗三七枚　甘竹葉切，一斗　蜜五合。

上十味，㕮咀，以水一斗二升，先煮九味，取四升，去滓，下蜜更煎兩沸。分四服，日三夜一。若五六月，以燥器貯，冷水藏之。

治肝虛寒，脅下痛，脹滿氣急，目昏濁，視物不明，檳榔湯方。

檳榔二十四枚　母薑七兩　附子七枚　茯苓　橘皮　桂心各三兩　桔梗　白朮各四兩　吳茱萸五兩。

上九味，㕮咀，以水九升，煮取三升，去滓，分溫三服。若氣喘者，加芎藭三兩，半夏四兩，甘草二兩。

肝虛目不明，灸肝俞二百壯。小兒斟酌，可灸三七壯。

肝膽俱虛 左手關上脈陰陽俱虛者，足厥陰與少陽經俱虛也。病如恍惚，屍厥不知人，妄見，少氣不能言，時時自驚，名曰肝膽俱虛也。

肝勞第三論一首 方二首

論曰：肝勞病者，補心氣以益之，心旺則感於肝矣。人逆春氣則足少陽不生，而肝氣內變，順之則生，逆之則死，順之則治，逆之則亂，反順為逆，是謂關格，病則生矣。

治肝勞虛寒，關格勞澀，閉塞不通，毛悴色夭，豬膏酒方。

豬膏　薑汁各四升。

上二味，以微火煎，取三升，下酒五合和煎，分為三服。

治肝虛寒勞損，口苦，關節骨疼痛，筋攣縮，煩悶，虎骨酒補方。

虎骨一升，炙焦，碎如雀頭　丹參八兩　乾地黃七兩　地骨皮乾薑　芎藭各四兩　豬椒根　白朮　五加皮　枳實各五兩。

上十味，㕮咀，絹袋盛，以酒四斗浸四日。初服六七合，漸加至一升，日再服。

筋極第四
論三首　方七首　灸法七首

論曰：夫六極者，天氣通於肺，地氣通於嗌，風氣應於肝，雷氣動於心，穀氣感於脾《素問》穀作谷，雨氣潤於腎。六經為川，腸胃為海，九竅為水注之氣，所以竅應於五臟。五臟邪傷，則六腑生極，故曰五臟六極也。

論曰：凡筋極者，主肝也，肝應筋，筋與肝合。肝有病，從筋生。

又曰：以春遇病為筋痹，筋痹不已，復感於邪，內舍於肝，則陽氣入於內，陰氣出於外。若陰氣外出，出則虛，虛則筋虛，筋虛則善悲，色青蒼白見於目下，若傷寒則筋不能動，

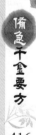

十指爪皆痛。數好轉筋。其源以春甲乙日得之傷風，風在筋為肝虛風也。若陽氣內發，發則實，實則筋實，筋實則善怒，嗌乾。傷熱則咳，咳則脅下痛，不能轉側，又腳下滿痛，故曰肝實風也。然則因其輕而揚之，因其重而減之，因其衰而彰之，審其陰陽，以別柔剛，陽病治陰，陰病治陽。善治病者，病在皮毛、肌膚、筋脈而治之，次治六腑，若至五臟，則半死矣。

扁鵲云：筋絕不治，九日死，何以知之？手足爪甲青黑，呼罵口不息，筋應足厥陰，足厥陰氣絕，則筋縮引卵與舌，筋先死矣。

治筋實極則咳，咳則兩脅下縮痛，痛甚則不可轉動，橘皮通氣湯方。

橘皮四兩　白朮　石膏各五兩　細辛　當歸　桂心　茯苓各二兩　香豉一升。

上八味，㕮咀，以水九升，煮取三升，去滓，分三服。

治筋實極，則兩腳下滿，滿而痛，不得遠行，腳心如割，筋斷折，痛不可忍，丹參煮散方。

丹參三兩　芎藭　杜仲　續斷　地骨皮各二兩　當歸　通草乾地黃　麥門冬　升麻　禹餘糧　麻黃各一兩十八銖　牛膝二兩六銖　生薑切，炒取焦乾　牡蠣各二兩　甘草　桂心各一兩六銖。

上十七味，治下篩，為粗散，以絹袋子盛散二方寸匕，以井花水二升煮，數動袋子，煮取一升，頓服，日二。

治筋實極，手足爪甲或青，或黃，或黑烏黯，四肢筋急，煩滿，地黃煎方。

生地黃汁三升　生葛汁　生玄參汁各一升　大黃　升麻各二兩　梔子仁　麻黃　犀角各三兩　石膏五兩　芍藥四兩。

上十味，㕮咀，以水七升煮七物，取二升，去滓，下地黃汁，煎一兩沸，次下葛汁等，煎取三升。分三服，日再。

治筋虛極，筋痹，好悲思，顏色蒼白，四肢噓吸，腳手拘

攣，伸動縮急，腹中轉痛，五加酒方。

五加皮一斤　枳刺二升　大麻仁三升　豬椒根皮　丹參各八兩　桂心　當歸　甘草各三兩　天雄　秦椒　白鮮　通草各四兩　乾薑五兩　薏苡仁半升　芎藭五兩。

上十五味，㕮咀，以絹袋盛，清酒四斗漬，春夏四日，秋冬六七日。初服六七合，稍稍加，以知為度。

治筋虛極，則筋不能轉，十指爪皆痛，數轉筋，或交接過度，或病未平復，交接傷氣，內筋絕，舌捲唇青，引卵縮，胕脈疼急，腹中絞痛，或便欲絕，不能飲食，**人參酒**方。

人參　防風　茯苓　細辛　秦椒　黃蓍　當歸　牛膝　桔梗各一兩半　乾地黃　丹參　薯蕷　鐘乳　礜石各三兩　山茱萸　芎藭各二兩　白朮　麻黃各二兩半　大棗三十枚　五加皮一升　生薑切，炒乾　烏麻碎，各二升。

上二十二味，㕮咀，鐘乳別以小袋子盛，以清酒二斗半浸五宿，溫取三合，日再。無所聞，隨意增進。一本無烏麻，用杜仲二兩半。

治交接損，卵縮筋攣方。

燒婦人月經衣灰，服方寸匕。

治筋絕方。

熬蟹腦足髓，納瘡中，筋即續。

勞冷氣逆，腰髖冷痹，腳屈伸難，灸陽蹻一百壯，在外踝下容爪。

腰背不便，轉筋，急痹筋攣，灸第二十一椎，隨年壯。

轉筋，十指筋攣急，不得屈伸，灸腳外踝骨上七壯。

失精筋攣，陰縮入腹，相引痛，灸中封五十壯，在內踝前筋裏宛宛中。

失精筋攣，陰縮入腹，相引痛，灸下滿各五十壯，老人加之，小兒隨年壯。又云：此二穴，喉腫厥逆，五臟所苦，鼓

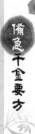

脹，並悉主之。

轉筋，脛骨痛不可忍，灸屈膝下廉橫筋上三壯。

腹脹轉筋，灸臍上一寸二十壯。

堅癥積聚第五

論一首　方四十四首　灸法六首

論曰：病有積有聚，何以別之？

答曰：積者，陰氣也；聚者，陽氣也。故陰沉而伏，陽浮而動。氣之所積名曰積，氣之所聚名曰聚。故積者五臟之所生，聚者六腑之所成。故積者陰氣也，其始發有常處，其痛一作病不離其部，上下有所終始，左右有所窮已。聚者陽氣也，其始發無根本，上下無所留止，其痛無常處，謂之聚也，故以是別知積聚也。

經絡受病，入於腸胃，五臟積聚，發伏梁、息賁、肥氣、否氣、奔豚。積聚之始生，至其已成奈何？

曰：積之始生，得寒乃生，厥止乃成積。人之善病腸中積者，何以候之？

曰：皮薄而不澤，肉不堅而淖澤，如此則腸胃傷惡，惡則邪氣留止積聚，乃作腸胃之積，寒溫不次，邪氣稍止，至其蓄積留止，大聚乃起病。有身體腰髀股胻皆腫，環臍而痛，是為何病？

曰：病名伏梁。此風根也，不可動，動之為水溺濇之病。少腹盛，左右上下皆有根者，伏梁也。裹膿血居腸胃之外，不可治，治之每切按之致死。此下則因陰，必下膿血，上則迫胃脘，生王冰云：當作出膈，俠胃脘內癰，此久病也，難療。居臍上為逆，慎勿動，亟奪其氣，溢於大腸而著於肓，肓之原在臍下，故環臍而痛。

三台丸　治五臟寒熱積聚，臚脹腸鳴而噫，食不生肌膚，甚者嘔逆。若傷寒寒瘧已癒，令不復發，食後服五丸；飲多者，吞十丸。常服令大小便調和，長肌肉方。

　　大黃熬　前胡各二兩　硝石　葶藶　杏仁各一升　厚朴　附子　細辛　半夏各一兩　茯苓半兩。

　　上十味，末之，蜜和，搗五千杵。服如梧子五丸，稍加至十丸，以知為度。

　　治男子、女人百病，虛弱勞冷，宿寒久癖，及癥瘕積聚，或嘔逆不下食，並風濕諸病，無不治之者，五石烏頭丸方。

　　鐘乳煉　紫石英　硫黃　赤石脂　礬石　枳實　甘草　白朮　紫菀　山茱萸　防風　白薇　桔梗　天雄　皂莢　細辛　蓯蓉　人參　附子　藜蘆各一兩六銖　乾薑　吳茱萸　蜀椒　桂心　麥門冬各二兩半　烏頭三兩　厚朴　遠志　茯苓各一兩半　當歸二兩　棗膏五合　乾地黃一兩十八銖。

　　上三十二味，末之，蜜和，搗五千杵。酒服如梧子十丸，日三，稍加之。

　　治男子、女人寒冷，腹內積聚，邪氣往來，厥逆搶心，心痛痹悶，吐下不止，婦人產後羸瘦，烏頭丸方。

　　烏頭十五枚　吳茱萸　蜀椒　乾薑　桂心各二兩半　前胡　細辛　人參　芎藭　白朮各一兩六銖　皂莢　紫菀　白薇　芍藥各十八銖　乾地黃一兩半。

　　上十五味，末之，蜜丸。酒下如梧子十丸，日三，稍加之，以知為度。

　　治心腹疝瘕，脅下及小腹滿，堅痛有積，寒氣入腹，使人腹中冷，發甚則上搶心，氣滿，食飲喜嘔方。

　　大黃　茯苓各一兩半　吳茱萸　桂心　黃芩　細辛　人參　蜀椒　乾薑各一兩六銖　牡丹　甘草　芎藭　蓯蓉　䗪蟲各十八銖　芍藥　防葵　虻蟲　厚朴　半夏各一兩　男髮灰半兩。

上二十味，末之，以蜜丸。服如梧子五丸，日再，漸加之。

恒山丸 治脅下邪氣積聚，往來寒熱如溫瘧方。

恒山 蜀漆 白薇 桂心 鮀甲 白朮 附子 鱉甲 蘆蟲 貝齒各一兩半 蜚蝱六銖。

上十一味，末之，蜜丸如梧子。以米汁服五丸，日三。

又方 蒸鼠壤土熨之，冷即易。腹中切痛，炒鹽半升令焦，納湯中飲之，大吐瘥。若手足痛者，燒青布，納小口器中，薰痛處。

神明度命丸 治久患腹內積聚，大小便不通，氣上搶心，腹中脹滿，逆害飲食，服之甚良方。

大黃 芍藥各二兩。

上二味，末之，蜜丸。服如梧子四丸，日三；不知，可加至六七丸，以知為度。

治萬病積聚方。

七八月收蒺藜子，不限多少，以水煮過熟，取滓，曝令幹，搗篩，蜜丸。酒服如梧子七丸，以知為度。其汁煎如飴服之。

治胸中心下結積，食飲不消，陷胸湯方。

大黃 栝樓實 黃連各二兩 甘遂一兩。

上四味，㕮咀，以水五升，煮取二升五合，分三服。

太一神明陷冰丸 治諸疾，破積聚，心下支滿，寒熱鬼注，長病咳逆唾噫，辟除眾惡，殺鬼逐邪氣，鬼擊客忤中惡，胸中結氣，咽中閉塞，有進有退，繞臍惻惻，隨上下按之挑手，心中慍慍，如有蟲狀，毒注相染滅門方。

雄黃油煮一日 丹砂 礜石 當歸 大黃各二兩 巴豆一兩 芫青五枚 桂心三兩 真珠 附子各一兩半 蜈蚣一枚 烏頭八枚 犀角 鬼臼 射罔 藜蘆各一兩 麝香 牛黃 人參各半兩 杏

仁四十枚　蝍蝎一枚　斑蝥七枚　樗雞三七枚　地膽三七枚。

上二十四味，末之，蜜和，搗三萬杵，丸如小豆。先食飲服二丸，日二，不知稍加之。以藥二丸，安門戶上，令眾惡不近。傷寒服之，無不即瘥，若至病家及視病人，夜行獨宿，服二丸，眾惡不敢近。此方與第十七卷屍疰篇方重。

蝍蝎丸　治癥堅水腫，蜚屍遁屍，百注屍注，骨血相注，惡氣鬼忤，蠱毒邪氣往來，夢寤存亡，留飲結積，虎狼所齧，猘犬所咋，鴆毒入人五臟，服藥已消，殺其毒，食不消，婦人邪鬼忤，亦能遣之方。

蝍蝎二枚　蜈蚣二枚　地膽五十枚　蜚蟲三十枚　杏仁三十枚　蜣蜋十四枚　虻蟲三十枚　朴硝一兩十八銖　澤漆　桃奴　犀角　鬼督郵　桑赤雞各十八銖　芍藥　虎骨各一兩半　甘草一兩　巴豆一兩十八銖　款冬花十八銖　甘遂一兩六銖　乾薑一兩。

上二十味，末之，別治巴豆、杏仁如膏，納藥末研調，下蜜，搗二萬杵，丸如麻子。先食飲服三丸，日一，不知加之。不敢吐下者，一丸，日一服。有人風冷注，癖堅二十年者得瘥。此方與第十七卷屍疰篇方重。

大五明狼毒丸　治堅癖，痞在人胸脅，或在心腹方。

狼毒　乾地黃各四兩　附子　大黃　蓯蓉　人參　當歸各一兩　半夏二兩　乾薑　桂心各一兩半　細辛　五味子　蜀椒　藺茹熬令煙盡，各一兩　芫花　莽草　厚朴　防己　旋覆花各半兩　巴豆二十四枚　杏仁三十枚。

上二十一味，末之，蜜和。服如梧子二丸，日二夜一，以知為度。

小狼毒丸　治病與前同方。

狼毒三兩　旋覆花二兩　附子　半夏　白附子　藺茹各二兩。

上六味，末之，蜜和，搗五千杵。飲服如梧子三丸，加至十丸，日三。《肘後方》無半夏、白附子、藺茹，只三味。

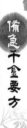

422

狼毒丸　治堅癖方。

狼毒五兩　半夏　杏仁各二兩　桂心四兩　附子　蜀椒　細辛各二兩。

上七味，末之，別搗杏仁，蜜和，飲服如大豆二丸。

治暴堅久痞，腹有堅，甘遂湯方。

甘遂　黃芩　芒硝　桂心　細辛各一兩　大黃三兩。

上六味，㕮咀，以水八升，煮取二升半，分三服。

治卒暴癥，腹中有物堅如石，痛如斫刺，晝夜啼呼，不治，百日必死方。

牛膝二斤，㕮咀，曝之令乾，以酒一斗浸之，密塞器口，煎取半。服半升，一服便吐去宿食，神效。

治卒暴癥方。

取商陸根搗碎，蒸之，以新布籍腹上，以新藥鋪著布上，以衣物覆其上，冷復易之，數日用之，旦夕勿息。

又方　蒜十片，取五月五日戶上者，去皮　桂一尺二寸　灶中黃土如雞子大一枚。

上三味，合搗，以醇苦酒和，塗布上，以掩病處，不過三日消。凡蒜亦佳。《肘後方》不用桂。

野葛膏　治暴癥方。

野葛一尺　當歸　附子　雄黃油煮一日　細辛各一兩　烏頭二兩　巴豆一百枚　蜀椒半兩。

上八味，㕮咀，以大醋浸一宿，豬膏二斤，煎附子色黃，去滓，納雄黃粉，攪至凝，敷布上，以掩癥上，復以油重布上，復安十重紙，以熨斗盛火著上，常令熱，日三夜二，須膏乾益良。

硝石大丸　治十二癥瘕，及婦人帶下，絕產無子，並欲服寒食散，而腹中有癥瘕實者，當先服大丸下之，乃服寒食散，大丸不下水穀，但下病耳，不令人困方。

硝石六兩，朴硝亦得　大黃八兩　人參　甘草各二兩。

上四味，末之，以三年苦酒三升，置銅器中，以竹箸柱器中，一升作一刻，凡三升作三刻，以置火上，先納大黃，常攪不息，使微沸盡一刻，乃納餘藥，又盡一刻，有餘一刻，極微火使可丸，如雞子中黃。

欲合藥，當先齋戒一宿，勿令小兒、女人、奴婢等見之。欲下病者，用二丸。若不能服大丸者，可分作小丸，不可過四丸也。欲令大，不欲令細，能不分為善。若人羸者可少食，強者不須食，二十日五度服，其和調半日乃下。若婦人服之下者，或如雞肝，或如米汁，正赤黑，或一升或三升，下後慎風冷，作一杯粥食之，然後作羹臛，自養如產婦法，六月則有子。禁生魚、豬肉、辛菜。若寒食散者，自如藥法，不與此同日一服。

土瓜丸　治諸臟寒氣積聚，煩滿，熱飲食，中蠱毒，或食生物，及水中蟲卵生入腹，而成蟲蛇，若為魚鱉留飲宿食；婦人產瘕，帶下百病，陰陽不通利，大小便不節，絕傷墮落，寒熱交結，唇口焦黑，身體消瘦，嗜臥少食，多魘，產乳胞中餘疾，股裏熱，心腹中急結，痛引陰中方。

土瓜根末　桔梗末，各半升　大黃一斤，蒸二升米下，曝乾　杏仁一升。

上四味，末之，蜜丸如梧子。空腹飲服三丸，日三，不知加之，以知為度。

治凡所食不消方。

取其餘類燒作末，酒服方寸匕，便吐去宿食，即瘥。有食桃不消作病者，以時無桃，就樹間得槁桃燒服之，登時吐病出，甚良。

治卒食不消，欲成癥積方。

煎艾汁如飴，取半升一服之，便刺吐去宿食，神良。《古

今錄驗方》：白艾五尺圍一束，薏苡根一大把，二味煎。

治食魚肉等成瘕結在腹內，並諸毒氣方。

狗屎五升，燒末，綿裹之，以酒一斗浸再宿，濾取清，分十服，日三服，三日使盡，隨所食瘕結即便出矣。

治雜中食瘀實不消，心腹堅痛者方。

以水三升，煮白鹽一升，令消，分三服，刺吐去食也，並治暴瘕。

治瘕堅，心下有物大如杯，不得食，食則腹滿，心腹絞痛方。

葶藶子　大黃各二兩　澤漆四兩。

上三味，末之，別研葶藶為膏，下二味，搗五百杵，入蜜更搗千杵。服如梧子五丸，不知加之，日三服。

治少腹堅，大如盤，胸中脹，食不消，婦人瘦瘠者方。

暖水服髮灰一方寸匕，日再服，並灸肋端。

又方　飲服上好麴末方寸匕，日三，瘥。又灸三焦俞隨年壯。

治伏梁氣方。

白馬尿銅器中承取，平旦服一升。

治癥瘕方。

槲樹白皮煎令可丸，服之，取知病動若下，減之。

治患瘕結病，及爪病似爪形、日月形，或在臍左右，或在臍上下，若繫在左右脅下，或當心，如合子大，復有手腳，治之法：先針其足，以椒熨之方。

取一新盆子受一斗者，盆底鑽一百二十孔，孔上著椒三合，上著一重紙，紙上著冷灰一升，灰上著熱灰半升，上著剛炭火一斤，經一食頃，盆底熱徹，當病上；初安甋一重，即安火盆，火盆大熱，以漸更加一重，若火更熱不可忍，加至三重，暫歇，一口冷飲，還上火，消二分許即停，經三日勿著，

及至七日決得頓瘥，然後食美食自補。若小不瘥，作露宿丸服之。方在第十六卷中。

治腹中積瘕方。

葶藶子一升，熬，酒五升浸七日。服三合，日三。

治蛇瘕方。

白馬尾切，長五分，以酒服方寸匕，大者自出；更服二分者一方寸匕，中者亦出；更服三分者一方寸匕，小者復出。不可頓作一服，殺人。馬尾，一本作馬毛。

治蛇瘕，大黃湯方。

大黃　茯苓各半兩，一本作黃芩　烏賊骨二枚　皂莢六枚，如豬牙者　甘草如指大者一尺　芒硝如雞子一枚。

上六味，㕮咀，以水六升，煮三沸，去滓納硝，適寒溫盡服之。十日一劑，作如上法，欲服之，宿無食，平旦服，當下病根也。

治鱉瘕腹堅硬，腫起大如盤，睡臥不得方。

取藍一斤，搗，水三升，絞取汁。服一升，日二。

又方　蒴藋根白皮一握，研取汁，以水和，頓服之。

又方　白馬尿一升，雞子三枚取白，合煎取二合，空腹頓服之，不移時當吐病出。

治食中得病為鱉瘕，在心下堅強方。

雞屎一升，炒令黃，取五合，以酒一升浸，更取半，搗為末，以所浸酒服方寸匕，日二，三日中作一劑。

治蛟龍病，開皇六年三月八日，有人食芹得之，其人病發似癲癇，面色青黃，因食寒食餳過多，便吐出蛟龍，有頭及尾。從茲有人患此疾，令服寒食餳三斗，大驗。

山野人有齧虫，在腹生長為虫瘕病，治之方。

故敗篦子一枚　故敗梳一枚。

上二物，各破為兩份，各取一份燒為末；又取一份，以水

426

五升，煮取一升，以服前燒末，頓服，斯須出矣。

治米瘕，常欲食米，若不得米，則胸中清水出方。

雞屎一升　白米五合。

上二味，合炒令米焦，搗末，以水二升，頓服取盡，須臾吐出病如研米，若無米，當出痰，永憎米，不復食。

治肉瘕，思肉不已，食訖復思者方。

空腹飲白馬尿三升，吐肉出，肉不出必死。

治發瘕，由人因食而入，久即胸間如有蟲，上下去來，惟欲飲油，一日之中，乃至三二升，不欲飲食者方。

油一升，以香澤煎之，大鎗勞貯之，安病人頭邊，令口鼻臨油上，勿令得飲，敷鼻面令有香氣，當叫喚取飲，不得與之，必當疲極大睡，其發瘕當從口出飲油，人專守視之，並置石灰一裹，見瘕出，以灰粉手捉瘕抽出，須臾抽盡，即是發也。初從腹中出，形如不流水中濃菜，隨發長短，形亦如之。

又方　酒三升，煮豬脂二升三沸，一服一升，日二。白馬尿服之亦佳，無馬，白牛亦得。

瘕痕，灸內踝後宛宛中，隨年壯。

又，灸氣海百壯。

久冷，及婦人瘕痕，腸鳴泄利，繞臍絞痛，灸天樞百壯，三報之。萬勿針，穴在俠臍兩邊各二寸。

積聚堅滿，灸脾募百壯，穴在章門季肋端。

心下堅，積聚冷脹，灸上脘百壯，三報之，穴在巨闕下一寸許。

積聚堅大如盤，冷脹，灸胃管二百壯，三報之，穴在巨闕下二寸。

《備急千金要方》卷第十一

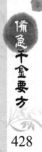

《備急千金要方》
卷第十二 膽腑

膽腑脈論第一

論曰：膽腑者，主肝也，肝合氣於膽。膽者，中清之腑也《難經》云：膽者，清淨之腑。《甲乙》云：中精之腑。號將軍決曹吏。重三兩三銖，長三寸三分，在肝短葉間下，貯水精汁二合《難經》作三合，能怒能喜，能剛能柔。目下果大，其膽乃橫。凡膽、腦、髓、骨、脈、女子胞，此六者，地氣之所生也，皆藏於陰而象於地，故藏而不瀉，名曰奇恒之腑。若胃、大腸、小腸、三焦、膀胱，此五者，天氣之所生也，其氣象天，故瀉而不藏，此受五臟濁氣，名曰傳化之腑，此不能久留，輸瀉者也。所謂五臟者，藏精氣《甲乙》作神而不瀉，故滿而不能實；六腑者，傳化物而不藏，故實而不能滿。所以然者，水穀入口，則胃實而腸虛，食下則腸實而胃虛，故曰實而不滿，滿而不實也。

左手關上陽絕者，無膽脈也。苦膝疼，口中苦，睞目善畏如見鬼，多驚少力，刺足厥陰治陰，在足大趾間，或刺三毛中。

左手關上陽實者，膽實也。苦腹中不安，身軀習習也，刺足少陽治陽，在足上第二趾本節後一寸是。

膽病者，善太息，口苦，嘔宿汁，心澹澹，恐如人將捕之，咽仲介介然，數唾，候在足少陽之本末，亦見其脈之陷下者，灸之。其寒熱，刺陽陵泉。若善嘔有苦，長太息，心中澹澹，善悲，恐如人將捕之，邪在膽，逆在胃，膽液則口苦，胃

氣逆則嘔苦汁，故曰嘔膽，刺三里以下；胃氣逆，刺足少陽血絡以閉膽，卻調其虛實，以去其邪也。

膽脹者，脅下痛脹，口苦太息。

肝前受病，移於膽，肝咳不已，則嘔膽汁。

厥氣客於膽，則夢鬥訟。《甲乙》云：夢鬥訟自剄。

肝應筋，爪厚色黃者膽厚，爪薄色紅者膽薄，爪堅色青者膽急，爪軟色赤者膽緩，爪直色白無約者膽直，爪惡色黑多敗者膽結。

扁鵲云：足厥陰與少陽為表裏，表清裏濁，其病若實極則傷熱，熱則驚動精神而不守，臥起不定；若虛則傷寒，寒則恐畏，頭眩，不能獨臥，發於玄水，其根在膽，先從頭面起，腫至足。方在治水篇。

膽有病則眉為之傾，病人眉系傾者，七日死。

足少陽之脈，是動則病口苦，善太息，心脅痛，不能反側，甚則面微塵，體無膏澤，足外反熱，是為陽厥。是主骨所生病者，頭痛，角頷痛，目銳眥痛，缺盆中腫痛，腋下腫，馬刀挾癭，汗出，振寒瘧，胸中、脅肋、髀膝、外至胻、絕骨、外踝前及諸節皆痛，小趾次趾不用。盛者則人迎大一倍於寸口，虛者則人迎反小於寸口也。其經脈、經筋、支別，已具第十一卷肝臟部中。

膽虛實第二

脈二條　方九首　灸法二首

膽實熱　左手關上脈陽實者，足少陽經也。病苦腹中氣滿，飲食不下，咽乾頭痛，灑灑惡寒，脅痛，名曰膽實熱也。

治膽腑實熱，精神不守，瀉熱，半夏千里流水湯方。

半夏　宿薑各三兩　生地黃五兩　酸棗仁五合　黃芩一兩

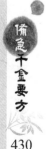

遠志　茯苓各二兩　米一升。

上八味，㕮咀，以長流水五斗煮秫米，令蟹目沸，揚之三千遍，澄清，取九升煮藥，取三升半，分三服。《集驗方》治虛煩悶不得眠，無地黃、遠志，有麥門冬、桂心各二兩，甘草、人參各二兩。

胸中膽病，灸濁浴隨年壯，穴在俠膽俞旁行相去五寸。

膽虛寒　左手關上脈陽虛者，足少陽經也。病苦眩厥痿，足趾不能搖，躄不能起，僵仆，目黃失精𥉂𥉂，名曰膽虛寒也。

治大病後，虛煩不得眠，此膽寒故也，宜服溫膽湯方。

半夏　竹茹　枳實各二兩　橘皮三兩　生薑四兩　甘草一兩。

上六味，㕮咀，以水八升，煮取二升，分三服。

膽虛，灸三陰交各二十壯，穴在內踝上一夫。

千里流水湯　治虛煩不得眠方。

半夏　麥門冬各三兩　茯苓四兩　酸棗仁二升　甘草　桂心黃芩　遠志　萆薢　人參　生薑各二兩　秫米一升。

上十二味，㕮咀，以千里流水一斛煮米，令蟹目沸，揚之萬過，澄清，取一斗煮藥，取二升半，分三服。

酸棗湯　治虛勞煩擾，奔氣在胸中，不得眠方。

酸棗仁三升　人參　桂心　生薑各二兩　石膏四兩　茯苓知母各三兩　甘草一兩半。

上八味，㕮咀，以水一斗，先煮酸棗仁，取七升，去滓下藥，煮取三升。分三服，日三。

治虛勞煩悶不得眠方。

大棗二七枚　蔥白七莖。

上二味，以水三升，煮取一升，去滓頓服。

治大下後，虛勞不得眠，劇者顛倒懊憹欲死，梔子湯方。

仲景云：發汗吐下後，虛煩不得眠，若劇者，必反覆顛倒，心中懊憹，梔子湯主之。

大梔子十四枚　豉七合。

上二味，以水四升，先煮梔子，取二升半，納豉，更煮三沸，去滓。一服一升，安者勿更服。若上氣嘔逆，加橘皮二兩，亦可加生薑二兩。

治煩悶不得眠方。

生地黃　枸杞白皮各五兩　麥門冬　甘草　前胡各五兩　茯苓　知母各四兩　人參二兩　豉　粟米各五合。

上十味，㕮咀，以水八升，煮取三升七合，分三服。

治虛勞不得眠方。

酸棗　榆葉各等分。

上二味，末之，蜜丸。服如梧子十五丸，日再。

又方　乾薑四兩，末，湯和頓服，覆取汗，病癒。

咽門論第三

論曰：夫咽門者，應五臟六腑，往還神氣，陰陽通塞之道也。喉嚨胞囊舌者，並津液，調五味之氣本也，不可不研乎。咽門者，肝膽之候也。

其重十兩，廣二寸五分，至胃管長一尺六寸。主通五臟六腑津液神氣，應十二時。若臟熱，咽門則閉而氣塞；若腑寒，則咽門破而聲嘶，母薑酒主之。方在第六卷中。熱則通之，寒則補之。若寒熱調和，病不生矣。

髓虛實第四論一首　方二首

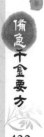

論曰：髓虛者腦痛不安，髓實者勇悍。凡髓虛實之應，主

於肝膽。若其腑臟有病從髓生，熱則應臟，寒則應腑。

治髓虛，腦痛不安，膽腑中寒，羌活補髓丸方。

羌活　芎藭　當歸各三兩　桂心二兩　人參四兩　棗肉研如脂　羊髓　酥各一升　牛髓二升　大麻仁二升，熬研如脂。

上十味，先搗五種乾藥為末，下棗膏、麻仁又搗，相濡為一家，下二髓並酥，納銅缽中，重湯煎之，取好為丸如梧子。酒服三十丸，日二服，稍加至四十丸。

治髓實勇悍，驚熱，主肝熱，柴胡發洩湯方。

柴胡　升麻　黃芩　細辛　枳實　梔子仁　芒硝各三兩　淡竹葉　生地黃各一升　澤瀉四兩。

上十味，㕮咀，以水九升，煮取三升，去滓下硝，分三服。

風虛雜補酒煎第五方十八首

巴戟天酒　治虛羸陽道不舉，五勞七傷百病，能食下氣方。

巴戟天　牛漆各三斤　枸杞根皮　麥門冬　地黃　防風各二斤。

上六味，並生用，無可得，用乾者亦得。㕮咀，以酒一石四斗浸七日，去滓溫服。常令酒氣相及，勿至醉吐，慎生冷、豬魚、油蒜。

春六日，秋冬二七日，夏勿服。先患冷者，加乾薑、桂心各一斤；好忘，加遠志一斤；大虛勞，加五味子、蓯蓉各一斤；陰下濕，加五加根皮一斤；有石斛加一斤佳。每加一斤藥，則加酒七升。此酒每年入九月中旬即合，入十月上旬即服。設服餘藥，以此酒下之大妙。滓曝乾搗末，以此酒服方寸匕，日三，益佳。常加甘草十兩佳，虛勞加黃耆一斤。

又方 巴戟天　生牛膝各三斤。

上二味，㕮咀，以酒五斗浸之，服如前法。

治虛勞不足，五加酒方。

五加皮　枸杞根皮各一斗。

上二味，㕮咀，以水一石五斗，煮取汁七斗，分取四斗，浸麴一斗，餘三斗用拌飯，下米多少如常釀法，熟壓取服之，多少任性。禁如藥法，倍日將息。

天門冬大煎　治男子五勞、七傷、八風、十二痹，傷中六極：

一氣極，則多寒痹腹痛，喘息驚恐，頭痛；

二肺極，則寒痹腰痛，心下堅，有積聚，小便不利，手足不仁；

三脈極，則顏色苦青，逆意喜恍惚失氣，狀似悲泣之後，苦舌強，咽喉乾，寒熱惡風，不可動，不嗜食，苦眩，喜怒妄言；

四筋極，則拘攣，少腹堅脹，心痛，膝寒冷，四肢骨節皆疼痛；

五骨極，則肢節厥逆，黃疸消渴，癰疽妄發重病，浮腫如水病狀；

六肉極，則發疰如得擊，不復言，甚者至死復生，眾醫所不能治。

此皆六極七傷所致，非獨房室之為也。憂恚積思，喜怒悲歡，復隨風濕結氣，咳時嘔吐食，以變大小便不利，時泄利重下，溺血，上氣吐下，乍寒乍熱，臥不安席，小便赤黃，時時惡夢，夢與死人共食飲，入塚神室，魂飛魄散。筋極則傷肝，傷肝則腰背相引，難可俯仰。氣極則傷肺，傷肺則小便有血，目不明。髓極則陰痿不起，住而不交。骨極則傷腎，傷腎則短氣，不可久立，陰疼惡寒，甚者卵縮，陰下生瘡，濕癢搔之不

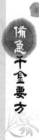

欲住，汁出，此皆為腎病，甚者多遭風毒，四肢煩痺，手足浮腫，名曰腳弱，一名腳氣，醫所不治，此悉主之方。

天門冬切，三斗半，搗壓取汁盡　生地黃切，三斗半，搗壓如門冬　枸杞根切，三斗淨洗，以水二石五斗，煮取一斗三升，澄清　獐骨一具，碎，以水一石煮取五斗，澄清　酥三升，煉　白蜜三升，煉。

上六味，並大斗，銅器中微火先煎地黃、門冬汁，減半，乃合煎，取大斗二斗，下後散藥，煎取一斗，納銅器重釜煎，令隱掌可丸。平旦空腹，酒服如桐子二十丸，日二，加至五十丸。慎生冷、醋滑、豬雞、魚蒜、油麵等。擇四時王相日合之，其合和一如第一卷合和篇說。散藥如下。

茯苓　柏子仁　桂心　白朮　萎蕤　菖蒲　遠志　澤瀉薯蕷　人參　石斛　牛膝　杜仲　細辛　獨活　枳實　芎藭黃蓍　蓯蓉　續斷　狗脊　萆薢　白芷　巴戟天　五加皮　覆盆子　橘皮　胡麻仁　大豆黃卷　茯神　石楠各二兩　甘草六兩蜀椒　薏苡仁各一升　阿膠十兩　大棗一百枚，煮作膏　鹿角膠五兩　蔓荊子三兩。

上三十八味，治下篩，納煎中，有牛髓、鹿髓各加三升，大佳。小便澀，去柏子仁，加秦艽二兩、乾地黃六兩；陰痿失精，去萎蕤，加五味子二兩；頭風，去柏子仁，加菊花、防風各二兩；小便利，陰氣弱，去細辛、防風，加山茱萸二兩；腹中冷，去防風，加乾薑二兩；無他疾，依方合之。凡此煎，九月下旬採藥，立冬日合而服之，至五月上旬止。若十二月臘日合者，經夏至七月下旬止。若停經夏不壞，當於舍北陰處入地深六尺，填沙，置藥中，上加沙覆之，則經夏不損也。女人先患熱者得服，患冷者勿服。

填骨萬金煎　治內勞少氣，寒疝裏急，腹中喘逆，腰脊痛，除百病方。

生地黃三十斤，取汁　甘草　阿膠　肉蓯蓉各一斤　桑根白

皮切，八兩　　麥門冬　　乾地黃各二斤　　石斛一斤五兩　　牛髓三斤
白蜜十斤　　清酒四斗　　麻子仁三升　　大棗一百五十枚　　當歸十四兩
乾漆二十兩　　蜀椒四兩　　桔梗　　五味子　　附子各五兩　　乾薑　　茯
苓　　桂心各八兩　　人參五兩。

　　上二十三味，先以清酒二斗六升，納桑根白皮、麻子仁、
棗、膠，為刻識之，又加酒一斗四升，煮取至刻，絞去滓，納
蜜、髓、地黃汁，湯上銅器煎，納諸藥末，半日許使可丸，
止，大甕盛。飲吞如彈丸一枚，日三。若夏月暑熱，煮煎轉
味，可以蜜、地黃汁和諸藥成末，為丸如梧子，服十五丸，不
知稍加至三十丸。

　　治男子風虛勞損，兼時氣方。

　　甘草一斤　　石斛　　防風　　蓯蓉　　山茱萸　　茯苓　　人參　　薯
蕷各四兩　　桂心　　牛膝　　五味子　　菟絲子　　巴戟天　　芎藭各三
兩，並為末　　生地骨皮切，一升　　丹參二兩　　胡麻二升，以水二斗，
煮取四升，去滓　　牛髓三升　　生地黃汁一升　　生薑汁一升　　白蜜三
升　　生麥門冬汁三升。

　　上二十二味，先煎地黃、地骨皮、胡麻汁減半，納牛髓、
蜜、薑、門冬等汁，微火煎，餘八升，下諸藥散，和令調，納
銅缽中，湯上煎，令可丸。酒服三十丸如梧子，日二，加至五
十丸。

　　小鹿骨煎一云獐骨　　治一切虛羸皆服之方。

　　鹿骨一具，碎　　枸杞根切，二升。

　　上二味，各以水一斗，別器各煎汁五升，去滓澄清，乃合
一器共煎，取五升，日二服盡，好將慎。皆用大斗。

　　地黃小煎　　治五勞七傷，羸瘦乾削方。

　　乾地黃末一升　　蜜二升　　豬脂一斤　　胡麻油半斤。

　　上四味，以銅器中煎，令可丸。飲服三丸如梧子，日三，
稍加至十丸。久久常服，彌有大益，瘦黑者肥充。

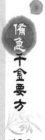

治虛冷枯瘦，身無精光，虛損諸不足，陸抗膏方。

牛髓　羊脂各二升　白蜜　生薑汁酥各三升，《經心錄》用豬脂。

上五味，先煎酥令熟，次納薑汁，次納蜜，次納羊脂、牛髓，後微火煎之，三上三下，令薑汁水氣盡，即膏成，攪令凝止。溫酒服之，隨人能否，不限多少，令人肥健、發熱也。《經心錄》云：治百病，勞損風濕，補益神效，男女通服之。

枸杞煎　補虛羸，久服輕身不老，神驗方。

九月十日取生濕枸杞子一升，清酒六升，煮五沸，出取研之，熟濾取汁，令其子極淨，曝子令乾，搗末，和前汁，微火煎令可丸。酒服二方寸匕，日二，加至三匕。亦可丸服五十丸。

夏姬杏仁方。

杏仁三升，納湯中，去皮尖雙仁，熟搗，盆中水研，取七八升汁，以鐵釜置熛火上，取羊脂四斤摩釜消之，納杏仁汁，溫之四五日，色如金狀。餌如彈子，日三。百日肥白，易容，人不識。

治枯瘦方。

杏仁熬黃，去皮尖，搗。服如梧子，日三。令人潤澤，無所禁。咳逆上氣，喉中百病，心下煩，不得咽者，得茯苓、款冬、紫菀並力大良，生熱熟冷。其藥，喉中如有息肉者亦服。

桃仁煎方。

桃仁一斤，末　胡麻一升，末　酥半斤　牛乳五升　地黃十斤，取汁　蜜一斤。

上六味，合煎如餳，旋服。

治五勞七傷方。

白羊頭蹄一具，淨治，更以草火燒令黃赤，以淨綿急塞鼻及腦孔

胡椒　蓽茇　乾薑各一兩　蔥白一升　豉二升。

上七物，先以水煮頭蹄半熟，即納藥物，煮令極爛，去藥。冷暖任性食之，日一具，七日用七具。禁生冷、醋滑、五辛、陳臭等物。

治虛勞補方。

羊肚一具，切　白尤一升。

上二味，以水二斗，煮取六升。一服二升，日三服。

又方　豉一升，蒸三遍　薤白一斤，切。

上二味，以水七升，煮取三升，分三服，小取汗。

治羸瘦膏煎方。

不中水豬肪，煎取一升，納蔥白一握，煎令黃，出，納盆中，看如人肌。平旦空腹服訖，暖覆臥，晡時食白粥，粥不得稀，過三日服補藥。方如下。

羊肝一具　羊脊膂肉一條　麴末半斤　枸杞根十斤。

上四味，以水三斗煮枸杞，取一斗，去滓，細切肝等，納汁中煮，蔥、豉、鹽著如羹法，合煎，看如稠糖即好，食之七日，禁如藥法。

豬肚補虛方

豬肚一具　人參五兩　蜀椒一兩　乾薑二兩半　蔥白七兩　白粱米半升，《千金翼》用粳米。

上六味，㕮咀，諸藥相得，和米納肚中，縫合，勿洩氣，取四斗半水，緩火煮爛，空腹食之大佳，兼下少飯。

吐血第六

論一首　方三十首　灸法十五首

論曰：廩丘云：吐血有三種：有內衂；有肺疽；有傷胃。內衂者，出血如鼻衂，但不從鼻孔出，是近從心肺間津液出，還流入胃中，或如豆羹汁，或如切䐐，血凝停胃中，因即滿悶

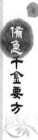

便吐，或去數斗至於一石者是也，得之於勞倦，飲食過常所為也。肺疽者，或飲酒之後毒滿悶，吐之時，血從吐後出，或一合、半升、一升是也。傷胃者，因飲食大飽之後，胃中冷則不能消化，不能消化便煩悶，強嘔吐之，所食之物與氣共上沖蹙，因傷裂胃，口吐血色鮮正赤，腹絞痛，白汗出，其脈緊而數者，為難治也。

問曰：病胸脅支滿，妨於食，病至則先聞腥臊臭，出清液，先唾血，四肢清，目眩，時時前後血，病名為何？何以得之？

對曰：病名血枯，此得之年少時，有所大奪血，若醉以入房，中氣竭而肝傷，故使月事衰少不來也。治以烏賊骨、藘茹二物，併合丸以雀卵，大如小豆，以五丸為後飯，飲以鮑魚汁，利腸中及傷肝也。

凡吐血之後，體中但自蜿蜿然，心中不悶者，輒自癒，假令煩躁，心中悶亂，紛紛嘔吐，顛倒不安，醫工又與黃土湯、阿膠散，益加悶亂，卒至不濟，如此悶者，當急吐之方。

瓜蒂三分　杜衡　人參各一分。

上三味，治下篩，服一錢匕。水漿無在，得下而已。羸人小減之，吐去青黃，或吐血一二升無苦。

黃土湯　治吐血方。

伏龍肝雞子大二枚　桂心　乾薑　當歸　芍藥　白芷　甘草　阿膠　芎藭各一兩　細辛半兩　生地黃二兩　吳茱萸二升。

上十二味，㕮咀，以酒七升、水三升，合煮取三升半，去滓納膠，煮取三升，分三服。亦治衄血。

生地黃湯　治憂恚嘔血，煩滿少氣，胸中痛方。

生地黃一斤　大棗五十枚　阿膠　甘草各三兩。

上四味，㕮咀，以水一斗，煮取四升。分四服，日三夜一。

堅中湯 治虛勞內傷，寒熱嘔逆，吐血方。

糖三斤　芍藥　半夏　生薑　甘草各三兩　桂心二兩　大棗
五十枚。

上七味，㕮咀，以水二斗，煮取七升，分七服，日五夜
二。《千金翼》無甘草、桂心，有生地黃。

治噫止唾血方。

石膏四兩　厚朴三兩　麻黃　生薑　半夏　五味子　杏仁各
二兩　小麥一升。

上八味，㕮咀，以水一斗，煮麻黃，去沫，澄取七升，納
藥，煮取二升半，分再服。

治吐血，胸中塞痛方。

芍藥　乾薑　茯苓　桂心　當歸　大黃　芒硝各三兩　阿
膠　甘草　人參各二兩　麻黃一兩　乾地黃四兩　蝱蟲　水蛭各
八十枚　大棗二十枚　桃仁百枚。

上十六味，㕮咀，以水一斗七升，煮取四升，分五服，日
三夜二。

治吐血內崩，上氣，面色如土方。

乾薑　阿膠　柏葉各二兩　艾一把。

上四味，㕮咀，以水五升，煮取一升，納馬通汁一升，煮
取一升，頓服。仲景名柏葉湯，不用阿膠。《小品》不用柏葉，《肘
後》同。

治吐血，酒客溫疫，中熱毒，乾嘔心煩者方。

蒲黃　栝樓根　犀角　甘草各二兩　桑寄生　葛根各三兩。

上六味，㕮咀，以水七升，煮取三升，分三服。

澤蘭湯 治傷中裏急，胸脅攣痛，欲嘔血，時寒時熱，小
便赤黃，此傷於房勞也，主之方。

澤蘭　糖各一斤　桂心　人參各三兩　遠志二兩　生薑五兩
麻仁一升　桑根白皮三兩。

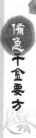

上八味，㕮咀，以醇酒一斗五升，煮取七升，去滓納糖。未食服一升，日三夜一，勿勞動。

治忽吐血一兩口，或是心衄，或是內崩方。

蠐螬五枚　牛漆　牡丹　王不留行　麥門冬各二兩　乾地黃萆薢　芍藥各四兩　續斷　阿膠各三兩。

上十味，㕮咀，以生地黃汁五升、赤馬通汁三升，煮取三升，分三服。不瘥，更合數劑，取瘥。

又方　熟艾三雞子許，水五升，煮取二升，頓服。

又方　燒亂髮灰，水服方寸匕，日三。《集驗》云：治舌上忽出血如簪孔者，亦治小便出血。

治吐血方。

生地黃肥者五升，搗，以酒一升，煮沸三上三下，去滓，頓服之。

又方　凡是吐血，服桂心末方寸匕，日夜可二十服。《肘後》云：亦療下血。

治虛勞吐血方。

生地黃五斤，絞取汁，微火煎之三沸，投白蜜一升又煎，取三升。服半升，日三。主胸痛百病，久服佳。

又方　柏葉一斤，以水六升，煮取三升，分三服。

又方　生地黃汁半升　川大黃末一方寸匕。

上二味，溫地黃汁一沸，納大黃攪之，空腹頓服，日三，瘥。

犀角地黃湯　治傷寒及溫病，應發汗而不汗之，內蓄血者，及鼻衄吐血不盡，內餘瘀血，面黃，大便黑，消瘀血方。

犀角一兩　生地黃八兩　芍藥三兩　牡丹皮二兩。

上四味，㕮咀，以水九升，煮取三升，分三服。喜妄如狂者，加大黃二兩、黃芩三兩；其人脈大來遲，腹不滿，自言滿者，為無熱，但依方，不須加也。

治五臟熱結，吐血、衄血方。

伏龍肝如雞子一枚　生竹茹一升　芍藥　當歸　黃芩　芎藭
甘草各二兩　生地黃一斤。

上八味，㕮咀，以水一斗三升，先煮竹茹，減三升，下
藥，取三升，分三服。《千金翼》有桂心。

治衄血、吐血，當歸湯方。

當歸　乾薑　芍藥　阿膠各二兩　黃芩三兩。

上五味，㕮咀，以水六升，煮取二升，分三服。

黃土湯　治卒吐血及衄血方。

伏龍肝半升　甘草　白朮　阿膠　乾薑仲景作地黃　黃芩各
三兩。

上六味，㕮咀，以水一斗，煮取三升，去滓下膠，分三
服。仲景有附子三兩，為七味。

治上焦熱，膈傷，吐血、衄血或下血連日不止，欲死，並
主之方。

艾葉一升　阿膠如手掌大　竹茹一升　乾薑二兩。

上四味，㕮咀，以水三升，煮取一升，去滓，納馬通汁半
升，煮取一升，頓服之。取新馬屎與少水和絞取汁。一方不用竹
茹，加乾薑成七兩。

治虛勞崩中、吐血、下血，上氣短氣欲絕，面黑如漆方。

黃蓍　芍藥　芎藭　甘草各四兩　生薑一斤。

上五味，㕮咀，以酒五升浸一宿，明旦更以水五升，煮取
四升。分四服，日三夜一。下陰中毒，如湯沃雪也。凡夏月不
得宿浸藥，酒客勞熱，發痔下血，穀道熱者，去生薑，用生地
黃代之。凡進三兩劑。

治吐血、汗血、大小便下血，竹茹湯方。

竹茹二升　甘草　芎藭　黃芩　當歸各六分　芍藥　白朮
人參　桂心各一兩。

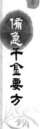

442

上九味，㕮咀，以水一斗，煮取三升。分四服，日三夜一。

治九孔出血方。

搗荊葉汁，酒服二合。一作荊芥。

治吐血、蠱毒痔血，女子腰腹痛，大便後出清血者方。

取東向囊荷根，搗絞取汁二升，頓服之，立瘥。

諸下血，先見血後見便，此為遠血，宜服黃土湯；先見便後見血，此為近血，宜服赤小豆散。黃土湯方見次前，七味仲景方是。

赤小豆散方

赤小豆三升，熬令坼 當歸三兩。

上二味，治下篩。服方寸匕，日三。

乾地黃丸 治血虛勞，胸腹煩滿疼痛，瘀血往來，臟虛不受穀，氣逆不得食，補中理血方。

乾地黃三兩 當歸 乾薑 甘草 麥門冬 黃芩各二兩 厚朴 乾漆 枳實 防風 大黃 細辛 白朮各一兩 茯苓五兩 前胡六分 人參五分 䗪蟲 䗪蟲各五十枚。

上十八味，末之，蜜丸。先食服如梧子十丸，日三，稍加之。

治凡下血虛極，麥門冬湯方。

麥門冬 白朮各四兩 甘草一兩 牡蠣 芍藥 阿膠各三兩 大棗二十枚。

上七味，㕮咀，以水八升，煮取二升，分再服。

胸中瘀血楂滿，脅膈痛，不能久立，膝痿寒，三里主之。

心膈下嘔血，上脘主之。

嘔血，肩脅痛，口乾，心痛與背相引，不可咳，咳引腎痛，不容主之。

唾血，振寒，嗌乾，太淵主之。

嘔血，大陵及郄門主之。

嘔血上氣，神門主之。

內傷唾血，不足，外無膏澤，刺地五會。

虛勞吐血，灸胃管二百壯。亦主勞，嘔逆吐血，少食多飽，多唾百病。多唾，一作多睡。

吐血、唾血，灸胸堂百壯，不針。

吐血，腹痛雷鳴，灸天樞百壯。

吐血、唾血，上氣咳逆，灸肺俞，隨年壯。

吐血酸削，灸肝俞百壯。

吐血嘔逆，灸手心主五十壯。《千金翼》云大陵，是。

凡口鼻出血不止，名腦衄，灸上星五十壯，入髮際一寸是。

大便下血，灸第二十椎，隨年壯。

萬病丸散第七 論述三首　方十三首

論曰：聖人之道，以慈濟物，博求眾藥，以戒不虞，倉卒之際，應手皆得，故有萬病方焉。余以此方散在群典，乃令學者難用討尋，遂鳩撮要妙，以為斯品，庶其造次可得，好事君子，安不忘危，無事之暇，可預和合，以備疴療也。

芫花散　治一切風冷痰飲，癥癖痎瘧，萬醫所不治者，皆治之。一名登仙酒。一名三建散方。

芫花　桔梗　紫菀　大戟　烏頭　附子　天雄　白朮　蘦花　狼毒　五加皮　莽草　王不留行　栝樓根　欒荊　躑躅　麻黃　白芷　荊芥　茵芋各十分　石斛　車前子　人參　石長生　石楠各七分　萆薢　牛膝　蛇床子　菟絲子　狗脊　蓯蓉　秦艽各四分　藜蘆五分　薯蕷　細辛　當歸　薏苡仁　乾地黃　芎藭　杜仲　厚朴　黃耆　乾薑　芍藥　山茱萸　桂心　吳茱

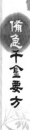

萸　黃芩　防己　五味子　柏子仁　遠志　蜀椒　獨活　牡丹
橘皮　通草　柴胡　藁本　菖蒲　茯苓　續斷　巴戟天　食茱
萸各二分。

　　上六十四味《千金翼》中有麻黃、半夏、赤車使者、高良薑、紫
葳，無白朮、食茱萸，並不制、不擇、不炙、不熬，但振去塵
土，搗，以粗羅下之，即與人服，無所忌。凡是豬雞、五辛、
生冷、醋滑，任意食之彌佳。惟不得食諸豆，皆殺藥，故不得
食。

　　藥散三兩　糯米三升　細麴末二升　真酒五升。

　　先以三大斗水，煮米作粥極熟，冬月揚去火氣，春月稍
涼，夏月揚絕大冷，秋稍溫；次下麴末，搦使和柔相得；重下
藥末，搦使突突然好熟，乃下真酒，重搦使散；盛不津器中，
以一淨杖攪散，經宿即飲。直以布蓋，不須密封。

　　凡服藥，且空心服之，以知為度。微覺發動流入四肢，頭
面習習然為定，勿更加之。如法服之，常常內消；非理加增，
必大吐利。

　　服散者，細下篩，服一方寸匕，和水酒漿飲無在，稍增，
以知為度。服丸者，細下篩，蜜丸如梧子，一服七丸。但服此
藥者，丸及散等並得，惟不得作湯。若欲得補，不令吐瀉，但
取內消，甚大補益，勝於五石，兼逐諸痾，功效一等。然作酒
服，佳於丸散，美而易服，流行迅疾。

　　若有患人抱病多時，積癥宿食，大塊久氣，癥瘕積聚，一
切痼結者，即須一兩度增，令使吐下，泄去惡物盡後，少腹內
消，便為補益。

　　凡服藥，慎勿早食，早食觸藥，必當大吐，吐亦無損，須
臾還定，但令人咽喉痛，三兩日後始瘥，服者宜知之。平旦服
藥，至午時待藥勢定，宜先食冷飯菹，飲冷漿水，午後藥勢好
定，任食熱食無忌。若藥勢未定時，不得強起行，行即運悶旋

倒，眼花暗然迷絕，此是逐風所致，不須疑怪，風盡之後，縱令多服更佳。不然悶時但臥但坐，須臾醒然，不異於常。若是定後，在意飲之。若必便，旋當策杖如廁，少覺悶亂，即須坐住，坐住即醒，醒乃可行。

病在膈上，久冷痰癖，積聚癥結疝瘕，宿食堅塊，咳逆上氣等一切痼結重病，終日吐唾，逆氣上沖胸喉，此皆胃口積冷所致，三焦腸間宿冷，以成諸疾。

如此例，便當吐卻此等惡物，輕者一度下，轉藥令吐卻；若重者，三五度下之令盡。其吐狀法，初吐冷氣沫，次吐醋水，須臾吐黃汁，大濃甚苦，似牛涎。病若更多者，當吐出紫痰，似紫草汁，非常齒齗有此者，例入死道，不久定死。若有痓者吐血，陳久黑血，新者鮮血，吐罷永瘥，一世不發。下此吐藥，當吐時大悶，須臾自定，即不虛惙，得冷飲食已，耳不虛聾，手足不痹。若胃口有前件等病勢久成者，正當吐時，有一塊物塞胸喉，吐復不出，咽復不入，當有異種大悶，更加一二合藥酒重投，藥下少時，即當吐出塊物如拳大，真似㿩雞子中黃，著地，以刀斫碎，重者十塊，輕者三五枚。

凡人有上件等病，若服藥時不吐卻者，當時雖得漸損，一二年後還發為此，故須下吐藥。欲服取吐者，當以春三月服之，春宜吐故也。

凡膈上冷，少腹滿，腸鳴，膀胱有氣，冷利多者，須加利藥於此酒內服之，便去惡物。利法，出泔澱如清水，如黃汁，如青泥。輕者一兩度下利藥，得利以盡病源；重者五度下利藥，令使頻得大利，以盡病根。利法，且起服藥，比至晡時可得兩三行，即斷後服。

凡長病人、瘦弱虛損、老人貴人，此等人但令少服，積日漸漸加，令多內消，瘥。除久病，不加吐利也。藥若傷多，吐利困極不止者，服方寸匕生大豆末，水服之即定，及藍葉、烏

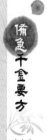

豆葉嚼以咽之，登時即定。此據大困時用之，小小時不須。

凡在世人，有虛損陽衰，消瘦骨立者，服之非常補益，旬月之間，肌膚充悅，顏色光澤，髓溢精滿，少壯一等，凡眾痾萬病皆除之。

治一切風病，歷節風，二十兩，和酒五斗；賊風、熱風、大風，上同；偏風、痿痹風、癱緩風，十二兩，和酒三斗，此七種，並帶熱，須加冷藥，押使常數便利。賊風掣瘲，八兩，和酒二斗；濕風周痹，八兩，和酒二斗；腰腳攣痛，十二兩，和酒三斗；筋節拘急，八兩，和酒二斗。重病後汗不流，初覺三服，一服一盞，年久服一升。

食熱食如錐刀刺者，八兩，和酒二斗，口喎面戾，一眼不合者，初得四兩，和酒一斗，年久十二兩，和酒三斗。

頭面風似蟲行，又似毛髮在面上者，八兩，和酒二斗。起即頭旋，良久始定者，四兩，和酒一斗。

心悶嘔逆，項強者，風在心臟，欲風欲雨，便即先發者，八兩，和酒二斗。因瘡得風，口強，脊脈急者，五服即定，一服一盞。

治一切冷病，積冷痾瘦者，四兩，和酒一斗，強者六兩，和酒一斗半。痰飲疝瘕，六兩，和酒一斗半。宿食嘔吐，四兩，和酒一斗。癥瘕腸鳴，噫，八兩，和酒二斗。癩痔塊堅，冷嗽上氣，二十兩，和酒五斗。奔豚冷氣，六兩，和酒一斗半。噎，六兩，和酒一斗半。久疰，八兩，和酒二斗。冷痢，六兩，和酒一斗半。久勞，八兩，和酒二斗。卒中惡疰忤，心腹脹，氣急欲死者，三服定，一服一盞。大吐出鮮血，瘴氣，三服定，一服一盞。蠱毒，五服定，一服一盞。溫瘧，五服定，一服一盞。痎瘧，五服永瘥，一服一盞。

治婦人諸風、諸病等，並依前件。

帶下，十二兩，和酒三斗。崩中，六兩，和酒一斗半。

月閉不通，六兩，和酒一斗半。

冷病不產，六兩，和酒一斗半。

斷緒不產，八兩，和酒二斗。

水前後不調，乍多乍少，亦令人絕產，四兩，和酒一斗。

產後風冷不產，六兩，和酒二斗；若重者，八兩，和酒二斗；甚者十六兩，和酒三斗；大重者，子宮下垂，十六兩，和酒四斗。

論曰：遐覽前古，莫睹此方。有高人李孝隆者，自云隋初受之於定州山僧惠通道人，此後用之大有效驗，秘而不傳，但得其藥，其方不可得而聞。始吾得之於靜智道人，將三紀於茲矣，時俗名醫未之許也，然比行之，極有神驗。其用藥殊不倫次，將服節度大不近人情，至於救急，其驗特異，方知神物效靈，不拘常制，至理關感，智不能知，亦猶龍吟雲起，虎嘯風生，此其不知所然而然，雖聖人莫之辨也。故述之篇末，以貽後嗣，好學君子詳之，非止救物兼深，抑亦庶幾於博見矣。

耆婆萬病丸　治七種癖塊，五種癲病，十種疰忤，七種飛屍，十二種蠱毒，五種黃病，十二時瘧疾，十種水病，八種大風，十二種癘痹，並風入頭，眼暗漠漠，及上氣咳嗽，喉中如水雞聲，不得眠臥，飲食不作肌膚，五臟滯氣，積聚不消，擁閉不通，心腹脹滿，及連胸背，鼓氣堅結，流入四肢，或復叉心膈氣滿，時定時發，十年、二十年不瘥，五種下痢，疳蟲、寸白諸蟲，上下冷熱，久積痰飲，令人多睡，消瘦無力，蔭入骨髓，便成滯患，身體氣腫，飲食嘔逆，腰腳酸疼，四肢沉重，不能久行立；婦人因產，冷入子臟，臟中不淨，或閉塞不通，胞中瘀血冷滯，出流不盡，時時疼痛為患，或因此斷產；並小兒赤白下痢；及胡臭、耳聾、鼻塞等病。

此藥以三丸為一劑，服藥不過三劑，萬病悉除，說無窮盡，故稱萬病丸；以其牛黃為主，故一名牛黃丸；以耆婆良

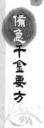

醫，故名**耆婆丸**方。

牛黃　麝香　犀角一方云一銖，今各一分　朱砂　雄黃　黃連　禹餘糧　大戟　芫花　芫青六枚　人參　石蜥蜴一寸　茯苓乾薑　桂心　當歸　芎藭　芍藥　甘遂　黃芩　桑白皮　蜀椒細辛　桔梗　巴豆　前胡　紫菀　蒲黃　葶藶　防風各一分蜈蚣三節。

上三十一味《崔氏》無黃芩、桑白皮、桔梗、防風，為二十七味，並令精細，牛黃、麝香、犀角、朱砂、雄黃、禹餘糧、巴豆別研，餘者合搗，重絹下之，以白蜜和，更搗三千杵，密封之。破除日平旦，空腹酒服三丸如梧子，取微下三升惡水為良。若卒暴病，不要待平旦，無問早晚，即服，以吐利為度；若不吐利，更加一丸，或至三丸、五丸，須吐利為度，不得限以丸數，病強藥少即不吐利，更非他故。若其發遲，以熱飲汁投之；若吐利不止，即以醋飯兩三口止之。

服藥忌陳臭、生冷、醋滑、黏食、大蒜、豬魚、雞狗、馬驢肉、白酒，行房七日外始得。一日服，二日補之，得食新米，韭骨汁作羹粥臛飲食之，三四頓大良，亦不得全飽。產婦勿服之。吐利以後，常須閉口少語，於無風處溫床暖室將息。若旅行卒暴，無飲，以小便送之佳。若一歲以下小兒有疾者，令乳母服兩小豆，亦以吐利為度。近病及卒病皆用多，積久疾病即少服，常取微溏利為度。

卒病欲死，服三丸如小豆，取吐利即瘥。

卒得中惡口噤，服二丸如小豆，暖水一合灌口令下，微利即瘥。

五疰，鬼刺客忤，服二丸如小豆，不瘥，後日更服三丸。

男女邪病，歌哭無時，腹大如妊娠，服二丸如小豆，日二夜一，間食服之。

貓鬼病，服三丸如小豆，未瘥更服。

蠱毒吐血，腹痛如刺，服二丸如小豆，不瘥更服。

瘧病，未發前服一丸如小豆，不瘥，後日更服。

諸有痰飲者，服三丸如小豆。

冷癖，服三丸如小豆，日三，皆間食，常令微溏利。

宿食不消，服二丸如小豆，取利。

癥瘕積聚，服二丸如小豆，日三服，皆間食，以利瘥止。

拘急，心腹脹滿，心痛，服三丸如小豆，不瘥更服。

上氣喘逆，胸滿，不得臥，服二丸如小豆，不瘥更服。

大痢，以一丸如小豆，日三。

疳濕，以一丸如杏仁，和醋二合灌下部，亦服二丸如小豆。

水病，服三丸如小豆，日二，皆間食服之，瘥止。人弱隔日服。

頭痛惡寒，服二丸如小豆，覆取汗。

傷寒時行，服二丸如小豆，日三，間食服之。

小便不通，服二丸如小豆，不瘥，明日更服。

大便不通，服三丸如小豆，又納一丸下部中，即通。

耳聾聤耳，以綿裹一丸如小棗核，塞之瘥。

鼻衄，服二丸如小豆，即瘥。

癰腫疔腫，破腫，納一丸如麻子，日一敷，其根自出，瘥。

犯疔腫血出，豬脂和敷，有孔納孔中，瘥止。

胸背腰脅腫，以醋和敷腫上，日一易，又服二丸如小豆。

癩瘡，以醋泔洗之，取藥和豬脂敷之。

痛瘡有孔，以一丸如小豆，納孔中，且和豬脂敷之。

痔瘡，塗綿箸上，納孔中，日別易，瘥止。

瘰癧，以醋和敷上，瘥。

諸冷瘡，積年不瘥者，以醋和塗其上，亦餅貼，瘥。

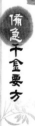

癬瘡，以布揩令汁出，以醋和敷上，日別一易，立瘥。

惡刺，以一丸納瘡孔中，即瘥。

蝮蛇螫，取小許納螫處。若毒入腹，心悶欲絕者，服三丸如小豆。

蠍螫，以少許敷螫處。

蜂螫，以少許敷螫處。

婦人諸疾，胞衣不下，服二丸如小豆，取吐利即出。

小兒客忤，服二丸如米，和乳汁敷乳頭，令嗽之。

小兒驚癇，服二丸如米，塗乳頭，令嗽之，看兒大小量之。

小兒乳不消，心腹脹滿，服二丸如米，塗乳頭，令嗽之，不瘥更服。

治一切蠱毒，妖邪鬼疰病者，有進有退，積聚堅結，心痛如齧，不得坐臥，及時行惡氣，溫病風熱，瘴氣相染滅門，或時熱如痎瘧，咽喉腫塞，不下食飲，或煩滿短氣，面目時赤。或目中赤黃，或乾嘔，或吐逆，或下痢赤白，或熱氣如雲，或欲狂走自殺，或如見鬼，或手足清冷，或熱飲冷水而不知足，或使手掇空，或面目𤻲腫生瘡，或耳目聾暗、頭項背脊強、不得屈伸，或手足卒癢，或百鬼惡疰狐魅走入皮膚，痛無常處方。

麝香　馬目毒公　特生礜石　丹砂　馬齒礬　雄黃各一兩　巴豆九十枚　青野葛一兩，一本不用。

上八味，末之，別搗巴豆如膏，合搗五千杵，納蜜，更搗一萬杵，丸如小豆。強人服二丸，弱人一丸，入腹，雲行四布，通徹表裏，從頭下行，周遍五臟六腑，魂魄靜定，情性得安，病在膈上吐，膈下利，或蛇蟲諸毒五色熱水，或不吐下，便微漸除瘥。萬蟲妖精，狐狸鬼魅，諸久固癖塊，皆消散。在表汗出，在裏直下。忌名其藥，故此方無名也。

仙人玉壺丸方

雄黃　藜蘆　丹砂　礜石一方礬石　巴豆　八角附子各二兩。

上六味，先搗巴豆三千杵；次納礜石，又搗三千杵；次納藜蘆，三千杵；次納附子，三千杵；次納雄黃，三千杵；次納丹砂，三千杵；納蜜，又搗萬杵佳。若不用丹砂者，納真朱四兩無在。每納藥，輒治五百杵，納少蜜，恐藥飛揚。治藥用王相吉日良時，童子齋戒為良。

天晴明日，無雲霧，白晝藥成，密器中封之，勿洩氣，著清潔處，大人丸如小豆。服藥欲下病者，宿勿食，旦服二丸，不知者，以暖粥飲發之令下，下不止，飲冷水以止之。病在膈上吐，膈下利，或但噫氣而已。

即若欲漸除，及將服消病者，服如麻子丸二丸。

卒中惡欲死，不知人，以酒若湯和二丸，強開口灌喉中。

鬼疰病，百種不可名，漿水服二丸，日再。

男女與鬼交通，歌哭無常，或腹大絕經，狀如妊娠，漿服二丸如胡豆大，日三夜一。又苦酒和之加飴，旦旦敷手間使、心主，心主在手腕後第一約橫紋當中指，至暮又敷足三陰三陽及鼻孔，七日癒。又漿服麻子大一丸，日三，三十日止。

惡風逆心，不得氣息，服一丸。

若腹中如有蟲欲鑽脅出，狀急痛，一止一作，此是惡風，服二丸。

憂恚氣結在胸心，苦連噫及咳，胸中刺痛，服如麻子三丸，日三。

心腹切痛，及心中熱，服一丸如麻子，日三，五日瘥。

腹痛脹滿，不食，服一丸。

澼飲痰飲，旦服一丸。

風疝、寒疝、心疝、狐疝，每發腹中急痛，服二丸。

卒上氣，氣但出不入，並逆氣沖喉，胃中暴積聚者，服二丸，日再。

癥結堅痞，服一丸，日三，取瘥。

積寒熱老痞，服二丸。

食肉有消，腹堅脹，服一丸，立瘥。

腹中三蟲，宿勿食，明旦進牛羊炙三臠，須臾便服三丸如胡豆，日中當下蟲。過日中不下，更服二丸，心有爛蟲下。

卒關格，不得大小便，欲死。服二丸。

卒霍亂，心腹痛，煩滿吐下，手足逆冷，服二丸。

下痢重下者，服一丸，取斷。

瘧未發服一丸，已發二丸，便斷。

若寒熱往來，服一丸。

傷寒救澀，時氣熱病，溫酒服一丸，厚覆取汗，若不汗，更服，要取汗。

若淋瀝，瘦瘠，百節酸疼，服一丸，日三。

頭卒風腫，以苦酒若膏和敷之，絮裹之。

癰疽痤癤，瘰癧，及欲作痛，以苦酒和敷之。

若惡瘡不可名癌、疥、疽，以膏若苦酒和，先以鹽湯洗瘡去痂，拭乾敷之。

鼠瘻，以豬脂和敷瘡，取駮舌狗子舐之。

中水毒，服二丸。若已有瘡，苦酒和三丸敷瘡。

耳聾，膿血汁出，及卒聾，以赤穀皮裹二丸，納之。

風目赤或癢，視物漠漠，淚出爛眥，蜜解如飴，塗注目眥。

齒痛，綿裹塞孔中。

若為蠱毒所中，吐血，腹內如刺，服一丸如麻子，稍加之如胡豆，亦以塗鼻孔中，又以膏和，通塗腹背，亦燒之薰口鼻。

若蛇蝮諸毒所中，及獮犬、狂馬所咋，苦酒和敷，水服二丸。

婦人產後餘疾，及月水不通，往來不時，服二丸，日再。

婦人胸中苦滯氣，氣息不利，少腹堅急，繞臍絞痛，漿服如麻子一丸，稍加之如小豆大。

小兒百病，驚癇痞塞，及有熱，百日、半歲者，以一丸如黍米大，置乳頭與服之；一歲以上，如麻子一丸，日三，以飲服。

小兒大腹，及中熱惡毒，食物不化，結成積聚，服一丸。

小兒寒熱，頭痛身熱，及吐呪，服一丸如麻子。

小兒羸瘦，丁奚，不能食，食不化，漿水服二丸，日三。又苦酒和如梧子，敷腹上良。

一切萬病，量之不過一二丸，莫不悉癒。

欲行、問孝、省病，服一丸，一丸繫頸上，行無所謂，至喪家帶一丸，辟百鬼。若獨止宿山澤、塚墓、社廟、叢林之中，燒一丸，百鬼走去不敢近人。以蠟和一丸如彈丸，著絳囊，繫臂上，男左女右，山精鬼魅皆畏之。

張仲景三物備急丸　司空裴秀為散，用治心腹諸卒暴百病方。

大黃　乾薑　巴豆各等分。

上皆須精新，多少隨意，先搗大黃、乾薑，下篩為散，別研巴豆如脂，納散中，合搗千杵，即爾用之，為散亦好，下蜜為丸，密器貯之，莫令歇氣。若中惡客忤，心腹脹滿刺痛，口噤氣急，停屍卒死者，以暖水若酒服大豆許三枚，老小量之，扶頭起，令得下喉，須臾未醒，更與三枚，腹中鳴轉，得吐利便愈。若口已噤，可先和成汁傾口中，令從齒間得入，至良。

治萬病，大理氣丸方。

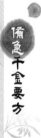

牛膝　甘草　人參　茯苓　遠志　恒山　苦參　丹參　沙

454

參　龍膽　芍藥　牡蒙　半夏　杏仁　紫菀　龍骨　天雄　附
子　葛根　橘皮　巴豆　狼牙各二兩　大黃　牡蠣　白朮各三兩
白薇六分　玄參十分　藋蘆一枚，大者　生薑屑，五兩。

　　上二十九味，搗篩二十七味，生藥令熟，又搗巴豆、杏仁
如膏，然後和使相得，加白蜜，搗五千杵，丸如梧子，空腹酒
服七丸。日三。疝瘕癥結，五十日服，永瘥。吾常用理氣，大
覺有效。

　　大麝香丸　治鬼疰飛屍，萬病皆主之方。

　　麝香三分　牛黃　附子　鬼臼　真珠　莽草　犀角　礬石
細辛　桂心　獺肝　藜蘆各二分　蜈蚣　蜥蜴各一枚　丹砂二兩
雄黃一兩　巴豆　杏仁各五十枚　地膽《外台》作蚺蛇膽　芫青
亭長　斑蝥各七枚　礜石八分。

　　上二十三味，末之，蜜和合，更搗三千杵。飲服如小豆一
丸，日二，漸加至三丸，蟲毒所螫，摩之，以知為度。若欲入
毒疫癘鄉死喪病處，及惡鬼塚墓間，絳袋盛之，男左女右肘後
系之，又以少敷鼻下人中，及臥不魘。

　　小麝香丸　治病與大麝香丸同方。

　　麝香三分　雄黃　當歸《外台》不用　丹砂各四分　乾薑　桂
心　芍藥各五分　莽草　犀角　梔子仁各二分　巴豆五十枚　附
子　烏頭各五枚　蜈蚣一枚。

　　上十四味，末之，加細辛五分，蜜和合，搗千杵。服如小
豆三丸，日三，可至五丸。一切屍疰痛，悉皆主之。

　　治諸熱不調，紫葛丸方。

　　紫葛　石膏　人參　丹參　細辛　紫參　苦參　玄參　齊
鹽　代赭　蓯蓉　巴豆　烏頭各三分　乾薑　桂心　獨活各五
分。

　　上十六味，末之，蜜和，更搗一萬杵。服如小豆六丸，食
前三丸，食後三丸。忌五辛、豬、雞、魚、蒜，餘不在禁限。

若覺體中大熱，各減一丸。服之令人肥悅，好顏色，強陽道，能食。服藥後十日，得利黃白汁大佳。婦人食前、食後只服二丸，兩歲以下兒服米粒大。令人能飲酒，除百病，藥之功能損益，備述如下：

腹中積聚、心腹滿、心下堅、宿食、痰飲食吐逆、上氣、咳嗽、咽喉鳴、短氣、黃疸久瘧、面腫、四肢煩重、身浮腫、坐起體重、熱病濕䘌、下部癢、大腸出、熱淋、關格不通、下利、顏色不定、羸瘦無力、弱房少精、精冷、體瘡癢、身體斑駁、從高墮下絕傷、墮胎後傷損血、皮肉焦爛、月水不定、或後或前、月水斷、心下悶滿、肩膊沉重、小兒百病、小兒癖氣、乳不消、小兒身常壯熱、腹內有病。

所錄諸病，皆紫葛丸治之。若積日服之未癒，消息準方服之，取瘥止，秘不傳。藥性冷，尤宜患熱人服之。

太一神精丹 主客忤霍亂，腹痛脹滿，屍疰惡風，癲狂鬼語，蠱毒妖魅，溫瘧，但是一切惡毒，無所不治方。

丹砂 曾青 雌黃 雄黃 磁石各四兩 金牙二兩半。

上六味，各搗，絹下篩，惟丹砂、雌黃、雄黃三味，以酸醋浸之，曾青用好酒銅器中漬，紙密封之，日中曝之百日，經夏。急五日亦得，無日，以火暖之。訖，各研令如細粉，以酸醋拌，使乾濕得所，內土釜中，以六一泥固際，勿令洩氣；乾，然後安鐵環施腳高一尺五寸。置釜上，以漸放火，無問軟硬炭等皆得，初放火，取熟兩稱炭各長四寸，置於釜上，待三分二分盡即益，如此三度，盡用熟火，然後用益生炭，其過三上熟火以外，皆須加火漸多，及至一伏時，其火已欲近釜，即便滿，其釜下益炭，經兩度即罷；火盡極冷，然後出之，其藥精飛化凝著釜上，五色者上，三色者次，一色者下，雖無五色，但色光明皎潔如雪最佳；若飛上不盡，更令與火如前；以雄雞翼掃取，或多或少不定，研如棗膏，丸如黍粒。一本云丹

砂、曾青、雄黃、雌黃各二斤，丹砂以大醋瓷器中漬，曾青美酒漬，紙密封閉，日曝一百日，雄黃、雌黃各油煎九日九夜，去油膩訖，更搗數千杵，皆勿研之，別以大醋拌之，令溫溫然，納藥土釜中，以雄黃在下，次下雌黃，次曾青，次丹砂，以甘土泥塗，勿令餘毫毛許，乾，以剛炭火燒之，九日九夜去釜五寸，九日九夜至釜底，九日九夜浸釜腹三寸，三九二十七日，冷之一日一夜，以刀子於釜際利著一匝，開之取丹，丹成訖，細研如粉，以棗膏和。一切丹，不得用蜜，皆用棗膏，學者宜知此術，舊不用磁石、金牙，今加而用之。

治偏風、大風、惡疾癲癇、歷節鬼打等最良。服之法，平旦空腹，服一丸如黍米為度。其瘥病積久，百方不瘥，又加心腹脹滿上氣，身面腳等並腫，垂死者，服一丸，吐即瘥，亦有不吐瘥者；若不吐復不瘥者，更服一丸半；仍不瘥者，後日增半丸，漸服無有不瘥，氣亦定，當吐出青黃白物，其因瘥，兩脅下有癖塊者，亦當消除。

若心腹不脹滿者，可與一丸，日日加之，以知為度，不必專須吐，亦可一丸即瘥，勿並與服，亦可三日一服，皆須以意斟酌，量得其宜，或腹內有水，便即下者，勿怪。

若患瘥日近，精神健，亦可斟酌病人、藥性，並與兩丸作一丸，頓服之，皆至午後食，勿使冷，勿使熱，豉漿粥任意食之。若病瘥，盜汗虛弱者，日服一丸，三日，吐即止。若患瘥不汗，氣復不流，腳冷者，服一丸，至三日；若不汗，氣復，腳即暖，有潤汗，不至三日，吐即止。若患瘥，無顏色者，服藥後三日，即有顏色。亦有須吐瘥者，亦有服少許而瘥者，亦有殺藥，強人服三四丸始覺藥行者，凡人稟性不同，不可一概與之。但作黍米大服之為始，漸加，以知為度。

藥力驗壯，勿並多服，特慎油麴、魚肉、蒜，當清淨服之。若有患久不瘥在床，羸瘦，並腹脹滿及腫，或下痢者多死，但與藥救之，十人中或瘥三四人也。又一說，癥瘕積聚，

服一刀圭，以飲漿水送之。

治諸卒死，中惡客忤，霍亂腹滿，體帶五屍疰，惡風疰忤，大病相易，死亡滅門，狂癲鬼語，已死氣絕，心上微暖者，扶起其頭，以物校開口，不可開，琢去兩齒，以漿飲送藥，藥下即活。諸久病者，日服一刀圭，復覆令汗，汗出即癒；不癒者，不過再服。

亦有不汗而瘥，復有不汗不癒者，服如上法，加半刀圭，以瘥為度。常以絳囊帶九刀圭散，男左女右，小兒繫頭上，辟瘴毒、惡時氣、射公。小兒患，可以苦酒和之，塗方寸紙上，著兒心腹上，令藥在上治之。亦有已死者，冬二日，夏一日，與此藥服，得藥下便活，若不得入腹不活。若加金牙、磁石者，服至五服內，必令人吐逆下利，過此即自定，其藥如小豆大為始，從此漸小，不得更大。

大風惡癩，可二十服；偏風歷節，諸惡風癲病等，可二十服；自餘諸惡病者，皆止一二服，量人輕重強弱，不得多與。若欲解殺藥，但爛煮食肥豬肉。服此藥後，小應頭痛身熱，一二日來，大不能得食味，後之漸漸得氣味，五日後便能食，若貪食過多者，宜節之。若服藥下悶亂，可煮木防己湯，服之即定。凡言刀圭者，以六粟為一刀圭。一說云，三小豆為一刀圭。

作土釜法

取兩個瓦盆，各受二大斗許，以甘土塗其內，令極乾。又一法：作一瓦釜，作一熟鐵釜，各受九升，瓦在上，鐵在下，其狀大小隨藥多少，不必依此說。一本云：搗好甘土，絹篩，水和作泥，硬軟如坯瓦泥，泥一升，納細紙均停，可受十斤，亦可隨藥多少作之，陰乾三十日，置日中曝之三十日，日夕翻轉向日，乾訖，以糠五石內釜，糠中四向土欄擁之，令糠遍釜，周回上下各厚七寸，以火從下放之，五日五夜，勿令人近之，去灰待冷，一日一夜乃取，掃拭令淨，以黃丹、

醋和如稀粥，掃其中令厚一分乃納藥。凡合九丹、八石、招魂、太清、神仙諸大丹，皆用此釜作之，萬成終不落節，其古釜、六一泥及鐵釜，皆除去之，勿更用也，此釜一具，前後數十回用不動，久久轉牢。此法師甚秘之，余欲令當來天下學士得解之，所以委曲具而述之。

作六一泥法

赤石脂　牡蠣　滑石　礜石　黃礬　蚯蚓屎　鹵土各二兩。

上取釅醋，以足為度，若無鹵土，以鹽代之，先作甘土泥，以泥各別裹前黃礬等五種，作團裹之，勿令洩氣，以火燒週三日最好，一日亦得，出火破團，取藥各搗碎，絹篩；然後與蚯蚓屎、鹵土等分，以醋和之如稠粥，既得好醋，可用二分醋、一分水和用，取前瓦盆，以此泥塗之。曾青如蚯蚓屎、如黃連佳，世少此者，好崑崙碌亦得瘥病，丹砂亦妙，粟砂亦得，舊不用磁石、金牙，今加之。

用治萬種惡風神良。凡有患連年積歲不可治者，宜須合。此一篇，皆以王相日，天晴明，齋戒沐浴，如法合之。

述曰：古之仙者，以此救俗，特為至秘。余以大業年中，數以合和，而苦雄黃、曾青難得。後於蜀中遇雄黃大賤，又於飛烏玄武大獲曾青，蜀人不識曾青，今須識者，隨其大小，但作蚯蚓屎者即是，如此千金可求，遂於蜀縣魏家合成一釜。以之治病，神驗不可論。宿癥風氣，百日服者皆得痊癒，故敘而述焉。凡雄黃，皆以油煎九日九夜，乃可入丹，不爾有毒，慎勿生用之，丹必熱毒不堪服，慎之。

倉公散方

特生礜石　皂莢　雄黃　藜蘆各等分。

上四味，治下篩。主卒鬼擊、鬼疰、鬼刺，心腹痛如刺，下血便死不知人，及臥魘齘腳踵不覺者，諸惡毒氣病，取前散如大豆，納管中，吹病人鼻，得嚏則氣通便活，若未嚏，復更

吹之，以得嚏為度。此藥起死人，漢文帝時太倉令醇於意方。

小金牙散　治南方瘴癘疫氣，腳弱，風邪鬼疰方。

金牙五分　雄黃　萆薢　黃芩　蜀椒　由跋　桂心　莽草　天雄　朱砂　麝香　烏頭各二分　牛黃一分　蜈蚣一枚，六寸者　細辛　蓯蓉　犀角　乾薑各三分　黃連四分。

上十九味，治下篩，合牛黃、麝香，搗三千杵。溫酒服錢五匕，日三夜二，以知為度。絳袋盛帶，男左女右，一方寸匕，省病問孝，不避夜行，塗人中，晨昏霧露亦塗之。

大金牙散　主一切蠱毒，百疰不祥，醫所不治方。

金牙　鸛骨　石膏各八分　大黃　鱉甲　梔子仁　鬼督郵　龜甲　桃白皮　銅鏡鼻　乾漆各四分　桂心　芍藥　射干　升麻　徐長卿　鳶尾　蜂房　細辛　乾薑　芒硝　由跋　馬目毒公　羚羊角　犀角　甘草　狼毒　蜣螂　龍膽　狼牙　雄黃　真珠各三分　地膽　樗雞　芫青各七枚　桃奴　巴豆各二七枚　雷丸　龍牙　白朮　胡燕屎　活草子各六分　鐵精　赤小豆各二合　芫花　莽草　射罔　烏梅各一分　蛇蛻皮一尺　斑蝥七分。

上五十味，治下篩。服一刀圭，稍加至二刀圭，帶之辟百邪，治九十九種疰。一本有麝香，無白朮。

《備急千金要方》卷·第十二

《備急千金要方》
卷第十三 ❀ 心臟

心臟脈論第一

論曰：心主神。神者，五臟專精之本也，為帝王，監領四方，夏王七十二日，位在南方，離宮火也。有生之來謂之精，兩精相搏謂之神，所以任物謂之心。神者，心之藏也。舌者，心之官。故心氣通於舌，舌和則能審五味矣。

心在竅為耳。夫心者火也，腎者水也，水火相濟。心氣通於舌，舌非竅也，其通於竅者，寄見於耳。左耳丙，右耳丁，循環炎宮，上出唇，口知味，榮華於耳，外主血，內主五音，心重十二兩，中有三毛七孔，盛精汁三合，神名呴呴，主藏神，號五神居，隨節應會，故云心藏脈，脈舍神。在氣為吞，在液為汗。心氣虛則悲不已，實則笑不休。心氣虛則夢救火，陽物得其時則夢燔灼；心氣盛則夢喜笑及恐畏；厥氣客於心，則夢丘山煙火。

凡心臟象火，與小腸合為腑。其經手少陰，與太陽為表裏。其脈洪，相於春，王於夏。夏時萬物洪盛，垂枝布葉，皆下垂如曲，故名曰鉤。心脈洪大而長，洪則衛氣實，實則氣無從出，大則榮氣萌，萌洪相薄，可以發汗，故名曰長。長洪相得，即引水漿溉灌經絡，津液皮膚。太陽洪大皆是母軀，幸得戊己，用牢根株。陽氣上出，汗見於頭，五內乾枯，胞中空虛，醫又下之，此為重虛。脈浮有表無裏，陽無所使，不但危身，並中其母。

夏脈如鉤，夏脈心也，南方火出，萬物之所以盛長也。故

其氣來盛去衰，故曰鉤，反此者病。何如而反？其氣來盛去亦盛，此謂太過，病在外；其來不盛去反盛，此謂不及，病在內。太過則令人熱而膚痛，為浸淫；不及則令人煩心，上見咳唾，下為氣泄。

心脈來累累如連珠，如循琅玕，曰平。夏以胃氣為本，心脈來喘喘連屬，其中微曲，曰心病。心脈來前曲後居如操帶鉤，曰心死。

真心脈至堅而搏，如循薏苡子累累然，色赤黑不澤，毛折乃死。

夏胃微鉤曰平，鉤多胃少曰心病，但鉤無胃曰死，胃而石曰冬病，石甚曰今病。

心藏脈，脈舍神。憂惕思慮則傷神，神傷則恐懼自失，破䐃脫肉，毛悴色夭，死於冬。

手少陰氣絕則脈不通。少陰者，心脈也。心者，脈之合也。脈不通則血不流，血不流則發色不澤，而黑如漆柴者，血先死，壬篤癸死，水勝火也。

心死臟，浮之實，如豆麻擊手，按之益躁疾者死。

夏心火旺，其脈浮大而散一作洪，曰平。反得弦細而長者，是肝之乘心，母之歸子，為虛邪，雖病易治。反得大而緩者，是脾之乘心，子之乘母，為實邪，雖病自癒。反得沉濡而滑者，是腎之乘心，水之剋火，為賊邪，大逆，十死不治。反得微濇而短者，是肺之乘心，金之凌火，為微邪，雖病即瘥。腎乘心必癃。

左手關前寸口陰絕者，無心脈也，苦心下熱痛，掌中熱，時時善嘔，口中傷爛，刺手少陽治陽。

左手關前寸口陰實者，心實也，是心下有水氣，憂恚發之，刺手心主治陰。

心脈來，累累如貫珠滑利，再至曰平，三至曰離經病，四

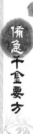

至脫精，五至死，六至命盡，手少陰脈也。

心脈急甚為瘛瘲，微急為心痛引背，食不下。緩甚為狂笑，微緩為伏梁在心下，上下行，有時唾血。大甚為喉介，微大為心痹引背，善淚出。小甚為善噦，微小為消癉。滑甚為善渴，微滑為心疝引臍，少腹鳴。澀甚為喑，微澀為血溢維厥，耳鳴巔疾。

心脈搏堅而長，當病舌捲不能言；其濡而散者，當病痟渴自已。渴，一作環。

赤脈之至也，喘而堅，診曰有積氣在中，時害於食，名心痹，得之外疾思慮而心虛，故邪從之。

扁鵲曰：心有病，則口生瘡腐爛。

心在聲為笑，在變動為憂，在志為喜。喜傷心，精氣並於心則喜。心虛則悲，悲則憂；實則笑，笑則喜。

時主夏病者，時間時甚。知其源，取其輸，觀其應，審其害。

病先發於心者，心痛，一日之肺，喘咳；三日之肝，脅痛支滿；五日之脾，閉塞不通，身痛體重。三日不已，死，冬夜半，夏日中。

病在心，日中慧，夜半甚，平旦靜。

假令心病，北行若食豚魚得之，不者，當以冬時發，得病以壬癸日也。

風心病之狀，胸內痛，脅支滿，兩脅下痛，膺背肩胛間痛，兩臂內痛。虛則胸腹大，脅下與腰背相引而痛，取其經手少陰、太陽舌下血者；其變病，刺郄中血者。

心脈沉之小而緊，浮之不喘，苦心下聚氣而痛，食不下，喜咽唾，時手足熱煩滿，時忘不樂，喜太息，得之憂思。

心病其色赤，心痛短氣，手掌煩熱，或啼笑罵詈，悲思愁慮，面赤身熱，其脈實大而數，此為可治。宜服缺宜服者藥。春當刺中衝，夏刺勞宮，季夏刺大陵，皆補之；秋刺間使，冬刺

曲澤，皆瀉之。此是手心主心包絡經。又當灸巨闕五十壯，背第五椎百壯。

邪在心，則病心痛善悲，時眩仆，視有餘不足而調之其俞。

愁憂思慮則傷心，心傷則苦驚喜忘善怒。

心中風者，翕翕發熱不能起，心中饑而欲食，食則嘔。

心中寒者，其人病心如啖蒜虀狀，劇則心痛徹背，背痛徹心，如蟲注。其脈浮者，自吐乃癒。

心傷，其人勞倦，頭面赤而下重，心中痛徹背，自煩發熱，當臍跳手，其脈弦，此為心臟傷所致也。

邪哭使魂魄不安者，血氣少也。血氣少者屬於心，心氣虛者，其人即畏，合目欲眠，夢遠行而精神離散，魂魄妄行，陰氣衰者即為癲，陽氣衰者即為狂。五臟者，魂魄之宅舍，精神之所依託也，魂魄飛揚者，其五臟空虛也。即邪神居之，神靈所使鬼而下之，脈短而微。其臟不足則魂魄不安。魂屬於肝，魄屬於肺。肺主津液，即為涕泣出，肺氣衰者即泣出。肝氣衰者魂則不安，肝主善怒，其聲呼。

心水者，其人身體腫一作重而少氣，不得臥，煩而躁，其陰大腫。

真心痛，手足青至節，心痛甚，旦發夕死，夕發旦死。

心腹痛懊憹，發作腫聚，往來上下行，痛有休作，心腹中熱，善渴涎出者，是蛔咬也。以手聚而堅持之，無令得移，以大針刺之，久持之，蟲不動乃出針。腸中有蟲蛔咬，皆不可取以小針。心脹者，煩心短氣，臥不安。

凡心脈急，名曰心疝，少腹當有形，其以心為牝藏，小腸為之使，故少腹當有形。

診得心積，沉而芤，時上下無常處，病胸滿悸。腹中熱，面赤咽乾，心煩，掌中熱，甚則唾血，身瘈瘲，主血厥，夏瘥冬劇，色赤也。

心之積名曰伏梁，起於臍上，上至心，大如臂，久久不癒。病煩心心痛，以秋庚辛日得之何也？腎病傳心，心當傳肺，肺適以秋王，王者不受邪。心復欲還腎，腎不肯受，因留結為積，故知伏梁，以秋得之。

心病煩悶少氣，大熱，熱上湯心，嘔咳吐逆，狂語，汗出如珠，身體厥冷，其脈當浮，今反沉濡而滑，其色當赤而反黑者，此是水之剋火，為大逆，十死不治。

徵音人者，主心聲也。心聲笑，其音竽，其志喜，其經手少陰。厥逆太陽則榮衛不通，陰陽反錯，陽氣外擊，陰氣內傷，傷則寒，寒則虛，虛則驚掣心悸，定心湯主之。方在第十四卷中。語聲前寬後急，後聲不續，前混後濁，口喎冒昧好自笑，此為厲風入心，荊瀝湯主之。方在第八卷中。心虛風寒，半身不遂，骨節離解，緩弱不收，便痢無度，口面喎斜，薑附湯主之。方在第八卷中。

此病不盈旬日，宜急治之。又笑而呻，呻而反憂，此為水剋火，陰擊陽，陰起而陽伏，伏則實，實則傷熱，熱則狂，悶亂冒昧，言多謬誤，不可採聽，此心已傷，若其人口唇正赤可療，其青黃白黑不可療也。

心病為瘧者，令人心煩甚，欲得清水，反寒多不甚熱。方在第十卷中。若其人本來心性和雅，而忽弊急反於常，白尤酒主之。方在第八卷中。或言未竟便住，以手剔腳爪，此人必死。禍雖未及，名曰行屍，此心病聲之候也。虛則補之，實則瀉之，不可治者，明而察之。

赤為心，心合脈，赤如雞冠者吉。心主舌，舌是心之餘。其人火形，相比於上徵，赤色，廣䏶，兌面，小頭，好肩背髀腹，小手足，行安地，疾行搖肩背，肉滿有氣，輕財，少信多慮，見事明瞭，好顧急心，不壽暴死，耐春夏，不耐秋冬。秋冬感而中病，主手少陰竅竅然。髑骭長短傾正則心應之。正赤

色小理者，則心小，小則邪弗能傷，易傷以憂；粗理者則心大，大則虛，虛則寒，寒則憂不能傷，易傷於邪。無𩩲骬者則心高，高則實，實則熱，熱則滿於肺中，悶而善忘，難開以言。𩩲骬小短舉者則心下，下則臟外，易傷於寒，易恐以言。𩩲骬長者則心堅，堅則臟安守固。𩩲骬弱以薄者則心脆，脆則善病消癉熱中。𩩲骬直下不舉者則心端正，端正則和利難傷。𩩲骬向一方者則心偏傾，偏傾則操持不一，無守司也。一云：若𩩲骬小短薄弱而下則心下，下則虛，虛則傷寒，病憂恚內損，心暴痛而好唾清涎，口臭，蟲齒痛侵唇齒。若𩩲骬高起則心高，高則實，實則熱，熱則滿於心，悶而善忘，恐悸，喉燥口痛，牙齪舌傷，小兒則便秘，口重舌，鵝口，聲嘶。方在頭面篇中。

凡人部分陷起者，必有病生。小腸太陽為心之部，其處陷起即病生矣。臟舍內上，部亦內外。沉濁屬內，浮清居外。若外病內入，小腹滿起；內病時出，所部陷沒。外入內，前治陽，後補陰；內出外，前補陰，後瀉陽。陽則實熱，陰則虛寒。在陽主外，在陰主內。

凡人死生休咎，則藏神前變形於外。人心前病，則口為之開張；若心前死，則枯黑，語聲不轉。若天中等分，暮色應之。必死不治。看應增損，斟酌賒促。賒則不出四百日內，促則不延旬月之間。心病少瘥而卒死，何以知之？

曰：赤黑色黶點如博棋，見顏度年上，此必卒死。心絕一日死，何以知之？兩目回回直視，肩息，立死。凡面赤目白，憂恚思慮，心氣內索，面色反好，急求棺槨，不過十日死。又面黃目赤不死，赤如衃血死。吉凶之色，若在於分部，胐胐而見，赤黑入口，此必死，不出其年，名曰行屍。若年上無應，三年之中病必死矣。

夏、火、心脈、色赤，主手太陽也，夏取盛經分腠。夏者火始治，心氣始長，脈瘦氣弱，陽氣留溢，熱薰分腠，內至於

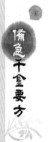

經，故取盛經分腠絕膚而病去者，邪居淺也。所謂盛經者，陽脈也。

其脈本在外踝之後，應在命門之上三寸。命門者，在心上一寸也。脈根在少澤，少澤在手小指端。

其筋起於小指之上，結於腕上，循臂內廉，結肘內銳骨之後，彈之應小指之上，入結腋下。其支者，後走腋後廉，上繞肩胛，循頸出足太陽之筋前，結於耳後完骨。其支者，入耳中，直出耳上，下結於頷上，屬目外眥。

其脈起於小指之端，循手外側上腕，出踝中直上，循臂骨下廉，出肘內側兩骨之間，上循臑外後廉，出肩解，繞肩胛，交肩上，入缺盆，向腋絡心，循咽下膈，抵胃屬小腸。其支者，從缺盆循頸上頰，至目銳眥，卻入耳中。其支者，別頰，上頸抵鼻，至目內眥，斜絡於顴。合手少陰為表裏，少陰本在銳骨之端，應在背後，同會於手太陰。

其手太陽之別，名曰支正，上腕五寸，內注少陰。其別者，上走肘，絡肩髃，主心生病。病實則小腸熱，熱則節弛，弛則陽病，陽脈大反逆於寸口再倍，病則嗌痛頷腫，耳聾目黃，臥不能言，悶則急坐。虛則小腸寒，寒則生胅，則陰病，陰脈反小於寸口過於一倍，病則短氣，百節痛，筋急頸痛，轉顧不能。此盡是手太陽小腸經筋脈支別為病，今取心主包絡、少陰心經附於後。

手心主之別，名曰內關，去腕五寸《甲乙》作二寸，出於兩筋間，循經以上繫於心包，絡心系。氣實則心痛，虛則為煩心，取之兩筋間。

手心主之脈起於胸中，出屬心包，下膈，歷絡三焦。其支者，循胸出脅，下腋三寸，上抵腋，下循臑內，行太陰、少陰之間，入肘中下臂，行兩筋之間，入掌中，循中指出其端。其支者，別掌中，循小指次指出其端。是動則病手心熱，肘臂攣

急，腋腫，甚則胸脅支滿，心中澹澹大動，面赤目黃，善笑不休。是主脈所生病者，煩心心痛，掌中熱，為此諸病，盛則瀉之，虛則補之，熱則疾之，寒則留之，陷下則灸之，不盛不虛，以經取之，盛者則寸口大一倍於人迎，虛者則寸口反小於人迎。

手少陰之別，名曰通里，在腕後一寸，別而上行，循經入咽中，係舌本，屬目系。其實則大膈，虛則不能言。取之掌後一寸，別走太陽。

手少陰之脈起於心中，出屬心系，上膈，絡小腸。其支者，從心系上俠咽，繫目系。繫目系，一作循胸出脅。其直者，復從心系卻上肺，出腋下，下循臑內後廉，行太陰心主之後，下肘內廉，循臂內後廉，抵掌後銳骨之端，入掌後內廉，循小指之內，出其端。是動則病嗌乾心痛，渴而欲飲，是為臂厥，掌中熱痛。為此諸病，盛則瀉之，虛則補之。盛者則寸口大再倍於人迎，虛者則寸口反小於人迎。

手少陰之脈獨無腧，何也？曰：少陰者，心脈也。心者，五臟六腑之大主也，為帝王精神之所舍，其臟堅固，邪不能容，容之則傷心，心傷則神去，神去則身死矣。故諸邪在於心者，皆在心之包絡。包絡者，心主之脈也。故少陰無腧也。少陰無腧，心不病乎？曰：其外經腑病，臟不病，故獨取其經於掌後銳骨之端也。

夏三月，主心小腸，赤脈攢病也，其源從少陰太陽之氣相搏而停，則榮衛不通，皮肉痛，起太陽動發少陰，淫邪之氣因而作，則臟腑隨時受夏疫病也。

其病相反，若腑虛則陰邪氣所傷，身戰脈掉，捉所不禁；若臟實則為陽毒所侵，肉熱，口開舌破，咽塞聲嘶，故曰赤脈攢病。方在傷寒卷中。

扁鵲云：灸腎、肝、心三俞，主治丹一作癉毒病，當依源

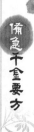

為治，表治陰陽，調和臟腑，疾不生矣。

心虛實第二

脈四條　方十一首　灸法一首

心實熱

左手寸口人迎以前脈陰實者，手少陰經也。病苦閉，大便不利，腹滿，四肢重，身熱，名曰心實熱也。

治心熱實或欲吐，吐而不出，煩悶喘急頭痛，石膏湯方。

石膏一斤　地骨皮五兩　梔子仁三七枚　淡竹葉一升　茯苓三兩　小麥三升　香豉一升。

上七味，㕮咀，先以水一斗五升，煮小麥、竹葉，取八升，澄清，下諸藥，煮取二升，去滓。分三服。《外台》名瀉心湯。

治老小下痢，水穀不消，腸中雷鳴，心下痞滿，乾嘔不安，瀉心湯方。

人參一兩　半夏三兩　黃連二兩　黃芩　甘草各一兩　乾薑一兩半　大棗十二枚。

上七味，㕮咀，以水八升，煮取二升半，分三服。並治霍亂。若寒加附子一枚，若渴加栝樓根二兩，嘔加橘皮一兩，痛加當歸一兩，客熱以生薑代乾薑。

心小腸俱實

左手寸口人迎以前脈陰陽俱實者，手少陰與巨陽經俱實也。病苦頭痛身熱，大便難，心腹煩滿，不得臥，以胃氣不轉，水穀實也，名曰心小腸俱實也。

治心實熱，驚夢喜笑，恐畏悸懼不安，竹瀝湯方。

淡竹瀝一升　石膏八兩　芍藥　白朮　梔子仁　人參各三兩

知母　茯神　赤石脂　紫菀各二兩　生地黃汁一升。

上十一味，㕮咀，以水九升，煮十味，取二升七合，去滓，下竹瀝更煎，取三升。若須利，入芒硝二兩，去芍藥。分三服。

治心實熱，口乾煩渴，眠臥不安，茯神煮散方。

茯神　麥門冬各三十六銖　通草　升麻各三十銖　紫菀　桂心各十八銖　知母一兩　赤石脂四十二銖　大棗二十枚　淡竹茹雞子大一枚。

上十味，治下篩，為粗散，以帛裹方寸匕，井華水二升半，煮取九合，時動裹子。為一服，日再。

瀉心湯　治心氣不定，吐血衄血方。

大黃二兩　黃連　黃芩各一兩。

上三味，㕮咀，以水三升，煮取一升服之。亦治霍亂。

治心熱滿煩悶驚恐，安心煮散方。

遠志　白芍藥　宿薑各二兩　茯苓　知母　紫菀　赤石脂　石膏　麥門冬各四十二銖　桂心　麻黃　黃芩各三十銖　萎蕤三十六銖　人參二十四銖　甘草十銖。

上十五味，治下篩，為粗散，先以水五升，淡竹葉一升，煮取三升，去滓，煮散一方寸匕，牢以絹裹煮，時動之。煎取八合為一服，日再。

不能食，胸中滿，膈上逆氣，悶熱，灸心俞二七壯，小兒減之。

心虛寒

左手寸口人迎以前脈陰虛者，手少陰經也。病苦悸恐不樂，心腹痛難以言，心如寒，恍惚，名曰心虛寒也。

治心氣不足，善悲愁恚怒，衄血，面黃，煩悶，五心熱，或獨語不覺，咽喉痛，舌本強，冷涎出一作汗出，善忘恐，走不定，婦人崩中，面色赤，**茯苓補心湯**方。

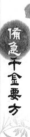

茯苓四兩　桂心二兩　大棗二十枚　紫石英一兩　甘草二兩
人參一兩　赤小豆十四枚　麥門冬三兩。

上八味，㕮咀，以水七升，煮取二升半，分三服。

治心虛寒，心中脹滿，悲憂，或夢山丘平澤，半夏補心湯方。

半夏六兩　宿薑五兩　茯苓　桂心　枳實　橘皮各三兩　白
朮四兩　防風　遠志各二兩。

上九味，㕮咀，以水一斗，煮取三升，分三服。

牛髓丸　通治百病，虛瘠羸乏等方。

牛髓　羊髓　白蜜　酥　棗膏各一升　茯苓一云茯神　麥門
冬　芎藭　桂心　當歸　甘草　羌活各二十銖　乾薑　乾地黃各
二十六銖　人參　五味子　防風各一兩　細辛十八銖　白朮四十二
銖。

上十九味，切搗十四味，再篩，別研，棗膏和散，次與諸
髓、蜜和散，攪令相得，納銅缽中，於釜湯中銚之，取堪為
丸。酒服，丸如梧子大三十丸，稍加至四十丸，日再服。

心小腸俱虛

左手寸口人迎以前脈陰陽俱虛者，手少陰與巨陽經俱虛
也。病苦洞泄，若寒少氣，四肢厥，腸澼，名曰心小腸俱虛也。

大補心湯　治虛損不足，心氣弱悸，或時妄語，四肢損變
氣力，顏色不榮方。

黃芩　附子各一兩　甘草　茯苓　桂心各三兩　石膏　半夏
遠志各四兩　生薑六兩　大棗二十枚　飴糖一斤　乾地黃　阿膠
麥門冬各三兩。

上十四味，㕮咀，以水一斗五升，煮取五升，分四服，湯
成下糖。

補心丸　治臟虛善恐怖如魘狀，及女人產後餘疾，月經不
調方。

當歸　防風　芎藭　附子　芍藥　甘草　蜀椒　乾薑　細辛　桂心　半夏　厚朴　大黃　豬苓各一兩　茯苓一方用茯神遠志各二兩。

上十六味，末之，蜜丸如梧子。酒服五丸，日三，不知加至十丸。冷極加熱藥。

心勞第三論一首　方一首

論曰：心勞病者，補脾氣以益之，脾王則感於心矣。人逆夏氣，則手太陽不長，而心氣內洞，順之則生，逆之則死，順之則治，逆之則亂，反順為逆，是謂關格，病則生矣。

治心勞熱，口為生瘡，大便苦難，閉澀不通，心滿痛，小腸熱，大黃泄熱湯方。

大黃　澤瀉　黃芩　梔子仁　芒硝各三兩　桂心二兩　石膏八兩　甘草一兩　通草二兩　大棗二十枚。

上十味，㕮咀，以水九升，先以水一升別漬大黃一宿，以餘八升水煮諸藥，取二升五合，去滓，下大黃煮兩沸，去滓，下芒硝令烊，分三服。

脈極第四
論一首　方一首　灸法二首

論曰：凡脈極者，主心也。心應脈，脈與心合，心有病從脈起。又曰：以夏遇病為脈痹，脈痹不已，復感於邪，內舍於心，則食飲不為肌膚，咳，脫血，色白不澤，其脈空虛，口唇見赤色。

凡脈氣衰，血焦髮墮，以夏丙丁日，得之於傷風損脈，為心風。心風之狀，多汗惡風，若脈氣實則熱，熱則傷心，使人

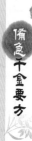

好怒，口為色赤，甚則言語不快，血脫色乾燥不澤，食飲不為肌膚；若脈氣虛則寒，寒則咳，咳則心痛，喉仲介介如哽，甚則咽腫喉痹，故曰心風，虛實候也。若陽經脈病治陰絡，陰絡脈病治陽經，定其血氣，各守其鄉。脈實宜瀉，氣虛宜補。善治病者，定其虛實，治之取痓。病在皮毛肌膚筋脈則全治之，若至六腑五臟，則半死矣。

扁鵲云：脈絕不治三日死。何以知之？脈氣空虛，則顏焦髮落，脈應手少陰，手少陰氣絕，則脈不通，血先死矣。

治脈熱極則血氣脫，色白乾燥不澤，食飲不為肌膚，生地黃消熱止極強胃氣煎方。

生地黃汁　赤蜜各一升　人參　茯苓　芍藥　白朮各三兩　甘草二兩　生麥門冬一升　石膏六兩　生薑蕤四兩　乾地黃三兩　蕁心一升，一作豉　遠志二升。

上十三味，㕮咀，以水一斗二升，煮十一味，取二升七合，去滓，下地黃、蜜更煎，取三升五合，分四服。

胸中痛，引腰背心下嘔逆，面無滋潤，灸上門隨年壯，穴在俠巨闕兩邊相去各半寸一云一寸。

顏色焦枯，勞氣失精，肩臂痛，不得上頭，灸肩髃百壯，穴在肩外頭近後，以手按之有解宛宛中。

脈虛實第五

論一首　方三首　針灸法二首

論曰：凡脈虛者，好驚跳不定，脈實者洪滿。凡脈虛實之應，主於心小腸。若其腑臟有病，從熱生則應臟，寒則應腑也。

治脈虛驚跳不定，乍來乍去，主小腸腑寒，補虛調中，防風丸方。

防風　桂心　通草　茯神　遠志　甘草　人參　麥門冬

白石英各三兩。

上九味，末之，白蜜和丸如梧子大。酒服三十丸，日再，加至四十丸。

治脈實洪滿，主心熱病，升麻湯方。

升麻　梔子仁　子芩　澤瀉　淡竹葉　芒硝各三兩　生地黃切，一升。

上七味，㕮咀，以水九升，煮取三升，去滓，下芒硝，分二服。

治心脈厥大寸口，小腸熱，齒齦嗌痛，麻黃調心泄熱湯方。

麻黃　生薑各四兩　細辛　子芩　茯苓　芍藥各五兩　白朮二兩　桂心一兩　生地黃切，一升。

上九味，㕮咀，以水九升，煮取三升，去滓，分三服。須利，加芒硝三兩。

脈不出，針不容，穴在幽門兩旁各一寸五分。

心悶痛，上氣牽引小腸，灸巨闕二七壯。

心腹痛第六論二首　方二十九首
蒸熨法一首　灸法二十五首

論曰：寒氣卒客於五臟六腑，則發卒心痛胸痺。感於寒，微者為咳，甚者為痛、為泄。厥心痛與背相引，善瘈，如物從後觸其心，身傴僂者，腎心痛也；厥心痛腹脹滿，心痛甚者，胃心痛也；厥心痛如以針錐刺其心，心痛甚者，脾心痛也；厥心痛，色蒼蒼如死灰狀，終日不得太息者，肝心痛也；厥心痛，臥若從心間痛，動作痛益甚，色不變者，肺心痛也。真心痛，手足青至節，心痛甚，旦發夕死，夕發旦死。蚘心痛，心腹中痛，發作腫聚，往來上下行，痛有休止，腹中熱，善涎

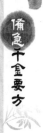

也，是蛔咬也。

以手按而堅持之，勿令得移，以大針刺之，久持之，蟲不動，乃出針。心下不可刺，中有成聚，不可取於腧。腸中有蟲蛔咬，皆不可取以小針。

治寒氣卒客於五臟六腑中，則發痛方。

大黃　芍藥　柴胡各四兩　升麻　黃芩　桔梗　朱砂各三兩　鬼箭羽　鬼臼　桂心　朴硝各二兩。

上十一味，㕮咀，以水九升，煮取二升七合。分三服，先分朱砂作三份，一服納朱一份，攪令勻服之。得快利，痛不止，宜服後方。

赤芍藥六兩　桔梗　杏仁各五兩。

上三味，㕮咀，以水六升，煮取三升，分三服。

九痛丸　治九種心痛：一蟲心痛；二注心痛；三風心痛；四悸心痛；五食心痛；六飲心痛；七冷心痛；八熱心痛；九去來心痛。此方悉主之，並療冷沖上氣，落馬墮車，血疾等方。

附子　乾薑各二兩　巴豆　人參　吳茱萸各一兩　生狼毒四兩。

上六味，末之，蜜和。空腹服如梧子一丸，卒中惡腹脹痛，口不能言者二丸，日一服。連年積冷流注心胸者，亦服之，好好將息，神驗。

治九種心痛方。

取當太歲上新生槐枝一握，去兩頭，㕮咀，以水三升，煮取一升，頓服。

治心中痞，諸逆懸痛，桂心三物湯方。

桂心二兩　膠飴半斤　生薑二兩。

上㕮咀，以水六升，煮取二升，去滓納飴，分三服。仲景用枳實五枚，不用膠飴；《肘後》用枳實五枚，白朮二兩，為五味。

治心痛徹背，背痛徹心，烏頭丸方。

烏頭六銖　附子　蜀椒各半兩　赤石脂　乾薑各一兩。

上五味，末之，蜜丸，先食服如麻子三丸，日三，不知稍增之。范汪不用附子，服如梧子三丸，崔氏用桂半兩，為六味。

治心痛方。

桃白皮煮汁，空腹以意服之。崔氏用療疰心痛。

治暴心痛，或如中惡，口中涎出不可禁止，回回欲吐方。

苦參十斤，以水一石，煮取二斗，去滓，下苦酒二斗更煎，取五升，納大豆黃末熬，和汁中煎，取可丸，並手丸如梧子大，酒一升，進三四十丸，日一服。當倒腹吐，不吐下利，更酒漬二斤苦參，進丸彌佳，非止腹痛、心暴痛、骭骨等痛，凡是腹中之疾皆悉主之。又治冷血宿結癥澼，頻用有效，非復一條，大良。

治中噁心痛腹脹，大便不能，走馬湯方。

巴豆兩粒　杏仁二枚。

上二味，綿裹，搗令細，以熱湯二合著小杯中，以兩指搦取白汁令盡。頓服，一食頃下去即癒，老小量之。亦治卒疝飛屍鬼擊。

治卒中噁心痛方。

苦參三兩，㕮咀，以好醋一升半，煮取八合。強人頓服，老小二服。

又方　桂心八兩，㕮咀，以水四升，煮取一升半，分二服。

論曰：心腹中痛，發作腫聚，往來上下，痛有休止，多熱喜涎出，是蚘蟲咬也。並宜溫中當歸湯，服兩三劑後，若不效有異，宜改方增損，服取瘥。

溫中當歸湯方

當歸　人參　乾薑　茯苓　厚朴　木香　桂心　桔梗　芍藥　甘草各二兩。

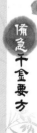

上十味，咬咀，以水八升，煮取三升。分溫五服，日三。不耐木香者，以犀角一兩代之。

增損當歸湯方

當歸三兩　黃芩　朴硝　桔梗　柴胡各四兩　升麻三兩　芍藥一兩半。

上七味，咬咀，以水八升，煮取二升半，分二服。一方有厚朴一兩。

治蟲心痛方。

鶴虱末之，蜜和梧子大。服四十丸，日三服。慎酒肉，蜜湯下，可加至五十丸。

又方　鶴虱一兩，末之，空腹溫醋一盞和服之，蟲當吐出。

又方　服漆一合。方在第二十七卷養生服餌篇中。凡蟲心痛，皆用漆主之。

治心腹冷痛，五辛湯方。

蜀椒　細辛　桂心　乾薑　吳茱萸　芍藥　防風　苦參　乾地黃　甘草　當歸各一兩　梔子　烏梅　大棗各二七枚。

上十四味，咬咀，以水九升，煮取三升，分四服。

治久心痛、腹痛積年不定，不過一時間還發，甚則數日不能食。又便出乾血，窮天下方不能瘥，甄立言處此方，數日即瘥。

犀角丸方

犀角　麝香　雄黃　桔梗　莽草　鬼臼　桂心　芫花各半兩　附子六銖　甘遂一兩半　光明砂六銖　赤足蜈蚣一枚　貝齒五枚　巴豆二十枚。

上十四味，末之，蜜丸如梧子，飲服一丸，日二漸加至三丸，以微利為度。《古今錄驗》無雄黃。

治卒心腹絞痛如刺，兩脅支滿，煩悶不可忍，高良薑湯方。

高良薑五兩　厚朴二兩　當歸　桂心各三兩。

上四味，㕮咀，以水八升，煮取一升八合，分三服，日二。若一服痛止，便停，不須更服。若強人為二服，劣人分三服。

治心腹絞痛，諸虛冷氣滿痛，當歸湯方。

當歸　芍藥　厚朴　半夏各二兩　桂心　甘草　黃蓍　人參各三兩　乾薑四兩　蜀椒一兩。

上十味，㕮咀，以水一斗，煮取三升二合。分四服，羸劣人分六服。《小品方》云：大冷加附子一枚。

治心腹蘊蘊然痛方。

芍藥六兩　黃芩　朴硝　桔梗　柴胡各四兩　當歸　升麻各三兩。

上七味，㕮咀，以水八升，煮取二升半，分三服。

治虛冷腹痛，不下飲食，食復不消，臚脹，**當歸湯**方。

當歸　茯苓各五分　黃蓍　紫菀各四分　高良薑　乾薑各六分　肉蓯蓉　鹿茸　桂心　昆布　橘皮各三分　甘草二兩　桃仁一百枚　地骨皮　法麴　大麥糵各一升　烏頭一兩　大棗四十枚。

上十八味，㕮咀，以水一斗五升，煮取四升二合，分為五服。下利加赤石脂、龍骨各三分，渴加麥門冬一升。

治腹冷絞痛，羊肉當歸湯方。

當歸四分　乾薑　橘皮　黃蓍　芍藥　芎藭　桂心　獨活　防風各一分　人參　吳茱萸　甘草　乾地黃　茯苓各一分　生薑六分　大棗三十枚　羊肉半斤。

上十七味，㕮咀，以水一斗半煮肉，取一斗二升，出肉納諸藥，煮取三升，分三服，日三。覆取溫暖。

治寒冷腹中痛，當歸湯方。

當歸二兩　吳茱萸二升　甘草　人參　桂心各一兩　生薑五兩　半夏　小麥各一升。

上八味，㕮咀，以水一斗五升，煮取三升。分三服，日

三。亦治產後虛冷。《小品》名吳茱萸湯。

治腹痛，臍下絞結繞臍不止，溫脾湯方。

當歸　乾薑各三兩　附子　人參　芒硝各二兩　大黃五兩
甘草三兩。

上七味，㕮咀，以水八升，煮取二升半，分三服，日三。

治冷氣，脅下往來沖胸膈，痛引脅背悶，當歸湯方。

當歸　吳茱萸　桂心　人參　甘草　芍藥　大黃各二兩
茯苓　枳實各一兩　乾薑三兩。

上十味，㕮咀，以水八升，煮取二升半，分三服，日三。
治屍疰亦佳。《外台》仲景方無茯苓、枳實。

治久寒疾，胸腹中痛，時下痢，當歸湯方。

當歸二兩　甘草　柑皮各二兩　附子一枚　乾薑四兩。

上五味，㕮咀，以水八升，煮取二升。分三服，日三。

治久寒宿疾，胸腹中痛，短氣，時滯下痢，當歸湯方。

當歸　桂心各二兩　乾薑四兩　附子五兩。

上四味，㕮咀，以水八升，煮取二升。分三服，日三。范
汪無附子，甘草二兩，云虛冷激痛甚者，加黃蓍、芍藥各二兩。

治胸腹中卒痛，生薑湯方。

生薑一斤，取汁　食蜜八兩　醍醐四兩。

上三味，微火上耗令相得。適寒溫服三合，日三。

凡心腹冷痛，熬鹽一斗熨，熬蠶沙燒磚石蒸熨，取其裏溫
暖止。蒸土亦大佳。

邪在心，則病心痛，善悲，時眩仆，視有餘不足而調其
腧。

腎心痛，先取京骨、崑崙發針，不已取然谷。

胃心痛，取大都、太白。

脾心痛，取然谷、太谿。

肝心痛，取行間、太衝。

肺心痛，取魚際、太淵。

心痛引腰脊欲嘔，刺足少陰。

心痛引背不得息，刺足少陰，不已取手少陰。

心痛腹脹，濇濇然大便不利，取足太陰。

心痛，少腹上下無常處，溲便難，刺足厥陰。

心痛短氣不足以息，刺手太陰。

心痛不可按，煩心，巨闕主之。

心痛有三蟲，多涎，不得反側，上脘主之。

心痛身寒，難以俯仰，心疝衝冒死不知人，中脘主之。

心腹中卒痛，石門主之。

心疝暴痛，取足太陰。

心懊憹，微痛煩逆，灸心俞百壯。

心痛如錐刀刺，氣結，灸膈俞七壯。

心痛冷氣上，灸龍頷百壯，在鳩尾頭上行一寸半，不可刺。

心痛惡氣上，脅急痛，灸通谷五十壯，在乳下二寸。

心痛暴絞急絕欲死，灸神府百壯，在鳩尾正心，有忌。

心痛暴惡風，灸巨闕百壯。

心痛堅煩氣結，灸太倉百壯。

心痛，灸臂腕橫紋三七壯，又灸兩虎口白肉際七壯。

胸痹第七

論二首　方十三首　灸法五首

論曰：胸痹之病，令人心中堅滿，痞急痛，肌中苦痹，絞急如刺，不得俯仰，其胸前皮皆痛，手不得犯，胸中愊愊而滿，短氣，咳唾引痛，咽塞不利，習習如癢，喉中乾燥，時欲嘔吐，煩悶，白汗出，或徹引背痛，不治之，數日殺人。

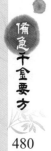

論曰：夫脈當取太過與不及，陽微陰弦，即胸痹而痛，所以然者，責其極虛故也，今陽虛知在上焦。所以胸痹心痛者，以其人脈陰弦故也。平人無寒熱，短氣不足以息者，實也。

治胸痹，心中痞氣結在胸，胸滿脅下逆搶心，枳實薤白桂枝湯方。

枳實四兩　厚朴三兩　薤白一斤　栝樓實一枚　桂枝一兩。

上五味，㕮咀，以水七升，煮取二升半，分再服。仲景方厚朴用四兩，薤白半斤，水五升，煮取二升。

胸痹之病，喘息咳唾，胸背痛，短氣，寸脈沉而遲，關上小緊數，**栝樓湯**主之方。

栝樓實一枚　薤白一斤　半夏半升　生薑四兩　枳實二兩。

上五味，㕮咀，以白蘞漿一斗，煮取四升，服一升，日三。仲景、《肘後》不用生薑、枳實、半夏。

胸痹之候，胸中愊愊如滿，噎塞習習如癢，喉中澀燥唾沫，宜此方。

橘皮一斤　枳實四枚　生薑半斤。

上三味，㕮咀，以水五斗三升，煮取二升，去滓，分再服。

治胸痹，治中湯。方出第二十卷中。

治胸中氣塞短氣，茯苓湯方。

茯苓三兩　甘草一兩　杏仁五十枚

上三味，㕮咀，以水一斗三升，煮取六升，去滓。為六服，日三，未瘥，再合服。

治胸滿短氣噎塞，通氣湯方。

半夏八兩　生薑六兩　橘皮三兩　吳茱萸四十枚。

上四味，㕮咀，以水八升，煮取三升，分三服。一方用桂二兩，無橘皮。

治胸痹達背痛、短氣，細辛散方。

細辛　甘草各二兩　枳實　生薑　白朮　栝樓實　乾地黃各三兩　桂心　茯苓各二兩。

上九味，治下篩，酒服方寸匕，日三。

治胸痹達背，蜀椒散方。

蜀椒　食茱萸各一兩　桂心　桔梗各三兩　烏頭半兩　豉六銖。

上六味，治下篩，食後酒服方寸匕，日三。

前胡湯　主胸中逆氣，心痛徹背，少氣不食方。

前胡　甘草　半夏　芍藥各二兩　黃芩　當歸　人參　桂心各一兩　生薑三兩　大棗三十枚　竹葉一升。

上十一味，㕮咀，以水九升，煮取三升，分四服。

又方　前胡　人參　生薑　麥門冬　餳　半夏　甘草　芍藥　茯苓各三兩　桂心　黃芩　當歸各一兩　大棗三十枚。

上十三味，㕮咀，以水一斗四升，煮取三升，去滓，分為三服。

治胸背疼痛而悶，熨背散方。

烏頭　細辛　附子　羌活　蜀椒　桂心各五兩　芎藭一兩六銖。

上七味，治下篩，帛裹，微火炙令暖，以熨背上。取瘥乃止。慎生冷如常法。

治胸腹背閉滿，上氣喘息，下氣湯方。

大腹檳榔二七枚　杏仁四七枚。

上二味，㕮咀，以童子小便三升，煮取一升半，分再服。曾患氣發，輒合服之。

破胸背惡氣，音聲塞閉，**檳榔湯**方。

檳榔四枚，極大者　檳榔八枚，小者。

上二味，㕮咀，以小兒尿二升半，煮減一升，去滓。分三服。頻與五劑永定。

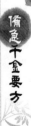

胸痹引背時寒，間使主之。

胸痹心痛，天井主之。

胸痹心痛不得息，痛無常處，臨泣主之。

胸痹心痛，灸膻中百壯，穴在鳩尾上一寸。忌針。

胸脅滿，心痛，灸期門隨年壯。穴在第二肋端乳直下一寸半。

頭面風第八

方一百二首　拔白法一首

治腦風頭重，頸項強，眼眕眕淚出，善欠，目欲眠睡，憎風，劇者耳鳴滿，眉眼疼悶，吐逆眩倒不自禁，諸風乘虛經，五臟六腑皆為癲狂，諸邪病悉主之，**莒蒻酒**方。

莒蒻　辛夷　天雄　人參　磁石　石膏　茵芋　桂心　秦芁　天門冬　柏子仁　山茱萸　白頭翁各二兩　松蘿　細辛　薯蕷　羚羊角　菖蒲　甘草各二兩　雲母一兩，燒之令赤，末之為粉　防風四兩。

上二十一味，咬咀，以酒二斗，漬之七日。初服二合，漸加至五合，日三。有女人少時患風眩，發則倒地；為婦積年無兒，服此酒並將紫石門冬丸服之，眩瘥，生兒子平復也。紫石門冬丸方出婦人方中。

治頭眩屋轉，眼不得開方。《翼》名人參湯。

人參　當歸　防風　黃耆　芍藥　麥門冬各二兩　獨活　白朮　桂心各三兩。

上九味，咬咀，以水一斗，煮取三升，分三服。

防風湯　治風眩嘔逆，水漿不下，食輒嘔，起卻眩倒，發有時，手足厥冷方。

防風　防己　附子　乾薑　甘草各一兩　桂心各二兩。

上七味，㕮咀，以水四升，煮取二升。分三服，日三。
《古今錄驗》用白朮一兩。

治風虛眩眼暗，茵芋湯方。

茵芋一分　人參　甘草　蓯蓉　黃蓍　茯苓　秦艽　厚朴
各一兩　防風十兩　烏喙二兩　松實　山茱萸各三兩。

上十二味，㕮咀，以水一斗，煮取二升半。分三服，強人
今日夜盡，劣人分五服，二日盡。

治頭風眩欲倒，眼旋屋轉，腦痛，防風湯方。

防風　枳實　杏仁　芎藭各三兩　茯神　麻黃　前胡　生
薑　半夏各四兩　細辛二兩　竹瀝三升。

上十一味，㕮咀，以水六升合竹瀝，煎取二升七合。分三
服，頓服三兩劑。

治風頭眩轉，面上游風，鴟頭酒方。

飛鴟頭五枚　防風　芎藭　薯蕷　茯神各四兩，一方無　葛
根　桂心　細辛　人參　天雄　乾薑　枳實　貫眾　蜀椒各二
兩　麥門冬一作天門冬　石楠各五兩，一作石膏　山茱萸一升　獨活
二兩。

上十八味，㕮咀，絹囊盛，清酒四斗漬六宿。初服二合，
日再服，稍加，以知為度。

治頭風眩，口喎目斜，耳聾，大三五七散方。

天雄　細辛各三兩　山茱萸　乾薑各五兩　薯蕷　防風各七
兩。

上六味，治下篩，清酒服五分匕，日再，不知稍加。
《翼》云：亦治面骨疼。

治頭風目眩耳聾，小三五七散方。

天雄三兩　山茱萸各五兩　薯蕷七兩。

上三味，治下篩，以清酒服五分匕，日再，不知稍增，以
知為度。

治風眩倒屋轉，吐逆，惡聞人聲，茯神湯方。

茯神　獨活各四兩　黃耆　遠志　防風五兩　生薑各三兩
甘草　人參　當歸　牡蠣　白朮　蓯蓉　附子各二兩。

上十三味，㕮咀，以勞水一斗三升，煮取三升。服五合，
晝夜盡。

治頭面風在眉間，得熱如蟲行，或頭眩，目中淚出，防風
散方。

防風五兩　桂心　天雄　細辛　朱砂　乾薑　人參　烏頭
附子各三兩　莽草　茯苓　當歸各二兩。

上十二味，治下篩。酒服方寸匕，日三。

治風頭眩惡風，吐冷水，心悶，防風散方。

防風二兩　澤瀉一本作澤蘭　細辛　附子　薯蕷　茯苓　天
雄各一兩，《翼》作人參　白朮二兩半　桂心一兩半　乾薑半兩。

上十味，治下篩，酒服方寸匕，當令酒氣相接，則脫巾
帽，解髮梳頭百過，復投一升酒，便洗手足，須臾自熱，解髮
以粉粉之，快然便熟眠癒，亦可洗頭面汗出。《翼》云：如服寒
食散法。

治風眩翻倒無定方。

獨活六兩　枳實三兩，一方用松實　石膏　蒴藋各四兩。

上四味，㕮咀，以清酒八升，煮取四升，頓服之。以藥滓
熨頭，覆眠取汗，覺冷又納鐺中炒令熱，熨之。

治患頭眩運，經久得瘥後，四體漸羸，食無味，好食黃土
方。

白朮三斤　麴二斤。

上二味，末之，酒和，並手丸和梧子大，曝乾。飲服三十
丸，日三。斷食土為效。

治頭中五十種病方。

巴戟　菊花　芎藭　乾薑　防風　石楠　白朮　烏頭　附

子　細辛　薯蕷　蜀椒　人參　桔梗　秦艽　栝樓根　澤瀉　甘草　山茱萸　乾地黃　天雄　羌活各等分。

上二十二味，治下篩，以酒服方寸匕，日三。

治頭面脹滿，腦瘻偏枯，發作有時，狀似刀刺，失聲，陰陰然疼，面目變青，入頂散方。

山茱萸　芎藭　防風　獨活各一兩半　細辛　莽草　白朮　薯蕷　牛膝　石楠　甘草各一兩　烏頭　通草　菖蒲　附子　麻黃　天雄　蜀椒　桔梗各一兩六銖。

上十九味，治下篩。酒服方寸匕，日三。

治上氣頭面風，頭痛，胸中氣滿，奔豚，氣上下往來，心下煩熱，產婦金瘡百病，杏仁膏方。

杏仁一升搗研，以水一斗，濾取汁令盡，以銅器糖火上從旦煮至日入，當熟如脂膏，下之。空腹酒服一方寸匕，日三。不飲酒者，以飲服之。

治頭風大豆酒方。

大豆三升，炒令無聲，先以一斗二升瓶盛清酒九升，乘豆熱即傾著酒中，密泥頭七日，溫服之。

治中風頭痛，發熱，耳頰急方。

麻黃　葛根　石膏　桂心各三兩　附子　芍藥　甘草　秦艽　防風各二兩　生薑五兩。

上十味，㕮咀，以水一斗，煮取三升，分三服，覆取汗。

治頭目有風，牽引目睛疼痛，偏視不明，薯蕷散方。

薯蕷三兩　細辛一兩半　秦艽　天雄各二兩　獨活　桂心　山茱萸各二兩半。

上七味，治下篩。酒服方寸匕，日三服。

治頭中痛，身熱風熱方。

竹瀝二升　升麻　生薑　杏仁各三兩　芍藥　柴胡各四兩　石膏　生葛根各八兩。

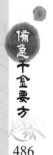

486

上八味，㕮咀，以水六升，合竹瀝，煮取二升七合，分三服。

治頭面游風，菊花散方。

菊花一兩　細辛　附子　桂心　乾薑　巴戟　人參　石楠
天雄　茯苓　秦艽　防己各二兩　防風　山茱萸　白术　薯蕷各
三兩　蜀椒五合。

上十七味，治下篩。酒服方寸匕，日三。

治頭風方。

服荊瀝不限多少，取瘥止。

又方　搗蒴藋根一升，酒二升漬服，汗出止。

又方　末蔓荊子二升，酒一斗，絹袋盛，浸七宿。溫服三
合，日三。

又方　臘月烏雞屎一升，炒令黃，末之，絹袋盛，以酒三
升浸，溫服任性，常令醺酣。

又方　七月七日，麻勃三斗，麻子一石，末，相和蒸之，
沸湯一石五斗，三遍淋之，煮取一石，神麴二十斤，漬之令
發，以黍米兩石五斗釀之熟，封三七日。服清一升，百日身中
澀皮八風、胸膈五臟骨髓伏風，百病悉去。

治頭中五十種病，摩頭散方。

蕳茹　半夏　蜀椒各六分　烏頭八分　莽草四分　桂心七分
附子　細辛各一兩。

上八味，治下篩，以大醋和摩頭，記日數，三日頭膚痛，
四五日後，一著藥如前，十日以醋漿洗頭，復摩藥即瘥。若生
息肉，並喉咽中息肉大如棗，欲塞，以藥摩之即瘥，耳鼻齒有
疾，並用之良。

頭風散方

附子一枚，中形者　鹽如附子大。

上二味，治下篩，沐頭竟，以方寸匕摩頂上，日三。

治頭面上風方。

松脂　石鹽　杏仁　蜜臘各一兩　薰陸香二兩　蓖麻仁三兩

上六味，熟搗作餅，淨剃百會上髮，貼膏，膏上安紙，三日一易。若癢刺，藥上不久風定。

治卒中惡風頭痛方。

搗生烏頭，以大醋和塗故布上，薄痛上，須臾痛止，日夜五六薄，逐痛處薄之。去皮搗烏頭。

又方　油二升，鹽一升末，油煎一宿令消盡，塗頭。石鹽尤良。

又方　芥子末，醋和敷頭一週時。

治肺勞熱，不問冬夏老少，頭生白屑，瘙癢不堪，然肺為五臟之蓋，其勞損傷肺，氣沖頭頂致使頭癢，多生白屑，搔之隨手起，人多患此，皆從肺來，世呼為頭風也，**沐頭湯**方。

大麻子　秦椒各三升　皂莢屑五合。

上三味，熟研，納泔中一宿漬，去滓，木匕攪百遍，取勞乃用沐頭髮際，更別作皂莢湯濯之，然後敷膏。《肘後》無皂莢。

又方　菊花　獨活　茵芋　防風　細辛　蜀椒　皂莢　杜蘅　莽草　桂心各等分。

上十味，可作湯沐及熨之。

風頭沐湯方

豬椒根三兩　麻黃根　防風各二兩　細辛　茵芋各一兩。

上五味，㕮咀，以水三斗，煮取一斗，去滓，溫以沐頭。

又方　葶藶子煮，沐不過三四度瘥。

又方　蜀椒二升，以水煮取汁，沐髮良。

又方　以桑灰汁沐頭，去白屑，神良。

治頭項強，不得顧視方。

蒸好大豆一斗。令變色，納囊中枕之。

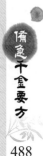

488

又方 常以九月九日取菊花作枕袋，枕頭良。

又方 八月後取荊芥鋪床，又作枕枕頭，立春日去之。

又方 穿地作小坑，燒令赤，以水沃之，令小冷，納生桃葉滿其上，布席臥之。令項當藥上，以衣著項兩邊，令氣蒸病上，汗出良久癒。若病大者，作地坑亦大。

治風毒熱頭面腫，犀角湯方。

犀角　生薑各二兩　栝樓根　苦參各一兩　石膏六兩　竹葉兩撮　黃芩　升麻　青木香各三兩　防己一兩半　防風一兩。

上十一味，㕮咀，以水七升，煮取二升。分三服，相去十裏久，內消不利。

治頭面遍身風腫方，防風散方。

防風二兩　白芷一兩　白朮三兩。

上三味，治下篩，酒服方寸匕，日三服。

治卒中風，頭面腫方。

搗杏仁如膏，以雞子黃合搗，令相得，敷帛上，厚裹之，自乾，不過八九敷瘥。

令白髮還黑方。

烏麻九蒸九曝，末之，以棗膏丸，久服之佳。

又方　隴西白芷　旋覆花　秦椒各一升　桂心一尺。

上四味，治下篩，以井花水服方寸匕，日三，三十日白髮還黑。禁房室。

治頭髮落不止，石灰酒方。

石灰三升，細篩，水拌令濕，極熟蒸之，炒令至焦，以木箭投之，火即著為候，停冷取三升，絹袋貯之，以酒三斗漬三宿，初服半合，日三四夜二，稍加至一合，甚神驗。

治脈極虛寒，鬢髮墮落，令髮潤澤沐頭方。

桑根白皮切三升，以水五升淹漬，煮五六沸，去滓，洗沐髮，數數為之，自不復落。

又方　麻子三升，碎　白桐葉切，一把。

上二味，以米泔汁二斗，煮五六沸，去滓，以洗沐，則鬢不落而長，甚有驗。

鬢髮墮落，令生長方。

生柏葉切，一升　附子四枚　豬膏三升。

上三味，末之，以膏和為三十丸，用布裹一丸，納煎沐頭泔汁中，沐髮長不落，其藥密收貯，勿令洩氣。

又方　麻葉　桑葉。

上二味，以泔煮，去滓，沐髮七遍，長六尺。

又方　羊糞灰淋汁洗之，三日一洗，不過十洗，大生。

治頭中二十種病，頭眩，髮禿落，面中風，以膏摩之方。

蜀椒　莽草各二兩　桂心　薗茹　附子　細辛各一兩半　半夏　乾薑各一兩。

上八味，㕮咀，以豬生肪二十兩合搗，令肪消盡，藥成。沐頭令淨，以藥摩囟上，日一即瘥。如非十二月合，則用生烏麻油和塗頭皮，沐頭令淨乃揩之，一頓生如昔也。《必效方》無蜀椒、莽草、半夏、乾薑。

治頭中風癢白屑，生髮膏方。

蔓荊子　附子　細辛　續斷　皂莢　澤蘭　零陵香　防風　杏仁　藿香　白芷各二兩　松葉　石楠各三兩　莽草一兩　松膏　馬鬐膏　豬脂各二升　熊脂二升。

上十八味，㕮咀，以清醋三升漬藥一宿，明旦以馬鬐膏等微火煎，三上三下，以白芷色黃膏成，用以澤髮。

治頭風癢白屑，生髮膏方。

烏喙三兩　莽草　石楠　細辛　續斷　皂莢　澤蘭　白朮　辛夷　防風　白芷各二兩　竹葉　松葉　柏葉各半升　豬脂四升。

上十五味，㕮咀，以清醋三升漬一宿，明旦微火以脂煎，

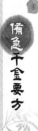

490

三上三下，白芷色黃膏成。去滓濾取，沐髮了塗之。一方用生油三大升。《千金翼》無石楠，用杏仁，不用白芷灰汁，洗頭去白屑神良。

生髮膏方

丁香　甘松香各一兩　零陵香　吳藿香　細辛　蜀椒各二兩　白芷　澤蘭　大麻子　桑白皮　桑寄生　牡荊子　苜蓿　辛夷仁　杏仁　芎藭　防風　莽草各一兩　胡麻油一升　竹葉　松葉　柏葉各半升　臘豬膏一升　烏雞肪　雁肪各一合。

上二十五味，㕮咀，以醋漬一宿，納油膏中，微火三上三下，白芷色黃膏成，去滓，塗頭上髮生，日二夜一。

鬢髮墮落，令生長方。

附子　蔓荊子　柏子仁各三分。

上三味，以烏雞膏和搗三千杵，貯新瓷器中，封百日出。以馬鬐膏和，以敷頭訖，巾裹之，勿令見風，日三即生。《肘後》不用柏子仁，以酒漬澤沐。

髮鬢禿落，生髮膏方。

莽草一兩　防風　升麻　白芷　薺苨各二兩　蜣蜋四個　驢鬐膏　豹膏一作狗膏　馬鬐膏　熊膏一作雄雞膏　豬膏。

上十一味，諸膏成煎各半升，合煎諸藥，沸則下，停冷，復上火三五沸止，絞去滓，敷頭當澤用之。

髮落生髮方

白芷　附子　防風　芎藭　莽草　辛夷　細辛　黃芩　當歸各一兩　大黃一兩半　蔓荊子一升　蜀椒一兩。

上十二味，㕮咀，以馬鬐膏五合，臘月豬膏三升，合諸藥微火煎，白芷色黃膏成。先洗頭，後用膏敷，如常澤法。勿近面，面生毛也。亦治眉落。

治風頭毛髮落不生方。

鐵上生衣，研，以臘月豬脂和塗之，日三。亦治眉毛落。

髮落不生令長方。

麻子一升熬黑，壓取脂以敷頭，長髮妙。

又方　雁肪敷之。

又方　多取烏麻花、瓷甕盛，密蓋深埋之，百日出，用塗發，令髮易長而黑。

生眉毛方。

牆上青衣　鐵生衣。

上二味，等分，末之，以水和塗即生。

又方　七月烏麻花陰乾，末之，以生烏麻油漬之，二日一塗。

眉毛鬢髮火燒瘡瘢，毛不生方。

蒲灰、正月狗腦和敷即生。

治禿頂方。

蕪菁子末，醋和敷之，日三。

又方　東行棗根長三尺，以中央安甑中心蒸之，以器承兩頭汁，塗頭髮即生。《肘後》作桑根。

又方　麻子三升熬焦，末之，以豬脂和塗之，髮生為度。

拔白髮良日。

正月四日　二月八日　三月十二日　四月十六日　五月二十日　六月二十四日　七月二十八日　八月十九日　九月二十五日一作十五日　十月十日　十一月十日　十二月十日

上並以日正午拔之，當日不飲酒、食肉五辛，經一拔黑者更不變。

令髮不生方。

除日自拔毛，以鱉脂塗之。又豬狗膽塗之。又狗乳亦塗之。

又方　用白蜜敷髮孔，即不復生也。

又方　蚌灰、鱉脂相和，新拔毛即塗毛孔上，永不生。

染鬢髮方。

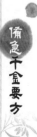

492

胡粉三兩　石灰六兩，絹篩，火熬令黃。

上二味，以榆皮作湯，和之如粉，先以皂莢湯洗髮，令極淨，不得令有膩氣，好曝乾，夜即以藥塗髮上，令勻訖，取桑葉相綴，著頭巾上遍，以裹髮一夜，至旦取醋漿熱暖三遍，淨洗髮。又以醋泔熱暖洗髮，又取生胡麻苗搗，取三升汁，和水煮一二沸，淨濾以濯髮訖。又用油湯濯之，百日黑如漆。

又方　生油漬烏梅，常用敷頭良。

又方　黑椹水漬之，塗髮令黑。

又方　以鹽湯洗沐，生麻油和蒲葦灰敷之。

髮黃方。

臘月豬脂和羊屎灰、蒲灰等分封頭，三日一為之。

又方　大豆五升，醋漿水二斗，煮取五升，沐之。

治鬢髮黃赤方。

燒梧桐作灰，用乳汁和塗敷鬢並膚肉，髮鬢即黑。

鬢黃方

剪爪甲搔令毛孔少血出，以蜜塗之，生黑毛。

治頭瘡及白禿，松瀝煎方。

松瀝七合　丹砂　雄黃　水銀研，各二兩　礬石一兩，一云硝粉　黃連三兩。

上六味，治上篩，納瀝中攪研令調，以塗之。先以泔清洗髮及瘡，令無痂，然後敷藥，二日一敷，三敷後當更作膿，膿訖更洗之。凡經三度膿出訖，以甘草湯洗去藥毒，前後十度許洗，即瘥。

治白禿髮落生白痂，終年不瘥方。

五味子　蛇床子　遠志各三分　菟絲子五分　蓯蓉　松脂各二分　雄黃　雌黃　白蜜各一分　雞屎白半分。

上十味，治下篩，以豬膏一升二合，先納雄黃，次納雌黃，次納雞屎白，次納蜜、松脂，次納諸藥煎之，膏成，先以

桑灰洗頭，燥，敷之。

治白禿及頭面久瘡，去蟲止痛，王不留行湯方。

王不留行　桃東南枝　東引茱萸根皮各五兩　蛇床子　牡荊子　苦竹葉　蒺藜子各三升　大麻仁一升。

上八味，㕮咀，以水二斗半，煮取一斗洗瘡，日再。並療癱疽、妬乳、月蝕瘡爛。

治白禿及癱疽百瘡，松脂膏方。

松脂六兩　礬石　杜蘅一作牡荊　雄黃　附子　大黃　石楠秦艽　真珠　苦參　水銀　木蘭各一兩。

上十二味，㕮咀，以醋漬一宿，豬膏一斤半煎之，以附子色黃，去滓，乃納礬石、雄黃、水銀，更著火三沸，安濕地，待凝，以敷上，日三。

白禿方。

羊肉濕脯炙令香，及熱速搭上，不過三四度，癢勿搔之。牛肉亦得。

又方　新破豬肚去糞，及熱速搭上，癢慎勿搔，當縛兩手，日中臥半日去之。

又方　皂莢湯淨洗，乾拭，以陳久油滓塗之，日三。

又方　鹽湯洗之，生油和故蒲葦灰敷之，日三。

治白禿方。

煮桃皮汁飲之，並洗。

又方　麴、豆豉兩種，治下篩，醋和薄上。

又方　炒大豆令焦，末之，和臘月豬脂，熱暖匙抄封上遍，即裹著，勿見風。

又方　桃花末之，和豬脂封上。《必效方》與桑椹末同和敷之。

禿無髮者方。

黑熟椹二升，納罌中，日中曝三七日，化為水，洗瘡上三

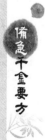

七日，發生神效。

治赤禿方。

搗黑椹，取三升服之，日三。

又方　桑灰汁洗頭，搗椹封之，日中曝頭睡。

又方　燒牛角灰和豬脂敷。

又方　馬蹄灰末，臘月豬脂和敷之。

治鬼舐頭方。

燒貓兒屎，臘月豬脂和敷之。

又方　貓兒毛灰膏和敷之。

又方　磚末和蒜搗敷，日一。

《備急千金要方》卷第十三

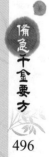

小腸腑脈論第一

論曰：小腸腑者，主心也，舌是其候也。心合於小腸，小腸者，受盛之腑也，號監倉吏。重二斤十四兩，長二丈四尺，廣二寸四分。《難經》、《甲乙》云：長二丈二尺，大二寸半，徑八分分之少半。後附脊，左回疊積，其注於回腸者，外敷臍上，回運環反十六曲，常留水穀二斗四升，其一斗二升是水，一斗二升是穀，應主二十四氣也。《難經》云：十六曲，盛穀二斗四升，水六升三合，合之大半。《甲乙》云：受三斗三合，合之大半。唇厚，人中長，以候小腸。

小腸病者，少腹痛，腰脊控睪而痛，時窘之，復耳前熱。若寒甚，獨肩上熱，及手小指次指之間熱。若脈滑者《脈經》作陷，《甲乙》同，此其候也。

小腹控睪，引腰脊，上沖心，邪在小腸者，連睪系，屬於脊，貫肝肺，絡心系，氣盛則厥逆上沖腸胃，動肝肺，散於肓，結於臍。故取之肓原以散之，刺太陰以與之，取厥陰以下之，取巨虛下廉以去之，按其所過之經以調之。

左手關前寸口陽絕者，無小腸脈也，苦臍痹，小腹中有疝瘕，主月即冷上搶心，刺手心主治陰，心主在掌後橫紋中入一分。

左手關前寸口陽實者，小腸實也，苦心下急，熱痹，小腸

內熱，小便赤黃，刺手太陽治陽，手太陽在手小指外側本節陷中。

小腸有寒，其人下重，便膿血；有熱，必痔。

小腸有宿食，常暮發熱，明日復止。

小腸脹者，少腹䐜脹，引腹而痛。

心前受病，移於小腸，心咳不已，則氣與咳俱出。

厥氣客於小腸，夢聚邑街衢。

心應皮，皮厚者脈厚，脈厚者小腸厚；皮薄者脈薄，脈薄者小腸薄；皮緩者脈緩，脈緩者小腸大而長；皮薄而脈衝小者，小腸小而短；諸陽經脈皆多紆屈者，小腸結。

扁鵲云：手少陰與太陽為表裏，所以表清裏濁，清實濁虛，故食下腸實而胃虛，故腑實而不滿。實則傷熱，熱則口張，口為之生瘡；虛則傷寒，塞則便泄膿血，或髮裏水，其根在小腸，先從腹起。方在治水篇中。

小腸絕不治，六日死。何以知之？髮直如乾麻，不得屈伸，白汗不止。

手太陽之脈，是動則嗌腫痛，頷腫，不可以顧，肩似拔，臑似折。是主液所生病者，耳聾目黃，頰頷腫，頸肩臑肘臂外後廉痛。經脈支別已見心臟部中。

小腸虛實第二

脈二條　方三首　灸法三首

小腸實熱

左手寸口人迎以前脈陽實者，手太陽經也。病苦身熱，來去汗不出，心中煩滿，身重，口中生瘡，名曰小腸實熱也。

治小腸熱脹，口瘡，柴胡澤瀉湯方。

柴胡　澤瀉　橘皮一方用桔梗　黃芩　枳實　旋覆花　升麻

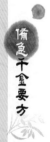

498

芒硝各二兩　生地黃切，一升。

上九味，㕮咀，以水一斗，煮取三升，去滓，下芒硝，分三服。

大黃丸　調小腸熱結滿不通方。

大黃　芍藥　葶藶各二兩　大戟　朴硝各三兩　杏仁五十枚巴豆七枚。

上七味，末之，蜜和丸，飲服如梧子大，大人七丸，小兒二三丸，日二，熱去，日一服。

小腸熱滿，灸陰都隨年壯，穴俠中脘兩邊相去一寸。

小腸泄痢膿血，灸魂舍一百壯，小兒減之。穴在俠臍兩邊相去各一寸。《翼》云：相去一寸。

又，灸小腸俞七壯。

小腸虛寒

左手寸口人迎以前脈陽虛者，手太陽經也。病苦顱際偏頭痛，耳頰痛，名曰小腸虛寒也。

小腸虛寒痛，下赤白，腸滑，腸中懊憹，補之方。

乾薑三兩　當歸　黃柏　地榆各四兩　黃連　阿膠各二兩石榴皮三枚。

上七味，㕮咀，以水七升，煮取二升五合，去滓下膠煮，取膠烊盡，分三服。

舌論第三

論曰：凡舌者，心主小腸之候也。舌重十兩，長七寸，廣二寸半，善用機衡，能調五味也。凡有所啖，若多食鹹則舌脈凝而變色，多食苦則舌皮槁而外毛焦枯，多食辛則舌筋急而爪枯乾，多食酸則舌肉肥而唇揭，多食甘則舌根痛而外髮落。又曰：心欲苦，肺欲辛，肝欲酸，脾欲甘，腎欲鹹，此五味內合

五臟之氣也。若臟熱則舌生瘡，引唇揭赤；若腑寒則舌本縮，口噤唇青，寒宜補之，熱宜瀉之，不寒不熱，依臟腑調之。舌縮口噤唇青，升麻煎主之。方在第六卷中。

風眩第四

前卷既有頭面風方，風眩不當分出，思邈蓋以此是徐嗣伯方，不可以余方相雜，故此特立風眩方條，專出徐氏方焉。敘論三首，方十首，灸禁法二首。

徐嗣伯曰：余少承家業，頗習經方，名醫要治，備聞之矣。自謂風眩多途，諸家未能必驗，至於此術，鄙意偏所究也，少來用之，百無遺策。今年將衰暮，恐奄忽不追，故顯明證論，以貽於後云爾。

夫風眩之病，起於心氣不定，胸上蓄實，故有高風面熱之所為也。痰熱相感而動風，風心相亂則悶瞀，故謂之風眩。大人曰癲，小兒則為癇，其實是一。

此方為治，萬無不瘥，但恐證候不審，或致差違。大都忌食十二屬肉。而奔豚為患，髮多氣急，氣急則死，不可救。故此一湯是輕重之宜，勿因此便謂非患可治。風眩湯散丸煎，凡有十方。凡人初髮，宜急與續命湯也。困急時但度灸穴，便火針針之，無不瘥者，初得針競使灸，最良，灸法次列於後。

余業之以來，三十餘年，所救活者數十百人，無不瘥矣。後人能曉得此方，幸勿參以余術焉。

治風眩發，則煩悶無知，口沫出，四體角弓，目反上，口噤不得言，續命湯方。

竹瀝一升二合　生地黃汁一升　龍齒　生薑　防風　麻黃各四兩　防己三兩　附子三分　石膏七兩　桂心二兩。

上十味，㕮咀，以水一斗，煮取三升，分三服。有氣加附

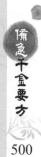

子成一兩，紫蘇子五合，橘皮半兩。已服續命湯，口開，四肢尚未好定，而心中尚不除者，紫石湯主之。方在下第五篇，紫石煮散是也。

治氣奔急欲絕者，奔豚湯方。

吳茱萸一升　桂心　芍藥　生薑各四分　石膏　人參　半夏芎藭各三分　生葛根　茯苓各六分　當歸四兩　李根皮一斤。

上十二味，㕮咀，以水七升，清酒八升，煮取三升，分作三服。

治語狂錯，眼目霍霍，或言見鬼，精神昏亂，防己地黃湯方。

防己二兩　生地黃五斤，別切，勿合藥漬，疾小輕用二斤　甘草二兩　桂心　防風各三兩。

上五味，㕮咀，以水一升漬之一宿，絞汁，著一面，取其滓，著竹簣上，以地黃著藥滓上，於三斗米下蒸之，以銅器承取汁，飯熟，以向前藥汁合絞取之，分再服。

治心中驚悸而四肢緩，頭面熱，心胸痰滿，頭目眩冒如欲搖動者，薯蕷湯方。

薯蕷　人參　麥門冬各四兩　前胡　芍藥　生地黃各八分枳實　遠志　生薑各三分　茯苓六分　半夏五分　甘草　黃芩竹葉各一分　茯神六分　秫米三合。

上十六味，㕮咀，取江水，高舉手揚三百九十下，量取三斗煮米，減一斗，納半夏，復減九升，去滓下藥，煮取四升，分四服。無江水處，以千里東流水代之，挍手令上頭也。秦中無江，涇渭可用，諸舊灌劍，曰尚取之。

服前湯後，四體尚不涼冷，頭目眩動者，**防風湯**主之。此湯大都宜長將服，但藥中小小消息之，隨冷暖耳，仍不除瘲者，依此方。

防風　赤石脂　石膏　人參　生薑　白石脂　寒水石　龍

骨　茯苓各三分　桂心二分　紫石一分。

上十一味，㕮咀，以水八升，煮取三升，分三服。凡用井華水者，取清淨也。今有江水，無泥又無砂穢。源泉遠涉，順勢歸海，不逆上流，用以治頭，必歸於下故也。

薯蕷煎方

薯蕷二十分　甘草十四分　澤瀉　人參　黃芩各四分　當歸　白薇　桂心　防風　麥門冬各三分　大豆黃卷　桔梗　芍藥　山茱萸　紫菀　白朮　芎藭　乾薑　蜀椒　乾地黃各二分，以上二十味搗篩　生地黃十八斤，搗絞取汁，煎令餘半　麻子仁三升，研　大棗八十枚　蜜三升　獐鹿雜髓八兩　鹿角膠八兩　桑根皮五升，忌岡上自出土者，大毒，大忌近離屋垣牆下溝瀆邊者，皆不中用。

上二十七味，以清酒二斗四升，煮桑白皮、麻子、棗得一斗，去滓，乃下地黃汁、膠、髓、蜜，煎減半，納前諸藥末煎之，令可丸如雞子黃。飲服一枚，日三，稍加至三丸。

治頭目眩冒，心中煩鬱，驚悸狂癲，薯蕷丸方。

薯蕷二十八分　桂心　大豆黃卷　鹿角膠各七分　當歸　神麴　人參　乾地黃各十分　防風　黃芩　麥門冬　芍藥　白朮各六分　甘草二十分　柴胡　桔梗　茯苓　杏仁　芎藭各五分　白薇　乾薑各三分　大棗一百枚，取膏。

上二十三味，末之，合白蜜、棗膏丸如彈丸。先食服一丸，日三服。

治頭目眩暈屋轉旋倒者，天雄散方。

天雄　防風　芎藭　人參　獨活　桂心　葛根各三分　白朮　遠志　薯蕷　茯神　山茱萸各六分　莽草四分。

上十三味，治下篩，先食，以菊花酒服方寸匕，日二，漸加至三匕，以知為度。

菊花酒法

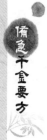

九月九日，取鄆州甘菊花曝乾，作末，以米饋中蒸作酒。

治心中時恍惚不定者，人參丸方。

上黨人參　鐵精　牛黃　丹砂　雄黃　菖蒲　防風　大黃各一兩　赤足蜈蚣　蜥蜴各一枚　鬼臼一兩。

上十一味，末之，蜜丸如梧子。一服七丸，日三夜一，稍增之。合藥皆忌見婦人、青衣人、犬鼠，勿用青紙，凡合藥皆忌濁穢、雞犬六畜、喪孝、不具足人見之。用菊花酒下佳。

灸法

以繩橫度口至兩邊，既得口度之寸數，便以其繩一頭更度鼻，盡其兩邊兩孔間，得鼻度之寸數中屈之，取半，合於口之全度中屈之，先覓頭上回髮，當回髮灸之，以度度四邊左右前後，當繩端而灸，前以面為正，並依年壯多少，一年凡三灸，皆鬚瘡瘥又灸，壯數如前。若連灸，火氣引上其數處回髮者，則灸其近當鼻也，若回髮近額者，亦宜灸。若指面為癥則灸其面處。然病重者，亦不得計此也。

食禁

虎、兔、龍、蛇、馬、羊、猴、雞、犬、豬、鼠、牛。

上十二相屬肉物，皆不得食及以為藥。牛黃、龍骨齒用不可廢。

嗣伯啟：嗣伯於方術豈有效益，但風眩最是愚衷小瘥者，常自寶秘，誓不出手而為作治，亦不令委曲得法。凡有此病，是嗣伯所治未有不瘥者，若有病此而死，不逢嗣伯故也。伏願問人，立知非嗣伯之自誇。殿下既須此方，謹封上呈，嗣伯鄙志尚存，謹自書寫，年老目闇，多不成字，伏願怒亮，謹啟。

風癲第五

論六首　方三十四首　針灸法四十八首

論曰：黃帝問曰：人生而病癲疾者，安所得之？

岐伯對曰：此得之在腹中時，其母有所數大驚也，氣上而不下，精氣並居，故令子發為癲疾。病在諸陽脈，且寒且熱，諸分且寒且熱，名曰狂，刺之虛脈，視分盡熱病已而止。病癲初發，歲一發不治，月一發不治，四五日一發名曰癲疾，刺諸分，其脈尤寒者，以針補之，病已止。癲疾始生，先不樂，頭重直視，舉目赤，其作極已而煩心，候之於顏，取手太陽、陽明、太陰血變而已。癲疾始發，身反強，因而脊痛，候之足太陽、陽明、太陰、手太陽血變而已。癲疾始作，而引口啼呼《甲乙》作喘悸者，候之手陽明、太陽，右強者攻其左，左強者攻其右，血變而止。治癲疾者，常與之居，察其所當取之處，病至視之有過者即瀉之，置其血於瓠壺中。至其發時，血獨動矣，不動，灸窮骨二十壯。窮骨者，尾骶也。

骨癲疾者，顑齒諸輸分肉皆滿，而骨倨強直，汗出煩悶，嘔多涎沫，氣下泄，不療。

筋癲疾者，身拳攣急，脈大，刺項大經之本杼。嘔多涎沫，氣下泄，不療。

脈癲疾者，暴仆，四肢之脈皆脹而縱滿脈盡，刺之出血；不滿挾項，灸太陽，又灸帶脈，於腰相去三寸諸分肉本輸；嘔多涎沫，氣下泄，不療。

治癲者，病發而狂，面皮厚敦敦者死，不療。

凡癲發則臥地，吐涎沫無知，若強掠起如狂，及遺糞者，難療。

癲疾脈搏大滑久自已；脈沉小急實死，不療；小牢急亦不可治；脈虛可療，實則死矣。厥成為癲疾，五臟不平，六腑閉塞之所生也。厥成為癲，故附厥於此條也。陰衰發熱厥，陽衰發寒厥。

論曰：黃帝問曰：厥之寒熱者何也？

岐伯對曰：陽氣衰於下則為寒厥，陰氣衰於下則為熱厥。

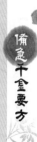

問曰：熱厥必起於足下者何也？

對曰：陽氣起於足五趾之表，集於足下而聚於足心，故陽勝則足下熱也。

問曰：寒厥必起於五趾而上於膝者何？

對曰：陰氣起於五趾之裏，集於膝而聚於膝上，故陰氣勝則從五趾至膝上寒。其寒也，不從外，皆從內也。厥或令人腹滿，或令人暴不知人，或至半日，遠至一日乃知人者，何也？陰氣盛於上則下虛，下虛則腹滿，腹滿則下氣，重上而邪氣逆，逆則陽氣亂，亂則不知人。巨陽之厥，腫首頭重，足不能行，發為眴仆。陽明之厥，癲疾欲走呼，腹滿不得臥，面赤而熱，妄見而妄言。少陽之厥，暴聾，頰腫而熱，脅痛，䯒不可以運。太陰之厥，腹滿䐜脹，後不利，不欲食，食則嘔，不得臥。少陰之厥，舌乾尿赤，腹滿心痛。厥陰之厥，少腹腫痛，腹脹，涇溲不利，好臥屈膝，陰縮，腫胻內一作外熱。盛則瀉之，虛則補之，不盛不虛，以經取之。上寒下熱，先刺其項太陽，久留之，已則火熨項與肩胛，令熱下冷乃止，所謂推而上之者也。上熱下寒，視其虛脈而陷下於經絡者，取之氣下而止，所謂引而下之者也。刺熱厥者，留針反為寒；刺寒厥者，留針反為熱。刺熱厥者二陰一陽，刺寒厥者二陽一陰。所謂二陰者，二刺陰也；所謂二陽者，二刺陽也。

論曰：溫病熱入腎中亦為痙。小兒病癇熱盛亦為痙。凡風暗暴屍厥，及鬼魘不寤皆相似，甲粉察之，故《經》言久厥則成癲，是以知似也。

論曰：癲病有五：一曰陽癲，發時如死人，遺尿，有頃乃解；二曰陰癲，坐初生小時臍瘡未癒，數洗浴，因此得之；三曰風癲，發時眼目相引，牽縱反急強，羊鳴，食頃方解，由執作汗出當風，因以房室過度，醉飲飽滿行事，令心氣逼迫，短氣脈悸得之；四曰濕癲，眉頭痛，身重，坐熱沐髮，濕結腦，

汁未止得之；五曰馬癲，發時反目口噤，手足相引，身皆熱，坐小時膏氣腦熱不和得之。

治五癲方

銅青　雄黃　空青　水銀各一兩　石長生　茯苓　豬苓　白芷　白薇　白薇　人參各二兩　捲柏　烏扇各半兩　硫黃一兩半　東門上雞頭一兩。

上十五味，末之，以青牛膽和著銅器中，於甑中五斗大豆上蒸之。藥成服如麻子三十丸，日再夜一，服者先食。

治風癲掣瘲，口眼張大，口中出白沫，或作聲，或死不知人，虎睛丸方。

虎睛一具，酒浸一宿，炙之　防風　秦艽　防葵　龍齒　黃芩　雄黃　防己　山茱萸　茯苓　鐵精　鬼臼　人參　乾地黃一方云乾薑　大黃　銀屑　牛黃各四分　獨活　遠志　細辛　貫眾　麝香　白薇一作白薇　升麻　白鮮皮各三兩　茯神　石膏　天雄各五兩　鬼箭羽　露蜂房各二分　寒水石六分　蛇蛻一尺。

上三十二味，末之，蜜和，酒服十五丸梧子大，日再，稍加至二十五丸，神方。《千金翼》名大鎮心丸，主諸癲所不療者。

凡癲發之候，其狀多端，口邊白沫，動無常者方。

秦艽　人參　防葵一作防風　茯神一作牡丹　甘草各二兩　鉛丹二兩　貫眾一枚。

上七味，㕮咀，以水九升，煮取三升半，分三服。

治風癲失性，顛倒欲死，五癲驚癇，雄雌丸方。

雄黃　雌黃　真珠各一兩　鉛二兩，熬令成屑　丹砂一分　水銀八分。

上六味，末之，以蜜搗三萬杵，丸如胡豆。先食服二丸，日二，稍加，以知為度。《古今錄驗》云：療五癲，牛癲則牛鳴，馬癲則馬鳴，狗癲則狗鳴，羊癲則羊鳴，雞癲則雞鳴。病五癲狂病者，腑臟相引，盈氣起，寒厥不識人，氣靜瘲瘲吐沫久而得蘇者。

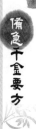

續命風引湯　治中風癲眩，不知人，狂言，舌腫出方。

麻黃　芎藭　石膏　人參　防風各三兩　甘草　桂心　獨活各二兩　防己　附子　當歸各一兩　杏仁三十枚　陳薑五兩，一本無陳字。

上十三味，㕮咀，以酒三升，水一斗，合煎取四升。分四服，日三夜一。

紫石煮散　治大人風引，小兒驚癇瘈瘲，日數十發，醫所不藥者方。

紫石英　滑石　白石脂　凝水石　石膏　石脂各六兩　大黃　龍骨　乾薑各四兩　甘草　桂心　牡蠣各三兩。

上十二味，治下篩，為粗散，盛以韋囊，懸於高涼處，欲用取三指撮，以新汲井水三升，煮取一升二合，大人頓服，未百日兒服一合，未能者，綿沾著口中，熱多者日四五服，以意消息之。《深師方》只龍骨、乾薑、牡蠣、滑石、白石脂五味。

治百二十種風，癲癇驚狂，及發即吐沫不識人者，四月五月宜服煮散方。

紫石英　芍藥　龍骨一本用黃芩　麻黃　青石脂　當歸　甘草　桂心　人參　栝樓根　白鮮皮各二兩　牡蠣三兩　大黃五兩。

上十三味，治下篩，為粗散，分作七裏，每以大棗十枚，水三升，煮取二升半，下一裏大棗汁中，煎取一升，去滓。頓服，相去七日一服，服訖即瘥。

治癲癇厥時發作方。

防葵　代赭　人參　鉛丹　鉤藤　茯神　雷丸　虎骨　遠志　桂心　防風　白僵蠶　生豬齒各六分　捲柏　莨菪子　光明砂　升麻　附子　牡丹　龍齒各一分　牛黃二分　蚱蟬十四枚　蛇蛻皮　白馬眼睛各一具　白薇四分。

上二十五味，治下篩。酒服方寸匕。日二。亦可為丸，服

良驗。

芎藭湯　治風癲引脅牽痛，發作則吐，耳如蟬鳴方。

芎藭　藁本　藺茹各五兩。

上三味，㕮咀，納酒一斗，煮取三升。頓服之，羸者分再服，取大汗。

治風癲方。

葶藶子　鉛丹　栝樓根　虎掌　烏頭各三分　白朮一分　蜀椒　大戟　甘遂　天雄各二分　鴟頭一枚　鐵精　藺茹各一兩。

上十三味，末之，蜜丸如梧子。服二丸，日三，湯酒下之。《經心錄》名鴟頭丸。

治癲癇瘈瘲方。

飛鴟頭二枚　鉛丹一斤。

上二味，末之，蜜丸。先食服三丸，日三，劇者夜一，稍加之。

治風癲方。

茛菪子三升，搗篩，酒一斗，漬半日，絞去之，湯中煎之，可丸，先食服如小豆二丸，加至梧子二丸，以知為度。額上手中從紋理中赤起，是知也，無此候且服，病日發者三日癒，間日發者十日癒，五日發者二十日癒，半歲發者一月癒。

又方　天門冬十斤　地黃三十斤

上二味，搗取汁作煎，服之瘥。

天門冬酒　通治五臟六腑大風洞泄虛弱，五勞七傷，癥結滯氣，冷熱諸風，癲癇惡疾，耳聾頭風，四肢拘攣，猥退歷節，萬病皆主之。久服延年輕身，齒落更生，髮白更黑方。

天門冬與百部相似，天門冬味甘兩頭方，百部細長而味苦，令人利。搗絞取汁一斗，漬麴二升，麴發，發糯米二斗，準家醞法造酒。春夏極冷下飯，秋冬溫如人肌釀之，酒熟，取清服一盞，常令酒氣相接，勿至醉吐。慎生冷、醋滑、雞豬、

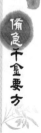

魚蒜，特慎鯉魚，亦忌油膩。此是一斗汁法，餘一石二石亦準此為大率。服藥十日覺身體隱疹大癢，二十日更大癢，三十日乃漸止，此皆是風氣出去故也。四十日即覺身心朗然大快，似有所得，五十日更覺大快，當風坐臥，覺風不著人，身中諸風悉盡。

用米法：先淨淘米，曝炕令乾，臨欲用時，更別取天門冬汁漬米，乾漉炊之，餘汁拌飯，甚宜密封。

取天門冬汁法：淨洗天門冬，去心皮，乾漉去水，切搗壓，取汁三四遍，令滓乾如草乃止。此酒初熟味酸，仍作臭泔腥氣，但依式服之，久停則香美，餘酒皆不及也。封四七日佳。凡八月九月即少少合，至十月多合，擬到來年五月三十日以來，相續服之。春三月亦得合，入四月不得合。服酒時若得散服，得力更倍速，散方如下：

天門冬去心皮，曝乾，搗篩作末。以上件酒服方寸匕，日三，加至三匕，久服長生，凡酒亦得服。

大人癲，小兒驚癇，灸背第二椎及下窮骨兩處，以繩度，中折繩端一處，是脊骨上也。凡三處畢，復斷繩作三折，令各等而參合如「厶」字，以一角注中央灸，下二角俠脊兩邊，便灸之，凡五處也，故畫圖法以丹注所灸五處，各百壯。削竹皮為度，勝繩也。

卒癲，灸陰莖上宛宛中三壯，得小便通，即瘥。《千金翼》云：去尿孔上是穴。

又，灸陰莖頭三壯。

又，灸足大趾上聚毛中七壯。

又，灸囊下縫二七壯。

又，灸兩乳頭三壯。

又，灸督脈三十壯，三報，穴在直鼻中上入髮際。

又，灸天窗、百會，各漸灸三百壯，炷惟小作。

又，灸耳上髮際各五十壯。

論曰：黃帝問曰：有病怒狂者，此病安生？岐伯對曰：生於陽。曰：陽何以使人狂？曰：陽氣因暴折如難決，故善怒，病名曰陽厥。問曰：何以知之？對曰：陽明常動太陽，少陽不動，不動而動，大疾，此其候也。曰：治之奈何？曰：衰其食即已。夫食入於陰，長氣於陽，故奪之食即已，使之服以生鐵落為後飯。夫生鐵落者，下氣疾。

論曰：凡發狂則欲走，或自高賢，稱神聖，皆須備諸火灸，乃得永瘥耳。若或悲泣呻吟者，此為邪，非狂，自依邪方治之。邪入於陽則為狂，邪入於陰則為血痹。邪入於陽，傳即為癲痙；邪入於陰，傳則為痛瘖。陽入於陰病靜；陰入於陽病怒。

鼈甲湯 治邪氣，夢寐寤時涕泣，不欲聞人聲，體中酸削，乍寒乍熱，腰脊強痛，腹中拘急，不欲飲食；或因疾病之後，勞動疲極；或觸犯忌諱，眾諸不節，婦人產生之後，月經不利，時下青赤白，肌體不生，肉虛羸瘦，小便不利；或頭身發熱，旋復解散；或一度交接，彌日困極，藥皆主之方。

鼈甲七枚　甘草　白薇一作白芷　貝母　黃芩各二兩　防風三兩　麻黃　芍藥　白朮各二兩半　凝水石　桂心　茯苓　知母各四兩　石膏六兩。

上十四味，㕮咀，以水二斗，煮取四升。溫服一升，日三夜一。

治男子得鬼魅欲死，所見驚怖欲走，時有休止，皆邪氣所為，不能自絕，九物牛黃丸方。

牛黃土精，一云火精　荊實人精　曾青蒼龍精　玉屑白虎精雄黃地精　空青天精　赤石脂朱雀精　玄參玄武精　龍骨水精，各一兩。

上九味，名曰九精，上通九天，下通九地，下篩，蜜和，

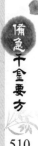

服如小豆，先食吞一丸，日三服，稍加，以知為度。《千金翼》云：凡邪病，當服五邪湯、九精丸瘥。

十黃散 治五臟六腑血氣少，亡魂失魄，五臟覺不安，忽忽喜悲，心中善恐怖，如有鬼物，此皆發於大驚及當風，從高墮下落水所致，悉主之方。

雄黃　人參各五分　黃芩　大黃　桂心　黃蓍　黃柏　細辛各三分　黃連　合歡　蒲黃　麻黃各一分　黃環　澤瀉　山茱萸各二分。

上十五味，治下篩，未食溫酒服方寸匕，日三。不知，加至二匕，羸劣者更加人參五分，合十分。一方有牛黃二分。崔氏有蜀椒五分、乾薑四分。

別離散 治男女風邪，男夢見女，女夢見男，悲愁憂恚，怒喜無常，或半年數月一發動者方。

桑上寄生　白朮各三兩　桂心　茵芋　天雄　菖蒲　細辛　茜根　附子　乾薑各一兩。

上十味，治下篩。酒服方寸匕，日三。合藥勿令婦人、雞犬及病者、病者家人知見，令邪氣不去，禁之為驗。

治鬼魅，四物鳶頭散方。

東海鳶頭是由跋根　黃牙石一名金牙　莨菪子　防葵各一分。

上四味，治下篩。酒服方寸匕，欲令病人見鬼，加防葵一分，欲令知鬼主者，復增一分，立有驗。防葵、莨菪並令人迷惑恍惚如狂，不可多服。

五邪湯 主邪氣啼泣，或歌或哭方。

禹餘糧　防風　桂心　芍藥　遠志　獨活　甘草　白朮　人參　石膏　牡蠣　秦艽各二兩　防己　菖蒲　雄黃《深師》作黃丹　茯神　蛇蛻各一兩。

上十七味，㕮咀，以水二斗，煮取四升，分四服。亦可如煮散法服之。

茯神湯 主五邪氣入人體中，見鬼妄語，有所見聞，心悸跳動，恍惚不定方。

茯神　人參　菖蒲　茯苓各三兩　赤小豆四十枚。

上五味，㕮咀，以水一斗，煮取二升半，分三服。

人參湯 主風邪鬼氣，往來發作，有時或無時節方。

人參　防風　烏頭　乾薑　澤瀉　狗脊　遠志　附子　栝樓根《千金翼》作桔梗　黃芩　獨活各五分　秦艽　牡蠣　五味子　前胡　細辛　石膏　芎藭　蜀椒　牛膝　甘草　石楠　桂心　麻黃　竹皮　白朮　山茱萸　橘皮　桑根白皮各十八銖　茯苓　鬼箭各十二銖，《千金翼》作澤蘭　大棗十六枚。

上三十二味，㕮咀，以水六升，酒六升合煮，取四升。分五服，日三夜二。

虎睛湯 主狂邪發無常，被頭大喚欲殺人，不避水火方。

虎睛一具　茯苓　桂心　防風各三兩　獨活　甘草　人參　天雄各一兩　露蜂房一具　鴟頭一具　石長生十分　楓上寄生五分

上十二味，㕮咀，以水一斗二升，煮取三升。分四服，日三夜一。

又方 防葵　人參　貫眾各五兩　防風　桂心各三兩。

上五味，㕮咀，以水一斗，煮取三升。分四服，亦可稍服。

又方 單服苦參五斤，蜜和丸，如酸棗十丸。

治風邪方。

商陸根三十斤，去皮細切，以水八斗，東向灶，煎減半，去滓更煎，令可丸，服如梧子一丸。勿令一切人見合時，莨菪方亦良，又服大豆紫湯，汗出佳。莨菪方出此篇前，紫湯方出第八卷中。

又方 燒蝦蟆末，水服方寸匕，日三。

又方 燒人屎灰酒服。慎生冷、醋滑、豬雞、魚蒜等。

又方 以水服伏龍肝方寸匕，日三。

治百邪鬼魅方。

服頭垢小豆大。

治魅方。

水服鹿角末方寸匕，日三。

又方 水服獺肝末，日三。

治狐狸諸色精魅與人作種種惡怪，令人恐怖狂癲風邪方。

雄黃六斤　油一斗二升。

上二味，破雄黃如棋子大，鐺中以盆合頭作灶，微火九日九夜煎之，不得少時火絕，亦不得火冷火熱，火微不絕，神驗。

治卒發狂方。

臥其人著地，以冷水淋其面，終日淋之良。

治諸橫邪癲狂針灸圖訣

論曰：凡諸百邪之病，源起多途，其有種種形相示表癲邪之端，而見其病，或有默默而不聲；或復多言而漫說；或歌或哭，或吟或笑；或眠坐溝渠，啖食糞穢；或裸形露體；或晝夜游走；或嗔罵無度；或是蜚蠱精靈，手亂目急。如斯種類癲狂之人，今針灸與方藥並主治之。凡占風之家，亦以風為鬼斷。

扁鵲曰：百邪所病者，針有十三穴也。凡針之體，先從鬼宮起，次針鬼信，便至鬼壘，又至鬼心，未必須並針，止五六穴即可知矣。若是邪蠱之精，便自言說，論其由來，往驗由實，立得精靈，未必須盡其命，求去與之。男從左起針，女從右起針，若數處不言，便遍穴針也，依訣而行針灸等處並備主之。仍須依掌訣撚目治之，萬不失一。

黃帝掌訣，別是術家秘要，縛鬼禁劾五嶽四瀆，山精鬼魅，並悉禁之。有目在人兩手中十指節間。第一針人中，名鬼宮，從左邊下針右邊出。第二針手大指爪甲下，名鬼信，入肉三分。第三針足大趾爪甲下，名鬼壘，入肉二分。第四針掌後

橫紋，名鬼心，入半寸即太淵穴也。第五針外踝下白肉際足太陽，名鬼路，火針七鋥，鋥三下即申脈穴也。第六針大椎上入髮際一寸，名鬼枕，火針七鋥，鋥三下。第七針耳前髮際宛宛中，耳垂下五分，名鬼床，火針七鋥，鋥三下。第八針承漿，名鬼市，從左出右。第九針手橫紋上三寸兩筋間，名鬼路即勞宮穴也。第十針直鼻上入髮際一寸，名鬼堂，火針七鋥，鋥三下即上星穴也。第十一針陰下縫，灸三壯，女人即玉門頭，名鬼藏。第十二針尺澤橫紋外頭接白肉際，名鬼臣，火針七鋥，鋥三下此即曲池。第十三針舌頭一寸，當舌中下縫，刺貫出舌上，名鬼封，仍以一板橫口吻，安針頭，令舌不得動。以前若是手足皆相對針兩穴，若是孤穴，即單針之。

邪鬼妄語，灸懸命十四壯，穴在口唇裏中央弦弦者是也，一名鬼祿，又用剛力決斷弦弦乃佳。

邪病臥瞑瞑不自知，風府主之，一名鬼穴。

邪病大喚罵詈走，灸十指端，去爪一分，一名鬼城。

邪病鬼癲，四肢重，囟上主之，一名鬼門。

邪病犬喚罵走遠，三里主之，一名鬼邪。

邪病四肢重痛諸雜候，尺澤主之。尺中動脈，一名鬼受。邪病語不止諸雜候，人中主之，一名鬼客廳。凡人中惡，先押鼻下是也。

倉公法：狂癇不識人，癲病眩亂，灸百會九壯。

狂走瘈瘲，灸玉枕上三寸，一法頂後一寸灸百壯。

狂走癲疾，灸頂後二寸十二壯。

狂邪鬼語，灸天窗九壯。

狂癇哭泣，灸手逆注三十壯，穴在左右手腕後六寸。

狂走驚癇，灸河口五十壯，穴在腕後陷中動脈是，此與陽明同也。

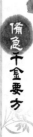

514

狂癲風癇吐舌，灸胃管百壯，不針。

狂走癲疾，灸大幽百壯。

狂走癲癇，灸季肋端三十壯。

狂言恍惚，灸天樞百壯。

狂邪發無常，被頭大喚欲殺人，不避水火，及狂言妄語，灸間使三十壯，穴在腕後五寸，臂上兩骨間。亦灸驚恐歌哭。

狂走喜怒悲泣，灸臣覺一作巨攪隨年壯，穴在背上胛內側反手所不及者，骨芒穴上捻之痛者是也。

狂邪鬼語，灸伏兔百壯。

悲泣鬼語，灸天府五十壯。

悲泣邪語，鬼忙歌哭，灸慈門五十壯。

狂邪驚癇病，灸承命三十壯，穴在內踝後上行三寸動脈上。亦灸驚狂走。

狂癲風驚厥逆心煩，灸巨陽五十壯。

狂癲鬼語，灸足太陽四十壯。

狂走驚恍惚，灸足陽明三十壯。

狂癲癇易疾，灸足少陽隨年壯。

狂走癲厥如死人，灸足大趾三毛中九壯。《翼》云：灸大敦。

狂走易罵，灸八會隨年壯，穴在陽明下五分。

狂癲驚走風，恍惚嗔喜，罵笑歌哭鬼語，悉灸腦戶、風池、手陽明、太陽、太陰、足陽明、陽蹻、足跟，皆隨年壯。

驚怖心忪，少力，灸大橫五十壯。

狂瘨罵詈撾斫人，名為熱陽風，灸口兩吻邊燕口處赤白際各一壯。

又灸陰囊縫三十壯，令人立以筆正注當下，已臥核卵上灸之，勿令近前中卵核，恐害陽氣也。

狂走刺人或欲自死，罵詈不息，稱神鬼語，灸口吻頭赤白際一壯，又灸兩肘內屈中五壯。又灸背胛中間三壯，報灸之。

倉公法，神效。

卒狂言鬼語，以甑帶急合縛兩手大指，便灸左右脅下，對屈肋頭兩處火俱起，各七壯，須臾鬼自道姓名，乞去，徐徐問之，乃解其手焉。

卒中邪魅恍惚振噤，灸鼻下人中及兩手足大指爪甲下，令艾丸半在爪上半在肉上，各七壯，不止，十四壯，炷如雀屎大。

卒狂鬼語，針其足大拇趾爪甲下，入少許即止。

風邪，灸間使隨年壯，又灸承漿七壯，又灸心俞七壯，及灸三里七壯。

鬼魅，灸入髮一寸百壯，又灸間使、手心各五十壯。

狐魅，合手大指縛指，灸合間三七壯，當狐鳴，即瘥。

風虛驚悸第六方二十三首

遠志湯 主心氣虛，驚悸喜忘，不進食，補心方。

遠志 乾薑 白朮 桂心 黃耆 紫石各三兩 防風 當歸 人參 茯苓 甘草 芎藭 茯神 羌活各二兩 麥門冬 半夏各四兩 五味子二合 大棗十二枚。

上十八味，㕮咀，以水一斗三升，煮取三升半。分五服，日三夜二。

遠志湯 治中風心氣不定，驚悸，言語謬誤，恍惚憒憒，心煩悶，耳鳴方。

遠志 黃耆 茯苓 甘草 芍藥 當歸 桂心 麥門冬 人參各二兩 獨活四兩 生薑五兩 附子一兩。

上十二味，㕮咀，以水一斗二升，煮取四升，服八合，人羸可服五合，日三夜一。一方無桂。

茯神湯 治風經五臟，大虛驚悸，安神定志方。

茯神　防風各三兩　人參　遠志　甘草　龍骨　桂心　獨活各二兩　細辛　乾薑各六兩　白朮一兩　酸棗一升。

上十二味，㕮咀，以水九升，煮取三升，分三服。

治風虛滿，頸項強，心氣不定，不能食，茯神湯方。

茯神　麥門冬各四兩　人參　羌活　遠志　當歸　甘草紫石　五味子各一兩　半夏　防風　黃耆各三兩　生薑五兩　酸棗三升。

上十四味，㕮咀，以水一斗三升煮酸棗，取一斗，去棗，納餘藥，煎取三升半。一服七合，日三夜二。

補心湯　主心氣不足，其病苦驚悸汗出，心中煩悶短氣，喜怒悲憂，悉不自知，常苦咽喉痛，口唇黑，嘔吐血，舌本強，不通水漿方。

紫石英　茯苓　人參　遠志　當歸　茯神《深師》作桂　甘草　紫菀各二兩　麥門冬一升　赤小豆三合　大棗三十枚。

上十一味，㕮咀，以水一斗二升，煮取三升，分三服。

補心湯　主心氣不足，多汗，心煩喜獨語，多夢不自覺，咽喉痛，時吐血，舌本強，水漿不通方。

紫石英研　茯苓　人參　桂心各二兩　麥門冬三兩　紫菀甘草各一兩　赤小豆二十四枚　大棗七枚。

上九味，㕮咀，以水八升，煮取二升半，分三服，春夏服之佳。

補心湯　治奄奄忽忽，朝瘥暮劇，驚悸，心中憧憧，胸滿，不下食，陰陽氣衰，脾胃不磨，不欲聞人聲，定志下氣方。

人參　甘草　枳實　當歸　龍齒　桔梗各三兩　半夏　桂心各五兩　黃耆四兩　生薑六兩　茯神二兩　大棗二十枚　茯苓遠志各三兩。

上十四味，㕮咀，以水一斗二升，先煮粳米五合，令熟，去滓納藥，煮取四升。分服八合，日三夜二。

補心湯　主心氣不足，心痛驚恐方。

遠志　蒲黃一方用菖蒲　人參　茯苓各四兩。

上四味，㕮咀，以水一斗，煮取三升半，分三服。

傷心湯　治心氣不足，腹背相引痛，不能俯仰方。

茯神　黃芩　遠志　乾地黃各三兩　甘草　阿膠　糖各一兩　半夏　附子　桂心　生薑各二兩　石膏　麥門冬各四兩　大棗三十枚。

上十四味，㕮咀，以水一斗，煮取三升，去滓，納糖、阿膠更煎，取二升二合，分三服。此方與前卷心虛實篇大補心湯方相重，分兩不同。

小定心湯　治虛羸，心氣驚弱，多魘方。

茯苓四兩　桂心三兩　甘草　芍藥　乾薑　遠志　人參各二兩　大棗十五枚。

上八味，㕮咀，以水八升，煮取二升。分四服，日三夜一。

大定心湯　治心氣虛悸，恍惚多忘，或夢寤驚魘，志少不足方。

人參　茯苓　茯神　遠志　龍骨　乾薑　當歸　甘草　白尤　芍藥　桂心　紫菀　防風　赤石脂各二兩　大棗二十枚。

上十五味，㕮咀，以水一斗二升，煮取二升半。分五服，日三夜二。

治驚勞失志方。

甘草　桂心各二兩　龍骨　麥門冬　防風　牡蠣　遠志各一兩　茯神五兩　大棗二十枚。

上九味，㕮咀，以水八升，煮取二升，分二服，相去如行五里許。

治心虛驚悸不定，羸瘦病，服荊瀝方。

荊瀝二升　白鮮皮　茯神各三兩　人參二兩　白銀十兩，以水一斗，煮取三升。

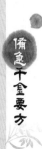

上五味，咬咀，以荊瀝銀汁中，煮取一升四合，三服，相去如人緩行十里，更進一服。

又方 荊瀝二升，緩火煎之，取一升六合。分溫一服四合，日三夜一。

鎮心湯 主風虛勞冷，心氣不足，喜忘恐怖，神志不定方。

防風 當歸 大黃各五分 澤瀉四分 白蘞四分，一云三兩 菖蒲 人參 桔梗各三分 白朮 甘草各十分 紫菀 茯苓各二分，一云各三兩 秦艽六分 桂心 遠志 薯蕷 石膏各三分 大豆卷四分 麥門冬五分，一云五兩 粳米五合 大棗十五枚 乾薑二分 附子 茯神各二兩。

上二十四味，咬咀，以水一斗二升，先煮粳米令熟，去滓納藥，煮取四升。分服八合，日三夜一。《翼》不用粳米，蜜丸，酒服梧子大十丸，加至二十丸。

大鎮心散 治心虛驚悸，夢寤恐畏方。

紫石英 茯苓 防風 人參 甘草 澤瀉各八分 秦艽 白朮 薯蕷 白蘞各六分 麥門冬 當歸各五分 桂心 遠志 大黃 石膏 桔梗 柏子仁各四分 蜀椒 芍藥 乾薑 細辛各三分 黃耆六分 大豆卷四分。

上二十四味，治下篩，酒服二方寸匕，日三服。一方無紫石、茯苓、澤瀉、乾薑，有大棗四分，蜜丸如梧子，酒下十五丸，日三。

大鎮心散 治風虛心氣驚弱，恍惚失常，忽嗔忿悲，志意不樂方。

紫石英 白石英 朱砂 龍齒 人參 細辛 天雄 附子 遠志 乾薑 乾地黃一本無 茯苓 白朮 桂心 防風各二兩。

上十五味，治下篩，酒服兩方寸匕，日三。

小鎮心散 治心氣不足，虛悸恐畏，悲思恍惚，心神不定，惕惕然而驚方。

人參　遠志　白朮　附子　桂心　黃耆　細辛　乾薑　龍
齒　防風　菖蒲　乾地黃　赤小豆各二兩　茯苓四兩。

上十四味，治下篩。酒服二方寸匕，日三。

鎮心丸　治男子婦人虛損，夢寤驚悸，或失精神，婦人赤
白注漏，或月水不利，風邪鬼注，寒熱往來，腹中積聚，憂恚
結氣，諸病皆悉主之方。

紫石英　茯苓　菖蒲　蓯蓉　遠志　大黃　大豆卷　麥門
冬　當歸　細辛　捲柏　乾薑各三分　防風　人參　澤瀉　秦
艽　丹參各六分　石膏　芍藥　柏子仁各三分　烏頭　桂心　桔
梗　甘草　薯蕷各七分　白薇　鐵精　銀屑　前胡　牛黃各二分
白朮　半夏各八分　乾地黃十二分　䗪蟲十二枚　大棗五十枚。

上三十五味，末之，蜜棗和搗五千杵，酒服如梧子五丸，
日三，加至二十丸。一本無大豆卷、大棗。

大鎮心丸　所治與前方大同，凡是心病，皆悉主之方。

乾地黃六分　牛黃五分，一方用牛膝　杏仁　蜀椒各五分　澤
瀉　黃耆　茯苓　大豆卷　薯蕷　茯神　前胡　鐵精　柏子仁
各二分　羌活　桂心　秦艽　芎藭　人參　麥門冬　遠志　丹
砂　阿膠　甘草　大黃　銀屑各八分　桑螵蛸十二枚　大棗四十
枚　白薇　當歸　乾薑　紫石英　防風各八分。

上三十二味，末之，白蜜、棗和丸。酒服七丸，日三，加
至二十丸。

小鎮心丸　治心氣少弱，驚虛振悸，胸中逆氣，魘夢參
錯，謬忘恍惚方。

紫石英　朱砂　茯神　銀屑　雄黃　菖蒲　人參　桔梗
乾薑　遠志　甘草　當歸　桂心各二兩　防風　細辛　鐵精
防己各一兩。

上十七味，末之，蜜丸，飲服十丸如大豆，日三，漸加至
二十丸。一方用茯苓二分，為十八味。

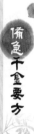

定志小丸 主心氣不定，五臟不足，甚者憂愁悲傷不樂，忽忽喜忘，朝瘥暮劇，暮瘥朝發狂眩方。

菖蒲 遠志各二兩 茯苓 人參各三兩。

上四味，末之，蜜丸。飲服如梧子大七丸，日三。加茯神為茯神丸，散服亦佳。

紫石酒 主久風虛冷，心氣不足，或時驚怖方。

紫石英一斤 鐘乳四兩 麻黃 茯苓 白朮各三兩 防風遠志 桂心各四兩 甘草三兩。

上九味，㕮咀，以酒三斗漬，春三日。服四合，日三，亦可至醉，常令有酒氣。

好忘第七方十六首

孔子大聖智枕中方
龜甲 龍骨 遠志 菖蒲。

上四味，等分，治下篩，酒服方寸匕，日三，常服令人大聰。《翼》云：食後水服。

令人不忘方
菖蒲二分 茯苓 茯神 人參各五分 遠志七分。

上五味，治下篩。酒服方寸匕，日三夜一，五日後智神良。

又方 蓯蓉 續斷各一分 遠志 菖蒲 茯苓各三分。

上五味，治下篩。酒服方寸匕，日三，至老不忘。

開心散 主好忘方。
遠志 人參各四分 茯苓二兩 菖蒲一兩。

上四味，治下篩。飲服方寸匕，日三。

菖蒲益智丸方
菖蒲 遠志 人參 桔梗 牛膝各五分 桂心三分 茯苓七

分　附子四分。

上八味，末之，蜜丸如梧子。一服七丸，加至二十丸，日二夜一。主治喜忘恍惚，破積聚，止痛安神定志，聰明耳目，禁如藥法。

養命開心益智方

乾地黃　人參　茯苓各二兩　蓯蓉　遠志　菟絲子各三兩蛇床子二分。

上七味，治下篩。服方寸匕，日二，忌兔肉，餘無忌。

北平太守八味散方

天門冬六分　乾地黃四分　桂心　茯苓各一兩　菖蒲　五味子　遠志　石韋各三分。

上治下篩，酒水任服方寸匕，後食服三十日力倍，六十日氣力強，志意足。

治健忘方。

天門冬　遠志　茯苓　乾地黃等分。

上四味，末之，蜜丸，酒服二十丸如梧子，日三服，加至三十丸，常服之勿絕。

治好忘，久服聰明益智方。

龍骨　虎骨　遠志各等分。

上三味，治下篩。食後方寸匕，日三。

又方　七月七日取菖蒲，酒服三方寸匕，飲酒不醉。

又方　常以甲子日取石上菖蒲一寸，九節者，陰乾百日，治合下篩，服方寸匕，日三。耳目聰明不忘。出衢州石橋寺南山。

又方　七月七日麻勃一升，人參二兩，末之，蒸令氣遍，夜欲臥，服一刀圭，盡知四方之事。

又方　戊子日取東邊桃枝二七枚，縛著臥床中枕之，不忘。

又方　常以五月五日取東向桃枝，日未出時作三寸木人著

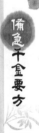

衣帶中，令人不忘。

又方　丁酉日自至市買遠志，裹著衣中角頭還，末服之，不復忘。

治人心昏塞，多忘喜誤方。

七月七日取蜘蛛網，著衣領中，勿令人知，不忘。

《備急千金要方》卷・第十四

《備急千金要方》
卷第十五 🐉 脾臟

脾臟脈論第一

論曰：脾主意。脾臟者，意之舍。意者，存憶之志也。為諫議大夫，並四臟之所受。心有所憶謂之意，意之所存謂之志，因志而存變謂之思，因思而遠慕謂之慮，因慮而處物謂之智。意者，脾之藏也。口唇者，脾之官，脾氣通於口，口和則能別五穀味矣。故云口為戊，舌唇為己，循環中宮，上出頤頰，次候於唇，下回脾中，榮華於舌，外主肉，內主味。脾重二斤三兩，扁廣三寸，長五寸，有散膏半斤。主裹血，溫五臟，神名俾俾，主藏營一作意，秩祿號為意臟，隨節應會，故曰脾藏營，營舍意，在氣為噫，在液為涎。脾氣虛則四肢不用，五臟不安；實則腹脹，涇溲不利。脾氣虛，則夢食飲不足；得其時，則夢築垣蓋屋。脾氣盛，則夢歌樂，體重，手足不舉。厥氣客於脾，則夢丘陵大澤，壞屋風雨。

凡脾臟象土，與胃合為腑，其經足太陰，與陽明為表裏，其脈緩，相於夏，王於季夏。脾者土也，敦而福，敦者厚也。萬物眾色不同，故名曰得福者廣。萬物懸根住莖，其葉在巔，蜎蜚蠕動，蚑蠷喘息，皆蒙土恩。德則為緩，恩則為遲，故令太陰緩而遲，尺寸不同。酸、鹹、苦、辛，大妙而生，互行其時，而以各行，皆不群行，盡可常服。土寒則溫，土熱則涼。土有一子，名之曰金，懷挾抱之，不離其身，金乃畏火，恐熱

來薰，遂棄其母，逃於水中，水為金子，而藏火神。閉門塞戶，內外不通，此謂冬時，土失其子，其氣衰微，水為洋溢，浸漬其地，走擊皮膚，面目浮腫，歸於四肢。

愚醫見水，直往下之，虛脾空胃，水遂居之。肺為喘浮，肝反畏肺，故下沉沒，下有荊棘，恐傷其身，避在一邊，以為水流。心衰則伏，肝微則沉，故令脈伏而沉。

上醫遠一作來占，因轉孔穴，利其溲便，遂通水道。甘液下流，停其陰陽，喘息則微，汗出正流。肝著其根，心氣因起，陽行四肢，肺氣亭亭，喘息則安。腎為安聲，其味為鹹，倚坐母敗，蜎臭如腥，土得其子，即成為山，金得其母，名曰丘矣。

四時之序，逆順之變異也。然脾脈獨何主？脾脈者土也，孤臟以灌四旁者也。其善者不可得見，惡者可見。惡者何如其來？如水之流者，此謂太過；病在外，如鳥之喙者，此謂不及，病在中，太過則令人四肢沉重不舉，不及則令人九竅壅塞不通，名曰重強。

脾脈來而和柔相離，如雞踐地，曰平。長夏以胃為本，脾脈來實而盈數，如雞舉足，曰脾病。脾脈來堅銳如雞之喙雞一作鳥，如鳥之距，如屋之漏，如水之流，曰脾死。

真脾脈至弱而乍疏乍散正作數，色黃青不澤，毛折乃死。

長夏胃微濡弱曰平，弱多胃少曰脾病，但代無胃曰死，濡弱有石曰冬病，石甚曰今病。

脾藏營，營舍意。愁憂不解則傷意，意傷則悶亂，四肢不舉，毛悴色夭，死於春。

足太陰氣絕，則脈不營其口唇，口唇者，肌肉之本也。脈弗營則肌肉濡，肌肉濡則人中滿，人中滿則唇反，唇反者肉先死。甲篤乙死，木勝土也。

脾死臟，浮之大緩一作堅，按之中如覆杯絜絜，狀如搖者

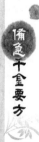

死。

六月季夏建未也，坤未之間，土之位，脾王之時，其脈大阿阿而緩曰平。反得浮大而洪者，是心之乘脾，母之歸子，為虛邪，雖病易治。反得微澀而短者是肺之乘脾，子之乘母，為實邪，雖病自癒。反得弦而長者，是肝之乘脾，木之剋土，為賊邪，大逆，十死不治。反得沉濡而滑者，是腎之乘脾，水之陵土，為微邪，雖病即瘥。

右手關上陰絕者，無脾脈也，苦少氣下利，腹滿身重，四肢不欲動，善嘔，刺足陽明治陽。

右手關上陰實者，脾實也，苦腸中伏伏如堅狀，大便難，刺足太陰治陰。

脾脈長長而弱，來疏去概正作數，再至曰平，三至曰離經病，四至脫精，五至死，六至命盡，足太陰脈也。

脾脈急甚為瘈瘲；微急為膈中滿，食飲入而還出，後沃沫。緩甚為痿厥；微緩為風痿，四肢不用，心慧然若無疾。大甚為擊仆；微大為脾疝，氣裹大膿血在腸胃之外。小甚為寒熱；微小為消癉。滑甚為癩癃；微滑為蟲毒，蛔腸鳴熱。澀甚為腸癩；微澀為內潰，多下膿血。

脾脈搏堅而長，其色黃，當病少氣。其軟而散，色不澤者，當病足骭，腫若水狀。

黃脈之至也，大而虛，有積氣在腹中，有厥氣，名曰厥疝，女子同法，得之疾使四肢汗出當風。

扁鵲曰：脾有病則色萎黃，實則舌本強直，虛則多癖善吞，注利其實，若陽氣壯則夢飲食之類。

脾在聲為歌，在變動為噦，在志為思。思傷脾，精氣並於脾則饑。音主長夏，病變於音者取之經，恐懼而不解則傷精，精傷則骨酸痿厥，精時自下則病精，是故五臟主藏精者也，不可傷，傷則守失而陰虛，虛則無氣，無氣則死。

病先發於脾，閉塞不通，身痛體重。一日之胃而腹脹；二日之腎，少腹腰脊痛，脛酸；三日之膀胱，背膂筋痛，小便閉，十日不已，死，冬人定，夏晏食。

病在脾，日昳慧，平旦甚，日中持，下晡靜。《素問》作日出甚。王冰云：日中持者繆也。

假令脾病，東行若食雉兔肉及諸木果實得之，不者，當以春時發，得病以甲乙日也。

凡脾病之狀，必身重，善饑，足痿不收，《素問》作善肌肉痿，足不收。《甲乙》作苦饑，肌肉痿，足不收。行善瘈，腳下痛。虛則腹滿，腸鳴飧泄，食不化，取其經足太陰、陽明、少陰血者。

脾脈沉之而濡，浮之而虛，苦腹脹煩滿，胃中有熱，不嗜食，食而不化，大便難，四肢苦痹，時不仁，得之房內，月使不來，來而頻併。

脾病其色黃，飲食不消，腹苦脹滿，體重節痛，大便不利，其脈微緩而長，此為可治，宜服平胃丸、瀉脾丸、茱萸丸、附子湯。春當刺隱白，冬刺陰陵泉，皆瀉之；夏刺大都，季夏刺公孫，秋刺商丘，皆補之。又當灸章門五十壯，背第十一椎百壯。

邪在脾胃，肌肉痛，陽氣有餘，陰氣不足，則熱中；善饑，陽氣不足，陰氣有餘，則寒中；腸鳴腹痛，陰陽俱有餘；若俱不足，則有寒有熱，皆調其三里。

有所擊仆，若醉飽入房，汗出當風，則傷脾，脾傷則中氣，陰陽離別，陽不從陰，故以三分候死生。

脾中風者，翕翕發熱，形如醉人，腹中煩重，皮肉瞤瞤而短氣也。

脾中寒。

脾水者，其人腹大，四肢苦重，津液不生，但苦少氣，小

便難。

脾脹者，善噦，四肢急一作實，體重不能衣一作收。

趺陽脈浮而澀，浮則胃氣強，澀則小便數，浮澀相搏，大便則堅，其脾為約。脾約者，其人大便堅，小便利，而反不渴。

脾氣弱，病利下白，腸垢，大便堅，不能更衣，汗出不止，名曰脾氣弱，或五液注下青、黃、赤、白、黑。

寸口脈弦而滑，弦則為痛，滑則為實，痛即為急，實即為踴，痛踴相搏，即胸脅搶急。

趺陽脈浮而澀，浮即胃氣微，澀即脾氣衰，微衰相捕，即呼吸不得，此為脾家失度。

寸口脈雙緊即為入，其氣不出，無表有裏，心下痞堅。

趺陽脈微而澀，微即無胃氣，澀則傷脾，寒在於膈而反下之，寒積不消，胃微脾傷，穀氣不行，食已自噫，寒在胸膈，上虛下實，穀氣不通，為秘塞之病。

寸口脈緩而遲，緩則為陽，其氣長，遲則為陰，榮氣促一云不足，榮衛俱和，剛柔相得，三焦相承，其氣必強。

趺陽脈滑而緊，滑即胃氣實，緊即脾氣傷，得食而不消者，此脾不治也。能食而腹不滿，此為胃氣有餘。腹滿而不能食，心下如饑，此為胃氣不行，心氣虛也。得食而滿者，此為脾家不治。

病人鼻下平者胃病也，微赤者病發癰，微黑者有熱，青者有寒，白者不治，脣黑者胃先病，微燥而渴者可治，不渴者不可治。臍反出者此為脾先落一云先終。

凡人病脈以解，而反暮微煩者，人見病者瘥安而強與穀，脾胃氣尚弱，不能消穀，故令微煩，損穀則癒。

診得脾積，脈浮大而長，饑則減，飽則見膜起與穀爭減，心下累累如桃李，起見於外，腹滿嘔泄腸鳴，四肢重，足脛

腫，厥不能臥，是主肌肉損，色黃也。

脾之積名曰痞氣，在胃脘覆如大盤，久久不癒。病四肢不收，黃癉，食飲不為肌膚，以冬壬癸日得之。肝病傳脾，脾當傳腎，腎適以冬王，王者不受邪，脾復欲還肝，肝不肯受，因留結為積，故知痞氣，以冬得之。

脾病其色黃，體青失溲，直視，唇反張，爪甲青，飲食吐逆，體重節痛，四肢不舉，其脈當浮大而緩，今反弦急，其色當黃，而反青者，此是木之剋土，為大逆，十死不治。

宮音人者，主脾聲也。脾聲歌，其音鼓，其志愁，其經足太陰。厥逆陽明則榮衛不通，陰陽翻祚，陽氣內擊，陰氣外傷，傷則寒，寒則虛，虛則舉體消瘦，語音沉澀，如破鼓之聲，舌強不轉，而好咽唾，口噤唇黑，四肢不舉，身重如山，便利無度，甚者不可治。依源麻黃湯主之。方在第八卷中。又言聲憂懼，舌本捲縮，此是木剋土，陽擊陰，陰氣伏，陽氣起，起則實，實則熱，熱則悶亂，體重不能轉側，語聲拖聲，氣深不轉而心急，此為邪熱傷脾，甚則不可治。若唇雖萎黃，語音若轉，可治。

脾病為瘧者，令人寒，腹中痛，熱則腸中鳴，鳴已汗出，恒山丸主之。方在第十卷中。若其人本來少於瞋怒，而忽反常，瞋喜無度，正言而鼻，笑不答於人，此脾病聲之候也。不盈旬月，禍必至矣。陰陽之疾，經絡之源，究尋其病，取其所理，然後行治，萬無遺一也。

黃為脾，脾合肉，黃如鱔腹者吉。脾主口唇，唇是脾之餘。其人土形，相比於上宮，黃色，大頭，圓面，美肩，背大，腹好，股脛小，手足多肉，上下相稱，行安地，舉足心平，好利人，不喜權勢，喜附人，耐秋冬，不耐春夏，春夏感而生病，主足太陰敦敦然。脾應月，月有虧盈，脾小大隨人唇大小。上唇厚，下唇薄，無齵齱，唇缺破，此人脾不正。揭聳

唇者則脾高，高則實，實則熱，熱則季脅痛滿。唇垂而大不堅者，則脾下，下則虛，虛則危，危則寒，寒則身重，不能行步。唇堅者則脾堅，堅則臟安，安則不病。唇上下好者則脾端正，端正則脾胃和，利人無病。唇偏舉者，則脾偏痛好脹。

凡人分部中陷起者，必有病生。胃陽明為脾之部，而臟氣通於內外，部亦隨而應之。沉濁為內，浮清為外。若表病外入，所部則起，起則前瀉陽，後補陰；若裏病內出，所部則陷，陷則前治陰，後治陽。陽則實熱，陰則虛寒，寒主外，熱主內。

凡人死生休否，則臟神前變形於外。人脾前病，唇則焦枯無潤；若脾前死，唇則乾青白漸縮急，齒噤不開。若天中等分，墓色應之，必死不治。看色厚薄，決判賒促，賒則不盈四百日內，促則旬朔之間。脾病少瘥而卒死，何以知之？

曰：青黑如拇指黶點見顏頰上，此必卒死。脾絕十二日死。何以知之？口冷足腫，腹熱臚脹，泄利不覺其出時，一曰五日死，面青目黃者五日死。病人著床，心痛氣短，脾竭內傷，百日復瘥，欲起傍徨，因坐於地，其亡倚床，能治此者，可謂神良。又面黃目赤不死，黃如枳實死。吉凶之色在於分部，霏霏而見，黑黃入唇，必病，不出其年。其穴在鼻上，當兩眼，是分部位也。若年上不應，三年之內，禍必應也。

季夏土，脾脈色黃，主足太陰脈也。其脈本在中封前上四寸之中，應在背俞與舌本。中封在內踝前一寸大筋裏宛宛中，脈本從中封上四寸是也。其脈根於隱白，隱白在足大趾端內側是也。

其筋起於足大趾之端，內側上結於內踝，其直者上結於膝內輔骨上，循陰股結於髀，聚於陰器，上腹，結於臍，循腹裏，結於脅，散於胸中，其內者著於脊。

其脈起於足大趾之端，循趾內側白肉際，過核骨後，上內

踝前廉，上腨內，循骺骨後，交出厥陰之前，上循膝股內前廉，入腹，屬脾絡胃，上膈挾咽，連舌本，散舌下。其支者，復從胃別上膈，注心中。合足陽明為表裏。陽明之本，在厲兌，足趺上大趾間上三寸骨解中也，同會於手太陰。

其足太陰之別，名曰公孫，去本節後一寸，別走陽明。其別者，入絡腸胃。主脾生病，實則胃熱，熱則腹中切痛，痛則陽病，陽脈反大於寸口三倍。病則舌強，筋轉卵縮，牽陰股，引髀痛，腹脹身重，食飲不下，煩心，心下急，注脾，脾病。虛則胃寒，寒則腹中鼓脹，脹則陰病，陰脈反小於寸口一倍。病則泄水，不能臥而煩，強立，股膝內痛，若筋折紐之，紐之者，脈時綴綴動也，發動甚者死不治。

四季之月，各餘十八日，此為四季之餘日，主脾胃黃肉隨病也一作內陽病。其源從太陰陽明相格，節氣相移。三焦寒濕不調，四時關格而起，則臟腑傷疴，隨時受癘。陽氣外泄，陰氣內伏，其病相反。若腑虛則陰邪所加，頭重頸直，皮肉強痺。若臟實則陽疫所傷，蘊而結核，起於喉頸之側，布毒熱於皮膚分肉之中，上散人髮際，下貫顑顬，隱隱而熱，不相斷離，故曰黃肉隨病也。

扁鵲曰：灸肝脾二俞，主治丹毒，四時隨病，當依源補瀉。虛實之疴，皮肉隨熱，則須鑱破、薄貼、方咒促治，疾無逃矣。

脾虛實第二論一首

脈四條　方二十三首　灸法一首

脾實熱　右手關上脈陰實者，足太陰經也。病苦足寒脛熱，腹脹滿，煩擾不得臥，名曰脾實熱也。

治舌本強直，或夢歌樂而體重不能行，宜瀉熱湯方。

備急千金要方

前胡　茯苓　龍膽　細辛　芒硝各三兩　杏仁四兩　玄
參　大青各二兩　苦竹葉切，一升。

上九味，㕮咀，以水九升，煮取三升。分三服，食後服。

射干煎方　主治同前。

射干八兩　大青三兩　石膏十兩，一作一升　赤蜜一升。

上四味，㕮咀，以水五升，煮取一升五合，去滓，下蜜
煎，取二升，分三服。

治脾熱，面黃目赤，季脅痛滿方。

半夏八兩　枳實　栀子　茯苓　芒硝各三兩　細辛五兩　白
朮　杏仁各四兩　生地黃切，一升　淡竹葉切，一升　母薑八兩。

上十一味，㕮咀，以水九升，煮取三升，去滓，下芒硝，
分三服。

治脾橫方。

若赤黑，發如瓜大，煎羊脂摩之。

又方　末赤小豆和雞子白敷之。

四肢寒熱，腰疼不得俯仰，身黃，腹滿，食嘔，舌根直，
灸第十一椎上及左右各一寸五分，三處各七壯。

脾胃俱實　右手關上脈陰陽俱實者，足太陰與陽明經俱實
也。病苦脾脹腹堅，搶脅下痛，胃氣不轉，大便難，時反泄
利，腹中痛，上沖肺肝，動五臟，立喘鳴，多驚，身熱汗不
出，喉痺精少，名曰脾胃俱實也。**瀉熱方。**

大黃　麻黃　黃芩各四兩　杏仁　赤茯苓　甘草　橘皮
芒硝　澤瀉各三兩。

上九味，㕮咀，以水九升，煮取三升，絞去滓，納大黃，
煮兩沸，去滓，下芒硝，分三服。

**治脾脈厥逆大，腹中熱切痛，舌強腹脹，身重，食不下，
心注脾急痛，大黃瀉熱湯方。**

大黃三兩，細切，水一升半別漬一宿　澤瀉　茯苓　黃芩　細

辛　芒硝各二兩　甘草三兩　橘皮二兩。

上八味，㕮咀，以水七升，煮取三升三合，去滓，下大黃，更煎兩沸，去滓，下芒硝，分三服。

治脾熱脅痛，熱滿不歇，目赤不止，口唇乾裂方。

石膏一斤，碎　生地黃汁　赤蜜各一升　淡竹葉切，五升。

上四味，先以水一斗二升煮竹葉，取七升，去滓澄清，煮石膏，取一升五合，去滓，下地黃汁，兩沸，次下蜜，煎取三升，細細服之。

治脾熱，偏一邊痛，胸滿脅偏脹方。

茯苓　橘皮　澤瀉各三兩　芍藥　白朮各四兩　人參　桂心各二兩　石膏八兩　半夏六兩　生薑切，一升　桑根白皮一升。

上十一味，㕮咀，以水一斗二升，煮取三升，去滓，分三服。若須利下，加芒硝二兩佳。

脾虛冷　右手關上脈陰虛者，足太陰經也。病苦泄注，腹滿氣逆，霍亂嘔吐，黃癉，心煩不得臥，腸鳴，名曰脾虛冷也。

治虛脹，脅痛肩息，有時發作，悉補之方。

五加根皮一斤　豬椒根皮二斤　丹參　橘皮各一斤　地骨皮　乾薑　白朮各八兩　乾地黃　芎藭　附子各五兩　桂心　桔梗各四兩　大棗五十枚　甘草三兩。

上十四味，㕮咀，以酒四斗，漬五七日，服七八合，加至一升，日再服。

治脾寒，飲食不消，勞倦氣脹，噎滿，憂恚不樂，檳榔散方。

檳榔八枚，皮子並用　人參　茯苓　陳麴　厚朴　麥蘖　白朮　吳茱萸各二兩。

上八味，治下篩。食後酒服二方寸匕，日再。一方用橘皮一兩半。

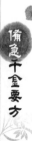

溫脾丸 治久病虛羸，脾氣弱，食不消，喜噫方。

黃柏 大麥糵 吳茱萸 桂心 乾薑 細辛 附子 當歸 大黃 麴 黃連各一兩。

上十一味，末之，蜜丸加梧子。每服十五丸，空腹酒服，日三。

麻豆散 主脾氣弱，不下食，餌此以當食方。

大豆黃二升 大麻子三升，熬令香。

上二味，治下篩。飲和服一合，日四五，任情多少。

脾胃俱虛 右手關上脈陰陽俱虛者，足太陰與陽明經俱虛也。病苦胃中如空狀，少氣不足以息，四逆寒，泄注不已，名曰脾胃俱虛也。

治腹脹善噫，食則欲嘔，泄澼溏下，口乾，四肢重，好怒，不欲聞人聲，忘誤，喉痹，補之方。

黃連一兩 禹餘糧二兩 白朮三兩 大麻子五兩 乾薑三兩 桑白皮八兩 大棗二十枚。

上七味，㕮咀，以水一斗二升，煮取二升，分四服。

治脾胃俱虛，苦饑寒痛方。

人參 當歸 桂心 茯苓 桔梗 芎藭各五兩 厚朴 甘草 橘皮 吳茱萸各二兩 白朮五兩 麥糵一升。

上十二味，㕮咀，以水一斗二升，煮取三升，分三服。

治脾胃俱虛冷，白朮散方。

白朮 厚朴 人參 吳茱萸 茯苓 麥糵 麴 芎藭各三兩。

上八味，治下篩。酒服方寸匕，食後，日三。一方加大腹、橘皮。

凡身重不得食，食無味，心下虛滿，時時欲下，喜臥者，皆針胃管、太倉，服建中湯及服此平胃丸方。建中湯方出第十九卷中。

杏仁五十枚　丹參三兩　苦參　葶藶　玄參各二兩　芎藭
桂心各一兩。

上七味，末之，蜜丸如梧子。酒服五丸，日三，以知為
度。

崔文行平胃丸　治丈夫小兒食實不消，胃氣不調，或溫壯
熱結，大小便不利者。有病冷者，服露宿丸熱藥後，當進此丸
調胃方。

大黃二兩　小草　甘草　芍藥　芎藭　葶藶各一兩　杏仁五
十枚。

上七味，末之，蜜丸，飲服如梧子五丸，日三，一歲兒二
丸，漸加之。《千金翼》有菖蒲、當歸、乾薑、茯苓、麥門冬、細辛，
為十三味，無杏仁。

論曰：凡病宿食，在上脘當吐之。脈數而滑者實也，有宿
食不消，下之癒。胃中有澼，食冷物即痛。不能食，有熱物即
欲食，大腹有宿食。寒慄發熱如瘧狀，宿食在小腹者，當暮發
熱，明旦復止，寸脈緊即頭痛風寒，或腹中宿食不化。寸口脈
緊者，如轉索左右無常。脾胃中有宿食不消，寸口脈浮而大，
按之反澀，尺中微而澀，故知宿食。

大麴蘗丸　主消穀斷下，溫和又寒冷者，長服不患霍亂
方。

大麥蘗　麴各一升　附子　乾薑　當歸　人參各三兩　赤
石脂一兩　桔梗　女萎各二兩　吳茱萸　皂莢各五兩　蜀椒二兩半
烏梅五十枚。

上十三味，末之，蜜醋中半漬梅一宿，蒸三斗米下，去
核，搗如泥，和藥蜜和搗三千杵。服十丸，日三。下甚者，加
龍骨、阿膠、艾各三兩。

消食斷下丸　寒冷者，常服之方。
麴　大麥蘗各一升　吳茱萸四兩。

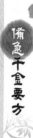

536

上三味，末之，蜜和。服十五丸如梧子，日三。

乾薑散 治不能食，心意冥然忘食方。

法麴 乾薑 豉 蜀椒 大麥糵各一升。

上五味，合治下篩。食後服五方寸匕，日三，以能食為度。

消食丸 治數年不能食方。

小麥糵 麴各一升 乾薑 烏梅各四兩。

上四味，末之，蜜和。服十五丸，日再，加至四十丸。寒在胸中及反胃翻心者，皆瘥。

麴糵散 主消穀能食，除腸中水氣臚脹方。

法麴 杏仁 麥糵各五兩。

上三味，治下篩。食後酒服一合，日三。

脾勞第三論一首　方二首

論曰：凡脾勞病者，補肺氣以益之。肺王則感於脾，是以聖人春夏養陽氣，秋冬養陰氣，以順其根本矣。肝心為陽，脾、肺、腎為陰。逆其根則伐其本，陰陽四時者，萬物之終始也。

治脾勞實，四肢不用，五臟乖反脹滿，肩息氣急不安，承氣泄實熱半夏湯方。

半夏 宿薑各八兩 茯苓 白朮 杏仁各三兩 竹葉切，一升 橘皮 芍藥各四兩 大棗二十枚。

上九味，㕮咀，以水一斗，煮取三升，分四服。

治脾虛寒勞損，氣脹噫滿，食不下，通噫消食膏酒方。

豬膏三升 宿薑汁五升 吳茱萸一升 白朮一斤。

上四味，搗茱萸、朮等二物，細細下篩為散，納薑汁膏中煎，取六升。溫清酒一升，進方寸匕，日再。

肉極第四

論一首　方六首

論曰：凡肉極者主脾也。脾應肉，肉多肌合。若脾病，則肉變色。又曰：至陰遇病為肌痺，肌痺不已，復感於邪，內舍於脾，體癢淫淫，如鼠走其身上，津液脫，腠理開，汗大泄，鼻端色黃，是其相也。凡風氣藏於皮膚，肉色則敗。以季夏戊己日傷於風為脾風，脾風之狀多汗。陰動傷寒，寒則虛，虛則體重怠墮，四肢不欲舉，不嗜飲食，食則咳，咳則右脅下痛，陰陰引肩背，不可以動轉，名曰厲風，裏虛外實。若陽動傷熱，熱則實，實則人身上如鼠走，唇口壞，皮膚色變，身體澤，液脫，腠理開，汗大泄，名曰惡風。而須決其綱紀，知其終始，陰陽動靜，肉之虛實，實則瀉之，虛則補之。能治其病者，風始入肉皮毛肌膚筋脈之間，即須決之。若入六腑五臟，則半死矣。

扁鵲曰：肉絕不治，五日死，何以知之？皮膚不通，外不得泄。凡肉應足太陰，太陰氣絕，則脈不營其肌肉。唇反者，氣盡則肉先死，使良醫妙藥終不治也。

治肉熱極，肌痺淫淫，如鼠走身上，津液脫，腠理開，汗大泄，為脾風，風氣藏於皮膚，肉色敗，鼻見黃色，**麻黃止汗通肉解風痺湯**方。

麻黃　枳實　細辛　白朮　防己各三兩，一作防風　生薑附子各四兩　甘草　桂心各二兩　石膏八兩。

上十味，㕮咀，以水九升煮麻黃，去沫，下諸藥，煮取三升，分三服。

治肉極虛熱，肌痺淫淫，如鼠走身上，津液開泄，或痺不仁，四肢急痛，西州續命湯方。

麻黃　生薑各三兩　當歸　石膏各二兩　芎藭　桂心　甘草　黃芩　防風　芍藥各一兩　杏仁四十枚。

上十一味，㕮咀，以水九升，先煮麻黃，除沫，下諸藥，煮取三升，去滓。分四服，日再。

治肉極熱，則身體津液脫，腠理開，汗大泄，厲風氣下焦腳弱，越婢湯。方出第七卷中。

治肉熱極，則體上如鼠走，或如風痹，唇口壞，皮膚色變，石楠散，主諸風大病方。

石楠三十銖　薯蕷　天雄　桃花一作桃仁　甘菊花　芍藥各一兩，一本作甘草　黃蓍十八銖　山茱萸一兩十八銖　真珠十八銖　石膏二兩　升麻　萎蕤各一兩半。

上十二味，治下篩。酒服方寸匕，日再，食後服。

治肉極虛寒，為脾風，陰動傷寒，體重怠墮，四肢不欲舉，關節疼痛，不嗜飲食，虛極所致，大黃蓍酒方。

黃蓍　桂心　巴戟天　石斛　澤瀉　茯苓　柏子仁　乾薑　蜀椒各三兩　防風　獨活　人參各二兩　天雄　芍藥　附子　烏頭　茵芋　半夏　細辛　白朮　黃芩　栝樓根　山茱萸各一兩。

上二十三味，㕮咀，絹袋貯，以清酒三斗漬之，秋冬七日，春夏三日。初服三合，漸漸加，微痹為度，日再。

治肉極虛寒，卒中風，口噤不能言，四肢緩縱，偏攣急痛，注五臟，恍惚喜怒無常，手腳不隨方。

獨活　茵芋　黃芩各三兩　甘草　防風　芍藥　芎藭　麻黃　葛根各二兩　人參一兩　烏頭三枚。

上十一味，㕮咀，以水一斗、竹瀝四升合，煮取四升。分四服，日三夜一。

肉虛實第五論一首　方二首

論曰：夫肉虛者，坐不安席，身色變動。肉實者，坐安不動，喘氣。肉虛實不應，主於脾。若其腑臟有病從肉生，熱則應臟，寒則應腑。

治肉虛坐不安席，好動，主脾病，寒氣所傷，五加酒方。

五加皮　枸杞皮各二升　乾地黃　丹參各八兩　杜仲　石膏各一斤，一方作石床　乾薑四兩　附子三兩。

上八味，㕮咀，以清酒二斗，漬三宿。一服七合，日再。

治肉實，坐安席不能動作，喘氣，主脾病，熱氣所加關格，半夏湯除喘方。

半夏　宿薑各八兩　杏仁五兩　細辛　橘皮各四兩　麻黃一兩　石膏七兩　射干二兩。

上八味，㕮咀，以水九升，煮取三升，分三服。須利，下芒硝三兩。

秘澀第六
論一首　方四十一首　灸法十五首

論曰：有人因時疾癖後，得秘塞不能，遂致夭命，大不可輕之，所以備述。雖非死病，凡人不明藥餌者，拱手待斃，深可痛哉。單複諸方，以虞倉卒耳。凡大便不通，皆用滑膩之物及冷水並通也。凡候面黃者，即知大便難。

趺陽脈浮而澀，浮則胃氣強，澀則小便數，浮澀相搏，大便則堅，其脾為約。脾約者，其人大便堅，小便利而不渴，**麻子仁丸方。**

麻子仁二升　枳實八兩　杏仁一升　芍藥八兩　大黃一斤　厚朴一尺。

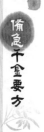

上六味，末之，蜜丸如梧子。飲服五丸，日三，漸加至十丸。《肘後》、《外台》無杏仁。

治關格，大便不通方。

芒硝二兩　烏梅　桑白皮各五兩　芍藥　杏仁各四兩　麻仁二兩　大黃八兩。

上七味，㕮咀，以水七升，煮取三升，分三服。一本無烏梅，加枳實、乾地黃各二兩。

治大便秘塞不通神方。

豬羊膽無在，以筒灌三合許，令深入即出矣，出不盡，須臾更灌。一方加冬葵子汁和之，亦妙。又椒豉湯五升，和豬膏三合灌之佳，臨時易可得即用之。又煎蜜成煎如人指大，深納穀道佳。又無灰濃酒半升，鹽三錢匕，煉成，如上法。

三黃湯　治下焦熱結，不得大便方。

大黃三兩　黃芩二兩　甘草一兩　梔子二七枚。

上四味，㕮咀，以水五升，煮取一升八合。分三服。若大秘，加芒硝二兩。

淮南五柔丸　治秘澀及虛損不足，飲食不生肌膚，三焦不調，和榮衛，利腑臟，補三焦方。

大黃一升，蒸三斗米下　前胡二兩　半夏　蓯蓉　芍藥　茯苓　當歸　葶藶　細辛各一兩。

上九味，末之，蜜和，合搗萬杵，為丸梧子大。食後服十五丸，稍增之，日再。《崔氏》云：令人喜飯，消穀益氣，有憂者加松實半兩、菴䕡半營兩，服之緩中，不如意便服之，又有黃芩一兩。

大五柔丸　主臟氣不調，大便難，通榮衛，利九竅，消穀益氣力方。

大黃　芍藥　枳實　蓯蓉　葶藶　甘草　黃芩　牛膝各二兩　桃仁一百枚　杏仁四十枚。

上十味，末之，蜜和丸如梧子。一服三丸，日三，加至二

十丸，酒下。

濡臟湯　主大便不通六七日，腹中有燥屎，寒熱煩迫，短氣汗出，脹滿方。

生葛根二升　豬膏二升　大黃一兩。

上三味，㕮咀，以水七升，煮取五升，去滓，納膏，煎取三升，澄清。強人頓服，羸人再服。亦治大小便不通。

治大便不通方。

商陸　牛膝各三斤　大戟一斤　大豆五升。

上四味，㕮咀，以水五升，煮取二升，以大豆五升煎令汁盡，至豆乾。初服三枚，以通為度。

又方　蜜和胡燕屎納大孔中，即通。

又方　水四升，蜜一升，合煮熟，冷，灌下部中，一食頃即通。

又方　鹽半合，蜜三合，合煎如餳，出之，著冷水中，丸如檳榔，形如指許大。深納下部中，立通。

治大便難方。

單用豉清、醬清、羊酪、土瓜根汁灌之，立通。

又方　以醬清漬烏梅，灌下部中。

又方　桑根白皮　榆根白皮各一把。

上二味，㕮咀，以水三升，煮取一升半，分三服。

又方　桃皮三升，水五升，煮取一升，頓服。

又方　水一升，煮羊蹄根一把，取半升，頓服。

又方　常煮麻子，取汁飲。

又方　豬脂和陳葵子末為丸，如梧子。每服十丸，通即止。

又方　水服桃花方寸匕。無桃花，白皮亦得。

又方　常服車前子及葉並良。

又方　搗葵根汁生服。

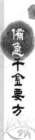

又方 好膠三寸　蔥白一把。

上二味，以水四升，煮取一升半，頓服之，即下。

又方 葵子　牛酥各一升，豬脂亦用得。

上二味，以水三升煮葵子，取一升，納酥，煮一沸，待冷，分二服。

又方 葵子汁和乳汁等分服之，立出。

又方 醬清三升　麻油二升　蔥白三寸。

上三味，合煮令黑，去滓待冷，頓服之。一方不用醬清。

芒硝丸 治脹滿不通方。

芒硝　芍藥各一兩半　黃芩一兩六銖　杏仁　大黃各二兩。

上五味，末之，蜜丸如梧子。飲服十五丸，加至二十丸，取通利為度，日三。

又方 通草　朴硝各四兩　鬱李仁　黃芩　瞿麥各三兩　車前子五合，一方六兩，一方二升。

上六味，㕮咀，以水八升，煮取二升半，分二服。一方用絹袋盛煮，頓服二升。

又方 獨頭蒜燒熟去皮，綿裹，納下部中，氣立通。又削薑裹鹽導之，乃乾薑、鹽、杏仁搗丸導之，並佳。

治脹滿閉不下方。

吳茱萸一升　乾薑　大黃　當歸　桂心　芍藥　甘草　芎藭各二兩　人參　細辛各一兩　桃白皮一把　真珠半兩　雄黃十八銖。

上十三味，㕮咀，以水一斗，煮取三升，去滓，納雄黃、真珠末，酒一升，微火煮三沸。服一升，得下即止。

走馬湯 主一切卒中惡，心痛腹脹，大便不通。方出第十三卷心腹痛篇。

巴豆丸 主寒癖宿食，久飲飽不消，大秘不通方。

巴豆仁一升，清酒五升，煮三日三夕，碎，大熟，合酒微

火煎，令可丸如胡豆，欲取吐下者，服二丸。

練中丸　主宿食不消，大便難方。

大黃八兩　葶藶　杏仁　芒硝各四兩。

上四味，末之，蜜丸如梧子，食後服七丸，日二，稍加。
《肘後》名承氣丸。

大便難，灸第七椎兩旁各一寸，七壯。

又，灸承筋二穴各三壯，在腨中央陷內。

大便不通，灸夾玉泉相去各二寸，名曰腸遺，隨年壯。一
云二寸半。

又，灸大敦四壯，在足大趾聚毛中。

大便閉塞，氣結，心堅滿，灸石門百壯。

後閉不通，灸足大都隨年壯。

治老人、小兒大便失禁，灸兩腳大趾去甲一寸，三壯。

又，灸大趾歧間各三壯。

治大小便不通方。

葵子末，一升　青竹葉一把。

上二味，以水三升，煮五沸，頓服。

又方　葵子一升　榆皮切，一升。

上二味，以水五升，煮取二升，分三服。

又方　葵子一升，以水三升，煮取一升，去滓，納豬脂一
升，空腹分二服。

又方　甑帶煮取汁，和蒲黃方寸匕，日三服。

又方　豬脂一斤，以水二升，煮三沸，飲汁立通。

治大小便不利方。

葵子一升　硝石二兩。

上二味，以水五升，煮取二升，分再服。

治小兒大小便不通方。

搗白花胡葵子末，煮汁服之。

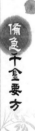

544

又方　末雞屎白，服一錢匕。

大小便不利，欲作腹痛，灸榮衛四穴百壯，穴在背脊四面各一寸。

腹熱閉時，大小便難，腰痛連胸，灸團岡百壯，穴在小腸俞下二寸，橫三間寸灸之。

大小便不通，灸臍下一寸三壯。

又，灸橫紋百壯。

大小便不利，灸八髎百壯，穴在腰目下三寸，夾脊相去四寸，兩邊各四穴，計八穴，故名八髎音遼。

小兒大小便不通，灸口兩吻各一壯。

小便不利，大便數注，灸屈骨端五十壯。

小便不利，大便注泄，灸天樞百壯，穴在夾臍相去三寸。魂魄之舍不可針，大法在臍旁一寸，合臍相去可三寸也。

熱痢第七 論一首　脈證二十四條
方二十六首　灸法十首

論曰：余立身以來，二遭熱痢，一經冷痢，皆日夜百餘行，乃至移床就廁，其困篤如此，但率意自治者，尋手皆癒，乃知此疾天下易治。但中性之徒，率情驕倨，良藥苦口，不能克己早餌，朝遇暮過，望其自瘥，疾熱日增，胃氣漸弱，心力俱微，食飲與藥皆不能進，既不時癒，便稱痢病難治，斯皆自誤也，學者須深達斯旨。然此病隨宜服一物，皆得瘥之，惟須力意苦已服食，以瘥為限，則無不癒也。又大須慎口味，重者瘥後百日，次者一月日。所以常哀驕恣者，不能自慎，興言於此，以為至概矣。

古今痢方千萬首，不可具載，此中但撮其效者七八而已。雖然弘之在人也，何則？陟厘丸、烏梅丸、松皮散等，暴痢服

之，何有不瘥；其溫脾湯、健脾丸方出下冷痢篇，久下得之，焉能不癒？

大凡痢有四種，謂冷、熱、疳、蠱。冷則白；熱則赤；疳則赤白相雜，無復節度，多睡眼澀；蠱則純痢瘀血。熱則多益黃連，去其乾薑；冷則加以熱藥；疳則以藥吹灌下部；蠱毒則以蠱法治之。藥既主對相當，痢者復自勉勵服餌，焉有不癒者也。

凡服止痢藥，初服皆劇，愚人不解，即止其藥不服，此特不可。但使藥與病源的相主對，雖劇但服，不過三服漸漸自知，惟非其主對者本勿服也。

凡痢病，通忌生冷醋滑、豬雞魚油、乳酪酥乾、脯醬粉鹹。所食諸食，皆須大熟爛為佳，亦不得傷飽。此將息之大經也。若將息失所，聖人不救也。

下利脈滑而數，有宿食，當下之。

下利脈遲而滑者，實也，利為未止，急下之。

下利脈反滑，當有所去，下乃癒。

下利，不欲食者，有宿食，當下之。

下利而腹痛滿為寒實，當下之。

下利，腹中堅者，當下之。

下利而譫語者，腹內有燥屎，宜下之。

下利，三部皆平一作浮，按其心下堅者，急下之。

下利瘥，至其年月日時復發者，此為下不盡，更下之癒。

風寒下者，不可下，下之後，心下堅痛脈遲一作浮，此為寒，但當溫之。脈沉緊下之亦然。脈大浮弦，下之當已。下利脈浮大，此為虛，以強下之故也。設脈浮革者，因爾腸鳴，當溫之。

下利，脈遲緊為痛，未欲止，當溫之。得冷者，滿而便腸垢。

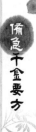

下利，身軀疼痛，急救裏，諸溫之屬，可與理中、四逆、附子湯熱藥輩。

下利，大孔痛者，當溫暖之。

下利，腹脹滿身體疼痛者，先溫其裏，乃攻其表。

下利清穀，不可攻其表，汗出必脹滿。

下利氣者，當利其小便。

下利，脈反浮數，尺中自澀，其人必清膿血。

下利，脈數而渴者，今自癒。設不瘥，必清膿血，有熱故也。

下利，脈沉弦者下重，其脈大者為未止，脈微弱數者為欲自止，雖發熱不死。

下利，脈沉而遲，其人面少赤，身有微熱，下利清穀，必鬱冒汗出而解，病人必微厥，所以然者，面戴陽下虛故也。

下利，有微熱而渴，脈弱者，今自癒。

下利脈數，有微熱，汗出，今自癒，設脈緊為未解。

下利，脈反弦，發熱身汗者，自癒。

下利，脈大浮弦，下當已。

下利，舌黃燥而不渴，胸中實，下不止者，死。

下利後脈絕，手足厥冷，晬時脈還，手足溫者生，不還不溫者死。

下利，手足厥冷無脈者，灸之不溫，若脈不還，反微喘者死。少陰負趺陽者為順。

凡六腑氣絕於外者，手足寒，上氣腳縮；五臟氣絕於內者，下不自禁，下甚者手足不仁也。細尋取之，萬不失一。下病體略例如此耳。

《素問》曰：春傷於風，夏為膿血，凡下多滯下也；夏傷於風，秋必洞泄，秋多下水也，患是冷也。夫積冷積熱，及水穀實而下者，以大黃湯下之，強人勿過兩劑，皆消息五六日，

更進一劑。其補澀湯不效者，三兩日可進一劑。

陟厘丸 治百病下痢，及傷寒身熱，頭痛目赤，四肢煩疼不解，協熱下痢；或醫已吐下之，腹內虛煩，欲得冷飲，飲不能消，腹中急痛，溫食則吐，乍熱乍冷，狀如溫瘧；或小便不利，氣滿嘔逆，下痢不止方。

水中陟厘五兩　漢中木防己六兩　紫石英三兩　厚朴一兩隴西當歸四兩　黃連二兩　三歲醇苦酒五升　上好豉三升。

上八味，皆取真新者。以苦酒二升漬防己，極令潤出之，留苦酒，置以利刀切防己，厚令一分，使厚薄悉等，以板瓦覆著炭火上，以厚紙藉瓦上，布成切防己著紙上訖，從頭依次反，週而復始，令色槁燥，復漬向餘苦酒中，更出，著瓦上熬之，如此盡苦酒止，勿令火猛，徐徐熬令極燥，各搗下篩畢，都合搗千杵。以餘二升苦酒漬豉一宿，明旦以瓦盆盛之，以一盆覆之，蒸五升土下，須土氣通流，熟出之，於盆中研豉，以新布絞其濃汁，如棗膏法以和藥，搗三千杵，頓丸皆如水中雞頭子大，分著數囊中，懸令陰乾，取燥，乃更盛著，亟以蠟密封其際，勿令見風塵。

此藥以三丸為一劑，平旦以井華水服一劑，晝服一劑，暮服一劑，皆以水服之，初服寧少食，當餔食水飧；欲服藥若食飲消，腹中調和者，日可一服；若已瘥者，二三日可一服，消息以意；若病重藥力未行者，但益服之，日可四五劑；或時下不止者，當復更增，令腹中有藥力，飲食消，是其效也。

新服藥未安調，當水飧助藥力，心中了然，然後可作羹臛，但當冷食之耳；若有時不喜冷食者，正是藥力盡耳，復益服藥，至一宿許，則復欲進冷也。若欲不復藥者，但稍溫食，藥力自盡矣。服藥不必須強多飲水也，自隨體調耳。久下虛，服之如法。

禁熱食生魚、豬肉、蒜、生菜、酒，緣酒發藥力，令病者

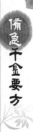

548

煩熱也。又禁辛物，及諸肥膩難消物，皆勿食也。若有風病，加防風一兩；人虛羸，可加石斛一兩；若宿有下痢，腸胃損弱者，可加太一餘糧二兩半，取石中黃軟香者；若婦人產後疾，加石硫黃二兩；小便黃赤不利，加蒲黃一兩，依方消息之，無不得效也。《胡洽》云：舊有五石：赤石脂、白石英、鐘乳、礬石並禹餘糧各四兩，常以二月合之。

下痢熱，諸治不瘥方。

烏梅一升　黃連一斤，金色者。

上二味，末之，蜜和。服如梧子二十丸，日三夜二，神妙。

治積久三十年常下痢神方。

赤松皮去上蒼皮，切一斗，為散，面粥和一升服之，日三，瘥即止，不過服一斗永瘥，三十年痢服之，百日瘥。

治熱毒痢，苦參橘皮丸方。

苦參　橘皮　獨活　阿膠　藍青　黃連　鬼臼一作鬼箭羽
黃柏　甘草。

上九味，等分，末之，以蜜烊膠和，並手丸之如梧子，乾之。飲服十丸，日三，稍加之，卒下注痢者大良。

治諸熱毒下黃汁，赤如爛血，滯如魚腦，腹痛壯熱方。

黃柏　黃芩　升麻　石榴皮各六分　白頭翁　寄生　當歸
牡蠣　犀角　甘草各一兩　黃連二兩　艾葉二分。

上十二味，㕮咀，以水六升，煮取三升，分三服。

龍骨丸　主下血痢，腹痛方。

龍骨　當歸　龍膽　附子　乾薑　黃連　羚羊角各三十銖
赤石脂　礬石各一兩半　犀角　甘草　熟艾各十八銖。

上十二味，末之，蜜和。先食，服如小豆十五丸，日三，加至二十丸。

又方　牛角䚡　當歸　龍骨　乾薑　熟艾各三兩　附子

黃柏　赤石脂　芎藭　阿膠　厚朴　甘草　橘皮　芍藥　石榴皮各二兩　大棗二十枚　黃連五合　升麻一兩半　蜀椒一兩。

上十九味，㕮咀，以水一斗三升，煮取四升，去滓，納牛角䚡，阿膠消，以綿絞去滓。分七服，日四夜三。《千金翼》無橘皮。

治血痢方。

蒲黃三合　乾地黃　桑耳　甘草　芒硝　茯苓　人參　柏葉　阿膠　艾葉各二兩　赤石脂五分　禹餘糧　黃連各一兩　生薑二兩。

上十四味，㕮咀，以水一斗，煮取四升，分溫五服，神效。

治下雜血方。

乾藍　犀角　地榆各二兩　蜜二合。

上四味，㕮咀，以水五升，煮取一升半，去滓下蜜，煎取五合，分三服。此治熱毒蠱妙。

治熱毒下黑血，五內絞切痛，日夜百行，氣絕死方。

黃連一升　龍骨　白朮各二兩　阿膠　乾薑　當歸　赤石脂各三兩　附子一兩。

上八味，㕮咀，以水一斗，煮取五升，分五服。余以貞觀三年七月十二日，忽得此熱毒痢，至十五日，命將欲絕，處此方藥，入口即定。

治下血，日夜七八十行方。

黃連　黃柏各四兩。

上二味，㕮咀，醇醋五升，煮取一升半，分再服。

白頭翁湯　治赤滯下血，連月不瘥方。

白頭翁　厚朴　阿膠　黃連　秦皮　附子　黃柏　茯苓芍藥各二兩　乾薑　當歸　赤石脂　甘草　龍骨各三兩　大棗三十枚　粳米一升。

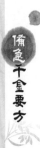

上十六味，㕮咀，以水一斗二升，先煮米令熟，出米納藥，煮取三升，分四服。

治下赤連年方。

地榆　鼠尾草各一兩。

上二味，㕮咀，以水二升，煮取一升，分二服。如不止，取屋塵水漬去滓，一升分二服。《古今錄驗方》云：服屋塵汁一小杯。

又方　鼠尾草　薔薇根　秦皮如無，用檞皮代之。

上三味，等分，㕮咀，以水淹煎，去滓，銅器重釜煎，成丸如梧子，服五六丸，日三，稍增，瘥止，亦可濃汁服半升。

治大熱毒純血痢，不可瘥者方。

黃連六兩，㕮咀，以水七升，煮取二升半，夜露著星月下。旦起，空腹頓服之，臥將息，即止。不瘥，加黃芩二兩，更作服之，仍不瘥者，以疳痢法治之。

治下久赤白連年不止，及霍亂，脾胃冷實不消，溫脾湯方。

大黃四兩　人參　甘草　乾薑各二兩　附子一枚，大者。

上五味，㕮咀，以水八升，煮取二升半，分三服，臨熟，下大黃，與後溫脾湯小異，須大轉瀉者，當用此方神效。

治熱痢水穀方。

黃連　阿膠各二兩　烏梅四十枚　黃柏一兩　梔子三十枚。

上五味，㕮咀，以水五升，煮取二升半，分三服。亦治蠱，神良。

治下痢絞痛，腸滑不可瘥方。

黃連六兩　阿膠　鼠尾草　當歸　乾薑各三兩。

上五味，㕮咀，若大冷白多，以清酒一斗，煮取三升，分三服；若熱及不痛者，去乾薑、當歸，以水煮之。

黃連湯　治赤白痢方。

黃連　黃柏　乾薑　石榴皮　阿膠各三兩　當歸二兩　甘草
一兩。

上七味，㕮咀，以水七升，煮取三升，分三服。

茯苓湯　治因下空竭欲死，滯下膿血，日數十行，羸篤垂
死，老少並宜服方。

茯苓　黃柏　黃連　龍骨　人參　乾薑　黃芩　桂心　芍
藥　當歸　梔子仁　甘草各半兩　赤石脂一兩　大棗十二枚。

上十四味，㕮咀，以水五升，煮取二升。分再服，不瘥，
滿三劑。此方主風虛冷痢最佳。

女萎丸　治熱病時氣，下赤白痢，遂成䘌方。

女萎三分　烏頭　桂心各四分　黃連　雲實各二分　藜蘆三
分　代赭一分。

上七味，末之，蜜和為丸，如梧子大，服二丸。大下痢，
宿勿食，清旦以冷水服之，勿飲食，至日中過後，乃飲食。若
得藥力，明旦更服如前。亦可長服。虛羸，晝夜百行膿血，亦
瘥。亦名云實丸。

治赤白下痢，大孔蟲生，悉皆瘥，此名聖湯方。

鼠尾草二兩　豉一升　生薑　梔子仁各六兩　桃皮一握。

上五味，㕮咀，以水七升，煮取二升半，分三服。一本單
用桃皮，以酒煮服之。

治赤白滯下方。

成煎豬膏三合　清酒五合。

上二味，緩火煎十沸。適寒溫，頓服之，取瘥止。

又方　酒四升，煮錢四十文，取二升，分三服。

又方　亂髮雞子大，燒末水服，不過三服。

治冷熱不調，或水或膿，或五色血者方。

醋石榴五枚，合殼子搗，絞取二升汁。服五合，瘥止。

泄痢食不消，不作肌膚，灸脾俞隨年壯。

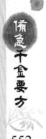

552

泄注五痢，便膿血，重下腹痛，灸小腸俞百壯。

泄痢久下，失氣勞冷，灸下腰百壯，三報。穴在八魁正中央脊骨上，灸多益善也。三宗骨是，忌針。

泄痢不禁，小腹絞痛，灸丹田百壯，三報。穴在臍下二寸，針入五分。

泄痢不嗜食，食不消，灸長谷五十壯，三報。穴在夾臍相去五寸，一名循際。

泄痢赤白漏，灸足太陰五十壯，三報。

久泄痢，百治不瘥，灸足陽明下一寸高骨之上陷中，去大趾歧三寸，隨年壯。

又，屈竹量正當兩胯脊上點訖，下量一寸，點兩旁各一寸，復下量一寸當脊上，合三處，一灸三十壯，灸百壯以上，一切痢皆斷，亦治濕䘌冷。脊上當胯點處不灸。

又，灸臍中稍稍二三百壯。

又，灸關元三百壯，十日灸。並治冷痢腹痛。在臍下三寸也。

赤白下，灸窮骨，惟多為佳。

冷痢第八 論一首　方三十二首

論曰：舊治痢，於貴勝用建脾丸多效。今治積久冷痢，先以溫脾湯下訖，後以建脾丸補之，未有不效者。貧家難以克辦，亦無可將息也。

溫脾湯　治積久冷熱赤白痢者方。

大黃　桂心各三兩　附子　乾薑　人參各一兩。

上五味，㕮咀，以水七升，煮取二升半。分三服。與前溫脾湯小異。

建脾丸　治虛勞羸瘦，身體重，脾胃冷，飲食不消，雷鳴

腹脹，泄痢不止方。

鐘乳粉三兩　赤石脂　好麴　大麥蘖　當歸　黃連　人參
細辛　龍骨　乾薑　茯苓　石斛　桂心各二兩　附子一兩　蜀椒
六兩。

上十五味，末之，白蜜丸如梧子。酒服十丸，日三，加至
三十丸，弱者飲服。此方通治男女。《集驗》無細辛、龍骨。

增損建脾丸　治丈夫虛勞，五臟六腑傷敗受冷，初作滯
下，久變五色，赤黑如爛腸極臭穢者方。

鐘乳粉　赤石脂各三兩　礬石一方用礜石　乾薑　蓯蓉　桂
心　石斛　五味子　澤瀉　遠志　寄生　柏子仁　人參　白頭
翁　天雄　當歸　石榴皮　牡蠣　龍骨　甘草各二兩。

上二十味，末之，蜜丸。酒服二十丸，日三，加至四十
丸。此二方止痢神驗。

駐車丸　治大冷，洞痢腸滑，下赤白如魚腦，日夜無節
度，腹痛不可堪忍者方。

黃連六兩　乾薑二兩　當歸　阿膠各三兩。

上四味，末之，以大醋八合，烊膠合之，並手丸如大豆
許，乾之。大人飲服三十丸，小兒百日以還三丸，期年者五
丸，餘以意加減，日三服。

大桃花湯　治冷白滯痢腹痛方。

赤石脂　乾薑　當歸　龍骨　牡蠣各三兩　附子二兩　白朮
一升　甘草　芍藥各一兩　人參一兩半。

上十味，㕮咀，以水一斗二升煮朮，取九升，納諸藥，煮
取二升，分三服。膿者加厚朴三兩，嘔者加橘皮三兩。

又方　龍骨六兩　厚朴　當歸各二兩　赤石脂五兩。

上四味，㕮咀，以水七升，煮取二升半，分三服。熱加白
頭翁二兩半、牡蠣三兩。

桃花丸　治下冷，臍下攪痛方。

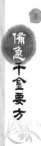

赤石脂　乾薑各十兩。

上二味，蜜丸如豌豆。服十丸，日三服，加至二十丸。

倉米湯　治小腹冷氣積聚，結成冷痢，日夜三四十行方。

倉粳米半升，淨淘乾漉　薤白一握，去青切細　羊脂一升，熬
香豉三升，以水一斗，煎取五升，澄清。

上四味，先以羊脂煎薤白令黃，並米納豉汁中煎，取四
升。且空腹溫服一升，如行十里，更進一升，得快利止。若利
不止，更服如前，利後進粳米豉粥。若復作，更服一劑，永
瘥。

附子湯　治暴下積，且不住，及久痢方。

龍骨　甘草　芍藥　乾薑　黃連各一兩　石榴皮一具，大
者　阿膠二兩　附子一枚　黃芩半兩　粳米三合。

上十味，㕮咀，以水八升，煮取三升，分三服。

治卒下痢湯方。

黃連五兩　生薑一斤。

上二味，㕮咀，以水五升，煮取一升，頓服。未止，更合
服，必定。

治久冷痢下純白者，此由積臥冷處，經久病發，遂令脾胃
俱冷，日夜五六十行，大小腹痛不可忍，凡白痢屬冷，赤痢屬
熱方。

好麴米五升，微熬令香，粥清、醇酒令熱，和麴末一升，
空腹頓服之，日三服。若至食時，搗蒜一升，令至熟，下薑椒
末，調和如常食之法，惟須稠，勿加鹽；以水和麴二升，作䬦
餅，極爛煮之，乾漉，熱內蒜齏，臼中相和，一頓食之，少與
餘食。至饑時，仍準前食麴末酒，至瘥來，少食餘食。以此法
治，不過兩日，無有不瘥。

治久冷，或痢不痢，但患腰腹苦冷方。

上新蜀椒三升，醋宿漬之，以麴三升，和椒一升，緊拌煮

作粥，空腹頓服之，加蔥豉鹽任性調和，不瘥更作，以瘥為限，不過三升椒即癒。此不但治冷，大治諸虛損冷，極有所益，久當自知耳。

馬藺子丸　治積冷痢，下白膿方。

馬藺子一升，熟熬之　附子二兩　乾薑　甘草各二兩半　神麴　麥蘗　阿膠各五兩　黃連三兩　蜀椒五合。

上九味，末之，蜜丸如梧子。服二十丸，日二，以知為度。酒調散服方寸匕，亦佳。

治三十年痢不止，厚朴湯方。

厚朴　乾薑　阿膠各二兩　黃連五兩　石榴皮　艾葉各三兩。

上六味，咬咀，以水七升，煮取二升。分再服。

四續丸　治三十年注痢，骨立痿黃，腸滑不瘥方。一名蠟煎丸。

雲實五合，熬令香　龍骨三兩　附子　女萎各二兩　白朮二兩半。

上五味，末之，以蠟煎烊，以丸藥如梧子大。服五丸，日三，不過五六服瘥。

椒艾丸　治三十年下痢，所食之物皆不消化，或青或黃，四肢沉重，起即眩倒，骨肉消盡，兩足逆冷，腹中熱，苦筋轉，起止須扶，陰冷無子方。

蜀椒三百粒　熟艾一升　乾薑三兩　赤石脂4　烏梅一百枚。

上五味，椒、薑、艾下篩，梅著一斗米下蒸，令飯熟，去核，內椒、薑末，合搗三千杵，蜜和丸如梧子。服十丸，日三服。不瘥，至二十丸，加黃連一升。

下痢丸　治數十年痢，下氣消穀，令人能食，夏月長將服之不霍亂方。

法麴一升　附子　乾薑　黃連　黃柏　桂心各三兩　蜀椒半

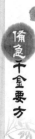

556

兩　烏梅二升半　大麥糵一升　吳茱萸四兩。

上十味，末之，蜜和。食後服如梧子十丸，日三，加至二十丸，三食三服，亦可至四十丸。

麴糵丸　治數十年下痢不止，消穀下氣，補虛羸方。

好麴　大麥糵各一升　附子　當歸　桂心各二兩　蜀椒一兩　黃連　吳茱萸　烏梅肉　乾薑各四兩。

上十味，末之，蜜丸如梧子，食已服二十丸，日三服。

烏梅丸　治久痢，諸藥不瘥數十年者，消穀下氣，補虛方。

烏梅四兩　當歸三兩　桂心二兩　黃連　吳茱萸　乾薑各四兩　蜀椒一兩半。

上七味，末之，蜜丸如梧子。食後服十丸，日三。

治下痢腸滑，飲食及服藥俱完出，豬肝丸方。

豬肝一斤，熬令乾　黃連　烏梅肉　阿膠各二兩　胡粉七棋子。

上五味，末之，蜜丸如梧子。酒服二十丸，日三，亦可散服方寸匕。

烏梅丸　治冷痢久下方。

烏梅三百枚　乾薑　黃連各十兩　當歸　蜀椒各四兩　細辛　附子　桂心　黃柏一方用麥糵　人參各六兩。

上十味，末之，以苦酒漬烏梅一宿，去核，蒸五升米下，別搗如泥，盤中攪令相得，蜜和搗二千杵。食前服如梧子十丸，日三服，稍增至二十丸。

七味散　治痢下久不瘥，神驗方。

黃連八分　龍骨　赤石脂　厚朴各二分　烏梅肉二分　甘草一分　阿膠三分。

上治下篩，漿水服二方寸匕，日二，小兒一錢匕。

羊脂煎　大治諸久痢不瘥方。

亂髮灰汁洗去垢膩，燒末　黃連末，各一升　烏梅肉二兩　醋七合，煎取稠　白蠟兩棋子　羊脂一棋子　蜜七合，煎取五合。

上七味，合納銅器中，湯上煎之，攪可丸，飲服如梧子大三十丸，日三，棋子大小，如方寸匕。

又方　黍米二升　蠟　羊脂　阿膠各二兩。

上四味，合煮作粥，一服令盡，即瘥。

治大下後腹中空竭，胸中虛滿，不下食方。

芍藥　甘草　半夏各一兩　厚朴　當歸各三兩　生薑五兩　桂心三兩。

上七味，咬咀，以水八升，煮取三升。分三服，服二劑最佳。

治下痢，心胸滿不快，腹中雷鳴，或嘔吐方。

黃連五兩　橘皮　甘草各二兩　龍骨三兩　大棗十五枚　人參一兩　生薑　半夏各三兩。

上八味，咬咀，以水一斗，先煮水一大沸，乃納藥，煮取三升，分四服。並妊身良。

斷痢湯　治胸心下伏水方。

半夏一升　生薑五兩　茯苓　甘草　龍骨各二兩　附子一兩　人參　黃連各三兩　大棗十二枚。

上九味，咬咀，以水八升，煮取三升。分三服。

治下後煩氣暴上，香蘇湯方。

香豉五兩　生蘇一把，冬用蘇子三兩。

上二味，以水五升，煮取二升，頓服之。

治卒大下痢熱，唇乾口燥，嘔逆引飲，瀉心湯方。

人參　甘草　黃芩　橘皮　栝樓根各一兩　黃連二兩　半夏三兩　乾薑一兩半。

上八味，咬咀，以水六升，煮取二升，分三服。《胡洽》云：治老小利，水穀不化，腹中雷鳴，心下痞滿，乾嘔不安，無橘皮、栝

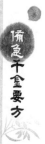

樓。若寒加附子一枚，渴加栝樓一兩，嘔加橘皮一兩，痛加當歸一兩。仲
景用大棗二十枚。

治夏月暴冷，忽則壯熱泄痢，引飲熱湯，下斷變通身浮
腫，成冷下結，脈沉細小數方。

澤漆一兩半　吳茱萸　茯苓　白朮　桔梗　當歸　犀角
青木香　海藻　芍藥　大黃各二兩。

上十一味，㕮咀，以水九升，煮取三升，分三服。下後消
息五六日許，可與女麴散。

女麴散　治利後虛腫，水腫者，服此藥小便利得止，腫亦
消方。

女麴一升　乾薑　細辛　椒目　附子　桂心各一兩。

上六味，治下篩。酒服方寸匕，不知，加至二三匕，日
三。產後虛滿者大良。

治卒暴冷下，下部疼悶方。

燒磚令熱，大醋沃之，三重布覆，坐上即瘥。

痔濕䘌第九論二首　方十首

論曰：凡痔濕䘌之病，皆由暑月多食肥濃油膩，取冷眠睡
之得也。《禮》云：君子盛暑之月，薄滋味，無食肥濃煮餅。
此時不利人也，養生者宜深戒之。不爾，多患痔濕耳。

凡所患處，或著口齦咽喉，下部痔與月蝕並不痛，令人不
覺。其治用五月五日蝦蟆，角蒿，救月木，寒食泔澱，但得一
事單用之，燒作灰，和臘月豬脂敷之，逐手便瘥，極須慎口味
耳。

凡痔，在慎鹽、醬、醋、酥、油、棗等，一切皆忌。惟白
飯、豉、苜蓿、苦苣、蕪菁，在不禁限。

凡吹藥入下部，沒中指許深，即止。

治疳濕下黑，醫不能治，垂死者方。

髑髏灰　薰黃　朱砂　青黛　石鹽　丁香　麝香　礬石　梔子　莨菪子　鐵衣　乾薑　故靴底灰　乾蝦蟆五月五日者　細辛　土瓜根　芥子　蜀椒　葶藶　菖蒲各等分。

上二十味，治下篩，以竹筒吹杏仁大著大孔中，所有患疳瘡上悉敷之。其丁香、麝香別研搗，著藥中合之。一方有寒食汁澱、救月木、楸葉，為二十三味。若病大者，用灌方如下。

麝香　丁香　甘草　犀角各三分。

上四味，治下篩，合和以鹽三合，蜀椒三合，豉二合，以水二升，煮取一升，去滓，納四味散合和。分作二分，灌大孔，旦一灌，酉一灌之。凡久下一月不瘥，成疳候，大孔必寬者是，以此主之。

凡下血者是蠱也，以**八物茜根湯**主之。在蠱方中。

治疳濕久下痢赤白，百療不瘥者方。

兔頭骨　蛇頭　薜茘子　故緋並灰　葶藶子　狸骨一作狐骨　蜣蜋　百草五月五日收　倒掛草　床中桄木　青黛　晚蠶蛾　青礬　丁香　蠍蟲屎　麝香　苦參　黃柏　乾薑　角蒿　朱砂　印成鹽　救月木　桂心　鐵衣　芒硝　蝦蟆　黃礬　荏子各等分。

上二十九味，治下篩。以筒子納下部吹著，日三度，神方。

治疳濕不能食，身重心熱，腳冷，百節疼痛方。

黃芩　芍藥　苦參　甘草　當歸　蜀椒　甘松一作甘澱　青黛　薰黃　豉各二兩　蔥白一握　東引桃根一握　鹽一合　麝香半兩　豬膽二枚。

上十五味，㕮咀，以水一斗八升，煮取四升，分為二分。一度灌一分，湯如人體，然後著麝香、豬膽一枚，即灌，灌了作蔥豉粥食之，後日更將一分如前灌之。七日忌生冷毒物等，

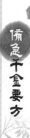

但是油膩、醬乳、醋，三十日忌之大佳。

治疳蝕人諸處，但是赤血痢久不瘥，立著即瘥，秘之方。

五月五日蝦蟆一枚，作灰末　金銀土堝　人屎灰各五兩，一作髮灰　麝香一分　銀末小豆許。

上五味，治下篩。敷瘡上，即瘥。三七日忌如前。痢者，吹下部。

治疳痢不止方。

苦參　甘草　薰黃各二兩　豉一升半　蔥白五莖　蜀椒三十粒

上六味，以苦參等三物各搗下篩，以水五升煮蔥白、豉、椒，取三升，以三指撮苦參末等各一撮，納汁中，冷暖如人體。先飲少許豉汁，食一口飯，乃側臥，徐徐灌之訖，多時臥不出為佳。大急，乃出之於淨地，當有疳濕蟲如白馬尾狀，頭黑，是其效也。其重者，肛大難瘥，當取桃枝綿裹頭，用前件汁，適寒溫烙之，近脊烙之，以上三十度烙乃瘥，神驗。

又方　崔氏云：晉代之地多五疳蝕人五臟，通見脊骨，下膿血，手足煩疼，四肢無力，夜臥煩躁不安，面失血色，肩胛疼，面及手足有浮氣或下血乃死，治之方。

雄黃　青葙各二兩　苦參三兩　礬石　雌黃　鐵衣　藜蘆各一兩　麝香二分，別研。

上八味，治下篩。以竹管納大孔中酸棗許，吹納下部中，日一，不過三，小兒以大豆許。此方極救死。

又方　大麻子　胡麻各一升半。

上二味，並熬令黃，以三升瓦瓶，泥表上，厚一寸，待泥幹，納大麻等令滿，以四五枚葦管插口中，密泥之，掘地作灶，倒立灶口，底著瓦器承之，密填灶孔中，地平聚炭瓶四面，著墼壘之，日沒，放火燒之，至明旦開取，適寒溫，灌疳濕者下部中一合，尋覺咽中有藥氣者為佳，亦不得過多，多則傷人，隔日一灌之，重者再三灌之，旦起灌至日夕，極覺體中

乏，勿怪也，非但治疳濕，凡百異同瘡疥癬並洗塗之。

論曰：凡日月蝕時，忌食飲。腹中生蟯蟲，及房室生子不具足，必患月蝕瘡，亦不得與兒乳，日月生後，乃不忌，令人口臭，齒齦宣露，常有血出，舌上生瘡者，皆由犯此所致耳。日月蝕時須救，不救出行，逢暴雨，其救月杖須收取治蟨之神藥，預備患此者施之救療。

治月蝕惡瘡息肉方。

硫黃　藺茹　斑蝥各等分。

上三味，治下篩。敷瘡上，乾者以豬脂和敷之，日三夜一。

又方　吳茱萸根　薔薇根　地榆根各三兩

上三味，治下篩，以鹽湯洗瘡，敷之，日三。

小兒癇第十方三十七首

溫中湯　治小兒夏月積冷，洗浴過度，及乳母亦將冷洗浴，以冷乳飲兒，兒壯熱忽值暴雨，涼加之，兒下如水，胃虛弱，則面青肉冷，眼陷乾嘔者，宜先與此調其胃氣，下即止方。

乾薑　厚朴各一分　當歸　桂心　甘草各三分　人參　茯苓白朮　桔梗各三分。

上九味，㕮咀，以水二升，煮取九合，六十日至百日兒服二合半，余皆隨兒大小。

溫中大黃湯　治小兒暴冷，水穀下；或乳冷下青結不消；或冷實吐下，乾嘔煩悶，及冷滯赤白下者良。若已服諸利湯方去實，胃中虛冷，下如水，乾嘔眼陷，煩憂，不宜利者，可除大黃；若中乳，乳母洗浴，水氣未消，飲兒為霍亂者，但用大黃也；小兒諸霍亂宜利者，便用大黃；不須利宜溫和者，則除

之方。

乾薑　桂心　厚朴　甘草各一分　當歸　人參　茯苓　白
朮各二分　大黃六分　桔梗三分。

上十味，㕮咀，以水二升半，煮取八合。凡兒三十日至六
十日，一服二合；七十日至一百日，一服二合半；二百日以
來，一服三合。

黃柏湯　治小兒夏月傷暴寒，寒折大熱，熱入胃，下赤白
滯如魚腦，壯熱頭痛，身熱，手足煩，此太陽之氣外傷寒，使
熱氣便入胃也，服此方良。若誤以利藥下之，或以溫脾湯下
之，則熱痢以利藥下之，便數去赤汁如爛肉者；或下之不瘥，
後以澀熱藥斷之，下既不止，倍增壯熱者，服之即效；或是溫
病熱盛，復遇暴寒折之，熱入腹中，下血如魚腦者，服之良
方。

黃柏　黃連　白頭翁一作白薇　升麻　當歸　牡蠣　石榴
皮　黃芩　寄生　甘草各二分　犀角　艾葉各一分。

上十二味，㕮咀，以水三升，煮取一升二合。百日兒至二
百日，一服三合；二百餘日至期歲，一服二合半。

治中結陽丸　斷冷滯下赤白青色如魚腦，脫肛出積，曰腹
痛經時不斷者方。

赤石脂五分　吳茱萸三分　乾薑　附子　當歸　厚朴　白
朮　木蘭皮　白頭翁　黃連　黃柏　石榴皮各一分。

上十二味，末之，蜜丸如大豆。三歲兒服五丸，三歲以上
服十丸，十歲以上二十丸。暴下者服少許，便瘥；積下者，盡
一劑，更合之。

治少小熱痢不止，梔子丸方。

梔子七枚　黃柏三分　黃連五分　礬石四分　大棗四枚，炙令
黑。

上五味，末之，蜜丸如小豆大，服五丸，日三夜二，服不

知，稍加至十丸。

治少小泄清痢，藜蘆丸方。

藜蘆二分　黃連二分　附子一分。

上三味，末之，蜜丸如麻子大。以粥飲服二丸，立驗。

治少小泄注，四物粱米湯方。

粱米　稻米　黍米各三升　蠟如彈子大。

上四味，以水五升，東向灶煮粱米三沸，去滓；復以汁煮稻米三沸，去滓；復以汁煮黍米三沸，去滓；以蠟納汁中和之，蠟消取以飲之，數試有效。

治少小壯熱，渴引飲，下痢，龍骨湯方。

龍骨　甘草　大黃　赤石脂　石膏　桂心　寒水石　栝樓根各二兩。

上八味，治下篩，以酒水各五合，煮散二合，二沸，去滓，量兒大小服之。

治少小下痢，若熱不食，傷飽不乳，大黃湯方。

大黃　甘草　麥門冬各一兩。

上三味，㕮咀，以水二升，煮取一升。二三歲兒，分三四服。

生金牛黃湯　主小兒積下不止，因發癎方。

生金二銖，一方用六銖，無生金用熟金亦得，法應作屑，今方用成器者　牛黃三銖　乾薑一分　細辛半分　人參一分　麻黃二分　黃連一分　甘草一分。

上八味，㕮咀，以水一升六合，煮取八合，去滓。臨服，研牛黃以煮湯中。嫌兒熱者，用生薑代乾薑。今世乏生金，但用成器金亦善，二三兩皆得用也。

澤漆茱萸湯　治小兒夏月暴寒，寒入胃則暴下如水，四肢被寒所折，則壯熱經日，熱不除，經月許日變，通身虛滿，腹痛，其脈微細，服此湯一劑，得數後漸安神方。

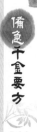

564

澤漆　海藻　青木香各二分　吳茱萸三分　茯苓　白朮　桔
梗　芍藥　當歸各五分　大黃一分。

上十味，㕮咀，以水四升，煮取一升半。二百日至一歲
兒，一服二合半；一歲以上至二歲，一服四合。

治少小久痢淋瀝，水穀不調，形羸不堪大湯藥者，宜此枳
實散方。

枳實二兩，治下篩。三歲以上飲服方寸匕，若小兒以意
服，日三。

治少小洞注下痢方。

蒴藋子二升，搗汁溫服，以瘥為度。

又方　木瓜取汁飲之。

又方　炒倉米末飲服之。

又方　酸石榴燒灰，末，服半錢匕，日三服。

又方　狗頭骨灰，水和服之。

又方　羊骨灰　鹿骨灰。

上二味，並水和服之，隨得一事，即用之。

又方　炒豉令焦，水淋汁服之，神驗，冷則酒淋服。

又方　五月五日百草末，吹下部。

治小兒赤白滯下方。

薤白一把　豉一升。

上二味，以水三升，煮取二升，分三服。

又方　柏葉一升　麻子末，一升。

上二味，以水五升，煮取三沸，百日兒每服三合。

又方　搗石榴汁服之。

又方　亂髮灰　鹿角灰等分。

上二味，三歲兒以水和服三錢匕，日三。

又方　牛角䚡灰，水和服三方寸匕。

又方　燒蜂房灰，水和服之。

治小兒赤白痢方。

白蘘荷根汁　生地黃汁各五合。

上二味，微火上煎一沸，服之。

又方　單服生地黃汁一合。

又方　五月五日蝦蟆灰，飲服半錢匕。

治小兒熱痢方。

煮木瓜葉飲之。

治小兒冷痢方。

蓼菜搗汁，量大小飲之。一作芥菜。

又方　搗蒜，薄兩足下。

治小兒暴痢方。

小鯽魚一頭，燒末服之，亦治大人。

又方　燒鯉魚骨末服之。一方作龍骨。

又方　赤小豆末，酒和，塗足下，日三，油和亦得。

治小兒蠱毒痢方。

藍青汁一升二合，分為四服。

治小兒渴痢方。

單搗冬瓜汁飲之。

《備急千金要方》卷第十五

《備急千金要方》
卷第十六 ❀ 胃腑

胃腑脈論第一

論曰：胃腑者，主脾也。口唇者，是其候也。脾合氣於胃，胃者，水穀之腑也，號倉庫守內嗇吏。重二斤十四兩，迂曲屈伸，長二尺六寸，大一尺五寸，徑五寸，受水穀三斗五升，其中當留穀二斗、水一斗五升。廣胲、大頸、張胸，五穀乃容而滿，上焦洩氣，出其精微，慓悍滑疾。下焦下溉，泄諸小腸。此腸胃所受水穀之數也。平人則不然，胃滿則腸虛，腸滿則胃虛，更滿更虛，氣得上下，五臟安定，血脈和利，精神乃居。故神者，水穀精氣也。

五臟不足調於胃，故腸胃之中，當留穀二斗四升，水一斗一升。故人一日再至後《甲乙》作圊，後二升半，一日中五升，七日五七三斗五升，而留水穀盡。故平人不飲不食七日而死者，水穀精氣津液皆盡，故七日而死矣。

右手關上陽絕者，無胃脈也，苦吞酸頭痛，胃中有冷，刺足太陰治陰，在足大趾本節後一寸。

右手關上陽實者，胃實也，苦腸中伏伏一作愊愊不思食，得食不能消，刺足陽明治陽，在足上動脈。脈浮而芤，浮則為陽，芤則為陰，浮芤相搏，胃氣生熱，其陽則絕。

趺陽脈浮大者，此胃家微虛煩，圊必日再行，動作頭痛重，熱氣朝者，屬胃。

胃脈搏堅而長，其色赤，當病折髀。其軟而散者，當病食痹髀痛。病先發於胃，脹滿，五日之腎，少腹腰脊痛，脛酸；三日之膀胱，背膂筋痛，小便閉。五日上之心脾，心痛閉塞不通，身痛體重，《靈樞》云上之心。三日不已，死，冬夜半後，夏日昳。

胃病者，腹䐜脹，胃脘當心而痛，上支兩脅，膈咽不通，飲食不下，下取三里。

飲食不下，膈塞不通，邪在胃脘。在上脘，則抑而刺之；在下脘，則散而去之。

胃脹者，腹滿，胃脘痛，鼻聞焦臭，妨於食，大便難。

胃瘧，令人且病也，善饑而不能食，食而支滿腹大，刺足陽明、太陰橫脈出血。

胃中有癖食冷物者，痛不能食，食熱則能食。脾前受病移於胃，脾咳不已，嘔吐長蟲。

厥氣客於胃，則夢飲食。

診得胃脈，病形何如？曰：胃脈實則脹，虛則泄。脾應肉䐃，肉䐃堅大者胃厚；肉䐃麼者胃薄；肉䐃小而麼者胃不堅；肉䐃不稱其身者胃下，胃下者脘約；肉䐃不堅者胃緩；肉䐃無小果累標緊者胃急；肉䐃多小果累者胃結，胃結者，胃上脘約不利。

扁鵲云：足太陰與陽明為表裏，脾胃若病，實則傷熱，熱則引水漿，常渴；虛則傷寒，寒則苦饑常痛，發於風水，其根在胃，先從四肢起，腹滿大，通身腫。方在治水篇中。

胃絕不治五日死，何以知之？舌腫，溺血，大便赤泄。

足陽明之脈，起於鼻，交頞中，旁約太陽之脈，下循鼻外，入上齒中，還出夾口，環唇，下交承漿，卻循頤後下廉，出大迎，循頰車，上耳前，過客主人，循髮際，至額顱。其支者，從大迎前下人迎，循喉嚨，入缺盆，下膈，屬胃絡脾。其

備急千金要方

直者，從缺盆下乳內廉，下夾臍，入氣街中。其支者，起胃下口，循腹里，下至氣街中而合，以下髀關，抵伏兔，下膝入臏中，下循脛外廉，下足跗，入中趾內間。其支者，下膝三寸而別，以下入中趾外間。其支者，跗上入大趾間，出其端。是動則病悽悽振寒，善伸數欠顏黑，病至惡人與火，聞木音則惕然而驚，心動，欲獨閉戶牖而處，甚則欲上高而歌，棄衣而走，賁響腹脹，是為骭厥。是主血所生病者，狂瘧溫淫，汗出鼽衄，口喎唇緊，頸腫喉痹，大腹水腫，膝臏腫痛，循膺、乳、街、股、伏兔、骭外廉、足跗上皆痛，中趾不用。氣盛則身以前皆熱，其有餘於胃，則消穀善饑，溺色黃；氣不足則身以前皆寒慄，胃中寒則脹滿，盛者則人迎大三倍於寸口，虛者則人迎反小於寸口。

胃虛實第二

脈二條　方三首　灸方一首

胃實熱　右手關上脈陽實者，足陽明經也。病苦頭痛《脈經》作腹中堅痛而熱，汗不出，如溫瘧，唇口乾，善噦，乳癰，缺盆腋下腫痛，名曰胃實熱也。

瀉胃熱湯方

梔子仁　射干　升麻　茯苓各二兩　芍藥四兩　白朮五兩生地黃汁　赤蜜各一升。

上八味，㕮咀，以水七升，煮取一升半，去滓，下地黃汁，煮兩沸，次下蜜，煮取三升，分三服。老小以意加減。

胃中熱病，灸三里三十壯，穴在膝下三寸。

胃虛冷　右手關上脈陽虛者，足陽明經也。病苦脛寒不得臥，惡風寒灑灑，目急，腹中痛，虛鳴《外台》作耳虛鳴，時寒時熱，唇口乾，面目浮腫，名曰胃虛冷也。

治少氣口苦，身體無澤，補胃湯方。

防風　柏子仁　細辛　桂心　橘皮各二兩　芎藭　吳茱萸　人參各三兩　甘草一兩。

上九味，㕮咀，以水一斗，煮取三升，分為三服。

補胃虛寒，身枯絕，諸骨節皆痛，**人參散**方。

人參　甘草　細辛各六兩　麥門冬　桂心　當歸各七分　乾薑二兩　遠志一兩　吳茱萸二分　蜀椒三分。

上十味，治下篩。食後，溫酒服方寸匕。

喉嚨論第三

論曰：喉嚨者，脾胃之候也，重十二兩，長一尺二寸，廣二寸，其層圍十二重，應十二時，主通利水穀之道，往來神氣。若臟熱，喉則腫塞，氣不通，烏翣膏主之。方在第六卷中。若腑寒，喉則耿耿如物欲窒，癢痺涎唾。熱則開之，寒即通之，不熱不寒，依臟調之。其方具第六卷中。

反胃第四

脈三條　方十六首　灸法三首

寸緊尺澀，其人胸滿，不能食而吐，吐出者，為下之，故不能食。設言未止者，此為胃反，故尺為之微澀。

跌陽脈浮而澀，浮即為虛，澀即傷脾，脾傷即不磨，朝食暮吐，暮食朝吐，宿穀不化，名為胃反，跌陽脈緊而澀，其病難治。

治胃虛反，食下喉便吐方。

人參一兩　澤瀉　甘草　桂心各二兩　橘皮　乾薑各三兩　茯苓四兩　青竹茹五兩　大黃六兩。

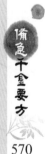

上九味，㕮咀，以水八升，煮取三升。一服七合，日三夜一。已利者，去大黃。

治反胃而渴方。

茯苓　澤瀉　半夏各四兩　桂心　甘草各三兩。

上五味，㕮咀，以水五升，煮取二升，分三服。一方入生薑四兩。

治胃反吐逆，不消食，吐不止方。

人參　澤瀉　桂心各二兩　茯苓四兩　橘皮　甘草　黃蓍各三兩　大黃一兩半　生薑八兩　半夏一升　麥門冬三升。

上十一味，㕮咀，以水一斗二升，煮取三升二合。一服八合，日三夜一，羸人六合。已利，去大黃。

治胃反，朝食暮吐，食訖腹中刺痛，此由久冷方。

橘皮三兩　甘草　厚朴　茯苓　桂心　細辛　杏仁　竹皮各二兩　檳榔十枚　前胡八兩　生薑五兩　人參一兩。

上十二味，㕮咀，以水一斗三升，煮取三升，分三服。一方有甘皮二兩。

又方　橘皮三兩　白朮　人參各二兩　蜀椒一百二十粒　桂心一兩　薤白一握。

上六味，㕮咀，以水二升漬一宿，納羊肚中縫合，以三升水煮，水盡出之，決破去滓，分三服。

治反胃大驗方。

前胡　生薑各四兩　阿膠一兩　大麻仁五合　橘皮三兩　吳茱萸四合　桂心三兩　甘草五寸　大棗十枚。

上九味，㕮咀，以水三升、酒二升，煮取一升七合，分二服。

華佗治胃反　胃反為病，朝食暮吐，心下堅如杯升，往為寒熱，吐逆不下食，此為關上寒澼所作，將成肺痿，治之方。

真珠　雄黃　丹砂各三兩　朴硝五兩　乾薑十累。

上五味，末之，蜜丸。先食服如梧子三丸。若小煩者，飲水即解。然無所忌，神良無比。一方用桂心一兩。

治胃反，食即吐方。

搗粟米作麵，水和作丸，如楮子大七枚，爛煮，納醋中，細細吞之，得下便已。面亦得用之。

治胃反不受食，食已即嘔吐，大半夏湯方。

半夏三升　人參二兩　白蜜一升　白朮一升　生薑三兩。

上五味，㕮咀，以水五升，和蜜，揚之二三百下，煮取一升半，分三服。

治胃反，食即吐出，上氣方。

蘆根　茅根各二兩，細切。

上二味，以水四升，煮取二升。頓服之，得下良。

又方　燒先死雞朡胵灰，酒服，男雄女雌。

又方　飲白馬尿即止。

又方　淘小芥子，曝乾為末。酒服方寸匕，日三。

反胃，食即吐出，上氣，灸兩乳下各一寸，以瘥為度。

又，灸臍上一寸，二十壯。

又，灸內踝下三指稍斜向前有穴，三壯。《外台秘要》三指作一指。

治醋咽方。

麴末一斤　地黃三斤。

上二味，合搗，日乾。以酒服三方寸匕，日三服。

治噫醋咽方。

吳茱萸半斤　生薑三兩　人參二兩　大棗十二枚。

上四味，㕮咀，以水六升，煮取二升。先食服一升，日再。

治食後吐酸水，治中散方。

乾薑　食茱萸各二兩。

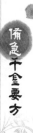

上二味，治下篩，酒服方寸匕，日二。胃冷，服之立驗。

嘔吐噦逆第五

脈一條　論一首　方二十七首　灸法十五首

夫吐家，脈來形狀如新臥起，陽緊陰數，其人食已即吐，陽浮而數亦為吐。寸口脈緊而芤，緊即為寒，芤即為虛，寒虛相搏，脈為陰結而遲，其人即噎。關上數，其人則吐。趺陽脈微而澀，微即下利，澀即吐逆，穀不得入。趺陽脈浮者，胃氣虛，寒氣在上，憂氣在下，二氣並爭，但出不入，其人即嘔而不得食，恐怖如死，寬緩即瘥。嘔而脈弱，小便復利，身有微熱，則厥難治。

論曰：凡服湯嘔逆不入腹者，先以甘草三兩，水三升，煮取二升，服之得吐，但服之，不吐益佳。

消息定，然後服餘湯，即流利更不吐也。凡嘔者，多食生薑，此是嘔家聖藥。

半夏湯　主逆氣，心中煩悶，氣滿，嘔吐氣上方。

半夏一升　生薑一斤　茯苓　桂心各五兩。

上四味，㕮咀，以水八升，煮取二升半，分三服。若少氣，加甘草二兩。一名小茯苓湯。

前胡湯　主寒熱嘔逆，少氣，心下結聚，彭亨滿，不得食，寒熱消渴，補不足方。

前胡　生薑各二兩　甘草　朴硝各二兩　大黃別浸，各二兩茯苓　麥門冬　當歸　半夏　芍藥　滑石　石膏　栝樓根　黃芩　附子　人參各一兩。

上十六味，㕮咀，以水一斗二升，煮取六升，分四服。

治嘔吐，四肢痹冷，上氣腹熱，三焦不調方。

前胡　芎藭　甘草　當歸　石膏　人參　桂心　橘皮各二

兩　芍藥三兩　半夏四兩　生薑五兩　大棗三十枚。

上十二味，㕮咀，以水一斗三升，下黃芩三兩合煮，取三升，分三服。一方不用黃芩。

治嘔吐不止，小麥湯方。

小麥一升　人參　厚朴各四兩　甘草一兩　生薑汁三合　青竹茹二兩半　茯苓三兩。

上七味，㕮咀，以水八升，煮取三升，去滓，分三服。

治嘔而膈上寒，豬苓散方。

豬苓　茯苓　白朮各三兩。

上三味，治下篩，以飲服方寸匕，日三。渴者多飲水。

治嘔逆，胃氣虛邪風熱，不下食，犀角人參飲子方。

犀角　人參各三兩　薤白五兩　粟米一合。

上四味，㕮咀，以水四升半，煮取一升七合，下米煮令米熟。分四服，相去七里久進一服。

治春夏時行傷寒，寒傷於胃，胃冷變宛方。

白茅根一升　橘皮　桂心　葛根各二兩。

上四味，㕮咀，以水六升，煮取三升。分三服，數進服，盡更合。有熱去桂。

治諸嘔噦，心下堅痞，膈間有水痰，眩悸者，小半夏加茯苓湯。方出第十八卷中。

治嘔噦方。

人參一兩　胡麻仁八合　橘皮一分　枇杷葉八兩。

上四味，㕮咀，以水一斗，煮枇杷葉，取五升，下藥，煮取三升，納麻仁，稍飲之。

治氣厥嘔噦不得息方。

豉一升　半夏八兩　生薑二兩　人參　前胡　桂心　甘草各一兩。

上七味，㕮咀，以水九升，煮取三升，分三服。

又方　大棗十五枚　橘皮二兩　豉一升　附子一枚　生薑甘草各一兩。

上六味，㕮咀，以水九升，煮取三升。分三服，日三。

治嘔噦方。

蘆根切，三升。

以水一斗，煮取四升，分四服。

治卒嘔噦厥逆方。

飲新汲冷水三升，佳。

治乾嘔噦，若手足厥冷者，橘皮湯方。

橘皮四兩　生薑半斤。

上二味，㕮咀，以水七升，煮取三升。分三服，不止，更合服之。

治傷寒後噦，乾嘔不下食方。

生蘆根切，一升　青竹茹一升　粳米三合　生薑一兩。

上四味，㕮咀，以水五升，煮取二升。分三服，不止，服三劑。

又方　通草　橘皮各二兩　生蘆根切，一升　粳米三合。

上四味，㕮咀，以水四升，煮取一升半，分三服。

治乾嘔吐逆，涎沫出者方。

半夏　乾薑各等分。

上二味，㕮咀，以漿水一升半，煮取七合。頓服之，日三。

治病人乾嘔方。

取羊乳汁，飲一杯。

治乾嘔方。

酒浸馬屎一宿，取汁服之。

乾嘔不止，粥食、湯藥皆吐不停，灸手間使三十壯。若四厥，脈沉絕不至者，灸之便通，此起死人法。

乾嘔，灸心主、尺澤亦佳。

又，灸乳下一寸三十壯。

治噦方。

煮豉三升，飲汁佳。

又方 空腹飲薑汁一升。

又方 濃煮蘆根汁飲之。

噦，灸承漿七壯，炷如麥大。

又，灸臍下四指七壯。

治噁心方。

苦瓠穰並子一升，碎，以酒水三升，煮取一升，頓服。須臾吐，並下如蝦蟆衣三升。

又方 服小便百日，佳。

又方 麻子一升，熬令香，熟搗，取酒三升，熟研，濾取一升，飲盡，日二服，盡一石瘥。一切病自能食飲，不能酒，任性多少。

治食已吐其食方。

大黃四兩　甘草二兩。

上二味，㕮咀，以水三升，煮取一升半，分再服。

治食飲輒吐方。

頓服生熟湯三升，即止。

吐逆嘔不得食，灸心俞百壯。

吐嘔逆不得不食，今日食，明日吐者，灸膈俞百壯。

吐逆不得下食，灸胸堂百壯。

吐逆不得食，灸巨闕五十壯。

吐逆食不住，灸胃管百壯，三報。

吐逆，飲食卻出，灸脾募百壯，三報。章門穴也。

吐嘔宿汁，吞酸，灸神光，一名膽募，百壯，三報。《甲乙經》云：日月，膽募也，在期門下五分。

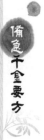

吐逆，霍亂吐血，灸手心主五十壯。

噫噦，膈中氣閉塞，灸腋下聚毛下附肋宛宛中五十壯。

噦噫嘔逆，灸石關百壯。

噎塞第六<small>論一首　方三十八首</small>

五噎丸　主胸中久寒，嘔逆逆氣，食飲不下，結氣不消方。《古今錄驗》云：五噎者，氣噎、憂噎、勞噎、食噎、思噎。氣噎者，心悸，上下不通，噫噦不徹，胸脅苦痛。憂噎者，天陰苦厥逆，心下悸動，手足逆冷。勞噎者，苦氣膈脅下支滿，胸中填塞，令手足逆冷，不能自溫。食噎者，食無多少，惟胸中苦塞，常痛，不得喘息。思噎者，心悸動、喜忘，目視䀮䀮。此皆憂恚瞋怒，寒氣入胸脅所致也。

乾薑　蜀椒　食茱萸　桂心　人參各五分　細辛　白朮茯苓　附子各四分　橘皮六分。

上十味，末之，蜜和丸如梧子大。以酒服三丸，日三服；不知，稍加至十丸。

五噎丸　主五種之氣，皆令人噎方。

人參　半夏　桂心　防風<small>一作防葵</small>　小草　附子　細辛甘草各二兩　紫菀　乾薑　食茱萸　芍藥　烏頭各六分　枳實一兩。

上十四味，末之，蜜丸。以酒服如梧子五丸，日三，不知加至十五丸。烏頭、半夏相反，但去一味合之。

竹皮湯　治噎聲不出方。

竹皮<small>一方用竹葉</small>　細辛各二兩　甘草　生薑　通草　人參茯苓　麻黃　桂心　五味子各一兩。

上十味，㕮咀，以水一斗煮竹皮，減二升，去竹皮，下藥，煮取三升，分三服。

乾薑湯　主飲食輒噎方。

乾薑　石膏各四兩　栝樓根《集驗》作桔梗　人參　桂心各二
兩　半夏一升　吳茱萸二升　小麥一升　甘草一兩　赤小豆三十
粒。

上十味，㕮咀，以酒五升，水一斗，煮棗二十枚，去滓，
合煮取三升，分三服。《集驗》名半夏湯。

通氣湯　主胸滿氣噎方。

半夏八兩　生薑六兩　桂心三兩　大棗三十枚。

上四味，㕮咀，以水八升，煮取三升。分五服，日三夜二
服。

羚羊角湯　治噎不通，不得食方。

羚羊角　通草　橘皮各二兩　厚朴　乾薑　吳茱萸各三兩
烏頭五枚。

上七味，㕮咀，以水九升，煮取三升。分三服，日三。

又方　杏仁　桂心各三兩。

上二味，末之，蜜丸如棗大。稍稍咽之，臨食先含，彌
佳。

治卒噎方。

滿口著蜜，食之即下。

又方　撚取飯盆邊零飯一粒，食之即下。

又方　刮舂杵頭細糠，含之即下，神驗。

治諸噎方。

常食乾粳米飯，即不噎。

又方　末火炭，蜜丸如彈子大。含，少少咽，即下。

又方　老牛涎，棗核大，水中飲之，終身不復噎。

論曰：凡療病者，皆以其類。至如治哽之法，豈宜以鸕鷀
主骨哽，狸虎主魚哽耶？至於竹篾、薤白、爵筋、綿、蜜等
事，乃可通為諸哽用耳。

治諸哽方。

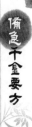

取鹿筋，漬之令濡，合而縈之，大如彈丸，以線繫之，持筋端吞之入喉，推至哽處，徐徐引之，哽著筋出。

又方 作竹篾，刮令滑，綿裹，納咽中，令至哽處，可進退引之，哽即隨出。

又方 用綿二兩，以蜜煎，使熱的的爾，從外薄哽所在處，灼瓠以熨綿上。若故未出，復煮一段綿，以代前，並以皂莢屑，少少吹鼻中，使得嚏，哽出。《肘後方》云：治哽百日不出者。

又方 煮薤白令半熟，小嚼之，以線繫薤中央，捉線吞薤，下喉至哽處，牽引，哽即出矣。

治哽咽方。

以虎骨末，若狸骨，服方寸匕。

又方 瞿麥末，服方寸匕。

治魚骨哽方。

鸕鷀屎，服方寸匕。

又方 口稱「鸕鷀，鸕鷀」，則下。

又方 服橘皮湯。

又方 服砂糖水。

又方 燒魚網灰，服方寸匕。《必效方》云：取魚網覆頭，立下。

治骨鯁在喉，眾治不出方。

取飴糖，丸如雞子黃，吞之。不去更吞，漸大作丸，可至十丸止。

又方 燒虎狼屎服之。

又方 吞豬膏如雞子。不瘥更吞，瘥止。

治食中吞髮，咽下去，繞喉方。

取亂髮燒末，酒服一錢匕。

治吞錢方。

艾蒿五兩，以水五升，煮取一升。頓服之，即下。

又方 末火炭，酒服方寸匕。水服亦得。

又方 服蜜二升，即出。

治吞金銀環及釵方。

白糖二斤，一頓漸漸食之，多食益佳也。

又方 吞水銀一兩，再服之。

誤吞環及指彄方

燒雁毛二七枚，末，服之。鵝羽亦得。

誤吞釵方。

曝韭令萎，蒸熟，勿切，食一束，即出。或生麥葉筋縷，如韭法，皆可用，但力意多食自消。

誤吞銅鐵而哽者方。

燒銅弩牙令赤，納酒中，飲之立癒。

誤吞釘、針及箭鏃等方。

但多食脂肥肉，令飽，自裹出。

治誤吞針方。

取懸針磁石末，飲方寸匕，即下。《古今錄驗》云：今吞針在喉中而服磁石末入腹，若含磁石口中，或吸針出耳。

脹滿第七

論一首　方八首　灸法十一首

論曰：病者腹滿，按之不痛者為虛，按之痛者為實也。夫腹中滿不減，減不驚人，此當下之。舌黃，未下者，下之黃自去。腹滿時減，復如故，此為寒，當得溫藥。腹滿，口中苦乾燥，腹間有水，是飲。趺陽脈微弦，法當腹滿不滿者，必下部閉塞，大便難，兩胠下疼痛，此虛寒，氣從下向上，當以溫藥服之取瘥，腹滿轉痛，來趨少腹，為欲自下利也。一云腹中痛，

若轉氣，下趨少腹，為欲自利。

溫胃湯 主胃氣不平，時脹咳，不能食方。

附子　當歸　厚朴　人參　橘皮　芍藥　甘草各一兩　乾薑五分　蜀椒三合。

上九味，㕮咀，以水九升，煮取三升，分三服。

大半夏湯 主胃中虛冷，腹滿塞，下氣方。

半夏一升　大棗二十枚　甘草　附子　當歸　人參　厚朴各二兩　桂心五兩　生薑八兩　茯苓　枳實各二兩　蜀椒二百粒。

上十二味，㕮咀，以水一斗，煮取三升，分三服。

附子粳米湯 主腹中寒氣脹滿，腸鳴切痛，胸脅逆滿，嘔吐方。

附子一枚　半夏　粳米各半升　甘草一兩　大棗十枚。

上五味，㕮咀，以水八升，煮米熟，去滓。一服一升，日三。《集驗》加乾薑二兩。

厚朴七物湯 治腹滿氣脹方。仲景云：治腹滿發熱數十日，脈浮數，飲食如故者。

厚朴半斤　甘草　大黃各三兩　大棗十枚　枳實五枚　桂心二兩　生薑五兩。

上㕮咀，以水一斗，煮取五升，去滓，納大黃，煮取四升。服八合，日三。嘔逆者，加半夏五合；利者，去大黃；寒多者，加生薑至半斤。

厚朴三物湯 治腹滿發熱數十日，脈浮而數，飲食如故方。

厚朴半斤　大黃四兩　陳枳實大者，五枚。

上㕮咀，以水一斗二升，煮取五升，納大黃，煎取三升，去滓。服一升，腹中轉動者，勿服；不動者，更服。一方加芒硝二兩。

治久寒，胸脅逆滿，不能食，吳茱萸湯方。

吳茱萸　半夏　小麥各一升　甘草　人參　桂心各一兩　大棗二十枚　生薑八兩。

上八味，㕮咀，以酒五升、水三升，煮取三升，分三服。

治虛羸，胸膈滿，大桂湯方。

桂心一斤　半夏一升　生薑一斤　黃耆四兩。

上四味，㕮咀，以水一斗半，煮取五升。分五服，日三夜二。

治男子卒勞內傷，汗出中風，腹脹，大饑，食不下，心痛，小便赤黃，時白，大便不利方。

大黃　葶藶　寒水石　栝樓根　苦參　黃連各等分。

上六味，末之，蜜丸。以豉汁和飲服，如梧子二丸，日三，加至十丸。

臚脹，脅腹滿，灸膈俞百壯，三報。

胸滿，心腹積聚，痞痛，灸肝俞百壯，三報。

脹滿，水腫，灸脾俞，隨年壯，三報。

腹中氣脹，引脊痛，食欲多，身羸瘦，名曰食晦，先取脾俞，後取季脅。

臟腑積聚，脹滿，羸瘦，不能飲食，灸三焦俞，隨年壯。

脹滿，雷鳴，灸大腸俞百壯，三報。

脹滿，氣聚寒冷，灸胃管百壯，三報。穴在鳩尾下三寸。

腹脹滿，繞臍結痛，堅不能食，灸中脘百壯，穴在臍上一寸，一名水分。

脹滿瘕聚，滯下疼冷，灸氣海百壯，穴在臍下一寸，忌可針。

脹滿氣，如水腫狀，小腹堅如石，灸膀胱募百壯，穴在中極臍下四寸。

脹滿腎冷，瘕聚泄利，灸天樞百壯，穴在臍旁相對，橫去臍兩旁各二寸。

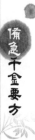

痼冷積熱第八

論四首　方三十首　灸法一首

論曰：凡人中寒者，喜欠，其人清涕出，發熱，色和者，善嚏。凡膽病者，未脈望之，口燥，清涕出，善嚏欠，此人中寒，其人下利，以裏虛故也。欲嚏不能，此人腹中痛，凡寒，脈沉弦。脈雙弦者，寒也。弦脈，狀如張弓弦，按之不移。脈數弦者，當下其寒。脈雙弦而遲者，心下堅。脈大而緊者，陽中有陰，可下之，右手寸口脈弦者，即脅下拘急而痛，其人濇濇惡寒。師曰：遲者為寒，濇為無血。寸口脈微，尺中緊而濇，緊即為寒，微即為虛，濇即為血不足，故知發汗而復下之。大露宿丸，主寒冷百病。方在第十七卷中。

匈奴露宿丸　治寒冷積聚方。

礬石　桂心　附子　乾薑各二兩。

上四味，末之，蜜丸如梧子。一服十丸，日三服，稍加之。

露宿丸　主遇冷氣，心下結緊，嘔逆，寒食不消，並主傷寒，晨夜觸寒冷惡氣方。

附子　烏頭　桂心　礬石各四兩。

上四味，末之，蜜丸。以酒服如胡豆三丸，日三，加至十丸。藥耐寒冷，忌熱食、近火，宜冷食飲。

治痼冷，風眩，寒中手足冷，胃口寒，臍下冷，百病，五勞七傷。第一令人能食，二強盛，三益氣，四有子，神驗方。

生地黃十五斤，取汁　烏頭一百五十枚　大豆三升半。

上三味，以除日㕮咀烏頭，以酒一斗半，和地黃汁，浸烏頭，至破日，絞去滓，納豆藥汁中，至除日出，曝之；有汁，再浸而曝之，至汁盡藥成。初服，從二豆起，可至二十豆，酒服之；有病，空腹服；無病，食後服。四時合，並得二月三月

為上時。藥令人能食，益氣，強盛，有子，髮白更黑，齒落更生。先病熱人不可服。

治心腹痛冷，百治不瘥方。

麴末三升　白朮五兩　乾薑　桂心各三兩　吳茱萸　蜀椒各二兩。

上六味，治下篩。以米飲服方寸匕，日二。不過五劑，諸冷頓癒。無忌，空腹服之。

治積年冷病方。

蜀椒二兩　香豉一升。

上二味，搗椒為末，和豉，更搗三千杵。酒服如彈丸大七丸，日一服，食前服。

治諸冷極，醫所不治方。

馬藺子九升，淨治去土。空腹服一合，日三，飲及酒下之，服訖須臾，以食壓之，服取瘥乃止。

赤丸　主寒氣厥逆方。

茯苓　桂心各四兩　細辛一兩　烏頭　附子各二兩　射罔加大棗一枚。

上六味，末之，內真珠為色，蜜丸，如麻子，空腹酒服一丸，日再夜一服，不知加至二丸，以知為度。一方用半夏四兩，而不用桂。

治胸滿有氣，心腹中冷，半夏湯方。

半夏一升　桂心四兩　生薑八兩。

上三味，㕮咀，以水七升，煮取二升。一服七合，日三服。

溫中下氣，**生薑湯**方。

生薑一斤　甘草三兩　桂心四兩。

上三味，㕮咀，以水六升，煮取一升半。服五合，日三服。

甘草湯　主虛羸惙惙，氣欲絕方。

甘草　生薑　五味子各二兩　人參一兩　吳茱萸一升。

上五味，㕮咀，以水四升煮茱萸，令小沸，去滓納藥，煮取一升六合。分二服，服數劑佳。

茱萸硝石湯　主久寒，不欲飲食，數十年澼飲方。

吳茱萸八合　硝石一升　生薑一斤。

上三味，以酒一斗，水解令得二斗，煮藥取四升。服二升，病即下，去勿更服也。初下如泔，後如污泥，若如沫滓。吐者，更可服之。養如乳婦法。

大建中湯　主心脅中大寒大痛，嘔不能飲食，飲食下嚥，自知偏從一面下流，有聲決決然。若腹中寒氣上沖皮起，出見有頭足，上下而痛，其頭不可觸近方。

蜀椒二合　乾薑四兩　人參二兩　飴糖一升。

上四味，㕮咀，以水四升，煮取二升，去滓納糖，微火煮，令得一升半。分三服，服湯如炊三斗米久，可飲粥二升許，更服。當一日食糜，溫覆之。

大黃附子湯　治脅下偏痛，發熱，其脈緊弦，此寒也，當以溫藥下之方。

大黃三兩　附子三枚　細辛三兩。

上三味，㕮咀，以水五升，煮取二升，分再服。

論曰：寸口脈弦而緊，弦即衛氣不行，衛氣不行即惡寒；緊則不欲飲食；弦緊相搏，即為寒疝。跗陽脈浮而遲，浮即為風虛，遲即為寒疝。凡瘦人繞臍痛，必有風冷，穀氣不行而反下之，其氣必沖。不沖者，心下則痞。

寒疝繞臍苦痛，發即白汗出，手足厥寒，其脈沉弦，**大烏頭湯**主之方。

烏頭十五枚，熬黑，不切，以水三升，煮取一升，去滓，納白蜜二斤，煎令水氣盡，得二升。強人服七合，羸人五合，

未瘥，明日更服，日止一服，不可再也。仲景名二物烏頭煎。

烏頭桂枝湯　主大寒疝，腹中痛，逆冷，手足不仁，若一身盡痛，灸刺、諸藥不能治方。

秋乾烏頭實中者五枚，除去角　白蜜一斤。

上二味，以蜜煎烏頭，減半，去滓，以桂枝湯五合解之，令得一升許。初服二合，不知，更進三合，復不知，加至五合。其知者，如醉狀，得吐者，為中病也。其桂枝湯方在傷寒中。《外台》方云：以水二升半煮桂，取一升，以桂汁和蜜煎合煎之，得一升許服。又云：《范汪方》云：以桂枝湯合前烏頭煎服。

論曰：凡人患大熱，皆須候脈。若大大熱者，不得一準方用藥，皆准病用藥。大熱不可那者，當兩倍、三倍。大大熱者，乃至十倍用之，乃可制之爾。有人苦熱不已，皆由服石所致，種種服餌不能制止，惟朴硝煎可以定之。武德中有貴高人師，市奴謂之金石凌，非也。此方直用二硝、寒水石、石膏可也，即不勞金。有金者，貴高人所加也。

朴硝煎方。

朴硝一斤　芒硝八兩　寒水石四兩　石膏二兩　金二兩。

上五味，先納二硝於八升湯中，攪之令消，以紙密封一宿，澄取清，納銅器中，別搗寒水石、石膏，碎如豆粒，以絹袋盛之，納汁中，以微火煎之，候其上有沫起，以箸投中，著箸如凌雪凝白，急下瀉著盆中，待凝取出，烈日曝乾。積熱困悶不已者，以方寸匕蜜一合，和冷水五合，攪和令消，頓服之，日三。熱定即止。

五石湯　主胃間熱，熱病後不除，煩悶，口中乾渴方。

寒水石　硝石　赤石脂　龍骨　牡蠣　甘草　黃芩　栝樓根各五分　知母　桂心　石膏各三分　大黃二分。

上十二味，㕮咀，以水七升，煮取三升。分四服，日三夜一。諸本只有四石。

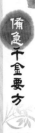

竹葉湯　主五心熱，手足煩疼，口乾唇燥，胸中熱方。

竹葉　小麥各一升　知母　石膏各三兩　黃芩　麥門冬各二兩　人參一兩半　生薑五兩　甘草　栝樓根　半夏各一兩　茯苓二兩。

上十二味，㕮咀，以水一斗二升，煮竹葉、小麥，取八升，去滓納藥，煮取三升。分三服，老小五服。

半夏湯　主胸中客熱，心下煩滿氣上，大小便難方。

半夏一升　生薑八兩　前胡四兩　茯苓五兩　甘草一兩　黃芩　人參各二兩　杏仁　枳實各三兩　白朮五兩。

上十味，㕮咀，以水九升，煮取三升，分三服。胸中大熱者，沉冷服之。大小便澀，加大黃三兩。一方用梔子仁二兩，為十一味。

承氣湯　主氣結胸中，熱中胃脘，飲食嘔逆，渴方。

前胡　枳實　桂心　大黃　寒水石　知母　甘草各一兩　硝石　石膏　栝樓根各二兩。

上十味，㕮咀，以水一斗，煮取三升，分三服。

治熱氣，手足心煩熱如火方。

竹葉二升　枳實三兩　青葙子　白前各一兩　吳茱萸　黃芩各二分　栝樓根　麥門冬各二兩　生薑六兩　前胡一作芍藥　半夏各五兩。

上十一味，㕮咀，以水八升，煮取二升，分三服。

地黃煎　主熱方。

地黃汁四升三合　茯神　知母　萎蕤各四兩　栝樓根五兩　竹瀝三合，一方用竹葉　生薑汁　白蜜　生地骨皮切，各二升　石膏八兩　生麥門冬汁，一升。

上十一味，㕮咀，以水一斗二升，先煮諸藥，取汁三升，去滓，下竹瀝、地黃、麥門冬汁，微火煎四五沸，下蜜、薑汁，微火煎，取六升。初服四合，日三夜一，加至六七合。四月、五月作散服之。

治積熱方。

枳實　黃芩　大黃　黃連各三兩　芒硝二兩。

上五味，末之，蜜丸。空心酒服如梧子大三十丸，加至四十丸，日一服。

治膈上熱方。

苦參十兩　玄參五兩　麥門冬三兩　車前子二兩。

上四味，末之，以蜜丸和梧子。一服十五丸，日二服。

細丸　主客熱結塞不流利方。

大黃　葶藶各三兩　香豉三合　杏仁　巴豆各三分。

上五味，末之，蜜丸。飲服如梧子二丸，日一服，以利為度。

治骨蒸熱，羸瘦，煩悶短氣，喘息鼻張，日西即發方。

龍膽　黃連　栝樓根各四分　芒硝二分　梔子十枚　苦參　大黃　黃芩　芍藥　青葙子各二兩。

上十味，末之，蜜丸。飲服如梧子二丸，日二，以知為度。一方無苦參以下，只五味。張文仲為散，飲服方寸匕。

治骨蒸方。

天靈蓋如梳大，炙令黃，碎，以水五升，煮取二升，分三服。起死人。神方。

又方　水服芒硝一方寸匕，日二服，神良。

又方　取人屎灰，以酒服方寸匕，日二服。

五臟熱及身體熱，脈弦急者，灸第十四椎，與臍相當，五十壯。老小增損之。若虛寒，至百壯，橫三間寸灸之。

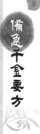

《備急千金要方》卷第十六

《備急千金要方》
卷第十七 肺臟

肺臟脈論第一

論曰：肺主魄，魄臟者，任物之精也，為上將軍使，在上行，所以肺為五臟之華蓋。並精出入謂之魄，魄者，肺之藏也。鼻者，肺之官，肺氣通於鼻，鼻和則能知香臭矣，循環紫宮，上出於頰，候於鼻下，回肺中，榮華於髮，外主氣，內主胸，與乳相當，左乳庚，右乳辛。肺重三斤三兩，六葉兩耳，凡八葉，有十四童子、七女子守之，神名鳥鴻。主藏魄，號為魄臟，隨節應會，故云肺藏氣，氣舍魄，在氣為咳，在液為涕。肺氣虛則鼻息利少氣；實則喘喝，胸憑仰息。肺氣虛則夢見白物，見人斬血藉藉，得其時則夢見兵戰；肺氣盛則夢恐懼哭泣。厥氣客於肺，則夢飛揚，見金鐵之器奇物。

凡肺臟象金，與大腸合為腑，其經手太陰與陽明為表裏。其脈浮，相於季夏，王於秋，秋時萬物之所終，宿葉落柯，萋萋枝條，其杌然獨在。其脈為微浮，衛氣遲，榮氣數，數則在上，遲則在下，故名曰毛。

陽當陷而不陷，陰當升而不升，為邪所中二氣感激，故為風寒所中。陽中邪則卷，陰中邪則緊；卷則惡寒，緊則為慄，寒慄相薄，故名曰瘧。

弱則發熱，浮乃來出，旦中旦發，暮中暮發。臟有遠近，脈有遲疾，周有度數，行有漏刻，遲在上傷毛採，數在下傷下

焦。中焦有惡則見，有善則匿，陽氣下陷，陰氣則溫，陽反在下，陰反在巔，故名曰長而且留。

秋脈如浮，秋脈肺也，西方金也，萬物之所以收成也，故其氣來輕虛而浮，來急去散，故曰浮，反此者病，何如而反？其氣來毛而中央堅，兩旁虛，此謂太過，病在外。其氣來毛而微，此謂不及，病在中。太過則令人氣逆而背痛，慍慍然。不及則令人喘，呼吸少氣而咳，上氣見血，下聞病音。

肺脈來厭厭聶聶如落榆莢，曰肺平。秋以胃氣為本，肺脈來不上不下如循雞羽，曰肺病。《巢源》無不字。肺脈來如物之浮，如風吹毛，曰肺死。

真肺脈至大而虛，如以毛羽中人，膚色白赤不澤，毛折乃死。

秋胃微毛曰平，毛多胃少曰肺病，但毛無胃曰死，毛而有弦曰春病，弦甚曰今病。

肺藏氣，氣舍魄，喜樂無極則傷魄，魄傷則狂。狂者意不存，人皮革焦、毛悴、色夭，死於夏。

手太陰氣絕，則皮毛焦。太陰者，行氣溫皮毛者也，氣弗營則皮毛焦，皮毛焦則津液去，津液去則皮節傷，皮節傷者則爪一作皮枯毛折，毛折者則氣先死，丙篤丁死，火勝金也。

肺死藏，浮之虛，按之弱如蔥葉，下無根者死。秋金肺王，其脈微澀而短曰平。反得大而緩者，是脾之乘肺，母之歸子，為虛邪，雖病易治。反得沉濡而滑者，是腎之乘肺，子之乘母，為實邪，雖病自癒。反得浮大而洪者，是心之乘肺，火之剋金，為賊邪，大逆，十死不治。反得弦細而長者，是肝之乘肺，木之凌金，為微邪，雖病即瘥。肝乘肺，必作虛。

右手關前寸口陰絕者，無肺脈也，苦短氣咳逆，喉中塞，噫逆，刺手陽明治陽。

右手關前寸口陰實者，肺實也，苦少氣，胸中滿膨膨，與

肩相引，刺手太陰治陰。

肺脈來，泛泛輕如微風吹鳥背上毛，再至曰平，三至曰離經病，四至脫精，五至死，六至命盡，手太陰脈也。

肺脈急甚為癲疾，微急為肺寒熱，怠惰，咳唾血，引腰背胸，若鼻息肉不通。緩甚為多汗，微緩為痿，漏風一作偏風，頭以下汗出不可止。大甚為脛腫，微大為肺痺，引胸背，起腰內。小甚為飧泄，微小為消癉。滑甚為息賁上氣，微滑為上下出血。澀甚為嘔血，微澀為鼠瘻，在頸肢腋之間，下不勝其上，其能喜酸。

肺脈搏堅而長，當病唾血。其濡而散者，當病漏一作灌汗，至今不復散發。

白脈之至也，喘而浮，上虛下實，驚有積氣在胸中。喘而虛，名曰肺痺寒熱，得之醉而使內也。

黃帝問曰：經脈十二，而手太陰之脈獨動不休何也？手太陰本在寸口中。

岐伯對曰：足陽明，胃脈也。胃者，五臟六腑之海，胃脈在足跗上大趾間，上行三寸骨解中是。是精氣上清，注於肺，肺氣從太陰而行之。其行之也，以息往來，故人一呼脈再動，一吸脈亦再動，呼吸不已，脈動不止。

黃帝問曰：氣口何以獨為五臟主？

岐伯曰：胃者，水穀之海，六腑胃居其大，五味入於口，藏於胃，以養五臟氣。氣口者，太陰是也，臟腑之氣味皆出於胃，變見於氣口，氣口屬腑臟主，即呼寸口者也。

扁鵲曰：肺有病則鼻口張，實熱則喘逆，胸憑仰息。其陽氣壯，則夢恐懼等。虛寒則咳息，下利，少氣。其陰氣壯，則夢涉水等。肺在聲為哭，在變動為咳，在志為憂。憂傷肺，精氣共於肺則悲。味主秋，結滿而血者，病在胸，及以飲食不節得病者，取之合，故命曰味主合。

病先發於肺，喘咳。三日之肝，脅痛支滿；一日之脾，閉塞不通，身痛體重；五日之胃，腹脹；十日不已，死。冬日入，夏日出。

病在肺，下晡慧，日中甚，夜半靜。

假令肺病，南行若食馬肉及獐肉得之，不者，當以夏時發，得病以丙丁日也，宜赤藥。

凡肺病之狀，必喘咳逆氣，肩息背痛，汗出，尻陰股膝攣，髀腨胻足皆痛。虛則少氣不能報息，耳聾嗌乾。取其經手太陰，足太陽之外，厥陰內，少陰血者。

肺脈沉之而數，浮之而喘，苦洗洗寒熱，腹滿，腸中熱，小便赤，肩背痛，從腰已上汗出，得之房內汗出當風。

肺病其色白，身體但寒無熱，時時咳，其脈微遲，為可治，宜服五味子大補肺湯、瀉肺散。春當刺少商，夏刺魚際，皆瀉之；季夏刺太淵，秋刺經渠，冬刺尺澤，皆補之。又當灸膻中百壯，背第三椎二十五壯。

邪在肺則皮膚痛，發寒熱，上氣氣喘，汗出，咳動肩背。取之膺中外俞，背第三椎之旁，以手重按之快然，乃刺之，取之缺盆中以越之。

形寒寒飲則傷肺，以其兩寒相感，中外皆傷，故氣逆而上行。肺傷，其人勞倦，則咳唾血，其脈細緊浮數，皆吐血，此為躁瞋怒得之，肺傷氣擁所致也。

肺中風者，口燥而喘，身運而重，冒而腫脹。

肺中寒者，其人吐濁涕。

肺水者，其人身體腫而小便難，時時大便鴨溏。

肺脹者，虛而滿，喘咳，目如脫狀，其脈浮大。

趺陽脈浮緩，少陽脈微緊，微為血虛，緊為微寒，此為鼠乳。

診得肺積，脈浮而毛，按之辟易，脅下時時痛，逆背相引

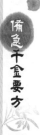

痛，少氣，善忘，目瞑，結癥，皮膚寒，秋瘥夏劇，主皮中時痛，如虱緣之狀，甚者如針刺之狀，時癢，色白也。

肺之積，名曰息賁，在右脅下，覆大如杯，久久不瘥。病灑灑寒熱，氣逆喘咳，發肺癰。以春甲乙日得之，何也？心病傳肺，肺當傳肝，肝適以春王，王者不受邪，肺復欲還心，心不肯受，因留結為積，故知息賁以春得之。

肺病，身當有熱，咳嗽短氣，唾出膿血，其脈當短澀，今反浮大，其色當白而反赤者，此是火之剋金，為大逆，十死不治。

商音人者，主肺聲也，肺聲哭，其音磬，其志樂，其經手太陰，厥逆陽明，則榮衛不通，陰陽反祚，陽氣內擊，陰氣外傷，傷則寒，寒則虛，虛則厲風所中，嘘吸戰掉，語聲嘶塞而散，下氣息短憊，四肢僻弱，面色青萉，遺矢便利，甚則不可治，依源麻黃續命湯主之。方在第八卷中。

又言音喘急，短氣好唾，此為火剋金，陽擊陰，陰氣沉，陽氣升，升則實，實則熱，熱則狂，狂則閉眼，悸，言非常所說，口赤而張，飲無時度，此熱傷肺，肺化為血，不治。若面赤而鼻不敧，可治也。

肺病為瘧者，令人心寒，寒甚則熱，熱間善驚，如有所見者，恒山湯主之。方在第十卷中。若其人本來語聲雄烈，忽爾不亮，拖氣用力方得出言，而反於常，人呼共語，直視不應，雖曰未病，勢當不久，此則肺病聲之候也，察觀疾病，表裏相應，依源審治，乃不失也。

白為肺，肺合皮，白如豕膏者吉。肺主鼻，鼻是肺之餘，其人金形，相比於上商，白色，小頭，方面，小肩背，小腹，小手足，發動身輕，精瘦，急心靜悍，性喜為吏，耐秋冬不耐春夏，春夏感而生病，主壬。太陰廉廉然，肩膺厚薄正竦，則肺應之。正白色小理者則肺小，小則少飲，不病喘喝；粗理者

則肺大，大則虛，虛則寒，喘鳴，多飲，善病胸喉痺，逆氣；
巨肩反膺，陷喉者，則肺高，高則實，實則熱，上氣肩急，咳
逆；合腋張脅者則肺下，下則逼賁迫肝，善脅下痛，鼻塞，或
壅而涕，生息肉；好肩背厚者則肺堅，堅則不病咳上氣；肩背
薄者則肺脆，脆則易傷於熱，喘息，鼻衄；肩膺好者則肺端
正，端正則和利難傷；膺偏欹者則肺偏傾，偏傾則病胸偏痛，
鼻亦偏疾。

　　凡人分部陷起者，必有病生。大腸陽明為肺之部，而臟氣
通於內外，部亦隨而應之。沉濁為內，浮清為外。若外病內
入，則所部起；內病裏出，則所部陷。外人前治陽，後治陰；
內出前治陰，後治陽，實瀉虛補。陽主外，陰主內。

　　凡人死生休否，則臟神前變形於外。人肺前病，鼻則為之
孔開焦枯。若肺前死，鼻則為之梁折孔閉，青黑色。若天中等
分，墓色應之，必死不治。看色深淺斟酌賒促，遠不出一年，
促不延時月，肺疾少瘉而卒死，何以知之？曰：赤黑如拇指靨
點見顏頰上，此必卒死，肺絕三日死，何以知之？口張，但氣
出而不還，面白目青，是謂亂經。飲酒當風，風入肺經，膽氣
妄泄，目則為青，雖有天救，不可復生。面黃目白如枯骨，
死。吉凶之色，在於分部順，順而見赤白入鼻，必病，不出其
年，若年上不應，三年之中禍必應也。

　　秋金，肺脈色白，主手太陰脈也，秋取經輸，秋者金始
治，肺將收殺，金將勝火。陽氣在合，陰氣初勝，濕氣及體，
陰氣未盛，未能深入，故取輸以瀉陰邪，取合以虛陽邪。陽氣
始衰，故取於合。其脈本在寸口之中，掌後兩筋間二寸中，應
在腋下動脈，其脈根於太倉，太倉在臍上三寸，一夫是也。

　　其筋起於手大指之上，循指上行，結於魚後，行寸口外
側，上循臂，結肘中，上臑內廉，入腋下，上出缺盆，結肩
前，上結缺盆，下結胸裏，散貫賁下，抵季脅。

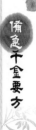

其脈起於中焦，下絡大腸，還循胃口，上膈，屬肺。從肺系橫出腋下，下循臑內，行少陰心主之前，下肘中，後循臂內上骨下廉，入寸口，上魚，循魚際，出大指之端。其支者，從腕後直次指內廉，出其端。合手陽明為表裏。陽明之本在肘骨中，同會於手太陰。

太陰之別名列缺，起於腕上分間，並太陰之經直入掌中，散入於魚際，別走手陽明，主肺生病，病實則大腸熱，熱則手兌掌起，起則陽病，陽脈反逆大於寸口三倍，病則咳，上氣喘喝，煩心胸滿，臑臂內前廉痛，掌中熱。氣盛有餘，則肩背痛風，汗出中風。虛則大腸寒，寒則欠㰦，小便遺數，數則陰病，陰脈反小於寸口一倍，病則肩背寒痛，少氣不足以息，季脅空痛，尿色變，卒遺矢無度。

秋三月者，主肺、大腸，白氣狸病也，其源從太陽擊手太陰，太陰受淫邪之氣，則經絡擁滯，毛皮緊豎，發洩邪生，則臟腑傷溫，隨秋受癘，其病相反。若腑虛，則為陰邪所傷，乍寒乍熱，損肺傷氣，暴嗽嘔逆。若臟實，則為陽毒所損，體熱生斑，氣喘引飲，故曰白氣狸病也。

扁鵲云：灸心肺二俞，主治丹毒白狸病。當依源為療，調其陽，理其陰，則臟腑之病不生矣。

肺虛實第二

脈四條　方一十首　灸法二首

肺實熱

右手寸口氣口以前脈陰實者，手太陰經也。病苦肺脹，汗出若露，上氣喘逆，咽中塞如欲嘔狀，名曰肺實熱也。

治肺實熱，胸憑仰息，洩氣除熱方。

枸杞根皮切，二升　石膏八兩　白前　杏仁各三兩　橘皮

白尤各五兩　赤蜜七合。

上七味，㕮咀，以水七升，煮取二升，去滓下蜜，煮三沸，分三服。

治肺熱，言音喘息短氣，好唾膿血方。

生地黃切，二升　石膏八兩　麻黃五兩　杏仁四兩　淡竹茹雞子大一枚　升麻　羚羊角　芒硝各二兩　赤蜜一升。

上九味，㕮咀，以水七升，煮取二升，去滓下蜜，煮兩沸，分三服。

治肺熱悶不止，胸中喘急，驚悸，客熱來去，欲死，不堪服藥，泄胸中喘氣方。

桃皮　芫花各一升。

上二味，㕮咀，以水四斗，煮取一斗五升，去滓，以故布手巾納汁中。薄胸，溫四肢，不盈數日即歇。

治肺熱氣上，咳息奔喘，橘皮湯方。

橘皮　麻黃各三兩　乾紫蘇　柴胡各二兩　宿薑　杏仁各四兩　石膏八兩。

上七味，㕮咀，以水九升，煮麻黃兩沸，去沫，下諸藥，煮取三升，去滓。分三服，不瘥，與兩劑。

治肺熱喘息，鼻衄血方。

羚羊角　玄參　射干　雞蘇　芍藥　升麻　柏皮各三兩　淡竹茹雞子大一枚　生地黃切，一升　梔子仁四兩。

上十味，㕮咀，以水九升，煮取三升，分三服。須利者，下芒硝三兩，更煮三沸。

治肺熱，飲酒當風，風入肺，膽氣妄泄，目青，氣喘方。

麻黃四兩　五味子　甘草各三兩　杏仁五十枚　母薑五兩　淡竹葉切，一升。

上六味，㕮咀，以水七升，先煮麻黃，去沫，下諸藥，煮取二升，去滓，分三服。

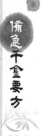

瀉肺散 治酒客勞倦，或出當風，喜怒氣舍於肺，面目黃腫，起即頭眩，咳逆上氣，時忽忽欲絕，心下弦急，不能飲食，或吐膿血，胸痛引背，支滿欲嘔方。

百部　五味子各二兩半　茯苓　附子　蓯蓉　當歸　石斛　遠志　續斷各一兩　細辛　甘草各七分　防風　蜀椒　紫菀　桂心　款冬花　乾薑各一兩半　桃仁六十枚　杏仁三十枚。

上十九味，治下篩。以酒服方寸匕，日三，稍加至二匕。

肺脹，氣搶脅下熱痛，灸陰都隨年壯。穴在挾胃管兩邊相去一寸。胃管在心下三寸。

肺脹脅滿，嘔吐上氣等病，灸大椎並兩乳上第三肋間，各止七壯。

肺與大腸俱實

右手寸口氣口以前脈陰陽俱實者，手太陰與陽明經俱實也。病苦頭痛目眩，驚狂，喉痹痛，手臂捲，唇吻不收，名曰肺與大腸俱實也。

治肺與大腸俱實，令人氣憑滿，煮散方。

茯苓　麻黃各六分　黃耆　大青　桂心各三分　細辛　杏仁各五分　石膏二兩　丹參半兩　五味子　甘草　貝母　橘皮　芎藭各一兩　枳實三枚。

上十五味，治下篩，為粗散，帛裹一方寸匕，井華水一升五合，煮取七合為一服，日再。

肺虛冷

右手寸口氣口以前脈陰虛者，手太陰經也。病苦少氣不足以息，嗌乾不津液，名曰肺虛冷也。

治肺虛冷，聲嘶傷，語言用力，戰掉緩弱，虛瘠，風入肺方。

防風　獨活　芎藭　秦椒　乾薑　黃耆各四十二銖　天雄　麻黃　五味子　山茱萸　甘草各三十六銖　秦艽　桂心　薯蕷

杜仲　人參　細辛　防己各三十銖　紫菀　甘菊花各二十四銖
貫眾二枚　附子七分。

上二十二味，治下篩。以酒服方寸匕，日二服。一方有石
膏六分、當歸五分。

**治肺虛寒，厲風所傷，語聲嘶塞，氣息喘憊，咳唾，酥蜜
膏酒止氣嗽通聲方。**

酥　崖蜜　飴糖　薑汁　百部汁　棗肉　杏仁各一升，研
甘皮五具，末。

上八味，合和，微火煎，常攪，三上三下，約一炊久，取
薑汁等各減半止。溫酒一升服方寸匕，細細咽之，日二夜一。

又方　豬胰三具　大棗百枚。

上二味，以酒五升漬之，秋冬七日，春夏五日出，布絞去
滓，七日服盡。二七日忌鹽。羊胰亦得。治咳嗽，胸脅支滿，
多喘上氣，尤良。《肘後方》治久咳上氣二十年，諸治不瘥者。

治肺寒損傷，氣嗽及涕唾鼻塞方。

棗肉二升，研作脂　杏仁一升，熬研為脂　酥　生薑汁　白糖
生百部汁　白蜜各一升。

上七味，合和，以微火煎，常攪，作一炊久，下之，細細
溫清酒服二合，日二。

補肺湯　治肺氣不足，逆滿上氣，咽中悶塞，短氣，寒從
背起，口中如含霜雪，言語失聲，甚者吐血方。

五味子三兩　乾薑　桂心　款冬花各二兩　麥門冬一升　大
棗一百枚　粳米一合　桑根白皮一斤。

上八味，㕮咀，以水一斗，先煮桑白皮五沸，下藥，煮取
三升，分三服。

又方　黃耆五兩　甘草　鐘乳　人參各二兩　桂心　乾地黃
茯苓　白石英　厚朴　桑白皮　乾薑　紫菀　橘皮　當歸　五
味子　遠志　麥門冬各三兩　大棗二十枚。

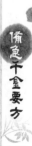

上十八味，㕮咀，以水一斗四升，煮取四升。分五服，日三夜二。

補肺湯 治肺氣不足，咳逆上氣，牽繩而坐，吐沫唾血，不能食飲方。

蘇子一升 桑白皮五兩 半夏六兩 紫菀 人參 甘草 五味子 杏仁各二兩 射干 款冬花各一兩 麻黃 乾薑 桂心各三兩 細辛一兩半。

上十四味，㕮咀，以水一斗二升，煮取三升半。分五服，日三夜二。

補肺湯 治肺氣不足，咳逆短氣，寒從背起，口中如含霜雪，語無音聲而渴，舌本乾燥方。

五味子 蘇子各一升 白石英 鐘乳各三兩 竹葉 款冬花 橘皮 桂心 桑白皮 茯苓 紫菀各二兩 粳米二合 生薑五兩 杏仁五十枚 麥門冬四兩 大棗十枚。

上十六味，㕮咀，以水一斗三升，先煮桑白皮、粳米、大棗，米熟去滓，納諸藥，煮取五升。分六服，日三。

補肺湯 治肺氣不足，心腹支滿，咳嗽，喘逆上氣，唾膿血，胸背痛，手足煩熱，惕然自驚，皮毛起，或哭，或歌，或怒，乾嘔心煩，耳中聞風雨聲，面色白方。

款冬花 桂心各二兩 桑白皮一斤 生薑 五味子 鐘乳各三兩 麥門冬四兩 粳米五合 大棗十枚。

上九味，㕮咀，以水一斗二升，先煮粳米、棗，令熟，去之納藥，煎取二升。分三服，溫服之。一方用白石英二兩。《廣濟》用紫菀、人參各二兩，名紫菀湯。

治肺氣不足，咳唾膿血，氣短不得臥，麻子湯方。

麻子一升 桂心 人參各二兩 阿膠 紫菀各一兩 生薑三兩 乾地黃四兩 桑白皮一斤 餳一斤。

上九味，㕮咀，以酒一斗五升、水一斗五升，合煮取四

升，分五服。

治肺氣不足，咽喉苦乾，宜服餳煎方。

作餳任多少，取乾棗一升，去核，熟搗，水五升，和使相得，絞去滓，澄去上清，取濁，納飴中攪，火上煎，勿令堅。令連連服如雞子，漸漸吞之，日三夜二。

凡肺風氣痿絕，四肢滿脹，喘逆胸滿，灸肺俞各二壯，肺俞對乳引繩度之，在第三椎下兩旁相去各一寸五分。

肺與大腸俱虛

右手寸口氣口以前脈陰陽俱虛者，手太陰與陽明經俱虛也。病苦耳鳴嘈嘈，時妄見光明，情中不樂，或如恐怖，名曰肺與大腸俱虛也。

治肺與大腸俱不足，虛寒乏氣，小腹拘急，腰痛羸脊，百病，小建中湯方。

大棗十二枚　生薑三兩　甘草二兩　桂心三兩　芍藥六兩。

上五味，㕮咀，以水八升，煮取三升，去滓，納糖八兩，煮三沸，分三服。《肘後》用黃蓍、人參各二兩，名黃蓍建中湯。

肺勞第三

論一首　方三首　灸法一首

論曰：凡肺勞病者，補腎氣以益之，腎王則感於肺矣。人逆秋氣，則手太陰不收，肺氣焦滿。順之則生，逆之則死，順之則治，逆之則亂。反順為逆，是謂關格，病則生矣。

肺勞實，氣喘鼻張，面目苦腫，麻黃引氣湯方。

麻黃　杏仁　生薑　半夏各五分　石膏八兩　紫蘇四分　白前　細辛　桂心各三分　竹葉切，一升　橘皮二分。

上十一味，㕮咀，以水一斗，煮取三升，去滓，分三服。

治肺勞虛寒，心腹冷，氣逆澼氣，胸脅氣滿，從胸達背

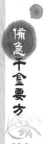

600

痛，憂氣往來，嘔逆，飲食即吐，虛乏不足，半夏湯方。

半夏一升　生薑一斤　桂心四兩　甘草　厚朴各二兩　人參
橘皮　麥門冬各三兩。

上八味，㕮咀，以水一斗，煮取四升，去滓，分四服。腹
痛加當歸二兩。

治肺勞風虛冷，痰澼水氣，晝夜不得臥，頭不得近枕，上
氣胸滿，喘息氣絕，此痰水盛溢，厚朴湯方。

厚朴　麻黃　桂心　黃芩　石膏　大戟　橘皮各二兩　枳
實　甘草　秦芁　杏仁　茯苓各三兩　細辛一兩　半夏一升　生
薑十兩　大棗十五枚。

上十六味，㕮咀，以水一斗三升，煮取四升，分為五服。

喉痹，氣逆咳嗽，口中涎唾，灸肺俞七壯，亦可隨年壯至
百壯。

氣極第四
論一首　方六首　灸法二首

論曰：凡氣極者，主肺也。肺應氣，氣與肺合。

又曰：以秋遇病為皮痹，皮痹不已，復感於邪，內舍於
肺，則寒濕之氣客於六腑也。若肺有病，則先發氣，氣上沖
胸，常欲自恚。以秋庚辛日傷風邪之氣，為肺風。肺風之狀，
多汗。若陰傷則寒，寒則虛，虛則氣逆咳，咳則短氣，暮則
甚，陰氣至，濕氣生，故甚。

陰畏陽氣，晝日則瘥。若陽傷則熱，熱則實，實則氣喘息
上，胸臆，甚則唾血也。然陽病治陰，陰是其裏。陰病治陽，
陽是其表。是以陰陽表裏衰王之源，故知以陽調陰，以陰調
陽，陽氣實則決，陰氣虛則引。善治病者，初入皮毛、肌膚、
筋脈則治之，若至六腑五臟，半死矣。

扁鵲曰：氣絕不治，喘一作奔而冷汗出，二日死。氣應手太陰，太陰氣絕則皮毛焦，氣先死矣。

治氣極虛寒，陰畏陽氣，晝瘥暮甚，氣短息寒，鐘乳散。亦治百病，令人丁強，能食飲，去風冷方。

鐘乳別研　乾薑　桔梗　茯苓　細辛　桂心　附子　人參各一兩六銖　白朮一兩　防風　牡蠣　栝樓根各二兩半。

上十二味，治下篩。以酒服方寸匕，日三，漸加至二匕。五十以上，可數服，得力乃止。《千金翼》云：有冷加椒，有熱加黃芩各三兩。

治氣極虛寒，皮毛焦，津液不通，虛勞百病，氣力損乏，黃耆湯方。

黃耆四兩　人參　白朮　桂心各二兩　大棗十枚　附子三十銖　生薑八兩。

上七味，㕮咀，以水八升，煮取三升，去滓，分四服。一方不用附子。

治氣極虛寒，皮痺不已，內舍於肺，寒氣入客於六腑，腹脹虛滿，寒冷積聚百病，大露宿丸方。

礜石《肘後》作礬石　乾薑　桂心　皂莢　桔梗　附子各三兩。

上六味，末之，蜜丸。酒服如梧子十丸，日三，漸加之。慎熱及近火等。

治氣極虛寒澼飲，胸中痰滿，心腹痛，氣急，不下飲食，硫黃丸方。

硫黃　礜石　乾薑　附子　烏頭　桂心　細辛　白朮　桔梗　茯苓各二兩。

上十味，末之，蜜丸如梧子。酒服十丸，日三，漸加之，以知為度。《肘後》無白朮、桔梗、茯苓，用吳茱萸、蜀椒、人參、皂莢、當歸十二種為丸，用治人大冷，夏月溫飲食，不解衣者。

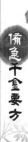

治氣極傷熱，喘息沖胸，常欲自恚，心腹滿痛，內外有熱，煩嘔不安，大前胡湯方。

前胡八兩　半夏　麻黃　芍藥各四兩　枳實四枚　生薑五兩　黃芩三兩　大棗十二枚。

上八味，㕮咀，以水九升，煮取三升，去滓，分溫三服。

治氣極傷熱，氣喘，甚則唾血，氣短乏，不欲食，口燥咽乾，竹葉湯方。

竹葉二升　麥門冬　小麥　生地黃各一升　生薑六兩　麻黃三兩　甘草一兩　石膏六兩　大棗十枚。

上九味，㕮咀，以水一斗，煮取三升，去滓，分三服。

嘔吐上氣，灸尺澤，不三則七壯。尺澤者，在腕後肘中橫紋。

腹中雷鳴相逐，食不化，逆氣，灸上脘下一寸名太倉七壯。

積氣第五

論二首　方五十一首　灸法二十四首

論曰：七氣者，寒氣，熱氣，怒氣，恚氣，喜氣，憂氣，愁氣，凡七種氣，積聚堅大如杯，若盤在心下，腹中疾痛，飲食不能，時來時去，每發欲死，如有禍祟，此皆七氣所生。

寒氣，即嘔逆噁心；熱氣，即說物不竟而迫；怒氣，即上氣不可忍，熱痛上搶心，短氣欲死不得息；恚氣，即積聚在心下，不得飲食；喜氣，即不可疾行，不能久立；憂氣，即不可劇作，暮臥不安；愁氣，即喜忘，不識人語，置物四方，還取不得去處，若聞急，即四肢胕腫，手足筋攣，捉不能舉。如得病此，是七氣所生，男子卒得，飲食不時所致，婦人即產後中風諸疾也。

七氣丸方

烏頭　大黃各七分　紫菀　半夏　前胡　細辛　丹參　茯
苓　芎藭　桃仁《胡洽》作杏仁　菖蒲一作芍藥　石膏　吳茱萸
桂心　桔梗各三分　人參　甘草　防葵各一兩　乾薑　蜀椒各半
兩。

上二十味，末之，蜜丸。酒服如梧子三丸，日三，加至十
丸。一方去半夏，加甘遂三分。《胡洽》無丹參、甘草。

七氣丸　主七氣。七氣者，寒氣、熱氣、怒氣、恚氣、喜
氣、憂氣、愁氣。此之為病，皆生積聚，堅牢如杯，心腹絞
痛，不能飲食，時去時來，發則欲死。

**心寒氣狀，吐逆心滿；熱氣狀，恍惚，眩冒，失精；怒氣
狀，不可當熱，痛上蕩心，短氣欲絕，不得息；恚氣狀，積聚
心滿，不得食飲；喜氣狀，不可疾行久立；憂氣狀，不可苦
作，臥不安席；愁氣狀，平故如怒，喜忘，四肢胕腫，不得舉
止。亦治產後中風於疾方。**

大黃二兩半　人參　半夏　吳茱萸　柴胡　乾薑　細辛
桔梗　菖蒲各二分　茯苓　芎藭　甘草　石膏　桃仁　蜀椒各三
分，一方用桂心。

上十五味，末之，蜜丸如梧子大。每服酒下三丸，日進三
服，漸加至十丸。《千金翼》十味，無茯苓、芎藭、甘草、石膏、桃
仁。

七氣湯　主憂氣、勞氣、寒氣、熱氣、愁氣，或飲食為膈
氣，或勞氣內傷，五臟不調，氣衰少力方。

乾薑　黃芩　厚朴《深師》作桂心　半夏　甘草　栝樓根
《深師》作橘皮　芍藥　乾地黃各一兩　蜀椒三兩，《深師》作桔梗
枳實五枚　人參一兩　吳茱萸五合。

上十二味，㕮咀，以水一斗，煮取三升。分三服，日三。

七氣湯　主虛冷上氣，勞氣等方。

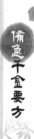

604

半夏一升　人參　生薑　桂心　甘草各一兩。

上五味，㕮咀，以水一斗，煮取三升。分三服，日三。

五膈丸　治憂膈、氣膈、食膈、飲膈、勞膈。五病同藥服，以憂恚、思慮、食飲得之，若冷食及生菜便發。其病苦心滿，不得氣息，引背痛如刺之狀，食即心下堅，大如粉絮，大痛欲吐，吐即瘥，飲食不得下，甚者及手足冷，上氣咳逆，喘息短氣方。

麥門冬　甘草各五兩　蜀椒　遠志　桂心　細辛各三兩　附子一兩半　人參四兩　乾薑二兩。

上九味，末之，蜜和丸。微使淖，先食含如彈丸一枚，細細咽之，喉中、胸中當熱，藥力稍盡，復含一丸，日三夜二，服藥七日癒。

《延年方》云：若不能含者，可分一大丸作七小丸，盡服之，夏月含益麥門冬、甘草、人參。《胡洽》云：亦可梧子大十丸，酒服之。《經心錄》以吳茱萸代桂心，酒服如梧子五丸，空腹服之，治寒冷則心痛，咽中有物，吐之不出，咽之不入，食飲少者。

治結氣冷癖積在脅下，及腳氣上入少腹，腹中脹滿百病方。

大蒜去心皮，三升，搗令極熟，以水三升和令調，絞取汁，更搗餘滓令熟，更以水三升和令調，絞取汁，更搗餘滓令熟，更以水三升和令調，絞取汁，合得九升，所得滓可桃顆大，棄卻，以微火煎取三升，下牛乳三升，合煎，取三升。且起空腹一頓溫服之，令盡，至申時食。三日服一劑，三十日服十劑止。

大蒜煎　治疝瘕積聚，冷癖痰飲，心腹脹滿，上氣咳嗽，刺風，風癲偏風，半身不遂，腰疼膝冷，氣息否塞百病方。

蒜六斤四兩，去皮，以水四斗，煮取一斗，去滓　酥一升，納蒜汁中　牛乳二升　蓽茇　胡椒　乾薑各三兩　石蜜　阿魏　戎鹽各

二兩　石上菖蒲　木香各一兩　乾蒲桃四兩。

上十二味，末之，合納蒜汁中，以銅器微火煎取一斗。空腹酒下一兩，五日以上稍加至三兩，二十日覺四體安和，更加至六兩，此治一切冷氣，甚良。

治氣上下否塞不能息，桔梗破氣丸方。

桔梗　橘皮　乾薑　厚朴　枳實　細辛　葶藶各三分　胡椒　蜀椒　烏頭各二分　蓽茇十分　人參　桂心　附子　茯苓　前胡　防葵　芎藭各五分　甘草　大黃　檳榔　當歸各八分　白朮　吳茱萸各六分。

上二十四味，末之，蜜丸如梧子大。酒服十丸，日三。有熱者，空腹服之。

治氣實若積聚，不得食息，檳榔湯方。

檳榔三七枚　細辛一兩　半夏一升　生薑八兩　大黃　紫菀　柴胡各三兩　橘皮　甘草　紫蘇冬用子　茯苓各二兩　附子一枚。

上十二味，㕮咀，以水一斗，煮取三升。分三服，相去如行十里久。若有癥結堅實如石，加鱉甲二兩、防葵二兩。氣上，加桑白皮切二升，枳實、厚朴各二兩。消息氣力強弱，進二劑，後隔十日，更服前桔梗破氣丸。

治積年患氣，發作有時，心腹絞痛，忽然氣絕，腹中堅實，醫所不治，復謂是蠱方。

檳榔大者，四七枚　柴胡三兩　半夏一升　生薑八兩　附子一枚　橘皮　甘草　桂心　當歸　枳實各二兩。

上十味，㕮咀，以水一斗，煮取三升。分三服，五日一劑。服三服，永除根本。

治逆氣心腹滿，氣上胸脅痛，寒冷心腹痛，嘔逆及吐不下食，憂氣結聚，半夏湯方。

半夏一升　生薑　桂心各五兩　橘皮四兩。

上四味，㕮咀，以水七升，煮取三升。分四服，日三夜

一。人強者，作三服。亦治霍亂後吐逆腹痛。

治逆氣心中煩滿，氣悶不理，氣上，半夏湯。方出第十六卷嘔吐篇四味者是。

治上氣咽喉窒塞，短氣不得臥，腰背痛，胸滿不得食，面色萎黃，貝母湯方。

貝母一兩　生薑五兩　桂心　麻黃　石膏　甘草各二三兩
杏仁三十枚　半夏三合。

上八味，㕮咀，以水一斗，煮取三升。分為三服，日三。

治上氣，脈浮，咳逆，喉中水雞聲，喘息不通，呼吸欲死，麻黃湯方。

麻黃八兩　甘草四兩　大棗三十枚　射干如博棋子二枚。

上四味，㕮咀，以井花水一斗，煮麻黃三沸，去沫納藥，煮取四升。分四服，日三夜一。

奔氣湯　治大氣上奔，胸膈中諸病，發時迫滿，短氣不得臥，劇者便悁欲死，腹中冷濕氣，腸鳴相逐，成結氣方。

半夏　吳茱萸各一升　生薑一斤　桂心五兩　人參　甘草各二兩。

上六味，㕮咀，以水一斗，煮取三升，分四服。

枳實湯　下氣，治胸中滿悶方。

枳實三枚　大棗十四枚　半夏五兩　附子二枚　人參　甘草白朮　乾薑　厚朴各二兩。

上九味，㕮咀，以水七升，煮取二升半。一服八合，日三。

治氣滿腹脹，下氣方。

半夏一升　生薑一斤　人參一兩半　橘皮三兩。

上四味，㕮咀，以水七升，煮取三升，去滓。分三服，日三。一方無人參，只三味。

治氣，兩脅滿急風冷方。

杏仁　茯苓　防葵各八分　吳茱萸　橘皮　桂心　防風
澤瀉各五分　白朮　射干　芍藥　蘇子　桔梗　枳實各六分。

上十四味，末之，蜜丸如梧子大。酒服十丸，日二，加至
三十丸。

治氣滿閉塞不能食，喘息方。

訶梨勒十枚，末之，蜜丸如梧子。食後服三丸。不忌，得
利即止。

治上氣咳逆方。

蘇子一升　五味子五合　麻黃　細辛　紫菀　人參　黃芩
甘草各二兩　桂心　當歸各一兩　生薑五兩　半夏三兩。

上十二味，㕮咀，以水一斗，煮取三升，分三服。

治氣上不得臥，神秘方。

橘皮　生薑　紫蘇　人參　五味子各五兩，一作桔梗。

上五味，㕮咀，以水七升，煮取三升，分三服。

治熱發氣上沖不得息，欲死不得臥方。

桂心半兩　白石英　麥門冬　枳實　白鮮皮　貝母　茯神
檳榔仁　天門冬各二兩半　車前子一兩　人參　前胡　橘皮　白
薇　杏仁各一兩半　鬱李仁三兩　桃仁五分。

上十七味，末之，蜜和。以竹葉飲服十丸如梧子，日二，
加至三十丸。

竹葉飲方

竹葉　紫蘇子各二升　紫菀　白前各二兩　百部　甘草　生
薑各三兩。

上七味，㕮咀，以水八升，煮取三升，溫以下前丸，藥盡
更合之。

安食下氣，理胸脅，並治客熱，**人參湯方**。

人參　麥門冬　乾薑　當歸　茯苓　甘草　五味子　黃耆
芍藥　枳實各一兩　桂心三兩　半夏一升　大棗十五枚。

上十三味，㕮咀，以水九升，煮取三升，去滓。一服九合，從旦至晡令盡，皆熱服，慎勿冷。

治風虛支滿，膀胱虛冷，氣上沖肺息奔，令咽喉氣悶往來，下氣，海藻橘皮丸方。

海藻　橘皮各三分　杏仁　茯苓各二分　人參　吳茱萸　白朮　葶藶各一兩　桑根白皮　棗肉　昆布各二兩　芍藥　桂心各五分　白前三分　蘇子五合。

上十五味，末之，蜜丸。飲服如梧子大十丸，日二，加至十五丸，以利小便為度。

治氣上方。

硇砂　細辛　牛膝各等分。

上三味，末之。氣發，酒服方寸匕，後三日忌酒，餘禁如藥法。

治上氣方。

上酥一升　獨頭蒜五顆。

上二味，先以酥煎蒜，蒜黃出之，生薑汁一合，共煎令熟。空腹服一方寸匕，溫服之。

治上氣嘔吐方。

芥子二升，末之，蜜丸。寅時井花水服如梧子七丸，日二服。亦可作散，空腹服之。及可酒浸服。並治臍下絞痛。

治勞氣方。

小芥子三升，搗末，絹袋盛，酒三斗浸之，密封七日，去滓。溫服半升，漸至一升半，得力更合。忌如藥法。

治上氣三十年不瘥方。

大棗一百枚　豉一百二十粒　蜀椒二百粒　杏仁一百枚。

上四味，先搗杏仁、豉令熟後，納棗、椒更搗，作丸如棗核大。含之，稍稍咽之，日三夜一。

治積年上氣不瘥，垂死者方。

莨菪子熬色變　熟羊肝薄切，曝乾。

上二味，各搗，等分，以七月七日神醋拌令相著。夜不食，空腹服二方寸匕，須拾針，兩食間以冷漿白粥二匕止之，隔日一服，永瘥。四十日內，得煮飯汁作蕪菁羹食之，以外一切禁斷。

下氣方

生薑五兩　小麥一升。

上二味，以水七升，煮取一升，頓服。

又方　紫蘇莖葉切，一升　大棗二七枚。

上二味，以酒三升，煮取一升半，分再服。水煮亦得。一方加橘皮半兩。《肘後方》無棗，用橘皮。

治氣方。

桃皮二斤，去黃者，㕮咀，以水五升，煮取三升。一服一升，瘥即止。

又方　酒服驢脂二合，日二，瘥止。

又方　黃牛乳二升，煎取一升，和生乳一升。空腹服之，日二。

又方　驢乳，初服三合，三日後，日別五合，後至七合，七日後至一升。忌葵菜、豬、魚、油等。

又方　空腹服尿，但尿則服之，百日止，治一切病。

又方　空腹服烏牛尿，日再，至三升止。

補氣虛逆方。

大棗三升　甘皮去脈，十具　乾地黃八兩　乾薑二兩。

上四味，治下篩，酒四升，漬棗三宿，漉出棗，取酒為炊汁，將棗納甑中，微火蒸之，令棗膏，入釜中酒裏，煎酒令於二升許，甑中棗候皮核在止火，貯器中，將前散及熱下，攪之令調，大略與糖相似。

以酒服二合，日再，非止補氣，亦通治一切短氣，並形體

瘦，甚良。

大補氣方。

羊肚一具，治如食法，去膏脅　羊腎一具，去膏，四破　乾地黃五兩　甘草　秦椒各一兩　白朮　桂心　人參　厚朴　海藻各二兩　乾薑　昆布　地骨皮各四兩。

上十三味，治下篩，納羊肚中，合腎縫塞肚口，蒸極熟為度，及熱，木臼合搗，取肚、腎與諸藥為一家，曝乾，更搗為散。酒服方寸匕，日二。

白石英散　治氣及補五勞七傷，無所不治，明目，利小便方。

煉成白石英十兩，白石英無多少，以錘子砧上細磽，向明選去驪翳色暗黑黃赤者，惟取白淨者為佳，搗，絹下之，瓷器研令極細熟，以生絹袋於銅器中水飛之，如作粉法，如此三度，研訖，澄之，漸漸去水，水盡至石英曝得乾，看上有粗惡不淨者去之，取中央好者，在下有惡者亦去之，更研，堪用者，使熟，白絹袋子盛，著瓷碗中，以瓷碗蓋之，於三斗米下蒸之，飯熟訖出取，懸之使乾，更以瓷器中研之，為成　石斛　蓯蓉各六分　茯苓　澤瀉　橘皮各一兩　菟絲子三兩。

上七味，治下篩，總於瓷器中，研令相得，重篩之。酒服方寸匕，日二，不得過之。忌豬、魚、鵝、鴨、蒜、冷、醋、滑。

補傷散　主肺傷，善泄咳，善驚恐，不能動筋，不可以遠行，膝不可久立，汗出鼻乾，少氣喜悲，心下急痛，痛引胸中，臥不安席，忽忽喜夢，寒熱，小便赤黃，目不遠視，唾血方。

天門冬一升　防風　澤瀉　人參各一兩半　白薇一兩　大豆卷　前胡　芍藥　栝樓根　石膏　乾薑各二兩　紫菀一兩　桂心　白朮各四兩　甘草　乾地黃　薯蕷　當歸各二兩半　阿膠一兩半。

上十九味，治下篩。食上酒服方寸匕，日三。

白石英丸 補養肺氣方。

白石英一作白石脂　磁石　陽起石　蓯蓉　菟絲子　乾地黃
各二兩半　石斛　白朮　五味子　栝樓根各一兩　巴戟天五分
桂心　人參各一兩　蛇床子半兩　防風五分。

上十五味，末之，蜜丸如梧子。酒服十五丸，加至三十
丸，日二服。

治氣不足，理氣丸方。

杏仁　桂心各一兩　益智子　乾薑各二兩。

上四味，末之，蜜丸如梧子。未食服三丸，以知為度。

治冷氣，氣短方。

蜀椒五兩，絹袋盛，以酒一斗，浸之二七日，服之任意多
少。

治讀誦勞極，疲乏困頓方。

酥　白蜜　油　糖　酒各二升。

上五味，合於銅器中，微火煎二十沸，下之，準七日七
夜，服之令盡。慎生冷。

又方　人參　甘草　茯苓　當歸各二兩　大棗二十枚　地骨
皮　芎藭　芍藥　黃耆　乾地黃各三兩。

上十味，㕮咀，以水一斗，煮取三升，分三服。一方用桂
心三兩。

治卒短氣方。

搗韭汁，服一升，立瘥。《肘後方》治卒上氣鳴息便欲絕。

治乏氣方。

枸杞葉　生薑各二兩。

上二味，㕮咀，以水三升，煮取一升，頓服。

治少年房多短氣方。

梔子二七枚　豉七合。

上二味，以水二升煮豉，取一升半，去豉，納梔子，煮取

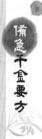

八合。服半升，不瘥更服。

凡上氣冷發，腹中雷鳴轉叫，嘔逆不食，灸太衝，不限壯數，從痛至不痛，從不痛至痛止。

上氣厥逆，灸胸堂百壯，穴在兩乳間。

胸膈中氣，灸闕俞，隨年壯。扁鵲云：第四椎下兩旁各一寸半，名闕俞。

心腹諸病，堅滿煩痛，憂思結氣，寒冷霍亂，心痛吐下，食不消，腸鳴泄利，灸太倉百壯。太倉一穴，一名胃募，在心下四寸，乃胃管下一寸。

結氣囊裹，針藥所不及，灸肓募隨年壯。肓募二穴，從乳頭斜度至臍，中屈去半，以乳下行，度頭是穴。

下氣，灸肺俞百壯，又灸太衝五十壯。

凡臍下絞痛，流入陰中，發作無時，此冷氣，灸關元百壯。穴在臍下三寸。

短氣不得語，灸天井百壯，穴在肘後兩筋間。

又，灸大椎隨年壯。

又，灸肺俞百壯。

又，灸肝俞百壯。

又，灸尺澤百壯。

又，灸小指、第四指間交脈上七壯。

又，灸手十指頭，各十壯。

乏氣，灸第五椎下隨年壯。

少年房多，短氣，灸鳩尾頭五十壯。

又，鹽灸臍孔中二七壯。

論曰：凡卒厥逆上氣，氣攻兩脅，心下痛滿，奄奄欲絕，此為奔豚氣，即急作湯以浸兩手足，數數易之。

奔豚，腹腫，灸章門百壯。章門，一名長平，二穴在大橫外，直臍季肋端。

奔豚，灸氣海百壯。穴在臍下三寸。

又，灸關元百壯，穴在臍下三寸。

奔豚搶心不得息，灸中極五十壯。中極，一名玉泉，在肺下四寸。

奔豚上下，腹中與腰相引痛，灸中府百壯。穴在乳上三肋間。

奔豚，灸期門百壯。穴直兩乳下第二肋端旁一寸五分。

奔豚上下，灸四滿二七壯。穴夾丹田兩旁相去三寸，即心下八寸，臍下橫紋是也。

肺痿第六論一首　方五首

論曰：寸口脈數，其人病咳，口中反有濁唾涎沫出，何也？

師曰：此為肺痿之病。何從得之？

師曰：病熱在上焦，因咳為肺痿，或從汗出，或從嘔吐，或從消渴，小便利數，或從便難，數被駃藥下，重亡津液，故得肺痿。又寸口脈不出而反發汗，陽脈早索，陰脈不澀，三焦踟躕，入而不出。陰脈不澀，身體反冷，其內反煩，多唾唇燥，小便反難，此為肺痿。傷於津液，便如爛瓜，下如豚腦，但坐發汗故也。其病欲咳不得咳，咳出乾沫，久久小便不利，其脈平弱。肺痿吐涎沫而不咳者，其人不渴，必遺溺，小便數，所以然者，上虛不能制下故也，此為肺中冷，必眩。

師曰：肺痿咳唾，咽燥，欲飲水者自癒。自張口者，短氣也。

治肺痿，多涎唾，小便數，肺中冷，必眩，不渴，不咳，上虛，其下不能制溲，甘草乾薑湯以溫其臟。服湯已，小溫覆之，若渴者，屬消渴，法**甘草乾薑湯**方。

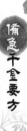

甘草四兩　乾薑二兩。

上二味，㕮咀，以水三升，煮取一升半，去滓。分二服。《集驗》、《肘後》有大棗十二枚。

治肺痿，涎唾多，出血，心中溫溫液液，甘草湯方。《千金翼》名溫液湯。

甘草二兩，㕮咀，以水三升，煮取一升半，去滓，分三服。

治肺痿，咳唾涎沫不止，咽燥而渴，生薑甘草湯方。

生薑五兩　甘草四兩　人參三兩　大棗十二枚。

上四味，㕮咀，以水七升，煮取三升，去滓，分三服。

治肺痿，吐涎沫不止，桂枝去芍藥加皂莢湯方。

桂枝　生薑各三兩　甘草二兩　皂莢一兩　大棗十二枚。

上五味，㕮咀，以水七升，煎取三升，去滓，分三服。

治肺脹，咳而上氣，咽燥而喘，脈浮者，心下有水，麻黃湯方。

麻黃　芍藥　生薑仲景用乾薑　細辛　桂心各二兩　半夏五味子各半升　石膏四兩。

上八味，㕮咀，以水一斗，煮取三升，分三服。仲景名此為小青龍加石膏湯，用甘草三兩，為九味。

肺癰第七 論一首　方五首

論曰：病咳唾膿血，其脈數，實者屬肺癰，虛者屬肺痿。咳而口中自有津液，舌上苔滑，此為浮寒，非肺痿。若口中辟辟燥，咳即胸中隱隱痛，脈反滑數，此為肺癰也。

問曰：病者咳逆，師脈之，何以知為肺癰？當有膿血，吐之則死，後竟吐膿死。其脈何類？何以別之？

師曰：寸口脈微而數，微則為風，數則為熱，微則汗出，

數則惡寒，風中於衛，呼氣不入，熱過於榮，吸而不出，風傷皮毛，熱傷血脈。風舍於肺，其人則咳，口乾喘滿，咽燥不渴，多唾濁沫，時時振寒。熱之所過，血為凝滯，蓄結癰膿，吐如米粥。始萌可救，膿已成，則難治。寸口脈數，跌陽脈緊，寒熱相搏，故振寒而咳。跌陽脈浮緩，胃氣如經，此為肺癰。

師曰：振寒發熱，寸口脈滑而數，其人飲食起居如故，此為癰腫病，醫反不知，而以傷寒治之，不應瘥也。何以知有膿，膿之所在，何以別知其處？

師曰：假令膿在胸中者，為肺癰，其脈數，咳唾有膿血。設膿未成，其脈自緊數，緊去但數，膿為已成也。

治咳，胸中滿而振寒，脈數，咽乾而不渴，時時出濁唾腥臭，久久吐膿如粳米粥，是為肺癰，桔梗湯方。

桔梗三兩，《集驗》用二兩，《古今錄驗》用一枚　甘草二兩。

上二味，㕮咀，以水三升，煮取二升，去滓，分二服，必吐膿血也。一方有款冬花一兩半。

治肺癰，喘不得臥，葶藶大棗瀉肺湯方。

葶藶三兩，末之　大棗二十枚。

上二味，先以水三升煮棗，取二升，去棗，納藥一棗大，煎取七合，頓服令盡。三日服一劑，可服三四劑。

治肺癰，胸脅脹，一身面目浮腫，鼻塞，清涕出，不聞香臭，咳逆上氣，喘鳴迫塞，葶藶大棗瀉肺湯主之。

用前方，先服小青龍湯一劑，乃進之。小青龍湯方，出第十八卷咳嗽篇中。

治咳有微熱，煩滿，胸心甲錯，是為肺癰，黃耆湯方。

黃耆手掌大一片，是合耆皮也，㕮咀，以水三升，煮取一升，分二服。

又方　葦莖切，二升，以水二斗，煮取五升，去滓　薏苡仁半升

備急千金要方

瓜瓣半升　桃仁三十枚。

上四味，㕮咀，納葦汁中，煮取二升，服一升，當有所見吐膿血。

飛屍鬼疰第八

論一首　方四十五首　灸法十二首

論曰：凡諸心腹痛，服眾方熱藥，入腹寂然不動，但益氣息急者，此屍疰病也。宜先服甘草汁一升，消息少時，服瞿麥湯盡劑，得下便覺寬也。並暴癥堅結，宿食，及女人血堅痛，發作無定者，神良。

五疰湯　治卒中賊風，遁屍鬼邪。心腹刺痛，大脹急方。

大黃　甘草各三兩　當歸　芍藥各二兩　烏頭十枚　生薑　蜜各一斤　桂心四兩。

上八味，㕮咀，別漬大黃，以水九升，煮取三升，烏頭別納蜜中煎，令得一升，投湯中，去滓。分服三合，如人行二十里久，更進一服，日三，不知加至四合。

蜈蚣湯　治惡疰邪氣往來，心痛徹背，或走入皮膚，移動不定，苦熱，四肢煩痛，羸乏短氣方。

蜈蚣一枚　牛黃一分　大黃二兩　丹砂　人參各三分　細辛　鬼臼　當歸　桂心　乾薑各一兩　黃芩　麝香各半兩　附子四枚。

上十三味，㕮咀，以水一斗，煮取三升，去滓，下牛黃、麝香末，分三服。

治卒中惡，賊風寒冷，入腹便絞痛，或飛屍、遁屍，發作無時，搶心胸滿，脅痛如刀刺，口噤者方。

甘草　乾薑　乾地黃　茯苓　羊脂　當歸　細辛各一兩　芍藥　吳茱萸　桂心各二兩　梔子仁十五枚。

上十一味，㕮咀，以水八升，煮取三升，去滓，納脂烊盡，分三服。欲利者，加大黃二兩。

治卒中惡風，角弓反張，或飛屍、遁屍，心腹絞痛者方。

茯苓　芎藭　當歸　乾地黃　甘草各一兩　桂心　吳茱萸　乾薑　芍藥各二兩　梔子仁十四枚。

上十味，㕮咀，以水八升，煮取三升，分三服。痛甚者，加羊脂三兩，當歸、人參、芍藥各一兩；心腹堅急，加大黃三兩。

桃皮湯　治中惡氣，心腹痛，胸脅脹滿，短氣方。

桃白皮一握，東引者　真珠　附子各一兩　梔子仁十四枚　當歸三兩　豉五合　桂心二兩　吳茱萸五合。

上八味，㕮咀，以水五升，煮取二升，去滓，納真珠末，分作二服。一方無當歸以下四味。

桃奴湯　治中惡毒氣蠱疰，心腹卒絞痛方。

桃奴　當歸　人參　乾薑各二兩　芎藭　甘草各三兩　丹砂　麝香　茯苓　犀角　鬼箭羽　桂心各一兩。

上十二味，㕮咀，以水九升，煮取二升半，去滓。分三服，未食服。大便不通，腹滿者，加大黃三兩，芒硝二兩。《胡洽》有雄黃一兩，無丹砂、芎藭。

治卒中風，寒冷溫氣入腹，虛脹急滿，搶心，胸脅叉痛，氣息不通，脈弦緊，汗不出，及得傷寒方。

吳茱萸　當歸　麻黃　獨活　甘草　桔梗　茯苓各二兩　桂心　青木香　石膏　大黃　犀角各二兩。

上十二味，㕮咀，以水九升，煮取六升。分三服，日三。

治風冷氣入腹，忽然絞痛，堅痛，急如吹，大小便閉，小腹有氣結如斗大，脹滿起，其脈弦，老者沉遲方。

瞿麥　當歸　鬼箭羽　豬苓　桔梗　防己　海藻　吳茱萸　芎藭各二兩　桂心　大黃各三兩。

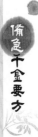

上十一味，㕮咀，以水九升，煮取三升，分三服。亦可用犀角二兩。

治諸雜疰相連續死，亦治三十年眾疰方。

桃根白皮一斤，㕮咀，以水二斗，煮取一斗，去滓。分八九服，二日服之令盡。崔氏用桃根白皮，治疰在心腹，痛不可忍者。

又方 搗桃仁二七枚，研，酒服之。

又方 小芥子，末之，雞子白和敷。

屍疰、鬼疰者，即五屍之中屍疰，又挾鬼邪為害者也。其變動乃有三十六種至九十九種，大略令人寒熱淋瀝，沉沉嘿嘿，不的知其所苦，而無處不惡，累年積月，漸就頓滯，以至於死，死後復注易旁人，乃至滅門。覺如此候者，宜急療之方。

獺肝一具，陰乾，治下篩。水服一方寸匕，日三。如一具不瘥，更作。

小附著散 治飛屍賊風，發時急痛，不在一處，針則移發，一日半日乃瘥，須臾復發方。

細辛 天雄 甘草各一分，作莽草 桂心三分 附子一兩 烏頭一兩 乾薑一兩 雄黃 真珠各半兩。

上九味，治下篩，酒服方寸匕。不知稍增，以知為度。《胡洽》有蜀椒四分，不用桂心、附子。

大附著散 治五屍疰忤，與前狀同方。

黃芩 由跋各一兩 金牙 犀角 麝香 牛黃各一分 天雄 桂心各半兩 椒目 細辛 雄黃 乾薑 黃連各一兩 真珠三分 蜈蚣一枚。

上十五味，治下篩。酒服一錢匕，日三，以知為度。

大金牙散 主一切疰。方在第十二卷中。

金牙散 主鬼疰風邪，鬼語屍疰，或在腰脊胸脅，流無常處，不喜見人，志意不定，面目脫色，目赤鼻張，唇乾甲黃

方。

金牙一分　蜈松　蜥蜴　附子各一枚　蜣蜋　亭長各七枚
芫青　徐長卿　斑蝥各十四枚　貝母二枚　人參　狼牙各四分
雄黃　鐵精　野葛　芎藭　大黃　甘草　蛇蛻皮　露蜂房　曾
青　真珠　丹砂　藺茹　乾漆各一分　桔梗　鬼臼　石長生
椒目　烏頭　狼毒　蕪黃　鬼督郵　鬼箭羽　藜蘆　狸骨一作
鸛骨　雷丸　鱉甲　滑石各二分，一作硝石　毒公三分　石膏五分
寒水石　桂心各四分　牛黃　胡燕屎各二分。

上四十五味，治下篩。先食以酒服一刀圭，日再，不知漸
加之，蟲隨大小便出。崔氏名蜀金牙散。

白朮散　治風入臟腑，悶絕，常自躁痛，或風痓入身，冷
痓鬼痓，飛屍惡氣，腫起，或左或右，或前或後，或內或外，
針灸流移，無有常處，驚悸，腹脹，氣滿叉心，頭痛，或恍惚
悲懼，不能飲食，或進或退，陰下濕癢，或大便有血，小便赤
黃，房中勞極方。

白朮十四枚　附子　秦艽　人參　牡蠣　蜀椒　細辛　黃
芩　芎藭　牛膝各三分　乾薑　桂心　防風各五分　茯苓　桔梗
當歸　獨活　柴胡各四分　烏頭　甘草　麻黃　石楠　莽草
栝樓根　天雄　杜仲各二分。

上二十六味，治下篩。平旦酒服五分匕，訖，如人行七里
久，熱欲解，更飲酒五合為佳。

太乙備急散　治卒中惡客忤，五屍入腹，鬼刺鬼痱，及中
蠱痓，吐血下血，及心腹卒痛，腹滿，傷寒熱毒病六七日方。

雄黃　桂心　芫花各二兩　丹砂　蜀椒各一兩　藜蘆　巴豆
各一分　野葛三分　附子五分。

上九味，巴豆別治如脂，餘合治下篩，以巴豆合和，更搗
合和調，置銅器中密貯之，勿泄。有急疾，以水服錢五匕，可
加至半錢匕，老少半之。病在頭當鼻衄，在膈上吐，在膈下

利，在四肢當汗出。此之所為如湯沃雪，手下皆癒。方宜秘之，非賢不傳。

龍牙散 治百疰邪氣，飛屍萬病方。

龍牙 茯苓各二兩半 雄黃 棗膏 芍藥各五分 乾地黃 石斛 胡燕屎各三分 銅鏡鼻 甘草 橘皮 芎藭 鬼督郵 遠志 鱉甲各半兩 狸陰二具 蜈蚣一枚 鬼箭羽 烏頭 羌活 露蜂房 曾青 真珠 桂心 杏仁 防風 桃奴 鬼臼 鸛骨各一兩 人參 大黃各一兩半 蘇子四合 白朮二兩。

上三十三味，治下篩。酒服一刀圭，以知為度，當有蟲從便出。

治鬼疰蠱疰，毒氣變化無常方。

鮫魚皮 犀角 麝香 丹砂 雄黃 蜈蚣 丁香 蘘荷根 鹿角 龍骨 蜀椒 乾薑各一分 貝子十枚。

上十三味，治下篩，酒服方寸匕，加至二匕，日三。

備急散 主卒中惡風，氣忤迷絕不知人。方出第十二卷。三味備急丸是。

治暴心痛，面無顏色，欲死者方。

以布裹鹽，如彈丸大，燒令赤，置酒中消，服之，痢即冷癒。

治蠱疰方。

燒貓兒屎灰，水服之。用雄貓兒。

治卒得惡疰，腹脹，墨奴丸方。

釜下墨一合 鹽二合。

上二味，合治下，以水一升半，煮取八合。一服使盡，須與吐下，即瘥。

治哭疰方。

梳齒間刮取垢，水服之。

又方 臘月豬脂一合 亂髮一兩。

上二味，煎髮令消烊，服之，蟲死矣。

又方 熬大豆，帛裹熨之。

治一切病食痓方。

釜下土雞子大，末之，醋泔清一升和服。行五十步，吐即瘥。

治凡食上得病，名為食痓方。

還取本食，種數多少相似，各少許，和合，布裹燒灰，取杏仁大，水服之。

鸛骨丸 主遁屍，飛屍，積聚，胸痛連背，走無常處，或在臟，或腫在腹，或奄奄然而痛方。

鸛骨三寸　雄黃　莽草　丹砂一作丹參　牡蠣各四分，一作牡丹　藜蘆　桂心　野葛各二分　斑蝥十四枚　巴豆四十枚　蜈蚣一枚　芫青十四枚。

上十二味，末之，蜜丸。服如小豆大二丸，日三，以知為度。

蜥蜴丸 主癥堅水腫，蜚屍遁屍，寒屍喪屍，屍注，骨血相注，惡氣鬼忤，蠱毒邪氣往來，夢寤存亡，流飲結積，虎狼所嚙，猘犬所咋，鴆毒入人五臟。服藥以殺其毒，毒即消。婦人邪鬼忤亦能遣之方。

蜥蜴二枚　地膽五十枚　䗪蟲四十枚　杏仁二十枚　蜣蜋十四枚　虻蟲三十枚　朴硝七分　澤漆二分　芍藥五分　虎骨六分　甘草一兩　桃奴二分　犀角二分　巴豆七分　鬼督郵二分　乾薑四分　桑赤雞二分　款冬花三分　甘遂五分　蜈蚣二枚。

上二十味，別治巴豆、杏仁如膏，納諸藥末，研調，下蜜，搗二萬杵，丸如麻子大。食前服三丸，日一，不下加之。不取吐下者，一丸旦服。有人風冷注，癖堅二十年，得癒。與積聚篇重。

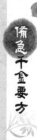

治諸痓病，毒痓，鬼痓，食痓，冷痓，痰飲宿食不消，酒

癖，桔梗丸。

桔梗　藜蘆　皂莢　巴豆　附子各二兩。

上五味，末之，蜜和，搗萬杵。宿不食，旦起飲服二丸如梧子大，仰臥，服勿眠。至食時，膈上吐，膈下下，去惡物如蝌蚪蝦蟆子，或長一二尺。下後當大虛，口乾，可作雞羹，飲五合，大極飲一升，食粥三四日。病未盡，更服。忌如藥法。

十疰丸　主十種疰：氣疰，勞疰，鬼疰，冷疰，生人疰，死人疰，屍疰，食疰，水疰，土疰等方。

雄黃　巴豆各二兩　人參　甘草　細辛一作藁本　桔梗　附子　皂莢　蜀椒　麥門冬各一兩。

上十味，末之，蜜丸。空腹服如梧子大五丸，日二，稍加，以知為度。

太一神明陷冰丸　主諸病，破積聚，心下支滿，寒熱鬼疰，長病咳逆唾噫，辟除眾惡，鬼逐邪氣，鬼擊客忤，中惡，胸中結氣，咽中閉塞，有進有退，繞臍絞痛惻惻，隨上下按之挑手，心中慍慍如有蟲狀，毒注相染滅門方。

雄黃二兩　芫青五枚　桂心二兩　真珠一兩半　麝香　人參　犀角　鬼臼各一兩　附子一兩半　蜈蚣一枚　烏頭八枚　杏仁三十枚　射罔一兩　丹砂二兩　蜥蜴一枚　斑蝥七枚　藜蘆　礜石各二兩，一作礬石　樗雞七枚　地膽七枚　牛黃一兩　當歸三兩　巴豆一分　大黃二兩。

上二十四味，末之，以蜜和，搗三萬杵，丸如小豆大。先食服二丸，日再，不知稍增。以藥二丸著門上，令眾邪不近。傷寒服之，無不癒。若至病家及視病人，夜行獨宿，服二丸，眾鬼不能近也。《胡洽》無芫青、桂心、真珠、麝香、人參、犀角、烏頭、射罔、蜥蜴、樗雞、牛黃、當歸，只十二味，與積聚篇重。

江南度世丸　主萬病，癥結積聚，伏屍，長病寒熱，疰氣流行皮中，久病著床，肌肉消盡，四肢煩熱，嘔逆不食，傷

寒，時氣惡疰，汗出，口噤不開，心痛方。

蜀椒三兩　人參　細辛　甘草各二兩　茯苓　真珠　大黃
乾薑　丹砂　野葛　桂心　雄黃　鬼臼　麝香各一兩　烏頭
牛黃各二分　附子　紫菀各六分　巴豆六十枚　蜈蚣二枚。

上二十味，末之，蜜丸。飲服小豆大二丸，加至四丸，日
一。加獺肝一具，尤良。

大度世丸　主萬病，與前狀同方。

牛黃　大黃　雄黃　細辛　附子　真珠　甘草　人參　射
罔　丹砂　鬼臼　莽草各一兩　蜀椒　麝香　鬼箭羽　茯苓
桂心　紫菀各二兩　乾薑三兩　野葛一尺　蜥蜴　蜈蚣各一枚　巴
豆仁八十枚　地膽五十枚　芫青二十枚　樗雞二十枚。

上二十六味，末之，蜜丸。以飲服如小豆二丸，日二，先
食服之。

治疰病相染易，及霍亂中惡，小兒客忤長病方。

獺肝一具　雄黃　莽草　丹砂　鬼臼　犀角　巴豆各一兩
麝香一分　大黃　牛黃各一兩　蜈蚣一枚。

上十一味，末之，蜜丸，空腹服如麻子大二丸，加至三
丸，以知為度。

雷氏千金丸　主行諸氣，宿食不消，飲食中惡，心腹痛如
刺及瘧方。

大黃五分　巴豆仁六十枚　桂心　乾薑各二兩　硝石三分。

上五味，末之，蜜丸，搗三千杵。服如大豆二丸，神驗無
比。已死者，折齒灌之。

治卒得屍疰毒痛往來方。

亂髮灰　杏仁。

上二味，等分，研如脂，酒服梧子三丸，日三。《姚氏》以
豬膏和丸。

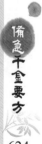

治遁屍，屍疰，心腹刺痛不可忍者方。

桂心　乾薑各一兩　巴豆仁二兩。

上三味，治下篩，以上醋和如泥。敷病上，乾即易之。

芥子薄　主遁屍，飛屍，又主暴風毒腫流入四肢、頭面方。

白芥子一升，蒸熟，搗，以黃丹二兩攪之，分作兩分，疏布袋盛之，更蒸使熱，以薄痛上，當更迭蒸袋，常使熱薄之，如此三五度即定。

治遁屍，屍疰，心腹及身有痛處不得近方。

取艾小挼令碎，著痛上，厚一寸餘，熱湯和灰令強，熱置艾上，冷即易，不過二三度瘥。

治人皮膚中痛，名曰癥疰方。

醋和燕窠土，敷之。

治走疰方。

燒車釭令熱，暫入水，以濕布裹，熨病上。

治三十年氣疰方。

豉心半升　生椒一合。

上二味，以水二升，煮取半升，適寒溫，用竹筒縮取汁。令病者側臥，手擘大孔射灌之，少時當出惡物。此法垂死悉治，得瘥百千，不可具說。

凡五屍者，飛屍，遁屍，風屍，沉屍，屍疰也，今皆取一方兼治之。其狀腹痛脹急不得氣息，上沖心胸，旁攻兩脅，或壘塊踴起，或攣引腰背。治之法，灸乳後三寸，男左女右，可二七壯。不止者，多其壯，取瘥止。

又，灸兩手大拇指頭各七壯。

又，灸心下三寸十壯。

又，灸乳下一寸，隨病左右多其壯數。

又，以細繩量患人兩乳頭內，即裁斷，中屈之，又從乳頭向外量，使當肋罅於繩頭，灸三壯或七壯，男左女右。

卒疰忤攻心胸，灸第七椎隨年壯。

又，灸心下一寸三壯。

又，灸手肘紋隨年壯。

一切病食疰，灸手小指頭，隨年壯，男左女右。

五毒疰，不能飲食，百病，灸心下三寸胃管十壯。

水疰，口中湧水，《經》云：肺來乘腎，食後吐水，灸肺愈，又灸三陰交，又灸期門。期門在乳下二肋間，瀉肺補腎也。各隨年壯。

一切疰，無新久，先仰臥，灸兩乳邊斜下三寸，第三肋間，隨年壯，可至三百壯。又治諸氣，神良。一名注市。

《備急千金要方》卷第十七

《備急千金要方》
卷第十八 ❧ 大腸腑

大腸腑脈論第一

論曰：大腸腑者，主肺也，鼻柱中央是其候也。肺合氣於大腸。大腸者，為行道傳瀉之腑也，號監倉掾。重二斤十二兩，長一丈二尺，廣六寸，當臍右回疊積還反十二曲，貯水穀一斗二升，主十二時，定血脈，和利精神。《千金》、《明堂》、《外台》同。《難經》云：長二丈一尺，大四寸，徑一寸之少半，十六曲，盛穀一斗，水七升半。鼻遂以長，以候大腸。

右手關前寸口陽絕者，無大腸脈也。苦少氣，心下有水氣，立秋節即咳。刺手太陰治陰，在魚際間。

右手關前寸口陽實者，大腸實也。苦腸中切痛，如針刀所刺，無休息時。刺手陽明治陽，在手腕中，瀉之。

大腸病者，腸中切痛而鳴濯濯，冬日重感於寒則泄，當臍而痛，不能久立，與胃同候。取巨虛上廉。

腸中雷鳴，氣上沖胸，喘，不能久立，邪在大腸。刺肓之原、巨虛上廉、三里。

大腸脹者，腸鳴而痛，寒則泄，食不化。

大腸有寒鶩溏，有熱便腸垢。

大腸有宿食，寒栗發熱有時，如瘧狀。

肺前受病，移於大腸，肺咳不已，咳則遺失便利。厥氣客於大腸，則夢田野。

肺應皮，皮厚者，大腸厚；皮薄者，大腸薄；皮緩腹裏大者，大腸緩而長；皮急者，大腸急而短；皮滑者，大腸直；皮肉不相離者，大腸結。

扁鵲云：手太陰與陽明為表裏，大腸若病，實則傷熱，熱則脹滿不通，口為生瘡。食下入腸，腸實而胃虛，食下胃，胃實而腸虛，所以實而不滿，乍實乍虛，乍來乍去。虛則傷寒，寒則腸中雷鳴，泄青白之利而發於氣水，根在大腸。方在治水篇中。

大腸絕，不治，何以知之？泄利無度，利絕則死。

手陽明之脈，起於大指次指之端外側，循指上廉，出合谷兩骨之間，上入兩筋之中，循臂上廉，上入肘外廉，循臑外前廉，上肩，出髃骨之前廉，上出柱骨之會上，下入缺盆，絡肺，下膈，屬大腸。

其支者，從缺盆直而上頸，貫頰，入下齒縫中，還出夾口，交人中，左之右，右之左，上夾鼻孔。是動則病齒痛頰腫。是主津所生病者，目黃口乾，衄衂，喉痹，肩前臑痛，大指次指痛不用。氣盛有餘，則當脈所過者熱腫，虛則寒慄不復。盛者則人迎大三倍於寸口，虛者則人迎反小於寸口也。

大腸虛實第二

脈二條　方二首　灸法七首

大腸實熱　右手寸口氣口以前脈陽實者，手陽明經也。病苦腸滿，善喘咳，面赤身熱，喉咽中如核狀，名曰大腸實熱也。

治大腸實熱，腹脹不通，口為生瘡者，生薑泄腸湯方。

生薑　橘皮　青竹茹　黃芩　梔子仁　白朮各三兩　桂心一兩　茯苓　芒硝各三兩　生地黃十兩　大棗十四枚。

上十一味，㕮咀，以水七升，煮取三升，去滓，下芒硝，

分三服。

腸中臚脹不消，灸大腸俞四十九壯。

大腸有熱，腸鳴腹滿，夾臍痛，食不化，喘，不能久立，巨虛上廉主之。

大腸虛冷　右手寸口氣口以前脈陽虛者，手陽明經也。病苦胸中喘，腸鳴虛渴，唇乾目急，善驚泄白，名曰大腸虛冷也。

治大腸虛冷，痢下青白，腸中雷鳴相逐，黃連補湯方。

黃連四兩　茯苓　芎藭各三兩　酸石榴皮五片　地榆五兩
伏龍肝雞子大一枚。

上六味，㕮咀，以水七升，煮取二升半，去滓，下伏龍肝末，分三服。

腸中雷鳴相逐，痢下，灸承滿五十壯。穴在夾巨闕相去五寸。巨闕在心下一寸，灸之者，夾巨闕兩邊各二寸半。

食飲不下，腹中雷鳴，大便不節，小便赤黃，陽綱主之。

腹脹腸鳴，氣上沖胸，不能久立，腹中痛濯濯，冬日重感於寒則泄，當臍而痛，腸胃間游氣切痛，食不化，不嗜食，身腫，夾臍急，天樞主之。

腸中常鳴，時上沖心，灸臍中。

腸鳴而痛，溫溜主之。

肛門論第三

論曰：肛門者，主大行道，肺、大腸候也。號為通事令史。重十二兩，長一尺二寸，廣二寸二分，應十二時。若臟傷熱，則肛門閉塞，大行不通，或腫，縮入生瘡。若腑傷寒，則肛門開，大行洞瀉，肛門凸出，良久乃入。熱則通之，寒則補之，虛實和平，依經調之。方在第二十四卷中。

皮虛實第四論一首　方二首

論曰：夫五臟六腑者，內應骨髓，外合皮毛膚肉。若病從外生，則皮毛膚肉關格強急；若病從內發，則骨髓痛疼。然陰陽表裏，外皮內髓，其病源不可不詳之也。皮虛者寒，皮實者熱。凡皮虛實之應，主於肺、大腸，其病發於皮毛，熱則應臟，寒則應腑。

治皮虛，主大腸病，寒氣關格，蒴藋蘊蒸湯方。

蒴藋根葉切，三升　菖蒲葉切，二升　桃葉皮枝銼，三升　細糠一斗　秫米三升。

上五味，以水一石五斗煮，取米熟為度，大盆器貯之，於盆上作小竹床子罩盆，人身坐床中，四面周回將席薦障風，身上以衣被蓋覆。若氣急，時開孔對中洩氣，取通身接汗，可得兩食久許。

如此三日，蒸還溫藥足汁用之。若盆裏不過熱，盆下安炭火。非但治寒，但是皮膚一切勞冷，悉皆治之。

治皮實，主肺病熱氣，梔子煎方。

梔子仁　枳實　大青　杏仁　柴胡　芒硝各二兩　生地黃淡竹葉切，各一升　生玄參五兩　石膏八兩。

上十味，㕮咀，以水九升，煮取三升，去滓，下芒硝，分為三服。

咳嗽第五

論二首　證七條　方六十首　灸法十四首

論曰：經云：五臟六腑皆令咳。肺居外而近上，合於皮毛，皮毛喜受邪，故肺獨易為咳也。邪客於肺，則寒熱上氣喘，汗出，咳動肩背，喉鳴，甚則唾血。肺咳經久不已，傳入

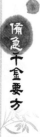

大腸，其狀咳則遺糞。

腎咳者，其狀引腰背痛，甚則咳涎；腎咳經久不已，傳入膀胱，其狀咳則遺尿。

肝咳者，其狀左脅痛，甚者不得轉側；肝咳經久不已，傳入膽，其狀咳則清苦汁出。

心咳者，其狀引心痛，喉仲介介如梗，甚者喉痹咽腫；心咳經久不已，傳入小腸，其狀咳則矢氣。

脾咳者，其狀右脅痛，陰陰引肩背，甚者不得動，動則咳劇；經久不已，傳入胃，其狀咳而嘔，嘔甚則長蟲出。

久咳不已，三焦受之，三焦咳之狀，咳而腹滿，不能食飲，此皆聚於胃，關於肺，使人多涕唾而面浮腫，氣逆也。右順時有風寒冷，人觸冒解脫，傷皮毛間，入腑臟為咳上氣，如此也。有非時忽然暴寒，傷皮膚中與肺合，則咳嗽上氣，或胸脅叉痛，咳唾有血者，是其熱得非時之寒，暴薄之不得漸散，伏結深，喜肺癰也。因咳服溫藥，咳尤劇及壯熱，吐膿血，汗出，惡寒是也。天有非時寒者，急看四時方也。

問曰：咳病有十，何謂也？

師曰：有風咳，有寒咳，有支咳，有肝咳，有心咳，有脾咳，有肺咳，有腎咳，有膽咳，有厥陰咳。

問曰：十咳之證，以何為異？

師曰：欲語因咳，言不得竟，謂之風咳。飲冷食寒，因之而咳，謂之寒咳。心下堅滿，咳則支痛，其脈反遲，謂之支咳。咳則引脅下痛，謂之肝咳。咳而唾血，引手少陰，謂之心咳。咳而涎出，續續不止，引少腹，謂之脾咳。咳引頸項而唾涎沫，謂之肺咳。咳則耳無所聞，引腰並臍中，謂之腎咳。咳而引頭痛，口苦，謂之膽咳。咳而引舌本，謂之厥陰咳。風咳者，不下之；寒咳、支咳、肝咳，刺足太衝；心咳，刺手神門；脾咳，刺足太白；肺咳，刺手太淵；腎咳，刺足太谿；膽

咳，刺足陽陵泉；厥陰咳，刺手大陵。

夫久咳為疢，咳而時發熱，脈在九菽一作卒弦者，非虛也，此為胸中寒實所致也，當吐之。

夫咳家，其脈弦，欲行吐藥，當相人強弱而無熱，乃可吐耳。

咳家，其人脈弦為有水，可與大棗湯下之，方見下。不能臥出者，陰不受邪故也。留飲咳者，其人咳不得臥，引項上痛，咳者如小兒掣縱狀。夫酒客咳者，必致吐血，此坐久極飲過度所致也，其脈沉者不可發汗。久咳數歲，其脈弱者可治，實大數者死，其脈虛者，必善冒，其人本有支飲在胸中故也，治屬飲家。上氣汗出而咳，屬飲家。咳而小便利，若失溺，不可發汗，汗出即厥逆冷。

夫病吐血，喘咳上氣，其脈數，有熱不得臥者死；寒家咳而上氣，其脈數者死，謂其人形損故也。脈大而散，散者為氣實而血虛，名曰有表無裏。上氣、面胕腫、肩息，其脈浮大不治，加痢尤甚。上氣躁而喘者，屬肺脹，欲作風水，發汗癒。

咳逆倚息不得臥，**小青龍湯**主之方。

麻黃　芍藥　細辛　桂心　乾薑　甘草各三兩　五味子半夏各半升。

上八味，㕮咀，以水一斗，先煮麻黃減二升，去上沫，乃納諸藥，煮取三升，去滓，分三服，弱者服半升。若渴，去半夏，加栝樓根三兩。若微痢，去麻黃，加蕘花如雞子大。若食飲噎者，去麻黃，加附子一枚。若小便不利，小腹滿者，去麻黃，加茯苓四兩。若喘者，去麻黃，加杏仁半升。

青龍湯不已，多唾口燥，寸脈沉，尺脈微，手足厥冷，氣從少腹上沖胸咽，手足痹，其面翕熱如醉狀，因復下流陰股，小便難，時復冒者，與**茯苓桂心甘草五味子湯**，治其氣沖方。

茯苓四兩　桂心　甘草各三兩　五味子半升。

上四味，㕮咀，以水八升，煮取三升，去滓，分溫三服。

沖氣即低，而反更咳胸滿者，用茯苓甘草五味子去桂加乾薑、細辛，以治其咳滿方。

茯苓四兩　甘草　乾薑　細辛各三兩　五味子半升。

上五味，㕮咀，以水八升，煮取三升，去滓。溫服半升，日三。

咳滿即止而更復渴，沖氣復發者，以細辛、乾薑為熱藥也，服之當遂渴，而渴反止者，為支飲也，支飲法當冒，冒者必嘔，嘔者復納半夏，以去其水方。

半夏半升　茯苓四兩　細辛　乾薑　甘草各二兩　五味子半升。

上六味，㕮咀，以水八升，煮取三升，去滓。溫服半升，日三服。

水去嘔止，其人形腫者，應納麻黃。以其人遂痺，故不納麻黃，納杏仁方。

杏仁　半夏　五味子各半升　茯苓四兩　細辛　乾薑　甘草各三兩。

上七味，㕮咀，以水一斗，煮取三升，去滓，溫服半升，日三。若逆而納麻黃者，其人必厥。所以然者，以其人血虛，麻黃發其陽故也。

若面熱如醉，此為胃熱上沖薰耳面，加大黃利之方。

大黃　乾薑　細辛　甘草各三兩　茯苓四兩　五味子　半夏杏仁各半升。

上八味，㕮咀，以水一斗，煮取三升，去滓。溫服半升，日三。

咳而上氣，肺脹，其脈浮，心下有水氣，脅下痛引缺盆。設若有實者，必躁，其人常倚伏，**小青龍加石膏湯**主之方。

石膏　乾薑　桂心　細辛各二兩　麻黃四兩　芍藥　甘草各三兩　五味子一升　半夏半升。

上九味，㕮咀，以水一斗，先煮麻黃減二升，下藥，煮取二升半。強人服一升，羸人減之，小兒四合。仲景用治肺脹，咳而上氣，煩躁而喘，脈浮者，心下有水。《外台》同。

夫上氣，其脈沉者，**澤漆湯**方。

澤漆三斤，細切，以東流水五斗，煮取一斗五升，去滓，澄清　半夏半升　紫菀一作紫參　生薑　白前各五兩　甘草　黃芩　桂心人參各三兩。

上九味，㕮咀，納澤漆汁中，煮取五升。一服五合，日三夜一。

大逆上氣，咽喉不利，止逆下氣，**麥門冬湯**方。

麥門冬汁，三升　半夏一升　人參　甘草各三兩　粳米二合大棗二十枚。

上六味，㕮咀，以水一斗二升，煮取六升，去滓。服半升，日三夜一。

咳而上氣，喉中如水雞聲，**射干麻黃湯**主之方。

射干　紫菀　款冬花各三兩　麻黃　生薑各四兩　細辛三兩半夏　五味子各半升　大棗七枚。

上九味，㕮咀，以東流水一斗二升，先煮麻黃去上沫，納藥，煮取三升，去滓。分三服，日三。

咳而大逆，上氣胸滿，喉中不利如水雞聲，其脈浮者，**厚朴麻黃湯**方。

厚朴五兩　麻黃四兩　細辛　乾薑各二兩　石膏三兩　杏仁半夏　五味子各半升　小麥一升。

上九味，㕮咀，以水一斗二升，煮小麥熟，去麥納藥，煮取三升，去滓。分三服，日三。

治上氣胸滿者，麻黃石膏湯方。

麻黃四兩　石膏一枚，如雞子大　小麥一升　杏仁半升　厚朴五兩。

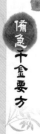

上五味，㕮咀，以水一斗，先煮小麥熟，去之，下藥，煮取三升，去滓，分三服。《深師方》用治久逆上氣，喉中如水雞鳴，名小投杯湯。咳者加五味子、半夏各半升，乾薑三累。

咳逆上氣，時時唾濁，但坐不得臥，**皂莢丸**方。

皂莢八兩，末之，蜜和丸如梧子大。以棗膏和湯服三丸，日三夜一。《必效》以酥炙皂莢。

夫有支飲家，咳煩胸中痛者，不卒死，至一百日、一歲，可與**十棗湯**方。

甘遂　大戟　芫花各等分。

上三味，搗為末，以水一斗五合，煮大棗十枚，取八合，去滓，納藥末。強人一錢匕，羸人半錢，頓服之，平旦服而不下者，明旦更加藥半錢。下後自補養。

咳而引脅下痛者，亦十棗湯主之，用前方。

食飽而咳，**溫脾湯**主之方。

甘草四兩　大棗二十枚。

上二味，㕮咀，以水五升，煮取二升。分三服，溫服之。若咽中痛聲鳴者，加乾薑二兩。

治嗽，日夜不得臥，兩眼突出，百部根湯方。

百部根　生薑各半斤　細辛　甘草各三兩　貝母　白朮　五味子各一兩　桂心四兩　麻黃六兩。

上九味，㕮咀，以水一半二升，煮取三升，去滓，分三服。《古今錄驗》用杏仁四兩，紫菀三兩。

咳而不利，胸中痞而短氣，心中時悸，四肢不欲動，手足煩，不欲食，肩背痛，時惡寒，**海藻湯**主之方。

海藻四兩　半夏　五味子各半升　細辛二兩　杏仁五十枚生薑一兩　茯苓六兩。

上七味，㕮咀，以水一斗，煮取三升，去滓。分三服，日三。一方無五味子、生薑。

白前湯　治水咳逆上氣，身體腫，短氣脹滿，晝夜倚壁不得臥，咽中作水雞鳴方。

白前　紫菀　半夏　大戟各二兩。

上四味，㕮咀，以水一斗浸一宿，明旦煮，取三升，分三服。

治九種氣嗽，欲死百病方。

乾薑　半夏　細辛　紫菀　吳茱萸　菀花一作莞花　茯苓甘草　甘遂　防葵　人參　烏頭　大黃　杏仁各一份　葶藶二分巴豆　厚朴　白薇各三分　五味子　遠志　前胡　菖蒲　枳實蜀椒　皂莢　當歸　大戟　桂心各半分。

上二十八味，末之，蜜丸，先食服如梧子大二丸。日三服，以知為度，不知增之。

麻黃散　主上氣嗽方。

麻黃半斤　杏仁百枚　甘草三兩　桂心一兩。

上四味，治下篩，別研杏仁如脂，納藥末和合。臨氣上時服一方寸匕，食久氣未下，更服一方寸匕，日至三匕。氣發便服，即止。一方去桂心、甘草。

太醫令王叔和所撰御服甚良**蜀椒丸**，治上氣咳嗽方。

蜀椒五分　烏頭　杏仁　菖蒲　皂莢　礜石各一分，一云礬石　細辛　款冬花　紫菀　乾薑各三分　吳茱萸　麻黃各四分。

上十二味，末之，蜜丸。暮臥吞二丸如梧子。治二十年咳，不過三十丸。

通氣丸　主久上氣咳嗽，咽中腥臭，虛氣攪心痛，冷疼，耳中嘈嘈，風邪毒注，時氣，食不生肌，胸中膈塞，嘔逆，多唾，噁心，心下堅滿，飲多食少，惡疰，淋痛病方。

飴糖三斤　蜀椒二升　烏頭七分　桂心六分　乾薑　人參各四分　杏仁一升　天門冬十分　蜈蚣五節　大附子五枚。

上十味，末之，別治杏仁如脂，稍稍納藥末，搗千杵，煉

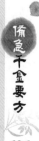

糖，乃納藥末中，令調和。含如半棗一枚，日六七，夜三四服。以胸中溫為度。

若夢與鬼交通及飲食者，全用蜈蚣；食不消，加杏仁五合；少腹急，腰痛，加天門冬、杜仲；有風，加烏頭三枚，附子一枚，立夏後勿加也；有留飲，加葶藶一兩。

治咳嗽上氣方。

麥門冬十分　昆布　海藻　乾薑　細辛各六分　海蛤　蜀椒　桂心各四分。

上八味，末之，蜜丸。飲服如梧子十丸，加至二十丸，日三服。有人風虛中冷，胸中滿，上氣，喉中如吹管聲，吸吸氣上欲咳，服此方得瘥。

治咳嗽，胸脅支滿，多唾，上氣方。

蜀椒五合　乾薑五分　吳茱萸四分　款冬花　紫菀　杏仁各三分　細辛　黃環各二分　礜石一作礬石　烏頭一方不用　菖蒲各一分。

上十一味，末之，蜜丸，著牙上一丸如梧子，咽汁，日五六服，劇者常含不止。

又方　酒一升半，浸肥皂莢兩挺，經宿，煮取半升。分三服，七日忌如藥法。若吐多，以醋飯三四口止之。

又方　薑汁一升半　砂糖五合。

上二味，煎薑汁減半，納糖更煎，服之。

又方　白糖五合　皂莢末，方寸匕。

上二味，先微暖，糖令消，納皂莢末，合和相得。先食服如小豆二丸。

又方　巴豆炮去皮，勿傷破肉，白飲吞之，初日二枚，二日三枚。

又方　服豆子七丸，以油酒下之。

射干煎　治咳嗽上氣方。

生射干　款冬花各二兩　紫菀　細辛　桑白皮　附子　甘
草各二分　飴糖五兩　生薑汁一升，一云乾薑五兩　白蜜一升　竹
瀝一升。

上十一味，以射干先納白蜜並竹瀝中，煎五六沸，去之，
㕮咀六物，以水一升，合浸一宿，煎之七上七下，去滓，乃合
飴、薑汁煎如飴。服如酸棗一丸，日三，劇者夜二。不知加
之，以知為度。

治冷嗽上氣，鼻中不利，杏仁煎方。

杏仁五合　五味子　款冬花各三合　紫菀二兩　甘草四兩
乾薑二兩　桂心二兩　麻黃一斤。

上八味，以水一斗，煮麻黃取四升，治末諸藥，又納膠飴
半斤，白蜜一斤，合納汁中，攪令相得，煎如飴。先食服如半
棗，日三服。不知加之，以知為度。

治上氣咳嗽，蘇子煎方。

蘇子　白蜜　生薑汁　地黃汁　杏仁各二升。

上五味，搗蘇子，以地黃汁、薑汁澆之，以絹絞取汁，更
搗，以汁澆，又絞令味盡，去滓，熬杏仁令黃黑，治如脂，又
以向汁澆之，絹絞往來六七度，令味盡，去滓，納蜜合和，置
銅器中，於湯上煎之，令如飴。一服方寸匕，日三夜一。崔氏
無地黃汁。

又方　乾薑三兩，末之　膠飴一斤。

上二味，和令調，蒸五升米下，令熱，以棗大含，稍稍咽
之，日五夜二。

治忽暴嗽失聲，語出，杏仁煎方。

杏仁　蜜　砂糖　薑汁各一升　桑根白皮五兩　通草　貝母
各四兩　紫菀　五味子各三兩。

上九味，㕮咀，以水九升，煮取三升，去滓，納杏仁脂、
薑汁、蜜、糖和攪，微火煎取四升。初服三合，日再夜一。稍

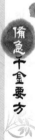

稍加之。

通聲膏方

五味子　通草　款冬花各三兩　人參　細辛　桂心　青竹皮　菖蒲各二兩　酥五升　棗膏三升　白蜜二升　杏仁　薑汁各一升。

上十三味，㕮咀，以水五升，微火煎，三上三下，去滓，納薑汁、棗膏、酥、蜜，煎令調和，酒服棗大二丸。

治暴熱嗽，杏仁飲子方。

杏仁四十枚　柴胡四兩　紫蘇子一升　橘皮一兩。

上四味，㕮咀，以水一斗，煮取三升。分三服，常作飲服。

芫花煎　治新久嗽方。

芫花　乾薑各二兩　白蜜一升。

上三味，末之，納蜜中令相和，微火煎令如麋。一服如棗核一枚，日三夜一，以知為度。欲痢者，多服。《深師》以治冷飲嗽，又治三十年嗽者，以水五升煮芫花，取三升，去滓，納薑加蜜，合煎如麋，服之。

治新久嗽，款冬煎方。

款冬花　乾薑　紫菀各三兩　五味子二兩　芫花一兩，熬令赤。

上五味，㕮咀，先以水一斗，煮三味，取三升半，去滓，納芫花、乾薑末，加蜜三升，合投湯中令調，於銅器中微火煎令如糖。一服半棗許，日三。

治三十年咳嗽，或飲或咳，寒氣嗽，雖不同，悉主之方。

細辛　款冬花　防風　紫菀各三兩　藜蘆二兩　蜀椒五合。

上六味，㕮咀，取藜蘆先著銅器中，次紫菀，次細辛，次款冬，次椒，以大棗百枚，間著諸藥間，以水一斗二升，微火煮令汁盡，出棗，曝令燥。雞鳴時取半棗，不知，明旦服一枚，以胸中溫溫為度。若強人欲嗽吐者，可小增，服之便吐膿

囊裹結，吐後勿冷飲食。咳癒止藥，藥勢靜乃食，不爾，令人吐不已。

治三十年嗽方。

百部根二十斤，搗取汁，煎如飴。服一方寸匕，日三服。《外台》和飴一斤煎成煎，以溫粥飲調下。《深師方》以白蜜二升，更煎五六沸，服三合。

治三十年咳嗽方。

白蜜一斤　生薑二斤，取汁。

上二味，先稱銅銚知斤兩訖，納蜜復稱知數，次納薑汁，以微火煎令薑汁盡，惟有蜜斤兩在，止。且服如棗大，含一丸，日三服。禁一切雜食。

治三十年嗽方。

紫菀二兩　款冬花三兩。

上二味，治下篩。先食以飲服一方寸匕，日三服，七日瘥。

治久嗽不瘥方。

兔屎四十枚　胡桐律一分　硇砂二分。

上三味，末之，蜜和。服如梧子大三丸，以粥飲下，日三。吐令物盡，即瘥。

治積年咳嗽，喉中呀聲，一發不得坐臥方。

紫菀　桑根白皮　貝母　半夏　五味子　射干　百部各五分　款冬花　皂莢　乾薑　橘皮　鬼督郵　細辛各四分　杏仁　白石英各八分　蜈蚣二枚。

上十六味，末之，蜜丸。飲服十丸如梧子大，日再，稍加至二十丸。《崔氏》無半夏、射干、乾薑、橘皮、鬼督郵、細辛、白石英，用麻黃二兩，芫根白皮二兩半，以煮棗湯送之。

款冬丸　治三十年上氣嗽，咳唾膿血，喘息不得臥方。

款冬花　乾薑　蜀椒　吳茱萸　桂心　菖蒲各三分　人參

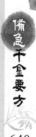

細辛　蕘花　紫菀　甘草　桔梗　防風　芫花　茯苓　皂莢各
三分。

上十六味，末之，蜜丸。酒服如梧子三丸，日三。

又方　款冬花　紫菀　細辛　石斛　防風　芎藭　人參
當歸　藁本　甘草　蜀椒　白朮　半夏　天雄　菖蒲　鐘乳
桂心　麻黃各三兩　獨活二兩　桃仁二十枚　大棗二十五枚　芫花
附子　烏頭各一兩。

上二十四味，末之，蜜丸。酒服如梧子大二十丸，日二
服，不知加之。酒漬服亦得。

又方　蜀椒五合　吳茱萸六合　款冬花　乾薑　桂心　紫
菀各三分　杏仁　皂莢　礜石一作礬石　菖蒲　烏頭各一分　細
辛二分。

上十二味，末之，蜜丸。以酒服如梧子大五丸，日三夜
一。二十年嗽，不過五十日癒。患咳嗽喉鳴上氣，服一劑永
瘥。

治肺傷，咳唾膿血，腸澀背氣不能食，惡風，目暗䀮䀮，
足脛寒方。

白膠五兩　乾地黃切，半斤　桂心二兩　桑白皮切，二升　芎
藭　大麻仁　飴糖各一升　紫菀二兩　大棗二十枚　人參二兩　大
麥二升　生薑五兩。

上十二味，㕮咀，以水一斗五升，煮麥取一斗，去麥下
藥，煮取三升，分五服。

治唾中有膿血，牽胸脅痛，五味子湯方。

五味子　桔梗　紫菀　甘草　續斷各二兩　地黃　桑根白
皮各五兩　竹茹三兩　赤小豆一升。

上九味，㕮咀，以水九升，煮取二升七合，分為三服。

竹皮湯　治咳逆下血不息方。

生竹皮三兩　紫菀二兩　飴糖一斤　生地黃汁一升。

上四味，㕮咀，以水六升，煮取三升，去滓，分三服。

百部丸 治諸嗽不得氣息，唾膿血方。

百部根三兩　升麻半兩　桂心　五味子　甘草　紫菀　乾薑各一兩。

上七味，末之，蜜和。服如梧子大三丸，日三，以知為度。

治上氣咳嗽喘息，喉中有物，唾血方。

杏仁　生薑汁各二升　糖　蜜各一升　豬膏二合。

上五味，先以豬膏煎杏仁，黃出之，以紙拭令淨，搗如膏，合薑汁、蜜、糖等合煎令可丸。服如杏核一枚，日夜六七服，漸漸加之。

治一切肺病咳嗽膿血，及唾血不止方。

好酥三十斤，三遍煉，停取凝，當出醍醐。服一合，日三服，瘥止。一切藥皆不出此神方。

又方 三煉酥，如雞子黃。適寒溫，灌鼻中，日再夜一。

吸散，治寒冷咳嗽，上氣胸滿，唾膿血，鐘乳七星散方。

鐘乳　礬石　款冬花　桂心各等分。

上四味，治下篩，作如大豆七聚，七星形。以小筒吸取酒送之，先食服之，日三，不知加之。數試大驗。又云臨井吸服之。

又方 細辛　天雄　紫菀　石膏　鐘乳　款冬花各等分。

上六味，治下篩，取如大豆七聚如前，吸之，日二。只得食粥，七日嗽癒乃止。若大豆聚不知，小益之，勿太多。

治三十年咳嗽，七星散方。

桑根白皮　款冬花　紫菀　代赭　細辛　伏龍肝各一兩。

上六味，治下篩，作七星聚，聚如藕豆者，以竹筒口當藥上，一一吸咽之，令藥入腹中，先食日三丸，服四日，日復作七星聚，以一臠肉炙熟，以轉展藥聚上，令藥悉遍在肉上，仰臥，咀嚼肉，細細咽汁，令藥力歆歆割割然，毒氣入咽中，藥

力盡總咽，即取瘥止。未瘥，作之如初。羊、牛、鹿肉皆可，勿用豬肉。

治嗽薰法 以熟艾薄薄布紙上，紙廣四寸，後以硫黃末薄布艾上，務令調勻，以荻一枚如紙長，捲之，作十枚，先以火燒纏下去荻。煙從孔出，口吸煙咽之，取吐止，明旦復薰之如前。日一二止，自然瘥。得食白粥，餘皆忌之。恐是薰黃如硫黃，見火必焰矣。

又方 薰黃研令細一兩，以蠟紙並上薰黃，令與蠟相入，調勻，捲之如前法，薰之亦如上法，日一二止，以吐為度，七日將息後，以羊肉羹補之。

又方 爛青布廣四寸，布上布艾，艾上布青礬末，礬上布少薰黃末，又布少鹽，又布少豉末，急捲之，燒令著，納燥罐中，以紙蒙頭，更作一小孔，口吸取煙，細細咽之，以吐為度。若心胸悶時，略歇，煙盡止，日一二用，用三捲不盡，瘥。三七日慎油膩。

論曰：凡上氣，多有服吐藥得瘥，亦有針灸得除者，宜深體悟之。

嗽，灸兩乳下黑白際各百壯，即瘥。

又，以蒲當乳頭周匝圍身，令前後正平，當脊骨解中，灸十壯。

又，以繩橫量口中，折繩從脊，灸繩兩頭邊各八十壯，三報之，三日畢。兩邊者，是口合度。

灸從大椎數下行第五節下第六節上，穴在中間，隨年壯。並主上氣。此即神道穴。

上氣咳嗽，短氣，氣滿食不下，灸肺募五十壯。

上氣咳逆短氣，風勞百病，灸肩井二百壯。

上氣短氣，咳逆，胸背痛，灸風門熱府百壯。

上氣咳逆短氣，胸滿多唾，唾惡冷痰，灸肺俞五十壯。

上氣氣閉，咳逆咽冷，聲破喉猜猜，灸天瞿五十壯。一名天突。

上氣胸滿短氣，咳逆，灸雲門五十壯。

上氣咳逆，胸痹背痛，灸胸堂百壯，不針。

上氣咳逆，胸滿短氣，牽背痛，灸巨闕、期門各五十壯。

嗽，灸手屈臂中有橫紋外骨撚頭得痛處十四壯，良。

逆氣，虛勞，寒損，憂恚，筋骨攣痛，心中咳逆，泄注腹滿，喉痹，頸項強，腸痔，逆氣，痔血，陰急，鼻衄，骨痛，大小便澀，鼻中乾，煩滿，狂走，易氣，凡二十二病，皆灸絕骨五十壯。穴在外踝上三寸宛宛中。

痰飲第六

論一首　方四十一首　灸法一首

論曰：夫飲有四，何謂？

師曰：有痰飲，有懸飲，有溢飲，有支飲。

問曰：四飲之證，何以為異？

師曰：其人素盛今瘦，水走腸間，瀝瀝有聲，謂之痰飲。飲後水流在脅下，咳唾引痛，謂之懸飲。飲水過多，水行歸於四肢，當汗出而汗不出，身體疼重，謂之溢飲。其人咳逆倚息，短氣不得臥，其形如腫，謂之支飲。

凡心下有水者，築築而悸，短氣而恐，其人眩而癲，先寒即為虛，先熱即為實。故水在於心，其人心下堅，築築短氣，惡水而不欲飲。水在於肺，其人吐涎沫，欲飲水。水在於脾，其人少氣，身體盡重。水在於肝，脅下支滿，嚏而痛。水在於腎，心下悸。

夫病人卒飲水多，必暴喘滿。凡食少飲多，水停心下，甚者則悸，微者短氣。脈雙弦者，寒也，皆大下後喜虛耳。脈偏

弦者，飲也。肺飲不弦，但喜喘短氣；支飲亦喘而不能眠，加短氣，其脈平也。留飲形不發作，無熱，脈微，煩滿不能食，脈沉滑者，留飲病。病有留飲者，脅下痛引缺盆，嗽轉甚，其人咳而不得臥，引項上痛，咳者如小兒瘈瘲狀。

夫胸中有留飲，其人短氣而渴。四肢歷節痛，其脈沉者，有留飲也。心下有留飲，其人背寒冷大如手。病人肩息上引，此皆有溢飲在胸中，久者缺盆滿，馬刀腫，有劇時，此為氣飲所致也。

膈上之病，滿喘咳吐，發則寒熱，背痛惡寒，目泣自出，其人振振身瞤劇，必有伏飲。病人一臂不隨，時復轉移在一臂，其脈沉細，此非風也，必有飲在上焦，其脈虛者，為微勞，榮衛氣不周故也，冬自瘥。一本作久久自瘥。

病痰飲者，當以溫藥和之。

病心腹虛冷，游痰氣上，胸脅滿，不下食，嘔逆，胸中冷者，**小半夏湯**主之方。

半夏一升　生薑一斤　橘皮四兩。

上三味，㕮咀，以水一斗，煮取三升，分三服。若心中急及心痛，納桂心四兩；若腹滿痛，納當歸三兩。羸弱及老人，尤宜服之。一方用人參二兩。仲景無橘皮、人參。

又方　半夏一升　生薑一斤　桂心三兩　甘草一兩。

上四味，㕮咀，以水七升，煮取二升半，分三服。

心下痰飲，胸脅支滿，目眩，**甘草湯**主之方。

甘草二兩　桂心　白朮各三兩　茯苓四兩。

上四味，㕮咀，以水六升宿漬，煮取三升，去滓。服一升，日三。小便當利。

病懸飲者，十棗湯主之。方在咳嗽篇中。上氣汗出而咳者，此為飲也，十棗湯主之。若下後，不可與也。

病溢飲者，當發其汗，小青龍湯主之。方在咳嗽篇中。范

汪用大青龍湯。

膈間有支飲，其人喘滿，心下痞堅，面鰲黑，其脈沉緊，得之數十日，醫吐下之不愈，**木防己湯**主之方。

木防己三兩　桂心二兩　人參四兩　石膏雞子大十二枚。

上四味，㕮咀，以水六升，煮取二升，分二服。虛者即癒，實者三日復發，發則復與。若不癒，去石膏，加茯苓四兩，芒硝三合，以水六升，煮取二升，去滓，下硝令烊，分二服。微下利即癒。一方不加茯苓。

夫酒客咳者，必致吐血，此坐久飲過度所致也。其脈虛者必冒，其人本有支飲在胸中也。支飲胸滿，**厚朴大黃湯**主之方。

厚朴一尺　大黃六兩　枳實四兩。

上三味，㕮咀，以水五升，煮取二升。分為二服，溫服之。

支飲不得息，葶藶大棗瀉肺湯主之。方在肺癰篇中。

嘔家不渴，渴者為欲解。本渴今反不渴，心下有支飲故也，小半夏湯主之。宜加茯苓者，是先渴卻嘔，此為水停心下，小半夏加茯苓湯主之。卒嘔吐，心下痞，膈間有水，目眩悸，**小半夏加茯苓湯**主之方。

半夏一升　生薑半斤　茯苓三兩。

上三味，㕮咀，以水七升，煮取一升五合，去滓，分溫再服。《胡洽》不用茯苓，用桂心四兩。

假令瘦人臍下有悸者，吐涎沫而癲眩，水也，五苓散主之。方在第九卷中。

腹滿口乾燥，此腸間有水氣，**椒目丸**主之方。

椒目　木防己　大黃各一兩　葶藶二兩。

上四味，末之，蜜丸如梧子大，先食飲服一丸，日三，稍增，口中有津液止。渴者加芒硝半兩。

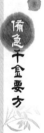

病者脈伏，其人欲自利，利者反快，雖利，心下續堅滿，此為留飲欲去故也，**甘遂半夏湯**主之方。

　　甘遂大者三枚　半夏十二枚，水一升，煮取半升　芍藥三枚甘草一枚如指大，水一升，煮取半升。

　　上四味，以蜜半升，納二藥汁，合得一升半，煎取八合，頓服之。

　　大茯苓湯　主胸中結痰飲澼結，臍下弦滿，嘔逆不得食，亦主風水方。

　　茯苓　白朮各三兩　當歸　橘皮　附子各二兩　生薑　半夏桂心　細辛各四兩，一作人參。

　　上九味，㕮咀，以水一斗，煮取三升，去滓，分三服。服三劑良。

　　茯苓湯　主胸膈痰滿方。

　　茯苓四兩　半夏一升　生薑一升　桂心八兩。

　　上四味，㕮咀，以水八升，煮取二升半，分四服。冷極者，加大附子四兩；若氣滿者，加檳榔三七枚。此方與第十六卷嘔吐篇方相重，分兩、加減法不同。

　　大半夏湯　主痰冷澼飲，胸膈中不理方。

　　半夏一升　白朮三兩　生薑八兩　茯苓　人參　桂心　甘草附子各二兩。

　　上八味，㕮咀，以水八升，煮取三升，分三服。

　　半夏湯　主痰飲澼氣吞酸方。

　　半夏　吳茱萸各三兩　生薑六兩　附子一枚。

　　上四味，㕮咀，以水五升，煮取二升半。分三服，老小各半，日三。

　　乾棗湯　主腫及支滿澼飲方。

　　芫花　藼花各半兩　甘草　大戟　甘遂　大黃　黃芩各一兩大棗十枚。

上八味，㕮咀，以水五升，煮取一升六合。分四服，空心服，以快下為度。

治留飲，宿食不消，腹中積聚轉下，當歸湯方。

當歸　人參　桂心　黃芩　甘草　芍藥　芒硝各二兩　大黃四兩　生薑　澤瀉各三兩。

上十味，㕮咀，以水一斗，煮取三升，分三服。

治痰飲，飲食不消，乾嘔方。

澤瀉　白朮　杏仁　枳實各一兩　茯苓　柴胡　生薑　半夏　芍藥各三兩　人參　旋覆花　橘皮　細辛各一兩。

上十三味，㕮咀，以水九升，煮取三升七合，分三服，日三。

治胸中痰飲，腸中水鳴，食不消，嘔吐水方。

檳榔十二枚　生薑　杏仁　白朮各四兩　半夏八兩　茯苓五兩　橘皮三兩。

上七味，㕮咀，以水一斗，煮取三升，去滓，分三服。

治胸中積冷，心中嘈煩滿汪汪，不下飲食，心胸應背痛，吳茱萸湯方。

吳茱萸三兩　半夏四兩　桂心　人參各二兩　甘草一兩　生薑三兩　大棗二十枚。

上七味，㕮咀，以水九升，煮取三升，去滓。分三服，日三。

治胸膈心腹中痰水冷氣，心下汪洋嘈煩，或水鳴多唾，口中清水自出，脅肋急脹痛，不欲食，此皆胃氣弱受冷故也，其脈喜沉弦細遲，悉主之方。

旋覆花　細辛　橘皮　桂心　人參　甘草　桔梗各二兩　茯苓四兩　生薑五兩　芍藥三兩　半夏五兩。

上十一味，㕮咀，以水一斗，煮取三升，分三服。病先有時喜水下者，用白朮三兩，去旋覆花。若欲得利者，加大黃二

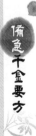

兩。須微調者，用乾地黃。

治冷熱久澼實，不能飲食，心下虛滿如水狀方。

前胡　生薑　茯苓　半夏各四兩　甘草　枳實　白朮各三兩
桂心二兩。

上八味，㕮咀，以水八升，煮取三升。分三服。

前胡湯　治胸中久寒澼實，隔塞胸痛，氣不通利，三焦冷
熱不調，食飲損少無味，或寒熱身重，臥不欲起方。

前胡三兩　黃芩　麥門冬　吳茱萸各一兩　生薑四兩　大黃
防風各一兩　人參　當歸　甘草　半夏各二兩　杏仁四十枚。

上十二味，㕮咀，以水一斗，煮取三升，去滓，分三服。
《深師方》云：若脅下滿，加大棗十二枚。此利水亦佳。

旋覆花湯　主胸膈痰結，唾如膠，不下食者方。

旋覆花　細辛　前胡　甘草　茯苓各二兩　生薑八兩　半夏
一升　桂心四兩　烏頭三枚。

上九味，㕮咀，以水九升，煮取三升，去滓，分三服。

薑椒湯　主胸中積聚痰飲，飲食減少，胃氣不足，咳逆嘔
吐方。

薑汁七分　蜀椒三合　半夏三兩　桂心　附子　甘草各一兩
橘皮　桔梗　茯苓各二兩。

上九味，㕮咀，以水九升，煮取二升半，去滓，納薑汁，
煮取二升。分三服，服三劑佳。若欲服大散、諸五石丸，必先
服此湯及進黃蓍丸佳。一方不用甘草。

薑附湯　主痰冷澼氣，胸滿短氣，嘔沫，頭痛，飲食不消
化方。

生薑八兩　附子四兩，生用，四破。

上二味，㕮咀，以水八升，煮取二升。分四服。亦主卒風。

撩膈散　主心上結痰飲實，寒冷心悶方。

瓜丁二十八枚　赤小豆二七枚　人參　甘草各一分。

上四味，治下篩。酒服方寸匕，日二。亦治諸黃。

斷膈湯　主胸中痰澼方。

恒山三兩　甘草　松蘿各一兩　瓜蒂二十一枚。

上四味，㕮咀，以水、酒各一升半，煮取一升半。分三服，後服漸減之。得快吐後，須服半夏湯。半夏湯見前篇。

松蘿湯　治胸中痰積熱皆除方。

松蘿二兩　烏梅　梔子各十四枚　恒山三兩　甘草一兩。

上五味，㕮咀，以酒三升，浸藥一宿，平旦以水三升，煮取一升半，去滓。頓服之，亦可分二服。一服得快吐，即止。

杜蘅湯　主吐百病方。

杜蘅　松蘿各三兩　瓜丁三七枚。

上三味，㕮咀，以酒一升五合漬二宿，去滓，分二服。若一服即吐者，止；未吐者更服，相去如行十里久，令藥力盡，服一升稀糜即定。老小用之亦佳。

蜜煎　主寒熱方。

恒山　甘草各一兩。

上二味，㕮咀，以水一斗，煮取二升，去滓，納蜜五合。溫服七合，吐即止；不吐更服七合。勿與冷水。一方用甘草半兩服。

又方　蜜二合　醋八合。

上二味，調和，平旦頓服。須臾猥猥然欲吐，擿之。若意中不盡，明旦更服。無不大嘔，安穩。

治卒頭痛如破，非中冷，又非中風，其痛是胸膈中痰厥氣上沖所致，名為厥頭痛，吐之即瘥方。

單煮茗作飲二三升許，適冷暖，飲二升，須臾擿即吐，吐畢又飲，如此數過。

劇者須吐膽汁乃止。不損人，而渴則瘥。

蔥白湯　治冷熱膈痰，發時頭痛，悶亂欲吐不得者方。

蔥白二七莖　烏頭　甘草　真珠　恒山各半兩　桃葉一把，一作枇杷葉。

上六味，㕮咀，以水、酒各四升合煮，取三升，去滓納朱，一服一升，吐即止。

大五飲丸　主五種飲：一曰留飲，停水在心下；二曰澼飲，水澼在兩脅下；三曰痰飲，水在胃中；四曰溢飲，水溢在膈上、五臟間；五曰流飲，水在腸間，動搖有聲。夫五飲者，由飲酒後及傷寒飲冷水過多所致方。

遠志　苦參　烏賊骨　藜蘆　白朮　甘遂　五味子　大黃　石膏　桔梗　半夏　紫菀　前胡　芒硝　栝樓根　桂心　芫花　當歸　人參　貝母　茯苓　芍藥　大戟　葶藶　黃芩各一兩　恒山　薯蕷　厚朴　細辛　附子各三分　巴豆三十枚　蓯蓉一兩　甘草三分。

上三十三味，末之，蜜和丸梧子大。飲服三丸，日三，稍稍加之，以知為度。

旋覆花丸　治停痰澼飲，結在兩脅，腹脹滿，羸瘦不能食，食不消化，喜唾，乾嘔，大小便或澀或利，腹中動搖作水聲，腹內熱，口乾，好飲水漿，卒起頭眩欲倒，脅下痛方。

旋覆花　桂心　枳實　人參各五分　乾薑　芍藥　白朮各六分　茯苓　狼毒　烏頭　礜石各八分　細辛　大黃　黃芩　葶藶　厚朴　吳茱萸　芫花　橘皮各四分　甘遂三分。

上十二味，末之，蜜丸。酒服如梧子大五丸，日二，加之，以知為度。《延年方》無白朮、狼毒、烏頭、礜石、細辛、黃芩、厚朴、吳茱萸、芫花、橘皮、甘遂，有皂莢、附子各二分，蜀椒、防葵、杏仁各三兩，乾地黃四分。

中軍候黑丸　主澼飲停結，滿悶目暗方。黑又作裏。

芫花三兩　巴豆八分　杏仁五分　桂心　桔梗各四分。

上五味，末之，蜜丸。服如胡豆三丸，日一，稍增，得快

下止。

順流紫雙丸　主心腹積聚，兩脅脹滿，留飲痰癖，大小便不利，小腹切痛，膈上塞方。

石膏五分　代赭　烏賊骨　半夏各三分　桂心四分　巴豆七枚。

上六味，末之，蜜丸。平旦服一丸如胡豆，加至二丸。《胡洽》有蓯蓉、藜蘆、當歸各三分。《范汪方》無石膏、半夏，有當歸一分，茯苓三分，蓯蓉二分，藜蘆五分。

治停痰澼飲，結在兩脅，腹滿羸瘦，不能飲食，食不消，喜唾，乾嘔，大小便或澀或利方。

旋覆花　大黃　附子　茯苓　椒目　桂心　芫花　狼毒乾薑　芍藥　枳實　細辛各八兩。

上十二味，末之，蜜丸。飲下如梧子三丸，日三服，漸增之。

治風氣膈上痰飲方。

不開口苦瓠，湯煮五沸，以物裹，熨心膈上。

結積留飲澼囊，胸滿，飲食不消，灸通谷五十壯。

九蟲第七 論三首　方四十五首

論曰：人腹中有屍蟲，此物與人俱生，而為人大害。屍蟲之形，狀似大馬尾，或如薄筋，依脾而居，乃有頭尾，皆長三寸。又有九蟲，一曰伏蟲，長四分；二曰蛔蟲，長一尺；三曰白蟲，長一寸；四曰肉蟲，狀如爛杏；五曰肺蟲，狀如蠶；六曰胃蟲，狀如蝦蟆；七曰弱蟲，狀如瓜瓣；八曰赤蟲，狀如生肉；九曰蟯蟲，至細微，形如菜蟲狀。

伏蟲，則群蟲之主也。蛔曰貫心則殺人。白蟲相生，子孫轉多，其母轉大，長至四五丈，亦能殺人。肉蟲令人煩滿。肺

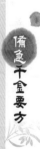

蟲令人咳嗽。胃蟲令人嘔吐，胃逆喜噦。弱蟲又名膈蟲，令人多唾。赤蟲令人腸鳴。蟯蟲居胴腸之間，多則為痔，劇則為癩，因人瘡痍，即生諸癰、疽、癬、瘻、痫、疥、㿔。蟲無所不為，人亦不必盡有，有亦不必盡多，或偏有，或偏無，類婦人常多。其蟲兇惡，人之極患也，常以白筵草沐浴佳，根葉皆可用，既是香草，且是屍蟲所畏也。

論曰：凡欲服補藥及治諸病，皆須去諸蟲並痰飲宿澼，醒醒除盡，方可服補藥，不爾，必不得藥力。

治肝勞，生長蟲在肝為病，恐畏不安，眼中赤方。

雞子五枚，去黃　乾漆四兩　蠟　吳茱萸東行根皮各二兩
粳米粉半斤。

上五味，搗茱萸皮為末，和藥，銅器中煎，可丸如小豆大。宿勿食，旦飲服一百丸，小兒五十丸，蟲當爛出。《集驗方》無茱萸根，名雞子丸。

治心勞熱傷心，有長蟲，名曰蠱，長一尺，貫心為病方。

雷丸　橘皮　石蠶　桃仁各五分，一作桃皮　狼牙六分　貫眾二枚　僵蠶三七枚　吳茱萸根皮十分　蕪荑　青葙　乾漆各四分
亂髮如雞子大，燒。

上十二味，末之，蜜丸，飲若酒空腹服如梧子七丸，加至二七丸，日二服。一方無石蠶。

治脾勞熱，有白蟲在脾中為病，令人好嘔，茱萸根下蟲方。

東引吳茱萸根大者一尺　大麻子八升　橘皮二兩。

上三味，㕮咀，以水煎服，臨時量之，凡合，禁聲勿語道作藥，蟲當聞便不下，切忌之。

治肺勞熱，生蟲在肺為病方。

狼牙三兩　東行桑根白皮切，一升　東行吳茱萸根白皮五合
上三味，㕮咀，以酒七升，煮取一升，平旦頓服之。

治腎勞熱，四肢腫急，蟯蟲如菜中蟲，在腎中為病方。

貫眾三枚　乾漆二兩　吳茱萸五十枚　杏仁四十枚　蕪荑　胡粉　槐皮各一兩。

上七味，治下篩。平旦井花水服方寸匕，加至一匕半，以瘥止。

治蟯蟲方。

以好鹽末二兩，苦酒半升，合銅器中煮數沸。宿不食，空心頓服之。

又方　真珠二兩　亂髮雞子大，燒末。

上二味，治下篩，以苦酒調。旦起頓服之。《肘後》以治三蟲。

蕪荑丸　治少小有蛔蟲，結在腹中，數發腹痛，微下白汁，吐悶，寒熱，飲食不生肌，皮肉痿黃，四肢不相勝舉方。

蕪荑　貫眾　雷丸　山茱萸　天門冬　狼牙各八分　藋蘆　甘菊花各四分。

上八味，末之，蜜丸如大豆。三歲飲服五丸，五歲以上，以意加之，漸至十丸。加藋蘆六分，名藋蘆丸，治老小及婦人等萬病，腹內冷熱不通，急滿痛，胸膈堅滿，手足煩熱，上氣不得飲食，身體氣腫，腰腳不遂，腹內狀如水雞鳴，婦人月經不調，無所不治。

治蛔蟲方。

藋蘆末，以飲曜和，服方寸匕，不覺加之。《備急》以治蟯蟲。

治熱患有蛔蟲懊憹方。

藋蘆十分　乾漆　扁竹各二分。

上三味，治下篩。米飲和一合服之，日三。

治蛔蟲在胃口，漸漸羸人方。

醇酒　白蜜　好漆各一升，《外台》作好鹽。

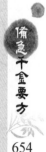

上三味，納銅器中，微火煎之，令可丸如桃核一枚，溫酒中，宿勿食，旦服之，蟲必下，未下更服。《外台》治蟯蟲。

又方 取棟實，醇苦酒中浸再宿，以綿裹，納穀道中入三寸，一日易之。《集驗方》用治長蟲。

治蚘蟲攻心腹痛方。

薏苡根二斤，銼之，以水七升，煮取三升。先食服之，蟲即死出。

又方 苦酒空腹服方寸匕鶴虱，佳。

又方 七月七日採蒺藜子，陰乾燒灰。先食服方寸匕，日三，即瘥。

治寸白蟲方。

榧子四十九枚，去皮。以月上旬旦空腹服七枚，七日服盡，蟲消成水，永瘥。

又方 吳茱萸細根一把，熟搗　大麻子三升，熬，搗末。

上二味，以水三升，和搦取汁。且頓服之，至巳時，與好食令飽，須臾蟲出。不瘥，明旦更合服之，不瘥，三日服。《肘後》治三蟲，以酒漬取汁服。

又方 取吳茱萸北陰根，乾去土，切一升，以酒一升浸一宿。平旦分二服。凡茱萸皆用細根，東引北陰者良，若如指以上大，不任用。

又方 用石榴根如茱萸法，亦可水煮。

又方 蕪荑六分　狼牙四分　白薇二分。

上三味，治下篩，以苦酒二合和一宿，空腹服之。

又方 研大麻取汁五升，分五服。亦治小兒蚘蟲。

又方 以好麻油二升，煎令熟，納蔥白三寸，蔥白黑便熟，冷，頓服之。

又方 熬錫令速速燥，作末，羊肉臛，以藥方寸匕，納臛中服。

又方 桑根白皮切三升，以水七升，煮取二升。宿勿食，空腹頓服之。《肘後》云：卒大行中見是腹中已多蟲故也，宜速理之。

又方 胡麻一升　胡粉一兩。

上二味，為末。明旦空腹，以豬肉臛汁啖盡之，即瘥。

又方 檳榔二七枚，治下篩，以水二升半，先煮其皮，取一升半，去滓納末，頻服，暖臥，蟲出。出不盡，更合服，取瘥止。宿勿食，服之。

論曰：凡得傷寒及天行熱病，腹中有熱，又人食少腸胃空虛，三蟲行作求食，蝕人五臟及下部。若齒䶗無色，舌上盡白，甚者唇裏有瘡，四肢沉重，忽忽喜眠，當數看其上唇，內有瘡，唾血，唇內如粟瘡者，心內懊憹痛悶，此蟲在上，蝕其五臟。下唇內生瘡者，其人喜眠，此蟲在下，蝕其下部，人不能知。可服此蝕蟲藥，不爾，䘌蟲殺人。

又曰：凡患濕䘌者，多是熱病後，或久下不止，或有客熱結在腹中，或易水土溫涼氣著，多生此病。亦有乾䘌，不甚泄痢，而下部瘡癢，不問乾濕，久則殺人。凡濕得冷而苦痢。單煮黃連及艾葉、苦參之屬，皆可用之。若病人齒䶗無色，舌上白者，或喜眠，煩憒不知痛癢處，或下痢，急治下部。不曉此者，但攻其上，不以下部為意，下部生瘡，蟲蝕其肛，肛爛見五臟便死，燒艾於竹筒薰之。

治傷寒䘌病方。

取生雞子，小頭叩出白，入漆一合，熟和攪令極調，當沫出，更納著殼中，仰吞之，食頃，或半日乃吐下蟲。劇者再服，蟲盡熱除病癒。

治濕䘌方。

黃連　生薑各十兩　艾葉八兩　苦參四兩。

上四味，㕮咀，以水一斗，煮取三升，分三服。久者服三劑，良。

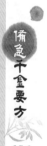

懊憹散 主濕䘌瘡爛，殺蟲除䘌方。

扁竹半兩　萑蘆　雷丸　青葙　女青　桃仁各三兩。

上六味，治下篩。粥汁服方寸匕，日三。加至二匕。亦酒服。

青葙散 主熱病有䘌，下部生瘡方。

青葙子一兩　萑蘆四兩　狼牙三分　橘皮　扁竹各二兩　甘草一分。

上六味，治下篩，米飲和一合服之，日三，不知稍加之。《小品》無甘草。

治濕䘌，薑蜜湯方。

生薑汁五合　白蜜三合　黃連三兩。

上三味，以水二升，別煮黃連，取一升，去滓，納薑、蜜更煎，取一升二合。五歲兒平旦空腹服四合，日二。

治䘌蟲蝕下部，癢，穀道中生瘡方。

阿膠　當歸　青葙子各二兩　艾葉一把。

上四味，㕮咀，以水八升，煮取二升半，去滓，分三服。

治䘌，杏仁湯方。

杏仁五十枚　苦酒二升　鹽一合。

上三味，和煮，取五合，頓服之。小兒以意量服。

治蟯蟲、蛔蟲及痔，䘌蟲食下部生瘡，桃皮湯方。

桃皮　艾葉各一兩　槐子三兩　大棗三十枚。

上四味，㕮咀，以水三升，煮取半升。頓服之，良。

豬膽苦酒湯 主熱病有䘌，上下攻移殺人方。

豬膽一具，苦酒半升，和之，火上煎令沸，三上三下藥成放溫。空腹飲三滿口，蟲死便癒。

治溫病，下部有瘡，蟲蝕人五臟方。

雄黃　皂莢各一分　麝香　朱砂各二分。

上四味，末之，蜜和搗萬杵。初得病，酒服如梧子大一

丸，日二。若下部有瘡，取如梧子，末，納下部，日二。

治下部生瘡方。

濃煮桃皮煎如糖，以納下部；口中有瘡，含之。

治濕䘌方。

青黛二兩　黃連　黃柏　丁香各一兩　麝香二分。

上五味，治下篩。以小棗大納下部中，日一。重者棗大，和車脂二三合，灌下部中，日二。

治時氣病䘌，下部生瘡，雄黃兌散方。

雄黃半兩　桃仁一兩　青葙子　黃連　苦參各三兩。

上五味，末之，綿裹如棗核大，納下部。亦可棗汁服方寸匕，日三。

治病䘌蟲方。

燒馬蹄作灰末，以豬脂合，敷綿繩上，以納下部中，日四五度。

治大孔蟲癢方。

蒸大棗，取膏，以水銀和捻長三寸，以綿裹，宿納大孔中，明旦蟲皆出。水銀損腸，宜慎之。

治蟲蝕下部方。

胡粉　雄黃。

上二味，各等分，末，著穀道中。亦治小兒。

治濕䘌方。

取生薑，刮去皮，斷理切之，極熟，研取汁一升半，又以水一升半，合和相得。且空腹服之，仍削生薑二枚如繭大，以楸葉、苦桃葉數重裹之，於煻灰火中燒之令極熱，納下部中，食頃，若濕盛者，頻三旦作之，無有不瘥者。

治傷寒熱病多睡，變成濕䘌，四肢煩疼，不得食方。

羊桃十斤，切，搗令熟，暖湯三斗，淹浸之。日正午時入

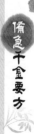

中坐一炊久，不過三度瘥。

治熱病蟨毒，令人喜寐，不知痛處，面赤如醉，下利膿血，當數視其人下部，大小之孔稷稷然—云搜搜然赤，則蟨瘡者也，劇困殺人，見人肝肺，服藥不瘥，可薰之方。

以泥作小罌，令受一升，竹筒一枚如指大，以竹筒一頭橫穿入罌腹中，一頭入人榖道中，淺入，可取熟艾如雞子大，著罌中燃之，於罌口吹煙，令入人腹，艾盡乃止。大小可益艾，小兒減之。羸者不得多，多亦害人。日再薰，不過三作，蟲則死下斷。亦可末燒雄黃，如此薰之。

《備急千金要方》卷第十八

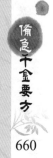

《備急千金要方》
卷第十九 🐉 腎臟

腎臟脈論第一

論曰：腎主精。腎者，生來精靈之本也，為後宮內宮，則為女主。所以天之在我者德也，地之在我者氣也，德流氣薄而生者也。故生之來謂之精，精者，腎之藏也。耳者，腎之官，腎氣通於耳，耳和則能聞五音矣，腎在竅為耳。然則腎氣上通於耳，下通於陰也。左腎壬，右腎癸，循環玄宮，上出耳門，候聞四遠，下回玉海，夾脊左右，與臍相當，經於上焦，榮於中焦，衛於下焦，外主骨，內主膀胱。腎重一斤一兩，有兩枚。神名溺溺，主藏精，號為精臟，隨節應會，故云腎藏精，精舍志。在氣為欠，在液為唾。腎氣虛則厥逆，實則脹滿，四肢正黑。虛則使人夢見舟船溺人，得其時夢伏水中，若有畏怖。腎氣盛，則夢腰脊兩解不相屬；厥氣客於腎，則夢臨淵沒居水中。

凡腎臟象水，與膀胱合為腑。其經足少陰，與太陽為表裏。其脈沉，相於秋，王於冬。冬時萬物之所藏，百蟲伏蟄，陽氣下陷，陰氣上升，陽氣中出，陰氣列為霜，遂不上升，化為霜雪，猛獸伏蟄，蜾蟲匿藏。其脈為沉，沉為陰，在裏，不可發汗，發汗則蜾蟲出，見其霜雪。陰氣在表，陽氣在臟，慎不可下，下之者傷脾，脾土弱，即水氣妄行。下之者，如魚出水，蛾入湯。重客在裏，慎不可薰，薰之逆客，其息則喘，無

持客熱，令口爛瘡。陰脈且解，血散不通，正陽遂厥，陰不往從，客熱狂入，內為結胸，脾氣遂弱，清溲痢通。

冬脈如營，冬脈者，腎也，北方水也，萬物之所以合藏也，故其氣來沉以搏，故曰營，反此者病。何如而反？其氣來如彈石者，此謂太過，病在外；其去如數者，此謂不及，病在中。太過則令人解㑊脊脈痛，而少氣不欲言，不及則令人心懸如病饑，胁中清，脊中痛，少腹滿，小便變赤黃。

腎脈來喘喘累累如勾，按之而堅，曰平。冬以胃氣為本，腎脈來如引葛，按之益堅，曰腎病。腎脈來發如奪索，辟辟如彈石，曰腎死。

真腎脈至搏而絕，如以指彈石辟辟然，色黃黑不澤，毛折乃死。

冬胃微石曰平，石多胃少曰腎病，但石無胃曰死，石而有勾曰夏病，勾甚曰今病。凡人以水穀為本，故人絕水穀則死，脈無胃氣亦死。所謂無胃氣者，但得真臟脈，不得胃氣也。所謂脈不得胃氣者，肝不弦，腎不石也。

腎藏精，精舍志，盛怒不止則傷志，志傷則善忘其前言，腰脊痛，不可以俯仰屈伸，毛悴色夭，死於季夏。

足少陰氣絕則骨枯。少陰者，冬脈也，伏行而濡滑骨髓者也。故骨不濡，則肉不能著骨也。骨肉不相親，即肉濡而卻。肉濡而卻，故齒長而垢，髮無澤，髮無澤者，骨先死，戊篤己死，土勝水也。

腎死臟，浮之堅，按之亂如轉丸，益下入尺中者死。

冬腎水王，其脈沉濡而滑曰平。反得微澀而短者，是肺之乘腎，母之歸子，為虛邪，雖病易治。反得弦細而長者，是肝之乘腎，子之乘母，為實邪，雖病自癒。反得大而緩者，是脾之乘腎，土之剋水，為賊邪，大逆，十死不治。反得浮大而洪者，是心之乘腎，火之凌水，為微邪，雖病即瘥。

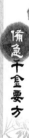

左手關後尺中陰絕者，無腎脈也。苦足下熱，兩髀裏急，精氣竭少，勞倦所致，刺足太陽治陽。

左手關後尺中陰實者，腎實也。苦恍惚健忘，目視晾晾，耳聾恨恨善鳴，刺足少陰治陰。

右手關後尺中陰絕者，無腎脈也。苦足逆冷，上搶胸痛，夢入水見鬼，善魘寐，黑色物來掩人上，刺足太陽治陽。

右手關後尺中陰實者，腎實也。苦骨疼腰脊痛，內寒熱，刺足少陰治陰。

腎脈沉細而緊，再至曰平，三至曰離經病，四至脫精，五至死，六至命盡，足少陰脈也。

腎脈急甚為骨痿癲疾，微急為奔豚，沉厥，足不收，不得前後。緩甚為折脊，微緩為洞下，洞下者，食不化，入咽還出。大甚為陰痿，微大為石水，起臍下，以至少腹腫垂垂然，上至胃脘，死不治。小甚為洞泄，微小為消癉。滑甚為癃㿉，微滑為骨痿，坐不能起，目無所見，視見黑花。澀甚為大癰，微澀為不月水，沉痔。

腎脈搏堅而長，其色黃而赤，當病折腰。其軟而散者，當病少血。

黑脈之至也，上堅而大，有積氣在少腹與陰，名曰腎痹，得之沐浴清水而臥。

扁鵲曰：腎有病則耳聾。腎在竅為耳，然則腎氣上通於耳，五臟不和，則九竅不通，陰陽俱盛，不得相營，故曰關格。關格者，不得盡期而死也。

腎在聲為呻，在變動為慄，在志為恐。恐傷腎，精氣並於腎則恐。臟主冬病，在臟者取之井。

病先發於腎，少腹腰脊痛，脛酸。一日之膀胱，背膂筋痛，小便閉；二日上之心，心痛；三日之小腸，脹；四日不已，死，冬大晨，夏晏晡。

病在腎，夜半慧，日乘四季甚，下晡靜。

假令腎病，中央若食牛肉及諸土中物得之，不者，當以長夏時發，得病以戊己日也。

凡腎病之狀，必腹大，脛腫痛，喘咳身重，寢汗出，憎風。虛即胸中痛，大腹小腹痛，清厥，意不樂，取其經足少陰、太陽血者。

腎脈沉之而大堅，浮之而大緊，苦手足骨腫，厥而陰不興，腰脊痛，少腹腫，心下有水氣，時脹閉，時泄。得之浴水中，身未乾而合房內，及勞倦發之。

腎病其色黑，其氣虛弱，吸吸少氣，兩耳苦聾，腰痛，時時失精，飲食減少，膝以下清，其脈沉滑而遲，此為可治，宜服內補散、建中湯、腎氣丸、地黃煎。春當刺湧泉，秋刺復溜，冬刺陰谷，皆補之；夏刺然谷，季夏刺太谿，皆瀉之。又當灸京門五十壯，背第十四椎百壯。

邪在腎，則骨痛陰痹。陰痹者，撫之而不得，腹脹腰痛，大便難，肩背頸項強痛，時眩，取之湧泉、崑崙，視有血者，盡取之。

有所用力舉重，若入房過度，汗出如浴水，則傷腎。

腎中風闕。

腎中寒闕。

腎水者，其人腹大臍腫，腰痛，不得溺，陰下濕如牛鼻頭汗，其足逆寒，大便反堅。一云面反瘦。

腎脹者，腹滿引背央央然，腰髀一作痹並痛。

腎著之病，其人身體重，腰中冷如冰狀一作如水洗狀。一作如坐水中，形如水狀。反不渴，小便自利，食飲如故，是其證也。病屬下焦，從身勞汗出，衣裏冷濕，故久久得之。

腎著之為病，從腰以下冷，腰重如帶五千錢。

診得腎積，脈沉而急，苦脊與腰相引痛，饑則見，飽則

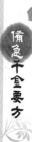

664

減，少腹裏急，口乾咽腫傷爛，目䀮䀮，骨中寒，主髓厥，善忘，色黑也。

腎之積名曰奔豚，發於少腹，上至心下，如豚奔走之狀，上下無時。久久不瘉，病喘逆，骨痿少氣。以夏丙丁日得之，何也？脾病傳腎，腎當傳心，心適以夏王，王者不受邪，腎復欲還脾，脾不肯受，因留結為積，故知奔豚，以夏得之。

腎病手足逆冷，面赤目黃，小便不禁，骨節煩疼，少腹結痛，氣沖於心，其脈當沉細而滑，今反浮大，其色當黑而反黃，此是土之剋水，為大逆，十死不治。

羽音人者，主腎聲也。腎聲呻，其音瑟，其志恐，其經足少陰。厥逆太陽則榮衛不通，陰陽翻祚，陽氣內伏，陰氣外升，升則寒，寒則虛，虛則厲風所傷，語音謇吃，不轉偏枯，腳偏跛蹇。若在左則左腎傷，右則右腎傷。其偏枯風，體從鼻而分半邊至腳，緩弱不遂，口亦敧，語聲混濁，便利仰人，耳偏聾塞，腰背相引，甚則不可治，腎瀝湯主之。方在第八卷中。又呻而好恚，恚而善忘，恍惚有所思，此為土剋水，陽擊陰，陰氣伏而陽氣起，起則熱，熱則實，實則怒，怒則忘，耳聽無聞，四肢滿急，小便赤黃，言音口動而不出，笑而看人。此為邪熱傷腎，甚則不可治。若面黑黃，耳不應，亦可治。

腎病為瘧者，令人悽悽然，腰脊痛宛轉，大便難，目眴眴然，身掉不定，手足寒，恒山湯主之。方在第十卷中。若其人本來不吃，忽然謇吃而好嗔恚，反於常性，此腎已傷，雖未發覺，已是其候，見人未言而前開口笑，還閉口不聲，舉手柵腹一作把眼，此腎病聲之候也。虛實表裏，浮沉清濁，宜以察之，逐以治之。

黑為腎，腎合骨，黑如烏羽者吉。腎主耳，耳是腎之餘。其人水形，相比於上羽，黑色，大頭，曲面，廣頤，小肩，大腹，小手足，發行搖身，下尻長，背延延也，不敬畏，善欺

殆，人戮死。耐秋冬，不耐春夏，春夏感而生病，主足少陰汗汗然。

耳大小、高下、厚薄、扁圓，則腎應之。正黑色小理者，則腎小，小即安難傷；粗理者，則腎大，大則虛，虛則腎寒，耳聾或鳴，汗出，腰痛不得俯仰，易傷以邪。

耳高者，則腎高，高則實，實則腎熱，背急綴痛，耳膿血出，或生肉塞耳。耳後陷者，則腎下，下則腰尻痛，不可以俯仰，為狐疝。耳堅者，則腎堅，堅則腎不受病，不病腰痛。耳薄者，則腎脆，脆則傷熱，熱則耳吼鬧，善病消癉。耳好前居牙車者，則腎端正，端正則和利難傷，耳偏高者，則腎偏欹，偏欹則善腰尻偏痛。

凡人分部骨陷者，必死不免。夾膀胱並太陽為腎之部。骨當其處陷也。而臟氣通於內外，部亦隨而應之。沉濁為內，浮清為外。若色從外走內者，病從外生，部處起。若色從內出外者，病從內生，部處陷。內病前治陰，後治陽；外病前治陽，後治陰。陽主外，陰主內。

凡人生死休否，則臟神前變形於外。人腎前病，耳則為之焦枯；若腎前死，耳則為之黝黑焦癖。若天中等分，墓色應之，必死不治。看應增損斟酌賒促，賒不出四百日內，促則旬日之間。腎病少癒而卒死，何以知之？

曰：黃黑色壨點如拇指應耳，此必卒死。腎絕，四日死，何以知之？齒為暴黑，面為正黑，目中黃，腰中欲折，白汗出如流，面黑目青一作白，腎氣內傷，病因留積，八日當亡，是死變也。面黃目黑不死，黑如炱死，吉凶之色，天中等分，左右發色不正，此是陰陽官位，相法若不遭官事而應死也；其人面目帶黃黑，連耳左右，年四十以上百日死；若偏在一邊，最凶，必死；兩邊有，年上無，三年之內禍必至矣。

冬水，腎脈色黑，主足少陰脈也。少陰何以主腎？

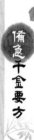

曰：腎者主陰，陰水也，皆生於腎，此脈名曰太衝，凡五十七穴，冬取其井滎。冬者水始治，腎方閉，陽氣衰少，陰氣堅盛，太陽氣伏沉，陽脈乃法。故取井以下陰氣逆，取滎以通《素問》作實陽氣。其脈本在內踝下二寸，應舌下兩脈，其脈根於湧泉。湧泉在腳心下，大拇趾筋是。

其筋起於小趾之下，入足心，並太陰之筋而斜走內踝之下，結於踵，與太陽之筋合而上結於內輔下，並太陰之筋而上循陰股，結於陰器，循脊內夾膂，上至項，結於枕骨，與太陽之筋合。

其脈起於小趾之下，斜趨足心，出然骨之下，循內踝之後，別入跟中，以上腨內，出膕中內廉，上股內後廉，貫脊屬腎，絡膀胱。其直者，從腎上貫肝膈，入肺中，循喉嚨，夾舌本。其支者，從肺出，絡心，注胸中。合足太陽為表裏。太陽本在跟以上五寸中，同會於手太陰。

其足少陰之別，名曰大鐘，當踝後，繞跟別走太陽。其別者，並經上走於心包，下貫腰脊。主腎生病，病實則膀胱熱，熱則閉癃，癃則陽病，陽脈反逆大於寸口再倍，其病則口熱舌乾，咽腫上氣，嗌乾及痛，煩心心痛，黃癉腸澼，脊骨內後廉痛，痿厥、嗜臥，足下熱而痛，灸則強食而生災，緩帶被發，大杖重履而步。

虛則膀胱寒，寒則腰痛，痛則陰脈反小於寸口，其病則饑而不欲食，面黑如炭色，咳唾則有血，喉鳴而喘，坐而欲起，目䀮䀮無所見，心懸若病饑狀，氣不足則善恐，心惕惕若人將捕之，是為骨厥。

冬三月者，主腎膀胱黑骨溫病也，其源從太陽少陰相搏，蘊積三焦，上下擁塞，陰毒內行，臟腑受客邪之氣，則病生矣。其病相反，若腑虛則為陰毒所傷，裏熱外寒，意欲守火而引飲，或腰中痛欲折；若臟實則陽溫所損，胸脅切痛，類如刀

刺，不得動轉，熱彭彭，若服冷藥過瘥而便洞瀉，故曰黑骨溫病也。

扁鵲曰：灸脾、肝、腎三俞，主治丹金毒黑溫之病，當依源為理，調臟理腑，清濁之病不生矣。

腎虛實第二

脈四條　方四首　灸法一首

腎實熱

左手尺中神門以後脈陰實者，足少陰經也。病苦舌燥咽腫，心煩嗌乾，胸脅時痛，喘咳汗出，小腹脹滿，腰背強急，體重骨熱，小便赤黃，好怒好忘，足下熱疼，四肢黑，耳聾，名曰腎實熱也。《脈經》云：腎實熱者，病苦膀胱脹閉，少腹與腰脊相引痛也。

右手尺中神門以後脈陰實者，足少陰經也。病苦痹，身熱心痛，脊脊相引痛，足逆熱煩，名曰腎實熱也。

治腎實熱，小腹脹滿，四肢正黑，耳聾，夢腰脊離解及伏水等，氣急，瀉腎湯方。

芒硝三兩　大黃切，一升，水密器中宿漬　茯苓　黃芩各三兩　生地黃汁　菖蒲各五兩　磁石八兩，碎如雀頭　玄參　細辛各四兩　甘草二兩。

上十味，㕮咀，以水九升煮七味，取二升半，去滓，下大黃納藥汁中更煮，減二三合，去大黃，納地黃汁微煎一兩沸，下芒硝，分三服。

治腎熱，好怒好忘，耳聽無聞，四肢滿急，腰背轉動強直方。

柴胡　茯神《外台》作茯苓　黃芩　澤瀉　升麻　杏仁各一兩　磁石四兩，碎　羚羊角一兩　地黃　大青　芒硝各三兩　淡

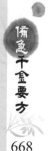

668

竹葉切，一升。

上十二味，㕮咀，以水一斗，煮取三升，去滓，下芒硝，分三服。

治腎熱，小便黃赤不出，如梔子汁，或如黃柏汁，每欲小便即莖頭痛方。

榆白皮切，一升　滑石八兩，碎　子芩　通草　瞿麥各三兩
石韋四兩　冬葵子一升　車前草切，一升。

上八味，㕮咀，以水二斗，先煮車前草，取一斗，去滓澄清，取九升，下諸藥，煮取三升五合，去滓，分四服。

腎膀胱俱實

左手尺中神門以後脈陰陽俱實者，足少陰與太陽經俱實也。病苦脊強反折，戴眼，氣上搶心，脊痛不能自反側，名曰腎膀胱俱實也。

右手尺中神門以後脈陰陽俱實者，足少陰與太陽經俱實也。病苦癲疾，頭重與目相引，痛厥欲走，反眼，大風多汗，名曰腎膀胱俱實也。

腎虛寒

左手尺中神門以後脈陰虛者，足少陰經也。病苦心中悶，下重足腫不可以按地，名曰腎虛寒也。

右手尺中神門以後脈陰虛者，足少陰經也。病苦足脛小弱，惡寒，脈代絕，時不至，足寒，上重下輕，行不可按地，小腹脹滿，上搶胸痛引脅下，名曰腎虛寒也。

治腎氣虛寒，陰痿，腰脊痛，身重緩弱，言音混濁，陽氣頓絕方。

生乾地黃五斤　蓯蓉　白朮　巴戟天　麥門冬　茯苓　甘草　牛膝　五味子　杜仲各八兩　車前子　乾薑各五兩。

上十二味，治下篩。食後酒服方寸匕，日三服。

治腎風虛寒，灸腎俞百壯。對臍兩邊，向後夾脊相去各一

寸五分。

腎膀胱俱虛

左手尺中神門以後脈陰陽俱虛者，足少陰與太陽經俱虛也。病苦小便利，心痛背寒，時時少腹滿，名曰腎膀胱俱虛也。

右手尺中神門以後脈陰陽俱虛者，足少陰與太陽經俱虛也。病苦心痛，若下重不自收，篡反出，時時苦洞泄，寒中泄，腎心俱痛，名曰腎膀胱俱虛也。

腎勞第三論一首　方五首

論曰：凡腎勞病者，補肝氣以益之，肝王則感於腎矣。人逆冬氣，則足少陰不藏，腎氣沉濁，順之則生，逆之則死，順之則治，逆之則亂，反順為逆，是謂關格，病則生矣。

治腎勞實熱，小腹脹滿，小便黃赤，末有餘瀝，數而少，莖中痛，陰囊生瘡，梔子湯方。

梔子仁　芍藥　通草　石韋各三兩　石膏五兩　滑石八兩　子芩四兩　生地黃　榆白皮　淡竹葉切，各一升。

上十味，㕮咀，以水一斗，煮取三升，去滓，分三服。

治腎勞熱，陰囊生瘡，麻黃根粉方。

麻黃根　石硫黃各三兩　米粉五合。

上三味，治下篩，安絮如常用粉法搭瘡上，粉濕更搭之。

治腎勞熱，妄怒，腰脊不可俯仰屈伸，煮散方。

丹參　牛膝　葛根　杜仲　乾地黃　甘草　豬苓各二兩半　茯苓　遠志　子芩各一兩十八銖　石膏　五加皮各三兩　羚羊角　生薑　橘皮各一兩　淡竹茹雞子大。

上十六味，治下篩，為粗散，以水三升，煮兩方寸匕，帛裹之，時時動。取八合為一服，日二服。

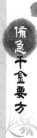

治虛勞，陰陽失度，傷筋損脈，噓吸短氣，漏溢泄下，小便赤黃，陰下濕癢，腰脊如折，顏色隨一云墮落方。

生地黃　萆薢　棗肉　桂心　杜仲　麥門冬各一斤。

上六味，㕮咀，以酒一斗五升，漬三宿，出曝乾，復漬，如此候酒盡取乾，治下篩。食後酒服方寸匕，日三。

治腎勞虛冷，乾枯，憂恚內傷，久坐濕地，則損腎方。

秦艽　牛膝　芎藭　防風　桂心　獨活　茯苓各四兩　杜仲　側子各五兩　石斛六兩　丹參八兩　乾薑一作乾地黃　麥門冬　地骨皮各三兩　五加皮十兩　薏苡仁一兩　大麻子二升。

上十七味，㕮咀，以酒四斗漬七日。服七合，日二服。

精極第四

論一首　方十九首　灸法十二首

論曰：凡精極者，通主五臟六腑之病候也。若五臟六腑衰，則形體皆極，眼視而無明，齒焦而髮落，身體重則腎水生，耳聾，行步不正。凡陽邪害五臟，陰邪損六腑，陽實則從陰引陽，陰虛則從陽引陰。若陽病者主高，高則實，實則熱，眼視不明，齒焦髮脫，腹中滿，滿則歷節痛，痛則宜瀉於內。若陰病者主下，下則虛，虛則寒，體重則腎水生，耳聾，行步不正，邪氣入內，行於五臟則咳，咳則多涕唾，面腫，氣逆，邪氣逆於六腑，淫虛厥於五臟，故曰精極也。所以形不足溫之以氣，精不足補之以味。善治精者，先治肌膚筋脈，次治六腑，若邪至五臟，已半死矣。

扁鵲曰：五陰氣俱絕不可治。絕則目系轉，轉則目精奪，為志先死，遠至一日半日，非醫所及矣。宜須精研，以表治裏，以左治右，以右治左，以我知彼，疾皆瘳矣。

治精極實熱，眼視無明，齒焦髮落，形衰體痛，通身虛

熱，竹葉黃芩湯方。

竹葉切，二升　黃芩　茯苓各三兩　甘草　麥門冬　大黃各二兩　生地黃切，一升　生薑六兩　芍藥四兩。

上九味，㕮咀，以水九升，煮取三升，去滓，分三服。

治精極，五臟六腑俱損傷，虛熱，遍身煩疼，骨中痠痛煩悶方。

生地黃汁，二升　麥門冬汁　赤蜜各一升　竹瀝一合　石膏八兩　人參　芎藭　桂心　甘草　黃芩　麻黃各三兩　當歸四兩

上十二味，㕮咀，以水七升，先煮八味，取二升，去滓，下地黃等汁，煮取四升。分四服，日三夜一。

治五勞六極，虛羸心驚，尪弱多魘，忘湯方。

茯苓四兩　甘草　芍藥　桂心　乾薑各三兩　大棗五枚　遠志　人參各二兩。

上八味，㕮咀，以水八升，煮取三升，分三服。

治虛勞少精方。

鹿角末，白蜜和為丸，如梧子大。每服七丸，日三，十日大效。

又方　漿水煮蒺藜子令熟，取汁洗陰，二十日知。

棘刺丸　治虛勞諸氣不足，夢泄失精方。

棘刺　乾薑　菟絲子各二兩　天門冬　烏頭　小草　防葵薯蕷　石龍芮　枸杞子　巴戟天　萆薢　細辛　蓯蓉　石斛厚朴　牛膝　桂心各一兩。

上十八味，末之，蜜丸如梧子大。酒服五丸，日三。《深師方》以蜜雜雞子白各半和丸，若患風痿痹氣，體不便，熱煩滿，少氣，消渴，加蓯蓉、天門冬、菟絲子；身黃汗，小便赤黃不利，加石龍芮、枸杞子；關節腰背痛，加萆薢、牛膝；寒中氣脹，時泄，數唾，吐嘔，加厚朴、乾薑、桂心；陰囊下濕，精少，小便餘瀝，加石斛，以意增之。《古今錄驗》以乾地黃代乾薑，以麥門冬代天門冬，以杜仲代薯蕷，以柏子仁

代枸杞子，以蓯蓉代蕤蕤，用治男子百病，小便過多，失精。

治夢中泄精，尿後餘瀝，及尿精方。

人參　麥門冬　赤石脂　遠志　續斷　鹿茸各一兩半　茯
苓　龍齒　磁石　蓯蓉各二兩　丹參　韭子　柏子仁各一兩六銖
乾地黃三兩。

上十四味，末之，蜜丸如梧子。酒服十二丸，日再，稍加
至三十丸。

治虛損小便白濁，夢泄方。

韭子　菟絲子　車前子各一升　附子　芎藭各二兩　當歸
礬石各一兩　桂心一兩。

上八味，末之，蜜丸如梧子。酒服五丸，日三。

又方　黃蓍　人參　甘草　乾薑　當歸　龍骨　半夏　芍
藥各二兩　大棗五十枚　韭子五合。

上十味，末之，蜜丸如梧子。酒服五丸，日三服。

治小便失精，及夢泄精，韭子散方。

韭子　麥門冬各一升　菟絲子　車前子各二合　芎藭三兩
白龍骨三兩。

上六味，治下篩。酒服方寸匕，日三。不知稍增，甚者夜
一服。《肘後》用澤瀉一兩半。

棗仁湯　治大虛勞，夢泄精，莖核微弱，血氣枯竭，或醉
飽傷於房室，驚惕忪悸，小腹裏急方。

棗核仁二合　人參二兩　芍藥　桂心各一兩　黃蓍　甘草
茯苓　白龍骨　牡蠣各二兩　生薑二斤　半夏一升　澤瀉一兩。

上十二味，㕮咀，以水九升，煮取四升。一服七合，日
三。若不能食，小腹急，加桂心六兩。

韭子丸　治房室過度，精泄自出不禁，腰背不得屈伸，食
不生肌，兩腳苦弱方。

韭子一升　甘草　桂心　紫石英　禹餘糧　遠志　山茱萸

當歸　天雄　紫菀　薯蕷　天門冬　細辛　茯苓　菖蒲　僵蠶　人參　杜仲　白朮　乾薑　芎藭　附子　石斛各一兩半　蓯蓉　黃蓍　菟絲子　乾地黃　蛇床子各二兩　乾漆四兩　牛髓四兩　大棗五十枚。

上三十一味，末之，牛髓合白蜜、棗膏合搗三千杵。空腹服如梧子大十五丸，日再，可加至二十丸。

治夢泄失精方。

韭子一升，治下篩。酒服方寸匕，日再，立效。

治虛勞尿精方。

韭子二升　稻米三升

上二味，以水一斗七升，煮如粥，取汁六升，為三服。精溢同此。

又方　石榴皮《外台》作柘白皮　桑白皮切，各五合。

上二味，以酒五升，煮取三升，分三服。

又方　乾膠三兩，末之，以酒二升和。分溫為三服，瘥止。一方用鹿角膠。

又方　新韭子二升，十月霜後採者，好酒八合漬一宿，明旦日色好，童子向南搗一萬杵。平旦溫酒五合，服方寸匕，日二。

禁精湯　治失精羸瘦，酸削少氣，目視不明，惡聞人聲方。

韭子二升　粳米一合。

上二味，合於銅器中熬之。米黃黑及熱，以好酒一升投之，絞取汁七升。每服一升，日三，盡二劑。

羊骨湯　治失精多睡，目眠眠方。

羊骨一具　生地黃　白朮各三斤　桂心八兩　麥門冬　人參　芍藥　生薑　甘草各三兩　茯苓四兩　厚朴　阿膠　桑白皮各一兩　大棗二十枚　飴糖半斤。

上十五味，㕮咀，以水五斗，煮羊骨，取三斗汁，去骨煮

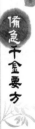

674

藥，取八升，湯成下膠飴，令烊。平旦服一升，後旦服一升。

虛勞尿精，灸第七椎兩旁各三十壯。

又，灸第十椎兩旁各三十壯。

又，灸第十九椎兩旁各二十壯。

又，灸陽陵泉、陰陵泉各隨年壯。

夢泄精，灸三陰交二七壯，夢斷神良。內踝上大脈並四指
是。

丈夫夢失精，及男子小便濁難，灸腎俞百壯。

男子陰中疼痛，溺血，精出，灸列缺五十壯。

失精，五臟虛竭，灸屈骨端五十壯。陰上橫骨中央宛曲如
卻月中央是也，此名橫骨。

男子虛勞失精，陰上縮，莖中痛，灸大赫三十壯。穴在屈
骨端三寸。

男子腰脊冷疼，溺多白濁，灸脾募百壯。

男子失精，膝脛疼痛冷，灸曲泉百壯。穴在膝內屈紋頭。

男子虛勞失精，陰縮，灸中封五十壯。

骨極第五
論一首　方一首　灸法二首

論曰：骨極者，主腎也。腎應骨，骨與腎合。又曰：以冬
遇病，為骨痺。骨痺不已，復感於邪，內舍於腎。耳鳴，見黑
色，是其候也。若腎病則骨極，牙齒苦痛，手足疼疼，不能久
立，屈伸不利，身痺腦髓酸。以冬壬癸日中邪傷風，為腎風，
風歷骨，故曰骨極。

若氣陰，陰則虛，虛則寒，寒則面腫垢黑，腰脊痛，不能
久立，屈伸不利。其氣衰則髮墮齒槁，腰背相引而痛，痛甚則
咳唾甚。

若氣陽，陽則實，實則熱，熱則面色 ，隱曲膀胱不通，牙齒腦髓苦痛，手足痠痛，耳鳴色黑，是骨極之至也。須精別陰陽，審其清濁，知其分部，視其喘息。善治病者，始於皮膚筋脈，即須治之，若入臟腑，則半死矣。

扁鵲云：骨絕不治，痛而切痛，伸縮不得，十日死。骨應足少陰，少陰氣絕則骨枯，髮無澤，骨先死矣。

治骨極，主腎熱病，則膀胱不通，大小便閉塞，顏焦枯黑，耳鳴虛熱，三黃湯方。

大黃切，別漬水一升　黃芩各三兩　梔子十四枚　甘草一兩　芒硝二兩。

上五味，㕮咀，以水四升，先煮三物，取一升五合，去滓，下大黃，又煮兩沸，下芒硝，分三服。

腰背不便，筋攣痺縮，虛熱，閉塞，灸第二十一椎兩邊相去各一寸五分，隨年壯。

小便不利，小腹脹滿，虛乏，灸小腸俞隨年壯。

骨虛實第六

論一首　方六首　灸法一首

論曰：骨虛者，痠疼不安，好倦。骨實者，苦煩熱。凡骨虛實不應，主於腎膀胱，若其腑臟有病，從骨生，熱則應臟，寒則應腑。

治骨虛痠疼不安，好倦，主膀胱寒，虎骨酒方。

虎骨一具，通炙取黃焦汁盡，碎之如雀頭大，釀米三石，麴四斗，水三石，如常釀酒法。所以加水、麴者，其骨消麴而飲水，所以加之也。酒熟封頭五十日，開飲之。

治骨實苦，痠疼煩熱煎方。

葛根汁　生地黃汁　赤蜜各一升　麥門冬汁，五合。

上四味，相合攪調，微火上煎之三四沸。分三服。

治骨髓中疼方。

芍藥一斤　生乾地黃五斤　虎骨四兩。

上三味，㕮咀，以清酒一斗漬三宿，曝乾，復入酒中，如此取酒盡為度，搗篩。酒服方寸匕，日三。

治骨髓冷，疼痛方。

地黃一石取汁，酒二斗，相攪重煎。溫服，日三。補髓。

治虛勞冷，骨節疼痛無力方。

豉二升　地黃八斤。

上二味，再遍蒸，曝乾，為散，食後以酒一升，進二方寸匕，日再服之。亦治虛熱。

又方　天門冬為散，酒服方寸匕，日三。一百日瘥。

骨髓冷疼痛，灸上廉七十壯，三里下三寸是穴。

腰痛第七

論一首　方十八首　導引法一首　針灸法七首

論曰：凡腰痛有五：一曰少陰，少陰腎也，十月萬物陽氣皆衰，是以腰痛；二曰風痺，風寒著腰，是以腰痛；三曰腎虛，役用傷腎，是以腰痛；四曰腎腰，墜墮傷腰，是以腰痛；五曰取寒，眠為地氣所傷，是以腰痛，痛不止，引牽腰脊痛。

治腎脈逆小於寸口，膀胱虛寒，腰痛，胸中動，通四時用之，杜仲酒方。

杜仲　乾薑各四兩，一云乾地黃　萆薢　羌活　天雄　蜀椒　桂心　芎藭　防風　秦艽　烏頭　細辛各三兩　五加皮　石斛各五兩　續斷　栝樓根　地骨皮　桔梗　甘草各一兩。

上十九味，㕮咀，以酒四斗，漬四宿。初服五合，加至七八合下，日再。通治五種腰痛。

又方　桑寄生　牡丹皮　鹿茸　桂心。

上四味，等分，治下篩。酒服方寸匕，日三。

又方　單服鹿茸與角，亦癒。

治腎虛腰痛方。

牡丹皮二分　萆薢　桂心　白朮各三分。

上四味，治下篩。酒服方寸匕，日三。亦可作湯服，甚良。

又方　牡丹皮　桂心各一兩　附子二分。

上三味，治下篩。酒服一刀圭，日再，甚驗。

腎著之為病，其人身體重，腰中冷如水洗狀，不渴，小便自利，食欲如故，是其證也。從作勞汗出，衣裏冷濕久久得之。腰以下冷痛，腹重如帶五千錢，**腎著湯**主之方。

甘草二兩　乾薑三兩　茯苓　白朮各四兩。

上四味，㕮咀，以水五升，煮取三升。分三服，腰中即溫。《古今錄驗》名甘草湯。

腎著散方

桂心三兩　白朮　茯苓各四兩　甘草　澤瀉　牛膝　乾薑各二兩　杜仲三兩。

上八味，治下篩，為粗散。一服三方寸匕，酒一升，煮五六沸，去滓，頓服，日再。

治腰痛不得立方。

甘遂　桂心一作附子　杜仲　人參各二兩。

上四味，治下篩，以方寸匕納羊腎中，炙之令熟，服之。

杜仲丸，補之方。

杜仲二兩　石斛二分　乾地黃　乾薑各三分。

上四味，末之，蜜丸如梧子。酒服二十丸，日再。

治腰痛並冷痹，丹參丸方。

丹參　杜仲　牛膝　續斷各三兩　桂心　乾薑各二兩。

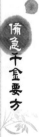

678

上六味，末之，蜜丸如梧子。服二十丸，日再夜一。禁如藥法。

治腰痛方。

萆薢　杜仲　枸杞根各一斤。

上三味，㕮咀，好酒三斗漬之，納罌中，密封頭，於銅器中煮一日，服之，無節度，取醉。

腰背痛者，皆是腎氣虛弱，臥冷濕當風所得也，不時速治，喜流入腳膝，或為偏枯，冷痹，緩弱疼重，若有腰痛攣腳重痹急，宜服獨活寄生湯。方在第八卷中。

治腰脊苦痛不遂方。

大豆三斗，熬一斗，煮一斗，蒸一斗，酒六斗，甕一口，蒸令極熱，豆亦熱，納甕中，封閉口，秋冬二七日，於甕下作孔，出取，服五合，日夜二三服之。

又方　地黃花末，酒服方寸匕，日三。

又方　鹿角去上皮取白者，熬令黃，末之，酒服方寸匕，日三。特禁生魚，餘不禁。新者良，陳者不任服，角心中黃處亦不中服。大神良。

又方　羊腎作末，酒服二方寸匕，日三。

又方　三月三日收桃花，取一斗一升，井花水三斗，麴六升，米六斗，炊之一時釀熟，去糟。一服一升，日三服。若作食飲，用河水。禁如藥法。大神良。

治丈夫腰腳冷，不隨，不能行方。

上醇酒三斗，水三斗，合著甕中，溫漬腳至膝，三日止。冷則甕下常著灰火，勿使冷。手足煩者，小便三升，盆中溫漬手足。

腰腎痛導引法

正東坐，收手抱心，一人於前據躡其兩膝，一人後捧其頭，徐牽令偃臥，頭到地，三起三臥，止便瘥。

腰腎痛，宜針決膝腰勾畫中青赤路脈，出血便瘥。

腰痛不得俯仰者，令患人正立，以竹柱地度至臍，斷竹乃以度背脊，灸竹上頭處隨年壯。灸訖，藏竹勿令人得知。

腰痛，灸腳跟上橫紋中白肉際十壯，良。

又，灸足巨陽七壯，巨陽在外踝下。

又，灸腰目髎七壯，在尻上約左右是。

又，灸八髎及外踝上骨約中。

腰卒痛，灸窮骨上一寸七壯，左右一寸，各灸七壯。

補腎第八

論一首　方五十九首　灸法一首

論曰：補方通治五勞、六極、七傷虛損。五勞，五臟病。六極，六腑病。七傷，表裏受病。五勞者，一曰志勞，二曰思勞，三曰憂勞，四曰心勞，五曰疲勞。六極者，一曰氣極，二曰血極，三曰筋極，四曰骨極，五曰髓極，六曰精極。七傷者，一曰肝傷，善夢；二曰心傷，善忘；三曰脾傷，善飲；四曰肺傷，善痿；五曰腎傷，善唾；六曰骨傷，善饑；七曰脈傷，善嗽。凡遠思強慮傷人，憂恚悲哀傷人，喜樂過度傷人，忿怒不解傷人，汲汲所願傷人，戚戚所患傷人，寒暄失節傷人。故曰五勞、六極、七傷也。論傷甚眾，且言其略，此方悉主之也。

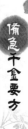

建中湯　治五勞七傷，小腹急痛，膀胱虛滿，手足逆冷，食飲苦吐酸痰嘔逆，泄下，少氣，目眩耳聾口焦，小便自利方。

膠飴半斤　黃蓍　乾薑　當歸各三兩　大棗十五枚　附子一兩　人參　半夏　橘皮　芍藥　甘草各二兩。

上十一味，㕮咀，以水一斗，煮取三升半，湯成下膠飴烊

沸，分四服。《深師》有桂心六兩，生薑一斤，無橘皮、乾薑。

建中湯 治虛損少氣，腹脹內急，拘引小腹至冷，不得屈伸，不能飲食，寒熱頭痛，手足逆冷，大小便難，或復下痢，口乾，夢中泄精，或時吐逆，恍惚，面色枯瘁，又復微腫，百節疼酸方。

人參 甘草 桂心 茯苓 當歸各二兩 黃耆 龍骨 麥門冬各三兩 大棗三十枚 芍藥四兩 附子一兩 生地黃一斤 生薑六兩 厚朴一兩 飴糖八兩。

上十五味，㕮咀，以水一斗二升，煮取四升，去滓，納飴糖。服八合，日三夜一。咳者，加生薑一倍。

建中湯 治五勞七傷，虛羸不足，面目黧黑，手足疼痛，久立腰疼，起則目眩，腹中懸急，而有絕傷，外引四肢方。

生薑 芍藥 乾地黃 甘草 芎藭各五兩 大棗三十枚。

上六味，㕮咀，以水六升，漬一宿，明旦復以水五升合煮，取三升，分三服。藥入四肢百脈，似醉狀，是效。無生薑，酒漬乾薑二兩一宿用之。常行此方，神妙。

大建中湯 治虛勞寒澼，飲在脅下，決決有聲，飲已如從一邊下，決決然也，有頭並衝皮起引兩乳，內痛裏急，善夢失精，氣短，目𥇀𥇀忽忽多忘方。

甘草二兩 人參三兩 半夏一升 生薑一斤 蜀椒二合 飴糖八兩。

上六味，㕮咀，以水一斗，煮取三升，去滓，納糖消，服七合。裏急拘引，加芍藥、桂心各三兩；手足厥，腰背冷，加附子一枚；勞者，加黃耆一兩。

大建中湯 治五勞七傷，小腹急，臍下彭亨，兩脅脹滿，腰脊相引，鼻口乾燥，目𥇀𥇀，憒憒不樂，胸中氣急，逆不下食飲；莖中策策痛，小便黃赤，尿有餘瀝，夢與鬼神交通去精，驚恐虛乏方。

飴糖半斤　黃耆　遠志　當歸《千金翼》無　澤瀉各三兩　芍藥　人參　龍骨　甘草各二兩　生薑八兩　大棗二十枚。

上十一味，㕮咀，以水一斗，煮取二升半，湯成納糖令烊。一服八合，消息又一服。《深師》無飴糖、遠志、澤瀉、龍骨，有桂心六兩，半夏一升，附子一枚。

凡男女因積勞虛損，或大病後不復常，苦四體沉滯，骨肉疼酸，吸吸少氣，行動喘惙，或少腹拘急，腰背強痛，心中虛悸，咽乾唇燥，面體少色，或飲食無味，陰陽廢弱，悲憂慘戚，多臥少起。久者積年，輕者百日，漸致羸削，五臟氣竭，則難可復振，治之以**小建中湯**方。

甘草一兩　桂心三兩　芍藥六兩　生薑三兩　大棗十二枚　膠飴一升。

上六味，㕮咀，以水九升，煮取三升，去滓，納膠飴。一服一升，日三。間三日，復作一劑，後可與諸丸散。仲景云：嘔家不可服。《肘後》云：加黃耆、人參各二兩為佳。若患痰滿及溏瀉，可除膠飴。《胡洽方》有半夏六兩，黃耆三兩。《古今錄驗》名芍藥湯。

前胡建中湯　治大勞虛劣，寒熱，嘔逆；下焦虛熱，小便赤痛；客熱上薰，頭痛目疼，骨肉痛，口乾方。

前胡二兩　黃耆　芍藥　當歸　茯苓　桂心各二兩　甘草一兩　人參　半夏各六分　白糖六兩　生薑八兩。

上十一味，㕮咀，以水一斗二升，煮取四升，去滓，納糖，分四服。

治虛勞裏急諸不足，黃耆建中湯方。

黃耆　桂心各三兩　甘草二兩　芍藥六兩　生薑三兩　大棗十二枚　飴糖一升。

上七味，㕮咀，以水一斗，煮取二升，去滓，納飴令消。溫服一升，日三。間日可作。嘔者，倍生薑；腹滿者，去棗，

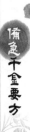

加茯苓四兩。佳。仲景、《古今錄驗》並同。《深師》治虛勞腹滿，食少，小便多者，無飴糖，有人參二兩，半夏二升。又治大虛不足，小腹裏急勞，寒拘引臍，氣上沖胸，短氣，言語謬誤，不能食，吸吸氣乏悶亂。《必效方》治虛勞，下焦虛冷，不甚渴，小便數者，有人參、當歸各二兩，若失精，加龍骨、白蘞各一兩。《古今錄驗》治虛勞裏急，小腹急痛，氣引胸脅痛，或心痛短氣者，以乾薑代生薑，加當歸四兩。

黃耆湯 治虛勞不足，四肢煩疼，不欲食，食即脹，汗出方。

黃耆 芍藥 桂心 麥門冬各三兩 五味子 甘草 當歸 細辛 人參各一兩 大棗二十枚 前胡六兩 茯苓四兩 生薑 半夏各八兩。

上十四味，㕮咀，以水一斗四升，煮取三升。每服八合，日二服。《深師方》治虛乏，四肢沉重，或口乾，吸吸少氣，小便利，諸不足者，無麥門冬、五味子、細辛、前胡，有桑螵蛸一十枚，治丈夫虛勞風冷少損，或大病後未平復而早牽勞，腰背強直，腳中疼弱，補諸不足者，無五味子、細辛，有遠志、橘皮各二兩，蜀椒一兩，烏頭三枚。《小品方》治虛勞少氣，小便過多者，無五味子、細辛、人參、前胡、茯苓、半夏，有黃芩一兩，地黃二兩，以水九升，煮取三升，治虛勞，胸中客氣，寒冷癖痞，宿食不消，吐噫，脅間水氣，或流飲腸鳴，食不生肌肉，頭痛上重下輕，目眕眕忽忽，去來躁熱，臥不得安，小腹急，小便赤餘瀝，臨事不起，陰下濕，或小便白濁，傷多者，無麥門冬、五味子、當歸、細辛、前胡、茯苓、半夏，有厚朴二兩。《胡洽方》治五臟內傷者，無麥門冬、五味子、當歸、細辛、前胡、茯苓，名大黃耆湯。《延年秘錄方》主補虛損，強腎氣者，無麥門冬、五味子、細辛、前胡，有防風、芎藭各三兩。

樂令黃耆湯 治虛勞少氣，胸心淡冷，時驚惕，心中悸動，手腳逆冷，體常自汗，補諸不足，五臟六腑虛損，腸鳴風濕，榮衛不調百病，又治風裏急方。

黃蓍　人參　橘皮　當歸　桂心　細辛　前胡　芍藥　甘草　茯苓　麥門冬各一兩　生薑五兩　半夏二兩半　大棗二十枚。

上十四味，㕮咀，以水二斗，煮取四升。一服五合，日三夜一服。《深師方》無橘皮、細辛、前胡、甘草、麥門冬，有烏頭三兩，蜀椒二兩，遠志二兩。《胡洽》、《崔氏方》有蜀椒一兩、烏頭五枚。《崔氏》名樂令大黃蓍湯。

治虛勞損羸乏，咳逆短氣，四肢煩疼，腰背相引痛，耳鳴，面黧黯，骨間熱，小便赤黃，心悸，目眩，諸虛乏，腎瀝湯方。

羊腎一具　桂心一兩　人參　澤瀉　甘草　五味子　防風　芎藭　黃蓍　地骨皮　當歸各二兩　茯苓　玄參　芍藥　生薑各四兩　磁石五兩。

上十六味，㕮咀，以水一斗五升，先煮腎取一斗，去腎入藥，煎取三升，分三服。可常服之。《廣濟方》治虛勞百病者，無人參、甘草、芎藭、當歸、芍藥、生薑、玄參，有蓯蓉三兩，牛膝、五加皮各二兩。《胡洽》治大虛傷損，夢寤驚悸，上氣肩息，腎中風濕，小腹裏急，引腰脊，四肢常苦寒冷，大小便澀利無常，或赤或白，足微腫，或昏僻善忘者，無澤瀉、防風、黃蓍、玄參、磁石、地骨皮，有黃芩一兩，麥門冬、乾地黃、遠志各三兩，大棗二十枚。崔氏治腎臟虛勞所傷，補益者，無芎藭、玄參、磁石、地骨，有黃芩、遠志各二兩，乾地黃三兩，麥門冬四兩，大棗二十枚。治五勞六極，八風十二痺，補諸不足者，無澤瀉、甘草、五味子、防風、芍藥、生薑、玄參、地骨，有附子、牡丹皮、牡荊子各一兩，乾地黃三兩，大棗十五枚，名羊腎湯。《近效方》除風下氣，強腰腳，明耳目，除痰飲，理榮衛，永不染時疾諸風著，無當歸、芍藥、磁石，有獨活、牛膝各一兩半，麥門冬二兩，丹參五兩，為煮散，都分二十四帖，每帖入生薑一分，杏仁十四枚，水三升，煮取一升。

又方　殺羊腎一具，切，去脂，以水一斗六升，煮取一斗三升

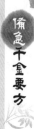

684

大棗二十枚　桑白皮六兩　黃蓍　五味子　蓯蓉　防風　秦艽

澤瀉　巴戟天　人參　桂心　薯蕷　丹參　遠志　茯苓　細辛
牛膝各三兩　石斛　生薑各五兩　杜仲　磁石各八兩。

上二十二味，㕮咀，納腎汁中，煮取三升。分三服，相去
如人行五里，再服。

增損腎瀝湯　治大虛不足，小便數，噓吸焦燋引飲，膀胱
滿急。每年三伏中常服此三劑，於方中商量用之。

羊腎一具　人參　石斛　麥門冬　澤瀉　乾地黃　栝樓根
地骨皮各四兩　遠志　生薑　甘草　當歸　桂心　五味子　桑
白皮一作桑寄生　茯苓各二兩　大棗三十枚。

上十七味，㕮咀，以水一斗五升，先煮腎，取一斗二升，
去腎納藥，煮取三升，去滓，分三服。《小品方》無石斛、栝樓、
地骨、桑皮、茯苓，有芎藭、黃連、龍骨各二兩，螵蛸二十枚。又治腎氣
不足，消渴引飲，小便過多，腰背疼痛者，無石斛、栝樓、地骨、桑白
皮、甘草，有芎藭二兩，黃芩、芍藥各一兩，桑螵蛸二十枚，雞膍胵黃皮
一兩。《崔氏》治臟損虛勞，李子豫增損者，無石斛、栝樓、地骨、桑白
皮，有黃蓍、黃芩、芍藥、防風各二兩。

治左脅氣沖膈上滿，頭上有風如蟲行，手中頑痺，鼻塞，
腳轉筋，伸縮不能，兩目時腫痛方。

豬腎一具　防風　芎藭　橘皮　澤瀉　桂心　石斛各一兩
生薑　丹參　茯苓　通草　半夏各二兩　乾地黃三兩。

上十三味，㕮咀，以水一斗半，煮腎，減三升，去腎下
藥，煮取二升七合，去滓，分三服。

五補湯　治五臟內虛竭，短氣，咳逆傷損，鬱悒不足，下
氣通津液方。

桂心　甘草　五味子　人參各二兩　麥門冬　小麥各一升
枸杞根白皮一斤　薤白一斤　生薑八兩　粳米三合。

上十味，㕮咀，以水一斗二升，煮取三升。每服一升，日
三。口燥者，先煮竹葉一把，水減一升，去葉，納諸藥煮之。

《千金翼》無生薑。

凝唾湯 治虛損短氣，咽喉凝唾不出，如膠塞喉方。

茯苓 人參各半兩 前胡三兩 甘草一兩 大棗三十枚 麥門冬五兩 乾地黃 桂心 芍藥各一兩。

上九味，㕮咀，以水九升，煮取三升，分溫三服。一名茯苓湯。

補湯方

防風 桂心各二兩 車前子二兩 五加皮三兩 丹參 鹿茸 巴戟天 乾地黃 枸杞皮各五兩。

上九味，㕮咀，以水八升，煮取三升，去滓，分三服。

人參湯 治男子五勞七傷，胸中逆滿，害食，乏氣，嘔逆，兩脅下脹，少腹急痛，宛轉欲死，調中平臟、理絕傷方。

人參 麥門冬 當歸 芍藥 甘草 生薑 白糖各二兩 前胡 茯苓 蜀椒 五味子 橘皮各一兩 桂心二兩 大棗十五枚 枳實三兩。

上十五味，㕮咀，取東流水一斗半，漬藥半日，用三歲陳蘆梢以煎之，取四升，納糖，復上火煎令十沸。年二十以上，六十以下，一服一升；二十以下，六十以上，服七八合；雖年盛而久羸者，亦服七八合，日三夜一。不爾，藥力不接，則不能救病也。

要用勞水、陳蘆，不則水強火盛猛，即藥力不出也。貞觀初有人久患羸瘦殆死，余處此方一劑則瘥，如湯沃雪，所以錄記之。餘方皆爾，不能一一俱記。

內補散 治男子五勞六絕，其心傷者，令人善驚，妄怒無常；其脾傷者，令人腹滿喜噫，食竟欲臥，面目萎黃；其肺傷者，令人少精，腰背痛，四肢厥逆；其肝傷者，令人少血面黑；其腎傷者，有積聚，少腹腰背滿痹，咳唾，小便難。六絕之為病，皆起於大勞脈虛，外受風邪，內受寒熱，令人手足疼

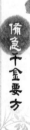

痛，膝以下冷，腹中雷鳴，時時泄痢，或閉或痢，面目腫，心下憒憒不欲語，憎聞人聲方。

乾地黃五分　巴戟天半兩　甘草　麥門冬　人參　蓯蓉　石斛　五味子　桂心　茯苓　附子各一兩半　菟絲子　山茱萸各五分　遠志半兩　地麥五分。

上十五味，治下篩。酒服方寸匕，日三，加至三匕。無所禁。

石斛散　治大風，四肢不收，不能自反覆，兩肩中疼痛，身重脛急筋腫，不可以行，時寒時熱，足腨如似刀刺，身不能自任。此皆得之飲酒，中大風露，臥濕地，寒從下入，腰以下冷，不足無氣，子精虛，眾脈寒，陰下濕，莖消，令人不樂，恍惚時悲。此方除風、輕身、益氣、明目、強陰，令人有子，補不足方。

石斛十分　牛膝二分　附子　杜仲各四分　芍藥　松脂　柏子仁　石龍芮　澤瀉　萆薢　雲母粉　防風　山茱萸　菟絲子　細辛　桂心各三分。

上十六味，治下篩。酒服方寸匕，日再。陰不起，倍菟絲子、杜仲。腹中痛，倍芍藥；膝中疼，倍牛膝；背痛，倍萆薢；腰中風，倍防風；少氣，倍柏子仁；蹶不能行，倍澤瀉；隨病所在倍三分。亦可為丸，以棗膏丸如梧子，酒服七丸。

腎瀝散　治虛勞百病方。

羖羊腎一具，陰乾　茯苓一兩半　五味子　甘草　桂心　巴戟天　石龍芮　牛膝　山茱萸　防風　乾薑　細辛各一兩　人參　石斛　丹參　蓯蓉　鐘乳粉　附子　菟絲子各五分　乾地黃二分。

上十二味，治下篩，合鐘乳粉和攪，更篩令勻。平旦清酒服方寸匕，稍加至二匕，日再。

腎瀝散　治男子五勞、七傷、八風、十二痹，無有冬夏，

悲憂憔悴，凡是病皆須服之方。

羊腎一具，陰乾　厚朴　五味子　女萎　細辛　芍藥　石斛　白薇　茯苓　乾漆　礬石　龍膽　桂心　芎藭　蓯蓉　蜀椒　白朮　牡荊子　菊花　續斷　遠志　人參　黃耆　巴戟天　澤瀉　萆薢　石龍芮　黃芩　山茱萸各一兩　乾薑　附子　防風　菖蒲　牛膝各一兩半　桔梗二兩半　薯蕷　秦艽各二兩。

上三十七味，治下篩。酒服方寸匕，日三。忌房室。

又方 石龍芮　續斷　桔梗　乾薑　山茱萸　菖蒲　茯苓各二兩　蜀椒　芍藥　人參　龍膽　女萎　厚朴　細辛　巴戟天　萆薢　附子　石斛　黃耆　芎藭　白薇　烏頭　天雄　桂心　肉蓯蓉各一兩半　秦艽　五味子　白朮　礬石一作礜石　牡荊子　菊花　牛膝各一兩　遠志二兩半　羊腎一具，陰乾　薯蕷一兩半　乾漆三兩。

上三十六味，治下篩。酒服方寸匕，日三。此方比前方無澤瀉、黃芩、防風，有烏頭、天雄各一兩半，餘並同。

薯蕷散 補丈夫一切病不能具述方。

薯蕷　牛膝　菟絲子各一兩　蓯蓉一兩　巴戟天　杜仲　續斷各一兩，一方用遠志　五味子二分　荊實一兩，一方用枸杞子　山茱萸一分，一方用防風　茯苓一兩，一方用茯神　蛇床仁二分。

上十二味，治下篩。酒服方寸匕，日二夜一。惟禁醋、蒜，自外無忌。服後五夜知覺，十夜力生，十五夜力壯如盛年，二十夜力倍。若多忘加遠志、茯苓；體澀加柏子仁。服三兩劑益肌肉。亦可丸，一服三十丸，日二夜一。以頭面身體暖為度。其藥和平不熱，調五臟，久服健力不可當，婦人服者，面生五色。

治五勞六極七傷虛損方。

蓯蓉　續斷　天雄　陽起石　白龍骨各七分　五味子　蛇床子　乾地黃　牡蠣　桑寄生　天門冬　白石英各二兩　車前

子　地膚子　韭子　菟絲子各五合　地骨皮八分。

上十七味，治下篩。酒服方寸匕，日三服。

補五勞方

五月五日採五加莖，七月七日採葉，九月九日取根，治下篩。服方寸匕，日三。長服去風勞，妙。

地黃散　主益氣、調中、補絕，令人嗜食，除熱方。

生地黃三十斤，細切曝乾，取生者三十斤搗取汁，漬之，令相得，出曝乾，復如是，九反曝，搗末。酒服方寸匕，食後服，勿令絕。

鐘乳散　治五勞七傷，虛羸無氣力，傷極方。

鐘乳六兩，無問粗細，以白淨無赤黃黑為上，銅鐺中可盛三兩斗，並取粟粗糠二合許納鐺中，煮五六沸，乃納乳煮，水欲減，添之如故，一晬時出，以暖水淨淘之，曝乾，玉碓研不作聲止，重密絹水下澄取之用
鐵精一兩　鹿角一兩，白者　蛇床子三兩　人參　磁石　桂心　僵蠶　白馬莖別研　硫黃別研　石斛各一兩。

上十一味，末之，以棗膏和搗三千杵。酒服三十丸如梧子，日再。慎房及生冷、醋滑、雞、豬、魚、陳敗。

寒食鐘乳散　治傷損乏少氣力，虛勞百病，令人丁強飲食，去冷風。方在第十七卷氣極篇中。

三石散　主風勞毒冷，百治不瘥，補虛方。

鐘乳　紫石英　白石英各五分　人參　栝樓根　蜀椒　乾薑　附子　牡蠣　桂心　杜仲　細辛　茯苓各十分　白朮　桔梗　防風各五分 。

上十六味，治下篩。酒服方寸匕，日三。行十數步至五十步以上服此大佳，少年勿用之。自余補方通用老少，皆宜冬服之。《千金翼》名更生散，用赤石脂，不用紫石英、蜀椒、杜仲、茯苓，為十三味。

黃帝問五勞七傷於高陽負，高陽負曰：一曰陰衰，二曰精

清，三曰精少，四曰陰消，五曰囊下濕，六曰腰一作胸脅苦痛，七曰膝厥痛冷不欲行，骨熱，遠視淚出，口乾，腹中鳴，時有熱，小便淋瀝，莖中痛，或精自出。有病如此，所謂七傷。一曰志勞，二曰思勞，三曰心勞，四曰憂勞，五曰疲勞，此謂五勞。

黃帝曰：何以治之？

高陽負曰：**石韋丸**主之方。

石韋　蛇床子　肉蓯蓉　山茱萸　細辛　礜石　遠志　茯苓　澤瀉　柏子仁　菖蒲　杜仲　桔梗　天雄　牛膝　續斷　薯蕷各二兩　赤石脂　防風各三兩。

上十九味，末之，棗膏若蜜和丸。酒服如梧子三十丸，日三。七日癒，二十日百病除，長服良。崔氏無礜石、茯苓、澤瀉、桔梗、薯蕷，有栝樓根二兩半，雲白水候方。

五補丸　治腎氣虛損，五勞七傷，腰腳酸疼，肢節苦痛，目暗晎晎，心中喜怒，恍惚不定，夜臥多夢，覺則口乾，食不得味，心常不樂，多有恚怒，房室不舉，心腹脹滿，四體疼痹，口吐酸水，小腹冷氣，尿有餘瀝，大便不利，方悉主之。久服延年不老，四時勿絕，一年萬病除癒方。

人參　五加皮　五味子　天雄　牛膝　防風　遠志　石斛　薯蕷　狗脊各四分　蓯蓉　乾地黃各十二分　巴戟天六分　茯苓　菟絲子各五分　覆盆子　石龍芮各八分　萆薢　石楠　蛇床子　白朮各二分　天門冬七分　杜仲六分　鹿茸十五分。

上二十四味，末之，蜜丸如梧子。酒服十丸，日三。有風加天雄、芎藭、當歸、黃蓍、五加皮、石楠、茯神、獨活、柏子仁、白朮各三分；有氣加厚朴、枳實、橘皮各三分；冷加乾薑、桂心、吳茱萸、附子、細辛、蜀椒各三分；泄精加韭子、白龍骨、牡蠣、鹿茸各三分；泄痢加赤石脂、龍骨、黃連、烏梅肉各三分。春依方服，夏加地黃五分，黃芩三分，麥門冬四

分，冷則去此，加乾薑、桂心、蜀椒各三分，若不熱不寒，亦不須增損，直爾服之。三劑以上，即覺庶事悉佳。慎醋、蒜、膾、陳臭、大冷、醉吐，自外百無所慎。稍加至三十丸，不得增，常以此為度。

治諸虛勞百損，無比薯蕷丸方。

薯蕷二兩　蓯蓉四兩　五味子六兩　菟絲子　杜仲各三兩牛膝　澤瀉　乾地黃　山茱萸　茯神一作茯苓　巴戟天　赤石脂各一兩。

上十二味，末之，蜜丸如梧子。食前以酒服二十丸至三十丸，日再。無所忌，惟禁醋、蒜、陳臭之物。服之七日後令人健，四體潤澤，唇口赤，手足暖，面有光悅，消食，身體安和，音聲清明，是其驗也。十日後，長肌肉，其藥通中入腦鼻，必酸疼，勿怪。若求大肥，加敦煌石膏二兩；失性健忘，加遠志一兩；體少潤澤，加柏子仁一兩。《古今錄驗》有白馬莖二兩，共十六味，治丈夫五勞七傷，頭痛目眩，手足逆冷，或煩熱有時，或冷痹肩疼，腰髖不隨，食雖多不生肌肉，或少食而脹滿，體澀無光澤，陽氣衰絕，陰氣不行。此藥能補十二經脈，起陰陽，通內制外，安魂定魄，開三焦，破積氣，厚腸胃，銷五痞邪氣，除心內伏熱，強筋練骨，輕身明目，除風去冷，無所不治，補益處廣，常須服餌為佳，七十老人服之尚有非常力，況少者乎。

大薯蕷丸　主男子女人虛損傷絕，頭目眩，骨節煩痛，飲食微少，羸瘦百病方。

薯蕷　人參　澤瀉　附子各八分，《古今錄驗》作茯苓　黃芩天門冬　當歸各十分　桔梗　乾薑　桂心各四分　乾地黃十分白朮　芍藥　白蘞《古今錄驗》作防風　石膏　前胡各三分　乾漆杏仁　阿膠各二分　五味子十六分　大豆卷五分，《古今錄驗》作黃蓍　甘草二十分　大棗一百枚　大黃六分。

上二十四味，末之，蜜和棗膏，搗三千杵，丸如梧子。酒

服五丸，日三，漸增至十丸。張仲景無附子、黃芩、石膏、乾漆、五味子、大黃，有神麴十分，芎藭、防風各六分，茯苓三分，丸如彈丸。每服一丸，以一百丸為劑。

腎氣丸　治虛勞，腎氣不足，腰痛陰寒，小便數，囊冷濕，尿有餘瀝，精自出，陰痿不起，忽忽悲喜方。

乾地黃八分　蓯蓉六分　麥門冬　遠志　防風　乾薑　牛膝　地骨皮　菱蕤　薯蕷　石斛　細辛　甘草　附子　桂心　茯苓　山茱萸各四分　鐘乳粉十分　殺羊腎一具。

上十九味，末之，蜜丸。以酒服如梧子大五丸，日三，稍加至三十丸。《古今錄驗》無遠志、防風、乾薑、牛膝、地骨、菱蕤、甘草、鐘乳，有狗脊一兩，黃蓍四兩，人參三兩，澤瀉、乾薑各二兩，大棗一百枚。

腎氣丸　主男子婦人勞損虛羸，傷寒冷乏少，無所不治方。

石斛二兩　紫菀　牛膝　白朮各五分　麻仁一分　人參　當歸　茯苓　芎藭　大豆卷　黃芩　甘草各六分　杏仁　蜀椒　防風　桂心　乾地黃各四分　羊腎一具。

上十八味，末之，蜜丸。酒服如梧子十丸，日再，漸增之。一方有蓯蓉六分。

腎氣丸　勝胡公腎氣丸及五石丸方。

乾地黃　茯苓　玄參各五兩　山茱萸　薯蕷　桂心　芍藥各四兩　附子一兩　澤瀉四兩。

上九味，末之，蜜丸。酒服如梧子二十丸，加至三十丸，以知為度。《千金翼》有牡丹皮四兩，為十味。

八味腎氣丸　治虛勞不足，大渴欲飲水，腰痛，小腹拘急，小便不利方。

乾地黃八兩　山茱萸　薯蕷各四兩　澤瀉　牡丹皮　茯苓各三兩　桂心　附子各二兩。

上末之，蜜丸如梧子。酒下十五丸，日三，加至二十五丸。仲景云：常服去附子，加五味子。姚公云：加五味子三兩，蓯蓉四兩。張文仲云：五味子、蓯蓉各四兩。《肘後方》云：地黃四兩，附子、澤瀉各一兩，餘各二兩。

腎氣丸 主腎氣不足，羸瘦日劇，吸吸少氣，體重，耳聾眼暗，百病方。

桂心四兩　乾地黃一斤　澤瀉　薯蕷　茯苓各八兩　牡丹皮六兩　半夏二兩。

上七味，末之，蜜丸如梧子大。酒服十丸，日三。

黃蓍丸 治五勞七傷諸虛不足，腎氣虛損，目視䀮䀮，耳無所聞方。

黃蓍　乾薑　當歸　羌活一作白朮　芎藭　甘草　茯苓　細辛　桂心　烏頭　附子　防風　人參　芍藥　石斛　乾地黃　蓯蓉各二兩　羊腎一具　棗膏五合。

上十九味，末之，以棗膏與蜜為丸。酒服如梧子十五丸，日二，加之三十丸。一方無乾薑、當歸、羌活、芎藭，只十四味。《古今錄驗》無羊腎，有羌活、鐘乳、紫石英、石硫黃、赤石脂、白石脂、礬石各二分，名五石黃蓍丸。

黃蓍丸 療虛勞方。

黃蓍　鹿茸　茯苓　烏頭　乾薑各三分　桂心　芍藥　乾地黃各四分　白朮　菟絲子　五味子　柏子仁　枸杞白皮各五分　當歸四分　大棗三十枚。

上十五味，末之，蜜丸如梧子。旦酒服十丸，夜十丸，以知為度。禁如藥法。

神化丸 主五勞七傷，氣不足，陰下濕癢或生瘡，小便數，有餘瀝，陰頭冷疼，失精自出，少腹急，繞臍痛，膝重不能久立，目視漠漠，見風淚出，脛酸，精氣衰微，臥不欲起，手足厥冷，調中利食方。

蓯蓉　牛膝　薯蕷各六分　山茱萸　續斷　大黃各五分　遠
志　澤瀉　天雄　人參　柏子仁　防風　石斛　杜仲　黃連
菟絲子　栝樓根　白朮　甘草　礜石　當歸各一兩　桂心　石
楠　乾薑　萆薢　茯苓　蛇床子　細辛　赤石脂　菖蒲　芎藭
各二兩。

上三十一味，末之，蜜丸梧子大。酒服五丸，日三，加至
二十丸。

三仁九子丸　主五勞七傷，補益方。

酸棗仁　柏子仁　薏苡仁　菟絲子　菊花子　枸杞子　蛇
床子　五味子　菴藺子　地膚子　烏麻子　牡荊子　乾地黃
薯蕷　桂心各二兩　蓯蓉三兩。

上十六味，末之，蜜丸如梧子。酒服二十丸，日二夜一。

填骨丸　主五勞七傷，補五臟，除萬病方。

石斛　人參　巴戟天　當歸　牡蒙　石長生　石韋　白朮
遠志　蓯蓉　紫菀　茯苓　乾薑　天雄　蛇床子　柏子仁　五
味子　牛膝　牡蠣　乾地黃　附子　牡丹　甘草　薯蕷　阿膠
各二兩　蜀椒三兩。

上二十六味，末之，白蜜和丸如梧子大。酒服三丸，日
三。

通明丸　主五勞七傷六極，強力行事舉重，重病後骨髓未
滿房室，所食不消，胃氣不平方。

麥門冬三斤　乾地黃　石韋各一斤　紫菀　甘草　阿膠　杜
仲　五味子　肉蓯蓉　遠志　茯苓　天雄各半斤。

上十二味，末之，蜜丸如梧子。食上飲若酒服十丸，日
再，加至二十丸。

補虛益精大通丸　主五勞七傷百病方。

乾地黃八兩　天門冬　乾薑　當歸　石斛　肉蓯蓉　白朮
甘草　芍藥　人參各六兩　麻子仁半兩　大黃　黃芩各五兩　蜀

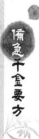

椒三升　防風四兩　紫菀五兩　茯苓　杏仁各三兩　白芷一兩。

上十九味，末之，白蜜棗膏丸如彈子。空腹服一丸，日三，神效。

赤石脂丸　主五勞七傷，每事不如意，男子諸疾方。

赤石脂　山茱萸各七分　防風　遠志　栝樓根　牛膝　杜仲　薯蕷各四分　蛇床仁六分　柏子仁　續斷　天雄　菖蒲各五分　石韋二分　肉蓯蓉二分。

上十五味，末之，蜜棗膏和丸如梧子。空腹服五丸，日三，十日知。久服不老，加菟絲四分佳。

鹿角丸　補益方。

鹿角　石斛　薯蕷　人參　防風　白馬莖　乾地黃　菟絲子　蛇床子各五分　杜仲　澤瀉　山茱萸　赤石脂　乾薑各四分　牛膝　五味子　巴戟天各六分　蓯蓉七分　遠志　石龍芮各三分　天雄二分。

上二十一味，末之。酒服如梧子三十丸，日二。忌米醋。
一方無乾薑、五味子。

治五臟虛勞損傷，陰痿，陰下濕癢或生瘡，莖中痛，小便餘瀝，四肢虛吸，陽氣絕，陽脈傷，蓯蓉補虛益氣方。

蓯蓉　薯蕷各五分　遠志四分　蛇床子　菟絲子各六分　五味子　山茱萸各七分　天雄八分　巴戟天十分。

上九味，末之，蜜丸如梧子。酒服二十丸，日二服，加至二十五丸。

治五勞七傷六極，臟腑虛弱，食欲不下，顏色黧黯，八風所傷，乾地黃補虛益氣能食資顏色長陽方。

乾地黃七分　蛇床子六分　遠志十分　茯苓七分　蓯蓉十分　五味子四分　麥門冬五分　杜仲十分　阿膠八分　桂心五分　天雄七分　棗肉八分　甘草十分。

上十三味，末之，蜜丸如梧子。酒下二十丸，日再，加至

三十丸。常服尤佳。

治虛勞不起，囊下癢，汗出，小便淋瀝，莖中數痛，尿時赤黃，甚者失精，劇苦溺血，目視䀮䀮，得風淚出，莖中冷，精氣衰，兩膝腫，不能久立，起則目眩，補虛方。

蛇床子　細辛　天雄　大黃　杜仲　柏子仁　菟絲子　茯苓　防風　萆薢　菖蒲　澤瀉各四兩　栝樓根三分　桂心　蓯蓉　薯蕷　山茱萸　蜀椒　石韋　白朮各三分　遠志　牛膝各六分。

上二十二味，末之，蜜丸如梧子。酒服十五丸，日再，漸加至五十丸。十五日身體輕，三十日聰明，五十日可御五女。

覆盆子丸　主五勞七傷羸瘦，補益令人充健方。

覆盆子十二分　蓯蓉　巴戟天　白龍骨　五味子　鹿茸　茯苓　天雄　續斷　薯蕷　白石英各十分　乾地黃八分　菟絲子十二分　蛇床子五分　遠志　乾薑各六分。

上十六味，末之，蜜丸如梧子。酒服十五丸，日再，細細加至三十丸。慎生冷、陳臭。《張文仲方》無龍骨、鹿茸、天雄、續斷、石英，有石斛、白朮、桂心、枸杞子、人參、柏子仁、澤瀉各六分，牛膝四分，山茱萸五分，赤石脂、甘草各八分，細辛四分。

治五勞七傷，虛羸無氣力傷極方。

菟絲子　五味子各二兩　蛇床子一兩。

上三味，末之，蜜丸如梧子。一服三丸，日三。禁如常法。

補益方

乾漆　柏子仁　山茱萸　酸棗仁各四分。

上四味，末之，蜜丸如梧子大。服二七丸，加至二十丸，日二。

麴囊丸　治風冷，補虛弱，亦主百病方。

乾地黃　蛇床子　薯蕷　牡蠣　天雄　遠志　杜仲　鹿茸　五味子　桂心　鹿銜草　石斛　車前子　菟絲子　雄雞肝　肉蓯蓉　未連蠶蛾。

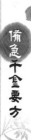

上十七味，各等分，欲和，任意搗末，蜜丸如小豆大。酒服三丸，加至七丸，日三夜一。禁如常法。須常有藥氣，大益人。服藥十日以後，少少得強。

翟平世治五勞七傷方

鐘乳粉　萆薢各一分　乾薑三分，一作乾地黃　巴戟天　菟絲子　蓯蓉各二分。

上六味，末之，蜜丸如梧子。酒服七丸，日三。服訖，行百步，服酒三合，更行三百步，胸中熱定，即食乾飯、牛、羊、兔肉任為羹，去肥膩，餘不忌。

明目益精，長志倍力，久服長生耐老方。

遠志　茯苓　細辛　木蘭　菟絲子　續斷　人參　菖蒲　龍骨　當歸　芎藭　茯神。

上十二味，各五分，末之，蜜丸如梧子。服七丸至十丸，日二夜一，滿三年益智。

磁石酒　療丈夫虛勞冷，骨中疼痛，陽氣不足，陰下疥一作痛熱方。

磁石　石斛　澤瀉　防風各五兩　杜仲　桂心各四兩　桑寄生　天雄　黃耆　天門冬各三兩　石楠二兩　狗脊八兩。

上十二味，㕮咀，酒四斗浸之。服三合，漸加至五合，日再服。亦可單漬磁石服之。

石英煎　主男子女人五勞七傷，消枯羸瘦，風虛痼冷，少氣力，無顏色，不能動作，口苦咽燥，眠中不安，惡夢驚懼，百病方。

紫石英　白石英各一斤，碎如米，以醇酒九升，銅器中微火煎取三升，以竹箆攪，勿住手，去滓澄清　乾地黃一斤　石斛五兩　柏子仁　遠志各一兩　茯苓　人參　桂心　乾薑　白朮　五味子　蓯蓉　甘草　天雄　白芷　細辛　芎藭　黃耆　山茱萸　麥門冬　防風　薯蕷各二兩　白蜜三升　酥一升　桃仁三升。

上二十四味，治下篩，納煎中，如不足，加酒取足為限，煎之令可丸，丸之。酒服三十丸，如梧子，日三，稍加至四十丸為度。無藥者可單服煎。令人肥白充實。

麋角丸方

取當年新角連腦頂者為上，看角根有斫痕處亦堪用，退角根下平者，是不堪。諸麋角丸方，凡有一百一十方，此特出眾方之外，容成子羔服而羽化。

夫造此藥，取角五具，或四具、三具、兩具、一具為一劑，先去尖一大寸，即各長七八寸，取勢截斷，量把鎊得，即於長流水中以竹器盛懸，浸可十宿。

如無長流水處，即於淨盆中滿著水浸，每夜易之，即將出，削去皺皮，以利鎊鎊取白處至心即止，以清粟米泔浸之，經兩宿，初經一宿即乾，握去舊水，置新絹上曝乾，淨擇去惡物粗骨皮及鎊不勻者，即以無灰美酒於大白瓷器中浸經兩宿，其酒及器物隨藥多少，其藥及酒俱入淨釜中，初武火煮一食久後，即又著火微煎，如蟹目沸，以柳木箆長四尺、闊三指徐攪之，困即易人，不得住，時時更添美酒，以成煎為度，煎之皆須平旦下手，不得經兩宿，仍看屑消似稀膠，即以牛乳五大升，酥一斤，以次漸下後藥：

秦艽　人參　甘草　肉蓯蓉　檳榔　麋角一條，炙令黃為散，與諸藥同製之　通草　菟絲子酒浸兩宿，待乾別擣之，各一兩。

上擣為散，如不要補，即不須此藥共煎，又可一食時候，藥似稠粥即止火，少時歇熱氣，即投諸藥散相合，攪之相得，仍待少時漸稠堪作丸，即以新器中盛之，以眾手一時丸之如梧子大，若不能眾手丸，旋暖漸丸亦得，如黏手，著少酥塗手。

其服法，空腹取三果漿以下之，如無三果漿，酒下亦得，初服三十丸，日加一丸，至五十丸為度，日二服。初服一百日內，忌房室。服經一月，腹內諸疾自相驅逐，有微痢勿怪，漸

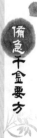

後多洩氣，能食，明耳目，補心神，安臟腑，填骨髓，理腰腳，能久立，髮白更黑，貌老還少。

其患氣者，加枳實、青木香，準前各一大兩。若先曾服丹石等藥，即以三黃丸食上壓令宣洩。如飲酒、食麴口乾，鼻中氣粗，眼澀，即以蜜漿飲之，即止。如不止，加以三黃丸使微利，諸如此，一度發動已後方始調暢。

服至二百日，面皺自展光澤。一年，齒落更生，強記，身輕若風，日行數百里。二年，常令人肥飽少食，七十以上卻成後生。三年，腸作筋髓，預見未明。四年，常飽不食，自見仙人。三十以下服之不輟，顏一定。其藥合之時須淨室中，不得令雞、犬、女人、孝子等見。婦人服之亦佳。

五臟虛勞　小腹弦急脹熱，灸腎俞五十壯，老小損之。若虛冷，可至百壯，橫三間寸灸之。

《備急千金要方》卷・第十九

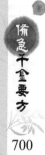

《備急千金要方》
卷第二十 ➢ 膀胱腑

膀胱腑脈論第一

論曰：膀胱者，主腎也，耳中是其候也。腎合氣於膀胱。膀胱者，津液之腑也，號水曹掾，名玉海。重九兩二銖，左回疊積，上下縱，廣九寸，受津液九升九合，兩邊等，應二十四氣。鼻空在外，膀胱漏泄。

黃帝曰：夫五臟各一名一形，腎乃獨兩，何也？

岐伯曰：膀胱為腑有二處，腎亦二形，應腑有二處。臟名一，腑名二，故五臟六腑也。一說腎有左右，而膀胱無二。今用當以左腎合膀胱，右腎合三焦。

左手關後尺中陽絕者，無膀胱脈也。病苦逆冷，婦人月使不調，王月則閉，男子失精，尿有餘瀝，刺足少陰經治陰，在足內踝下動脈是也。

右手關後尺中陽絕者，無子戶脈也。病苦足逆寒，絕產，帶下無子，陰中寒，刺足少陰經治陰。

左手關後尺中陽實者，膀胱實也。病苦逆冷，脅下邪氣相引痛，刺足太陽經治陽，在足小趾外側本節後陷中。

右手關後尺中陽實者，膀胱實也。病苦少腹滿，腰痛，刺足太陽經治陽。

病先發於膀胱者，背膂筋痛，小便閉，五日之腎，少腹腰脊痛，脛酸；一日之小腸，脹；一日之脾，閉塞不通，身痛體

重；二日不已，死，冬雞鳴，夏下晡。一云日夕。

膀胱病者，少腹偏腫而痛，以手按之，則欲小便而不得，肩上熱，若脈陷，及足小趾外側及脛踝後皆熱。若脈陷，取委中。

膀胱脹者，少腹滿而氣癃。

腎前受病，傳於膀胱。腎咳不已，咳則遺尿。

厥氣客於膀胱，則夢遊行。

腎應骨，密理厚皮者，三焦、膀胱厚；粗理薄皮者，三焦、膀胱薄；腠理疏者，三焦、膀胱緩；急皮而無毫毛者，三焦、膀胱急；毫先美而粗者，三焦、膀胱直；稀毫者，三焦、膀胱結也。

扁鵲云：六腑有病徹面形，腎、膀胱與足少陰、太陽為表裏，膀胱總通於五臟，所以五臟有疾即應膀胱，膀胱有疾即應胞囊。傷熱則小便不通，膀胱急，尿苦黃赤；傷寒則小便數，清白，或發石水，根在膀胱，四肢小，其腹獨大也。方在治水篇中。

骨絕不治，齒黃落，十日死。

足太陽之脈，起於目內眥，上額，交巔上。其支者，從巔至耳上角。其直者，從巔入絡腦，還出別下項，循肩膊內，俠脊抵腰中，入循膂，絡腎，屬膀胱。其支者，從腰中下會於後陰，下貫臀，入膕中。其支者，從膊內左右別下貫胛一作髖，過髀樞，循髀外後廉，下合膕中，以下貫腨內，出外踝之後，循京骨，至小趾外側。

是動則病沖頭痛，目似脫，項似拔，脊痛，腰似折，髀不可以曲一作回，膕如結，腨如裂，是為踝厥。是主筋所生病者，痔瘧狂癲疾，頭腦項痛，目黃，淚出，鼽衄，項背、腰尻、膕腨腳皆痛，小趾不用。盛者則人迎大再倍於寸口，虛者則人迎反小於口也。

膀胱虛實第二

脈四條　方六首　灸法一首

膀胱實熱

左手尺中神門以後脈陽實者，足太陽經也。病苦逆滿，腰中痛，不可俯仰，勞也，名曰膀胱實熱也。

右手尺中神門以後脈陽實者，足太陽經也。病苦胞轉不得小便，頭眩痛，煩滿，脊背強，名曰膀胱實熱也。

治膀胱實熱方。

石膏八兩　栀子仁一作瓜子仁　茯苓　知母各三兩　蜜五合　生地黃　淡竹葉各切一升。

上七味，㕮咀，以水七升，煮取二升，去滓下蜜，煮二沸，分三服。須利，加芒硝三兩。

治膀胱熱不已，舌乾咽腫方。

升麻　大青各三兩　薔薇根白皮　射干　生玄參　黃柏各四兩　蜜七合。

上七味，㕮咀，以水七升，煮取一升，去滓下蜜，煮二沸，細細含之。

膀胱虛冷　左手尺中神門以後脈陽虛者，足太陽經也。病苦腳中筋急，腹中痛引腰背，不可屈伸，轉筋，惡風偏枯，腰痛，外踝後痛，名曰膀胱虛冷也。

右手尺中神門以後脈陽虛者，足太陽經也。病苦肌肉振動，腳中筋急，耳聾忽忽不聞，惡風颼颼作聲，名曰膀胱虛冷也。

治膀胱虛冷，饑不欲飲食，面黑如炭，腰脅疼痛方。

磁石六兩　黃蓍　茯苓各三兩　杜仲　五味子各四兩　白朮　白石英各五兩。

上七味，㕮咀，以水九升，煮取三升，分三服。

治膀胱冷，咳唾則有血，喉鳴喘息方。

羊腎一具　人參　玄參　桂心　芎藭　甘草各三兩　茯苓四兩　地骨皮　生薑各五兩　白朮六兩　黃蓍三兩。

上十一味，㕮咀，以水一斗一升，先煮腎，減三升，去腎下藥，煮取三升，去滓，分為三服。

龍骨丸　治膀胱腎冷，坐起欲倒，目䀮䀮，氣不足，骨痿方。

龍骨　柏子仁　甘草　防風　乾地黃各五分　桂心　禹餘糧　黃蓍　茯苓　白石英各七分　人參　附子　羌活　五味子各六分　玄參　芎藭　山茱萸各四分　磁石　杜仲　乾薑各八分。

上二十味，末之，蜜丸如梧子。空腹，酒服三十丸，日二，加至四十丸。

治膀胱寒，小便數，漏精稠厚，如米白泔方。

赤雄雞腸兩具　雞膍胵兩具　乾地黃三分　桑螵蛸　牡蠣龍骨　黃連各四分　白石脂五分　蓯蓉六分　赤石脂五分。

上十味，治下篩，納雞腸及膍胵中縫塞，蒸之令熟，曝乾，合搗為散，以酒和方寸匕，日三服。

治膀胱，灸之如腎虛法。

胞囊論第三
論一首　方十六首　灸法八首

論曰：胞囊者，腎、膀胱候也，貯津液並尿。若臟中熱病者，胞澀小便不通，尿黃赤；若腑有寒病，則胞滑小便數而多白。若至夜則尿偏甚者，夜則內陰氣生。故熱則瀉之，寒則補之，不寒不熱，依經調之，則病不生矣。

凡尿不在胞中，為胞屈僻，津液不通，以蔥葉除尖頭，納陰莖孔中，深三寸，微用口吹之，胞脹，津液大通便癒。

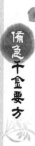

治腎熱應胞囊澀熱，小便黃赤，苦不通，榆皮通滑泄熱煎方。

榆白皮　葵子各一升　車前子五升　赤蜜一升　滑石　通草各三兩。

上六味，㕮咀，以水三斗，煮取七升，去滓下蜜，更煎取三升，分三服。婦人難產，亦同此方。

治膀胱急熱，小便黃赤，滑石湯方。

滑石八兩　子芩三兩　榆白皮四兩　車前子　冬葵子各一升。

上五味，㕮咀，以水七升，煮取三升，分三服。

治虛勞尿白濁方。

榆白皮切二斤，水二斗，煮取五升，分五服。

又方　搗乾羊骨末，服方寸匕，日二。

虛勞尿白濁，灸脾俞一百壯。

又，灸三焦俞百壯。

又，灸腎俞百壯。

又，灸章門百壯，在季肋端。

凡飽食訖忍小便，或飽食走馬，或忍小便大走及入房，皆致胞轉，臍下急滿不通，治之方。

亂髮急纏如兩拳大，燒末，醋四合，和二方寸匕，服之訖，即炒熟黑豆葉蹲坐上。

治胞轉方。

榆白皮一升　石韋一兩　鬼箭三兩　滑石四兩　葵子　通草甘草各一兩。

上七味，㕮咀，以水一斗，煮取三升，分三服。

治丈夫、婦人胞轉，不得小便八九日方。

滑石　寒水石各一斤　葵子一升。

上三味，㕮咀，以水一斗，煮取五升，分三服。

治胞轉，小便不得方。

蔥白四七莖　阿膠一兩　琥珀三兩　車前子一升。

上四味，㕮咀，以水一斗，煮取三升，分三服。

又方　阿膠三兩，水二升，煮取七合，頓服之。

又方　豉五合，以水三升，煮數沸，頓服之。

又方　麻子煮取汁，頓服之。

又方　連枷關燒灰，水服之。

又方　筆頭灰水服之。

又方　納白魚子莖孔中。

又方　燒死蟒蟲二枚，末，水服之。

又方　酒和豬脂雞子大，頓服之。

腰痛，小便不利，苦胞轉，灸玉泉七壯，穴在關元下一寸。大人從心下度取八寸是玉泉穴，小兒斟酌以取之。

又，灸第十五椎五十壯。

又，灸臍下一寸。

又，灸臍下四寸，各隨年壯。

三焦脈論第四

論曰：夫三焦者，一名三關也。上焦名三管反射，中焦名霍亂，下焦名走哺。合而為一，有名無形，主五臟六腑，往還神道，周身貫體，可聞不可見。和利精氣，決通水道，息氣腸胃之間，不可不知也。三焦名中清之腑，別號玉海，水道出屬膀胱合者，雖合而不同。上、中、下三焦同號為孤腑，而榮出中焦，衛出上焦。榮者，絡脈之氣道也；衛者，經脈之氣道也。其三焦形相厚薄大小，並同膀胱之形云。

三焦病者，腹脹氣滿，小腹尤堅，不得小便，窘急，溢則為水，留則為脹，候在足太陽之外大絡，在太陽、少陽之間，

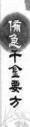

亦見於脈，取委陽。

　　小腹腫痛，不得小便，邪在三焦，約取太陽大絡，視其結脈與厥陰小絡結而血者，腫上及胃脘，取三里。

　　三焦脹者，氣滿於皮膚，殼殼而不堅疼。一云殼殼而堅。

　　久咳不已，傳之三焦，咳而腹滿，不欲飲食也。

　　手少陽之脈，起於小指、次指之端，上出兩指之間，循手錶腕，出臂外兩骨之間，上貫肘，循臑外上肩，而交出足少陽之後，入缺盆，交膻中，散絡心包，下膈，遍屬三焦。其支者，從膻中上出缺盆，上項，俠耳後直上，出耳上角，以屈下額至頗。其支者，從耳後，入耳中，出走耳前，過客主人前，交頰，至目銳眥。是動則病耳聾渾渾焞焞，嗌腫喉痹。是主氣所生病者，汗出，目銳眥痛，頰腫，耳後、肩臑、肘臂外皆痛，小指、次指不用。

　　為此諸病，盛則瀉之，虛則補之，熱則疾之，寒則留之，陷下則灸之，不盛不虛，以經取之。盛者人迎大再倍於寸口，虛者人迎反小於寸口也。

三焦虛實第五

論三首　方十八首　灸法七首

　　論曰：夫上焦如霧霧者，霏霏起上也，其氣起於胃上脘《難經》、《甲乙》、《巢源》作上口並咽，以上貫膈，布胸中，走腋，循足太陰之分而行，還注於手陽明，上至舌，下注足陽明，常與榮衛俱行於陽二十五度，行於陰二十五度，為一周，日夜五十周身，週而復始，大會於手太陰也。主手少陽心肺之病，內而不出，人有熱，則飲食下胃，其氣未定，汗則出，或出於面，或出於背，身中皆熱。不循衛氣之道而出者何？此外傷於風，內開腠理，毛蒸理泄，衛氣走之，固不得循其道。此

氣慓悍滑疾，見開而出，故不得從其道，名曰漏氣。其病則肘攣痛，食先吐而後下，其氣不續，膈間厭悶，所以飲食先吐而後下也。寒則精神不守，泄下便痢，語聲不出，若實則上絕於心，若虛則引氣於肺也。

治上焦飲食下胃，胃氣未定，汗出面背，身中皆熱，名曰漏氣，通脈瀉熱，澤瀉湯方。

澤瀉　半夏　柴胡　生薑各三兩　地骨皮五兩　石膏八兩竹葉五合　蓴心一升　茯苓　人參各二兩　甘草　桂心各一兩。

上十二味，㕮咀，以水二斗，煮取六升，分五服。一云水一斗，煮取三升，分三服。

治上焦熱，腹滿而不欲食，或食先吐而後下，肘攣痛，麥門冬理中湯方。

麥門冬　生蘆根　竹茹　穤米各一斤　生薑四兩　白朮五兩蓴心五合　甘草　茯苓各二兩　橘皮　人參　萎蕤各三兩。

上十二味，㕮咀，以水一斗五升，煮取三升，分三服。

胸中膈氣，聚痛好吐，灸厥陰俞隨年壯，穴在第四椎兩邊各相去一寸五分，灸隨年壯。

治上焦虛寒，短氣不續，語聲不出，黃耆理中湯方。

黃耆　桂心各二兩　丹參　杏仁各四兩　桔梗　乾薑　五味子　茯苓　甘草　芎藭各三兩。

上十味，㕮咀，以水九升，煮取三升，分為三服。

治上焦冷，下痢，腹內不安，食好注下，黃連丸方。

黃連　烏梅肉各八兩　桂心二兩　乾薑　附子　阿膠各四兩櫸皮　芎藭　黃柏各三兩。

上九味，末之，蜜丸如梧子大，飲下二十丸，加至三十丸。

治上焦閉塞，乾嘔，嘔而不出，熱少冷多，好吐白沫清涎，吞酸，厚朴湯方。

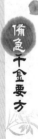

厚朴　茯苓　芎藭　白朮　玄參各四兩　生薑八兩　吳茱萸八合　桔梗　附子　人參　橘皮各三兩。

上十一味，㕮咀，以水二斗，煮取五升，分五服。

論曰：中焦如漚漚者，在胃中如漚也，其氣起於胃中脘《難經》作中口，《甲乙》、《巢源》作胃口，在上焦之後。此受氣者，主化水穀之味，秘糟粕，蒸津液，化為精微，上注於肺脈，乃化而為血，奉以生身，莫貴於此，故獨得行於經隧，名曰營氣，主足陽明。

陽明之別號曰豐隆，在外踝上，去踝八寸，別太陰，絡諸經之脈，上下絡太倉，主腐熟五穀，不吐不下。實則生熱，熱則閉塞不通，上下隔絕；虛則生寒，寒則腹痛，洞泄，便痢霍亂，主脾胃之病。

夫血與氣異形而同類，衛氣是精，血氣是神，故血與氣異名同類焉。而脫血者無汗，此是神氣；奪汗者無血，此是精氣。故人有兩死《刪繁》作一死，而無兩生，猶精神之氣隔絕也。若虛則補於胃，實則瀉於脾，調其中，和其源，萬不遺一也。

治中焦實熱閉塞，上下不通，隔絕關格，不吐不下，腹滿膨膨，喘急，開關格，通隔絕，大黃瀉熱湯方。

蜀大黃切，以水一升浸　黃芩　澤瀉　升麻　芒硝各三兩　羚羊角　梔子各四兩　生玄參八兩　地黃汁一升。

上九味，㕮咀，以水七升，煮取二升三合，下大黃，更煮兩沸，去滓下硝，分三服。

治中焦熱，水穀下痢，藍青丸方。

藍青汁三升　黃連八兩　黃柏四兩　烏梅肉　白朮　地榆　地膚子各二兩　阿膠五兩。

上八味，末之，以藍青汁和，微火煎，丸如杏仁大，飲服三丸，日二。七月七日合大良，當並手丸之。

治中焦寒，洞泄下痢，或因霍亂後，瀉黃白無度，腹中虛痛，黃連煎方。

黃連　酸石榴皮　地榆　阿膠各四兩　黃柏　當歸　厚朴　乾薑各三兩。

上八味，㕮咀，以水九升，煮取三升，去滓，下阿膠，更煎取烊，分三服。

四肢不可舉動，多汗洞痢，灸大橫隨年壯，穴在俠臍兩邊各二寸五分。

論曰：下焦如瀆瀆者，如溝水決泄也，其氣起於胃下脘，別回腸，注於膀胱而滲入焉，故水穀者常並居於胃中，成糟粕而俱下於大腸。主足太陽，灌滲津液，合膀胱，主出不主入，別於清濁，主肝腎之病候也。若實則大小便不通利，氣逆不續，嘔吐不禁，故曰走哺；若虛則大小便不止，津液氣絕。人飲酒入胃，穀未熟而小便獨先下者何？蓋酒者，熟穀之液也，其氣悍以滑，故後穀入而先穀出也。所以熱則瀉於肝，寒則補於腎也。

治下焦熱，大小便不通，柴胡通塞湯方。

柴胡　黃芩　橘皮　澤瀉　羚羊角各三兩　生地黃一升　香豉一升，別盛　梔子四兩　石膏六兩　芒硝二兩。

上十味，㕮咀，以水一斗，煮取三升，去滓，納芒硝，分三服。

治下焦熱，或下痢膿血，煩悶恍惚，赤石脂湯方。

赤石脂八兩　烏梅二十枚　梔子十四枚　白朮　升麻各三兩　糜米一升　乾薑二兩。

上七味，㕮咀，以水一斗，煮米取熟，去米下藥，煮取二升半，分為三服。

治下焦熱，氣逆不續，嘔吐不禁，名曰走哺，止嘔人參湯方。

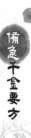

人參　萎蕤　黃芩　知母　茯苓各三兩　白朮　橘皮　生蘆根　梔子仁各四兩　石膏八兩。

上十味，㕮咀，以水九升，煮取三升，去滓，分三服。

治下焦熱毒痢，魚腦雜痢赤血，臍下少腹絞痛不可忍，欲痢不出，香豉湯方。

香豉　薤白各一升　梔子　黃芩　地榆各四兩　黃連　黃柏　白朮　茜根各三兩。

上九味，㕮咀，以水九升，煮取三升，分三服。

膀胱三焦津液下，大小腸中寒熱，赤白泄痢，及腰脊痛，小便不利，婦人帶下，灸小腸俞五十壯。

治下焦虛冷，大小便洞泄不止，黃柏止泄湯方。

黃柏　人參　地榆　阿膠各三兩　黃連五兩　茯苓　櫸皮各四兩　艾葉一升。

上八味，㕮咀，以水一斗，煮取三升，去滓，下膠消盡，分三服。

治下焦虛寒，津液不止，短氣欲絕，人參續氣湯方。

人參　橘皮　茯苓　烏梅　麥門冬　黃蓍　乾薑　芎藭各三兩　白朮　厚朴各四兩　桂心二兩　吳茱萸三合。

上十二味，㕮咀，以水一斗二升，煮取三升，分三服。

治下焦虛寒損，腹中瘀血，令人喜忘，不欲聞人語，胸中噎塞而短氣，茯苓丸方。

茯苓　乾地黃　當歸各八分　甘草　人參　乾薑各七分　杏仁五十枚　厚朴三分　桂心四分　黃蓍六分　芎藭五分。

上十一味，末之，蜜丸如梧子。初服二十丸，加至三十丸為度，日二，清白飲下之。

治下焦虛寒損，或先見血後便轉，此為近血，或利、不利，伏龍肝湯方。

伏龍肝五合，末　乾地黃五兩，一方用黃柏　阿膠三兩　髮灰

二合　甘草　乾薑　黃芩　地榆　牛膝各三兩，一作牛蒡根。

上九味，㕮咀，以水九升，煮取三升，去滓，下膠煮消，下髮灰，分為三服。

治下焦虛寒損，或先便轉後見血，此為遠血，或利或不利，好因勞冷而發，宜續斷止血方。

續斷　當歸　桂心各一兩　乾薑　乾地黃各四兩　甘草二兩　蒲黃　阿膠各一兩。

上八味，㕮咀，以水九升，煮取三升半，去滓，下膠取烊，下蒲黃，分三服。

治三焦虛損，或上下發洩、吐唾血，皆從三焦起，或熱損發，或因酒發，宜當歸湯方。

當歸　乾薑　乾地黃　柏枝皮　小薊　羚羊角　阿膠各三兩　芍藥　白朮各四兩　黃芩　甘草各二兩　蒲黃五合　青竹茹半升　伏龍肝一雞子大　髮灰一雞子。

上十五味，㕮咀，以水一斗二升，煮取三升半，去滓，下膠取烊，次下髮灰及蒲黃，分三服。

五臟六腑，心腹滿，腰背疼，飲食吐逆，寒熱往來，小便不利，羸瘦少氣，灸三焦俞隨年壯。

腹疾腰痛，膀胱寒澼飲注下，灸下極俞隨年壯。

三焦寒熱，灸小腸俞隨年壯。

三焦膀胱腎中熱氣，灸水道隨年壯，穴在俠屈骨相去五寸。屈骨在臍下五寸屈骨端，水道俠兩邊各二寸半。

霍亂第六

論二首　證四條　方二十八首　灸法十八首

論曰：原夫霍亂之為病也，皆因食飲，非關鬼神，夫飽食腶膾，復餐乳酪，海陸百品，無所不唼，眠臥冷席，多飲寒

漿，胃中諸食結而不消，陰陽二氣擁而反戾，陽氣欲升，陰氣欲降，陰陽乖隔，變成吐痢，頭痛如破，百節如解，遍體諸筋皆為回轉，論時雖小，卒病之中最為可畏，雖臨深履危，不足以喻之也。養生者，宜達其旨趣，庶可免於夭橫矣。

凡霍亂，務在溫和將息，若冷即遍體轉筋。凡此病定，一日不食為佳，仍須三日少少吃粥，三日以後可恣意食息，七日勿雜食為佳，所以養脾氣也。

大凡霍亂，皆中食膾酪，及飽食雜物過度，不能自裁，夜臥失覆，不善將息所致，以此殞命者眾。人生稟命，以五臟為主。夫五臟者，即是五行，內為五行，外為五味，五行五味，更宜扶抑，所以春、夏、秋、冬，逆理之食啖不可過度。凡飲食於五臟相剋者，為病相生無他。

《經》曰：春無食辛，夏無食鹹，季夏無食酸，秋無食苦，冬無食甘。此不必全不食，但慎其太甚耳。

諺曰：百病從口生，蓋不虛也。四時昏食，不得太飽，皆生病耳，從夏至秋分，忌食肥濃。然熱月人自好冷食，更與肥濃，兼食果菜無節，極遂逐冷眠臥，冷水洗浴，五味更相剋賊，雖欲無病，不可得也。所以病苦，人自作之，非關運也。

書曰：非天夭人，人中自絕命。此之謂也。

凡諸霍亂，忌與米飲，胃中得米即吐不止，但與厚朴葛根飲，若冬瓜葉飲，沾漬咽喉而不可多與。若服湯時隨服吐者，候吐定乃止。診脈絕不通，以桂合葛根為飲。吐下心煩，內熱汗不出，不轉筋，脈急數者，可犀角合葛根為飲。吐下不止，發熱心煩，欲飲水，可少飲米粉汁為佳。若不止，可與葛根薺苨飲服之。

問曰：病有霍亂者何？

師曰：嘔吐而利，此為霍亂。

問曰：病者發熱頭痛，身體疼痛，惡寒而復吐利，當屬何

病？

師曰：當為霍亂，霍亂吐利，止而復發熱也。傷寒其脈微澀，本是霍亂，今是傷寒，卻四五日至陰經，上轉入陰必利。本嘔下利者，不可治也。霍亂吐多者，必轉筋不渴，即臍上築。霍亂而臍上築者，為腎氣動，當先治其築，治中湯主之，去朮加桂心。去朮者，以朮虛故也；加桂者，恐作奔豚也。霍亂而臍上築，吐多者，若下多者，霍亂而驚悸，霍亂而渴，霍亂而腹中痛，嘔而吐利，嘔而利欲得水者，皆用治中湯主之。

治中湯 主霍亂吐下脹滿，食不消，心腹痛方。

人參　乾薑　白朮　甘草各三兩。

上四味，㕮咀，以水八升，煮取三升，分三服。不瘥，頓服三兩劑。遠行防霍亂，依前作丸如梧子，服三十丸。如作散，服方寸匕，酒服亦得。若轉筋者，加石膏三兩。仲景云：若臍上築者，腎氣動也，去朮加桂心四兩；吐多者，去朮加生薑三兩；下多者，復用朮；悸者，加茯苓二兩；渴欲得水者，加朮合前成四兩半；腹中痛者，加人參合前成四兩半；若寒者，加乾薑合前成四兩半；腹滿者，去朮加附子一枚。服湯後一食頃，服熱粥一升，微自溫，勿發揭衣被也。

吐利止而身體痛不休者，當消息和解，其外以桂枝湯小和之。方見傷寒中。

四順湯 治霍亂轉筋，肉冷汗出，嘔啘者方。

人參　乾薑　甘草各三兩　附子一兩。

上四味，㕮咀，以水六升，煮取二升，分三服。《范汪》云：利甚加龍骨二兩妙。

四逆湯 主多寒手足厥冷，脈絕方。

吳茱萸二升　生薑八兩　當歸　芍藥　細辛　桂心各三兩　大棗二十五枚　通草　甘草各二兩。

上九味，㕮咀，以水六升、酒六升，合煮取五升，分五服。舊方用棗三十枚，今以霍亂病法多痞，故除之。如退棗，

入葛根二兩佳。霍亂四逆，加半夏一合、附子小者一枚；惡寒乃與大附子。

吐下而汗出，小便復利，或下利清穀，裏寒外熱，脈微欲絕，或發熱惡寒，四肢拘急，手足厥，**四逆湯**主之方。

甘草二兩　乾薑一兩　半附子一枚。

上三味，㕮咀，以水三升，煮取一升二合，溫分再服，強人可與大附子一枚，乾薑至三兩。《廣濟方》：若吐之後吸吸少氣，及下而腹滿者，加人參一兩。

吐利已斷，汗出而厥，四肢拘急不解，脈微欲絕，**通脈四逆湯**主之方。

大附子一枚　甘草一兩半　乾薑三兩，強人四兩。

上三味，㕮咀，以水三升，煮取一升二合，分二服，脈出即瘥。若面色赤者，加蔥白九莖；腹中痛者，去蔥加芍藥二兩；嘔逆，加生薑二兩；咽痛，去芍藥，加桔梗一兩，利止脈不出者，去桔梗，加人參二兩。皆與方相應乃服之。仲景用通脈四逆加豬膽汁湯。

霍亂吐利，已服理中、四順，熱不解者，**以竹葉湯**主之方。

竹葉一握　生薑十累　白朮三兩　小麥一升　橘皮　當歸桂心各二兩　甘草　人參　附子　芍藥各一兩。

上十一味，㕮咀，以水一斗半，先煮竹葉、小麥，取八升，去滓下藥，煮取三升，分三服。上氣者，加吳茱萸半升，即瘥。理中、四順皆大熱，若有熱，宜竹葉湯。《古今錄驗》無芍藥。

治婦人霍亂，嘔逆吐涎沫，醫反下之，心下即痞，當先治其涎沫，可服小青龍湯。涎沫止，次治其痞，可服甘草瀉心湯方。

甘草四兩　半夏半升　乾薑　黃芩各三兩　黃連一兩　大棗

十二枚。

上六味，㕮咀，以水一斗，煮取六升，分六服。

治婦人霍亂嘔吐，小青龍湯。方出第十八卷。

治霍亂四逆，吐少嘔多者，附子粳米湯主之方。

中附子一枚　粳米五合　半夏半升　乾薑　甘草各一兩　大
棗十枚。

上六味，㕮咀，以水八升，煮藥取米熟，去滓，分三服。
仲景無乾薑。

**治年老羸劣，冷氣噁心，食飲不化，心腹虛滿，拘急短
氣，霍亂嘔逆，四肢厥冷，心煩氣悶，流汗，扶老理中散方。**

麥門冬　乾薑各六兩　人參　白朮　甘草各五兩　附子　茯
苓各三兩。

上七味，治下篩，以白湯三合，服方寸匕。常服，將蜜
丸，酒服如梧子二十丸。

人參湯　主毒冷霍亂，吐利煩嘔，轉筋，肉冷汗出，手足
指腫，喘息垂死，絕語音不出，百方不效，脈不通者，服此湯
取瘥乃止，隨吐續更服勿止，並灸之方。

人參　附子　厚朴　茯苓　甘草　橘皮　當歸　葛根　乾
薑　桂心各一兩。

上十味，㕮咀，以水七升，煮取二升半，分三服。

霍亂蠱毒，宿食不消積冷，心腹煩滿，鬼氣方。

極鹹鹽湯三升，熱飲一升，刺口令吐宿食使盡，不吐更
服，吐訖復飲，三吐乃住靜止。此法大勝諸治，俗人以為田舍
淺近法，鄙而不用，守死而已。凡有此病，即須先用之。

治霍亂方。

扁豆一升　香薷一升。

上二味，以水六升，煮取二升，分服，單用亦得。

霍亂洞下不止者方。

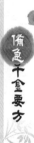

艾一把，水三升，煮取一升，頓服之，良。

又方 香葇一把，水四升，煮取一升，頓服之。青木香亦佳。

霍亂吐下腹痛方。

以桃葉，冬用皮，煎汁服一升，立止。

霍亂引飲，飲輒乾嘔方。

生薑五兩，㕮咀，以水四升，煮取二升半，分二服。高良薑大佳。

治霍亂，杜若丸，久將遠行防備方。

杜若　藿香　白朮　橘皮　乾薑　木香　人參　厚朴　瞿麥　桂心　薄荷　女萎　茴香　吳茱萸　雞舌香。

上十五味，等分，末之，蜜丸如梧子，酒下二十丸。

治霍亂，使百年不發丸方。

虎掌　薇銜各二兩　枳實　附子　人參　檳榔　乾薑各三兩　厚朴六兩　皂莢三寸　白朮五兩。

上十味，末之，蜜丸如梧子，酒下二十丸，日三。武德中，有德行尼名淨明，患此已久，或一月一發，或一月再發，發即至死，時在朝太醫蔣許甘巢之徒亦不能識，余以霍亂治之，處此方得癒，故疏而記之。

凡先服石人，因霍亂吐下，服諸熱藥吐下得止，因即變虛，心煩，手足熱，口乾燥，欲得水，嘔逆迷悶，脈急數者，及時行熱病後毒未盡，因霍亂吐下，仍發熱，心胸欲裂者，以此解之方。

薔薇　人參　厚朴　知母　栝樓根　茯苓　犀角　藍子　枳實　桔梗　橘皮　葛根　黃芩　甘草各一兩。

上十四味，㕮咀，以水一斗，煮取三升，分三服。

中熱霍亂，暴利心煩，脈數，欲得冷水者方。

新汲井水，頓服一升，立癒。先患胃口冷者，勿服之。

治霍亂醫所不治方。

童女月經衣合血燒末，酒服方寸匕，秘之，百方不瘥者用之。

治霍亂轉筋方。

蓼一把，去兩頭，以水二升，煮取一升，頓服之。一方作梨葉。

又方 燒故木梳灰，末之，酒服一枚小者，永瘥。

又方 車轂中脂塗足心下，瘥。

治霍亂轉筋入腹，不可奈何者方。

極鹹作鹽湯，於槽中暖漬之。

又方 以醋煮青布搵之，冷復易之。

治轉筋不止者方。

若男子，以手挽其陰牽之；女子，挽其乳近左右邊。

論曰：凡霍亂灸之，或時雖未立瘥，終無死憂，不可逆灸。或但先腹痛，或先下吐後，當隨病狀灸之。

若先心痛及先吐者，灸巨闕七壯，在心下一寸，不效更灸如前數。

若先腹痛者，灸太倉二七壯，穴在心厭下四寸，臍上一夫，不止更灸如前數。

若先下利者，灸榖門二七壯，在臍旁二寸，男左女右，一名大腸募，不瘥更灸如前數。

若吐下不禁，兩手陰陽脈俱疾數者，灸心蔽骨下三寸，又灸臍下三寸，各六七十壯。

若下不止者，灸大都七壯，在足大趾本節後內側白肉際。

若泄利所傷，煩欲死者，灸慈宮二十七壯，在橫骨兩邊各二寸半，橫骨在臍下橫門骨是。

若乾嘔者，灸間使各七壯，在手腕後三寸兩筋間，不瘥更灸如前數。

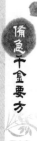

若嘔啘者，灸心主各七壯，在掌腕上約中，吐不止，更灸如前數。

若手足逆冷，灸三陰交各七壯，在足內踝直上三寸廉骨際。未瘥，更灸如前數。

轉筋在兩臂及胸中者，灸手掌白肉際七壯，又灸膻中、中府、巨闕、胃管、尺澤，並治筋拘頭足，皆癒。

走哺轉筋，灸踵踝白肉際各三七壯，又灸小腹下橫骨中央隨年壯。

轉筋四厥，灸兩乳根黑白際各一壯。

轉筋，灸湧泉六七壯，在足心下當拇趾大筋上，又灸足大趾下約中一壯。

轉筋不止，灸足踵聚筋上白肉際七壯，立癒。

轉筋入腹，痛欲死，四人持手足，灸臍上一寸十四壯，自不動，勿復持之。又灸股裏大筋去陰一寸。

霍亂轉筋，令病人合面正臥，伸兩手著身，以繩橫量兩肘尖頭，依繩下俠脊骨兩邊相去各一寸半，灸一百壯，無不瘥。《肘後》云：此華佗法。

霍亂已死有暖氣者，灸承筋，取繩量圍足從趾至跟匝，捻取等折一半以度，令一頭至跟踏地處，引縄上至度頭即是穴，灸七壯，起死人。又以鹽納臍中，灸二七壯。

雜補第七 論一首　方三十首

論曰：彭祖云：使人丁壯不老，房室不勞損氣力，顏色不衰者，莫過麋角。其法：刮之為末十兩，用生附子一枚合之，酒服方寸匕，日三，大良。亦可熬令微黃，單服之，亦令人不老，然遲緩不及附子者，又以雀卵和為丸，彌佳，服之二十日大有效。

琥珀散 主虛勞百病，除陰痿精清，力不足，大小便不利，如淋狀，腦門受寒，氣結在關元，強行陰陽，精少餘瀝，腰脊痛，四肢重，咽乾口燥，食無常味，乏氣力，遠視晄晄，驚悸不安，五臟虛勞，上氣喘悶方。

琥珀研，一升　松子　柏子　荏子各三升　蕪菁子　胡麻子　車前子　蛇床子　菟絲子　枸杞子　菴藺子　麥門冬各一升　橘皮　松脂　牡蠣　肉蓯蓉各四兩　桂心　石韋　石斛　滑石　茯苓　芎藭　人參　杜蘅　續斷　遠志　當歸　牛膝　牡丹各三兩　通草十四分。

上三十味，各治下篩，合搗二千杵，盛以韋囊，先食服方寸匕，日三夜一，用牛羊乳汁煎令熟。長服令人志性強，輕體益氣，消穀能食，耐寒暑，百病除癒，可御十女不勞損，令精實如膏，服後七十日可得行房。久服老而更少，髮白更黑，齒落重生。

蓯蓉散 主輕身益氣，強骨，補髓不足，能使陰氣強盛方。

肉蓯蓉一斤　生地黃三十斤，取汁　慎火草二升，切　楮子二升　乾漆二升　甘草一斤　遠志　五味子各一斤。

上八味，以地黃汁浸一宿，出曝乾，復漬令汁盡，為散。酒服方寸匕，空腹服，日三。三十日力倍常，可御十女。

禿雞散方

蛇床子　菟絲子　遠志　防風　巴戟　五味子　杜仲　蓯蓉各二兩。

上八味，治下篩。酒下方寸匕，日二，常服勿絕。無室勿服。

治五勞七傷，陰痿不起，衰損，天雄散方。

天雄　五味子　遠志各一兩　蓯蓉十分　蛇床子　菟絲子各六兩。

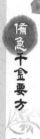

720

上六味，治下篩。以酒下方寸匕，日三，常服勿止。

治陰下濕癢，生瘡，失精陰痿方。

牡蒙　菟絲子　柏子仁　蛇床子　蓯蓉各二兩。

上五味，治下篩。以酒下方寸匕，日三，以知為度。

治陰痿精薄而冷方。

蓯蓉　鐘乳　蛇床子　遠志　續斷　薯蕷　鹿茸各三兩。

上七味，治下篩。酒下方寸匕，日二服。欲多房室，倍蛇床；欲堅，倍遠志；欲大，倍鹿茸；欲多精，倍鐘乳。

治五勞七傷，庶事衰惡方。

薯蕷　巴戟天　天雄　蛇床子各二分　雄蠶蛾十枚　石斛　五味子　蓯蓉各三分　菟絲子　牛膝　遠志各二分。

上十一味，治下篩。以酒服方寸匕，日三。

石硫黃散　極益房，補虛損方。

石硫黃　白石英　鹿茸　遠志　天雄　僵蠶　女萎　蛇床子　五味子　白馬莖　菟絲子各等分。

上十一味，治下篩。酒服方寸匕，日三，無房禁服。

又方　蘿摩六兩　五味子　酸棗仁　柏子仁　枸杞根皮　乾地黃各三兩。

上六味，治下篩，酒服方寸匕，日三。

又方　車前子莖葉根，治下篩，服方寸匕，強陰益精。

常餌補方

蓯蓉　石斛　乾薑各八兩　遠志　菟絲子　續斷各五兩　枸杞子一斤　天雄三兩　乾地黃十兩。

上九味，治下篩。酒服方寸匕，日二服。不忌，服藥十日，候莖頭紫色，乃可行房。

治男子陰氣衰，腰背痛，苦寒，莖消少精，小便餘瀝出，失精，囊下濕癢，虛乏，令人充實，肌膚肥悅方。

巴戟天　菟絲子　杜仲　桑螵蛸　石斛。

上五味，等分，治下篩。酒服方寸匕，日一，常服佳。

又方　薯蕷　丹參　山茱萸　巴戟　人參各五分　蛇床子　五味子各四分　天雄　細辛各三分　桂心二分　乾地黃七分。

上十一味，治下篩。酒服方寸匕，日二夜一服。

又方　五味子　蛇床子各二兩　續斷　牛膝各三兩　蓯蓉　車前子各四兩。

上六味，治下篩。酒服方寸匕，日二。

治男子羸瘦短氣，五臟痿損，腰痛，不能房室，益氣補虛，杜仲散方。

杜仲　蛇床子　五味子　乾地黃各六分　木防己五分　菟絲子十分　蓯蓉八分　巴戟天七分　遠志八分。

上九味，治下篩。食前酒服方寸匕，日三，長服不絕，佳。

治陽氣不足，陰囊濕癢，尿有餘瀝，漏泄虛損，云為不起，蓯蓉補虛益陽方。

蓯蓉　續斷各八分　蛇床子九分　天雄　五味子　薯蕷各七分　遠志六分　乾地黃　巴戟天各五分。

上九味，治下篩。酒服方寸匕，日三。凡病皆由醉飽之後並疲極而合陰陽，致成此病也。

白馬莖丸　主空房獨怒，見敵不興，口乾汗出，失精，囊下濕癢，尿有餘瀝，卵偏大引疼，膝冷脛酸，目中䀮䀮，少腹急，腰脊強，男子百病方。

白馬莖　赤石脂　石韋　天雄　遠志　山茱萸　菖蒲　蛇床子　薯蕷　杜仲　肉蓯蓉　柏子仁　石斛　續斷　牛膝　栝樓根　細辛　防風各八分。

上十八味，末之，白蜜丸如梧子大。酒服四丸，日再服，七日知，一月日百病癒，加至二十丸。

治陰痿方。

雄雞肝一具　鯉魚膽四枚。

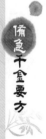

上二味，陰乾百日，末之，雀卵和，吞小豆大一丸。

又方 菟絲子一升 雄雞肝二具，陰乾百日。

上二味，末之，雀卵和丸，服如小豆一丸，日三。

又方 乾漆 白朮 甘草 菟絲子 巴戟天 五味子 蓯蓉 牛膝 桂心各三兩 石楠 石龍芮各一兩 乾地黃四兩。

上十二味，末之，蜜和丸如梧桐子，酒服二十丸，日三。

治陽不起方。

原蠶蛾未連者一升，陰乾，去頭足毛羽，末之，白蜜丸如梧子，夜臥服一丸，可行十室，菖蒲酒止之。

又方 蛇床子 菟絲子 杜仲各五分 五味子四分 蓯蓉八分。

上五味，末之，蜜丸如梧子，酒服十四丸，日二夜一。

又方 磁石五斤，研，清酒三斗，漬二七日，一服三合，日三夜一。

又方 常服天門冬亦佳。

又方 五味子一斤新好者，治下篩，酒服方寸匕，日三，稍加至三匕。無所慎，忌食豬、魚、大蒜、大醋，服一斤盡，即得力，百日以上可御十女，服藥常令相續不絕，四時勿廢，功能自如。

又方 菟絲子 五味子 蛇床子各等分。

上三味，末之，蜜丸如梧子。飲服三丸，日三。

壯陽道方

蛇床子末，三兩 菟絲汁，二合。

上二味，相合塗，日五遍。

冷暖適性方

蓯蓉 遠志各三分 附子一分 蛇床子三分。

上四味，末之，以唾和丸如梧子，安莖頭內玉泉中。

一行當百思想不忘方

蛇床子三分　天雄　遠志各三分　桂心一分　無食子一枚。

上五味，末之，唾丸如梧子，塗莖頭內玉泉中，稍時遍體熱。

陰痿不起方

蜂房灰，夜臥敷陰上，即熱起，無婦不得敷之。

《備急千金要方》卷·第二十

消渴第一

論六首　方五十三首　灸法六首

論曰：凡積久飲酒，未有不成消渴，然則大寒凝海而酒不凍，明其酒性酷熱，物無以加。脯炙鹽鹹，此味酒客耽嗜，不離其口，三觴之後，制不由己，飲啖無度，咀嚼鮓醬，不擇酸鹹，積年長夜，酣興不解，遂使三焦猛熱，五臟乾燥。木石尤且焦枯，在人何能不渴？治之癒否，屬在病者。若能如方節慎，旬月而瘳，不自愛惜，死不旋踵。方書醫藥，實多有效，其如不慎者何？

其所慎者有三：一飲酒，二房室，三鹹食及麵。能慎此者，雖不服藥而自可無他；不知此者，縱有金丹亦不可救，深思慎之。

又曰：消渴之人癒與未癒，常須思慮有大癰，何者？消渴之人，必於大骨節間發癰疽而卒，所以戒之在大癰也，當預備癰藥以防之。

有人病渴利始發於春，經一夏，服栝樓豉汁得其力，渴漸瘥，然小便猶數甚，晝夜二十餘行，常至三四升，極瘥不減二升也，轉久便止，漸食肥膩，日就羸瘦，喉咽唇口焦燥，吸吸少氣，不得多語，心煩熱，兩腳酸，食乃兼倍於常，故不為氣力者，然此病皆由虛熱所為耳。

治法：栝樓汁可長將服以除熱，牛乳、杏酪善於補，此法最有益。

治消渴，除腸胃熱實方。

麥門冬　茯苓　黃連　石膏　萎蕤各八分　人參　龍膽　黃芩各六分　升麻四分　枳實五分　枸杞子《外台》用地骨皮　栝樓根　生薑屑，各十分。

上十三味，末之，丸如梧子大。以茅根、粟米汁服十丸，日二。若渴則與此飲至足。大麻亦得。飲方如下。

茅根切，一升　粟米三合。

上二味，以水六升煮，取米熟，用下前藥。

又方　栝樓根　生薑各五兩　生麥門冬用汁　蘆根切，各二升　茅根切，三升。

上五味，㕮咀，以水一斗，煮取三升，分三服。

治胃腑實熱，引飲常渴，泄熱止渴，茯神湯方。

茯神二兩，《外台》作茯苓　栝樓根　生麥門冬各五兩　生地黃六兩　萎蕤四兩　小麥二升　淡竹葉切，三升　大棗二十枚　知母四兩。

上九味，㕮咀，以水三斗，煮小麥、竹葉，取九升，去滓下藥，煮取四升，分四服。服不問早晚，但渴即進，非但正治胃渴，通治渴患，熱即主之。

豬肚丸　治消渴方。

豬肚一枚，治如食法　黃連　粱米各五兩　栝樓根　茯神各四兩　知母三兩　麥門冬二兩。

上七味，為末，納豬肚中縫塞，安甑中蒸之極爛，接熱及藥木臼中，搗可丸，若強，與蜜和之，丸如梧子。飲服三十丸，日二，加至五十丸，隨渴即服之。

又方　栝樓根　麥門冬　鉛丹各八分　茯神一作茯苓　甘草各六分。

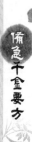

726

上五味，治下篩。以漿水服方寸匕，日三服。《外台》無茯神。

又方 黃耆 茯神 栝樓根 甘草 麥門冬各三兩 乾地黃五兩。

上六味，㕮咀，以水八升，煮取二升半，去滓。分三服，日進一劑，服十劑佳。

治消渴，浮萍丸方。

乾浮萍 栝樓根等分。

上二味，末之，以人乳汁和丸如梧子。空腹飲服二十丸，日三。三年病者三日癒，治虛熱大佳。

治消渴，日飲一石水者方。

栝樓根三兩 鉛丹二兩 葛根三兩 附子一兩。

上四味，末之，蜜丸如梧子。飲服十丸，日三，渴則服之。春夏減附子。

治渴，黃連丸方。

黃連一斤 生地黃一斤，張文仲云十斤。

上二味，絞地黃取汁，浸黃連，出曝之燥，復納之，令汁盡乾之，搗末，蜜丸如梧子。服二十丸，日三，食前後無在。亦可為散，以酒服方寸匕。

栝樓粉 治大渴秘方。

深掘大栝樓根，厚削皮至白處止，以寸切之，水浸一日一夜，易水，經五日取出，爛搗碎，研之，以絹袋濾之，如出粉法，乾之，水服方寸匕，日三四。亦可作粉粥乳酪中食之，不限多少，取瘥止。

治渴方。

栝樓粉和雞子曝乾，更杵為末，水服方寸匕，日三。丸服亦得。

又方 水和栝樓散，服方寸匕。亦可蜜丸，服三十丸如梧

子大。

又方 取七家井索近桶口結，燒作灰，井花水服之，不過三服必瘥。

又方 取豉漬汁，任性多少飲之。

又方 濃煮竹根取汁飲之，以瘥止。

又方 以青粱米煮取汁飲之，以瘥止。

論曰：尋夫內消之為病，當由熱中所作也。小便多於所飲，令人虛極短氣。夫內消者，食物消作小便也，而又不渴。貞觀十年，梓州刺史李文博，先服白石英久，忽然房道強盛，經月餘漸患渴，經數日，小便大利，日夜百行以來，百方治之，漸以增劇，四體羸惙，不能起止，精神恍惚，口舌焦乾而卒。此病雖稀，甚可畏也。利時脈沉細微弱，服枸杞湯即效，但不能長癒。服鉛丹散亦即減，其間將服除熱宣補丸。

枸杞湯方。

枸杞枝葉一斤　栝樓根　石膏　黃連　甘草各三兩。

上五味，㕮咀，以水一斗，煮取三升。分五服，日三夜二。劇者多合，渴即飲之。

鉛丹散 主消渴，止小便數兼消中方。

鉛丹　胡粉各二分　栝樓根　甘草各十分　澤瀉　石膏　赤石脂　白石脂各五分，《肘後》作貝母。

上八味，治下篩。水服方寸匕，日三，壯人一匕半。一年病者一日癒，二年病者二日癒。渴甚者夜二服，腹痛者減之。丸服亦佳，一服十丸，傷多令人腹痛。張文仲云：腹中痛者，宜漿水汁下之。《備急方》云：不宜酒下，用麥汁下之。《古今錄驗方》云：服此藥了，經三兩日，宜爛煮羊肝肚，空腹服之，或作羹亦得，宜湯淡食之，候小便得減，更即服蓯蓉丸兼煮散將息。蓯蓉丸及煮散方，出《外台》第十一卷中。

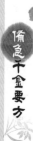

728

茯神丸方。

茯神　黃蓍　栝樓根　麥門冬　人參　甘草　黃連　知母各三兩　乾地黃　石膏各六兩　菟絲子三合　蓯蓉四兩。

上十二味，末之，以牛膽三合，和蜜丸如梧子，以茅根湯服三十丸，日二服，漸加至五十丸。《集驗》名宣補丸，治腎消渴，小便數者。

口含酸棗丸　治口乾燥內消方。

酸棗一升五合　醋安石榴子五合，乾子　葛根　覆盆子各三兩烏梅五十枚　麥門冬四兩　茯苓　栝樓根各三兩　半桂心一兩六銖石蜜四兩半。

上十味，末之，蜜丸。含如酸棗許，不限晝夜，以口中津液為度，盡復更合，無忌。

消中日夜尿七八升方。

鹿角炙令焦，末，以酒服五分匕，日二，漸加至方寸匕。

又方　溫麻汁服一升，佳。

又方　葵根如五升盆大兩束《外台》云：五十斤，以水五斗，煮取三斗，宿不食，平旦一服三升。

論曰：強中之病者，莖長興盛，不交精液自出也。消渴之後，即作癰疽，皆由石熱。凡如此等，宜服豬腎薺苨湯，制腎中石熱也，又宜服白鴨通湯。方見下解石毒篇。

豬腎薺苨湯方。

豬腎一具　大豆一升　薺苨　石膏各三兩　人參　茯神一作茯苓　磁石綿裹　知母　葛根　黃芩　栝樓根　甘草各二兩。

上十二味，㕮咀，以水一斗五升，先煮豬腎、大豆，取一斗，去滓下藥，煮取三升，分三服，渴乃飲之。下焦熱者，夜輒合一劑，病勢漸歇即止。

增損腎瀝湯　治腎氣不足，消渴，小便多，腰痛方。

羊腎一具　遠志　人參　澤瀉　乾地黃　桂心　當歸　茯苓　龍骨　黃芩　甘草　芎藭各二兩　生薑六兩　五味子五合

大棗二十枚　麥門冬一升。

上十六味，㕮咀，以水一斗五升煮羊腎，取一斗二升，下藥，取三升，分三服。

治下焦虛熱注脾胃，從脾注肺，好渴利方。

小麥　地骨白皮各一升　竹葉切，三升　麥門冬　茯苓各四兩　甘草三兩　生薑　栝樓根各五兩　大棗三十枚。

上九味，㕮咀，先以水三斗煮小麥，取一斗，去滓澄清，取八升，去上沫，取七升，煮藥取三升，分三服。

治渴利虛熱，引飲不止，消熱止渴方。

竹葉切，二升　地骨皮　生地黃切，各一升　石膏八兩　茯神一作茯苓　萎蕤　知母　生薑各四兩　生麥門冬一升半　栝樓根八兩。

上十味，㕮咀，以水一斗二升，下大棗三十枚並藥，煮取四升，分四服。

治面黃、手足黃，咽中乾燥，短氣，脈如連珠，除熱、止渴利、補養，地黃丸方。

生地黃汁　生栝樓根汁，各二升　牛羊脂三升　白蜜四升黃連一斤，末之。

上五味，合煎令可丸。飲服如梧子大五丸，日二，加至二十丸。若苦冷渴，渴瘥即別服溫藥也。

治渴，小便數方。

貝母六分，一作知母　栝樓根　茯苓各四兩　鉛丹一分　雞䏶胵中黃皮十四枚。

上五味，治下篩。飲服方寸匕，日三。瘥後常服甚佳。去鉛丹，以蜜丸之，長服勿絕，以麥飲服。

治渴利方。

生栝樓根三十斤，切，以水一石，煮取一斗半，去滓，以牛脂五合，煎取水盡，以溫酒先食服如雞子大，日三服。

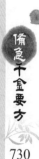

730

治渴小便利，復非淋方。

榆白皮二斤，切，以水一斗，煮取五升，一服三合，日三。

又方 小豆藿一把，搗取汁，頓服三升。

又方 薔薇根水煎服之佳。《肘後》治睡中遺尿。

又方 三年重鵲巢燒末，以飲服之。《肘後》治睡中遺尿。

又方 桃膠如彈丸，含之咽津。

又方 蠟如雞子大，以醋一升，煮之二沸，適寒溫頓服之。

論曰：凡人生放恣者眾，盛壯之時，不自慎惜，快情縱慾，極意房中，稍至年長，腎氣虛竭，百病滋生。又年少懼不能房，多服石散，真氣既盡，石氣孤立，惟有虛耗，唇口乾焦，精液自泄；或小便赤黃，大便乾實；或渴而且利，日夜一石；或渴而不利；或不渴而利，所食之物皆作小便。此皆由房室不節之所致也。

凡平人夏月喜渴者，由心王也，心王便汗，汗則腎中虛燥，故渴而小便少也。冬月不汗，故小便多而數也。此為平人之證也，名為消渴。但小便利而不飲水者，腎實也。《經》云：腎實則消。消者，不渴而利是也。所以服石之人，於小便利者，石性歸腎，腎得石則實，實則能消水漿，故利。利多則不得潤養五臟，臟衰則生諸病。

張仲景云：熱結中焦則為堅，熱結下焦則為溺血，亦令人淋閉不通，明知不必悉患小便利信矣。內有熱者則喜渴，除熱則止渴，兼虛者，須除熱補虛則瘥矣。

治不渴而小便大利，遂至於死者方。

牡蠣五兩，以患人尿三升，煎取二升，分再服，神驗。

治小便不禁多，日便一二鬥或如血色方。

麥門冬 乾地黃各八兩 乾薑四兩 蒺藜子 續斷 桂心各

二兩　甘草一兩。

上七味，㕮咀，以水一斗，煮取二升五合，分三服。《古
今錄驗》云：治消腎，腳瘦細，數小便。

九房散　主小便多或不禁方。

菟絲子　黃連　蒲黃各三兩　硝石一兩　肉蓯蓉二兩。

上五味，治下篩，並雞膍胵中黃皮三兩，同為散。飲服方
寸匕，日三，如人行十里服之。《千金翼》有五味子三兩，每服空腹
進之。

又方　鹿茸二寸　躑躅　韭子各一升　桂心一尺　附子大者
三枚　澤瀉三兩。

上六味，治下篩。漿服五分匕，日三，加至一匕。

黃蓍湯　治消中，虛勞少氣，小便數方。

黃蓍　芍藥　生薑　桂心　當歸　甘草各二兩　麥門冬
乾地黃　黃芩各一兩　大棗三十枚。

上十味，㕮咀，以水一斗，煮取三升。分三服，日三。

棘刺丸　治男子百病，小便過多，失精方。

棘刺　石龍芮　巴戟天各二兩　麥門冬　厚朴　菟絲子
萆薢《外台》作草鞋　柏子仁　萎蕤　小草　細辛　杜仲　牛膝
蓯蓉　石斛　桂心　防葵　乾地黃各一兩　烏頭三兩。

上十九味，末之，蜜和更搗五六千杵。以飲服如梧子十
丸，日三，加至三十丸，以知為度。

治尿數而多方。

羊肺一具作羹，納少羊肉和鹽豉，如食法，任性食，不過
三具。

治消渴陰脈絕，胃反而吐食方。

茯苓八兩　澤瀉四兩　白朮　生薑　桂心各三兩　甘草一兩。

上六味，㕮咀，以水一斗，煮小麥三升，取三升，去麥下
藥，煮取二升半，服八合，日再服。

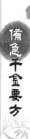

又方　取屋上瓦三十年者，碎如雀腦三升，東流水二石，煮取二斗，納藥如下。

生白朮　乾地黃　生薑各八兩　橘皮　人參　甘草　黃蓍　遠志各三兩　桂心　當歸　芍藥各二兩　大棗三十枚。

上十二味，㕮咀，納瓦汁中，煮取三升，分四服。單飲瓦汁亦佳。

治熱病後虛熱渴，四肢煩疼方。

葛根一斤　人參　甘草各一兩　竹葉一把。

上四味，㕮咀，以水一斗五升，煮取五升，渴即飲之，日三夜二。

治虛勞渴無不效，骨填煎方。

茯苓　菟絲子　山茱萸　當歸　牛膝　附子　五味子　巴戟天　麥門冬　石膏各三兩　石韋　人參　桂心　蓯蓉各四兩，《外台》作遠志　大豆卷一升　天門冬五兩。

上十六味，為末，次取生地黃、栝樓根各十斤，搗絞取汁，於微火上煎之，減半，便作數分，納藥，並下白蜜二斤、牛髓半斤，微火煎之，令如麋，如雞子黃大，日三服。亦可飲服之。

治虛熱四肢羸乏，渴熱不止，消渴，補虛，茯神煮散方。

茯神　蓯蓉　萎蕤各四兩　生石斛　黃連各八兩　栝樓根　丹參各五兩　甘草　五味子　知母　人參　當歸各三兩　麥糵三升，《外台》作小麥。

上十三味，治下篩。以三方寸匕，水三升，煮取一升，以絹袋盛煮之，日二服，一煮為一服。

治虛勞，口中苦渴，骨節煩熱或寒，枸杞湯方。

枸杞根白皮切，五升　麥門冬三升　小麥二升。

上三味，以水二斗，煮麥熟藥成，去滓。每服一升，日再。

巴郡太守奏三黃丸　治男子五勞七傷，消渴，不生肌肉，婦人帶下，手足寒熱者方。

春三月黃芩四兩　大黃三兩　黃連四兩

夏三月黃芩六兩　大黃一兩　黃連七兩

秋三月黃芩六兩　大黃二兩　黃連三兩

冬三月黃芩三兩　大黃五兩　黃連二兩

上三味，隨時和搗，以蜜為丸如大豆。飲服五丸，日三，不知稍加至七丸，取下而已。服一月病癒，久服走逐奔馬，常試有驗。一本云夏三月不服。

治熱渴，頭痛壯熱，及婦人血氣上沖，悶不堪方。

茅根切二升，三搗，取汁令盡，渴即飲之。

治嶺南山瘴，風熱毒氣入腎中，變寒熱腳弱，虛滿而渴方。

黃連不限多少　生栝樓根汁　生地黃汁　羊乳汁。

上四味，以三汁和黃連末為丸，空腹飲服三十丸如梧子大，漸加至四十丸，日三。重病五日瘥，小病三日瘥。無羊乳，牛乳、人乳亦得。若藥苦難服，即煮小麥粥飲服之亦得，主虛熱大佳。張文仲名黃連丸，一名羊乳丸。

阿膠湯　治虛熱，小便利而多，服石散人虛熱，當風取冷，患腳氣，喜發動，兼渴消腎，脈細弱，服此湯立減方。

阿膠二挺　乾薑二兩　麻子一升　遠志四兩　附子一枚。

上五味，㕮咀，以水七升，煮取二升半，去滓，納膠令烊，分三服。說云：小便利多白，日夜數十行至一石，五日頻服良。

論曰：凡消渴病經百日以上者，不得灸刺，灸刺則於瘡上漏膿水不歇，遂致癰疽羸瘦而死。亦忌有所誤傷，但作針許大瘡，所飲之水，皆於瘡中變成膿水而出。若水出不止者，必死，慎之慎之。初得患者，可如方灸刺之佳。

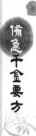

消渴咽喉乾，灸胃管下俞三穴各百壯，穴在背第八椎下，橫三寸，間寸灸之。

消渴口乾不可忍者，灸小腸俞百壯，橫三間寸灸之。

消渴咳逆，灸手厥陰隨年壯。

消渴咽喉乾，灸胸堂五十壯，又灸足太陽五十壯。

消渴口乾煩悶，灸足厥陰百壯，又灸陽池五十壯。

消渴小便數，灸兩手小指頭，及足兩小趾頭，並灸項椎佳。又灸當脊樑中央解間一處，與腰目上灸兩處，凡三處。又灸背上脾俞下四寸，當俠脊樑灸之兩處，凡諸灸皆當隨年壯。又灸腎俞二處，又灸腰目，在腎俞下三寸，亦俠脊骨兩旁各一寸半左右，以指按取。關元一處，又兩旁各二寸二處。陰市二處，在膝上當伏兔上行三寸，臨膝取之，或三二列灸相去一寸名曰腎系者。

《黃帝內經》云：伏兔下一寸。曲泉、陰谷、陰陵泉、復溜，此諸穴斷小行最佳，不損陽氣，亦云止遺溺也。太谿、中封、然谷、太白、大都、跌陽、行間、大敦、隱白、湧泉，凡此諸穴，各一百壯。腹背兩腳凡四十七處，其腎俞、腰目、關元、水道，此可灸三十壯，五日一報之，各得一百五十壯佳。湧泉一處，可灸十壯。大敦、隱白、行間，此處可灸三壯。餘者悉七壯，皆五日一報之，滿三灸可止也。若發如此，灸諸陰而不瘥，宜灸諸陽。諸陽在腳表，並灸肺俞、募，按流注孔穴，壯數如灸陰家法。

小便數而少且難，用力輒失精者，令其人舒兩手，合掌，並兩大指令齊，急逼之令兩爪甲相近，以一炷灸兩爪甲本肉際，肉際方後自然有角，令炷當角中小侵入爪上，此兩指共用一炷也。亦灸腳大趾，與手同法，各三炷而已。經三日又灸之。

淋閉第二

論一首　證二條　方五十三首　灸法十五首

論曰：熱結中焦則為堅，熱結下焦則為溺血，令人淋閉不通。此多是虛損之人服大散，下焦客熱所為。亦有自然下焦熱者，但自少可善候之。

凡氣淋之為病，溺難澀，常有餘瀝；石淋之為病，莖中痛，溺不得卒出，治之如氣淋也；膏淋之為病，尿似膏自出，治之如氣淋也；勞淋之為病，勞倦即發，痛引氣衝下，治與氣淋同；熱淋之為病，熱即發，甚則尿血，餘如氣淋方。

凡人候鼻頭色黃，法小便難也。

治下焦結熱，小便赤黃不利，數起出少，莖痛，或血出，溫病後餘熱，及霍亂後當風取熱，過度飲酒房勞，及行步胃熱，冷飲逐熱，熱結下焦，及散石熱動關格，小腹堅，胞脹如斗，諸有此淋，皆悉治之立驗，**地膚子湯**方。

地膚子三兩　知母　黃芩　豬苓　瞿麥　枳實一作松實　升麻　通草　葵子　海藻各二兩。

上十味，㕮咀，以水一斗，煮取三升，分三服。大小便皆閉者，加大黃三兩；女人房勞，腎中有熱，小便難不利，小腹滿痛，脈沉細者，加豬腎一具。《崔氏》云：若加腎，可用水一斗半，先煮腎，取一斗汁，然後納藥煎之。《小品方》不用枳實。

治百種淋，寒淋、熱淋、勞淋，小便澀，胞中滿，腹急痛方。

通草　石韋　王不留行　甘草各二兩　滑石　瞿麥　白朮　芍藥　冬葵子各三兩。

上九味，㕮咀，以水一斗，煎取三升，分五服。《古今錄驗》有當歸二兩，治下篩，以麥粥清服方寸匕，日三。

又方　栝樓根　滑石　石韋各二兩。

上三味，治下篩。大麥飲服方寸匕，日三。

治諸種淋方。

葵根八兩　大麻根五兩　甘草一兩　石首魚頭石三兩　通草二兩　茅根三兩　貝子五合。

上七味，㕮咀，以水一斗二升，煮取五升，分五服，日三夜一。亦主石淋。

又方　細白沙三升，熬令極熱，以酒三升，淋取汁，服一合。

又方　榆皮一斤　車前子　冬瓜子各一升　鯉魚齒　桃膠通草　地脈各二兩　瞿麥四兩。

上八味，㕮咀，以水一斗，煮取三升，分三服，日三。

治淋痛方。

滑石四兩　貝子七枚，燒碎　茯苓　白朮　通草　芍藥各二兩。

上六味，治下篩，酒服方寸匕，日二，十日瘥。

又方　葵子五合　茯苓　白朮　當歸各二兩。

上四味，㕮咀，以水七升，煮取二升，分三服，日三。

又方　豬脂酒服三合，日三，小兒服一合，臘月者。

治小便不利，莖中疼痛，小腹急痛方。

通草　茯苓各三兩　葶藶二兩。

上三味，治下篩。以水服方寸匕，日三服。

又方　蒲黃　滑石等分。

上二味，治下篩。酒服方寸匕，日三服。

治小便不通利，膀胱脹，水氣流腫方。

水上浮萍曝乾，末，服方寸匕，日三服。

治小便不通方。

滑石三兩　葵子　榆白皮各一兩。

上三味，治下篩，煮麻子汁一升半，取一升，以散二方寸

匕和，分二服，即通。

又方　水四升，洗甑帶取汁，煮葵子，取二升半，分三服。

又方　胡燕屎、豉各一合，和搗，丸如梧子，服三丸，日三服。

又方　髮去垢燒末一升，葵子一升，以飲服方寸匕，日三服。

又方　石首魚頭石末，水服方寸匕，日三。

又方　石槽塞灰土，井華水服之，日三。

又方　鯉魚齒燒灰末，酒服方寸匕，日三。

又方　服車前子末方寸匕，日三，百日止。

治卒不得小便方。

車前草一把　桑白皮半兩。

上二味，㕮咀，以水三升，煎取一升，頓服之。

又方　吞雞子白，立瘥。《葛氏》云：吞黃。

治婦人卒不得小便方。

杏仁二七枚，熬末，服之立下。

又方　紫菀末，井華水服三指撮，立通，血出四五度服之。

治黃疸後小便淋瀝方。

豬腎一具，切　茯苓一斤　瞿麥六兩　車前根切，三升　黃芩三兩　澤瀉　地膚子各四兩　椒目三合，綿裹。

上八味，㕮咀，以水二斗煮車前，取一斗六升，去滓下腎，煮取一斗三升，去腎下藥，煮取三升，分三服。

治氣淋方。

水三升，煮釭底苔如鴨子大，取二升，頓服。

又方　水三升，煮豉一升，一沸去滓，納鹽一合，頓服。

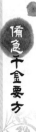

738　亦可單煮豉汁服。

又方　水一斗，煮比輪錢三百文，取三升，溫服之。

又方　搗葵子末，湯服方寸匕。

又方　空腹單茹蜀葵一滿口止。

又方　熬鹽熱熨少腹，冷復易，亦治小便血。《肘後方》治小便不通。

又方　臍中著鹽，灸之三壯。《葛氏》云：治小便不通。

氣淋，灸關元五十壯。又灸俠玉泉相去一寸半三十壯。

治石淋方。

車前子二升，絹袋盛，水九升，煮取三升，頓服之，石即出，先經宿不得食。《備急方》云：治熱淋。

又方　取浮石使滿一手，下篩，以水三升、醋一升，煮取二升，澄清，服一升，不過三服石出。亦治嗽，醇酒煮之。

又方　桃膠棗許大，夏以三合冷水，冬以三合湯，和一服，日三，當下石子如石卵，石盡止。亦治小便出血。

石淋，臍下三十六種病，不得小便，灸關元三十壯。又灸氣門三十壯。

石淋，小便不得，灸水泉三十壯，足大敦是也。

治膏淋方。

搗葎草汁二升，醋二合和，空腹頓服之，當尿小豆汁也。又濃煮汁飲，亦治淋瀝。蘇澄用療尿血。

治五勞七傷，八風十二痹，結以為淋，勞結為血淋，熱結為肉淋，小便不通，莖中痛，及小腹痛，不可忍者方。

滑石　王不留行　冬葵子　桂心　通草　車前子各二分
甘遂一分　石韋四分。

上八味，治下篩。服方寸匕，以麻子飲五合和服，日三，尿沙石出也。一方加榆白皮三分。

勞淋，灸足太陰百壯，在內踝上三寸，三報之。

治熱淋方。

葵根一升，冬用子，夏用苗，切　大棗二七枚。

上二味，以水三升，煮取一升二合，分二服。熱加黃芩一兩，出難加滑石二兩末，血者加茜根三兩，痛者加芍藥二兩。加藥，水亦加之。

又方　白茅根切四斤，以水一斗五升，煮取五升。服一升，日三夜二。

又方　常煮冬葵根作飲服之。

治血淋，小便磣痛方。

雞蘇二兩　滑石五兩　生地黃半斤　小薊根一兩　竹葉一把　通草五兩。

上六味，㕮咀，以水九升，煎取三升，去滓，分溫三服，不利。

治血淋，石韋散方。

石韋　當歸　蒲黃　芍藥各等分。

上四味，治下篩，酒服方寸匕，日三服。

又方　以水五升，煮生大麻根十枚，取二升，頓服之。亦治小便出血。

又方　以水四升，煮大豆葉一把，取二升，頓服之。

又方　以水三升，煮葵子一升取汁，日三服。亦治虛勞尿血。

血淋，灸丹田隨年壯。又灸復溜五十壯，一云隨年壯。

五淋不得小便，灸懸泉十四壯，穴在內踝前一寸斜行小脈上，是中封之別名。

五淋，灸大敦三十壯。

卒淋，灸外踝尖七壯。

淋病不得小便，陰上痛，灸足太衝五十壯。

淋病，九部諸疾，灸足太陽五十壯。

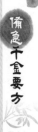

腹中滿，小便數數起，灸玉泉下一寸名尿胞，一名屈骨端，灸二七壯，小兒以意減之。

治遺尿，小便澀方。

牡蠣　鹿茸各四兩　桑耳三兩　阿膠二兩。

上四味，㕮咀，以水七升，煮取二升。分二服，日二。《古今錄驗》云：無桑耳。

又方　防己　葵子　防風各一兩。

上三味，㕮咀，以水五升，煮取二升半，分三服。散服亦佳。

遺尿，灸遺道，俠玉泉五寸，隨年壯；又灸陽陵泉隨年壯；又灸足陽明隨年壯。

遺尿失禁，出不自知，灸陰陵泉隨年壯。

治小便失禁方。

以水三升煮雞腸，取一升，分三服。

小便失禁，灸大敦七壯。又灸行間七壯。

治失禁不覺尿方。

豆醬汁和灶突墨如豆大，納尿孔中。《范汪方》治胞轉，亦治小兒。

治尿床方。

取羊肚系盛水令滿，線縛兩頭，熟煮即開，取中水頓服之，立瘥。

又方　取雞膍胵一具並腸，燒末，酒服，男雌女雄。

又方　取羊胞盛水滿中，炭火燒之盡，肉空腹食之，不過四五頓瘥。

又方　以新炊熱飯一盞，瀉尿床處拌之，收與食之，勿令知，良。

尿床，垂兩手兩髀上，盡指頭上有陷處，灸七壯。

又，灸臍下橫紋七壯。

尿血第三方十三首

治房損傷中尿血方。

牡蠣　車前子　桂心　黃芩等分。

上四味，治下篩。以飲服方寸匕，稍加至二匕，日三服。

治小便血方。

生地黃八兩　柏葉一把　黃芩　阿膠各二兩。

上四味，㕮咀，以水八升，煮取三升，去滓下膠，分三服。一方加甘草二兩。

又方　蒲黃　白芷　荊實　菟絲子　乾地黃　芎藭　葵子　當歸　茯苓　酸棗各等分，《小品》作敗醬。

上十味，末之，蜜丸。服如梧子，飲送五丸，日三，稍加至十丸。

治溺血方。

戎鹽六分　甘草　蒲黃　鹿角膠　芍藥各二兩　礬石三兩　大棗十枚。

上七味，㕮咀，以水九升，煮取二升，分三服。

又方　胡麻三升，搗細末，以東流水二升漬一宿，平旦絞去滓，煮兩沸，頓服之。

治小便去血方。

龍骨細末之，溫水服方寸匕，日五六服。張文仲云：酒服。

又方　搗荊葉取汁，酒服二合。

又方　酒三升，煮蜀當歸四兩，取一升，頓服之。

治小便出血方。

煮車前根、葉、子，多飲之為佳。

又方　刮滑石末，水和敷，繞少腹及繞陰際佳。《葛氏》云：治小便不通。

又方　豉二升，酒四升，煮取一升，頓服。

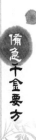

又方 酒服亂髮灰。蘇澄用水服。

又方 酒服葵莖灰方寸匕，日三。

水腫第四

論一首　證八條　方四十九首　灸法二首

論曰：大凡水病難治，瘥後特須慎於口味。又復病水人多嗜食不廉，所以此病難癒也。代有醫者，隨逐時情，意在財物，不本性命，病人欲食肉於貴勝之處，勸令食羊頭蹄肉，如此者，未見有一癒者。又此病百脈之中氣水俱實，治者皆欲令瀉之使虛，羊頭蹄極補，哪得瘳癒？所以治水藥多用葶藶子等諸藥。

《本草》云：葶藶久服令人大虛，故水病非久虛，不得絕其根本。又有蠱脹，但腹滿不腫，水脹，脹而四肢面目俱腫大。有醫者不善診候，治蠱以水藥，治水以蠱藥，或但見脹滿，皆以水藥，如此者，仲景所云愚醫殺之。今錄慎忌如下。其治蠱方，俱在雜方篇第二十四卷中。

喪孝　產乳　音樂　房室　喧戲　一切魚　一切肉　生冷醋滑　蒜　黏食米　豆油膩。

上以前並禁不得食之，及不得用心，其不禁者，並具本方之下。其房室等，猶三年慎之，永不復重發。不爾者，瘥而更發，重發不可更治也。古方有十水丸，歷驗多利大便而不利小便，所以不能逑錄也。

黃帝問岐伯曰：水與膚脹、鼓脹、腸覃、石瘕何以別之？

岐伯曰：水之始起也，目窠上微腫《靈樞》、《太素》作微擁，如新臥起之狀，頸脈動，時咳，陰股間寒，足脛腫，腹仍大，其水已成也。以手按其腹，隨手而起，如裹水之狀，此其候也。

膚脹何以候之？膚脹者，寒氣客於皮膚之間，殼殼然而堅《太素》、《外台》作不堅，腹大，身盡腫，皮厚，按其腹陷《太素》作脅而不起，腹色不變，此其候也。

鼓脹如何？鼓脹者，腹脹，身腫大，大與膚脹等，其色蒼黃，腹脈起，此其候也。

腸覃何如？腸覃者，寒氣客於腸外，與胃《太素》作衛氣相薄，正氣不得榮。因有所繫，瘕而內著，惡氣乃起，息肉乃生，始也如雞卵，稍以益大，至其成也，若懷子之狀，久者離歲月，按之即堅，推之則移，月事時下，此其候也。

石瘕如何？石瘕者，生於胞中，寒氣客於子門，子宮閉塞，氣不得通，惡血當瀉不瀉，衃以留止，日以益大，狀如懷子，月事不以時下，皆生於女子，可導而下之。

曰：膚脹、鼓脹可刺耶？

曰：先瀉其腹之血絡，後調其經，刺去其血脈。

師曰：病有風水、有皮水、有正水、有石水、有黃汗。風水，其脈自浮，外證骨節疼痛，其人惡風；皮水，其脈亦浮，外證浮腫，按之沒指，不惡風，其腹如鼓《要略》、《巢源》作如故，不滿不渴，當發其汗；正水，其脈沉遲，外證自喘；石水，其脈自沉，外證腹滿《脈經》作痛，不喘；黃汗，其脈沉遲，身體發熱，胸滿，四肢頭面並腫，久不癒，必致癰膿。心水者，其人身體重一作腫而少氣，不得臥，煩而躁，其人陰大腫；肝水者，其人腹大，不能自轉側，而脅下腹中痛，時時津液微生，小便續通；脾水者，其人腹大，四肢苦重，津液不生，但苦少氣，小便難也；肺水者，其人身體腫，而小便難，時時鴨溏；腎水者，其人腹大，臍腫腰痛，不得溺，陰下濕如牛鼻上汗，足為逆冷，其面反瘦。

師曰：治水者，腰以下腫當利小便，腰以上腫當發汗，即癒。

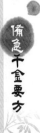

問曰：有病下利後渴飲水，小便不利，腹滿因腫，何故？

師云：此法當病水，若小便自利及汗出者，自當癒一作滿月當癒。

凡水病之初，先兩目上腫起如老蠶色，夾頸脈動，股裏冷，脛中滿，按之沒指，腹內轉側有聲，此其候也。不即治之，須臾身體稍腫，腹中盡脹，按之隨手起，水為已成，猶可治也。此病皆從虛損。

大病或下利後，婦人產後飲水不即消，三焦決漏，小便不利，仍相結，漸漸生聚，遂流諸經絡故也。

水有十種，不可治者有五：

第一，唇黑傷肝；

第二，缺盆平傷心；

第三，臍出傷脾；

第四，背平傷肺；

第五，足下平滿傷腎。

此五傷，必不可治。

凡水病，忌腹上出水，出水者月死，大忌之。

中軍候黑丸 治膽玄水，先從頭面至腳腫，頭眩痛，身虛熱，名曰玄水，體腫，大小便澀，宜此方。方出第十八卷中。

治小腸水，少腹滿，暴腫，口苦，乾燥方。

巴豆三十枚，和皮咬咀，水五升，煮取三升，綿納汁中拭腫上，隨手減矣，日五六拭，莫近目及陰。《集驗》治身體暴腫如吹。

治大腸水，乍虛乍實，上下來去方。

赤小豆五升　桑白皮切，二升　鯉魚重四斤　白朮八兩。

上四味，咬咀，以水三斗，煮取魚爛，去魚食取盡，並取汁四升許，細細飲下。魚勿用鹽。

又方 羊肉一斤　當陸切，一升

上二味，以水二斗，煮令當陸爛，去滓，下肉為臛，蔥、豉、醋事事如臛法。《肘後》云：治卒腫滿，身面洪大。

治膀胱石水，四肢瘦，腹腫方。

桑白皮　穀白皮　澤漆葉各三升　大豆五升　防己　射干　白朮各四兩。

上七味，㕮咀，以水一斗五升，煮取六升，去滓，納好酒三升，更煮取五升，每日二服，夜一服，餘者明日更服。《集驗》無澤漆、防己、射干，只四味。

又方　桑白皮六兩　射干　黃芩　茯苓　白朮各四兩　澤瀉三兩　防己二兩　澤漆切，一升　大豆三升。

上九味，㕮咀，以水五斗，煮大豆，取三斗，去豆澄清，取汁一斗，下藥，煮取三升，空腹分三服。

治胃水，四肢腫，腹滿方。

豬腎一具　茯苓四兩　防己　橘皮　玄參　黃芩　杏仁　澤瀉一作澤漆　桑白皮各二兩　豬苓　白朮各三兩　大豆三升。

上十二味，㕮咀，以水一斗八升，煮腎、桑白皮、大豆、澤瀉取一斗，澄清，去滓納藥，煮取三升，分三服。若咳，加五味子三兩，凡服三劑，間五日一劑，常用有效。

有人患氣虛損久不瘥，遂成水腫，如此者眾，諸皮中浮水攻面目，身體從腰以上腫，皆以此湯發汗，悉癒方。

麻黃四兩　甘草二兩。

上二味，㕮咀，以水五升煮麻黃，再沸去沫，納甘草，取三升，分三服，取汗癒，慎風冷等。

治面腫，小便澀，心腹脹滿方。

茯苓　杏仁各八分　橘皮　防己　葶藶各五分　蘇子三合。

上六味，末之，蜜丸如小豆，以桑白皮湯送十丸，日二，加至三十丸。

治面目手足有微腫，常不能好者方。

楮葉切二升，以水四升，煮取三升，去滓，煮米作粥，食如常，作勿絕。冬則預取葉乾之，準法作粥，周年永瘥，慎生冷一切食物。

治大腹水腫，氣息不通，命在旦夕者方。

牛黃二分　昆布　海藻各十分　牽牛子　桂心各八分　葶藶子六分　椒目三分。

上七味，末之，別搗葶藶如膏，合和丸之如梧子，飲十丸，日二，稍加，小便利為度，大良。貞觀九年，漢陽王患水，醫所不治，余處此方，日夜尿一二斗，五六日即瘥。瘥後有他犯，因而殂矣。計此即是神方。《崔氏》云：蜜和為丸，蜜湯服。

有人患水腫，腹大，四肢細，腹堅如石，小勞苦足脛腫，小飲食便氣急，此終身疾，不可強治，徒服利下藥，極而不瘥，宜服此藥，將以微除風濕，利小便，消水穀，歲久服之，乃可得力耳，瘥後可長服之方。

丹參　鬼箭羽　白朮　獨活各五兩　秦艽　豬苓各三兩　知母　海藻　茯苓　桂心各二兩。

上十味，㕮咀，以酒三斗，浸五日，服五合，日三，任性量力漸加之。

治水腫，利小便，酒客虛熱，當風飲冷水，腹腫，陰脹滿方。

當歸四兩　甘遂一兩　芒硝　吳茱萸　芫花各二兩。

上五味，末之，蜜丸，服如梧子，飲服三丸，日三。一方有大黃、薺花各二兩，無茱萸，加麝香、豬苓各一兩。

治久水，腹肚如大鼓者方。

烏豆一斗，熬令香，勿令大熟，去皮，為細末，篩下，餳粥皆得服之，初服一合，稍加之。若服初多後即嫌臭，服盡則更造，取瘥止，不得食肥膩，渴則飲羹汁，慎酒、肉、豬、

雞、魚、生冷、醋滑、房室，得食漿粥、牛羊兔鹿肉。此據大
饑渴得食之，可忍亦勿食也。

此病難治，雖諸大藥丸散湯膏，當時雖瘥，過後發，惟此
大豆散瘥後不發，終身服之，終身不發矣。其所禁之食，常須
少啖，莫恣意鹹物諸雜食等。

又方 葶藶末二十匕　蒼耳子灰二十匕。

上二味，調和，水服之，日二。

又方 椒目水沉者，取熬之，搗如膏，酒服方寸匕。

又方 水煮馬兜鈴服之。

治水氣腫，鼓脹，小便不利方。

莨菪子一升　羖羊肺一具，青羊亦佳。

上二味，先洗羊肺，湯微瀹之，薄切，曝乾，作末；以三
年大醋，漬莨菪子一晬時，出熬令變色，熟搗如泥；和肺末，
蜜和搗三千杵，作丸。食後一食久，以麥門冬飲服如梧子四
丸，日三，以喉中乾、口黏、浪語為候，數日小便大利佳。山
連療韋司業得瘥，司業侄云表所送，云數用神驗。

麥門冬飲方

麥門冬二十五個　米二十五元。

上二味，以水一升，和煮米熟，去滓，以下前丸藥，每服
即作之。

徐王煮散 治水腫，服輒利小便方。

防己　羌活　人參　丹參　牛膝　牛角䚡　升麻　防風
秦艽　穀皮　紫菀　杏仁　生薑屑　附子　石斛各三兩　橘皮一
兩　桑白皮六兩　白朮　澤瀉　茯苓　豬苓　黃連　鬱李仁各一
兩。

上二十三味，治下篩，為粗散，以水一升五合，煮三寸
匕，取一升，頓服，日再。不能者，但一服。二三月以前可
服，主利多而小便澀者，用之大驗。

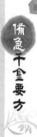

褚澄漢防己煮散　治水腫上氣方。

漢防己　澤漆葉　石韋　澤瀉各三兩　白朮　丹參　赤茯苓　橘皮　桑根白皮　通草各三兩　鬱李仁五合　生薑十兩。

上十二味，治下篩，為粗散，以水一升半，煮散三方寸匕，取八合，去滓。頓服，日三，取小便利為度。

治水腫，茯苓丸，甄權為安康公處者方。

茯苓　白朮　椒目各四分　木防己　葶藶　澤瀉各五分　甘遂十一分　赤小豆　前胡　芫花　桂心各二分　芒硝七分，別研。

上十二味，末之，蜜和，蜜湯服如梧子五丸，日一，稍加，以知為度。

治水腫利小便方。

大黃　白朮一作葶藶　木防己各等分。

上三味，末之，蜜丸。飲下如梧子十丸，利小便為度，不知加之。

又方　葶藶四兩，生用　桂心一兩。

上二味，末之，蜜丸。飲下梧子大七丸，日二，以知為度。

又方　牽牛子末之，水服方寸匕，日一，以小便利為度。

又方　鬱李仁末　麵各一升。

上二味，和作餅子七枚，燒熟。空腹熱食四枚，不知更加一枚，不知加至七枚。

又方　水銀三兩，三日三夜煮　葶藶子　椒目各一升　衣魚二十枚　水萍　瓜蒂　滑石各一兩　芒硝三兩。

上八味，搗葶藶令細，下水銀更搗，令不見水銀止，別搗椒目令細，搗瓜蒂、水萍，下篩，合和餘藥，以蜜和，更搗三萬杵成丸。初服一丸如梧子，次服二丸，次服三丸，次服四丸，次服五丸，次服六丸，至七日，還從一丸起，次服二丸，如是，每至六丸，還從一丸起。

始服藥，當咽喉上有歷子腫起，頰車腫滿，齒齦皆腫，唾碎血出，勿怪也，不經三五日即消，所苦皆瘥，亦止服藥。若下多，停藥以止利，藥至五下止。病未瘥更服，病瘥止。此治諸體肉肥厚，按之不陷，甚者臂粗，著衣袖不受，及十種大水醫不治者，悉主之，神良。《深師》、《集驗》、《陶氏》、《古今錄驗》無衣魚、水萍、瓜蒂、滑石。

澤漆湯　治水氣，通身洪腫，四肢無力，或從消渴，或從黃疸、支飲，內虛不足，榮衛不通，氣不消化，實皮膚中，喘息不安，腹中響響脹滿，眼不得視方。

澤漆根十兩　鯉魚五斤　赤小豆二升　生薑八兩　茯苓三兩　人參　麥門冬　甘草各二兩。

上八味，㕮咀，以水一斗七升，先煮魚及豆，減七升，去之納藥，煮取四升半，一服三合，日三，人弱服二合。再服，氣下喘止，可至四合，晬時小便利，腫氣減，或小溏下。若小便不利，還從一合始，大利便止。若無鯉魚，鯛魚亦可用。若水甚不得臥，臥不得轉側，加澤漆一斤；渴加栝樓根二兩；咳嗽加紫菀二兩、細辛一兩、款冬花一合、桂三兩，增魚汁二升。

《胡洽》無小豆、麥門冬，有澤瀉五兩、杏仁一兩。《古今錄驗》無小豆，治水在五臟，令人咳逆喘上氣，腹大響響，兩腳腫，目下有臥蠶狀，微渴，不得安臥，氣奔短氣，有頃乃復，小便難，少而數，肺病，胸滿隱痛，宜利小便，水氣迫腫，翕翕寒熱。

豬苓散　主虛滿，通身腫，利三焦，通水道方。

豬苓　葶藶　人參　玄參　五味子　防風　澤瀉　桂心　狼毒　椒目　白朮　乾薑　大戟　甘草各二兩　蓯蓉二兩半　女麴三合　赤小豆二合。

上十七味，治下篩。酒服方寸匕，日三夜一，老小一錢匕，以小便利為度。

治水氣通身洪腫，百藥治之不瘥，待死者方。

大麻子一石，皆取新肥者佳　赤小豆一石，不得一粒雜。

上二味，皆以新精者，淨揀擇，以水淘洗，曝乾，蒸麻子使熟，更曝令乾，貯於淨器中。欲服取五升麻子熬令黃香，惟須緩火，勿令焦，極細作末，以水五升搦取汁令盡，淨密器貯之。明旦欲服，今夜以小豆一升，淨淘浸之，至旦乾漉去水，以新水煮豆，未及好熟，即漉出令乾，納麻子汁中，煮令大爛熟為佳，空腹恣意食之，日三服，當小心悶少時即止，五日後小便數，或赤而唾黏、口乾，不足怪之。

服訖，常須微行，未得即臥，十日後針灸三里、絕骨下氣，不爾氣不泄，盡服藥。後五日逆不可下者，取大鯉魚一頭先死者，去鱗尾等，以湯脫去滑，淨洗、開肚、去臟，以上件麻汁和小豆，完煮令熟作羹，蔥、豉、橘皮、生薑、紫蘇調和食之，始終一切斷鹽。

渴即飲麻汁，秋冬暖飲，春夏冷飲。常食不得至飽，止得免饑而已。慎房室、瞋恚、大語、高聲、酒、麵、油、醋、生冷、菜茹、一切魚肉、鹽醬、五辛。治十十瘥，神驗。並治一切氣病，服者皆瘥，凡作一月日服之。麻子熟時多收，新甕貯，擬施人也。

又方　吳茱萸　蓽茇　昆布　杏仁　葶藶各等分。

上五味，末之，蜜丸如梧子，氣急服五丸，勿令飽食，食訖飽悶氣急，服之即散。

苦瓠丸　主大水，頭面遍身大腫、脹滿方。

苦瓠白穰實，捻如大豆，以麵裹，煮一沸，空腹吞七枚，至午當出水一升，三四日水自出不止，大瘦乃瘥。三年內慎口味也。苦瓠須好，無厭翳，細理，研淨者，不爾有毒不堪用。

《崔氏》用子作餛飩，服二七枚，若恐虛者，牛乳服之，如此隔日作服，漸加至三七枚，以小便利為度，小便若太多，即一二日停。

治水通身腫方。

煎豬椒枝葉如餳，空腹服一匕，日三。癢，以汁洗之。

又方 苦瓠膜二分 葶藶子五分。

上二味，合搗為丸，服如小豆大五丸，日三。

又方 煎人尿令可丸，服如小豆大，日三。

又方 葶藶 桃仁各等分。

上二味，皆熬，合搗為丸服之，利小便。一方用杏仁。

又方 大棗肉七枚，苦瓠膜如棗核大，搗丸，一服三丸，如十五里又服三丸，水出更服一丸，即止。

又方 葶藶子生搗，醋和服之，以小便數為度。

又方 燒薑石令赤，納黑牛尿中令熱，服一升，日一。

又方 單服牛尿大良。凡病水，服無不瘥，服法先從少起，得下為度。

水通身腫，灸足第二趾上一寸，隨年壯。

又，灸兩手大指縫頭七壯。

麻黃煎 主風水，通身腫欲裂，利小便方。

麻黃 茯苓各四兩 防風 澤漆 白朮各五兩 杏仁 大戟清酒各一升 黃耆 豬苓各三兩 澤瀉四兩 獨活八兩 大豆二升，水七升，煮取一升。

上十三味，㕮咀，以豆汁、酒及水一斗，合煮，取六升，分六七服，一日一夜令盡，當小便極利為度。

大豆湯 治風水，通身大腫，眼合不得開，短氣欲絕方。

大豆 杏仁 清酒各一升 麻黃 防風 木防己 豬苓各四兩 澤瀉 黃耆 烏頭各三兩 生薑七兩 半夏六兩 茯苓 白朮各五兩 甘遂 甘草各二兩

上十六味，㕮咀，以水一斗四升煮豆，取一斗，去之，納藥及酒合煮，取七升。分七服，日四夜三，得小便快利為度，腫消停藥，不必盡劑。若不利小便者，加生大戟一升、葶藶二

兩，無不快利，萬不失一。《深師方》無豬苓、澤瀉、烏頭、半夏、甘遂。

治風水腫方。

大豆三升　桑白皮五升。

以水二斗，煮取一斗，去滓，納後藥。

茯苓　白朮各五兩　防風　橘皮　半夏　生薑各四兩　當歸　防己　麻黃　豬苓各三兩　大戟一兩　葵子一升　鱉甲三兩。

上十三味，㕮咀，納前汁中，煮取五升。一服八合，日三服，每服相去如人行十里久。

麻子湯　治遍身流腫方。

麻子五升　當陸一斤　防風三兩　附子一兩　赤小豆三升。

上五味，㕮咀，先搗麻子令熟，以水三斗煮麻子，取一斗三升，去滓，納藥及豆，煮取四升，去滓，食豆飲汁。

治男子、女人新久腫，得暴惡風入腹，婦人新產上圊，風入臟，腹中如馬鞭者，噓吸短氣咳嗽，大豆煎方。

大豆一斗，淨擇，以水五斗，煮取一斗五升，澄清，納釜中，以一斗半美酒納中更煎，取九升，宿勿食，旦服三升，溫覆取汗，兩食頃當下，去風氣腫減，慎風冷，十日平復也。除日合服之，若急不可待，逐急合服。腫不盡，加之，腫瘥更服三升。若醒醒瘥，勿服之。亦可任性飲之，常使酒氣相接。《肘後》云：腫瘥後渴，慎勿多飲。

又方　楮皮枝葉一大束，切，煮取汁，隨多少釀酒，但服醉為佳，不過三四日腫減，瘥後可常服之。一方用豬椒皮枝葉。

又方　鯉魚長一尺五寸，以尿漬令沒一宿，平旦以木從口中貫至尾，微火炙令微熟，去皮，宿勿食，空腹頓服之。不能者分再服，勿與鹽。

凡腫病，須百方內外攻之，不可一概，摩膏主表方。

生當陸一斤　豬膏一斤，煎可得二升。

上二味，和煎令黃，去滓，以摩腫。亦可服少許，並塗，以紙覆之，燥輒敷之，不達三日瘥。

治婦人短氣虛羸，遍身浮腫，皮膚急，人所稀見，麝香散方。

麝香三銖　雄黃六銖　芫花　甘遂各二分。

上四味，治下篩。酒服錢五匕，老小以意增減。亦可為丸，強人小豆大，服七丸。《小品》無雄黃。《深師》以蜜丸如大豆，服二丸，日三，治三焦決漏，水在胸外，名曰水病，腹獨大，在腹表用大麝香丸。《華佗方》、《肘後》有人參二分，為丸服。

虛勞浮腫，灸太衝百壯，又灸腎俞。

《備急千金要方》卷第二十一

疔腫第一論一首

證十五條 方二十九首 灸法一首

論曰：夫稟形之類，須存攝養，將息失度，百病萌生。故四時代謝，陰陽遞興。此之二氣更相擊怒，當是時也，必有暴氣。夫暴氣者，每月之中必有。卒然大風、大霧、大寒、大熱，若不時避，人忽遇之，此皆入人四體，頓折皮膚，流注經脈，遂使腠理擁隔，榮衛結滯，陰陽之氣不得宣瀉，變成癰疽、疔毒、惡瘡諸腫。至於疔腫，若不預識，令人死不逮辰。若著訖乃欲求方，其人已入木矣。所以養生之士，須早識此方，凡是瘡痍，無所逃矣。

凡療疔腫，皆刺中心至痛，又刺四邊十餘下令血出，去血敷藥，藥氣得入針孔中佳。若不達瘡裏，療不得力。

又其腫好著口中頰邊舌上，看之赤黑如珠子，磣痛應心是也，是秋冬寒毒久結皮中，變作此疾。不即療之，日夜根長，流入諸脈數道，如箭入身，捉人不得動搖。若不慎口味房室，死不旋踵。經五六日不瘥，眼中見火光，心神昏，口乾心煩即死也。

一曰麻子疔，其狀肉上起頭，大如黍米，色稍黑，四邊微赤，多癢。忌食麻子，及衣麻布併入麻田中行。

二曰石疔，其狀皮肉相連，色烏黑，如黑豆甚硬，刺之不

入，肉內陰陰微痛。忌瓦礫磚石之屬。

三曰雄疔，其狀疱頭黑靨，四畔仰，瘡疱漿起，有水出色黃，大如錢孔，形高。忌房事。

四曰雌疔，其狀瘡頭稍黃，向裏靨，亦似灸瘡，四畔疱漿起，心凹色赤，大如錢孔。忌房事。

五曰火疔，其狀如湯火燒灼，瘡頭黑靨，四邊有疱漿，又如赤粟米。忌火灸爍。

六曰爛疔，其狀色稍黑，有白斑，瘡中潰，潰有膿水流出，瘡形大小如匙面。忌沸熱食、爛臭物。

七曰三十六疔，其狀頭黑浮起，形如黑豆，四畔起大赤色。今日生一，明日生二，至三日生三乃至十。若滿三十六，藥所不能治。如未滿三十六者，可治。俗名黑疱。忌瞋怒，蓄積愁恨。

八曰蛇眼疔，其狀瘡頭黑，皮上浮，生形如小豆，狀似蛇眼，大體硬。忌惡眼人看之，並嫉妒人見，及毒藥。

九曰鹽膚疔，其狀大如匙面，四邊皆赤，有黑粟粒起。忌鹹食。

十曰水洗疔，其狀大如錢形，或如錢孔大，瘡頭白，裏黑靨，汁出中硬。忌飲漿水、水洗、渡河。

十一曰刀鐮疔，其狀瘡闊狹如薤葉大，長一寸，左側肉黑如燒爍。忌刺及刀鐮切割、鐵刃所傷，可以藥治。

十二曰浮漚疔，其狀瘡體曲圓，少許不合，長而狹如薤葉大，內黃外黑，黑處刺不痛，內黃處刺之則痛。

十三曰牛拘疔，其狀肉疱起，掐不破。

上十三種瘡，初起必先癢後痛，先寒後熱，熱定則寒，多四肢沉重，頭痛，心驚眼花。若大重者則嘔逆，嘔逆者難治。其麻子疔一種，始末惟癢，所錄忌者，不得犯觸，犯觸者即難療，其浮漚疔、牛拘疔兩種，無所禁忌，縱不療，亦不能殺

人，其狀寒熱與諸疔同，皆以此方療之，萬不失一。欲知犯觸，但脊強、瘡痛極甚不可忍者，是犯觸之狀也。

治十三種疔方。

用枸杞。其藥有四名：春名天精，夏名枸杞，秋名卻老，冬名地骨。

春三月上建日採葉，夏三月上建日採枝，秋三月上建日採子，冬三月上建日採根。凡四時初逢建日，取枝、葉、子、根等四味，並曝乾。若得五月五日午時合和大良。如不得依法採者，但得一種亦得。

用緋繒一片以裹藥，取匝為限，亂髮雞子大，牛黃梧子大，反鉤棘針二十七枚末，赤小豆七粒末，先於緋上薄布亂髮，以牛黃末等布髮上，即捲緋繒作團，以發作繩十字縛之，熨斗中急火熬之令沸，沸定後自乾，即刮取搗作末，絹篩，以一方寸匕，取枸杞四味合搗，絹篩取二匕，和合前一匕，共為三匕，令相得，又分為二份，早朝空腹酒服一份，日三。

治凡是疔腫皆用之，此名齊州榮姥方。

白薑石一斤，軟黃者　牡蠣九兩，爛者　枸杞根皮二兩　鐘乳二兩　白石英一兩　桔梗一兩半。

上六味，各搗，絹篩之，合和令調，先取伏龍肝九升末之，以清酒一斗二升，攪令渾渾然，澄取清二升，和藥捻作餅子，大六分，厚二分；其濁滓仍置盆中，布餅子於籠上，以一張紙藉盆上，以泥酒氣蒸之，仍數攪令氣散發，經半日藥餅子乾，乃納瓦坩中，一重紙、一重藥遍佈，勿令相著，密以泥封三七日，乾以紙袋貯之，乾處舉之。

用法：以針刺瘡中心，深至瘡根，並刺四畔令血出，以刀刮取藥如大豆許，納瘡上。若病重困，日夜三四度著，其輕者一二度著。重者二日根始爛出，輕者半日、一日爛出。當看瘡浮起，是根出之候。若根出已爛者，勿停藥，仍著之。藥甚安

穩，令生肌易。其病在口咽及胸腹中者，必外有腫異相也，寒熱不快，疑是此病，即以飲或清水和藥如二杏仁許，服之，日夜三四服，自然消爛。或以物剔吐，根出即瘥，若根不出亦瘥，當看精神，自覺醒悟。

合藥以五月五日為上時，七月七日次，九月九日、臘月臘日並可合。若急須藥，他日亦得，要不及良日也。合藥時須清淨燒香，不得觸穢、毋令孝子、不具足人、產婦、六畜雞犬等見之。凡有此病，忌房室、豬、雞、魚、牛、生韭、蒜、蔥、芸薹、胡荽、酒、醋、麵、葵等。若犯諸忌而發動者，取枸杞根湯和藥服，並如後方。其二方本是一家，智者評論，以後方最是真本。

趙嬈方

礜石二十五兩　牡蠣十兩，《崔氏》七兩　枸杞根皮四兩　茯苓三兩。

上四味，各搗篩，合和。先取新枸杞根合皮，切六升，水一斗半，煎取五升，去滓，納狗屎《崔氏》云尿二升，攪令調，澄取清和前藥，熟搗，捻作餅子，陰乾。

病者，以兩刃針當頭直刺瘡，痛徹拔出針，刮取藥末塞瘡孔中，拔針出即納藥，勿令歇氣，並遍封瘡頭上，即脹起，針挑根出。重者，半日以上即出，或已消爛，挑根不出亦自瘥，勿憂之。其病在內者，外當有腫相應，並皆惡寒發熱。疑有瘡者，以水半盞，刮取藥如桐子大五枚，和服之，日夜三度服，即自消也。若鬚根出，服藥經一日，以雞羽剔吐，即隨吐根出。若不出根，亦自消爛。在外者，亦日夜三度敷藥，根出後常敷勿住，即生肉易瘥。

若犯諸忌而發動者，取枸杞根合皮骨切三升，以水五升，煎取二升，去滓，研藥末一錢匕，和枸杞汁一盞服之，日二三服，並單飲枸杞汁兩盞彌佳。又以枸杞汁攪白狗屎，取汁服之

更良。合訖即用，不必待乾。所言白狗屎，是狗食骨，其屎色如石灰，直言狗白屎也。如預造，取五月五日、七月七日、九月九日、臘月臘日造者尤良，神驗。

或有人忽患喉中痛，乍寒乍熱者，即是其病，當急以此藥療之。無故而痛，惡寒發熱者，亦是此病，但依前服之立瘥。前後二方同是一法，用一同，亦主癭疽甚效。

治療腫病，忌見麻勃，見之即死者方。

胡麻　燭燼　針沙各等分。

上三味，末之，以醋和敷之。

又方　針刺四邊及中心，塗雄黃末，立可瘥，神驗。一云塗黃土。

又方　馬齒菜二分　石灰三分。

上二味，搗，以雞子白和敷之。

又方　鼠新坌土，和小兒尿敷之。

又方　鐵衣末，和人乳汁敷之，立可。

又方　以小豆花為末，敷之瘥。

又方　以人屎尖敷之，立瘥。

又方　以四神丹一枚，當頭上安，經宿即根出矣。方在第十二卷中。

治一切疔腫方。

蒼耳根、莖、苗、子，但取一色燒為灰，醋泔澱和如泥塗上，乾即易之。不過十度即拔根出，神良。余以貞觀四年，忽口角上生疔腫，造甘子振母為貼藥，經十日不瘥，余以此藥塗之得瘥。

以後常作此藥以救人，無有不瘥者，故特論之，以傳後嗣也。疔腫方殆有千首，皆不及此方，齊州榮姥方亦不勝，此物造次易得也。

又方　取鐵漿，每飲一升，立瘥。

又方　面和臘月豬脂封上，立瘥。

又方　蒺藜子一升，燒為灰，釅醋和封上，經宿便瘥。或針破頭封上，更佳。

又方　皂莢子取仁作末敷之，五日內瘥。

貞觀初，衢州徐使君訪得治疗腫人玉山韓光方。

艾蒿一擔，燒作灰，於竹筒中淋取汁，以一二合和石灰如面漿，以針刺瘡中至痛，即點之，點三遍，其根自拔，亦大神驗。貞觀中治得三十餘人瘥，故錄之。

魚臍疗瘡似新火針瘡，四邊赤，中央黑色，可針刺之。若不大痛即殺人，治之方。

以臘月魚頭灰和髮灰等分，以雞溏屎和敷上。此瘡見之甚可而能殺人。《外台》不用髮灰，以雞子清和塗。

又方　以寒食餳敷之良。又硬者，燒灰塗貼即瘥。

治魚臍瘡，其頭白似腫，痛不可忍者方。

先以針刺瘡上四畔作孔，搗白苣取汁，滴著瘡孔內。

又方　敷水獺屎，大良。

治赤根疗方。

熬白粉令黑，蜜和敷之良。

又方　以新坌鼠壤，水和塗之，熱則易之。

又方　搗馬牙齒末，臘月豬脂和敷之，拔根出。亦燒灰用。

犯疗瘡方

蕪菁根　鐵生衣。

上二味，各等分，和搗，以大針刺作孔，復削蕪菁根如針大，以前鐵生衣塗上，刺孔中，又塗所搗者封上，仍以方寸匕緋帛塗貼上。有膿出易之，須臾拔根出，立瘥。忌油膩、生冷、醋滑、五辛、陳臭黏食。

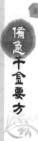

又方　刺瘡頭及四畔，令汁極出，搗生栗黃敷上，以麵圍

之，勿令黃出，從旦至午根拔出矣。

又方 以面圍瘡如前法，以針亂刺瘡，銅器煮醋令沸，瀉著面圍中，令容一盞。冷則易之，三度即拔根出。

又方 取蛇蛻皮如雞子大，以水四升，煮三四沸，去滓頓服，立瘥。

又方 燒蛇蛻皮灰，以雞子清和塗之瘥。

又方 取蒼耳苗，搗取汁一二升飲之，滓敷上，立瘥。

疔腫，灸掌後橫紋後五指，男左女右，七壯即瘥。已用得效。疔腫灸法雖多，然此一法甚驗，出於意表也。

癰疽第二脈七條

論一首　方八十七首　禁法二首　灸法三首

脈數，身無熱，即內有癰。

諸浮數脈當發熱，而反洗洗惡寒，若有痛處，當結為癰。

脈微而遲必發熱，脈弱而數此為振寒，當發癰腫。

脈浮而數，身體無熱，其形嘿嘿，胃中微燥，不知痛處，其人當發癰腫。

脈滑而數，滑則為實，數則為熱，滑即為榮，數即為衛，榮衛相逢，即結為癰。熱之所過，即為癰膿。身體有痛處，時時苦，有瘡。

問曰：寸口脈微而澀，法當亡血若汗出，設不汗者，當云何？

答曰：若身有瘡，被刀器所傷，亡血故也。

趺陽脈滑而數，法當下重。少陰脈滑而數，婦人陰中生瘡。

論曰：夫癰疽初發至微，人皆不以為急。此實奇患，惟宜速治。若療稍遲，乃即病成，以此致禍者不一。但發背，外皮

薄為癰,外皮厚為疽,宜急治之。

凡癰疽始發,或似小癤,或復大痛,或復小痛,或發如米粒大白膿子,此皆微候,宜善察之。見有小異,即須大驚忙,急須攻之及斷口味,速服諸湯,下去熱毒。若無醫藥處,即灸當頭百壯。其大重者,灸四面及中央二三百壯,數灸不必多也,復薄冷藥。種種救療,必速瘥也。

凡用藥貼法,皆當瘡頭處,其藥開孔,令泄熱氣。亦當頭以火針針入四分,即瘥。

凡癰疽、瘤、石癰、結筋、瘰癧,皆不可就針角。針角者,少有不及禍也。

凡癰無問大小,已覺即取膠如手掌大,暖水浸令軟,納納然,稱大小,當頭上開一孔如錢孔大,貼腫上令相當,須臾乾急。若未有膿者,即定不長。已作膿者,當自出。若以鋒針當孔上刺至膿,大好,至瘥乃洗去膠。

凡腫根廣一寸以下名癤,一寸以上名小癰,如豆粒大者名疱子。皆始作,急服五香連翹湯下之,數劑取瘥乃止。

凡癰高而光大者,不大熱,其肉正平無尖而紫者,不須攻之,但以竹葉黃耆湯申其氣耳。肉正平,為無膿也。癰卒痛,以八味黃耆散敷之,大癰七日,小癰五日。其自有堅強者,寧生破,發乳若熱,手不可得近者,先內服王不留行散,外摩發背膏。若背生破無苦,在乳宜令極熱。候手按之隨手即起者,瘡熟也,須針之。

針法要得著膿,以意消息,胸背不過一寸。斟量不得膿,即與食肉膏散著銳頭,納癰口中。如體氣熱歇,即服木占斯散。五日後,癰欲著痂者,即服排膿內塞散。

凡癰破之後,便綿惙欲死,內寒外熱文闕。腫自有似癰而非者,當以手按腫上,無所連,乃是風毒耳,勿針之,宜服升麻湯,外摩膏破癰口,當令上留三分,近下一分針之,務極令

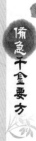

熱，熱便不痛。

破後敗壞不瘥者，作豬蹄湯洗之，日二，夏用二日，冬用六七日，用湯半劑亦可。夫癰壞後有惡肉者，宜豬蹄湯洗去穢，次敷蝕肉膏散。惡肉盡後，敷生肉膏散及摩四邊，令好肉速生。當斷絕房室，忌風冷，勿自勞煩。待筋脈平復，乃可任意耳。緣新肉易傷，傷則裏潰，潰則重發，發即難救也，慎之慎之，白痂最忌。

凡諸暴腫，一一不同，無問近遠，皆服五香連翹湯，刺去血，小豆末敷之，其間數數以針刺去血。若失療已潰爛者，猶服五香湯及漏蘆湯下之，隨熱多少，依方用之，外以升麻湯揾洗熨之。方在丹毒篇。摩升麻膏。方在丹毒篇。若生息肉者，以白蔄茹散敷之，青黑肉去盡，即停之。

好肉生，敷升麻膏。如肌不生，敷一物黃蓍散。若敷白蔄茹，青黑惡肉不盡者，可以漆頭蔄茹散半錢，和三錢白蔄茹散，稍稍敷之。其散各取當色，單搗篩之，直爾成散用之。此數法，《集驗》用治緩疽。

或身中忽有痛處，如似打撲之狀，名曰氣痛。痛不可忍，游走不住，發作有時，痛則小熱，痛定則寒。此皆由冬時受溫氣，至春暴寒，風來折之，不成溫病，乃作氣痛。宜先服五香連翹湯，摩丹參膏，又以白酒煎楊柳皮，及暖熨之。有赤氣點點者，即刺出血也。

其五香連翹湯及小竹瀝湯可服數劑，勿以一劑未差便住，以謂無效，即禍至矣。中間將白薇散佳。又有氣腫痛，其狀如癰，腫無頭，虛腫色不變，但皮急痛不得手近，亦須服此五香湯，次白針瀉之，次與蒺藜散敷之。

胸中痛，短氣者，當入暗室中，以手中指捺左眼，視若見光者，胸中有結癰；若不見光者，是癧疽內發出也。

《經》云：氣宿於經絡中，血氣俱澀不行，壅結為癰疽

也。不言熱之所作，其後成癰。又陽氣湊集，寒化為熱，熱盛則肉腐為膿也。由人體有熱，被寒冷搏之，而脈凝結不行，熱氣壅結成癰疽。方有灸法，亦有溫治法，以其中冷未成熱之時，其用冷藥貼薄之，治熱已成，以消熱令不成膿也。赤色腫有尖頭者，藜蘆膏敷之。一云醋和蚌蛤灰塗，乾則易之。

余平生數病癰疽，得效者皆即記之。考其病源，多是藥氣所作，或有上世服石，遂令子孫多有此疾。食中尤不宜食麵及酒、蒜，又慎溫床厚被，能慎之者，可得終身無它。此皆躬自驗之，故特論之也。

五香連翹湯　凡一切惡核、瘰癧、癰疽、惡腫患，皆主之方。

青木香　沉香　薰陸香　丁香　麝香　射干　升麻　獨活　寄生　連翹　通草各二兩　大黃三兩。

上十二味，㕮咀，以水九升，煮取四升，納竹瀝二升更煮，取三升，分三服，取快利。《肘後方》有紫葛、甘草，無通草，治惡肉、惡脈、惡核、風結腫氣痛。《要籍喻義》有黃耆、甘草、芒硝各六分。《千金翼》云：未瘥，中間常服佳。與小兒篇方相重，小有異處。

治癰疽發背，黃耆竹葉湯方。

黃耆　甘草　麥門冬　黃芩　芍藥各三兩　當歸　人參　石膏　芎藭　半夏各二兩　生薑五兩　生地黃八兩　大棗三十枚　淡竹葉一握。

上十四味，㕮咀，以水一斗二升，先煮竹葉，取一斗，納餘藥，煮取三升。分四服，相去如人行三十里間食，日三夜一。

八味黃耆散　敷之方。

黃耆　芎藭　大黃　黃連　芍藥　莽草　黃芩　梔子仁各等分。

上治下篩，雞子白和如泥，塗故帛上，隨腫大小敷之，乾

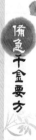

則易之。若已開口，封瘡上，須開頭令歇氣。

王不留行散　治癰腫不能潰，困苦無聊賴方。

王不留行子三合，《千金翼》作一升　龍骨二兩　野葛皮半分　當歸二兩　乾薑　桂心各一兩　栝樓根六分。

上七味，治下篩。食訖，溫酒服方寸匕，日三，以四肢習習為度，不知稍加之，令人安穩，不覺膿自潰，即著瘡痂平復，神良。此浩仲堪方，隋濟闍黎所名為神散，癰腫即消，極安穩。《千金翼》云：治癰疽及諸雜腫已潰，皆服之。

內補散　治癰疽發背，婦人乳癰，諸癤，未潰者便消，不消者令速潰疾瘥方。

木占斯　人參　乾薑一云乾地黃　桂心　細辛　厚朴　敗醬　防風　桔梗　栝樓根　甘草各一兩。

上十一味，治下篩。酒服方寸匕，藥入咽覺流入瘡中。若癰疽灸之不能發壞者，可服之。瘡未壞者去敗醬，已發膿者納敗醬。服藥日七八服，夜二三服，以多為善。若病在下，當膿血出，此為腸癰也。諸病在裏，惟服此藥，即覺其力，痛者即不痛。長服治諸瘡及疳痔。瘡已潰便早瘥，醫人不知用此藥。發背無有治者，惟服此耳。

若始覺背上有不好而渴者，即勤服之。若藥力行，覺渴止，便消散。若雖已壞，但日夜服之勿住也，服之腫自消散，不覺去時，欲長服者，當去敗醬。婦人乳癰，宜速服之。一方無桂心。一名木占斯散，主癰腫堅結，若已壞者速瘥，未壞者使不成癰便消。張文仲無桂心，劉涓子云此是華佗方。

治大瘡熱退，膿血不止，瘡中肉虛疼痛，排膿內塞散方。

防風　茯苓　白芷　桔梗　遠志　甘草　人參　芎藭　當歸　黃蓍各一兩　桂心二分　附子二枚　厚朴二兩　赤小豆五合，酒浸熬之。

上十四味，治下篩。酒服方寸匕，日三夜一。

治癰疽發背，豬蹄湯方。

豬蹄一具，治如食法　黃蓍　黃連　芍藥各三兩　黃芩二兩　薔薇根　狼牙根各八兩。

上七味，㕮咀，以水三斗，煮豬蹄令熟，澄清取二斗，下諸藥，煮取一斗，去滓，洗瘡一食頃，以帛拭乾，貼生肉膏，日二。如痛，加當歸、甘草各二兩。

治癰疽發十指，或起膀胱，及發背後生惡肉者方。

豬蹄一具，治如食法　當歸　大黃　芎藭　芍藥　黃芩　獨活　莽草各一兩。

上八味，㕮咀，以水三斗煮豬蹄，取八升，去之，納諸藥，煮取四升，去滓，以漬瘡兩食頃，洗之，拭令乾，敷麝香膏。

治癰疽及發背諸惡瘡，去惡肉，麝香膏方。

麝香　雄黃　礬石　藺茹各一兩，一作真珠。

上四味，治下篩，以豬膏調如泥塗之，惡肉盡止，卻敷生肉膏。

食惡肉膏方

大黃　芎藭　莽草　真珠　雌黃　附子生用，各一兩　白薇　礬石　黃芩　藺茹各二兩　雄黃半兩。

上十一味，㕮咀，以豬脂一升半，煎六沸，去滓，納藺茹、石末，攪調敷瘡中，惡肉盡乃止。

治癰腫惡肉不盡者方。

蒴藋灰一作藜灰　石灰《肘後》作白炭灰。

上二味，各淋取汁，合煎如膏，膏成敷之，食惡肉，亦去黑子。此藥過十日後不中用。

又方　生地黃汁煎如膠，作餅子貼之，日四五度。

食惡肉散方

硫黃　馬齒礬　漆頭藺茹　丹砂　麝香　雄黃　雌黃　白

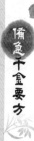

礬各二分。

上八味，治下篩，以粉之，吮食惡肉。《千金翼》薄貼篇無白礬、雌黃，有藜蘆，云赤膏和敷之，又處療癰疽篇無丹砂。《廣濟方》療癰腫膿潰，瘡中有紫肉破不消，以此散兌頭納蝕之。

又方 藺茹　礬石　雄黃　硫黃各二分。

上四味，治下篩，納瘡中，惡肉盡即止，不得過好肉也。

治癰疽發背壞後，生肉膏方。

生地黃一斤　辛夷二兩　獨活　當歸　大黃　黃蓍　芎藭
白芷　芍藥　黃芩　續斷各一兩　薤白五兩。

上十二味，㕮咀，以臘月豬脂四升煎，取白芷黃下之，去滓，敷之立瘥。

生肉膏 治癰疽發背潰後，令生肉方。

甘草　當歸　白芷　蓯蓉　蜀椒　細辛各二兩　烏喙六分，生用　蛇銜一兩　薤白二十莖　乾地黃三兩。

上十味，㕮咀，以醋半升漬一宿，豬膏二斤煎令沸，三上三下膏成，塗之立瘥。

蛇銜生肉膏 主癰疽、金瘡敗壞方。

蛇銜　當歸各六分　乾地黃三兩　黃連　黃蓍　黃芩　大黃
續斷　蜀椒　芍藥　白及　芎藭　莽草　白芷　附子　甘草
細辛各一兩　薤白一把。

上十八味，㕮咀，醋漬再宿，臘月豬脂七升，煎三上三下，醋盡下之，去滓，敷之。日三夜一。《崔氏》有大戟、獨活各一兩，無地黃、黃連、黃蓍、續斷、白及、芎藭、白芷、甘草。

五香湯 主熱毒氣，卒腫痛，結作核，或似癰癤而非，使人頭痛，寒熱氣急者，數日不除殺人方。

青木香　藿香　沉香　丁香　薰陸香各一兩。

上五味，㕮咀，以水五升，煮取二升，分三服。不瘥更服之，並以滓薄腫上。《千金翼》以麝香代藿香。

漏蘆湯方

漏蘆　白及　黃芩　麻黃　白薇　枳實　升麻　芍藥　甘草各二兩　大黃二兩。

上十味，㕮咀，以水一斗，煮取三升，分三服，快下之。無藥處，單用大黃下之良。《肘後》云：治癰疽、丹疹、毒腫、惡肉。《千金翼》無白薇。《劉涓子》無芍藥，有連翹，治時行熱毒，變作赤色癰疽、丹疹、毒腫及眼赤痛生瘴翳。若熱盛者，可加芒硝二兩。《經心錄》無白薇，有知母、犀角、芒硝各二兩。此方與小兒篇方相重，分兩服法異。

丹參膏方

丹參　蒴藋　莽草　蜀椒　躑躅各二兩　秦芃　獨活　白及　牛膝　菊花　烏頭　防己各一兩。

上十二味，㕮咀，以醋二升浸一宿，夏半日，如急要，便煎之。豬脂四升，煎令醋氣歇，慢火煎之，去滓，用敷患上，日五六度。《肘後》用防風，不用防己，治惡肉、惡核、瘰癧、風結諸腫，云此膏亦可服。

治氣痛，小竹瀝湯方。

淡竹瀝一升　射干　杏仁　獨活　枳實　白朮　防己　防風　秦芃　芍藥　甘草　茵芋　茯苓　黃芩　麻黃各二兩

上十五味，㕮咀，以水九升，煮取半，下瀝，煮取三升，分四服。

白薇散方

白薇　防風　射干　白朮各六分　當歸　防己　青木香　天門冬　烏頭　枳實　獨活　山茱萸　萎蕤各四分　麻黃五分　柴胡　白芷各三分　莽草　蜀椒各一分　秦芃五分。

上十九味，治下篩。以漿水服方寸匕，日三，加至二匕。

治氣腫痛，蒺藜散方。

蒺藜子一升，熬令黃，為末，以麻油和之如泥，炒令焦

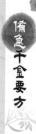

黑，以敷故熟布上，如腫大小，勿開孔貼之。無蒺藜，用小豆末和雞子如前，乾易之，甚妙。

治赤色腫有尖頭者，藜蘆膏方。

藜蘆二分　黃連　礬石　雄黃　松脂　黃芩各八分。

上六味，末之，豬脂二升二合煎令烊，調和以敷上，痼癬、頭瘡極效，又治淺瘡，經年抓搔成瘺孔者。

瞿麥散　治癰，排膿、止痛、利小便方。

瞿麥一兩　芍藥　桂心　赤小豆酒浸，熬　芎藭　黃蓍　當歸　白薇　麥門冬各二兩。

上九味，治下篩。先食，酒下方寸匕，日三。《千金翼》用細辛、薏苡仁、白芷，不用桂心、麥門冬、白薇，治諸癰潰及未潰，瘡中疼痛，膿血不絕，不可忍者。

薏苡仁散　治癰腫，令自潰長肉方。

薏苡仁　桂心　白薇　當歸　蓯蓉　乾薑各二兩。

上六味，治下篩。先食，溫酒服方寸匕，日三夜再。

癰疽潰後膿太多，虛熱，**黃蓍茯苓湯**方。

黃蓍　麥門冬各三兩　芎藭　茯苓　桂心各二兩　生薑四兩　五味子四合　大棗二十枚。

上八味，㕮咀，以水一斗半，煮取四升，分六服。《千金翼》有遠志、當歸、人參各二兩，甘草六兩。

內消散　治凡是癰疽，皆宜服此方。

赤小豆一升，醋浸熬　人參　甘草　瞿麥　當歸　豬苓　黃芩各二兩　白薇　黃蓍　薏苡仁各三兩　防風一兩　升麻四兩。

上十二味，治下篩。以酒服方寸匕，日三夜一，長服取瘥。

治癰疽膿血內漏，諸漏壞敗，男發背女乳房，及五痔，蝟皮散方。

蝟皮一具　蜂房一具　地榆　附子　桂心　當歸　續斷各五

分　乾薑　蜀椒　藁本各四分　厚朴六分。

上十一味，治下篩。空腹以酒服方寸匕，日三，取瘥。加斑蝥七枚，益良。

凡患腫，皆因宿熱所致，須服冷藥，瘥後有患冷利不止者方。

赤石脂　人參　龍骨　甘草　乾薑各二兩　附子一枚。

上六味，㕮咀，以水八升，煮取二升半。分三服，每服八合。

梔子湯　主表裏俱熱，三焦不實，身體生瘡，及發癰癤，大小便不利方。

梔子仁二七枚　芒硝二兩　黃芩　甘草　知母各三兩　大黃四兩。

上六味，㕮咀，以水五升，煮減半，下大黃，取一升八合，去滓，納芒硝，分三服。

五利湯　主年四十已還強壯，常大患熱，發癰疽無定處，大小便不通方。

大黃三兩　梔子仁五兩　升麻　黃芩各二兩　芒硝一兩。

上五味，㕮咀，以水五升，煮取二升四合，去滓，下芒硝。分四服，快利即止。《劉涓子》名大黃湯。

乾地黃丸　壯熱人長將服之，終身不患癰疽，令人肥悅耐勞苦方。

乾地黃五兩　芍藥　甘草　桂心　黃蓍　黃芩　遠志各二兩　石斛　當歸　大黃各三兩　人參　巴戟天　栝樓根各一兩　蓯蓉　天門冬各四兩。

上十五味，末之，蜜丸。酒服如梧子大十丸，日三，加至二十丸。

乾地黃丸　主虛熱，消瘡癤方。

乾地黃四兩　大黃六分　芍藥　茯苓　王不留行　甘草

遠志　麥門冬　人參　升麻　黃芩各三兩　桂心六兩。

　　上十二味，末之，蜜和。酒服如梧子十丸，日三，加至二十丸。長服令人肥健。一方有枳實三兩。《外台》無甘草、遠志、麥門冬、人參、升麻、黃芩。

　　乾地黃丸　主虛勞客熱，數發癰腫瘡癤，經年不除方。

　　乾地黃四兩　天門冬五兩　黃耆　黃芩　大黃　黃連　澤瀉　細辛各三兩　甘草　桂心　芍藥　茯苓　乾漆各二兩　人參一兩。

　　上十四味，末之，蜜丸。酒服如梧子大十丸，日三夜一，加至二十丸。久服延年，終身不發癰疽。凡方中用大黃，薄切，五升米下蒸熟，曝乾用之。熱多，倍大黃。《要籍喻義》無澤瀉。

　　地黃煎　補虛除熱，散乳石，去癰癤痔疾，悉宜服之方。

　　生地黃隨多少，三搗三壓，取汁令盡，銅器中湯上煮，勿蓋令洩氣，得減半出之，布絞去粗碎結濁滓穢，更煎之令如錫。酒服如彈丸許，日三，勿加之。百日，癰疽永不發。

　　枸杞煎　主虛勞，輕身益氣，令人有力，一切癰疽永不發方。

　　枸杞三十斤，銼。葉生至未落可用莖葉，落至未生可用根。以水一石，煮取五斗，去滓澱。將滓更入釜，與水依前，煮取五斗，並前為一斛，澄之去澱，釜中煎之，取二斗許。更入小銅鍋子煎，令連連如錫去，或器盛，重湯煮更好。每日早朝服一合半，日再。初服一合，漸漸加之。

　　主風濕體痛，不能飲食，兼癰疽後補虛羸方。

　　薔薇根　枸杞根各一百斤　生地黃　食蜜各十斤。

　　上四味，㕮咀，以水煮二根令味濃，取二斛，去澱，納地黃煮令爛，絞去滓，微火煎令如粥，納蜜，耗令相得，每食後服如彈丸許。

搨腫方

大黃　黃芩　白蘝　芒硝各三分。

上四味，㕮咀，以水六升，煮取三升汁，故帛四重納汁中，以搨腫上，乾即易之，無度數，晝夜為之。

治癰疽始作，腫赤焮熱，長甚速方。

青木香　犀角　大黃　升麻　黃芩　梔子仁　黃連　甘草　芒硝　射干　黃柏　紫檀香　羚羊角　白蘝各二分　地黃汁五合　麝香二分，研入。

上十六味，㕮咀，以水五升，煮取二升，小冷，故帛兩重納湯中，搨腫上，乾易之，日夜數百度。

治頸項及胸背有大腫赤發，即封令不成膿方。

生乾地黃半斤　香豉半斤　朴硝五兩。

上三味，合搗，令地黃爛熟，敷腫上，厚二分，日三四易，至瘥止。此兼治一切腫。

治癰腫痛煩悶方。

生楸葉十重貼之，以帛包令緩急得所，日二易。止痛兼消腫，蝕膿甚良，勝於眾物。如冬月先收乾者，用時鹽潤之，亦可薄削楸皮用之。

治癰始覺腫，令消方。

大黃　通草　葶藶　莽草各等分。

上四味，為末，以水和敷上，乾則易之。

又方　以蒢蒻末三指撮，水和服之，日三，神良。

治癰方。

芫花為末，膠和如粥敷之。

治癰疽發腹背陰匿處，通身有數十癰者方。

取乾牛糞燒灰，下篩，以雞子白塗之，乾復易。

若已結膿，使聚長者方。

栝樓根末之，苦酒和敷上，燥復易。赤小豆亦佳。

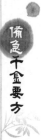

治大人小兒癧腫方。

生豬腦敷紙上貼之，乾則易，日三四度。

又方 芥子末，湯和敷紙上貼之。《千金翼》以豬膽和塗之。

又方 白薑石末，蒜和搗敷上瘥。

又方 馬鞭草搗敷上，即頭出。

大人小兒癧腫，灸兩足大拇趾歧中，立瘥，仍隨病左右。

治癭子方。

凡癭無頭者，吞葵子一枚，不得多服。

又方 燒葛蔓灰封上自消，牛糞灰封之亦佳。

又方 鼠粘根葉貼之。

又方 水和雀屎敷之。

又方 生椒末 釜下土。

上二味，等分，醋和塗之。《千金翼》有麴末，為三味。

又方 狗頭骨 芸薹子。

上二味，等分，末之，醋和敷上。

治癧有膿令潰方。

雞羽三七枚，燒末，服之即潰。

又方 人乳和麵敷上，比曉膿血出並盡，不用近手。

又方 箔經繩燒末，臘月豬脂和敷下畔即潰，不須針灸。

治癧腫發背初作，及經十日以上，腫赤由焮熱毒氣盛，日夜疼痛，百藥不效方。

鰕雞子一枚 新出狗屎如雞子大。

上二味，攪調和，微火熬令稀稠得所，捻作餅子。可腫頭堅處貼之，以紙貼上，以帛抹之，時時看之，覺餅子熱即易，勿令轉動及歇氣，經一宿定。如多日患者，三日貼之，一日一易，瘥止。此方穢惡，不可施之貴勝。然其瘥疾，一切諸方皆不可及。自外諸方，還復備員設儀注而已，覺者當曉斯方，亦備諸急爾。

烏麻膏　主諸漏惡瘡，一十三般疔腫，五色游腫，癮癧毒熱，狐刺蛇毒，狂犬蟲狼六畜所傷不可識者，二十年漏，金瘡中風，皆以此膏貼之，惡膿盡即瘥，止痛生肌，一貼不換藥，惟一日一度，拭去膏上膿再貼之，以至瘥乃止方。

生烏麻油一斤　黃丹四兩　蠟四分，皆大兩大升。

上三味，以臘日前一日從午，納油銅器中，微火煎之，至明旦看油減一分，下黃丹消盡，下蠟令沫消，藥成，至午時下之。惟男子合之，小兒、女人、六畜不得見之。

治諸腫，紫葛貼方。

紫葛十分　大黃五分　白蘞　玄參　黃芩　黃連　升麻榆白皮　由跋各三分　赤小豆一合　青木香一分。

上十一味，治下篩，以生地黃汁和如泥，敷腫上，乾易之。無地黃汁，與米醋和之。

又貼膏方

松脂一斤　大黃一兩　豬脂半斤　細辛　防風　黃芩　芎藭白蘞　當歸　白芷　芍藥　莽草　黃柏　黃連各半兩　白蠟四兩

上十五味，㕮咀，先煎脂蠟令烊，乃納諸藥，三上三下，絞以綿及布，以著水中為餅，取少許火炙之，油紙上敷之，貼瘡上。《千金翼》有黃耆一兩。

青龍五生膏　治癰疽痔漏惡瘡膿血者，皆以導之方。

生梧桐白皮　生龍膽　生桑白皮　生青竹茹　生柏白皮各五兩　蜂房　蝟皮　蛇蛻皮各一具　雄黃　雌黃各一兩　蜀椒附子　芎藭各五分。

上十三味，㕮咀，以三年苦酒二斗，浸藥一宿，於炭火上炙乾，搗，下細篩，以豬脂二升半，於微火上煎，攪令相得如飴，著新未中水白瓷器中盛。稍稍隨病深淺敷之，並以清酒服如棗核，日一。

治癩疽痔漏惡瘡，婦人妒乳，漆瘡方。

野葛　芍藥　薤白　當歸　通草各二分　附子一分。

上六味，㕮咀，醋浸半日，先煎豬脂八合，令煙出，納亂髮二分令消盡，下之待冷。又納松脂八分、蠟二分，更著火上令和，即納諸藥，煎令沸，三上三下，去滓。故帛敷藥貼腫上，乾即易之。如春，去附子。其髮須洗去垢，不爾令人瘡痛。

治癩腫，松脂膏方。

黃芩　當歸　黃蓍　黃連　芍藥　大黃蠟　芎藭各一兩。

上八味，㕮咀，合松脂一斤半，豬脂一合半，微火煎之三上三下，綿布絞去滓，火炙敷紙上，隨腫大小貼之，日三易之，即瘥。

治諸色癩腫惡瘡瘥後有瘢，滅瘢膏方。

礬石　安息香一作女萎　狼毒　烏頭　羊躑躅　附子　野葛　白芷　烏賊骨　赤石脂　皂莢　乾地黃　天雄　芍藥　芎藭　大黃　當歸　莽草　石膏　地榆　白朮　續斷　鬼臼　蜀椒　巴豆　細辛各一兩。

上二十六味，搗末，以成煎豬脂四斤和藥，以此為準，煎之三上三下，以好鹽一大匙下之，膏成。須服者與服之，須摩者與摩之，摩之忌近眼，服之忌妊娠人。若滅瘢者，以布揩令傷敷之。鼻中息肉，取如大豆納鼻中；如瘀血，酒服如棗核大；痔漏，以綿裹如梅子納下部；若中風，摩患上取瘥。崩中亦納。若滅瘢，取少許和鷹屎白敷之。取臘日合之，神效。
《千金翼》有礜石一兩。

治膿潰後瘡不合方。

燒鼠皮一枚作末，敷瘡孔中。

又方　熟嚼大豆以敷之。

又方　炒烏麻令黑熟，搗以敷之。

又方　以牛屎敷之，乾即易之。

又方　燒破蒲席灰，臘月豬脂和，納孔中。

治癧久不瘥方。

馬齒菜搗汁，煎以敷之。

治癧瘡潰後膿不斷，及諸物刺傷，瘡不瘥方。

石硫黃粉二分　箸一片，磓頭碎。

上二味，少濕箸，納硫黃中以刺瘡孔，瘡瘥為度。

治癧肉中如眼，諸藥所不效者方。

取附子削令如棋子，安腫上，以唾貼之，乃灸之，令附子
欲焦，復唾濕之，乃重灸之。如是三度，令附子熱氣徹內即
瘥。此法極妙。

治諸瘡著白痂復發方。

大蒜　鼠屎　書墨。

上三味，等分，為末敷之，日三。

禁腫法

凡春初雷始發聲時，急以兩手指雷聲，聲止乃止，後七日
勿洗手，於後有一切腫及蠍螫惡注腫瘡，摩之尋手瘥。

書腫方

太乙甲一不生　未乙一不成，壬癸死。

上以丹書，閉氣書腫上，立瘥。

**治惡毒腫，或著陰卵，或著一邊，疼痛攣急，引小腹不可
忍，一宿殺人方。**

取茴香草搗取汁，飲一升，日三四服，滓薄腫上。冬月根
亦可用。此是外國神方，從永嘉年末用之，起死人神驗。

治風勞毒腫，疼痛攣急，或牽引小腹及腰髀痛方。

桃仁一升，研如常法，以酒三升攪和，頓服之，厚衣蓋令
汗，不過三劑。

若從腳腫向上至腹者，即殺人，治之方。

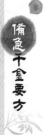

赤小豆一斗，以水三斗煮令爛，出豆，以汁浸腳至膝，每日一度，瘥止。若已入腹，不須浸，但煮豆食之。忌鹽、菜、米、麵等。渴飲汁，瘥乃止。

麻子小豆湯 治毒腫無定處，或赤色惡寒，或心腹刺痛煩悶者，此是毒氣深重方。

麻子　赤小豆各五升　生商陸二升　升麻四兩　附子二兩　射干三兩。

上六味，㕮咀，以水四斗，先煮四味，取二斗半，去滓，研麻子碎，和汁煮一沸，濾去滓，取汁煮豆爛，取汁。每一服五合，日二夜一。當利小便為度，腫退即瘥，並食豆。

治一切毒腫，疼痛不可忍者方。

取蓖麻子搗敷之，即瘥。

治癰有堅如石核者，復大色不變，或作石癰，練石散方。

粗理黃石一斤　鹿角八兩，燒　白蘝三兩。

上三味，以醋五升，先燒石令赤，納醋中，不限數，醋半止。總搗末，以餘醋和如泥厚敷之。乾則易，取消止，盡更合。諸漏及瘰癧，其藥悉皆用之。仍火針針頭破，敷藥。又單磨鹿角、半夏末和敷之，不如前方佳也。

治石癰堅如石，不作膿者方。

生商陸根搗敷之，乾即易之，取軟為度。又治濕漏諸癰癤。

又方　蜀桑根白皮陰乾搗末，烊膠，以酒和藥敷腫，即拔出根。

又方　醋和莨菪子末敷瘡頭上，即拔出根矣。

又方　蛇蛻皮貼之，經宿便瘥。

又方　櫟子一枚，以醋於青石上磨之，以塗腫上，乾更塗，不過十度即癒。

又方　梁上塵　葵根莖灰等分。

上二味，醋和敷之，即瘥。

凡發腫至堅有根者，名曰石癰。治之法：當上灸之百壯，石子當碎出。如不出，益壯乃佳。

發背第三論一首　方十五首

論曰：凡發背，皆因服食五石寒食更生散所致，亦有單服鐘乳而發背者，又有生平不服而自發背者，此是上代有服之者。其候率多於背兩胛間起，初如粟米大，或痛或癢，仍作赤色，人皆初不以為事，日漸長大，不過十日遂至於死。其臨困之時，以闊三寸、高一寸，瘡有數十孔，以手按之，諸孔中皆膿出，尋時失音。

所以養生者，小覺背上癢痛有異，即火急取淨土，水和為泥，捻作餅子，厚二分、闊一寸半，以粗艾大作炷，灸泥上，貼著瘡上灸之，一炷一易餅子。若粟米大時，可灸七餅子即瘥；如榆莢大，灸七七餅炷即瘥；如錢大，可日夜灸之，不限炷數。仍服五香連翹湯及鐵漿諸藥攻之，乃癒。又法：諸發背未作大膿，可以冷水射之，浸石令冷熨之，日夜莫住，瘥乃止。此病忌麵、酒、五辛等。亦有當兩肩上發者。

凡服石人，皆須勞役四體，無令自安。如其不爾者，多有發動。亦不得遂便恣意取暖。稱已適情，必須遺欲以取寒凍，雖當時不寧，於後在身多有所益，終無發動之慮耳。

凡腫起背胛中，頭白如黍粟，四邊相連，腫赤黑，令人悶亂，即名發背也。禁房室、酒、肉、蒜、麵。若不灸治，即入內殺人。若灸，當瘡上七八百壯。有人不識，多作雜腫治者，皆死。

治發背及癰腫已潰未潰方。

香豉三升，少與水和，熟搗成強泥，可腫作餅子，厚三分

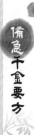

以上。有孔勿覆孔上，布豉餅，以艾列其上，灸之使溫溫而熱，勿令破肉。如熱痛，即急易之，患當減。快得安穩，一日二度灸之。如先有瘡孔，孔中得汁出即瘥。

治發背，背上初欲結腫，即服此方。

大黃　升麻　黃芩　甘草各三兩　梔子三七枚。

上五味，㕮咀，以水九升，煮取三升，分三服。取快利便止，不通更進。

治癰疽發背，已潰未潰，及諸毒腫方。

栝樓根　榆白皮　胡燕窠　鼠坌土。

上四味，等分，末之。以女人月經衣，水洗取汁和如泥，封腫上，乾易。潰者四面封之，已覺即封，從一日至五日，令瘥。

內補散　治癰疽發背已潰，排膿生肉方。

當歸　桂心各二兩　人參　芎藭　厚朴　防風　甘草　白芷　桔梗各一兩。

上九味，治下篩。酒服方寸匕，日三夜二。未瘥更服，勿絕。《外台》無防風、甘草、白芷。

內補散　治癰瘡發背方。

蜀椒　乾薑各二分　白斂一兩　黃芩　人參各二分　桂心一分　甘草一兩　小豆一合半　附子　防風各一兩　芎藭二兩。

上十一味，治下篩。酒服方寸匕，日三夜二。

治癰疽發背及小小瘰癧，李根皮散方。

李根皮一升　通草　白斂　桔梗　厚朴　黃芩　附子各一兩　甘草　當歸各二兩　葛根三兩　半夏五兩　桂心　芍藥各四兩　芎藭六兩　栝樓根五兩。

上十五味，治下篩。酒服方寸匕，日三。瘡大困者，夜再服之。曾有人患骨從瘡中出，兼有三十餘癰癤，服此散得瘥。

治發背癰腫經年，瘥後復發。此因大風或結氣在內，經脈

閉塞，至夏月以來出攻於背，久不治，積聚作膿血為瘡，內漏，**大內塞排膿散**方。

山茱萸　五味子　茯苓　乾薑各一分　當歸　石韋　芎藭各四分　附子二分　蓯蓉　巴戟天　遠志　麥門冬　乾地黃各八兩　桂心　芍藥各三分　地膽　菟絲子各三分　石斛　人參　甘草各五分。

上二十味，治下篩。酒服方寸匕，日三夜一，稍加之。長服終身不患癰癤。

治發背方。

亂髮灰酒服方寸匕。亦治療疽。

又方　飲鐵漿二升，取利。

又方　三年醋滓，微火煎令稠，和牛脂敷上，日一易。

又方　豬狗牙燒灰，醋和敷上，日三四易之。

又方　豬脂敷上，日四五。亦治髮乳。《救急方》云：取豬羊脂切作片，冷水浸，貼上，暖易之，五六十片瘥。若初貼少許即寒，寒定好眠，甚妙。

又方　蛇頭灰醋和敷之，日三易。

又方　燒鹿角灰，醋和敷之，日四五。

又方　燒古蚌灰，雞子白和敷之，日三易。

丹毒第四論一首　方三十八首

論曰：丹毒一名天火，肉中忽有赤如丹塗之色，大者如手掌，甚者遍身有癢有腫，無其定色。有血丹者，肉中腫起，癢而復痛，微虛腫如吹狀，隱疹起也。有雞冠丹者，赤色而起，大者如連錢，小者如麻豆粒狀，肉上粟粟如雞冠肌理也，一名茱萸丹。有水丹者，由遍體熱起，遇水濕搏之，結丹晃晃黃赤色，如有水在皮中，喜著股及陰處。此雖小疾，不治令人至

死。治之皆用升麻膏也。

升麻膏方

升麻　白薇《肘後》作白薇　漏蘆　連翹　芒硝　黃芩各二兩　蛇銜　枳實各三兩　梔子四十枚　蒴藋四兩。

上十味，微搗之，水三升浸半日，以豬膏五升煎，令水氣盡，去滓，膏成敷，諸丹皆用之，日三，及熱瘡腫上。《經心錄》無枳實，以治諸毒腫。

治丹毒，升麻搨湯方。

升麻　漏蘆　芒硝各二兩　梔子二十枚　黃芩三兩　蒴藋五兩。

上六味，㕮咀，以水一斗浸良久，煮取七升，冷，以故帛染汁搨諸丹毒上，常令濕，搨後須服飲子並漏蘆湯，方並在前癰腫條中，但服之立瘥。《小品》用治丹疹、赤毒腫。

治丹毒單用藥方。

水苔　生蛇銜　生地黃　生菘菜　蒴藋葉　慎火草　五葉藤　豆葉　浮萍　大黃　梔子　黃芩　芒硝。

上十三味，但以一味單搗，塗之立瘥。大黃以下水和用。

又方　凡天下極冷，無過藻菜最冷。但有患熱毒腫並丹等，取渠中藻菜細切，熟搗敷丹上，厚三分，乾易之。

治諸丹神驗方。

以芸薹菜熟搗，厚封之，隨手即消。如餘熱氣未癒，但三日內封之，使醒醒好瘥止，縱乾亦封之勿歇，以絕本。余以貞觀七年三月八日於內江縣飲多，至夜睡中覺四體骨肉疼痛，比至曉，頭痛目眩，額左角上如彈丸大腫痛，不得手近，至午時至於右角，至夜諸處皆到，其眼遂閉合不得開，幾至殞斃。縣令周公以種種藥治不瘥。經七日，余自處此方，其驗如神，故疏之以傳來世云耳。

五色油丹，俗名油腫，若犯者多致死，不可輕之方。

縛母豬枕頭臥之，甚良。

又方 牛屎塗之，乾易。

赤流腫丹毒方

取榆根白皮作末，雞子白和敷之。《千金翼》又用雞子白和蒲席灰敷。

又方 搗大麻子，水和敷之。

又方 以羊脂煎了摩之。得青羊脂最良。《集驗方》云：治人面目身體卒赤黑丹，起如疥狀，不治日劇，遍身即殺人。

治小兒丹毒方。

搗馬齒莧一握，取汁飲之，以滓薄之。

又方 搗赤小豆五合，水和，取汁飲之一合良，滓塗五心。

又方 濃煮大豆汁塗之良，瘥亦無瘢痕。

又方 臘月豬脂和釜下土敷之，乾則易。

治小兒五色丹方。

搗蒴藋葉敷之。

又方 豬槽下爛泥敷之，乾則易。《集驗》治卒赤黑丹。

又方 服黃龍湯二合，並敷患上。

治小兒白丹方。

燒豬屎灰，雞子白和敷之良。

治小兒赤丹方。

芸薹葉汁服三合，滓敷上良。《千金翼》云：末芸薹，以雞子白和塗之。

治小兒赤丹斑駁方。

唾和胡粉，從外向內敷之。

又方 鍛鐵屎，以豬脂和敷之。

又方 屋塵和臘月豬脂敷之。

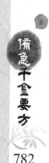

治小兒火丹，赤如朱走皮中方。

以醋和豉，研敷之。

又方 鯉魚血敷之良。

又方 搗荏子敷之良。

又方 豬屎水和絞取汁，服少許良。

治小兒天火丹，肉中有赤如丹色，大者如手，甚者遍身，或痛或癢或腫方。

赤小豆二升，末之，雞子白和如薄泥敷之，乾則易便瘥。一切丹並用此方皆瘥。

又方 生麻油塗之。

治小兒骨火丹，其瘡見骨方。

搗大小蒜厚封之，著足踝者是。

治小兒殃火丹，毒著兩脅及腋下者方

伏龍肝末和油敷之，乾則易。若入腹及陰，以慎火草取汁服之。

治小兒尿灶丹，初從兩股起，及臍間走入陰頭，皆赤色者方。

水二升，桑皮切二升，煮取汁浴之良。

又方 燒李根為灰，以田中流水和敷之良。

治小兒朱田火丹，病一日一夜即成瘡，先從背起漸至遍身，如棗大，正赤色者方。

濃煮棘根汁洗之。已成瘡者，赤小豆末敷之。未成瘡者，雞子白和小豆末敷之。凡方中用雞子者，皆取先破者用之，完者無力。

治小兒天灶火丹，病從髀間起，小兒未滿百日，犯行路灶君，若熱流下，令陰頭赤腫血出方。

伏龍肝搗末，雞子白和敷之，日三良。

又方 鯽魚肉銼，五合　赤小豆末五合。

上二味，和搗，少水和敷之良。

治小兒野火丹，病遍身皆赤者方。

用油塗之。

治小兒茱萸丹，病初從背起，遍身如細纈，一宿成瘡者方。

赤小豆作末，以粉之。如未成瘡者，雞子白和敷之。

治小兒癈灶火丹，初從足趺起，正赤色者方。

以棗根煮汁，沐浴五六度。

隱疹第五

論一首　方二十九首　灸法一首

論曰：《素問》云：風邪客於肌中則肌虛，真氣發散，又被寒搏皮膚，外發腠理，開毫毛，淫氣妄行之，則為癢也，所以有風疹瘙癢，皆由於此。又有赤疹者，忽起如蚊蚋啄，煩癢劇者重沓壟起，搔之逐手起。又有白疹者，亦如此。赤疹熱時即發，冷即止；白疹天陰即發。白疹宜煮礬石汁拭之，或煮蒴藋和少酒以浴之良《姚氏》治赤疹。或煮石楠汁拭之良，或水煮雞屎汁，或煮枳實汁拭之良。餘一切如治丹方法。俗呼為風屎，亦名風屍。

石楠湯　治六十四種風，淫液走入皮中如蟲行，腰脊強直，五緩六急，手足拘攣，隱疹搔之作瘡，風屍身癢，卒面目腫起，手不得上頭，口噤不得言。方出第八卷中。此方但是隱疹，宜服之瘥。

治風瘙隱疹，心迷悶亂方。

天雄　牛膝　桂心　知母各四分　防風六分　乾薑　細辛各三分　人參二分　栝樓根　白朮各五分。

上十味，治下篩。酒服半錢匕，加至一匕為度。

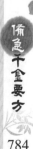

治瘑瘲皮中風虛方。

枳實三升　獨活　蓯蓉　黃蓍　秦芁各四兩　丹參　蒴藋各五兩　松葉切，一升。

上八味，㕮咀，以酒二斗，浸六宿。每服二合，日二，稍稍加之。

治風瘑隱疹方。

大豆三升，酒六升，煮四五沸。每服一盞，日三。

又方　牛膝為末，酒下方寸匕，日三。並治骨疽、癩病及痞瘤。

又方　芥子末，漿水服方寸匕，日三。

又方　白朮末，酒服方寸匕，日三。

又方　白朮三兩　戎鹽　礬石各半兩　黃連　黃芩　細辛　芎藭　茵芋各一兩。

上八味，㕮咀，以水一斗，煮取三升，洗之良，日五。

又方　馬藺子　蒴藋　蕪蔚子　礬石　蒺藜子　茵芋　羊桃　扁竹各二兩。

上八味，㕮咀，以漿水二斗，煮取一斗二升，納礬石，洗之，日三。

又方　蒴藋　防風　羊桃　石楠　茵芋　芫花　蒺藜　礬石。

上八味，各一兩，㕮咀，以漿水一斗，煮取五升，去滓，納礬石令小沸，溫浴之。

治隱疹瘙痛方。

大黃　升麻　黃柏　當歸　防風　芍藥　黃芩　青木香甘草各二兩　楓香五兩　芒硝一兩　地黃汁一升。

上十二味，㕮咀，以水一斗，煮取三升半，去滓，下芒硝令消。帛染搨病上一炊久，日四五度。

治舉體痛癢如蟲齧，癢而搔之，皮便脫落作瘡方。

蒺藜子三升　蛇床子　芫蔚子各二升　防風五兩　大戟一斤
大黃二兩　礜石三兩。

上七味，㕮咀，酒四升、水七升，煮取四升，去滓，納礜
石，帛染拭之。

治風瘙腫瘡，癢在頭面，大黃搨洗方。

大黃　芒硝各四分　莽草二分，一作甘草三兩　黃連六分　黃
芩八分　蒺藜子五合。

上六味，㕮咀，以水七升，煮取三升，去滓，下硝。以帛
染搨之，日一度，勿近目。

治風瘙隱疹方。

蛇床子二升　防風二兩　生蒺藜二斤。

上三味，㕮咀，以水一斗，煮以五升。拭病上，日三五
遍。

治身體赤隱疹而癢，搔之隨手腫起方。

莽草二分　當歸　芎藭　大戟　細辛　芍藥　芫花　蜀椒
附子　躑躅各四分　豬膏二升半。

上十一味，㕮咀，以酒漬藥一宿，豬膏煎之，候附子色黃
膏成，去滓。以敷病上，日三。

青羊脂膏　主風熱赤疹，搔之逐手作瘡方。

青羊脂四兩　甘草　芍藥各三兩　白芷　寒水石　防風　黃
芩　白及　黃蓍　升麻各四分　石膏一升　竹葉切，一升。

上十二味，㕮咀，先以水八升煮石膏、竹葉，取四升，去
滓，浸諸藥，以不中水豬脂二升合煎，膏成敷病上良。

治風瘙隱疹方。

石灰淋取汁，洗之良。

又方　白芷根葉，煮汁洗之。

又方　醋和鹽熟煮摩之，手下即消，良妙。

治隱疹，百療不瘥者方。

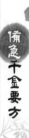

景天一斤，一名慎火草，細搗取汁敷上。熱炙手摩之，再三度瘥。

又方 芒硝八兩，水一斗，煮取四升，適寒溫綿拭。

又方 黃連切　芒硝各五兩。

上二味，以水六升，煮取半，去滓洗之，日四五。

治風瘙隱疹，心迷悶亂方。

巴豆二兩，以水七升，煮取三升。故帛染汁拭之，大人小兒加減之。

又方 礬石二兩末，酒三升漬令消，帛染拭病上。

又方 吳茱萸一升，酒五升，煮取一升半，帛染拭病上。

治暴氣在表，攻皮上，隱疹作瘡方。

煮槐枝葉洗之。

治小兒患隱疹入腹，體腫強而舌乾方。

蕪菁子末，酒服方寸匕，日三。

又方 車前子作末，粉之良。

又方 鼊沙二升，水二升煮，去滓，洗之良。

又方 鹽湯洗了，以蓼子挼敷之。

舉體痛癢如蟲齧，癢而搔之，皮便脫落作瘡，灸曲池二穴，隨年壯。發即灸之，神良。

癭疽第六

論一首　證十五條　方九十四首

論曰：癭疽者，肉中忽生點子如豆粒，小者如黍粟，劇者如梅李，或赤或黑，或青或白，其狀不定，有根不浮腫，痛傷之應心，根深至肌，經久便四面悉腫，疱黯熟紫黑色，能爛壞筋骨。若毒散，逐脈入臟殺人，南人名為搨著毒。厚肉處即割去之，亦燒鐵烙之，令焦如炭，或灸百壯，或飲葵根汁，或飲

藍青汁，若犀角汁，及升麻汁、竹瀝、黃龍湯等諸單方，治專去其熱取瘥。其病喜著十指，故與代指相似，人不識之，呼作代指。不急治之，亦逐脈上入臟殺人。南方人得之，皆斬去其指。初指頭先作黯㾭，後始腫赤黑黯，痛入心是也。

代指者，先腫焮熱痛，色不黯，緣爪甲邊結膿，劇者爪皆脫落，此謂之代指病也。但得一物冷藥汁撋漬之佳。若熱盛，服漏蘆湯及撋漬之，敷升麻膏亦可，針去血不妨，洗漬塗膏也。

復有惡肉病者，身上忽有肉如赤豆粒，突出便長，推出如牛馬乳，上如雞冠狀，不治，自長出不止，亦不痛癢。此由春冬時受惡風入肌脈中，變成此疾。治之宜服漏蘆湯，外燒鐵烙之，日日為之令焦盡，即以升麻膏敷之，積日乃瘥。

又有赤脈病，身上忽有赤脈絡起，隆聳如死蚯蚓之狀，看之如有水在脈中，長短皆逐脈所處。此由春冬受惡風，入絡脈中，其血肉瘀所作也，宜五香連翹湯及竹瀝等治之，刺去其血，仍敷丹參膏，亦用白雞屎塗之良。

惡核病者，肉中忽有核累累如梅李核，小者如豆粒，皮肉磣痛，壯熱癋索惡寒是也，與諸瘡根瘰癧結筋相似。其瘡根瘰癧，因瘡而生，是緩無毒。惡核病卒然而起，有毒，若不治，入腹煩悶殺人。皆由冬月受溫風，至春夏有暴寒相搏，氣結成此毒也。但服五香湯主之，又以小豆末敷之，亦煮湯漬，時時洗之。消後以丹參膏敷之，令餘核總消盡。凡惡核初似被射工毒，無常定處，多惻惻然痛，或時不痛。人不痛者便不憂，不憂則救遲，遲治即殺人，是以宜早防之。尤忌牛肉、雞、豬、魚、馬、驢等肉。

其疾初如粟米，或似麻子，在肉裏而堅似㾭，長甚速，初得多惡寒，須臾即短氣。取吳茱萸五合作末，水一升和之，絞取汁頓服之，以滓敷上，須臾服此汁，令毒散止，即不入腹

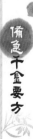

也。入腹則致禍矣，切慎之。

凡瘑病喜發四肢，其狀赤脈起如編繩，急痛壯熱，其發於腳，喜從腨起至踝，亦如編繩，故云瘑病也。發於腎，喜著腋下，皆由久勞熱氣盛，為濕涼所折，氣結筋中成此病也。若不即治，其久潰膿，亦令人筋攣縮也。若不消潰，其熱氣不散，多作瘑病，漏蘆湯主之。瀉後鋒針數針，去惡血氣，針瀉其根，核上敷小豆末，取消為度。又用治丹法治之，亦用治癰三味甘草散敷之。若潰，敷膏散如癰法。

惡核、瘑病、瘭疽等多起嶺表，中土鮮有。南方人所食，雜類繁多，感病亦復不一。仕人往彼，深須預防之，防之無法，必遭其毒，惟須五香湯、小豆散、吳茱萸，皆是其要藥。

凡附骨疽者，以其無破《外台》作故附骨成膿，故名附骨疽。喜著大節解中，丈夫產婦喜著腨中，小兒亦著脊背。大人急著者，先覺痛不得動搖，按之應骨痛，經日便覺皮肉漸急，洪腫如肥狀是也。小兒才手近便大啼呼，即是肢節有痛候也。大人緩者，先覺肌烘烘然，經日便覺痛痹不隨。小兒四肢不能動搖，變如不隨狀。看肢節解中若有肌烘烘處，不知是附骨疽，令遍身成腫不至潰，體皆有青黯。大人亦有不別，呼為賊風風腫，不知是疽也。

凡人身體患熱，當風取涼，風入骨解中，風熱相搏，便成附骨疽，其候嗜眠沉重，忽忽耳鳴。又秋夏露臥，為冷所折，風熱伏結而作此疾。急者熱多風少，緩者風多熱少。小兒未知取風冷，何故而有此疾？由其血盛肌嫩，為風折之，即使凝結故也。凡初得附骨疽，即須急服漏蘆湯下之，敷小豆散得消，可服五香連翹湯。方在癰疽條中。

凡賊風，其人體卒無熱，中暴風冷，即骨解深痛，不廢轉動，按之應骨痛也。久即結痛或結瘰癧。其附骨疽久即腫而結膿，以此為異耳。

若治附骨作賊風，則增益病深膿多。若治賊風作附骨，即加風冷，遂成瘰癧、偏枯、攣曲之疾也。療之為效，都在其始耳，此非天下至精，其孰能與於此？若候附骨與賊風為異者，附骨之始未腫，但痛而已，其賊風但痛不熱，附骨則其上壯熱，四體乍寒乍熱，小便赤，大便澀而無汗，若得下卻熱，並開發腠理，便得消也，縱不消盡，亦得浮淺近外。

凡賊風但夜痛，骨不可按抑，不得回轉，痛處不壯熱，亦不乍寒乍熱，多覺身體索索然冷，欲得熱熨痛處即小寬，時復有汗出，此為賊風證也，宜針灸、熨，諸服治風藥即癒。方在風條中。

又有熱毒相搏為腫，其狀先腫上生瘭漿，如火灼處，名曰風熱毒，治之一如丹法。

又有洪燭瘡，身上忽生瘭漿如沸湯灑，劇者遍頭面，亦有胸脅腰腹腫緩，通體如火湯灼，瘭起者是也。治之法，急服漏蘆湯下之，外以升麻膏敷之。其間敷升麻膏若無效，一依敷丹方。

凡熱瘡起便生白膿黃爛，瘡起即淺，但出黃汁，名肥瘡。

浸淫瘡者，淺搔之蔓延長不止，瘙癢者，初如疥，搔之轉生，汁相連著是也。

𤵸瘡者，初作亦如肥瘡，喜著手足，常相對生，隨月生死，痛癢坼裂，春、夏、秋、冬隨瘥劇者是也。

有久癰餘瘡敗為深疽者，在𩩲脛間喜生瘡，中水、惡露、寒凍不瘥，經年成骨疽，亦名腨瘡。深爛青黑，四邊堅強，中央膿血汁出，百藥不瘥，汁潰好肉處皆虛腫，亦有碎骨出者，可溫赤龍皮湯漬。方見下卷腸癰篇。夏月日日洗，冬天四日一洗，青肉多，可敷白薔茹散，食卻惡肉，可三日敷之止，後長敷家豬屎散，得瘥止。取豬屎燒作灰，末如粉，致瘡中令滿，白汁出吮去，隨更敷之，瘥止。若更青肉，復著白薔茹散如前

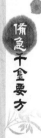

法，家豬屎散取平復。

凡骨疽百療不瘥者，可瘡上以次灸之，三日三夜便瘥。如瘡不瘥，瘥而復發，骨從孔中出者，名為骨疽。取先死烏雌雞一隻，去肉取骨，熬焦如炭，取三家牛梏木刮取屑，三家甑箅各一兩，皆燒成炭，合導瘡中，碎骨當出數片瘥。

治瘰疽秘方，世所不傳，神良無比方。

射干　甘草　枳實　乾地黃　升麻　黃芩各二兩　大黃十分　麝香二分　犀角六分　前胡三分。

上十味，㕮咀，以水九升，煮取三升，下大黃一沸，去滓，納麝香。分三服，瘥止，不限劑數。《外台》無黃芩，云《翼》、《深師》加黃芩、麻黃、白薇、枳實、升麻、松葉。

治瘰疽諸疽，十指頭焮赤痛而癢方。

白芷　大黃　芎藭　黃芩　黃連　甘草　細辛　藁本　當歸　藜蘆　莽草各一兩。

上十一味，㕮咀，以水二斗，煮豬蹄一具，取一斗煮藥，取五升，浸瘡即瘥。《千金翼》名豬蹄湯。

治瘰疽浸淫多汁，日漸大方。

胡粉　甘草　藺茹各二分　黃連二兩。

上四味，治下篩，以粉瘡上，日三四。

凡瘰疽著手足肩背，累累如米起，色白，刮之汁出，瘥後復發方。

黃蓍六分　款冬花二分　升麻四分　附子　苦參　赤小豆各一分。

上六味，治下篩。酒服方寸匕，加之，日三。《范汪》無苦參。

又方　虎屎白者，以馬屎和之，曝乾，燒為灰，粉之良。

又方　胡粉一兩　青木香　滑石　龍骨各三兩　米粉一升。

上五味，為末，稍以粉病上，日三。

又方　灶屋塵　灶突墨　釜下土各一升

上三味，合研令勻，以水一斗煮三沸，取汁洗瘡，日三四度。

治瘰疽著手足肩背，忽發累累如赤豆，剝之汁出者方。

蕪菁子熬搗，帛裹輾轉敷上良。

又方　以麻子熬作末，摩上良。

又方　酒和麵敷之。

又方　鯽魚長三寸者　亂髮雞子大　豬脂一升。

上三味，煎為膏敷之。

又方　剝去瘡痂，溫醋泔清洗之，以胡燕窠和百日男兒屎如膏，敷之。

又方　亂髮灰服方寸匕，日三。亦治發背。

又方　煮芸薹菜，取汁一升服之，並食乾熟芸薹數頓，少與鹽醬。冬月研其子，水和服之。

又方　以豬膽敷之良。

又方　枸杞根、葵根葉煮汁煎如糖，服之隨意。

又方　臘月糖晝夜浸之，數日乃瘉。

治疽潰後方。以鹽湯洗拭了，燒皂莢灰，粉上良。

又方　梁上塵和車軒中脂敷之。

又方　以牛耳中垢敷之良。

又方　以生麻油漬，綿裹布瘡上，蟲出。

又方　以沸湯灌瘡中三四遍。湯一作錫。

凡疽似癰而小有異，今日去膿了，明日還滿，膿如小豆汁者方。

芸薹熟搗，濕布袋盛之，埋熱灰中，更互熨之，即快得安。不過再三即瘥，冬用乾者。

又方　皂莢煎湯洗瘡拭乾，以柏皮末敷，勿令作痂。

．凡疽卒著五指，筋急不得屈伸者，灸踝骨中央數十壯，或

至百壯。

治浸淫瘡，苦瓠散方。

苦瓠一兩　蛇蛻皮　蜂房各半兩　梁上塵一合　大豆半合。

上五味，治下篩，以粉為粥和敷紙上，貼之，日三。《古今錄驗》無大豆。

又方　以煎餅承熱搨之。亦治細癬。

瘡表裏相當，名浸淫瘡方。

豬牙車骨年久者，椎破燒令脂出，熱塗之。

又方　取苦楝皮若枝，燒作灰敷，乾者豬膏和塗。並治小兒禿瘡及諸惡瘡。

治瘑瘡方。

醋一升溫令沸，以生薤一把納中，封瘡上，瘥為度。

又方　搗桃葉和鯉魚鮓糝封之，亦可以鮓薄之。

又方　炒臘月糖薄之。

又方　燒故履系末敷之。

又方　燒松根取脂塗之。

治燥瘑方。

醋和灰塗之。

又方　熱牛屎塗之。

治濕瘑方。

燒乾蝦蟆，豬脂和敷之。

治瘑疥百療不瘥方。

楝實一升　地榆根　桃皮　苦參各五兩。

上四味，㕮咀，以水一斗，煮取五升，稍溫洗之，日一。

治久瘑疥濕瘡，浸淫日廣，癢不可堪，搔之黃汁出，瘥後復發方。

羊蹄根淨去土，細切，熟熬，以醋和熟搗，淨洗瘡，敷上一時間，以冷水洗之，日一。又陰乾作末，癢時搔汁出，以粉

之。又以生蔥根揩之。《千金翼》無蔥字。

一切瘑瘡，灸足大趾歧間二七壯，灸大趾頭亦佳。

治腳腨及曲膎中癢，搔之黃汁出，是風瘑方。

以青竹筒一枚，徑一寸半、長三尺，當中著大豆一升，以糠、馬屎二物燒為火，當竹筒中燒之，以器承兩頭取汁。先以泔清和鹽熱洗瘡了，即塗豆汁，不過三度，極效。

又方 嚼胡麻敷，以綿裹之，日一易之，神良。

治石疽，狀如痤癤而皮厚方。

搗穀子敷之。亦治金瘡。

治久癰瘡敗壞成骨疽方。

末龍骨粉瘡，四面厚二分，以膏著瘡中，日二易之，蟲出如髮，盡癒。膏方如下：

大蝦蟆一枚，自死者 亂髮一塊，雞子大 豬脂一斤。

上三味，納脂中煎之，二物略消盡，下待冷，更納鹽一合，攪和之，充前用。

治瘡久不瘥，瘥而復發，骨從孔中出，名為骨疽方。

以豬膽和楸葉搗封之。

又方 搗白楊葉末敷之。

又方 蕪菁子搗敷之，帛裹，一日一易。

又方 穿地作坑，口小裏大，深二尺。取乾雞屎二升，以艾及荊葉搗碎，和雞屎令可燃火，坑中燒之令煙出，納疽於坑中薰之，以衣擁坑口，勿洩氣。半日當有蟲出，甚效。

治久疽方。

鯽魚破腹勿損，納白鹽於腹中，以針縫之，於銅器中，火上煎之令乾，作末敷疽瘡中。無膿者，以豬脂和敷之，小疼痛無怪也，十日瘥。

治附骨疽方。槲皮燒末，飲服方寸匕。

又方 新剝鼠皮如錢孔大，貼腫上，即膿出，已潰者，取

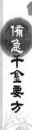

豬脊上脂貼之，則膿出。

附骨疽，灸間使後一寸，隨年壯，立瘥。

治諸瘡因風致腫方。

燒白芋灰，溫湯和之，厚三分，敷瘡上，乾即易，不過五度瘥。

又方 櫟根皮三十斤，銼，水三斛煮令熱。下鹽一把，令的的然熱以浸瘡，當出膿血，日日為之，瘥止。

治惡露瘡方。

搗薤菜敷瘡口，以大艾炷灸藥上，令熱入內，即瘥。

治反花瘡，並治積年諸瘡方。

取牛蒡根熟搗，和臘月豬脂封上，瘥止。並治久不瘥諸腫、惡瘡、漏瘡等，皆瘥。

又方 取馬齒菜搗封，瘥止。

又方 取蜘蛛膜貼瘡上，數易之，瘥止。

治惡瘡方。

礬石　蠟　松脂　亂髮各二分　豬膏四兩。

上五味，煎髮消，納礬石，次納松脂，次納蠟，去滓。先刮洗瘡以塗之，日再三。不痛久瘡時瘥、新瘡遲瘥、㾴疥癢瘡、頭禿皆即瘥生髮，勝飛黃膏。

又方 燒扁竹灰，和楮白汁塗之。

又方 羊屎麻根燒煙斷，膏和封，有汁者乾敷之。

又方 面一升作餅，大小覆瘡，灸上令熱，汁出盡瘥。

治惡瘡似火爛，洗湯方。

白馬屎曝乾，以河水和煮十沸，絞取汁洗之。

治惡瘡名曰馬疥，其大如錢方。

以水漬自死蛇一頭，令爛去骨，以汁塗之，手下瘥。

治身瘡及頭瘡不止方。

菖蒲末敷上，日三夜二。

治瘡久不瘥方。

蕪荑　藜蘆各一兩　薑黃　青礬　雄黃各一分　苦參　沙參各三分　附子一枚。

上八味，治下篩，先以藍汁洗瘡去痂，乾拭敷之。小兒一炊久剝去之，大人半日剝之，再敷，不過三四度瘥。

治惡瘡十年不瘥，似癩者方。

蛇蛻皮一枚燒之，末下篩，豬脂和敷之，醋和亦得。

又方　苦瓠一枚，㕮咀，煮取汁洗瘡，日三。又煎以塗癬，甚良。皆先以泔淨洗乃塗，三日瘥。

又方　鹽湯洗，搗地黃葉貼之。

又方　燒猳豬屎敷之。

又方　燒莨菪子末敷之。

又方　燒鯽魚灰和醬清敷之。

治諸瘡久不瘥，並治六畜方。

棗膏三升，水三斗，煮取一斗半，數洗取瘥。

烏膏　主惡瘡方。

雄黃　雌黃　芎藭　升麻　烏頭　防己　竹灰　黃連　黃柏　水銀各二分　杏仁三十枚　胡粉一分　巴豆二十枚　松脂　亂髮各一雞子大　蠟三兩。

上十六味，㕮咀，以豬膏三升急煎，令髮消，去滓，停小冷，以真珠二錢匕投，攪令相得以敷之。凡用膏，先淨瘡，拭乾乃敷之。敷訖，以赤石脂黃連散粉之。《千金翼》無竹灰、水銀、蠟。

烏膏　治種種諸瘡不瘥者方。

水銀一兩　黃連二兩　經墨三分。

上三味，治下篩，以不中水豬膏和之敷上，不過再三瘥，神良。若欲多作任人，惟不治金瘡，水銀大須熟研。

治代指方。

備急千金要方

甘草二兩，咬咀，水五升，煮取一升半，漬之。若無，用芒硝代之。

又方 以唾和白碙砂，搜面作餅子。盛唾著碙砂如棗許，以爪指著中，一日瘥。

又方 以毛雜黃土作泥，泥指上，令厚五分，納熄灰中煨之，令熱可忍，泥乾易，不過數度瘥。

又方 刺指熱飯中二七遍。

又方 以麻沸湯漬之即瘥。

又方 單煮地榆作湯，漬之半日。

又方 先刺去膿血，炙魚鮓皮令溫，以纏裹周匝，痛止便瘥。

又方 以蜀椒四合，水一升，煮三沸，以漬之。

又方 取萎黃蔥葉煮沸漬之。

治指痛欲脫方。

豬脂和鹽煮令消，熱納指中，食久住。《翼》和乾薑。

治手足指掣痛不可忍方。

醬清和蜜溫塗之。

又，灸指端七壯，立瘥。

治手足指逆臚方。

此緣廁上搔頭，還坐廁上，以指到捋二七下即瘥。

又方 青珠一分 乾薑二分。

上二味，搗，以粉瘡上，日三。

治凍指瘃欲墮方。

馬屎三升，以水煮令沸，漬半日癒。

治手足皴裂逆臚代指方。

酒挼豬胰洗之，慎風冷。

治手足皴劈破裂，血出疼痛方。

豬脂著熱酒中洗之。

治冬月冒涉，凍凌面目，手足皴瘃，及始熱痛欲瘃者方。

取麥窠煮令濃，熱洗之。

治手足皴痛方。

煮茄子根洗之。

又方　芎藭三分　蜀椒二分　白芷　防風　鹽各一兩。

上五味，㕮咀，以水四升，煎濃塗之。豬脂煎更良。

治人腳無冬夏常拆裂，名曰屍腳方。

雞屎一升，水二升，煮數沸，停小冷，漬半日，瘥止。亦用馬屎。

又方　烊膠，膠乾帛貼上。

割甲侵肉不瘥方

硇砂、礬石末裹之，以瘥為候。

又方　搗鬼針草苗汁、鼠粘草根和臘月豬脂敷之。

《備急千金要方》卷第二十二

《備急千金要方》
卷第二十三 ❀ 痔漏

九漏第一

論一首　方八十三首　灸法十六首

論曰：夫九漏之為病，皆寒熱瘰癧在於頸腋者，何氣使生？此皆鼠瘻寒熱之毒氣也，堤留於脈而不去者也。鼠瘻之本皆根在於臟，其末上出於頸腋之下。其浮於脈中而未著於肌肉，而外為膿血者易去。去之奈何？

曰：請從其末引其本，可使衰去而絕其寒熱，審按其道以予之，徐往來以去之。其小如麥者，一刺知，三刺已。決其死生奈何？

曰：反其目視其中，有赤脈從上下貫瞳子，見一脈，一歲死；見一脈半，一歲半死；見二脈，二歲死；見二脈半，二歲半死；見三脈，三歲死。赤脈不下貫瞳子，可治。

凡項邊腋下先作瘰癧者，欲作漏也。宜禁五辛、酒麵及諸熱食。凡漏有似石癰累累然作癧子，有核在兩頸及腋下，不痛不熱，治者皆練石散敷其外，內服五香連翹湯下之。已潰者，治如癰法。諸漏結核未破者，火針針使著核結中，無不瘥者。

何謂九漏？一曰狼漏，二曰鼠漏，三曰螻蛄漏，四曰蜂漏，五曰蚍蜉漏，六曰蠐螬漏，七曰浮沮漏，八曰瘰癧漏，九曰轉脈漏。

治狼漏，始發於頸，腫無頭有根，起於缺盆之上，連延耳

根腫大。此得之憂恚，氣上不得下，其根在肝一作肺。空青主之，商陸為之佐，**散方**。

空青　蝟腦各二分　蝟肝一具，乾之　芎藭半分　獨活　乳婦蓐草　黃芩　鱉甲　斑蝥　乾薑　商陸　地膽　當歸　茴香礜石各一分　蜀椒三十粒。

上十六味，治下篩。以酒服方寸匕，日三，十五日服之。

治鼠漏，始發於頸，無頭尾，如鼷鼠，使人寒熱脫肉。此得之食於鼠毒不去，其根在胃。狸骨主之，知母為之佐，**散方**。

狸骨　鯪鯉甲　知母　山龜殼　甘草　桂心　雄黃　乾薑各等分。

上八味，治下篩。以飲服方寸匕，日三。仍以蜜和，納瘡中，無不瘥。先灸作瘡，後以藥敷之，已作瘡，不用灸。

治螻蛄漏，始發於頸項，狀如腫，此得之食瓜果，實毒不去，其根在大腸，茳子主之，桔梗為之佐，**丸方**。

茳子　龍骨各半兩　附子一兩　蜀椒　百粒　桂心　乾薑桔梗　礜石　獨活　芎藭各一分。

上十味，末之，以棗二十枚合搗，醋漿和丸如大豆，溫漿下五丸到十丸。

治蜂漏，始發於頸，瘰癧三四處，俱相連以潰。此得之飲流水，水有蜂毒不去，其根在脾，雄黃主之，黃芩為之佐，**散方**。

雄黃　黃芩各一兩　蜂房一具　鱉甲　茴香　吳茱萸　乾薑各半兩　蜀椒二百枚。

上八味，治下篩。敷瘡口上，日一，十日止。

治蚍蜉漏，始發於頸，初得如傷寒。

此得之因食中有蚍蜉毒不去，其根在腎。礜石主之，防風為之佐，**散方**。

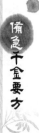

礬石　防風　桃白皮　知母　雌黃　乾地黃　獨活　青黛
斑蝥　白芷　松脂一作柏脂　芍藥　海藻　當歸各一分　白朮
蝟皮各四分　蜀椒百粒。

上十七味，治下篩。飲服一錢匕，日三服。

治螴蟦漏，始發於頸下，無頭尾，如棗核塊累移在皮中，
使人寒熱心滿。此得之因喜怒哭泣，其根在心。礬石主之，白
朮為之佐，**散方**。

礬石　白朮　空青　當歸各二分　細辛一兩　蝟皮　斑蝥
枸杞　地膽各一分　乾烏腦三大豆許。

上十味，治下篩。服方寸匕，日三，以醋漿服之。病在上
側輪臥，在下高枕臥，使藥流下。

治浮沮漏，始發於頸，如兩指，使人寒熱欲臥。此得之因
思慮憂憊，其根在膽。地膽主之，甘草為之佐，**散方**。

地膽　雄黃　乾薑　石決明　續斷　菴䕡根　龍膽各三分
細辛二分　大黃半分　甘草一分。

上十味，治下篩。敷瘡日四五度。《古今錄驗》無雄黃，
有硫黃。

治瘰癧漏，始發於頸，有根，初苦痛令人寒熱。此得之因
新沐濕結髮，汗流於頸所致，其根在腎。雌黃主之，芍藥為之
佐，丸方。

雌黃　茯苓　芍藥　續斷　乾地黃　空青　礬石　乾薑
桔梗　蜀椒　恒山　虎腎　狸肉　烏腦　斑蝥各一分　礜石一分
附子一兩。

上十七味，末之，蜜丸。以酒服十丸如大豆，日二。

治轉脈漏，始發於頸，濯濯脈轉，苦驚惕身振寒熱。此得
之因驚臥失枕，其根在小腸《集驗》作心。斑蝥主之，白芷為
之佐，**丸方**。

斑蝥　白芷　綠青　大黃各二分　人參　當歸　桂心各三兩

麥門冬　白朮各一兩　升麻　鐘乳　甘草　防風　地膽　續斷
麝香　礬石各一分。

上十七味，末之，蜜丸。酒服十丸如大豆，日三服。勿食
菜，慎房室百日。《外台》無大黃、桂心、麥門冬、白朮、鐘
乳。

治九漏方。

空青　商陸　知母　狸骨　桔梗　防風　茛子　礬石　黃
芩　白芷　芍藥　甘草　雌黃　白朮　礬石　地膽　斑蝥　雄
黃各等分。

上十八味，末之，蜜丸。以醋服如大豆三丸，三十日知，
四十日癒，六十日平復，一百日慎房室。一方為散，醋服一刀
圭，日三，老小半之。

又方　蝟皮半枚　蜀椒　附子　當歸　蜂房　地榆　桂心
通草　乾漆　薏苡仁　牡丹　蒺藜子　漏蘆一作藋蘆　龍膽一作
龍骨　土瓜各二分　斑蝥四分　苦參　蛇床子　大黃　雄黃　藺
茹　細辛　蛇蛻皮各二分　鶴骨六分　鯪鯉甲　樗雞各四枚　蜥
蜴　蜈蚣各一枚。

上二十八味，治下篩。酒服五分匕，以知為度，日二服。

又方　斑蝥七十枚　蝟皮　真珠　雄黃各一分。

上四味，治下篩。酒服半錢匕，日三。

又方　未成煉松脂填瘡孔令滿，日三四度，七日瘥，大有
神驗。

又方　斑蝥二七枚　雄黃　桂心　犀角各一兩。

上四味，治下篩。酒服一錢匕，病從小便出，日再。

又方　馬齒莧陰乾　臘月燭燼各等分。

上二味，為末。臘月豬脂和，先以暖泔清洗瘡，拭乾敷
之，日三。

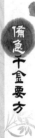

又方　乾牛屎　乾人屎各等分。

上二味，搗，先幕綿瘡上，綿上著屎，蟲聞屎香出。若癢，即舉綿去之，更別取屎綿著如前，候蟲出盡乃止。

又方 苦瓠四枚，大如盞者，各穿一孔如指大，置湯中煮十數沸。取一竹筒長一尺，納一頭瓠孔中，一頭注瘡孔上，冷則易之，遍止。

治一切漏方。

斑蝥四十枚 豉四十九枚 芫青二十枚 地膽十枚 蜈蚣一寸半 犀角棗核大 牛黃棗核大 生大豆黃十枚。

上八味，末之，蜜丸。飲服如梧子二丸，須臾多作酸漿粥冷飲之，病從小便出，尿盆中看之，如有蟲形狀，又似膠汁，此病出也。隔一日一服，飲粥如常。小弱者隔三四日，候無蟲出，瘡漸瘥。特忌油膩，一切器物皆須灰洗，乃作食。《崔氏》云：治九漏初服藥，少夜食，明旦服二丸，至七日，甚虛悶，可煮食蔓菁菜羹，自餘脂膩醋口味果子之類，並不得食。人強隔日一服，人弱兩三日一服。瘥後仍作二十日將息，不能將息便不須服。

又方 煮鹽花，以麵擁病上，納鹽花麵匡中厚二寸，其下以桑葉三重籍鹽，候冷熱得所可忍，冷則無益，熱則破肉，一日一度，候瘰癧根株勢消則止。若已作瘡者，搗穄穀為末粉之。

又方 槲北陰白皮三十斤，銼之，以水一石，煮取一斗，去滓，煎如糖。又取都廁上雌雄鼠屎各十四枚，燒令汁盡，末，納煎中，溫酒一升，投煎中合攪之。羸人五合，服之當有蟲出。

治漏作瘡孔方。

末露蜂房，臘月豬脂和敷孔上。

治漏發心胸以下者方。

武都雄黃 松脂各三兩。

上二味，和為塊，刀子刮為散。飲服一方寸匕，日二，不

瘥更合。

治漏方。

煅落鐵屑　狗頰車連齒骨炙　虎糞　鹿皮合毛燒灰。

上四味，等分，治下篩。以豬膏和納瘡中，須臾易之，日五六度。

治諸漏方。

霜下葫花曝乾，末敷之。

又方　搗土瓜根薄之，燥則易，不限時節。

又方　死蛇去皮肉，取骨末之，合和封瘡上。大痛，以杏仁膏摩之止。

又方　死蛇和臘月豬脂，合燒作灰，末之，納孔中。

又方　燒死蜣蜋末，醋和塗。又死蛇灰醋和敷。

又方　故布裹鹽如彈丸，燒令赤，末，酒服。

又方　服白馬屎汁一升。

又方　正月雄狐屎陰乾，杵末，水和服。

又方　鹽面和燒灰敷之。

又方　水研杏仁服之。

又方　豬脂一升、酒五合煎沸，頓服之。

治一切冷瘻方。

燒人吐出蛔蟲為灰，先以甘草湯洗瘡，後著灰，無不瘥者。慎口味。

治鼠漏瘡瘻復發，及不瘥，出膿血不止方。

以不中水豬脂，咬咀生地黃納脂中，令脂與地黃足相淹和，煎六七沸。桑灰汁洗瘡去惡汁，以地黃膏敷瘡上，日一易。

治鼠漏方。

得蛇虺所吞鼠燒末，服方寸匕，日再，不過三服，此大驗，自難遇耳。並敷瘡中。

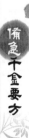

又方 死鼠一枚，中形者　亂髮如雞子大一枚。

上二味，以臘月豬脂取令淹鼠髮，煎之令鼠髮消盡，膏成分作二份。一份稍稍塗瘡，一份稍稍以酒服之，則瘥矣。鼠子當從瘡中出，良秘方。

治鼠瘻腫核痛，未成膿方。

以柏葉敷著腫上，熬鹽著葉上熨之，令熱氣下即消。

治風漏及鼠漏方。

赤小豆　白蘞　黃蓍　牡蠣各等分。

上四味，治下篩。酒服方寸匕，日三。

治螻蛄瘻方。

槲葉灰，先以泔清煮槲葉取汁，洗拭乾，納灰瘡中。

治蜂瘻初生時，狀如桃而癢，搔之則引大如雞子，如覆手者方。

熬鹽熨之三宿，四日不瘥，至百日成瘻，其狀大如四五寸石，廣三寸，中生蜂作孔，乃有數百。以石硫黃隨多少，燃燭燒令汁出，著瘡孔中，須臾間見蜂數十，惟蜂盡瘥。

治蜂瘻方。

鴉頭灰敷之。

又方 人屎、蛇蛻灰，臘月豬膏和敷之。

又方 蜂窠灰、臘月豬膏和敷孔中。

治蟻漏孔容針，亦有三四孔者。

蝟皮肝心灰末，酒服一錢匕。

又方 死蛇腹中鼠，臘月豬脂煎使焦，去滓敷之。

又方 取大紫鮓，燒耕　土令赤，以苦酒浸　土時合壁土故熱，以紫鮓著壁土上，輾轉令熱，以敷瘡上。

又方 鮻鯉甲二七枚，燒末，豬膏和敷瘡上。

又方 半夏一枚，搗末，以鴨脂和敷瘡上。

瘰癧瘻橫闊作頭狀若杏仁形，亦作瘰癧方。

用雄雞屎灰，臘月豬脂和封之。

治蜣螂瘻方。

牛屎灰和臘月豬脂敷之。

又方 蜣螂丸末敷，即蜣螂所食屎也。

又方 乾牛屎末敷，癢即撥去，更厚封，瘥乃止。

又方 熱牛屎塗之，數數易，應有蜣螂出。

治蚯蚓瘻方。

蚯蚓屎　雞屎。

上二味，末之，用社豬下頜髓和敷之。

治蠍瘻五六孔皆相通者方。

搗茅根汁著孔中。

治蝦蟆瘻方。

五月五日，蛇頭及野豬脂同水衣封之佳。

治蛇瘻方。

蛇蛻皮灰，臘月豬脂和封之。

治蛙瘻方。

蛇腹中蛙灰封之。

治顛當瘻方。

搗土瓜根敷至瘥。慎口味。

治雀瘻方。

母豬屎灰，和臘月豬膏敷，蟲出如雀形。

治膿瘻方。

桃花末和豬脂封之佳。

治石瘻兩頭出者，其狀堅實，令人寒熱方。

以大鈹針破之，鼠粘葉二分末，和雞子白一枚封之。

又方 搗槐子和井花水封之。

灸漏方

葶藶子二合　豉一升。

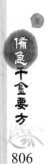

上二味，和搗令極熟，作餅如大錢，厚二分許，取一枚當瘡孔上，作大艾炷如小指大，灸餅上，三炷一易，三餅九炷，隔三日復一灸之。《外台》治瘰癧。《古今錄驗》云：不可灸頭瘡，葷蘙氣入腦殺人。

又方 搗生商陸根，捻作餅子如錢大，厚三分，安漏上，以艾灸上，餅乾易之，灸三四升艾瘥。《外台》灸瘰癧。

又方 七月七日，日未出時取麻花，五月五日取艾，等分，合搗作炷用，灸瘡上百壯。《外台》灸瘰癧。

寒熱胸滿頸痛，四肢不舉，腋下腫，上氣，胸中有音，喉中鳴，天池主之。

寒熱痠痟痛，四肢不舉，腋下腫瘻，馬刀喉痹，髀膝脛骨搖，痠痹不仁，陽輔主之。

胸中滿，腋下腫，馬刀瘻，善自齧舌頰，天牖中腫，寒熱，胸脅腰膝外廉痛，臨泣主之。

寒熱，頸頷腫，後谿主之。

寒熱，頸腋下腫，申脈主之。

寒熱，頸腫，丘墟主之。

寒熱，頸瘰癧，大迎主之。

腋下腫，馬刀，肩腫吻傷，太衝主之。

九漏，灸肩井二百壯。

漏，灸鳩尾骨下宛宛中七十壯。

諸漏，灸瘑週四畔瘥。

諸惡漏中冷息肉，灸足內踝上各三壯，二年六壯。

治鼠漏及瘰癧，五白膏方。

白馬　白牛　白羊　白豬　白雞等屎各一升　漏蘆二斤。

上六味，各於石上燒作灰，研，絹篩之，以豬膏一升三合，煎亂髮一兩半，令極沸消盡，乃納諸末，微微火上煎五六沸，藥成。去瘡痂，以鹽湯洗，新帛拭乾，然後敷膏。若無

痂，猶須湯洗，日再。若著膏，當以帛裹上，勿令中風冷也，神驗。

治寒熱瘰癧及鼠瘻，曾青散方。

曾青　茛子　礜石一作礬石　附子各半兩　當歸　防風　栝樓根　芎藭　黃耆　黃芩　狸骨　甘草　露蜂房各二兩　細辛　乾薑各一兩　斑蝥　芫青各五枚。

上十七味，治下篩。以酒服一方寸匕，日再服。

治寒熱瘰癧，散方。

連翹　土瓜根　龍膽　黃連　苦參　栝樓根　芍藥　恒山各一兩。

上八味，治下篩。酒服五分匕，日三服。《千金翼》、《外台》有狸骨一枚。又《千金翼》一方有當歸，無栝樓、恒山。

治身體有熱氣瘰癧，及常有細瘡，並口中生瘡，薔薇丸方。

薔薇根三兩　石龍芮　黃耆　鼠李根皮　芍藥　黃芩　苦參　白薇　防風一作防己　龍膽　栝樓根各一兩　梔子仁四兩。

上十二味，末之，蜜丸。飲服如梧子大十五丸，日再服。《千金翼》有黃柏一兩。

治瘰癧方。

白僵蠶治下篩，水服五分匕，日三服，十日瘥。

又方　狸頭一枚，炙，搗篩，飲服方寸匕，日二。

又方　故鞋內氈替燒末五匕，和酒一升，旦向日服之，強行，須臾吐鼠出，三朝服。《外台》不同。

又方　狸頭蹄骨等炙黃，搗篩為散，飲服一錢匕，日二。

又方　貓兩眼陰乾燒灰，井花水服方寸匕，日再。

又方　乾貓舌末敷瘡上。

又方　狼屎灰敷之。

又方　五月五日，取一切種種雜草，煮取汁洗之。

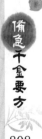

又方 狐頭、狸頭灰敷上。

又方 貓腦 莽草。

上二味，等分，為末，著孔中。

灸一切瘰癧在項上，及觸處但有肉結凝，似作瘻及癰癤者方。

以獨頭蒜截兩頭留心，大作艾炷，稱蒜大小貼癧子上灸之，勿令上破肉，但取熱而已，七壯一易蒜，日日灸之，取消止。

一切瘰癧，灸兩胯裏患癧處宛宛中，日一壯，七日止，神驗。

又，灸五里、人迎各三十壯。

又，灸患人背兩邊腋下後紋上，隨年壯。

又，灸耳後髮際直脈七壯。

腸癰第二

論三首　方三十三首　灸法二首

論曰：卒得腸癰而不曉其病候，愚醫治之，錯則殺人。腸癰之為病，小腹重而強，抑之則痛，小便數似淋，時時汗出，復惡寒，其身皮皆甲錯，腹皮急如腫狀，其脈數者，小有膿也。《巢源》云：洪數者，已有膿也。其脈遲緊者，未有膿出。甚者腹脹大，轉側聞水聲，或繞臍生瘡，或膿從臍中出，或小便出膿血。

問曰：宮羽林婦病，醫脈之，何以知婦人腸中有膿，為下之即愈？

師曰：寸口脈滑而數，滑則為實，數則為熱，滑則為榮，數則為衛，衛數下降，榮滑上升，榮衛相干，血為濁敗，少腹痞堅，小便或澀，或復汗出，或復惡寒，膿為已成。設脈遲

緊，即為瘀血，血下則癒。

治腸癰，大黃牡丹湯方。

大黃四兩　牡丹三兩　桃仁五十枚　冬瓜仁一升　芒硝二兩。

上五味，㕮咀，以水五升，煮取一升，頓服之，當下膿血。《刪繁方》用芒硝半合、瓜子五合。劉涓子用硝石三合，云腸癰之病，少腹痞堅，或偏在膀胱左右，其色或白，堅大如掌熱，小便欲調，時白汗出。其脈遲堅者，未成膿，可下之，當有血。脈數膿成，不復可下。《肘後》名瓜子湯。

治腸癰湯方。

牡丹　甘草　敗醬　生薑　茯苓各二兩　薏苡仁　桔梗麥門冬各三兩　丹參　芍藥各四兩　生地黃五兩。

上十一味，㕮咀，以水一斗，煮取三升。分三服，日三。

又方　薏苡仁一升　牡丹皮　桃仁各三兩　瓜瓣仁二升。

上四味，㕮咀，以水六升，煮取二升，分再服。《姚氏》不用桃仁，用李仁。《崔氏》有芒硝二兩，云腹中疗痛，煩躁不安，或脹滿不思飲食，小便澀，此病多是腸癰，人多不識，婦人產後虛熱者，多成斯病，縱非癰疽，疑是便服此藥，無他損也。

又方　雄雞頂上毛並屎燒作末，空心酒服之。

又方　截取擔頭尖少許，燒作灰，水和服，當作孔出膿血癒。

凡腸癰，其狀兩耳輪紋理甲錯，初患腹中苦痛，或繞臍有瘡如粟，皮熱，便膿血出似赤白下，不治必死方。

馬蹄灰，雞子白和塗，即拔氣，不過再。

又方　瓜子三升搗末，以水三升，煮取一升五合，分三服。

又方　死人塚上土作泥塗之。

治內癰未作頭者方。

服伏雞屎即瘥。

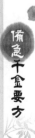

810

又方 馬牙灰和雞子塗之，乾則易。

腸癰，屈兩肘，正灸肘頭銳骨各百壯，則下膿血即瘥。

論曰：產後宜勤擠乳，不宜令汁蓄積，蓄積不去，便結不復出，惡汁於內，引熱溫壯，結堅牽掣痛，大渴引飲，乳急痛，手不得近，成妒乳，非癰也。

急灸兩手魚際各二七壯，斷癰狀也，不復惡手近乳，汁亦自出，便可兩手助迮捋之，則乳汁大出，皆如膿狀。內服連翹湯，外以小豆薄塗之，便瘥。

婦人女子乳頭生小淺熱瘡，癢搔之黃汁出，浸淫為長百種，治不瘥者，動經年月，名為妒乳。婦人飲兒者乳皆欲斷，世謂苟抄乳是也。

宜以赤龍皮湯及天麻湯洗之，敷二物飛烏膏及飛烏散佳。若始作者，可敷黃芩漏蘆散及黃連胡粉散並佳。

赤龍皮湯方

槲皮切三升，以水一斗，煮取五升。夏冷用之，冬溫用之，分以洗乳，亦洗諸深敗爛久瘡，洗竟敷膏散。

天麻湯方

天麻草切五升，以水一斗半，煮取一斗，隨寒熱分洗乳，以殺癢也。此草葉如麻，冬生、夏著花，赤如鼠尾花也。亦以洗浸淫黃爛熱瘡，癢疽濕陰蝕，小兒頭瘡，洗竟敷膏散。

飛烏膏方

傾粉是燒朱砂作水銀上黑煙也，一作湘粉　礬石各二兩。

上二味，為末，以甲煎和如脂，以敷乳瘡，日三敷。作散者不須和，汁自著者可用散。

亦敷諸熱瘡，及黃爛瘡淫汁癢、丈夫陰蝕癢濕瘡、小兒頭瘡、月蝕口邊肥瘡、瘑瘡等並敷之。

黃連胡粉散方

黃連二兩　胡粉十分　水銀一兩。

上三味，黃連為末，以二物相和，軟皮果熟搜之，自和合也。縱不得成一家，且得水銀細散入粉中也，以敷乳瘡、諸濕瘡、黃爛肥瘡等。若干，著甲煎為膏。

治妒乳，乳生瘡方。

蜂房　豬甲中土　車轍中土等分。

上三味末，苦酒和敷之。

婦人乳生瘡，頭汗出，疼痛欲死不可忍，**鹿角散**方。

鹿角三分　甘草一分。

上二味，治下篩，和雞子黃於銅器中，置於溫處，炙上敷之，日再即癒，神驗不傳。

治妒乳方。

取葵莖灰搗篩，飲服方寸匕，日三即癒。《集驗方》直搗為散，不為灰。

又方　燒自死蛇灰，和豬膏塗，大良。

妒乳，以蒲橫度口，以度從乳上行，炙度頭二七壯。

論曰：產後不自飲兒，並失兒無兒飲乳，乳蓄喜結癰。不飲兒令乳上腫者，以雞子白和小豆散敷乳房，令消結也。若飲兒不泄者，數捻去之，亦可令大孩子含水使口中冷，為嚼取滯乳汁吐去之，不含水漱去熱，喜令乳頭作瘡乳孔塞也。

凡女人多患乳癰，年四十以下治之多瘥，年五十以上慎不治，治之多死，不治自得終天年。

治妒乳乳癰，連翹湯方。

連翹　芒硝各二兩　芍藥　射干　升麻　防己　杏仁　黃芩　柴胡　甘草各三兩。

上十一味，㕮咀，以水九升，煮取二升五合，分三服。

治乳癰方。

麥門冬一升　黃芩　芍藥　茯苓各二兩　飴糖八兩　大棗五枚　人參　黃耆　防風　桑寄生　甘草各三兩。

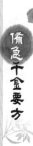

上十一味，㕮咀，以水一斗，煮取三升，去滓，納糖一沸，分四服。

乳癰，先服前件湯，五日後服此丸即瘥方。

天門冬五兩　澤蘭五分　大黃十分　升麻六分　羌活　防風

人參　黃耆　乾地黃　白芷　桑寄生　通草各二分　黃芩

枳實　茯神　天雄　芎藭　當歸　五味子各一兩。

上十九味，末之，蜜丸。酒服二十丸，日二，加至四十丸。

治乳癰始作方。《廣濟方》云：治乳癰大堅硬，赤紫色，手不得近，痛不可忍者。

大黃　楝實　芍藥　馬蹄。

上四味，等分，治下篩。飲服方寸匕，取汁出瘥。《廣濟方》云：酒服方寸匕，覆取汗，當睡著覺後腫處散，不痛，經宿乃消。

排膿散　治乳癰方。

蓯蓉　鐵精　桂心　細辛　黃芩　芍藥　防己一作防風

人參　乾薑　芎藭　當歸各三分　甘草五分。

上十二味，治下篩。酒服方寸匕，日三夜一。服藥十日，膿血出多，勿怪之，其惡肉除也。

又方　生地黃三升　芒硝三合　豉一升。

上三味，同搗薄之，熱即易之，取瘥止。一切癰腫皆用之。一方單用地黃薄。

治妒乳、乳癰腫方。

取研米槌二枚，炙令熱，以絮及故帛搨乳上，以槌更互熨之，瘥止。已用立驗。

治乳癰堅方。

以水罐中盛醋泔清，燒石令熱，納中沸止。更燒如前少熱，納乳漬之，冷更燒石納漬，不過三燒石即瘥。

又方　黃芩　白薇　芍藥各等分。

上三味，為末。以漿水飲服半錢匕，日三。若左乳汁結者，即捋去右乳汁；若右乳汁結者，可捋去左乳汁。《小品》云：治妒乳。

治乳癰方。

大黃　鼠屎新者，各一分　黃連二分。

上三味，搗黃連、大黃末，合鼠屎共治，以黍米粥清和，敷乳四邊，痛止即癒。無黍米，粟米、粳米亦得。

又方　取蔥白搗敷之，並絞汁一升，頓服即癒。

治乳癰二三百日，眾療不瘥，但堅紫色青，柳根熨方。

柳根削取上皮，搗令熟，熬令溫，盛著練囊中熨乳上，乾則易之，一宿即癒。

治乳癰方。

大黃　莽草　生薑各二分　伏龍肝十二分。

上四味，搗末，以醋和塗，乳痛即止，有效。

又方　鹿角下篩，以豬脂上清汁服方寸匕，不過再服。亦可以醋漿水服。

婦人乳腫痛，除熱，**蒺藜丸**方。

蒺藜子　大黃各一兩　敗醬一分　桂心　人參　附子　薏苡仁　黃連　黃耆　雞骨　當歸　枳實　芍藥　通草各三分。

上十四味，末之，蜜丸。未食以飲服如梧子三丸，不知益至五丸，日三。無所忌。一方無大黃、敗醬、黃連、通草，為散，酒服方寸匕。

五痔第三

論一首　方二十六首　灸法二首

論曰：夫五痔者，一曰牡痔，二曰牝痔，三曰脈痔，四曰腸痔，五曰血痔。牡痔者，肛邊如鼠乳，時時潰膿血出；牝痔

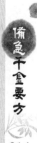

者，肛腫痛生瘡；脈痔者，肛邊有瘡癢痛；腸痔者，肛邊核痛，發寒熱；血痔者，大便清血，隨大便汙衣。

又五痔有氣痔，寒溫勞濕即發，蛇蛻皮主之。牡痔生肉如鼠乳在孔中，頗出見外，妨於更衣，鱉甲主之。牡痔《集驗》作酒痔從孔中起，外腫五六日，自潰出膿血，蝟皮主之。腸痔更衣挺出，久乃縮，母豬左足懸蹄甲主之。脈痔更衣出清血，蜂房主之。五藥皆下篩，等分，隨其病倍其主藥，為三分，且以井花水服半方寸匕，病甚者旦暮服之，亦可四五服。

禁寒冷食、豬肉、生魚、菜、房室，惟得食乾白肉，病瘥之後百日乃通房內。又用藥導下部，有瘡納藥瘡中，無瘡納孔中。又用野葛燒末，刀圭納藥中，服藥五日知，二十日若三十日癒。痔痛通忌蓴菜。

治五痔，眾醫所不能癒者方。

秦艽　白芷　厚朴　紫參　亂髮　紫菀各一兩　雷丸　藁本各二兩　石楠　䗪蟲各半兩　貫眾三兩　豬後懸蹄十四枚　虻蟲半升。

上十三味，合搗下篩，以羊髓脂煎，和服如梧子，空腹飲下十五丸，日二，若劇者，夜一服，四日肛邊癢止，八日膿血盡，鼠乳悉瘥。滿六十日，終身不復發，久服益善。忌魚、豬肉等。

槐子丸　主燥濕痔，痔有雄雌，皆主之方。

槐子　乾漆　吳茱萸根白皮各四兩　秦艽　白芷　桂心黃芩　黃蓍　白蘞　牡蠣　龍骨　雷丸　丁香　木香　蒺藜附子各二兩。

上十六味，末之，蜜丸。飲服二十丸如梧子，日三。《千金翼》無白蘞。《深師》無黃蓍，云治苦暴乾燥腫痛者，有崩血無數者，有鼠乳附核者，有腸中煩癢者，三五年皆殺人，主忌飲酒及作勞，犯之即發。

小槐實丸　主五痔十年者方。

槐子三斤　白糖二斤　礬石　硫黃各一斤　大黃　乾漆　龍骨各十兩。

上七味，搗篩四味，其二種石及糖並細切，納銅器中，一石米下蒸之，以綿絞取汁以和藥，令作丸，並手丸之，大如梧子，陰乾。酒服二十丸，日三，稍增至三十丸。

槐子酒　主五痔十年不瘥者方。

槐東南枝細銼，一石　槐東南根銼，三石　槐子二斗。

上三味，以大釜中，安十六斛水，煮取五斛，澄取清，更煎取一石六斗，炊兩斛黍米，上麴二十斤釀之，攪令調，封泥七日。酒熟，取清飲適性，常令小小醉，合時，更煮滓取汁，淘米洗器不得用水，須知此事忌生水故也。

治痔蝟皮丸方。

蝟皮一具　礬石　當歸　連翹　乾薑　附子　續斷　黃蓍各三兩　乾地黃五兩　槐子三兩。

上十味，末之，蜜丸。飲服如梧子大十五丸，亦再加至四十丸。亦治漏。《集驗方》無礬石、地黃。

治痔方。

取槐耳赤雞一斤，為末，飲服方寸匕，日三。即是槐檽也。

又方　以蒲黃水服方寸匕，日三，良妙。《外台》云：治腸痔，每大便常有血者。

又方　取桑耳作羹，空腹飽食之，三日食之。

蝟皮丸

主崩中及痔方。

蝟皮　人參　茯苓　白芷　槐耳　乾地黃　禹餘糧　續斷各三兩　蒲黃　黃蓍　當歸　艾葉　橘皮　白薇　甘草各二兩　白馬蹄酒浸一宿，熬令黃　牛角䚡各四兩　鰻鱺魚頭二十枚　豬懸

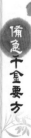

蹄甲二十一枚，熬。

上十九味，末之，蜜丸。酒服如梧子二十丸，日再，稍加。

治痔下血及新產漏下方。

好礬石一兩　附子一兩。

上二味，末之，白蜜丸。酒服二丸如梧子，日三，稍加。不過數日便斷，百日服之，終身不發。《崔氏方》有乾薑一兩。

治五痔十年不瘥方。

塗熊膽取瘥止，神良。一切方皆不及此。

又方　七月七日多採槐子，熟搗取汁，納銅器中，重綿密蓋，著宅中高門上，曝之二十日以上，煎成如鼠屎大，納穀道中，日三。亦主瘻百種瘡。

又方　取生槐白皮十兩，熟搗，丸如彈丸，綿裹納下部中。此病常食扁竹葉及煮羹粥大佳。

又方　取三具鯉魚腸，以火炙令香，以綿裹之納穀道中，一食久，蟲當出食魚腸，數數易之。盡三枚瘥。一方炙腸令香，坐上蟲出，經用有效。

又方　虎頭　犀角。

上二味，各末之，如雞子大，和不中水豬脂，大如雞子，塗瘡上取瘥。

治五痔及脫肛方。

槐白皮二兩　薰草　辛夷　甘草　白芷各半兩　野葛六銖　巴豆七枚　漆子十枚　桃仁十枚　豬脂半斤。

上十味，㕮咀，煎三上三下，去滓，以綿沾膏塞孔中，日四五過，蟲死瘥。止癢痛大佳。

治外痔方。

真珠　雄黃　雌黃各一兩　竹茹三兩　豬膏一斤。

上五味，末之，納豬膏中和調，又和亂髮，切半雞子大，

東向煎三上三下，發焦出。鹽湯洗，拭乾敷之。亦治惡瘡、癧瘡。

治五痔方。

取槐根煮洗之。

又方 用桃根煮洗。

又方 蝟皮方三指大，切　薑黃棗大，末　熟艾雞子大。

上三味，穿地作孔調和，取便薰之，口中薰黃，煙氣出為佳，火氣消盡即停，停三日將息更薰之，凡三度，永瘥。勿犯風冷，羹臛將補，慎豬、雞等。

治痔下部出膿血，有蟲，旁生孔竅方。

槐白皮一擔，銼，納釜中煮令味極出，置大盆中，適寒溫坐其中如浴狀，蟲悉出，冷又易之，不過二三即瘥。

治穀道癢痛，繞緣腫起，裏許欲生肉突出方。

槐白皮三升　甘草三兩　大豆三升，以水七升，急火煮取四升。

上三味，以豆汁煮取二升，浸故帛薄之，冷即易之，日三五度。

治穀道癢痛，痔瘡，槐皮膏方。

槐皮　楝實各五兩，《外台》作塵豉　甘草《刪繁》用蜂房　白芷各一兩　桃仁六十枚　當歸三兩　赤小豆二合。

上七味，㕮咀，以成煎豬膏一斤，微火煎白芷黃，藥成摩瘡上，日再，並導下部。《刪繁方》無當歸，治腎勞虛，或酒醉當風所損腎臟，病所為肛門腫生瘡，因酒勞傷發瀉清血，肛門疼痛，蜂房膏。

治穀道痛方。

菟絲子熬黃黑，和雞子黃以敷之，日二。

又方 取杏仁熬令黃，搗作脂以敷之。

治大便孔卒痛，如鳥啄方。

以大小豆各一斗搗，納兩袋中蒸之令熱，更互坐之瘥。

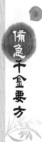

久冷五痔便血，灸脊中百壯。

五痔便血失屎，灸回氣百壯，穴在脊窮骨上。

疥癬第四

論曰：凡瘡疥，小秦艽散中加烏蛇肉二兩主之。黃蓍酒中加烏蛇脯一尺亦大效。

《千金翼》云：黃蓍酒中加烏蛇脯一尺，烏頭、附子、茵芋、石楠、莽草各等分。大秦艽散中加之，亦有大效。小小疥瘙，十六味小秦艽散亦相當。黃蓍酒出第七卷中。

凡諸疥瘙，皆用水銀、豬脂研令極細塗之。

治凡有瘡疥，腰胯手足皆生疱疥者方。

薔薇根　黃連　芍藥　雀李根皮　黃柏各三兩　石龍芮
苦參　黃蓍　黃芩各二兩　大黃　當歸　續斷各一分　栝樓根四兩。

上十三味，末之，蜜丸如梧子。以薔薇飲服二十丸，日三，加至三十丸，瘡疥瘥乃止。乾疥、白癬勿服。《千金翼》云：所長癰疽，皆須服之。

治寒熱瘡及風疥

千年韭根　好礜石　雄黃　藜蘆　瓜蒂　胡粉各一分　水銀二分。

上七味，以柳木研水銀使盡，用豬脂一升煮藜蘆、韭根、瓜蒂三沸，去滓，納諸藥和調令相得即成，以敷之神良。《救急方》用治癬疥。

藺茹膏方

藺茹　狼牙　青葙　地榆　藜蘆　當歸　羊蹄根　萹蓄各二兩　蛇床子　白蘝各六分　漏蘆二分。

上十一味搗，以苦酒漬一宿，明旦以成煎豬膏四升煎之，三上三下膏成，絞去滓。納後藥如下。

雄黃　雌黃　硫黃　礬石　胡粉　松脂各二兩　水銀二兩。

上七味，細研，看水銀散盡，即傾前件膏中，以十隻箸攪數百遍止。用瓷器貯之，密舉勿令洩氣。煎膏法必微火，急即不中用。一切惡瘡、疥癬、疽漏、瘑悉敷之，不可近目及陰。先研雄黃等令細，候膏小冷即和攪，敷之。

治疥疽諸瘡方。

水銀　胡粉各六分　黃連　黃柏各八分　薑黃十分　礬石　蛇床子　附子　苦參各三分。

上九味，水銀、胡粉別研如泥，餘為末，以成煎豬膏合和，研令調，以敷之。《千金翼》無薑黃。

治久疥癬方。

丹砂　雄黃　雌黃《劉涓子》無　亂髮　松脂　白蜜各一兩　藺茹三兩　巴豆十四枚　豬脂二升。

上九味，先煎髮消盡，納松脂蜜，三上三下去滓，納諸末中更一沸止，以敷之。《千金翼》用蠟，不用蜜。

又方　水銀　礜石一作礬石　蛇床子　黃連各一兩，一作雄黃。

上四味，為末，以豬脂七合和攪，不見水銀為度，敷之。一方加藜蘆一兩，又云藺茹。

治諸瘡疥癬久不瘥者方。

水銀一斤　臘月豬脂五斤。

上二味，以鐵器中疊灶，用馬通火七日七夜勿住火，出之停冷取膏，去水銀不妨別用。以膏敷一切瘡，無不應手立瘥。《千金翼》又用水銀粉和豬脂塗之。

又方　取特牛尿五升　羊蹄根五升。

上二味，漬一宿，日曝乾，復納，取尿盡止，作末，敷諸

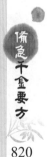

瘡等。《千金翼》云：和豬脂用更精。

又方　拔取生烏頭十枚，切，煮汁洗之瘥。

論曰：凡諸瘡癬，初生時或始痛癢，即以種種單方救之，或嚼鹽塗之，又以穀汁敷之，又以蒜墨和敷之《千金翼》蒜作酥。又以薑黃敷之，又以鯉魚鮓糝敷之，又以牛李子汁敷之。若以此救不瘥，乃以前諸大方治之。

治細癬方。

蛇床子　白鹽一作白堊　羊蹄根各一升　赤葛根　苦參　菖蒲各半斤　黃連　莽草各三兩。

上八味，㕮咀，以水七升，煮取三升，適寒溫以洗身，如炊一石米頃為佳，清澄後用。當微溫之，滿三日止。

又方　羊蹄根於磨石上，以苦酒磨之，以敷瘡上，當先刮瘡，以火炙乾後敷，四五過。《千金翼》云：搗羊蹄根著瓷器中，以白蜜和之，刮瘡令傷，先以蜜和者敷之，如炊一石米久拭去，更以三年大醋和塗之。若刮瘡處不傷，即不瘥。

又方　羊蹄根五升，以桑柴灰汁煮四五沸，洗之。凡方中用羊蹄根，皆以日未出採之佳。

又方　菖蒲末五斤，以酒三升漬，釜中蒸之使味出。先絕酒，一日一服，一升若半升。

又方　用乾荊子燒中央，承兩頭取汁塗之。先刮上令傷，後敷之。

治癧方。

搗刺薊汁服之。

又方　服地黃汁佳。

又方　燒蛇蛻一具，酒服。

又方　服驢尿良。

又方　搗莨菪根，蜜和敷之。《千金翼》無根字。

又方　熱搨煎餅，不限多少，日一遍薄之良。亦治浸淫

瘡。

又方 醋煎艾塗之。

又方 搗羊蹄根和乳塗之。

又方 淨洗瘡，取醬瓣、雀屎和敷之，瘥止。《千金翼》
云：取醬瓣尿和塗之。

又方 水銀、蕪荑和酥敷之。

又方 日中搗桃葉汁敷之。

治濕癬肥瘡方。

用大麻濇敷之，五日瘥。

治癬久不瘥者方。

取自死蛇燒作灰，豬脂和塗即瘥。

灸癬法

日中時，灸病處影上，三炷灸之，咒曰：癬中蟲，毛戎
戎，若欲治，待日中。

又法 八月八日日出時，令病人正當東向戶長跪，平舉兩
手持戶兩邊，取肩頭小垂際骨解宛宛中灸之，兩火俱下，各三
壯若七壯，十日癒。

治小兒癬方。

以蛇床實搗末，和豬脂以敷之。

治瘑瘡方。

以水銀和胡粉敷之。

治身體瘑瘡白如癬狀方。

楮子三枚　豬胰一具　鹽一升　礬石一兩。

上四味，以苦酒一升，合搗令熟，以拭身體，日三。

治癧易方。

以三年醋磨烏賊骨，先布摩肉赤敷之。

又方 醋磨硫黃塗之，最上。《集驗》又磨附子、硫黃，上使

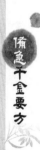

822

熟，將臥以布拭病上，乃以藥敷之。

又方　取途中先死蜣蜋，搗爛塗之，當揩令熱，封之一宿瘥。

又方　白蘞　薰陸香。

上二味，揩上作末，水服瘥。

又方　硫黃　水銀　槲皮燒　蛇蛻一具。

上四味，各等分，搗篩，以清漆合和之，薄塗白處。欲塗時，以巴豆半截拭白處，皮微破，然後敷之。不過三兩度。

又方　硫黃　水銀　礬石　灶墨。

上四味，各等分，搗篩，納坩子中，以蔥葉中涕和研之，臨臥時敷病上。

九江散　主白癜風及二百六十種大風方。

當歸七分　石楠六分　躑躅　秦芃　菊花　乾薑　防風　雄黃　麝香　丹砂　斑蝥各四兩　蜀椒　鬼箭羽　連翹　石長生　知母各八分　蜈蚣三枚　虻蟲　地膽各十枚　附子四兩　鬼臼十一分　人參　石斛　天雄　王不留行　烏頭　獨活　防己　莽草各十二分　水蛭百枚。

上三十味，諸蟲皆去足翅，熬炙令熟，為散。以酒服方寸匕，日再。其病入髮令髮白，服之百瘥，髮還黑。

又方　天雄　白蘞　黃芩各三兩　乾薑四兩　附子一兩　商陸　躑躅各一升。

上七味，治下篩。酒服五分匕，日三。

治白癜風方。

礬石　硫黃。

上二味，各等分，為末，醋和敷之。

又方　平旦以手掉取韭頭露塗之，極效。

又方　以酒服生胡麻油一合，日三，稍稍加至五合，慎生肉、豬、雞、魚、蒜等，百日服五斗，瘥。

又方　羅摩草煮以拭之。亦揩令傷，摘白汁塗之。

又方　石灰松脂酒主之。方在卷末。

又方　以蛇蛻皮熬摩之數百過，棄置草中。

又方　樹空中水洗桂末，唾和塗之，日三。

又方　以水銀拭之令熱即消瘥，數數拭之，瘥乃止。

白癜風，灸左右手中指節去延外宛中三壯，未瘥報之。

凡身諸處白駁漸漸長似癬，但無瘡，可治之方。

鰻鱺魚取脂塗之，先揩病上使痛，然後塗之。

治皮中紫赤疵痣，去黶穢方。

乾漆　雌黃　礜石各三兩　雄黃五兩　巴豆十五枚　炭皮一斤。

上六味，治下篩。以雞子白和塗故帛貼病上，日二易。

治赤疵方。

用墨、大蒜、鱔血合塗之。

治贅疣痣方。

雄黃　硫黃　真珠　礜石　巴豆　藺茹　藜蘆各一兩。

上七味，治下篩。以真漆合和如泥，以塗點病上須成瘡。及去面䵌皮中紫，不耐漆人不得用，以雞子白和之。

去疣目方　七月七日，以大豆一合拭疣目上三遍。病疣人自種豆於南屋東頭第二霤雷中，豆生四葉，以湯沃殺，即瘥。

又方　松柏脂合和塗之，一宿失矣。

又方　石硫黃揩六七遍。

又方　以豬脂癢處揩之，令少許血出即瘥，神驗不可加。

又方　每月十五日月正中時，望月以禿條帚掃三七遍瘥。

又方　苦酒漬石灰六七日，滴取汁點疣上，小作疣即落。

又方　杏仁燒令黑，研膏塗上。

又方　取牛口中涎，數塗自落。

疣目，著艾炷疣目上，灸之三壯即除。

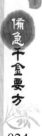

惡疾大風第五論一首　方十首

論曰：惡疾大風，有多種不同。初得雖遍體無異而眉鬚已落，有遍體已壞而眉鬚儼然，有諸處不異好人，而四肢腹背有頑處，重者手足十指已有墮落。有患大寒而重衣不暖，有尋常患熱，不能暫涼；有身體枯槁者；有津汁常不止者；有身體乾癢徹骨，搔之白皮如麩，手下作瘡者；《外台》作卒不作瘡。有瘡痍荼毒，重疊而生，晝夜苦痛不已者；有直置頑鈍不知痛癢者。其色亦有多種，有青、黃、赤、白、黑，光明枯暗。

此候雖種種狀貌不同，而難療易療皆在病人，不由醫者，何則？此病一著，無問賢愚，皆難與語。何則？口順心違，不受醫教，直希望藥力，不能求己，故難療易療屬在前人，不關醫藥。

予嘗手療六百餘人，瘥者十分有一，莫不一一親自撫養，所以深細諳委之。且共語看，覺難共語不受入，即不須與療，終有觸損，病既不瘥，乃勞而無功也。

又《神仙傳》有數十人皆因惡疾而致仙道，何者？皆由割棄塵累，懷穎陽之風，所以非止瘥病，乃因禍而取福也。故余所睹病者，其中頗有士大夫，乃至有異種名人，及遇斯患，皆愛戀妻孥，繫著心髓，不能割捨，直望藥力，未肯近求諸身。若能絕其嗜欲，斷其所好，非但癒疾，因茲亦可自致神仙。

余嘗問諸病人，皆云自作不仁之行，久久並為極猥之業，於中仍欲更作云，為雖有悔言而無悔心。但能自新，受師教命，餐進藥餌，何有不除？

余以貞觀年中，將一病士入山，教服松脂，欲至百日，鬚眉皆生。由此觀之，惟須求之於己，不可一仰醫藥者也。

然有人數年患身體頑痺，羞見妻子，不告之令知，其後病成，壯貌分明，乃云犯藥卒患，此皆自誤。然斯疾雖大，療之

於微，亦可即瘥。此疾一得，遠者不過十年皆死，近者五六歲而亡。然病者自謂百年不死，深可悲悼。

一遇斯疾，即須斷鹽，常進松脂，一切公私物務釋然皆棄，猶如脫屣。凡百口味，特須斷除，漸漸斷穀，不交俗事，絕乎慶吊，幽隱巖谷，周年乃瘥。瘥後終身慎房，犯之還發。茲疾有吉凶二義，得之修善即吉，若還同俗類，必是凶矣。今略述其由，致以示後之學者，可覽而思焉。

蔨豆治惡疾方

細粒烏豆，擇取摩之皮不落者，取三月四月天雄烏頭苗及根，淨去土勿洗，搗絞取汁，漬豆一宿，漉出曝乾，如此七反，始堪服。一服三枚，漸加至六七枚，日一。禁房室、豬、魚、雞、蒜，畢身毛髮即生，犯藥不瘥。

岐伯神聖散　治萬病，癰疽，癲疹，癬，風瘻，骨肉疽敗，百節痛，眉毛髮落，身體淫淫躍躍痛癢，目痛皆爛，耳聾齒齲，痔瘻方。

天雄　附子　茵芋《外台》作蔨草　躑躅　細辛　烏頭　石楠　乾薑各一兩　蜀椒　防風　菖蒲各二兩　白朮　獨活各三兩。

上十三味，治下篩。酒服方寸匕，日三，勿增之。

治惡疾，狼毒散方。

狼毒　秦艽等分。

上二味，治下篩。酒服方寸匕，日三，五十日癒。

又方　煉松脂投冷水中二十遍，蜜丸，服二兩，饑便服之，日三。鼻柱斷離者，二百日服之瘥。斷鹽及雜食、房室。又天門冬酒服百日癒。

石灰酒　主生毛髮眉鬚，去大風方。

石灰一石，拌水和濕，蒸令氣足　松脂成煉十斤，末之　上麴一斗二升　黍米一石。

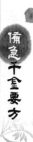

上四味，先於大鐺內炒石灰，以木札著灰中，火出為度。以枸杞根銼五斗，水一石五升，煮取九斗，去滓，以淋石灰三遍，澄清，以石灰汁和漬麴，用汁多少一如釀酒法，訖，封四七日開服。恒令酒氣相及為度，百無所忌，不得觸風。其米泔及飯糟一事已上，不得使人、畜、犬、鼠食之，皆令深埋卻。此酒九月作，二月止。恐熱，膈上熱者，服後進三五口冷飯壓之。婦人不能食飲，黃瘦積年及蓐風，不過一石即瘥。其松脂末初醲釀酒，攤飯時均散著飯上，待飯冷乃投之。此酒飯宜冷，不爾即醋，宜知之。

治大風眉鬚落，赤白癩病，八風十二痹，筋急肢節緩弱，飛屍遁注水腫，癰疽疥癬惡瘡，腳攣手折，眼暗洞泄，痰飲宿澼寒冷方。

商陸根二十五斤，馬耳切之　麴二十五斤。

上二味，合於甕中，水一斛漬之，炊黍米一石，釀之如家法，使麴米相淹三酘畢，密封三七日。開看麴浮酒熟，澄清，溫服三升，輕者二升。藥發吐下為佳，宜食弱煮飯、牛羊鹿肉羹，禁生冷、醋滑及豬、雞、魚、犬等。

治風，身體如蟲行方。

鹽一斗，水一石煎減半，澄清，溫洗浴三四遍。並療一切風。

又方　以醇灰汁洗面，不過一日。

又方　以大豆漬飯漿水，旦旦溫洗面，洗頭髮。不淨加少面，勿以水濯之，不過十度洗。

又方　成煉雄黃、松脂等分，蜜和飲服十丸如梧桐子大，日三，百日癒。慎酒、鹽豉等。

《備急千金要方》卷第二十三

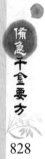

解食毒第一

論一首　方二十九首

　　論曰：凡人跋涉山川，不諳水土，人畜飲啖，誤中於毒，素不知方，多遭其斃，豈非枉橫也！然而大聖久設其法，以救養之。正為貪生嗜樂，忽而不學，一朝逢遇，便自甘心，竟不識其所以。今述神農、黃帝解毒方法，好事者可少留意焉。

　　治諸食中毒方。

　　飲黃龍湯及犀角汁，無不治也。飲馬尿亦良。

　　治食百物中毒方。

　　掘廁旁地深一尺，以水滿坑中，取廁籌七枚，燒令煙，以投坑中，乃取水汁飲四五升即癒。急者不可得，但掘地著水，即取飲之。

　　又方　含貝子一枚，須臾吐食物瘥。

　　又方　服生韭汁數升。

　　治飲食中毒煩懣方。

　　苦參三兩，㕮咀，以酒二升半，煮取一升，頓服之，取吐癒。

　　治食六畜肉中毒方。

　　各取六畜乾屎末，水服之佳。若是自死六畜肉毒，水服黃柏末方寸匕，須臾復與佳。

又方 燒小豆一升末，服三方寸匕，神良。

又方 水服灶底黃土方寸匕。

治食生肉中毒方。

掘地深三尺，取下土三升，以水五升，煮土五六沸，取上清，飲一升立癒。

治食牛肉中毒方。

狼牙灰水服方寸匕良。一作豬牙。

又方 溫湯服豬脂良。

又方 水煮甘草汁飲之。

治食牛馬肉中毒方。

飲人乳汁良。

治食馬肉血洞下欲死方。

豉二百粒　杏仁二十枚。

上二味，㕮咀，蒸之五升米下，飯熟搗之，再服令盡。

又方 蘆根汁飲以浴，即解。

治食狗肉不消，心中堅，或腹脹，口乾大渴，心急發熱，狂言妄語，或洞下方。

杏仁一升，合皮研，以沸湯三升和，絞取汁，分三服。狗肉皆完片出即靜，良驗。

治食豬肉中毒方。

燒豬屎末，服方寸匕。犬屎亦佳。

治食百獸肝中毒方。

頓服豬脂一斤佳，亦治陳肉毒。

治生食馬肝，毒殺人方。

牡鼠屎二七枚，兩頭尖者是，以水研飲之，不瘥更作。

治食野菜、馬肝肉、諸脯肉毒方。

取頭垢如棗核大吞之，起死人。

又方 燒狗屎灰，水和絞取汁，飲之立癒。

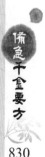

又方　燒豬骨末之，水服方寸匕，日三服。

治漏脯毒方。

張文仲云：茅室漏水沾脯為漏脯。

搗韭汁服之良，大豆汁亦得。

治郁肉濕脯毒方。

張文仲云：肉閉在密器中經宿者，為鬱肉。

燒狗屎末，水服方寸匕。凡生肉、熟肉皆不用深藏，密蓋不洩氣，皆殺人。又肉汁在器中密蓋氣不泄者，亦殺人。

治脯在黍米中毒方。

麴一兩，以水一升、鹽兩撮煮，服之良。

治中射罔脯毒方。

末貝子，水服如豆佳，不瘥又服。食餅臛中毒亦同用之。

人以雉肉作餅臛，因食皆吐下，治之方。

服犀角末方寸匕，得靜甚良。

凡食鵝鴨肉成病，胸滿面赤，不下食者，治之方。

服秫米泔良。

治食魚中毒方。

煮橘皮，停極冷，飲之立驗。《肘後方》云：治食魚中毒，面腫煩亂者。

治食魚中毒，面腫煩亂，及食鱸魚中毒欲死者方。

銼蘆根，舂取汁，多飲良。並治蟹毒。亦可取蘆葦茸汁飲之，癒。

治食魚膾及生肉，住胸膈中不化，吐之不出，便成癥瘕方。

厚朴三兩　大黃二兩。

上二味，㕮咀，以酒二升，煮取一升，盡服立消。人強者加大黃，用酒三升，煮取二升，再服之。

治食魚膾不消方。

大黃三兩，切　朴硝二兩。

上二味，以酒二升，煮取一升，頓服之。仲景方有橘皮一兩。《肘後方》云：治食豬肉遇冷不消必成瘕，下之方，亦無橘皮。

又方　春馬鞭草，飲汁一升，即消去也。生薑亦良。《肘後方》云：亦宜服諸吐藥。

又方　鮎魚皮燒灰，水服之，無完皮壞刀裝取之，一名鮫魚皮。《古今錄驗》云：治食鯸鮧魚傷毒。

又方　燒魚皮灰，水服方寸匕。

又方　燒魚鱗，水服方寸匕。食諸鮑魚中毒亦用之。

治食蟹中毒方。

冬瓜汁服二升，亦可食冬瓜。

治食諸菜中毒方。

甘草　貝齒　胡粉。

上三種，各等分，治下篩，以水和服方寸匕。小兒尿、乳汁共服二升，亦好。

治食山中樹菌毒方。

人屎汁，服一升良。

解百藥毒第二

論一首　解毒二十八條　方十二首

論曰：甘草解百藥毒，此實如湯沃雪有同神妙。有人中烏頭、巴豆毒，甘草入腹即定。中藜蘆毒，蔥湯下嚥便癒。中野葛毒，土漿飲訖即止。如此之事，其驗如反掌，要使人皆知之，然人皆不肯學，誠可歎息。方稱大豆汁解百藥毒，余每試之，大懸絕不及甘草，又能加之為甘豆湯，其驗尤奇。有人服玉壺丸嘔吐不能已，百藥與之不止，藍汁入口即定。如此之事，皆須知之，此則成規，更不須試練也。解毒方中條例極

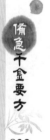

832

多，若不指出一二，學者不可卒知，余方例爾。

百藥毒：甘草、薺苨、大小豆汁、藍汁及實汁、根汁。

石藥毒：白鴨屎、人參汁。

雄黃毒：防己。

礜石毒：大豆汁、白鵝膏。

金銀毒：服水銀數兩即出，鴨血及屎汁、雞子汁及屎白，燒豬脂和服，水淋雞屎汁煮蔥汁。

鐵粉毒：磁石。

防葵毒：葵根汁。

桔梗毒：白粥。

甘遂毒：大豆汁。

芫花毒：防己、防風、甘草、桂汁。

大戟毒：菖蒲汁。

野葛毒：雞子清、葛根汁、甘草汁、鴨頭熱血、豬膏、雞屎、人屎。

藜蘆毒：雄黃、煮蔥汁、溫湯。

烏頭、天雄、附子毒：大豆汁、遠志、防風、棗肉、飴糖。

射罔毒：藍汁、大小豆汁、竹瀝、大麻子汁、六畜血、貝齒屑、蚯蚓屎、藕薺汁。

半夏毒：生薑汁及煮乾薑汁。

躑躅毒：梔子汁。

莨菪毒：薺苨、甘草、犀角、蟹汁、升麻。

狼毒毒：杏仁、藍汁、白蘞、鹽汁、木占斯。

巴豆毒：煮黃連汁、大豆汁、生藿汁《肘後》云：小豆藿、菖蒲汁、煮寒水石汁。

蜀椒毒：葵子汁、桂汁、豉汁、人尿、冷水、土漿、蒜、雞毛燒吸煙及水調服。

雞子毒：醇醋。

斑蝥、芫青毒：豬膏、大豆汁、戎鹽、藍汁、鹽湯煮豬膏、巴豆。

馬刀毒：清水。

杏仁毒：藍子汁。

野芋毒：土漿、人糞汁。

諸菌毒：掘地作坑，以水沃中，攪之令濁，澄清飲之，名地漿。

解一切毒藥發，不問草石，始覺惡即服此方。

生麥門冬　蔥白各八兩　豉二升。

上三味，㕮咀，以水七升，煮取二升半，分三服。

解諸毒，雞腸草散方。

雞腸草三分　薺苨　升麻各四分　芍藥　當歸　甘草各一分
藍子一合　坣土一分。

上八味，治下篩。水服方寸匕，多飲水為佳。若為蜂、蛇等眾毒蟲所螫，以針刺螫上，血出著藥如小豆許於瘡中，令濕瘥。為射罔箭所中，削竹如釵股，長一尺五寸，以綿纏繞，水沾令濕，取藥納瘡中，隨瘡深淺令至底止，有好血出即休。若服藥有毒，水服方寸匕，毒解痛止瘥。

解毒藥散方

薺苨一分　藍並花，二分。

上二味，七月七日取藍，陰乾搗篩。水和服方寸匕，日三。

又方　中毒者，取秦燕毛二七枚，燒灰服。

解一切毒方

母豬屎水和服之。又水三升三合，和米粉飲之。

解鴆毒及一切毒藥不止，煩懣方。

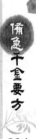

甘草　蜜各四分　粱米粉一升。

上三味，以水五升煮甘草，取二升，去滓，歇大熱，納粉湯中，攪令勻調，納白蜜更煎，令熟如薄粥。適寒溫，飲一升佳。

治食莨菪悶亂，如卒中風，或似熱盛狂病，服藥即劇方。

飲甘草汁、藍青汁，即癒。

治野葛毒已死口噤者方。

取青竹去兩節，柱兩脅臍上，納冷水注之，暖即易之，須臾口開，開即服藥，立活。惟須數易水。

治鉤吻毒，困欲死，面青口噤，逆冷身痹方。《肘後方》云：鉤吻、茱萸、食芹相似，而所生之旁無他草，又莖有毛，誤食之殺人。

薺苨八兩，㕮咀，以水六升，煮取三升，冷如人體，服五合，日三夜二。凡煮薺苨，惟令濃佳。

又方 煮桂汁飲之。

又方 啖蔥涕。蔥涕治諸毒。

治腹中有鐵方。

白折炭刮取末，井花水服三錢，不過再服。

服藥過劑悶亂者方

吞雞子黃、飲藍汁、水和胡粉、地漿、蘘荷汁、粳米汁、豉汁、乾薑、黃連、飴糖、水和葛粉。

解五石毒第三

論三首　方三十五首　證二十八條

論曰：人不服石，庶事不佳。惡瘡、疥癬、溫疫、瘧疾，年年常患，寢食不安，興居常惡，非止已事不康，生子難育。所以石在身中，萬事休泰，要不可服五石也。人年三十以上可服石藥，若素肥充，亦勿妄服；四十以上，必須服之；五十以

上，三年可服一劑；六十以上，二年可服一劑；七十以上，一年可服一劑。

又曰：人年五十以上，精華消歇，服石猶得其力。六十以上轉惡，服石難得力，所以常須服石，令人手足溫暖，骨髓充實，能消生冷，舉措輕便，復耐寒暑，不著諸病，是以大須服。凡石皆熟煉用之。凡石之發，當必惡寒、頭痛、心悶，發作有時，狀如溫瘧。但有此兆，無過取冷水淋之，得寒乃止，一切冷食，惟酒須溫。其諸解法備如後說。其發背疽腫，方在第二十二卷中。

又曰：凡服石人，甚不得雜食口味，雖百品具陳，終不用重食其肉。諸雜既重，必有相賊，聚積不消，遂動諸石。如法持心，將攝得所，石藥為益，善不可加。余年三十八九，嘗服五六兩乳，自是以來深深體悉。至於將息節度，頗識其性，養生之士，宜留意詳焉。然其乳石必須土地清白光潤，羅紋鳥翮一切皆成，乃可入服。其非土地者，慎勿服之，多皆殺人，甚於鴆毒。紫石、白石極須外內映徹，光淨皎然，非此亦不可服。寒石五石更生散方，舊說此藥方，上古名賢無此，漢末有何侯者行用，自皇甫士安以降有進餌者，無不發背解體而取顛覆。余自有識性以來，親見朝野仕人遭者不一，所以寧食野葛，不服五石。明其大大猛毒，不可不慎也。有識者遇此方，即須焚之，勿久留也。今但錄主對以防先服者，其方以從煙滅，不復須存，為含生害也。

鐘乳對朮，又對栝樓，其治主肺，上通頭胸。朮動鐘乳，胸塞短氣。鐘乳動朮，頭痛目疼。又鐘乳雖不對海蛤，海蛤能動鐘乳，鐘乳動則目疼短氣，有時，朮動鐘乳，直頭痛胸塞。然鐘乳與朮為患不過此也，雖所患不同，其治一矣。發動之始，要有所由，始覺體中有異，與上患相應，便速服此**蔥白豉湯**方。

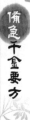

蔥白半斤　豉二升　甘草　人參各三兩，《外台》用吳茱萸一升。

上四味，㕮咀，先以水一斗五升，煮蔥白作湯，澄取八升，納藥煮取三升，分三服。才服便使人按摩搖動，口中嚼物，然後仰臥，覆以暖衣，汗出去衣，服湯熱歇，即便冷淘飯燥脯而已。若服此不解，復服**甘草湯**方。

甘草三兩　桂心二兩　豉二升　蔥白半斤。

上四味，合服如上法。若服此已解，肺家猶有客熱餘氣，復服**桂心湯**方。

桂心　麥門冬各三兩　人參　甘草各二兩　蔥白半斤　豉二升。

上六味，合服如前法。此方與次後散發身體生瘡，麥門冬湯方用重，分兩小異。

硫黃對防風，又對細辛，其治主脾腎，通主腰腳。防風動硫黃，煩熱，腳疼腰痛，或嗔忿無常，或下利不禁。防風、細辛能動硫黃，而硫黃不能動彼。始覺發，便服**杜仲湯**方。

杜仲三兩　枳實　甘草　李核仁各二兩　梔子仁十四枚　香豉二升。

上六味，合服如上法。若不解，復服**大麥奴湯**方。

大麥奴四兩　甘草　人參　芒硝　桂心各二兩　麥門冬半斤。

上六味，合服如上法。若服此已解，脾腎猶有餘熱氣，或冷，復服**人參湯**方。

人參　乾薑　甘草　當歸各一兩　附子一枚。

上五味，合服如上法。

白石英對附子，其治主胃，通主脾腎。附子動白石英，煩熱腹脹。白石英動附子，嘔逆不得食，或口噤不開，或言語難，手腳疼痛。如覺發，宜服**生麥門冬湯**方。

生麥門冬四兩　甘草　麻黃各二兩　豉二升。

上四味，合服如上法。不解，更服**大黃湯**方。

大黃三兩　豉二升　甘草二兩　梔子仁三十枚。

若煩，加細辛五兩。

上五味，合服如上法，頻頻服之。得下便止，不下服盡。若熱勢未除，視瞻高而患渴，復服**栝樓根湯**方。

栝樓根　大麥奴各四兩　甘草二兩　蔥白半斤　豉二升。

上五味，合服如上法。稍稍一兩合服之，隱約得一升許，便可食少糜動口。若已解，胃中有餘熱，復服**芒硝湯**方。

芒硝　桂心各二兩　通草　甘草各三兩　白朮一兩　李核仁二十一枚　大棗二十枚。

上七味，合服如上法。若腹脹，去芒硝，用人參二兩。

紫石英對人參，其治主心肝，通主腰腳。人參動紫石英。《外台》云：細辛、人參動紫石，心急而痛，或驚悸不得眠臥，恍惚忘誤，失性發狂，昏昏欲眠，或憒憒喜瞋，或瘥或劇，乍寒乍熱，或耳聾耳目暗。又防風雖不對紫石英，紫石英猶動防風。《巢源》、《外台》云：防風雖不對紫石英，而能動紫石英，為藥中亦有人參，緣防風動人參，轉相發動，令人亦心痛煩熱，頭項強。始覺，服此**人參湯**方。《外台》服麻黃湯。

人參　白朮各三兩　甘草《外台》無　桂心各二兩　細辛一兩　豉三升。

上六味，合服如上法。若瞋盛，加大黃、黃芩、梔子各三兩。若忘誤狂發猶未除，服**麥門冬湯**方。《外台》此方治礜石發。

生麥門冬半斤　甘草三兩　人參一兩　豉二升　蔥白半斤。

上五味，合服如上法。溫床暖覆，床下著火，口中嚼物，使遍身汗，一日便解。若心有餘熱氣，更服**人參湯**方。

人參　防風　甘草各三兩　桂心二兩　生薑　白朮各一兩。

上六味，合服如上法。

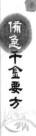

赤石脂對桔梗，其治主心，通至胸背。桔梗動石脂，心痛寒噤，手腳逆冷，心中煩悶。赤石脂動桔梗，頭痛目赤，身體壯熱。始覺發，宜溫清酒飲之，隨能否，須酒勢行則解。亦可服大麥麨方。

大麥熬令汗出，燥止，勿令大焦，舂去皮，細搗絹篩，以冷水和服之。《千金翼》云：炒去皮，淨淘，蒸令熟，曝乾熬令香，乃末之。

礜石無所偏對，其治主胃。發則令人心急口噤，骨節疼強，或節節生瘡。始覺發，即服**蔥白豉湯**方。《外台》云：服麥門冬湯。

蔥白半斤　豉二升　甘草二兩。

上三味，以水六升，煮取二升半，分三服。

若散發身體卒生瘡，宜服**生麥門冬湯**方。

生麥門冬五兩　甘草三兩　桂心二兩　人參一兩半　蔥白半斤　豉二升。

上六味，服如解鐘乳湯法。

尤對鐘乳，尤發則頭痛目疼，或舉身壯熱，解如鐘乳法。

附子對白石英，亦對赤石脂。附子發則嘔逆，手腳疼，體強骨節痛，或項強，面目滿腫，發則飲酒服麨自癒。若不癒，與白石英同解。

人參對紫石英。人參發則煩熱頭項強，解與紫石英同。

桔梗對赤石脂，又對茯苓，又對牡蠣。桔梗發則頭痛目赤，身體壯熱，解與赤石脂同。茯苓發則壯熱煩悶，宜服**大黃黃芩湯**方。

大黃　黃芩　梔子仁各三兩　豉一升　蔥白切，一升。

上五味，㕮咀，以水六升，煮取二升半，分三服。

牡蠣發則四肢壯熱，心腹煩悶，極渴，解與赤石脂同。乾薑無所偏對。

海蛤對栝樓。海蛤先發則手足煩熱，栝樓先發則噤寒清涕出，宜服**栝樓根湯**方。

栝樓根　甘草各二兩　大黃一兩　梔子仁十四枚。

上四味，合服如解鐘乳法。

石硫黃發，通身熱兼腰膝痛。

白石英發，先腹脹後發熱。

紫石英發，乍寒乍熱。

赤石脂發，心噤身熱，頭痛目赤。

礜石發，遍身發熱兼口噤。

牡蠣發，頭痛而煩滿熱。

海蛤發，心中發熱。

茯苓發，直頭痛。

桔梗發，頭面熱。

石硫黃、礜石、桔梗、牡蠣、茯苓，此五物發宜浴，白石英亦可小浴，其餘皆不宜浴。礜石發，宜用生熟湯。茯苓發，熱多攻頭，即以冷水洗身漬之。

浴法：初熱先用暖水，後用冷水，浴時慎不可洗頭垂沐，可以二三升灌之。凡藥宜浴便得解即佳。不瘥，可余治之。

赤石脂、紫石英發，宜飲酒，得酒即解。凡藥發，或有宜冷，或有宜飲酒，不可一概也。

又一法云：寒食散發動者，云草藥氣力易盡。石性沉滯，獨主胃中，故令數發。欲服之時，以絹袋盛散一匕，著四合酒中，塞其口，一宿之後，飲盡之。其酒用多少，將御節度自如舊法。此則藥石之勢俱用。石不住胃中，何由而發？事甚驗也。

治食宿飯、陳臭肉及虀宿菜發者，宜服梔子豉湯方。

梔子三七枚　香豉三升　甘草三兩。

上三味，㕮咀，以水八升，煎取三升，分三服。亦可加人

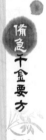

參、蔥白。

失食發，宜服蔥白豉湯；飲酒過醉發，亦宜服**蔥白豉湯**方。

蔥白一升　豉二升　乾薑五兩　甘草二兩。

上四味，㕮咀，以水七升，煮取三升，分三服。服湯不解，宜服**理中湯**方。

人參　甘草　白朮各三兩　乾薑二兩。

上四味，㕮咀，以水六升，煮取二升半，分三服。

瞋怒太過發，宜服**人參湯**方。

人參　枳實　甘草各九分　栝樓根　乾薑　白朮各六分。

上六味，㕮咀，以水九升，煮取三升，分三服。若短氣者，稍稍數飲。《千金翼》云：主散發氣逆，心腹絞痛，不得氣息，命在轉燭者。

情色過多發，宜服**黃蓍湯**。方本闕。

將冷太過發，則多壯熱。以冷水洗浴，然後用生熟湯五六石灌之，已，食少暖食，飲少熱酒，行走自勞。

將熱太過發，則多心悶，時時食少冷食。若夏月大熱之時散發動，多起於渴飲多所致。水和麨少服之。不瘥復作，以瘥為度。

若大小便秘塞不通，或淋瀝溺血，陰中疼痛，此是熱氣所致。熨之即瘥。

熨法：前以冷物熨少腹已，又以熱物熨之，又以冷物熨之。若小便數，此亦是取冷所為，暖將理自瘥。

若藥發下利者，乾服豉即斷，能多益佳。

凡服散之後，忽身體浮腫，多是取冷過所致，宜服**檳榔湯**方。

檳榔三十枚，搗碎，以水八升，煮取二升，分再服。《千金翼》云：子搗作末，下篩，㕮咀其皮，以湯七升，煮取三升，去滓，納

子末，為再服。

凡散發瘡腫方

蔓菁子熬　杏仁　黃連　胡粉各一兩　水銀二兩。

上五味，別搗蔓菁子、杏仁如膏，以豬脂合研，令水銀滅，以塗上，日三夜一。

散發赤腫者，當以膏摩之方

生地黃五兩　大黃一兩　杏仁四十枚　生商陸三兩。

上四味，切，醋漬一宿，豬膏一升，煎商陸令黑，去滓摩之，日三夜一。

散發生細瘡方

黃連　芒硝各五兩。

上二味，㕮咀，以水八升煮黃連，取四升，去滓，納芒硝令烊。漬布取貼瘡上，數數易之，多少皆著之。

散發瘡痛不可忍方

冷石三兩，下篩。粉瘡上，日五六度，即燥，痛須臾定。

治服散忽發動方。

乾薑五兩，㕮咀，以水五升，煮取三升，去滓，納蜜一合和絞，頓服之，不瘥重作。

解散除熱，**鴨通湯**方。

白鴨通五升，沸湯二斗半淋之，澄清取二斗汁　麻黃八兩　豉三升　冷石二兩　甘草五兩　石膏三兩　梔子仁二十枚。

上六味，㕮咀，以鴨通汁煮六升，去滓，納豉三沸，分服五合。若覺體冷，小便快，闊其間；若熱猶盛，小便赤，促服之，不限五合。宜小勞之，漸進食，不可令食少，但勿便多耳。

解散　治盛熱實，大小便赤方。

升麻　大黃　黃連　甘草　黃柏各三兩　芍藥六兩　白鴨通五合　黃芩四兩　梔子仁十四枚　竹葉切　豉各一升。

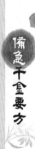

842

上十一味，㕮咀，以水三斗，先煮鴨通、竹葉，取一斗二升，去滓澄清。取一斗，納藥煮取三升，分三服。若上氣者，加杏仁五合；腹滿，加石膏三兩。

下散法 主藥發熱困方。《千金翼》云：凡散數發熱，無賴，下去之。又云：諸丹及金石等同用之。

黍米二升作糜，以成煎豬脂一斤和之令調，宿不食，旦空腹食之，令飽，晚當下藥神良。不盡熱發，更合服之。

又方 肥豬肉五斤 蔥白 薤各半斤。

上三味，治如食法，合煮之。宿不食，頓服之令盡。不盡，明日更服。

壓藥發動，數數患熱困，下之方。

豬腎脂一具，不令中水，以火炙之，承取汁，適寒溫。一服三合，一日夜五六服，多至五六升。二日，藥稍稍隨大便下出。

又方 作肥豬肉臛一升，調如常法。平旦空肚頓服令盡。少時腹中雷鳴，鳴定藥下。隨下以器盛取，用水淘之得石。不盡，更作如前服之。

蠱毒第四論一首　方二十首

論曰：蠱毒千品，種種不同。或下鮮血；或好臥暗室，不欲光明；或心性反常，乍瞋乍喜；或四肢沉重，百節酸疼。如此種種狀貌，說不可盡。亦有得之三年乃死，急者一月或百日即死。其死時，皆於九孔中或於脅下肉中出去。所以出門常須帶雄黃、麝香、神丹諸大辟惡藥，則百蠱、貓鬼、狐狸、老物精魅，永不敢著人。養生之家，大須慮此。俗亦有灸法，初中蠱，於心下撚便大炷灸一百壯，並主貓鬼，亦灸得瘥。又當足小趾尖上灸三壯，當有物出。酒上得者有酒出，飯上得者有飯

出，肉菜上得者有肉菜出即癒，神驗，皆於灸瘡上出。

凡中蠱毒，令人心腹絞切痛，如有物齧，或吐下血皆如爛肉。若不即治，蝕人五臟盡乃死矣。欲驗之法，當令病人唾水，沉者是蠱，不沉者非蠱也。

凡人患積年，時復大，便黑如漆，或堅或薄，或微赤者，皆是蠱也。

凡人忽患下血，以斷下方治更增劇者，此是蠱毒也。

凡卒患血痢，或赤或黑，無有多少，此皆是蠱毒。粗醫以斷痢藥處之，此大非也。

世有拙醫，見患蠱脹者，遍身腫滿，四肢如故，小便不甚澀，以水病治之，延日服水藥，經五十餘日望得痊癒，日復增加，奄至隕歿。如此者不一，學者當細尋方意，消息用之，萬不失一。醫方千卷，不盡其理，所以不可一一備述云耳。

凡人中蠱，有人行蠱毒以病人者。若服藥知蠱主姓名，當使呼喚將去。若欲知蠱主姓名者，以敗鼓皮燒作末，以飲服方寸匕，須臾自呼蠱主姓名，可語令去則癒。又有以蛇涎合作蠱藥著飲食中，使人得瘕病，此二種積年乃死，療之各自有藥。江南山間人有此，不可不信之。

太上五蠱丸　治百蠱吐血傷中，心腹結氣，堅塞咽喉，語聲不出，短氣欲死，飲食不下，吐逆上氣，去來無常，狀如鬼祟，身體浮腫，心悶煩疼，寒戰，夢與鬼交，狐狸作魅，卒得心痛，上又胸脅，痛如刀刺，經年累歲，著床不起，悉主之方。

雄黃　椒目　巴豆　莽草　芫花　真珠《外台》用木香　鬼臼　礬石　藜蘆各四分　斑蝥三十枚　蜈蚣二枚　獺肝一分　附子五分。

上十三味，末之，蜜和更搗二千杵，丸如小豆。先食飲服一丸，餘密封，勿泄藥氣，十丸為一劑。如不中病，後日增一

丸，以下痢為度。當下蠱種種，狀貌不可俱述。下後七日將息，服一劑，三十年百病盡除。忌五辛。

太一追命丸 治百病，若中惡氣，心腹脹滿，不得喘息，心痛積聚，臚脹疝瘕，宿食不消，吐逆嘔宛，寒熱癖癧，蠱毒，婦人產後餘疾方。

蜈蚣一枚　丹砂　附子　礜石一作礬石　雄黃　藜蘆　鬼臼各一分　巴豆二分。

上八味，末之，蜜丸如麻子。一服二丸，日一服。傷寒一二日服一丸，當汗出，綿裹兩丸塞兩耳中。下利服一丸，一丸塞下部。蠱毒服二丸，在外膏和摩病上。在膈上吐，膈下利。有瘡，一丸塗之，毒自出。產後餘疾服一丸，耳聾，綿裹塞耳。

治人得藥雜蠱方。

斑蝥六枚　桂心如指大　釜月下土如彈丸大　藜蘆如指大。

上四味，治下篩。水服一錢匕，下蟲蛇、蝦蟆、蜈蜋，毒俱出。

治蠱注，四肢浮腫，肌膚消索，咳逆，腹大如水狀，死後轉易家人，一名蠱脹方。《小品》名雄黃丸，一名萬病丸。

雄黃　巴豆　莽草　鬼臼各四兩　蜈蚣三枚。

上五味，末之，蜜和搗三千杵，密封勿洩氣。勿宿食，旦服如小豆一丸。一炊不知，更加一丸。當先下清水，次下蟲長數寸，及下蛇，又下鰕雞子或自如膏。下後作蔥豉粥補之，百種暖將息。

治中蠱毒，腹內堅如石，面目青黃，小便淋瀝，病變無常處方。《肘後》、《古今錄驗方》俱云用鐵精、烏雞肝和丸如梧子，以酒服三丸，日再。甚者不過十日。《千金》用後方，疑《千金》誤。

羖羊皮方五寸　犀角　芍藥　黃連　牡丹各一兩　梔子仁七枚　蘘荷四兩半。

上七味，㕮咀，以水九升，煮取三升，分三服。《葛氏》、《崔氏》同，無芍藥、牡丹、梔子，用苦參、升麻、當歸。

犀角丸 治蠱毒百病，腹暴痛，飛屍惡氣腫方。

犀角屑 羚羊角屑 鬼臼屑 桂心末各四錢匕 天雄 莽草 真珠 雄黃各一兩 貝子五枚，燒 蜈蚣五節 射罔如雞子黃大一枚 巴豆五十枚 麝香二分。

上十三味，末之，合搗，蜜丸如小豆。服一丸，日二，含咽，不知少增之。卒得腹滿蜚屍，服如大豆許二丸。若惡氣腫，以苦酒和塗之。縫袋子盛藥繫左臂，辟不祥、鬼疰蠱毒，可以備急。

治蠱毒方。

茜根 蘘荷根各三兩。

上二味，㕮咀，以水四升，煮取二升，頓服。《肘後方》云：治中蠱吐血，或下血皆如爛肝者，自知蠱主姓名。

又方 槲樹北陰白皮 桃根皮各五兩 蝟皮灰 亂髮灰各一方寸匕 生麻子汁五升。

上五味，先煮槲皮、桃根，取濃汁一升，和麻子汁、髮灰等令勻。患人少食，旦服大升一升，須臾著盆水，以雞翎摘，吐水中如牛涎、癩胎及諸蟲並出。

治蠱毒方。

槲樹北陰白皮一大握，長五寸，水三升，煮取一升，空腹服，即吐蟲出。亦治中蠱下血。

又方 蝟皮灰水服方寸匕，亦出蟲。

又方 五月五日桃白皮《必效方》云：以東引者火烘之 大戟各四分 斑蝥一分。

上三味，治下篩。且空腹以水一雞子許服八捻，用二指相著如開，頓服之。若指頭相離取藥太多，恐損人矣。《肘後方》云：服棗核大，不瘥，十日更一服。《必效方》云：服半方寸匕，其毒即

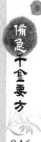

846

出，不出更一服。李饒州云：若以酒中得則以酒服，以食中得以飲服之。

蛇毒入菜果中，食之令人得病，名曰蛇蠱方。

大豆末以酒漬，絞取汁，服半升。

治諸熱毒或蠱毒，鼻中及口中吐血，醫所不治方。

取人屎尖七枚，燒作火色，置水中研之，頓服即瘥。亦解百毒，時氣熱病之毒，服已，溫覆取汗。勿輕此方，極神驗。

治蠱吐下血方。

櫸皮廣五寸，長一尺　蘆荻根五寸，如足大趾，《小品方》用薔薇根。

上二味，㕮咀，以水二升，煮取一升，頓服，極下蠱。

治中蠱下血，日數十行方。

巴豆二七枚　藜蘆　芫青　附子　礜石各二分。

上五味，末之，別治巴豆，合篩，和相得。以綿裹藥如大豆，納下部中，日三，瘥。

又方　苦瓠一枚，以水二升，煮取一升，稍稍服之。當下蠱及吐蝦蟆、蝌蚪之狀，一月後乃盡。《范汪方》云：苦瓠毒當臨時量用之。《肘後方》云：用苦酒一升煮。

治下血狀如雞肝，腹中絞痛難忍者方。

茜根　升麻　犀角各三兩　桔梗　黃柏　黃芩各一兩　地榆白蘘荷各四兩。

上八味，㕮咀，以水九升，煮取二升半，分三服。此蠱利血用之。

又方　桔梗　犀角。

上二味，各等分，為末，酒服方寸匕，日三。不能自服，絞口與之，藥下心中當煩，須臾自靜，有頃下，服至七日止。可食豬脾臟自補養。治蠱下血如雞肝，日夜不解欲死者，皆可用之。

治腸蠱，先下赤，後下黃白沫，連年不瘥方。

牛膝一兩，捶碎，切之，以醇清酒一升漬一宿。且空腹服之，再服便癒。

北地太守酒 主萬病蠱毒風氣寒熱方。

烏頭　甘草　芎藭　黃芩　桂心　藜蘆　附子各四兩　白薇　桔梗　半夏　柏子仁　前胡　麥門冬各六兩。

上十三味，七月麯十斤，秫米一斛，如釀酒法，㕮咀藥，以絹袋盛之，沉於甕底。酒熟去糟，還取藥滓，青布袋盛之，沉著酒底，泥頭，春秋七日、夏五日、冬十日。空肚服一合，日三，以知為度。藥有毒，故以青布盛之。服勿中止，二十日大有病出，其狀如漆，五十日病悉癒。有婦人年五十，被病連年，腹中積聚，冷熱不調，時時切痛，繞臍絞急，上氣胸滿，二十餘年。服藥二七日，所下三四升即癒。又有女人病偏枯絕產，服二十日，吐黑物大如刀帶，長三尺許，即癒，其年生子。又有女人小得癲病，服十八日，出血二升半癒。有人被杖，崩血肉瘀，臥著九年，服藥十三日，出黑血二三升癒。有人耳聾十七年，服藥三十五日，鼻中出血一升，耳中出黃水五升便癒。

上方云：熹平二年，北地太守臣光上。然此偏主蠱毒，有人中蠱毒者，服無不癒。極難瘥，不過二七日，所有效莫不備出。曾有一女人，年四十餘，偏枯羸瘦不能起，長臥床枕，耳聾一無所聞，兩手不收已經三年。餘為合之，遂得平復如舊。有人中蠱毒而先患風，服茵芋酒傷多，吐出蠱數十枚遂癒。何況此酒而不下蠱也，嘉其功效有異常方，故具述焉。

胡臭漏腋第五論一首　方十五首

論曰：有天生胡臭，有為人所染臭者。天生臭者難治，為人所染者易治，然須三年醋敷礬石散勿止，並服五香丸，乃可

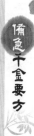

得瘥，勿言一度敷藥即瘥，止可敷藥時暫得一瘥耳。五香丸在第六卷中。凡胡臭人通忌食芸薹、五辛，治之終身不瘥。

治胡臭方。

辛夷　芎藭　細辛　杜衡　藁本各二分。

上五味，㕮咀，以醇苦酒漬之一宿，煎取汁敷之，欲敷取臨臥時，以瘥為度。

石灰散　主胡臭方。

石灰一升　青木香　楓香一作沉香　薰陸香　丁香各二兩
橘皮　陽起石各三兩　礬石四兩。

上八味，治下篩。以綿作篆子，粗如指，長四寸，展取藥使著篆上，以絹袋盛，著腋下。先以布揩令痛，然後夾之。

又方　青木香　附子　白灰各一兩　礬石半兩。

上四味，為散，著粉中，常粉之。《肘後》無礬石。

又方　赤銅屑以醋和，銀器中炒極熱，以布裹熨腋下，冷復易。

又方　槲葉切三升，以水五升，煮取一升，用洗腋下。即以白苦瓠燒令煙出薰之，數數作。

又方　辛夷　細辛　芎藭　青木香各四分。

上四味，治下篩，薰竟粉之。

又方　馬齒菜一束搗碎，以蜜和作團，以絹袋盛之，以泥紙裹，厚半寸，曝乾，以火燒熟，破取。更以少許蜜和，使熱勿令冷。先以生布揩之，夾藥腋下，藥痛久忍之，不能，然後以手中勒兩臂。

又方　牛脂　胡粉各等分。

上二味，煎令可丸，塗腋下，一宿即癒。不過三劑。《肘後方》云：合椒以塗。

又方　伏龍肝作泥敷之。

又方　三年苦醋和石灰敷之。

治漏腋，腋下及足心、手掌、陰下、股裏常如汗濕臭者，六物敷方。

乾枸杞根　乾薔薇根《肘後》作蓄根　甘草各半兩　商陸根　胡粉　滑石各一兩。

上件藥，治下篩。以苦酒少少和塗，當微汗出，易衣復更塗之。不過三著便癒，或一歲復發，發復塗之。

又方　水銀　胡粉《外台》作粉霜。

上二味，以面脂研和塗之，大良驗。

又方　銀屑一升，一作銅屑　石灰三升。

上二味，合和，絹囊盛，汗出粉之妙。

又方　正旦以尿洗腋下，神妙。

又方　黃礬石燒令汁盡，治末，絹袋盛，粉之即瘥。

脫肛第六方十三首　灸法三首

肛門主肺，肺熱應肛門，熱則閉塞，大便不通，腫縮生瘡，**兌通方**。

白蜜三升煎令燥，冷水中調可得為丸，長六七寸許，納肛門中。倒身向上，頭向下，少時取烊，斯須即通洞泄。

肛門主大腸，大腸寒應肛門。寒則洞瀉，肛門滯出，**豬肝散方**。

豬肝一斤，熬令燥　黃連　阿膠　芎藭各二兩　烏梅肉五兩　艾葉一兩。

上六味，治下篩。溫清酒一升，服方寸匕，半日再。若不能酒，與清白米飲亦得。

治肛門滯出，壁土散方。

故屋東壁土一升，碎　皂莢三梃，各長一尺二寸。

上二味，搗土為散。挹粉肛頭出處，取皂莢炙暖，更遞

熨，取入則止。

又方 炙故麻履底按令入，頻按令入，永瘥。

又方 故敗麻履底　鱉頭各一枚

上二味，燒鱉頭搗為散，敷肛門滯出頭，將履底按入，即不出矣。

治肛出方。

磁石四兩　桂心一尺　蝟皮一枚。

上三味，治下篩，飲服方寸匕，日一服即縮。慎舉重及急帶衣，斷房室周年乃佳。《肘後方》云：治女人陰脫出外，用鱉頭一枚，為四味。

又方 女萎一升，以器中燒，坐上薰之即入。

治脫肛方。

蒲黃二兩，以豬脂和敷肛上，納之二三瘥。

治腸隨肛出轉廣不可入方。

生栝樓根取粉，以豬脂為膏，溫塗，隨手抑按，自得縮入。

治積冷利脫肛方。

枳實一枚，石上磨令滑澤，鑽安柄，蜜塗。炙令暖熨之，冷更易之，取縮入止。

又方 鐵精粉納上，按令入即瘥。

治脫肛歷年不瘥方。

生鐵三斤，以水一斗，煮取五升，出鐵，以汁洗，日再。

又方 用死鱉頭一枚，燒令煙絕，治作屑。以敷肛門上，進以手按之。

病寒冷脫肛出，灸臍中隨年壯。

脫肛歷年不瘥，灸橫骨百壯。

又，灸龜尾七壯，龜尾即後窮骨是也。

癭瘤第七

方十三首　證一條　灸法十一首

治石癭、氣癭、勞癭、土癭、憂癭等方。

海藻　龍膽　海蛤　通草　昆布　礜石一作礬石　松蘿各三分　麥麴四分　半夏二分。

上九味，治下篩。酒服方寸匕，日三。禁食魚、豬肉、五辛、生菜諸難消之物。十日知，二十日癒。

五癭丸方

取鹿靨，以佳酒浸令沒，炙乾，納酒中更炙令香，含咽汁，味盡更易，盡十具癒。

又方　小麥麵一升　特生礜石十兩　海藻一兩。

上三味，以三年米醋漬小麥麵，曝乾，各搗為散，合和，服一方寸匕，日四五服，藥含極乃咽之。禁薑、五辛、豬魚、生菜、大吹、大讀誦、大叫語等。

又方　昆布　松蘿　海藻各三兩　桂心　海蛤　通草　白蘝各二兩。

上七味，治下篩。酒服方寸匕，日二。

又方　海藻　海蛤各三兩　昆布　半夏　細辛　土瓜根　松蘿各一兩　通草　白蘝　龍膽各二兩。

上十味，治下篩。酒服方寸匕，日再。不得作重用方。

又方　昆布二兩，洗，切如指大，醋漬含咽，汁盡癒。

又方　海藻一斤，《小品》三兩　小麥麵一升。

上二味，以三年醋一升溲麵末，曝乾，往反醋盡，合搗為散。酒服方寸匕，日三。忌努力。《崔氏》云：療三十年癭瘤。

又方　菖蒲二兩　海蛤　白蘝　續斷　海藻　松蘿　桂心　蜀椒　半夏　倒掛草各一兩　神麴三兩　羊靨百枚。

上十二味，治下篩，以羊牛髓脂為丸如梧子，日服三丸。

852

癭上氣短氣，灸肺俞百壯。

癭上氣胸滿，灸雲門五十壯。

癭惡氣，灸天府五十壯。《千金翼》云：又灸胸堂百壯。

癭勞氣，灸衝陽隨年壯。

癭，灸天瞿三百壯，橫三間寸灸之。

癭氣面腫，灸通天五十壯。

癭，灸中封隨年壯，在兩足跗上曲尺宛宛中。

諸癭，灸肩髃左右相對宛宛處，男左十八壯，右十七壯；女右十八壯，左十七壯，或再三，取瘥止。

又，灸風池百壯，夾項兩邊。

又，灸兩耳後髮際一百壯。

又，灸頭衝一作頸衝，頭衝在伸兩手直向前，令臂著頭對鼻所注處，灸之各隨年壯。《千金翼》云：一名臂臑。

凡肉瘤勿治，治則殺人，慎之。《肘後方》云：不得針灸。

陷腫散 治二三十年癭瘤，及骨瘤、脂瘤、石瘤、肉瘤、膿瘤、血瘤，或息肉大如杯杆升斗，十年不瘥，致有漏潰，令人骨消肉盡，或堅、或軟、或潰，令人驚悸，寤寐不安，身體痿縮，愈而復發方。

烏賊骨　石硫黃各一分　白石英　紫石英　鐘乳各二分　丹參三分　琥珀　附子　胡燕屎　大黃　乾薑各四分。

上十一味，治下篩，以韋囊盛，勿洩氣。若瘡濕即敷，瘡乾豬脂和敷，日三四，以乾為度，若汁不盡者，至五劑十劑止藥，令人不痛。若不消，加芒硝二兩佳。

治癭瘤方。

海藻　乾薑各二兩　昆布　桂心　逆流水柳鬚各一兩　羊靨七枚，陰乾。

上六味，末之，蜜丸如小彈子大。含一丸，咽津。

又方 礬石　芎藭　當歸　大黃　黃連　芍藥　白蘞　黃

芎各二分　吳茱萸一分。

上九味，治下篩。雞子黃和之，塗細故布上，隨瘤大小厚薄貼之，乾則易。著藥熟，常作膿脂細細從孔中出也，探卻膿血盡，著生肉膏。若膿不盡，復起如故。

生肉膏　主癰瘤潰漏及金瘡、百瘡方。

當歸　附子　甘草　白芷　芎藭各一兩　薤白二兩　生地黃三兩。

上七味，㕮咀，以豬脂三升半，煎白芷黃，去滓。稍以敷之，日三。

又方　以狗屎、臐雞子敷之，去膿水如前方說，敷生肉膏取瘥。方在第二十二卷。

陰㿗第八

論二首　方二十七首　灸法十八首

論曰：㿗有四種，有腸㿗、卵脹、氣㿗、水㿗。腸㿗、卵脹難瘥，氣㿗、水㿗針灸易治。

治㿗丸方。

桃仁五十枚　桂心　澤瀉　蒺藜子　地膚子　防風　防葵橘皮　茯苓　五味子　芍藥各二兩　細辛　牡丹皮　海藻各一兩狐陰一具　蜘蛛五十枚。

上十六味，末之，蜜和服十丸如梧子，稍稍加至三十丸。

又方　取楊柳枝腳趾大，長三尺，二十枚，水煮令極熱，以故布及氈掩腫處，取熱柳枝更互柱之，如此取瘥。

治㿗疝卵偏大，氣上上一作脈**不能動方。**

牡丹皮　防風各二兩。

上二味，治下篩。酒服方寸匕，日三。《肘後方》云：《小品方》用桂心、豉、鐵精等分，為五味，小兒一刀圭，二十日癒，嬰兒以

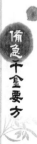

854

乳汁和大豆許與之。

治卒㿗，以蒲橫度口如廣折之，一倍增之，布著少腹大橫紋，令度中央上當臍，勿使偏僻，灸度頭及中央合二處，隨年壯，好自養，勿舉重、大語、怒言、大笑。又牽陰頭正上，灸莖頭所極。又牽下向穀道，又灸所極。又牽向左右髀直行，灸莖所極，各隨年壯。又灸足厥陰，在左灸右，在右灸左三壯，在足大趾本節間。

卵偏大上入腹，灸三陰交，在內踝上八寸，隨年壯。

卵偏大㿗病，灸肩井，在肩解臂接處，隨年壯。

男㿗，灸手季指端七壯，病在右可灸左，左者灸右。

男陰卵偏大㿗病，灸關元百壯。

男陰卵大㿗病，灸玉泉百壯報之，穴在屈骨下陰，以其處卑，多不灸之，及泉陰穴亦在其外。

男陰卵偏大㿗病，灸泉陰百壯三報，在橫骨邊。

㿗病陰卒腫者，令並足合兩拇趾，令爪相併，以一艾灸兩爪端方角處，一丸令頓上，兩爪角令半丸，上爪趾佳，七壯癒。

男陰卵大㿗病，灸足太陽五十壯，三報之。

又，灸足太陰五十壯，在內踝上一夫。

男陰卵大㿗病，灸大敦，在足大趾三毛中，隨年壯。

又，灸足大拇趾內側去端一寸赤白肉際，隨年壯，雙灸之。

又，灸橫骨兩邊二七壯，夾莖是。

陰㿗，灸足大趾下理中十壯，隨腫邊灸之。《肘後方》云：灸足大趾第二節下橫紋正中央五壯。姚氏云：灸大趾本三壯。

男兒㿗，先將兒至碓頭，祝之曰：坐汝令兒某甲陰囊㿗，故灸汝三七二十一枚。灸訖，便牽小兒令雀頭下向著囊縫，當陰頭灸縫上七壯，即消，已驗。艾炷帽簪頭許。

大凡男癩，當騎碓軸，以莖伸置軸上，齊陰莖頭前，灸軸木上隨年壯。

論曰：有人自少至長，陰下常有乾癬者，宜依癬方主之。有五勞七傷而得陰下癢濕，搔之黃汁出者，宜用補丸散主之，仍須敷藥治之。亦有患妒精瘡者，以妒精方治之。夫妒精瘡者，男子在陰頭節下，婦人在玉門內。並似甘瘡，作臼齊食之大痛，甘即不痛也。

凡虛熱，石熱，當路門冷濕傷肌，熱聚在裏，變成熱，及水病腫滿，腹大氣急，大小便不利，腫如皮紙盛水，晃晃如老蠶色，陰莖堅腫，為瘡水出，此皆腎熱虛損，強取風，陰濕傷脾胃故也。

治之法，內宜依方服諸利小便藥，外以此蒺藜子湯洗四肢竟，以蔥白膏敷之，別以豬蹄湯洗莖上。**蒺藜子湯**方。

蒺藜子　赤小豆各一升　菘菜子二升　巴豆一枚，合皮殼蔥心青皮一升　蒴藋五升。

上六味，㕮咀，以水二斗，煮取八升，以淋洗腫處。

豬蹄湯　治服石發熱，因勞損熱盛，當風露臥莖腫方。

豬蹄一雙　葶藶子五合　蒺藜子一升，碎　黃柏五兩　蒴藋三升。

上五味，㕮咀，以水一斗，煮取三升。冷浴陰莖，日三。

蔥白膏方

蔥白　菘菜子　葶藶子　蒴藋根　丹參　蒺藜子各半斤豬膏五斤。

上七味，㕮咀，煎如煎膏法，去滓用之。

治男子陰腫大如升斗，核痛，人所不能療者方。

雄黃一兩，研　礬石二兩，研　甘草一尺，切。

上三味，以水五升，煮減半洗之。《集驗方》無礬石，只二味。

治陰腫皮癢方。

熬桃仁令香為末，酒服方寸匕，日三。

有人陰冷，漸漸冷氣入陰囊，腫滿恐死，日夜疼悶《外台》作夜即痛悶，不得眠方。

取生椒擇之令淨，以布帛裹著丸囊，令厚半寸，須臾熱氣通，日再易之，取消瘥止。

又方 搗莧菜根敷之。

又方 煮大薊根汁，服一升，日三，不過三劑瘥。

又方 醋和熱灰熨之。

又方 釜月下土，雞子白和敷之。

又方 醋和麵熨之。

又方 末車前子，飲服之。

陰腫痛，灸大敦三壯。

治卒陰痛如刺，汗出如雨方。

小蒜 韭根 楊柳根各一斤。

上三味，合燒，以酒灌之，及熱以氣蒸之即瘥。

治陰痛方。

甘草 石蜜。

上二味，等分為末，和乳塗之。

治妒精瘡方。

用銀釵綿裹，以臘月豬脂薰黃，火上暖，以釵烙瘡上，令熟，取乾槐枝燒瀝塗之。

又方 麝香 黃礬 青礬。

上三味，等分為末，小便後敷上，不過三度。

治陰蝕瘡方。

蒲黃一升 水銀二兩。

上二味，研之令成粉，敷之即瘥，瘥止，小便後即敷之。

又方 以肥豬肉五斤，水三斗，煮肉令極爛，去肉，以湯

令極熱便以漬瘡中，冷即癒。

又方 狼牙兩把，切，以水五升，煮取一升，溫洗之，日五度。

治陰蝕生瘡或癢方。

雄黃　礬石各二分　麝香半分。

上三味，治下篩，為粉，粉瘡上即瘥。

治陰惡瘡方。

蜜煎甘草末塗之。《葛氏》云：比見有人患莖頭腫，坎下瘡欲斷者，以豬肉湯漬洗之，並用黃柏、黃連末塗之。

治男女陰瘡方。

石硫黃末以敷瘡上。

治男女陰癢生瘡方。

嚼胡麻敷之佳。

治陰下生瘡洗湯方。

地榆　黃柏各八兩

上二味，㕮咀，以水一斗五升，煮取六升，去滓。適冷暖，用洗瘡，日再。只煮黃柏汁，洗之亦佳。

《備急千金要方》卷第二十四

《備急千金要方》
卷第二十五 ✿ 備急

卒死第一 方九十四首　灸法十首

卒死無脈，無他形候，陰陽俱竭故也。治之方。

牽牛臨鼻上二百息，牛舐必瘥。牛不肯舐，著鹽汁塗面上，即牛肯舐。

又方　牛馬屎絞取汁飲之。無新者，水和乾者亦得。《肘後方》云：乾者以人溺解之，此扁鵲法。

又方　灸熨斗熨兩脅下。《備急方》云：又治屍厥。

卒死，針間使各百餘息。

又，灸鼻下人中，一名鬼客廳。《肘後方》云：又治屍厥。

治魘死不自覺者方。

慎燈火，勿令人手動，牽牛臨其上即覺。若卒不能語，取東門上雞頭末之，以酒服。

治卒魘死方。

搗韭汁灌鼻孔中，劇者灌兩耳。張仲景云：灌口中。

治鬼魘不寤方。

末伏龍肝吹鼻中。

又方　末皂莢如大豆許，吹鼻中，嚏則氣通，起死人。《集驗方》云：治中惡。

辟魘方

雄黃如棗大，繫左腋下，令人終身不魘。張文仲云：男左女

右。

魘，灸兩足大趾叢毛中各二七壯。《肘後方》云：華佗法，又救卒死中惡。

治中惡方。

蔥心黃刺鼻孔中，血出癒。《肘後方》云：入七八寸無苦，使目中血出佳。《崔氏》云：男左女右。

又方 大豆二七粒，末，雞子黃併酒相和，頓服。

又方 使人尿其面上，癒。《肘後方》云：此扁鵲法。

治中惡並蠱毒方。

冷水和伏龍肝如雞子大，服之必吐。

又方 溫二升豬肪，頓服之。

又方 車軖脂如雞子大，酒服之。

中惡，灸胃管五十壯癒。

治卒忤方此病即今人所謂中惡者，與卒死、鬼擊亦相類為治，皆參取而用之。

鹽八合，以水三升，煮取一升半，分二服，得吐即癒。《備急方》云：治鬼擊。若小便不通，筆頭七枚，燒作灰末，水和服之即通。

又方 犢子屎半盞，酒三升，煮服之。亦治霍亂。《肘後方》云：治鬼擊，大牛亦可用。

又方 臘月野狐腸燒末，以水服方寸匕。死鼠灰亦佳。

又方 書墨末之，水服一錢匕。

卒忤死，灸手十指爪下各三壯。餘治同上方。《備急方》云：治卒死而張目反折者。

又，灸人中三壯；又灸肩井百壯，又灸間使七壯，又灸巨闕百壯。

還魂湯 主卒感忤、鬼擊、飛屍諸奄忽氣絕無復覺，或已死絞口噤不開，去齒下湯，湯入口不下者，分病人髮左右捉踏

肩引之，藥下復增，取盡一升，須臾立蘇方。

麻黃三兩　桂心二兩　甘草一兩　杏仁七十粒。

上四味，㕮咀，以水八升，煮取三升，分三服。《肘後方》
云：張仲景方無桂心，用三味。

卒中鬼擊，及刀兵所傷，血漏腹中不出，煩滿欲絕方。

雄黃粉

酒服一刀圭，日三，血化為水。

鬼擊之病，得之無漸，卒著人如刀刺狀，胸脅腹內絞急切
痛，不可抑按，或即吐血，或鼻口血出，或下血，一名鬼排，
治之方。

雞屎白如棗大　青花麻一把。

上二味，以酒七升，煮取三升，熱服。須臾發汗。若不
汗，熨斗盛火，炙兩脅下使熱，汗出癒。

又方　艾如雞子大三枚，以水五升，煮取一升，頓服之。

又方　吹醋少許鼻中。

鬼擊，灸人中一壯，立癒。不瘥更灸。

又，灸臍上一寸七壯，及兩踵白肉際取瘥。

又，灸臍下一寸三壯。

夫五絕者，一曰自縊，二曰牆壁壓迮，三曰溺水，四曰魘
魅，五曰產乳絕，悉治之方。

取半夏一兩，細下篩，吹一大豆許納鼻中即活。心下溫
者，一日亦可治。

治自縊死方。

凡救自縊死者，極須按定其心，勿截繩，徐徐抱解之。心
下尚溫者，以氈氈覆口鼻，兩人吹其兩耳。

又方　仰臥，以物塞兩耳，竹筒納口中，使兩人痛吹之，
塞口旁，無令氣得出。半日，死人即噫，噫即勿吹也。

又方　搗皂莢、細辛屑如胡豆大，吹兩鼻中。

又方　藍青汁灌之。

又方　刺雞冠血出，滴著口中即活，男雌女雄。

又方　雞屎白如棗大，酒半盞和，灌口及鼻中佳。

又方　蔥葉吹皂莢末兩鼻中，逆出更吹。

又方　梁上塵如大豆，各納一小竹筒中，四人各捉一個同時吹兩耳、兩鼻，即活。

又方　雞血塗喉下。

又方　尿鼻、口、眼、耳中，並捉頭髮一撮如筆管大，掣之立活。

自縊死，灸四肢大節陷大指本紋，名曰地神，各七壯。

治熱暍方。

取道上熱塵土以壅心上，少冷即易，氣通止。

又方　仰臥暍人，以熱土壅臍上，令人尿之，臍中溫即瘥。

又方　可飲熱湯，亦可納少乾薑、橘皮、甘草煮飲之。稍稍咽，勿頓使飽，但以熱土及熬灰土壅臍上佳。

又方　濃煮蓼，取汁三升，飲之即瘥，不瘥更灌。

又方　地黃汁一盞服之。

又方　水半升，和麵一大抄服之。

又方　張死人口令通，以暖湯徐徐灌口中，小舉死人頭令湯入腹，須臾即蘇。

又方　灌地漿一盞即瘥。

又方　使人噓其心令暖，易人為之。

又方　抱狗子若雞，著心上熨之。

又方　屋上南畔瓦，熱熨心，冷易之。

治落水死方。

以灶中灰布地，令厚五寸，以甑側著灰上，令死人伏於甑上，使頭小垂下，抄鹽二方寸匕納竹管中，吹下孔中，即當吐

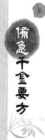

水。水下因去甑，下死人著灰中壅身，使出鼻口，即活。

又方　掘地作坑，熬數斛灰納坑中，下死人覆灰，濕徹即易之，勿令大熱人，灰冷更易，半日即活。

又方　取大甑傾之，死人伏其上，令死人口臨甑口。燃葦火二七把燒甑中，當死人心下，令煙出，小入死人鼻口中，鼻口中水出盡則活。火盡復益之。常以手候死人身及甑，勿令甚熱，當令火氣能使死人心下足得暖。卒無甑者，於岸側削地如甑，空下如灶，燒令暖，以死人著上，亦可用車轂為之。勿令隱其腹，令死人低頭，水得出。並炒灰數斛令暖以粉身，濕更易溫者。

又方　但埋死人暖灰中，頭足俱沒，惟開七孔。

又方　倒懸死人，以好酒灌鼻中，又灌下部。又醋灌鼻亦得。

又方　綿裹皂莢，納下部中，須臾水出。

又方　裹石灰納下部中，水出盡則活。

又方　倒懸解去衣，去臍中垢，極吹兩耳，起乃止。

又方　熬沙覆死人，面上下有沙，但出鼻口耳。沙冷濕即易。

又方　灶中灰二石埋死人，從頭至足，出七孔即可。

又方　屈兩腳著生人兩肩上，死人背向生人背，即負持走行，吐出水便活。

落水死，解死人衣，灸臍中。凡落水經一宿猶可活。

治冬月落水，凍四肢直，口噤，尚有微氣者方。

以大器中熬灰使暖，盛以囊，薄其心上，冷即易。心暖氣通，目得轉，口乃開。可溫尿粥，稍稍吞之即活。若不先溫其心，便持火炙身，冷氣與火爭即死。

治凍爛瘡方。

豬後懸蹄，以夜半時燒之，研細，篩，以豬脂和敷。亦治小兒。

治入水手足腫痛方。

生胡麻搗薄之。

治酒醉中酒恐爛五臟方。

以湯著槽中漬之，冷復易。夏亦用湯。

又法　凡醉不得安臥不動，必須使人搖轉不住，特忌當風席地，及水洗、飲水、交接。

又方　搗茅根汁，飲一二升。

治飲酒頭痛方。

竹茹五兩，以水八升，煮取五升，去滓令冷，納破雞子五枚，攪勻，更煮二沸，飲二升使盡，瘥。

治飲酒腹滿不消方。

煮鹽湯，以竹筒灌大孔中。

治飲酒中毒方。

煮大豆三沸，飲汁三升。

又方　酒漬乾樝汁服之。

治病酒方。

豉　蔥白各一升。

上二味，以水四升，煮取二升，頓服之。

治飲酒房勞虛受熱，積日不食，四體中虛熱，飲酒不已，酒入百脈，心氣虛，令人錯謬失常方。

芍藥　栝樓根　人參　白薇　枳實　知母各二兩　甘草一兩　生地黃八兩　酸棗仁半升　茯神三兩，《外台》作茯苓。

上十味，㕮咀，以水一斗，煮取三升，分為三服。

治連月飲酒，咽喉爛，舌上生瘡方。

麻仁一升　黃芩二兩，《肘後》用黃柏。

上二味，末之，蜜和丸含之。《千金翼》用黃柏二兩。

治酒醉不醒方。

葛根汁一斗二升，飲之，取醒止。《肘後方》云：治大醉連

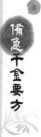

日，煩毒不堪。

飲酒令人不醉方

柏子仁　麻子仁各二兩。

上二味，治下篩，為一服，進酒三倍。

又方　葛花　小豆花各等分。

上二味，合為末，服三方寸匕，飲時仍進葛根汁、芹汁及枇杷葉飲，並能倍酒。

又方　九月九日菊花末，臨飲服方寸匕。

又方　小豆花葉，陰乾百日，末服之。

又方　五月五日取井中倒生草枝陰乾，末，酒服之。

飲酒令無酒氣方

乾蔓菁根二七枚，三遍蒸，末兩錢，酒後水服之。

治惡酒健嗔方。

空井中倒生草燒灰服之，勿令知。

又方　取其人床上塵和酒飲之。

斷酒方

酒七升著瓶中，熟朱砂半兩著酒中，急塞瓶口，安著豬圈中，任豬搖動。經十日，取酒服飲盡。

又方　臘月鼠頭灰　柳花。

上二味，等分為末，黃昏時酒服一杯。

又方　正月一日酒五升，淋碓頭，搗一下，取飲之。

又方　故氈中蔂耳子七枚，燒作灰，黃昏時暖一杯酒，咒言與病狂人飲也，勿令知之，後不喜飲酒也。

又方　白豬乳汁一升，飲之，永不飲酒。

又方　刮馬汗和酒與飲，終身不飲。

又方　虎屎中骨燒末，和酒與飲。

又方　鸕鷀屎灰，水服方寸匕，永斷。

又方　取毛鷹一過吐毛，水煮，去毛，頓服。

又方　故紡車弦燒灰，和酒與服。

又方　驢駒衣燒灰，酒飲方寸匕。

又方　自死螳螂，乾，搗末，和酒與飲，永世聞酒名即嘔，神驗。

又方　酒客吐中肉七枚，陰乾，燒末服之。

又方　酒漬汗靴替一宿，旦空腹與即吐，不喜見酒。

又方　白狗乳汁，酒服之。

又方　臘月馬腦和酒服之。

蛇毒第二

論六首　方一百三十三首　灸法二首

治因熱逐涼睡熟，有蛇入口中挽不出方。

以刀破蛇尾，納生椒三兩枚，裹著，須臾即出。《肘後方》云：艾灸蛇尾即出。若無火，以刀周匝割蛇尾，截令皮斷，乃捋皮倒脫即出。

治蛇入人口並七孔中者方。

割母豬尾頭，瀝血著口中，即出。

又方　以患人手中指等截三歲大豬尾，以器盛血，傍蛇瀉血口中，拔出之。

治卒為蛇繞不解方。

以熱湯淋之。無湯，令人尿之。

治蛇蠍螫方。

服小蒜汁，滓薄上。《肘後方》云：治蝮蛇螫。

又方　熟搗葵，取汁服之。

治蛇齧方。

人屎厚塗，帛裹即消。

治蛇毒方。

消蠟注瘡上，不瘥，更消注之。

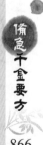

又方　以母豬耳中垢敷之。《肘後方》云：牛耳中垢亦宜用。

治蝮蛇毒方。

令婦人尿瘡上。

又方　令婦人騎度三過，又令坐上。

又方　末薑薄之，乾復易。

又方　以射罔塗腫上，血出即瘥。

又方　生麻、楮葉合搗，以水絞去滓，漬之。

治眾蛇毒方。

雄黃　乾薑各等分。

上二味，為末，和射罔著竹筒中帶行，有急用之。

又方　雄黃末敷瘡上，日一。

又方　用銅青敷瘡上。

又方　搗大蒜和胡粉敷之。

又方　雞屎二七枚，燒作灰，投酒服之。

又方　以面圍上，令童男尿著中，燒鐵令赤投中，冷，復燒著，二三度瘥。

又方　口嚼大豆葉塗之良。

又方　豬脂和鹿角灰塗之。

又方　鹽四兩，水一斗，煮十沸，沸定，以湯浸，冷易之。

又方　搗紫莧取汁，飲一升，以滓封瘡，以少水灌之。

又方　梳中垢如指大，長一寸，尿和敷之。

又方　炙梳汗出熨之。

又方　取合口椒、葫荽苗等分，搗敷之，無不瘥。

又方　男子陰間毛二七枚，含之，有汁即咽卻。秘方。

眾蛇螫，灸上三七壯。無艾，以火頭稱瘡孔大小熱之。

入山草辟眾蛇方

乾薑　麝香　雄黃。

上三味，等分，粗搗，以小絳袋盛，帶之，男左女右。蛇

毒塗瘡。《集驗方》云：如無麝香，以射罔和帶之。《救急方》云：以蜜和為膏，敷螫處良。

又方 常燒殺羊角使煙出，蛇則去矣。

治蛇螫人，瘡已癒，餘毒在肉中，淫淫痛癢方。

大蒜 小蒜各一升。

上二味，合搗之，熱湯淋，以汁灌瘡，大良。

治蛇骨刺人毒痛方。

鐵精如大豆，納管中，吹內瘡中良。

又方 燒死鼠末敷之。

治虎咬瘡方。

煮葛根令濃，以洗之十遍，飲汁。及搗為散，以葛根汁服方寸匕。日五，甚者夜二。

治虎齧瘡方。

青布急卷為繩，止一物，燒一頭，燃，納竹筒中，注瘡口薰瘡妙。

又方 煮鐵令濃，洗瘡。

又方 嚼栗子塗之良。

辟虎法 凡入山，燒水牛、殺羊角，虎、狼、蛇皆走。

論曰：凡見一切毒螫之物，必不得起噁心向之，亦不得殺之。若輒殺之，於後必遭螫，治亦難瘥，慎之慎之。

治蠍毒方。

凡蠍有雌雄，雄者痛止在一處，雌者痛牽諸處。若是雄者，用井底泥塗之，溫則易；雌者用當瓦屋溝下泥敷之。若值無雨，可用新汲水從屋上淋下取泥。

又方 取齒中殘飯敷之；又豬脂封之；又射罔封之；又硇砂和水塗上立癒。

治蠍螫方。

若著手足，以冷水漬之，水微暖則易之。著餘處者，冷水

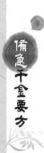

浸故布搵之，小暖則易。

又方 生烏頭末，唾和敷之。

治蜂螫毒方。

取瓦子摩其上，唾二七遍，置瓦子故處。

治蜂螫方。

蜜五合 蠟二兩 豬脂五合

上三味，和煎如膏，候冷以塗之。

又方 燒牛屎灰，苦酒和塗之。

又方 燒蜂房末，膏和塗之。《肘後方》云：先煮蜂房洗之，又燒塗之。

又方 酥脂塗之立瘥。

又方 醇醋沃地，取起泥塗之。

又方 齒垢塗之。

又方 嚼鹽塗之。

又方 尿泥塗之。

又方 以人尿新者洗之。

又方 反手捻地上土敷之。

論曰：凡蠼螋蟲尿人影著處，便令人病瘡。其狀身中忽有處瘆痛如芒刺，亦如刺蟲所螫後，起細痦瘟作聚如茱萸子狀也，四邊赤，中央有白膿如黍粟，亦令人皮肉急，舉身惡寒壯熱，劇者連起竟腰脅胸也。治之法，初得之，磨犀角塗之，止其毒，治如火丹法。余以武德中六月得此疾，經五六日覺心悶不佳，以他法治不瘥。又有人教畫地作蠼螋形，以刀子細細盡取蠼螋腹中土，就中以唾和成泥塗之，再塗即瘥。將知天下萬物相感，莫曉其由矣。

治蠼螋尿方。

殺羊髭燒灰，臘月豬脂和封之。

又方 搗豉封之。

又方　醋和胡粉塗之。

治蠼螋尿瘡方。

燒鹿角為末，以苦酒和敷瘡上。已有汁者，燒道旁弊蒲席敷之。

又方　槐白皮半斤，切，以苦酒二升，漬半日，刮去瘡處以洗，日五六遍；末赤小豆，以苦酒和敷之，燥復易。小兒以水和。

又方　嚼大麥以敷之，日三。

又方　又豬脂、燕窠中土和敷之。

又方　熟嚼梨葉，以水和塗，燥復易之。

又方　馬鞭草熟搗以敷之，燥則易之。

又方　取吳茱萸東行根下土，醋和塗之。

治三種射工蟲毒方。

論曰：江南有射工毒蟲，一名短狐，一名蜮，其蟲形如甲蟲。《外台》云：正黑狀如大飛生。有一長角在口前如弩，簷臨其角端曲如上弩，以氣為矢，因水勢以射人。人或聞其在水中鉍鉍作聲，要須得水沒其口便射人。此蟲畏鵝，鵝能食之。其初始證候，先惡寒嘿　，寒熱筋急，仍似傷寒，亦如中屍，便不能語。朝旦小蘇，晡夕輒劇，寒熱悶亂是其證。始得三四日，當急治之，治之稍遲者七日皆死。初未有瘡，但惡寒嘿　，其成瘡似蠼螋尿，亦似瘭疽瘡。

射工中瘡有三種：其一種瘡正黑如黶子，皮周邊悉赤，或衣犯之，如有芒刺痛；其一種作瘡，久久穿，或晡間寒熱；其一種如火灼燡起。此者最急，數日殺人。《備急方》云：有四種，其一種突起如癰。

治射工中人寒熱，或發瘡偏在一處，有異於常方。

取鬼臼葉一把，納苦酒漬之，熟搗，絞取汁，服一升，日三。

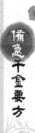

又方 犀角二兩 升麻三兩 烏扇根二兩。

上三味，㕮咀，以水四升，煮取一升半，去滓，分再服，相去一炊頃，盡更作。

又方 取生吳茱萸莖葉一握，斷去前後，取握中熟搗，以水二升，煮取七合，頓服之。

又方 取葫切，貼瘡。灸七壯。

又方 取蜈蚣大者一枚火炙之，治末，和苦酒以敷瘡上。

又方 赤莧菜搗絞取汁，一服一升，日四五服。

又方 白雞屎取白頭者三枚，湯和塗中毒處。

治射工中人已有瘡者方。

取芥子搗令熟，苦酒和，厚塗瘡上，半日痛便止。

又方 取狼牙葉，冬取根，搗之令熟，薄所中處，又飲四五合汁。

治射工中三種瘡方。

烏扇根三兩 升麻二兩。

上二味，㕮咀，以水三升，煮得一升，適寒溫，盡服之，滓薄瘡上。

治江南毒氣、惡核、射工、暴腫、生瘡，五香散方。

甲香 犀角 鱉甲 薰陸香 升麻 烏翣 丁香 青木香 沉香 黃連 甘草 牡蠣 羚羊角 黃芩各四分 吳茱萸三分 黃柏六分。

上十六味，治下篩。中射工毒及諸毒，皆水服方寸匕，日三。

以雞子白和塗腫上，乾易之。並以水和少許洗之。

野葛膏 主射工、惡核、卒中惡毒方。

野葛一升 茵芋 躑躅 附子 丹砂各一兩 巴豆 烏頭 蜀椒各五合 雄黃 大黃各一兩。

上十味，治下篩，不中水豬膏三斤煎，三上三下，去滓，

納丹砂、雄黃末,攪至凝。以棗核大摩痛上,勿近眼。凡合名膏,皆不用六畜、產婦、女人、小兒、雞犬見之,惟須清淨矣。

治沙虱毒方。

斑蝥二枚,熬一枚,末服之;又燒一枚,令煙絕,末,著瘡中。

又方 大蒜十枚,止一物,合皮安熱灰中,炮令熱,去皮,刀斷頭,熱拄所著毒處。

又方 麝香 大蒜。

上二味,合搗,以羊脂和,著小筒中帶,欲用,取敷瘡上。

又方 雄黃 朱砂 恒山。

上三味,等分,五月五日日中時,童子合之,用敷瘡上。

山水中陰濕草木上石蛭著人,則穿齧人肌膚,行人肉中,浸淫墳起,如蟲行道,治之方。

凡行山路草木中,常以臘月豬膏和鹽,塗腳脛及足趾間跌上,及著鞋襪,蛭不得著人也。已著者,灸斷其道即瘥。

治水毒方。

論曰:凡山水有毒蟲,人涉水,中人似射工而無物。其診法:初得之惡寒,微似頭痛,目眶疼,心中煩懊,四肢振㑵,腰背百節皆強,兩膝痛;或翕翕而熱,但欲睡,且醒暮劇,手足逆冷至肘膝,二三日腹中生蟲,食人下部,肛中有瘡,不痛不癢,令人不覺。不急治,過六七日,下部出膿潰;蟲上食人五臟,熱盛毒煩,下利不禁,八九日良醫不能治矣。覺得之,急早視其下部,若有瘡正赤如截肉者,陽毒,最急;若瘡如鯉魚齒者,為陰毒,猶小緩。要皆殺人,不過二十日也。欲知是中水與非者,當作五六升湯,以小蒜五升,㕮咀,投湯中,消息勿令大熱,去滓,以浴之。是水毒,身體當發赤斑;無異者非也,當以他病治也。

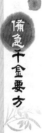

治中水毒方。

取梅若桃葉，搗絞取汁三升許，或乾以少水絞取汁飲之。小兒不能飲，以汁敷乳頭與吃。

又方 搗蒼耳汁，服一升；又以綿裹杖，沾汁導下部，日二過，即瘥。

又方 蓼一把，搗，以酒和，絞取汁一升服之，不過三服。《外台》、《肘後》作梨葉。

又方 藍一把，搗，水解，以塗浴面目身體令遍。

又方 搗大莓根末，水飲之，並導下部，生者用汁。凡夏月行，常多齎此藥屑。入水，以方寸匕投水上流，無所畏，又辟射工。凡洗浴，以少許投水盆中，即無復毒。

治人忽中水毒，手足指冷，或至肘膝者方。

浮萍草曝乾，末之，酒服方寸匕。

又方 吳茱萸一升 生薑切，一升半 犀角 升麻 橘皮各二兩 烏梅十四枚。

上六味，㕮咀，以水七升，煮取二升，分二服。

治貓鬼野道病，歌哭不自由方。

五月五日自死赤蛇燒作灰，以井花水服方寸匕，日一。針灸方在第十四卷中。

又方 臘月死貓兒頭灰，水服一錢匕，日二。

治貓鬼、眼見貓狸及耳雜有所聞方。

相思子 蓖麻子 巴豆各一枚 朱砂末 蠟各四銖。

上五味，合搗作丸。先取麻子許大含之；即以灰圍患人，前頭著一斗灰火，吐藥火中沸，即畫火上作十字，其貓鬼並皆死矣。

治蜘蛛咬人方。

人尿敷；又油澱敷；又炮薑貼之；又猢猻屎敷之。

又方 烏麻油和胡粉如泥，塗上，乾則易之。

治馬齧人及踏人作瘡，毒腫熱痛方。

馬鞭梢長二寸　鼠屎二七枚。

上二味，合燒末，以豬膏和塗之，立癒。《外台方》云：治遂成瘡爛，經久不癒者。《肘後方》云：用馬鞭皮燒末，豬膏和塗。

治馬齧人陰卵脫出方。

推納之，以桑皮細作線逢之，破烏雞取肝，細銼以封之。且忍，勿小便，即癒。

治犬馬齧，及馬骨刺傷人，及馬血入舊瘡中方。

取灰汁，熱漬瘡，常令汁器有火。數易汁，勿令爛人肉，三數日漬之。有腫者，炙石熨之，日二，消止。

治馬血入瘡中方。

服人糞如雞子，復以糞敷瘡上。

又方　取婦人月水敷之，神良。

治剝死馬，馬骨傷人，毒攻欲死方。

便取馬腸中屎以塗之，大良。《外台方》云：取其屎燒灰，服方寸匕。

治馬汗、馬毛入人瘡中，腫痛欲死方。

以水漬瘡，數易水便癒；又以石灰敷之。

又方　飲法酒、法醋時癒。

又方　燒雞毛翎末，以酒服方寸匕。

又方　以沸湯令得所浸洗之，取瘥。

論曰：凡春末夏初，犬多發狂，必誡小弱持杖以預防之。防而不免者，莫出於灸。百日之中，一日不闕者，方得免難。若初見瘡瘥痛定，即言平復者，此最可畏，大禍即至，死在旦夕。

凡狂犬咬人著訖，即令人狂。精神已別，何以得知？但看灸時，一度火下，即覺心中醒然，惺惺了了，方知咬已即狂。是以深須知此。此病至重，世皆輕之，不以為意，坐之死者，

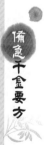

每年常有。吾初學醫，未以為業，有人遭此，將以問吾，吾了不知報答。是以經吾手而死者不一。自此銳意學之，一解以來，治者皆癒，方知世無良醫，枉死者半，此言非虛。故將來學者非止此法，余一一方皆須沉思，留心作意，殷勤學之，乃得通曉，莫以粗解一兩種法，即謂知訖，極自誤也。聊因方末申此一二言，不盡意耳。

又曰：凡猘犬咬人，七日輒應一發，三七日不發則脫也，要過百日乃得免耳。每到七日輒當搗韭汁，飲之一二升，又當終身禁食犬肉、蠶蛹，食此則發，死不可救矣。瘡未癒之間，禁食生魚及諸肥膩冷食。但於飯下蒸魚，及於肥器中食便發矣。不宜飲酒，能過一年乃佳。《集驗方》云：若重發者，生食蟾蜍膾，絕良；亦可燒炙食之，不必令其人知。初得齧便為之，則後不發也。

猘犬齧人方

搗地榆絞取汁，塗瘡。無生者可取乾者，以水煮汁飲之；亦可末之，服方寸匕，日三。兼敷之，過百日止。

又方 頭髮　蝟皮。

上二味，各等分，燒灰，水和飲一杯；口噤者，折齒納藥。

又方 搗韭絞取汁，飲一升，日三。瘡癒止。亦治癒後復發者。

又方 以豆醬清塗之，日三四。

又方 刮虎牙若骨，服方寸匕。《小品方》云：刮狼牙或虎骨末服。已發狂如猘犬者，服之即癒。

治猘犬毒方。

燒虎骨敷瘡及熨；又微熬杏仁搗研，取汁服之，良；又取燈盞殘油灌瘡口。此皆禁酒、豬肉、魚、生菜。

又方 用韭根故梳二枚，以水二升，煮取一升，頓服。

又方 蝦蟆灰，粥飲服之。

又方　桃東南枝白皮一握，水二升，煮取一升，分二服。吐出犬子。

又方　服莨菪子七枚，日一。

又方　取瘈犬腦敷上，後不復發。

又方　梅子末，酒服之。

治狂犬齧人方。

蛇脯一枚，炙，去頭，搗末，服五分匕，日三。

又方　青布浸汁，服三升。

又方　飲驢尿一二升。

又方　搗莨菪根，和鹽敷，日三。

凡瘈犬所齧，未盡其惡血毒者，灸上一百壯；已後當日灸一壯；若不血出，刺出其血，百日灸乃止。禁飲酒、豬犬肉。

治凡犬齧人方。

熬杏仁五合令黑，碎研成膏，敷之。

又方　取灶中熱灰，以粉瘡中，帛裹繫之。

又方　以沸湯和灰，壅瘡上。

又方　燒犬尾末，敷瘡，日三。

又方　燒自死蛇一枚令焦，末，納瘡孔中。

又方　以頭垢少少納瘡中。

又方　鼠屎，臘月豬膏和敷之。《外台方》云：用鼠一枚，豬膏煎敷之。

又方　火炙蠟以灌瘡中。

又方　飲生薑汁一升。《小品方》云：治狂犬咬。韭汁亦佳。《外台方》云：亦治已瘥後復發者。

又方　以熱牛屎塗之佳。

又方　以苦酒和灰塗瘡中。

又方　水洗瘡任血出，勿止之。水洗不住，取血自止，以綿裹之瘥。

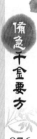

治小兒狗齧方。

月一日，以水一升灌之，勿令狗主打狗；若月盡，日三升，水灌之。

治豬齧方。

松脂煉作餅子，貼上。

又方 屋霤中泥塗上。

被打第三論一首 方九十三首

論曰：凡被打損，血悶搶心，氣絕不能言，可擘開口，尿中令下嚥即醒；又墮落車馬，及車輾、木打已死者，以死人安著，以手袖掩其口鼻眼上，一食頃活，眼開，與熱小便二升。

治被打擊頭眼青腫方。

炙肥豬肉令熱搯上。《肘後方》云：治血聚皮膚間不消散者。

又方 炙豬肝貼之。

又方 新熱羊肉封之。

又方 大豆黃末，水和塗之。

又方 牆上朽骨，唾於石上研磨塗之，乾即易。

治從高墮下傷折，疾痛煩躁，啼叫不得臥方。

取鼠屎燒末，以豬膏和，塗痛上，即急裹之。《肘後方》云：又裹骨破碎。

治從高墮下，及為木石所迮，或因落馬，凡傷損血瘀凝積，氣絕欲死，無不治之方。

取淨土五升，蒸令溜分半，以故布數重裹之，以熨病上。勿令大熱，恐破肉，冷則易之，取痛止即已。凡有損傷，皆以此法治之，神效。已死不能言者亦活，三十年者亦瘥。

治墮車馬間，馬鞍及諸物隱體肉斷方。

以醋和麵塗之。

當歸散 治落馬墮車諸傷，腕折臂腳痛不止方。

當歸 桂心 蜀椒 附子各二分 澤蘭一分 芎藭六分 甘草五分。

上七味，並熬令香，治下篩。酒服方寸匕，日三。凡是傷損皆服之，十日癒。小兒亦同。《救急方》云：治墜馬落車，被打傷腕，折臂，叫喚痛聲不絕。服此散，呼吸之間，不復大痛，十三日，筋骨相連。

黃蓍散 治腕折方。

黃蓍 芍藥各三兩 當歸 乾地黃 附子 續斷 桂心 乾薑 通草各二兩 大黃一兩 蜀椒一合 烏頭半兩。

上十二味，治下篩，先食酒服五分匕，日三。《千金翼》無大黃。

治折骨斷筋方。

乾地黃 當歸 羌活 苦參各二分。

上四味，治下篩。酒服方寸匕，日二。

治腕折骨損，痛不可忍者方。

以大麻根及葉搗取汁，飲一升。無生麻，煮乾麻汁服。亦主墜墮搥打瘀血，心腹滿，短氣。

治被傷筋絕方。

取蟹頭中腦及足中髓熬之，納瘡中，筋即續生。

治腕折四肢骨碎，及筋傷蹉跌方。

生地黃不限多少，熟搗，用薄所損傷處。《肘後方》云：《小品方》爛搗熬之，以裹傷處，以竹片夾裹令遍，縛令急，勿令轉動，一日可十易，三日癒。若血聚在折處，以刀子破去血。

治四肢骨碎，筋傷蹉跌方。

以水二升，漬豉三升，取汁服之。

又方 酒服鹿角散方寸匕，日三。《肘後方》治從高墮下，若為重物所頓迮得瘀血者。

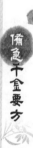

又方 羊腦一兩　胡桃脂　髮灰　胡粉各半兩。

上四味，搗，和調如膏敷，生布裹之。

又方 筋骨傷初破時，以熱馬屎敷之，無瘢。

又方 大豆二升，水五升，煮取二升，以醇酒六七升，合和豆汁服之，一日盡，如湯沃雪。《肘後方》云：治墮迮瘀血。無大豆，用小豆佳。

治頭破腦出，中風口噤方。

大豆一斗，熬去腥，勿使太熟，搗末，熟蒸之，氣遍合甑，下盆中，以酒一斗淋之。溫服一升，覆取汗，敷杏仁膏瘡上。

治被傷，風入四體，角弓反張，口噤不能言，或產婦墮胎。凡得此者用紫湯；大重者，不過五劑。方在第八卷中。

治被打傷破，腹中有瘀血方。

蒲黃一升　當歸　桂心各二兩。

上三味，治下篩。以酒服方寸匕，日三夜一。

又方 劉寄奴　延胡索　骨碎補各一兩

上三味，㕮咀。以水二升，煎取七合，復納酒及小便各一合，熱溫頓服。

又方 生地黃汁三升，酒一升半，煮取二升七合，分三服。《肘後方》治從高墮下，瘀血脹心，面青，短氣欲死者。

又方 末莨菪子敷瘡上。

又方 䗪蟲　虻蟲　水蛭各三十枚　桃仁五十枚　桂心二兩　大黃五兩。

上六味，㕮咀。以酒水各五升，煮取三升，分五服。

治被打腹中瘀血，並治婦人瘀血，消之為水，白馬蹄散方。

白馬蹄，燒令煙盡，搗篩。酒服方寸匕，日三夜一。

治有瘀血者，其人喜忘，不欲聞人聲，胸中氣塞短氣方。

甘草一兩　茯苓二兩　杏仁五十枚。

上三味，㕮咀。以水二升，煮取九合，分二服。

治被毆擊損傷，聚血腹滿煩悶方。

豉一升，以水三升，煮三沸，分再服，不瘥重作；更取麻子煮如豉法，不瘥，更作豉如上法。

治丈夫從高墮下傷五臟，微者唾血，甚者吐血，及金瘡傷經崩中，皆主之方。

阿膠　艾葉　乾薑各二兩　芍藥三兩。

上四味，㕮咀。以水八升，煮取三升，去滓，納膠令消，分二服，羸人三服。兼治女人產後崩傷下血過多，虛喘，腹中絞痛，下血不止者，服之悉癒。

治男子傷絕，或從高墮下傷五臟，微者唾血，甚者吐血，及金瘡傷經者，大膠艾湯方。

阿膠二兩　乾地黃　芍藥各三兩　艾葉　甘草　當歸　芎藭各二兩　乾薑一兩。

上八味，㕮咀，以水八升，煮取三升，去滓，納膠令烊，分再服，羸人三服。此湯治婦人產後崩傷下血過多，虛喘欲死，腹中激痛，下血不止者，神良。

治墮馬落車及樹，崩血、腹滿、短氣方。

大豆五升，以水一斗，煮取二升，去豆，一服令盡。劇者不過三作。

治腹中瘀血，痛在腹中不出，滿痛短氣，大小便不通方。

荊芥半分　䗪蟲三十枚　大黃　芎藭各三兩　蒲黃五兩　當歸　桂心　甘草各二兩　桃仁三十枚。

上九味，㕮咀，以水一斗，煮取三升，分三服。

桃仁湯　治從高墮下，落大木車馬，胸腹中有血，不得氣息方。

桃仁十四枚　大黃　硝石　甘草各一兩　蒲黃一兩半　大棗二十枚。

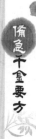

上六味，㕮咀，以水三升，煮取一升，絞去滓，適寒溫，盡服之，當下。下不止，漬麻汁一杯，飲之即止。

治墮落瘀血，桃仁湯方。

桃仁五十枚　大黃四兩　芒硝三兩　桂心　當歸　甘草各二兩　虻蟲　水蛭各二十枚。

上八味，㕮咀，以水八升，煮取三升，絞去滓。適寒溫，服一升，日三服。《深師方》無芒硝。

治瘀血湯方。

大黃五兩　桃仁五十枚　虻蟲　蟅蟲　水蛭各三十枚　桂心二兩。

上六味，㕮咀，以酒、水各五升合煎，得三升。適寒溫，飲一升，日三服。

竹皮湯　治為兵杖所加，木石所迮，血在胸背及脅中，痛不得氣息方。

青竹刮取茹雞子大二枚　亂髮雞子大二枚。

上二味，於炭火炙冷焦燥，合搗之，下篩，以酒一升，煮之三沸止，一服盡之，三服癒。

治腕折瘀血方。

大黃如指節大二枚　桃仁四十枚　亂髮一握。

上三味，以布方廣四寸，以繞亂髮燒之，㕮咀大黃、桃仁。以酒三升，煮取一升，盡服之，血盡出。《肘後》云：仲景方用大黃三兩，緋帛子如手大，灰；亂髮如雞子大，灰；久用炊單布方一尺，灰；桃仁四十九枚；敗蒲席一握，長三寸，切；甘草一枚如指大；以童子小便，量多少，煎湯成，納酒一大盞，次下大黃。分溫為三服。別剉敗蒲席半領，煎湯以浴，衣被密覆。服藥須通利數行，痛楚立瘥。利及浴水赤，勿怪，即瘀血也。

又方　大黃六兩　桂心二兩　桃仁六十枚。

上三味，㕮咀，以酒六升，煮取三升，分三服，當下血瘥。

治從高墮下有瘀血方。

蒲黃八兩　附子一兩。

上二味，為末，酒服方寸匕，日三。不知增之，以意消息。

從高墮下崩中方

當歸　大黃各二分。

上二味，治下篩。酒服方寸匕，日二。

治墮落車馬，心腹積血，唾吐無數方。

乾藕根末，以酒服方寸匕，日三。如取新者搗汁服。

治腕折瘀血，蒲黃散方。

蒲黃一升　當歸二兩。

上二味，治下篩。先食，酒服方寸匕，日三。

治腕折瘀血方。

虻蟲二十枚　牡丹一兩。

上二味，治下篩，酒服方寸匕，血化為水。《備急方》云：
治久宿血在諸骨節及外不去者，二味等分。

又方　菴蕳草汁飲之，亦可服子。

又方　凡被打及產後惡血，及一切血，皆煮續骨木汁三升
飲之。

治杖瘡方。

石灰六斤　新豬血一斗。

上二味，和為丸，熟燒之破，更丸，燒三遍止，末敷之。

又方　服小便良。

又方　釜月下土細末，油和塗羊皮上臥之。

治竹木刺在皮中不出方。

羊屎燥者燒作灰，和豬脂塗刺上；若不出，重塗，乃言不
覺刺出時。一云用乾羊屎末。

治久刺不出方。

服王不留行即出，兼取根末貼之。

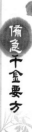

治刺在人肉中不出方。

煮山瞿麥汁飲之，日三，瘥止。

又方 用牛膝根莖生者，並搗以薄之，即出。瘡雖已合，猶出也。

又方 溫小便漬之。

又方 嚼豉塗之。

又方 嚼白梅以塗之。《肘後方》用烏梅。

又方 白茅根燒末，以膏和塗之。亦治瘡因風致腫。

又方 燒鹿角末，以水和塗之，立出。久者不過一夕。

治竹木刺不出方。

薔薇灰水服方寸匕，日三，十日刺出。

又方 燒鑿柄灰，酒服二寸匕。

又方 酸棗核燒末服之。

又方 頭垢塗之即出。

治惡刺方。

苦瓠開口，納小兒尿，煮兩三沸，浸病上。

又方 莨菪根水煮浸之，冷復易，神方。

又方 濃煮大豆汁，漬取瘥。

又方 李葉、棗葉，搗絞取汁，點之即效。

治惡刺並狐尿刺方。

以烏父驢尿漬之。

又方 白馬尿溫漬之。

凡因瘡而腫痛，劇者數日死；或中風寒，或中水，或中狐尿刺，治之方。

燒黍穰，若牛馬屎，若生桑條，取得多煙之物燒薰，汁出癒。

又方 熱蠟納瘡中。新瘡亦善。

又方 以蒲公英草摘取根莖，白汁塗之，惟多塗為佳，瘥

止。

余以貞觀五年七月十五日夜，左手中指背觸著庭樹，至曉遂患痛不可忍。經十日，痛日深，瘡日高大，色如熟小豆色。嘗聞長者之論，有此治方，試復為之，手下則癒，痛亦即除，瘡亦即瘥。不過十日，尋得平復。此大神效，故疏之。蜀人名耳瘢菜，關中名苟乳。

治瘡中水腫方。

炭白灰、胡粉等分，脂和塗瘡孔上，水出痛即止。

治卒刺手足中水毒方。

搗韭及藍青置上，以火炙，熱徹即癒。

治瘡因風致腫方。

櫟木根皮一斤，濃煮，納鹽一把，漬之。

治破傷風腫方。

厚塗杏仁膏，燃麻燭遙灸之。

凡因瘡而腫痛者，皆中水及中風寒所作，其腫入腹則殺人，治之方。

溫桑灰汁漬，冷復溫之，常令熱。神秘。

治刺傷中風水方。

刮箭羽下漆塗之。

又方 燒魚目灰敷之。

又方 服黑牛熱尿，一服二升，三服即止。

又方 煮韭熟搨之。

又方 蠟一兩，熱炙，熨薄裹上，令水出癒。

凡八月九月中，刺手足犯惡露腫，殺人不可輕也，治之方。

生桑枝三枚，納蟦灰中，推引之令極熱，斫斷，正以頭柱瘡口上，熱盡即易之。盡三枚則瘡自爛，仍取薤白搗，綿裹著熱灰中，使極熱，去綿，取薤白薄瘡上，以布帛急裹之。若有腫者便取之，用薤白第一佳。

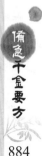

治漆瘡方。

生柳葉三斤，細切，以水一斗五升，煮得七升，適寒溫洗之，日三。《肘後方》云：煮柳皮尤妙。

又方 以磨石下滓泥塗之，取瘥止，神驗。

又方 蓮葉燥者一斤，以水一斗，煮取五升洗瘡上，日再。

又方 貫眾治末以塗上，乾以油和之，即癒。

又方 羊乳汁塗之。

又方 芒硝五兩，湯浸以洗之。

又方 礬石著湯中令消，洗之。

又方 七姑草搗封之。《救急方》云：七姑草和芒硝塗之。

又方 取豬膏塗之。

又方 宜啖豬肉嚼穄穀塗之。

又方 濃煮鼠查葉以洗漆上，亦可搗葉取汁以塗之。

火瘡第四

論二首　方七十三首　咒法二首

論曰：凡火燒損，慎以冷水洗之，火瘡得冷，熱氣更深轉入骨，壞人筋骨，難瘥。初被火燒，急更向火灸之，雖大痛強忍之，一食久即不痛，神驗。治火燒悶絕不識人，以新尿冷飲之，及冷水和蜜飲之；口噤，絞開與之，然後治之方。

梔子四十枚　白薇　黃芩各五兩。

上三味，㕮咀，以水五升、油一升合煎，令水氣歇，去滓冷之以淋瘡，令溜去火熱毒，則肌得寬也。作二日，任意用膏敷、湯散治之。

治火瘡敗壞方。

柏白皮　生地黃　蛇銜　黃芩　梔子仁　苦竹葉各一分。

上六味，㕮咀，以羊髓半升煎之，三上三下，去滓，塗瘡

上，瘥止。

治火爛瘡，膏方。

柏白皮四兩　竹葉　甘草各二兩。

上三味，㕮咀。以豬脂一斤半煎，三上三下，去滓，冷以敷之。《集驗方》用生地黃四兩。

又方　榆白皮嚼熟塗之。

治火燒瘡方。

死鼠頭一枚，臘月豬膏煎，令消盡以敷。乾即敷，瘥不作瘢，神效。亦治小兒火瘡。

又方　丹參無多少，以羊脂、豬髓腦煎。

治火瘡敗壞方。

柏白皮切，以臘月豬膏合淹相得，煮四五沸，色變去滓，敷瘡上。《肘後方》云：桃白皮。

治火瘡方。

末熬油麻和梔子仁塗之，惟厚為佳。已成瘡者，燒白糖灰粉之，即燥立瘥。

治一切湯火所傷方。

初著，即以女人精汁塗之，瘥。

治湯沃人肉爛壞方。

杏仁　附子各二兩　甘草一兩　羊脂五兩　松脂雞子大。

上五味，㕮咀，以不中水豬膏五兩煎，塗之。

灸及湯火所損，晝夜啼呼，止痛滅瘢方。

羊脂　松脂各二分　豬膏臘各一分。

上四味，取松脂破銚中，切脂嚼臘著松明上，少頃微火燒諸物皆消，以杯承汁敷。松明，是肥松木節也。

治灸瘡方。

甘草　當歸各一兩　胡麻《外台》用胡粉　羊脂各六分。

上四味，㕮咀。以豬膏五合煎，去滓敷之。

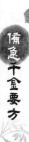

又方 凡灸瘡不瘥，日別灸上六七壯自瘥。

又方 松脂五兩　臘三兩。

上二味，合煎塗紙貼之，日三。

又方 塗車軔脂。

又方 石灰一兩，細末，絹篩。豬脂和相得，微火上煎數沸，以暖湯先洗瘡訖，以布裹灰熨瘡上三過，便以藥貼瘡上，灸之。又搗薤敷之。

治灸瘡痛腫急方。

搗灶下黃土，以水和煮令熱，漬之。

治灸瘡，薤白膏，生肉止痛方。

薤白二兩　羊髓一斤　當歸二兩　白芷一兩。

上四味，㕮咀，合煎，以白芷色黃藥成。去滓，取敷之，日三。

灸瘡膿壞不瘥方

臘月豬脂一升　薤白一握　胡粉一兩。

上三味，先煎薤白令黃，去之；綿裹石灰一兩，煎數沸，去之，入胡粉，納膏中令調。塗故布貼之，日三。

又方 白蜜一兩　烏賊骨二枚，一方一兩。

上二味，相和塗之。

治灸瘡中風冷腫痛方。

但向火灸之，瘡得熱則瘡快，至痛止，日六七灸癒。

治針灸瘡血出不止方。

燒人屎灰以敷之。

又方 死蜣螂末，豬脂塗之。

論曰：治金瘡者，無大小冬夏，及始初傷血出，便以石灰厚敷裹之，即止痛，又速癒。無石灰，灰亦可用。若瘡甚深，未宜速合者，納少滑石，令瘡不時合也。凡金瘡出血，其人必渴，當忍之，啖燥食並肥脂之物以止渴，慎勿鹹食。若多飲粥

及漿，犯即血動溢出殺人。又忌瞋怒、大言笑、思想、陰陽、行動作勞、多食酸鹹、飲酒、熱羹臛輩。瘡瘥後猶爾，出百日半年，乃可復常也。

治金瘡大散方。

五月五日平旦，使四人出四方，各於五裏內採一方草木莖葉，每種各半把，勿令漏脫一事。日正午時細切，碓搗並石灰極令爛熟。一石草斷一斗石灰，先鑿大實中桑樹令可受藥，取藥納孔中，實築令堅，仍以桑樹皮蔽之，以麻搗石灰極密泥之，令不洩氣；又以桑皮纏之使牢，至九月九日午時取出，陰乾百日藥成，搗之，日曝令乾更搗，絹篩貯之。

凡一切金瘡傷折出血，登時以藥封裹治使牢，勿令動轉，不過十日即瘥，不腫、不膿、不畏風。若傷後數日始得藥，須暖水洗之令血出，即敷之，此藥大驗。

平生無事，宜多合之，以備倉猝。金瘡之要，無出於此。雖突厥質汗黃末未能及之。《肘後方》云：用百草心，五月五日作，七月七日出。

治金瘡方。

燒乾梅作炭，搗末之，敷一宿即瘥。亦治被打傷。

又方 磁石末敷之，止痛斷血。

又方 桑白汁塗，桑白皮裹，或石灰封之妙。

又方 麻葉三斤，以水三升熟煮，取二升半為一服。

又方 飲麻子汁數升。《小品方》治毒箭所傷。

又方 蚯蚓屎，以水服方寸匕，日三。

又方 杏仁、石灰細末，豬脂和封。亦主犬馬金瘡，止痛大良。

地黃膏 治金瘡、火瘡、灸瘡不能瘥方。

生地黃切，一升，搗絞取汁三合　熏陸香　松脂各二兩　羊腎脂五合，煎　烏麻油二升　杏仁　蠟各二兩　石鹽一兩，研如粉。

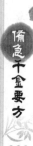

888

上八味，先下蠟微令消，次納羊脂令消，次下油，次下松脂令消，次下杏仁，次下薰陸，次下地黃汁，次下石鹽。以微火煎之，令地黃汁水氣盡，以綿濾停凝。一切諸瘡、初傷皆敷之，日三夜二。慎生冷、豬肉、雞、魚。

此膏治瘡法：先食惡肉不著痂，先從內瘥，乃至平復，無痂，不畏風生膿，大大要妙。

治金瘡血出不止方。

煮桑根十沸，服一升即止。

又方 柳絮封之。

又方 搗車前汁敷之，血即絕。連根收用亦效。

又方 以人精塗之。

又方 飲人尿三升癒。

又方 以蜘蛛幕貼之，血即止。

治金瘡血出不止方。

取蔥葉炙取汁塗瘡上，即止；若為婦人所驚者，取婦人中衣火炙令熱，以熨瘡上。

又方 取豉三升，漬熱湯，食頃，絞去滓，納蒲黃三合，頓服之，及作紫湯，方在產婦中。

又方 蒲黃一斤　當歸二兩。

上二味，治下篩，酒服方寸匕，日二服。

治金瘡腹中瘀血，二物湯方。

大麻子三升　大蔥白二十枚

上使數人各搗令熟，著九升水，煮取一升半，頓服之。若血出不盡，腹中有膿血，更合服，當吐膿血耳。

治金瘡出血多，虛竭，內補散方。

蓯蓉　甘草　芍藥各四兩　蜀椒三兩　乾薑二兩　當歸　芎藭　桂心　黃芩　人參　厚朴　吳茱萸　白及《古今錄驗》作桑白皮　黃耆各一兩。

上十四味，治下篩，以酒服方寸匕，日三。

又方　當歸三兩　芍藥五分　乾薑三分　辛夷五分　甘草二分。

上五味，治下篩，酒服方寸匕，日三夜一。

治金瘡內漏方。

還自取瘡中血，著杯中，水合服，癒。

又方　七月七日麻勃一兩　蒲黃二兩。

上二味，酒服一錢匕，日五夜二。

治金瘡內漏血不出方。

牡丹皮為散，水服三指撮，立尿出血。

治金瘡，內塞散方。

黃耆　當歸　芎藭　白芷　乾薑　黃芩　芍藥　續斷各二兩　附子半兩　細辛一兩　鹿茸三兩。

上十一味，治下篩。先食酒服五分匕，日三，稍增至方寸匕。

治金瘡煩滿方。

赤小豆一升，以苦酒漬之，熬令燥，復漬，滿三日令色黑，服方寸匕，日三。

治金瘡苦痛方。

楊木白皮，熬令燥，末之，服方寸匕，日三。又末敷瘡中癒。

凡金瘡若刺瘡，瘡痛不可忍，百治不瘥者方。

蔥一把，以水三升，煮數沸漬洗瘡，止痛良。

治金瘡煩痛，大便不利方。

大黃　黃芩。

上二味，等分，末之，蜜和，先食服如梧桐子十丸，日三。

治金瘡破腹，腸突出欲令入方。

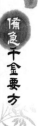

取人屎乾之，以粉腸即入矣。

治金瘡中筋骨，續斷散方。

續斷五兩　乾地黃　細辛　蛇銜　地榆各四兩　當歸　芎藭　芍藥　蓯蓉各三兩　人參　甘草　附子各一兩　乾薑　蜀椒　桂心各一兩半。

上十五味，治下篩，酒服一方寸匕，日三。

治被傷腸出不斷者方《肘後方》云：治腸出欲燥而草上著腸者。

作大麥粥取汁洗腸，推納之，常研米粥飲之。二十日稍稍作強麋，百日後乃可瘥耳。

治金瘡腸出方。

磁石　滑石　鐵精各三兩。

上三味，粉腸上，後用磁石米飲服方寸匕，日五夜二，腸即入。

治金瘡血不止令唾之法

咒曰：某甲今日不良，為某所傷，上告天皇，下告地王，清血莫出，濁血莫揚。良藥百裹，不如熟唾。日二七痛，唾之即止。

又法　我按先師本法，男師在左，女師在右，上白東王公，下白西王母，北斗七星，黃姑織女，請制水之法，清旦明咒，不痕不膿，不疼不痛。羅肺得肺，羅肝得肝，羅肉得肉，不任軀姥儂夫，自來小兒。為日不吉不良，某甲為刀斧槊箭、熊虎、湯火所傷，三唾三呵，平復如故。急急如律令。此法不復須度受，但存念稽急歆誦之，非止治百毒所傷，亦治癰疽，隨所患轉後語呼之，良驗。一切瘡毒，並皆用之。

治金瘡，矢在肉中不出方。

白蘞　半夏。

上二味，等分，治下篩。酒服方寸匕，日三。淺瘡十日出，深瘡二十日出，終不住肉中。

治箭鏃及刀刃在咽喉、胸膈諸隱處不出者方。

牡丹皮一分　白鹽二分，《肘後》作白蘞。

上二味，治下篩。以酒服方寸匕，日三出。

又方　取栝樓汁塗箭瘡上，即出。

又方　酒服瞿麥方寸匕，日三瘥。

治卒為弓弩矢所中不出，或肉中有聚血方。

取女人月經布燒作灰屑，酒服之。

治卒被毒矢方。

搗藍汁一升飲之，並薄瘡上。若無藍，取青布漬絞汁飲之，並淋瘡中；鏃不出，搗死鼠肝塗之，鼠腦亦得。

又方　納鹽臍中，灸之。

又方　煎地黃汁作丸服之，百日矢當出。

又方　煮蘆根汁飲三升。

又方　多飲葛根汁，並治一切金瘡。

治中射罔箭方。

藍子五合　升麻八兩　甘草　王不留行各四兩。

上四味，治下篩，冷水服二方寸匕，日三夜二。又以水和塗瘡，乾易之。

治毒箭所中方。

末雄黃敷之，當沸汁出瘥。

又方　末貝齒服一錢匕，大良。

又方　搗葛根汁飲之；葛白屑熬黃，敷瘡止血。

治針折入肉中方。

刮象牙末，水和聚著折針上，即出。

又方　以鼠腦塗之。

又方　磁石吸鐵者，著上即出。

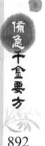

《備急千金要方》
卷第二十六 ❦ 食治

序論第一

仲景曰：人體平和，惟須好將養，勿妄服藥。藥勢偏有所助，令人臟氣不平，易受外患。夫含氣之類，未有不資食以存生，而不知食之有成敗，百姓日用而不知，水火至近而難識。余慨其如此，聊因筆墨之暇，撰五味損益食治篇，以啟童稚，庶勤而行之，有如影響耳。

河東衛汛記曰：扁鵲云：人之所依者，形也；亂於和氣者，病也；理於煩毒者，藥也；濟命扶危者，醫也。安身之本，必資於食；救疾之速，必憑於藥。不知食宜者，不足以存生也；不明藥忌者，不能以除病也。斯之二事，有靈之所要也，若忽而不學，誠可悲夫。是故食能排邪而安臟腑，悅神爽志，以資血氣。若能用食平疴，釋情遣疾者，可謂良工。長年餌老之奇法，極養生之術也。

夫為醫者，當須先洞曉病源，知其所犯，以食治之；食療不癒，然後命藥。藥性剛烈，猶若禦兵；兵之猛暴，豈容妄發？發用乖宜，損傷處眾，藥之投疾，殃濫亦然。高平王熙稱食不欲雜，雜則或有所犯；有所犯者，或有所傷；或當時雖無災苦，積久為人作患。又食啖鮭肴，務令簡少，魚肉、果實，取益人者而食之。凡常飲食，每令節儉，若貪味多餐，臨盤大飽，食訖，覺腹中彭亨短氣，或致暴疾，仍為霍亂。又夏至以

後，迄至秋分，必須慎肥膩、餅臛、酥油之屬，此物與酒漿瓜果理極相妨。夫在身所以多疾者，皆由春夏取冷太過，飲食不節故也。又魚鱠諸腥冷之物，多損於人，斷之益善。乳酪酥等常食之，令人有筋力，膽乾，肌體潤澤。卒多食之，亦令人膽脹泄利，漸漸自已。

黃帝曰：五味入於口也，各有所走，各有所病。酸走筋，多食酸令人癃，不知何以然？少俞曰：酸入胃也，其氣澀以收也。上走兩焦，兩焦之氣澀不能出入，不出即流於胃中，胃中和溫，即下注膀胱，膀胱走胞，胞薄以軟，得酸則縮捲，約而不通，水道不利，故癃也。陰者積一作精筋之所終聚也。故酸入胃，走於筋也。

鹹走血，多食鹹，令人渴，何也？答曰：鹹入胃也，其氣走中焦，注於諸脈，脈者，血之所走也，與鹹相得，即血凝，凝則胃中汁泣，汁泣則胃中乾渴。《甲乙》云：凝則胃中汁注之，注之則胃中竭。渴則咽路焦，焦故舌乾喜渴。血脈者，中焦之道也，故鹹入胃走於血。皇甫士安云：腎合三焦血脈，雖屬肝心而為中焦之道，故鹹入而走血也。

辛走氣，多食辛，令人慍心，何也？答曰：辛入胃也，其氣走於上焦，上焦者，受使諸氣，而營諸陽者也。薑韭之氣，薰至榮衛，榮衛不時受之，卻溜於心下，故慍。慍，痛也。辛者與氣俱行，故辛入胃而走氣，與氣俱出，故氣盛也。

苦走骨，多食苦，令人變嘔，何也？答曰：苦入胃也，其氣燥而湧泄。五穀之氣皆不勝苦，苦入下脘，下脘者三焦之道，皆閉則不通，不通故氣變嘔也。齒者骨之所終也，故苦入胃而走骨，入而復出，齒必黧疏。皇甫士安云：水火相濟，故骨氣通於心。

甘走肉，多食甘，令人噁心，何也？答曰：甘入胃也，其氣弱劣，不能上進於上焦，而與穀俱留於胃中。甘入則柔緩，

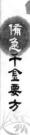

894

柔緩則蛔動，蛔動則令人噁心。其氣外通於肉，故甘走肉，則肉多粟起而胝。皇甫士安云：其氣外通於皮，故曰甘入走皮矣。皮者肉之蓋。皮雖屬肺，與肉連體，故甘潤肌肉並於皮也。

黃帝問曰：穀之五味所主，可得聞乎？

伯高對曰：夫食風者，則有靈而輕舉；食氣者，則和靜而延壽；食穀者，則有智而勞神；食草者，則愚癡而多力；食肉者，則勇猛而多瞋。是以肝木青色，宜酸；心火赤色，宜苦，脾土黃色，宜甘；肺金白色，宜辛；腎水黑色，宜鹹。內為五臟，外主五行，色配五方。

五臟所合法

肝合筋，其榮爪；心合脈，其榮色；脾合肉，其榮唇；肺合皮，其榮毛；腎合骨，其榮髮。

五臟不可食忌法

多食酸則皮槁而毛夭；多食苦則筋急而爪枯；多食甘則骨痛而髮落；多食辛則肉胝而唇褰；多食鹹則脈凝泣而色變。

五臟所宜食法

肝病宜食麻、犬肉、李、韭；心病宜食麥、羊肉、杏、薤；脾病宜食稗米、牛肉、棗、葵；肺病宜食黃黍、雞肉、桃、蔥；腎病宜食大豆黃卷、豕肉、栗、藿。《素問》云：肝色青，宜食甘，粳米、牛肉、棗、葵皆甘；心色赤，宜食酸，小豆、犬肉、李、韭皆酸；肺色白，宜食苦，麥、羊肉、杏、薤皆苦；脾色黃，宜食鹹，大豆、豕肉、栗、藿皆鹹；腎色黑，宜食辛，黃黍、雞肉、桃、蔥皆辛。

五味動病法

酸走筋，筋病勿食酸；苦走骨，骨病勿食苦；甘走肉，肉病勿食甘；辛走氣，氣病勿食辛；鹹走血，血病勿食鹹。

五味所配法

米飯甘《素問》云：粳米甘　麻酸《素問》云：小豆酸　大豆鹹

麥苦　黃黍辛棗甘　李酸　栗鹹　杏苦　桃辛　牛甘　犬酸
豕鹹　羊苦　雞辛　葵甘　韭酸　藿鹹　薤苦　蔥辛。

五臟病五味對治法

肝苦急，急食甘以緩之；肝欲散，急食辛以散之；用酸瀉之，禁當風。心苦緩，急食酸以收之；心欲軟，急食鹹以軟之；用甘瀉之，禁溫食厚衣。脾苦濕，急食苦以燥之；脾欲緩，急食甘以緩之；用苦瀉之，禁溫食飽食、濕地濡衣。肺苦氣上逆息者，急食苦以泄之；肺欲收，急食酸以收之；用辛瀉之，禁無寒飲食寒衣。腎苦燥，急食辛以潤之，開腠理，潤致津液通氣也；腎欲堅，急食苦以結之；用鹹瀉之，無犯焠㶸，無熱衣溫食。是以毒藥攻邪，五穀為養，五肉為益，五果為助，五菜為充。精以食氣，氣養精以榮色；形以食味，味養形以生力，此之謂也。

神藏有五，五五二十五種；形藏有四方、四時、四季、四肢，共為五九四十五。以此輔神，可長生久視也。精順五氣以為靈也，若食氣相惡，則傷精也；形受味以成也，若食味不調，則損形也。是以聖人先用食禁以存性，後製藥以防命也。故形不足者，溫之以氣；精不足者，補之以味；氣味溫補，以存形精。

岐伯云：陽為氣，陰為味；味歸形，形歸氣；氣歸精，精歸化；精食氣，形食味；化生精，氣生形；味傷形，氣傷精；精化為氣，氣傷於味；陰味出下竅，陽氣出上竅。味厚者為陰，味薄者為陰之陽；氣厚者為陽，氣薄者為陽之陰。味厚則泄，薄則通流；氣薄則發洩，厚則秘塞《素問》作發熱。壯火之氣衰，少火之氣壯；壯火食氣，氣食少火；壯火散氣，少火生氣。味辛甘發散為陽，酸苦湧泄為陰；陰勝則陽病，陽勝則陰病；陰陽調和，人則平安。

春七十二日省酸增甘以養脾氣；夏七十二日省苦增辛以養

肺氣；秋七十二日省辛增酸以養肝氣；冬七十二日省鹹增苦以養心氣；季月各十八日省甘增鹹以養腎氣。

果實第二_{二十九條}

檳榔：味辛、溫、澀，無毒。消穀逐水，除痰澼，殺三蟲，去伏屍，治寸白。

豆蔻：味辛、溫、澀，無毒。溫中，主心腹痛，止吐嘔，去口氣臭。

蒲桃：味甘、辛、平，無毒。主筋骨濕痺，益氣，倍力，強志，令人肥健，耐饑，忍風寒；久食輕身不老，延年。治腸間水，調中。可作酒，常飲益人。逐水，利小便。

覆盆子：味甘、辛、平，無毒。益氣輕身，令髮不白。

大棗：味甘、辛、熱、滑，無毒。主心腹邪氣，安中養脾氣，助十二經，平胃氣，通九竅，補少氣、津液、身中不足，大驚、四肢重。可和百藥，補中益氣，強志，除煩悶，心下懸。治腸澼，久服輕身，長年不饑，神仙。

生棗：味甘、辛。多食令人熱渴氣脹。若寒熱羸瘦者，彌不可食，傷人。

藕實：味苦、甘、寒，無毒。食之令人心歡。止渴去熱，補中養神，益氣力，除百病。久服輕身耐老，不饑延年。一名水芝。生根寒，止熱渴，破留血。

雞頭實：味甘、平，無毒。主濕痺，腰脊膝痛。補中，除暴疾，益精氣，強志意，耳目聰明。久服輕身，不饑，耐老，神仙。

芰實：味甘、辛、平，無毒。安中，補五臟，不饑，輕身。一名菱。黃帝云：七月勿食生菱芰，作蟯蟲。

栗子：味鹹、溫，無毒。益氣，厚腸胃，補腎氣，令人耐

饞；生食之，甚治腰腳不遂。

櫻桃：味甘、平、澀。調中益氣，可多食，令人好顏色，美志性。

橘柚：味辛、溫，無毒。主胸中瘕滿逆氣，利水穀下氣，止嘔咳，除膀胱留熱停水，破五淋，利小便，治脾不能消穀，卻胸中吐逆霍亂，止瀉利，去寸白，久服去口臭，下氣，通神，輕身長年。一名橘皮，陳久者良。

津符子：味苦、平，滑。多食令人口爽，不知五味。

梅實：味酸、平、澀，無毒。下氣除熱煩滿，安心，止肢體痛、偏枯不仁，死肌，去青黑痣、惡疾，止下利、好唾口乾，利筋脈。多食壞人齒。

柿：味甘、寒、澀，無毒。通鼻耳氣，主腸澼不足及火瘡，金瘡，止痛。

木瓜實：味酸、鹹、溫、澀，無毒。主濕痺氣，霍亂大吐下後腳轉筋不止。其生樹皮無毒，亦可煮用。

榧實：味甘、平、澀，無毒。主五痔，去三蟲，殺蠱毒、鬼疰、惡毒。

甘蔗：味甘、平、澀，無毒。下氣和中，補脾氣，利大腸，止渴去煩，解酒毒。

軟棗：味苦、冷、澀，無毒。多食動宿病，益冷氣，發咳嗽。

芋：味辛、平，滑，無毒。寬腸胃，充肌膚，滑中。一名土芝，不可多食，動宿冷。

烏芋：味苦、甘、微寒、滑，無毒。主消渴、痺熱；益氣。一名藉姑，一名水萍。三月採。

杏核仁：味甘、苦、溫、冷而利，有毒。主咳逆上氣，腸中雷鳴，喉痺，下氣，產乳金瘡，寒心奔豚，驚癇，心下煩熱，風氣去來，時行頭痛，解肌，消心下急，殺狗毒。五月採

之。其一核兩仁者害人，宜去之。杏實尚生，味極酸，其中核猶未硬者，採之暴乾食之，甚止渴，去冷熱毒。扁鵲云：杏仁不可久服，令人目盲，眉髮落，動一切宿病。

桃核仁：味苦、甘、辛、平，無毒。破瘀血、血閉瘕、邪氣，殺小蟲，治咳逆上氣，消心下硬，除卒暴聲血，破癥瘕，通月水，止心痛。七月採。凡一切果核中有兩仁者並害人，不在用。其實味酸，無毒，多食令人有熱。黃帝云：飽食桃入水浴，成淋病。

李核仁：味苦、平，無毒。主僵仆躋，瘀血骨痛。實：味苦、酸、微溫、澀，無毒。除固熱，調中，宜心，不可多食，令人虛。黃帝云：李子不可和白蜜食，蝕人五內。

梨：味甘、微酸、寒、澀，有毒。除客熱氣，止心煩。不可多食，令人寒中。金瘡、產婦勿食，令人萎困、寒中。

林檎：味酸、苦、平、澀，無毒。止渴、好睡。不可多食，令人百脈弱。

奈子：味酸、苦、寒、澀，無毒。耐饑，益心氣。不可多食，令人臚脹。久病人食之，病尤甚。

安石榴：味甘、酸、澀，無毒。止咽燥渴。不可多食，損人肺。

枇杷葉：味苦、平，無毒。主踠不止，下氣。正爾削取生樹皮嚼之，少少咽汁，亦可煮汁冷服之，大佳。

胡桃：味甘、冷、滑，無毒。不可多食，動痰飲，令人噁心、吐水、吐食。

菜蔬第三五十八條

枸杞葉：味苦、平、澀，無毒。補虛羸，益精髓。諺云：去家千里勿食蘿摩、枸杞。此則言強陽道、資陰氣之速疾也。

蘿摩：味甘、平。一名苦丸。無毒。其葉厚大，作藤，生摘之，有白汁出。人家多種，亦可生啖，亦可蒸煮食之。補益與枸杞葉同。

瓜子：味甘、平、寒，無毒。令人光澤，好顏色，益氣，不饑，久服輕身耐老；又除胸滿心不樂；久食寒中。可作面脂。一名水芝，一名白瓜子，即冬瓜仁也。八月採。

白冬瓜：味甘、微寒，無毒。除少腹水脹，利小便，止消渴。

凡冬瓜：味甘、寒、滑，無毒。去渴，多食令陰下癢濕生瘡，發黃疸。黃帝云：九月勿食被霜瓜，向冬發寒熱及溫病。初食時即令人欲吐也，食竟，心內作停水，不能自消，或為反胃。凡瓜入水沉者，食之得冷病，終身不瘥。

越瓜：味甘、平，無毒。不可多食。益腸胃。

胡瓜：味甘、寒，有毒。不可多食。動寒熱，多瘧病，積瘀血熱。

早青瓜：味甘、寒，無毒。食之去熱煩。不可久食，令人多忘。

冬葵子：味甘、寒，無毒。主五臟六腑寒熱羸瘦，破五淋，利小便，婦人乳難，血閉。久服堅骨，長肌肉，輕身延年。十二月採。葉：甘、寒、滑，無毒。宜脾，久食利胃氣；其心傷人，百藥忌食心，心有毒。黃帝云：霜葵陳者生食之，動五種流飲，飲盛則吐水。凡葵菜和鯉魚鮮食之害人。四季之月土王時，勿食生葵菜，令人飲食不化，發宿病。

莧菜實：味甘、寒、澀，無毒。主青盲，白翳，明目；除邪氣；利大小便，去寒熱，殺蚘蟲。久服益氣力，不饑，輕身。一名馬莧，一名英實，即馬齒莧菜也。治反花瘡。

小莧菜：味甘、大寒、滑，無毒。可久食，益氣力，除熱。不可共鱉肉食，成鱉瘕，蕨菜亦成鱉瘕。

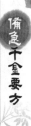

邪蒿：味辛、溫、澀，無毒。主胸膈中臭惡氣，利腸胃。

苦菜：味苦、大寒、滑，無毒。主五臟邪氣，厭穀胃痺，腸澼，大渴熱中，暴疾，惡瘡。久食安心、益氣、聰察，少臥，輕身，耐老，耐饑寒。一名茶草，一名選，一名葵。冬不死。四月上旬採。

薺菜：味甘、溫、澀，無毒。利肝氣，和中，殺諸毒。其子主明目、目痛、淚出。其根主目澀痛。

蕪菁及蘆葍菜：味苦、冷、澀，無毒。利五臟，輕身益氣，宜久食。蕪菁子：明目，九蒸曝，療黃疸，利小便，久服神仙。根：主消風熱毒腫。不可多食，令人氣脹。

菘菜：味甘、溫、澀，無毒。久食通利腸胃，除胸中煩，解消渴。本是蔓菁也，種之江南即化為菘，亦如枳橘，所生土地隨變。

芥菜：味辛、溫，無毒。歸鼻，除腎邪，大破咳逆，下氣，利九竅，明耳目，安中，久食溫中，又云寒中。其子：味辛，辛亦歸鼻，有毒。主喉痺，去一切風毒腫。黃帝云：芥菜不可共兔肉食，成惡邪病。

苜蓿：味苦、平、澀，無毒。安中，利人四體，可久食。

荏子：味辛、溫，無毒。主咳逆，下氣，溫中，補髓。其葉：主調中，去臭氣。九月採，陰乾用之。油亦可作油衣。

蓼實：味辛、溫，無毒。明目，溫中，解肌，耐風寒，下水氣，面目浮腫，卻癰疽。其葉：辛，歸舌。治大小腸邪氣，利中，益志。黃帝云：蓼食過多有毒，發心痛。和生魚食之，令人脫氣，陰核疼痛求死。婦人月事來，不用食蓼及蒜，喜為血淋、帶下。二月勿食蓼，傷人腎。扁鵲云：蓼，久食令人寒熱，損骨髓，殺丈夫陰氣，少精。

蔥實：味辛、溫，無毒。宜肺。辛歸頭，明目，補中不足。其莖白：平、滑，可作湯。主傷寒寒熱，骨肉碎痛。能出

汗；治中風，面目浮腫，喉痹不通。安胎。殺桂。其**青葉**：溫、辛，歸目。除肝中邪氣，安中，利五臟，益目精；發黃疸，殺百藥毒。其**根鬚**：平。主傷寒頭痛。**蔥中涕及生蔥汁**：平、滑。止尿血，解藜蘆及桂毒。黃帝云：食生蔥即啖蜜，變作下利；食燒蔥並啖蜜，擁氣而死。正月不得食生蔥，令人面上起遊風。

格蔥：味辛、微溫，無毒。除瘴氣惡毒。久食益膽氣，強志。其**子**：主泄精。

薤：味苦、辛、溫、滑，無毒。宜心，辛歸骨。主金瘡瘡敗，能生肌肉。輕身不饑，耐老。菜芝也。除寒熱，去水氣，溫中，散結氣；利產婦病人。諸瘡中風寒水腫，生搗敷之。鯁骨在咽不下者，食之則去。黃帝云：薤不可共牛肉作羹食之，成瘕疾。韭亦然。十月、十一月、十二月，勿食生薤，令人多涕唾。

韭：味辛、酸、溫、澀，無毒。辛歸心，宜肝。可久食，安五臟，除胃中熱。不利病人，其心腹有痼冷者，食之必加劇。其**子**：主夢泄精，尿色白。**根**：煮汁以養髮。黃帝云：霜韭凍不可生食，動宿飲，飲盛必吐水。五月勿食韭，損人滋味，令人乏氣力。二月、三月宜食韭，大益人心。

白蘘荷：味辛、微溫、澀，無毒。主中蠱及瘧病。搗汁服二合，日二。**生根**：主諸瘡。

蓨菜：味甘、苦、大寒，無毒。主時行壯熱，解風熱惡毒。

紫蘇：味辛、微溫，無毒。下氣，除寒中，其子尤善。

雞蘇：味微溫、澀，無毒。主吐血，下氣。一名水蘇。

羅勒：味苦、辛、溫、平、澀，無毒。消停水，散毒氣。不可久食，澀榮衛諸氣。

蕪荑：味辛、平、熱、滑，無毒。主五內邪氣，散皮膚骨節中淫淫溫行毒，去三蟲，能化宿食不消，逐寸白，散腹中溫

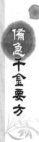

溫喘息。一名無姑，一名蕨瑭。盛器物中甚辟水蛭，其氣甚臭，此即山榆子作之。

凡榆葉：味甘、平、滑，無毒。主小兒癎，小便不利，傷暑熱困悶，煮汁冷服。生榆白皮：味甘、冷，無毒。利小便，破五淋。花：主小兒頭瘡。

胡荽子：味酸、平，無毒。消穀，能復食味。葉不可久食，令人多忘。華佗云：胡荽菜，患胡臭人，患口氣臭蜃齒人，食之加劇；腹內患邪氣者，彌不得食，食之發宿病，金瘡尤忌。

海藻：鹹、寒、滑，無毒。主癭瘤結氣，散頸下硬核痛者，腸內上下雷鳴，下十二水腫，利小便，起男子陰氣。

昆布：味鹹、寒、滑，無毒。下十二水腫，癭瘤結氣，瘻瘡，破積聚。

茼蒿：味辛、平，無毒。安心氣，養脾胃，消痰飲。

白蒿：味苦、辛、平，無毒。養五臟，補中益氣，長毛髮。久食不死，白兔食之仙。

吳葵：一名蜀葵。味甘、微寒、滑，無毒。花：定心氣。葉：除客熱，利腸胃。不可久食，鈍人志性。若食之，被狗齧者，瘡永不瘥。

藋：味鹹、寒、澀，無毒。宜腎，主大小便數，去煩熱。

香葇：味辛、微溫。主霍亂、腹痛、吐下，散水腫、煩心，去熱。

甜瓠：味甘、平、滑，無毒。主消渴、惡瘡，鼻口中肉爛痛。其葉：味甘、平，主耐饑。扁鵲云：患腳氣虛腫者，不得食之，其患永不除。

蒁：味甘、寒、滑，無毒。主消渴熱痹。多食動痔病。

落葵：味酸、寒，無毒。滑中、散熱實，悅澤人面。一名天葵，一名蘩露。

蘩蔞：味酸、平，無毒。主積年惡瘡、痔不瘥者。五月五日日中採之，即名滋草，一名雞腸草，乾之燒作焦灰用。扁鵲云：丈夫患惡瘡，陰頭及莖作瘡膿爛，疼痛不可堪忍，久不瘥者，以灰一分，蚯蚓新出屎泥二分，以少水和研，緩如煎餅麵，以泥瘡上，乾則易之。禁酒、麵、五辛並熱食等。黃帝云：蘩蔞合鱔鮮食之，發消渴病，令人多忘。別有一種近水渠中溫濕處，冬生，其狀類胡荽，亦名雞腸菜，可以療痔病，一名天胡荽。

　　蕺：味辛、微溫，有小毒。主蠼螋尿瘡。多食令人氣喘，不利人腳，多食腳痛。

　　葫：味辛、溫，有毒。辛歸五臟，散癰疽，治蜃瘡，除風邪，殺蠱毒氣，獨子者最良。黃帝云：生葫合青魚鮓食之，令人腹內生瘡，腸中腫，又成疝瘕。多食生葫行房，傷肝氣，令人面無色。四月八月勿食葫，傷人神，損膽氣，令人喘悸，脅肋氣急，口味多爽。

　　小蒜：味辛、溫，無毒。辛歸脾、腎。主霍亂，腹中不安，消穀，理胃氣，溫中，除邪痹毒氣，五月五日採，曝乾。葉：主心煩痛，解諸毒，小兒丹疹，不可久食，損人心力。黃帝云：食小蒜啖生魚，令人奪氣，陰核疼求死。三月勿食小蒜，傷人志性。

　　茗葉：味苦、鹹、酸、冷，無毒。可久食，令人有力，悅志，微動氣。黃帝云：不可共韭食，令人身重。

　　蕃荷葉：味苦、辛，溫，無毒。可久食，卻腎氣，令人口氣香潔。主辟邪毒，除勞弊。形瘦疲倦者不可久食，動消渴病。

　　蒼耳子：味苦、甘，溫。葉：味苦、辛，微寒、澀，有小毒。主風頭寒痛風濕痹，四肢拘急攣痛，去惡肉死肌、膝痛、溪毒。久服益氣，耳目聰明，強志輕身。一名胡葈，一名地葵，一名蒤，一名常思。蜀人名羊負來，秦名蒼耳，魏人名只

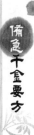

刺。黃帝云：戴甲蒼耳，不可共豬肉食，害人。食甜粥，復以蒼耳甲下之，成走注，又患兩脅。立秋後忌食之。

食茱萸：味辛、苦、大溫，無毒。九月採，停陳久者良。其子閉口者有毒，不任用。止痛下氣，除咳逆，去五臟中寒冷，溫中，諸冷實不消。其**生白皮**：主中惡、腹痛，止齒疼。其**根**細者：去三蟲，寸白。

黃帝云：六月、七月勿食茱萸，傷神氣，令人起伏氣。咽喉不通徹，賊風中人，口僻不能語者，取茱萸一升，去黑子及合口者，好豉三升，二物以清酒和煮四五沸，取汁冷，服半升，日三，得小汗瘥。薑螫人，嚼茱萸封上止。

蜀椒：味辛、大熱，有毒。主邪氣，溫中下氣，留飲宿食；能使痛者癢，癢者痛。久食令人乏氣，失明。主咳逆，逐皮膚中寒冷；去死肌、濕痹痛、心下冷氣；除五臟六腑寒，百骨節中積冷，溫瘧，大風汗自出者；止下利，散風邪。合口者害人，其中黑子有小毒，下水。仲景云：熬用之。黃帝云：十月勿食椒，損人心，傷血脈。

乾薑：味辛、熱，無毒。主胸中滿，咳逆上氣，溫中；止漏血、出汗；逐風濕痹、腸澼下利、寒冷腹痛、中惡、霍亂、脹滿、風邪諸毒、皮膚間結氣；止唾血。生者尤良。

生薑：味辛、微溫，無毒。辛歸五臟，主傷寒頭痛，去痰下氣，通汗，除鼻中塞，咳逆上氣，止嘔吐，去胸膈上臭氣，通神明。黃帝云：八月、九月勿食薑，傷人神，損壽。胡居士云：薑殺腹內長蟲，久服令人少志、少智，傷心性。

堇葵：味苦、平，無毒。久服除人心煩急，動痰冷，身重，多懈惰。

芸薹：味辛，寒，無毒。主腰腳痹。若舊患腰腳痛者，不可食，必加劇。又治油腫丹毒。益胡臭、解禁咒之輩。出五明經。其子主夢中泄精，與鬼交者。胡居士云：世人呼為寒菜，

甚辣。胡臭人食之，病加劇。隴西氐羌中多種食之。

竹筍：味甘、微寒，無毒。主消渴，利水道，益氣力，可久食，患冷人食之心痛。

野苣：味苦、平，無毒。久服輕身少睡。黃帝云：不可共蜜食之，作痔。白苣：味苦、平，無毒。益筋力。黃帝云：不可共飴食，必作蟲。

茴香菜：味苦、辛、微寒、澀，無毒。主霍亂，避熱除口氣。臭肉和水煮，下少許，即無臭氣，故曰茴香。醬臭末中亦香。其子：主蛇咬瘡久不瘥，搗敷之。又治九種瘻。

蓳菜：味苦、寒，無毒。主小兒火丹諸毒腫，去暴熱。

藍菜：味甘、平，無毒。久食大益腎，填髓腦，利五臟，調六腑。胡居士云：河東隴西羌胡多種食之，漢地鮮有。其葉長大厚，煮食甘美。經冬不死，春亦有英，其花黃，生角結子。子：甚治人多睡。

扁竹葉：味苦、平、澀，無毒。主浸淫、疥瘙、疽痔，殺三蟲，女人陰蝕。扁鵲云：煮汁與小兒冷服，治蛔蟲。

蘄菜：味苦、酸、冷、澀，無毒。益筋力，去伏熱。治五種黃病。生搗絞汁，冷服一升，日二。黃帝云：五月五日勿食一切菜，發百病。凡一切菜，熟煮熱食。時病瘥後，食一切肉並蒜，食竟行房，病發必死；時病瘥後未健，食生青菜者，手足必青腫；時病瘥未健，食青菜竟行房，病更發必死。十月勿食被霜菜，令人面上無光澤，目澀痛，又瘡發心痛，腰疼，或致心瘧，發時手足十指爪皆青，困痿。

穀米第四二十七條

薏苡仁：味甘、溫，無毒。主筋拘攣，不可屈伸，久風濕痹下氣。久服輕身益力。其生根下三蟲。《名醫》云：薏苡仁

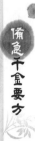

除筋骨中邪氣不仁，利腸胃，消水腫，令人能食。一名藤，一名感米，蜀人多種食之。

胡麻：味甘、平，無毒。主傷中虛羸，補五內，益氣力，長肌肉，填髓腦，堅筋骨，療金瘡，止痛；及傷寒溫瘧、大吐下後虛熱困乏。久服輕身不老，明耳目，耐寒暑，延年。作油微寒，主利大腸，產婦胞衣不落。生者摩瘡腫，生禿髮，去頭面遊風。一名巨勝，一名狗虱，一名方莖，一名鴻藏。葉名青蘘，主傷暑熱；花主生禿髮，七月採最上標頭者，陰乾用之。

白麻子：味甘、平，無毒。宜肝，補中益氣，肥健不老。治中風汗出，逐水利小便，破積血風毒腫，復血脈，產後乳餘疾。能長髮，可為沐藥。久服神仙。

飴：味甘、微溫，無毒。補虛冷，益氣力，止腸鳴咽痛，除唾血，卻卒嗽。

大豆黃卷：味甘，平，無毒。主久風濕痹，筋攣膝痛；除五臟、胃氣結積，益氣，止毒；去黑痣、面皯，潤澤皮毛。宜腎。**生大豆**：味甘，平，冷，無毒。生搗，醇醋和塗之，治一切毒腫，並止痛。煮汁冷服之，殺鬼毒，逐水脹，除胃中熱，卻風痹、傷中、淋露，下瘀血，散五臟結積內寒，殺烏頭、三建，解百藥毒；不可久服，令人身重。其熬屑：味甘、溫、平，無毒。主胃中熱，去身腫，除痹，消穀，止腹脹。九月採。黃帝云：服大豆屑，忌食豬肉。炒豆不得與一歲以上，十歲以下小兒食，食竟啖豬肉，必擁氣死。

赤小豆：味甘、鹹、平，冷，無毒。下水腫，排膿血。一名赤豆。不可久服，令人枯燥。

青小豆：味甘、鹹、溫、平、澀，無毒。主寒熱，熱中，消渴；止瀉利，利小便，除吐逆、卒澼下、腹脹滿。一名麻累，一名胡豆。黃帝云：青小豆合鯉魚鮓食之，令人肝至五年成乾瘠病。

大豆豉：味苦、甘、寒、澀，無毒。主傷寒頭痛，寒熱，辟瘴氣惡毒，煩躁滿悶，虛勞喘吸，兩腳疼冷，殺六畜胎子諸毒。

大麥：味鹹、微寒、滑，無毒。宜心，主消渴，除熱。久食令人多力，健行。作蘗，溫，消食和中。熬末令赤黑，搗作麨，止瀉利。和清漿醋服之，日三夜一服。

小麥：味甘、微寒，無毒。養肝氣，去客熱，止煩渴咽燥，利小便，止漏血唾血，令女人孕必得。易作麴，六月作者溫，無毒，主小兒癇，食不消，下五痔蟲，平胃氣，消穀，止利；作麵，溫，無毒，不能消熱止煩。不可多食，長宿癖，加客氣，難治。

青粱米：味甘、微寒，無毒。主胃痺、熱中，除消渴，止瀉利，利小便，益氣力，補中，輕身，長年。

黃粱米：味甘、平，無毒。益氣和中，止瀉利。人呼為竹根米。又卻當風臥濕寒中者。

白粱米：味甘、微寒，無毒。除熱，益氣。

粟米：味鹹、微寒，無毒。養腎氣，去骨痺、熱中，益氣。

陳粟米：味苦、寒，無毒。主胃中熱，消渴，利小便。

丹黍米：味苦、微溫，無毒。主咳逆上氣，霍亂，止瀉利，除熱，去煩渴。

白黍米：味甘、辛、溫，無毒。宜肺，補中，益氣。不可久食，多熱，令人煩。黃帝云：五種黍米，合葵食之，令人成痼疾。又以脯臘著五種黍米中藏儲食之。云令人閉氣。

陳廩米：味鹹、酸、微寒，無毒。除煩熱，下氣調胃，止泄利。黃帝云：久藏脯臘安米中，滿三月，人不知，食之害人。

蘗米：味苦、微溫，無毒。主寒中，下氣，除熱。

秫米：味甘、微寒，無毒。主寒熱，利大腸，治漆瘡。

酒：味苦、甘、辛，大熱，有毒。行藥勢，殺百邪、惡

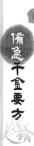

氣。黃帝云：暴下後飲酒者，膈上變為伏熱；食生菜飲酒，莫灸腹，令人腸結。扁鵲云：久飲酒者，腐腸爛胃，潰髓蒸筋，傷神損壽；醉當風臥，以扇自扇，成惡風；醉以冷水洗浴，成疼痹；大醉汗出，當以粉粉身，令其自乾，發成風痹。常日未設食訖，即莫飲酒，終身不乾嘔；飽食訖，多飲水及酒，成痞澼。

扁豆：味甘、微溫，無毒。和中下氣。其葉：平，主霍亂，吐下不止。

稷米：味甘、平，無毒。益氣安中，補虛和胃，宜脾。

粳米：味辛、苦、平，無毒。主心煩，斷下利，平胃氣，長肌肉，溫中。又云生者冷，燔者熱。

糯米：味苦、溫，無毒。溫中，令人能食，多熱，大便硬。

醋：味酸、溫、澀，無毒。消癰腫，散水氣，殺邪毒，血運。扁鵲云：多食醋，損人骨。能理諸藥，消毒。

喬麥：味酸、微寒，無毒。食之難消，動大熱風。其葉生食動刺風，令人身癢。黃帝云：作面和豬、羊肉熱食之，不過八九頓，作熱風，令人眉鬚落，又還生，仍稀少。涇邠以北，多患此疾。

鹽：味鹹、溫，無毒。殺鬼蠱、邪注、毒氣、下部䘌瘡，傷寒寒熱，能吐胸中痰澼，止心腹卒痛，堅肌骨。不可多食，傷肺喜咳，令人色膚黑，損筋力。扁鵲云：鹽能除一切大風疾痛者，炒熨之。黃帝云：食甜粥竟，食鹽即吐，或成霍亂。

鳥獸第五 四十條

人乳汁：味甘、平，無毒。補五臟，令人肥白悅澤。

馬乳汁：味辛、溫，無毒。止渴。

牛乳汁：味甘、微寒，無毒。補虛羸，止渴。入生薑、蔥白，止小兒吐乳。補勞。

羊乳汁：味甘、微溫，無毒。補寒冷、虛乏、少血色。令人熱中。

驢乳：味酸、寒，一云大寒，無毒。主大熱、黃疸，止渴。

母豬乳汁：平，無毒。主小兒驚癇，以飲之神妙。

馬牛羊酪：味甘、酸、微寒，無毒。補肺臟，利大腸。黃帝云：食甜酪竟，即食大醋者，變作血瘕及尿血。華佗云：馬牛羊酪，蚰蜒入耳者，灌之即出。

沙牛及白羊酥：味甘、微寒，無毒。除胸中客氣，利大小腸，治口瘡。

犛牛酥：味甘、平，無毒。去諸風濕痹，除熱、利大便、去宿食。

醍醐：味甘、平，無毒。補虛，去諸風痹。百煉乃佳。甚去月蝕瘡。添髓，補中、填骨，久服增年。

熊肉：味甘、微寒、微溫，無毒。主風痹不仁，筋急五緩，若腹中有積聚，寒熱羸瘦者，食熊肉，病永不除。其脂味甘、微寒，治法與肉同。又去頭瘍、白禿、面皯皰，食飲嘔吐。久服強志不饑，輕身長年。

黃帝云：一切諸肉，煮不熟，生不斂者，食之成瘕。熊及豬二種脂，不可作燈，其煙氣入人目，失明，不能遠視。

羖羊角：味酸、苦、溫、微寒，無毒。主青盲，明目；殺疥蟲；止寒泄、心畏驚悸。除百節中結氣及風傷蠱毒、吐血、婦人產後餘痛。燒之殺鬼魅，辟虎狼。久服安心，益氣，輕身。勿令中濕有毒。髓：味甘、溫，無毒。主男子、女人傷中，陰陽氣不足，卻風熱，止毒，利血脈，益經氣。以酒和服之。亦可久服，不損人。

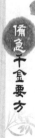

青羊：膽汁：冷，無毒。主諸瘡，能生人身脈；治青盲，明目。肺：平，補肺治嗽；止渴，多小便；傷中，心虛，補不足；去風邪。肝：補肝、明目。心：主憂恚，膈中逆氣。腎：補腎氣虛弱，益精髓。頭骨：主小兒驚癇，煮以浴之。蹄肉：平，主丈夫五勞七傷。肉：味苦、甘、大熱，無毒。主暖中止痛，字乳餘疾，及頭腦中大風，汗自出，虛勞寒冷，能補中益氣力，安心止驚；利產婦，不利時患人。頭肉：平。主風眩癲疾；小兒驚癇；丈夫五勞七傷。其骨：熱。主虛勞寒中羸瘦，其宿有熱者，不可食。生脂：止下利脫肛，去風毒；婦人產後腹中絞痛。肚：主胃反，治虛羸小便數，止虛汗。黃帝云：羊肉共醋食之傷人心，亦不可共生魚、酪和食之，害人。凡一切羊蹄甲中有珠子白者，名羊懸筋，食之令人癲，白羊黑頭，食其腦，作腸癰。羊肚共飯飲常食，久久成反胃，作噎病。甜粥共肚食之，令人多唾，喜吐清水。羊腦、豬腦：男子食之損精氣，少子。若欲食者，研之如粉，和醋食之，初不如不食佳。青羊肝和小豆食之，令人目少明。一切羊肝生共椒食之，破人五臟，傷心，最損小兒。彌忌水中柳木及白楊木，不得銅器中煮殺羊肉，食之，丈夫損陽，女子絕陰。暴下後不可食羊肉髓及骨汁，成煩熱難解，還動利。凡六畜五臟，著草自動搖，及得鹹醋不變色，又墮地不汗，又與犬，犬不食者，皆有毒，殺人。六月勿食羊肉，傷人神氣。

沙牛：髓：味甘、溫，無毒。安五臟，平胃氣，通十二經脈，理三焦，溫骨髓，補中，續絕傷，益氣力，止泄利，去消渴，皆以清酒和暖服之。肝：明目。膽：可丸百藥，味苦，大寒，無毒，除心腹熱渴，止下利，去口焦燥，益目精。心：主虛妄。腎：去濕痹，補腎氣，益精。齒：主小兒牛癇。肉：味甘、平，無毒，主消渴，止唾涎出，安中，益氣力，養脾胃氣。不可常食，發宿病。自死者不任食。喉嚨：主小兒呷。

黃犍、沙牛、黑牯牛尿：味苦、辛、微溫、平，無毒。主水腫腹腳俱滿者，利小便。黃帝云：烏牛自死北首者，食其肉害人。一切牛盛熱時卒死者，總不堪食，食之作腸癰。患甲蹄牛，食其蹄中拒筋，令人作肉刺。獨肝牛肉，食之殺人。牛食蛇者獨肝，患疛。牛、馬肉食，令人身體癢。牛肉共豬肉食之，必作寸白蟲，直爾黍米、白酒、生牛肉共食，亦作寸白，大忌。人下利者，食自死牛肉必劇。一切牛、馬乳汁及酪，共生魚食之，成魚瘕。六畜脾，人一生莫食。十二月勿食牛肉，傷人神氣。

馬：心：主喜忘。肺：主寒熱莖痿。肉：味辛、苦、平、冷，無毒。主傷中，除熱，下氣，長筋，強腰脊，壯健強志，利意，輕身，不饑。黃帝云：白馬自死，食其肉害人。白馬玄頭，食其腦令人癲。白馬鞍下烏色徹肉裏者，食之傷人五臟。下利者，食馬肉必加劇。白馬青蹄，肉不可食。一切馬汗氣及毛不可入食中，害人。諸食馬肉心煩悶者，飲以美酒則解，白酒則劇。五月勿食馬肉，傷人神氣。**野馬陰莖**：味酸、鹹、溫，無毒。主男子陰痿縮，少精。**肉**：辛、平，無毒。主人馬癇，筋脈不能自收，周痺，肌不仁。病死者不任用。

驢肉：味酸、平，無毒。主風狂，愁憂不樂，能安心氣。病死者不任用。其頭燒卻毛，煮取汁以浸麴釀酒，甚治大風動搖不休者。皮膠亦治大風。

狗陰莖：味酸、平，無毒。主傷中，丈夫陰痿不起。**狗腦**：主頭風痺，下部䘌瘡，瘡中息肉。**肉**：味酸、鹹、溫，無毒。宜腎，安五臟，補絕傷勞損，久病大虛者，服之輕身，益氣力。黃帝云：白犬合海　食之，必得惡病。白犬自死不出舌者，食之害人。犬春月多狂，若鼻赤起而燥者，此欲狂。其肉不任食。九月勿食犬肉，傷人神氣。

豚卵：味甘、溫，無毒。除陰莖中痛，驚癇，鬼氣、蠱

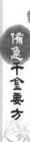
備急千金要方

912

毒，除寒熱、奔豚、五癃、邪氣攣縮。一名豚顛。陰乾，勿令
敗。**豚肉**：味辛、平，有小毒。不可久食，令人遍體筋肉碎
痛，乏氣。**大豬後腳懸蹄甲**：無毒。主五痔，伏熱在腹中，腸
癰內蝕，取酒浸半日，炙焦用之。**大豬四蹄**：小寒，無毒。主
傷撻諸敗瘡。**母豬蹄**：寒，無毒。煮汁服之，下乳汁，甚解石
藥毒。**大豬頭肉**：平，無毒。補虛乏氣力，去驚癇、鬼毒、寒
熱、五癃。**腦**：主風眩。**心**：平，無毒。主驚邪、憂恚、虛
悸、氣逆；婦人產後中風，聚血氣驚恐。**腎**：平，無毒。除冷
利，理腎氣，通膀胱。**肝**：味苦、平，無毒。主明目。**豬喙**：
微寒，無毒。主凍瘡痛癢。**肚**：微寒，無毒。補中益氣，止
渴，斷暴利虛弱。**腸**：微寒，無毒。主消渴、小便數，補下焦
虛竭。**其肉間脂肪**：平，無毒。主煎諸膏藥，破冷結，散宿
血，解斑蝥、芫青毒。**豬洞腸**：平，無毒。主洞腸挺出血多
者。**豭豬肉**：味苦酸，冷，無毒。主狂病多日不瘥。凡豬肉：
味苦，微寒，宜腎，有小毒。補腎氣虛竭，不可久食，令人少
子精，發宿病，弱筋骨，閉血脈，虛人肌。有金瘡者，食之瘡
尤甚。**豬血**：平、澀，無毒。主卒下血不止，美清酒和炒服
之。又主中風絕傷，頭中風眩及諸淋露、奔豚、暴氣。黃帝
云：凡豬肝、肺，共魚鱠食之，作癰疽。豬肝共鯉魚腸、魚子
食之，傷人神。豚腦：損男子陽道，臨房不能行事。八月勿食
豬肺及飴，和食之，至冬發疽，十月勿食豬肉，損人神氣。

　　鹿：**頭肉**：平，主消渴，多夢妄見者。生血，治癰腫。**莖
筋**：主勞損。**蹄肉**：平。主腳膝骨中疼痛，不能踐地。**骨**：主
內虛。續絕傷，補骨，可作酒。**髓**：味甘、溫。主丈夫婦人傷
中、脈絕，筋急痛，咳逆，以酒和服。**腎**：平。主補腎氣。
肉：味苦、溫，無毒。補中，強五臟，益氣力。肉生者主中風
口僻不正，細細銼之，以薄僻上。華佗云：和生椒搗薄之，使
人專看之，正則急去之。不爾，復牽向不僻處。**角**：銼取屑一

升，白蜜五升溲之，微火熬，令小變色，曝乾更搗篩。服方寸匕，日三。令人輕身，益氣力，強骨髓，補絕傷。黃帝云：鹿膽白者，食其肉，害人。白鹿肉不可和蒲白作羹食，發惡瘡。五月勿食鹿肉，傷人神氣。胡居士云：鹿性驚烈，多別良草。恒食九物，餘者不嘗。群處必依山岡，產歸下澤，饗神用其肉者，以其性烈清淨故也。凡餌藥之人，不可食鹿肉，服藥必不得力。所以然者，以鹿常食解毒之草，是故能制毒、散諸藥故也。九草者，葛葉花、鹿蔥、鹿藥、白蒿、水芹、甘草、齊頭蒿、山蒼耳、薺苨。

麞骨：微溫，無毒。主虛損、泄精。**肉**：味甘溫，無毒。補益五臟。**髓**：益氣力，悅澤人面。麞無膽，所以怯弱多驚恐。黃帝云：五月勿食麞肉，傷人神氣。

麋脂：味辛、溫，無毒。主癰腫、惡瘡、死肌、寒熱、風寒濕痹，四肢拘緩不收，風頭腫氣，通腠理，柔皮膚，不可近男子陰，令痿。一名宮脂。十月取。黃帝云：生麋肉共蝦汁合食之，令人心痛；生麋肉共雉肉食之，作痼疾。

虎肉：味酸、無毒。主噁心欲嘔，益氣力，止多唾，不可熱食，壞人齒。虎頭骨：治風邪。虎眼睛：主驚癇。

豹肉：味酸、溫，無毒。宜腎，安五臟，補絕傷，輕身益氣，久食利人。

狸肉：溫，無毒。補中，輕身，益氣，亦治諸注。黃帝云：正月勿食虎、豹、狸肉，傷人神，損壽。

兔肝：主目暗。**肉**：味辛、平、澀，無毒。補中、益氣、止渴。兔無脾，所以能走。蓋以屬二月建卯木位也，木剋土，故無脾焉。馬無脾，亦能走也。黃帝云：兔肉和獺肝食之，三日必成遁屍；共白雞肝、心食之，令人面失色。一年成癉黃；共薑食，變成霍亂；共白雞肉食之，令人血氣不行。二月勿食兔肉，傷人神氣。

生鼠：微溫，無毒。主躃折，續筋補骨，搗薄之，三日一易。

獺肝：味甘，有小毒。主鬼疰、蠱毒，卻魚鯁，止久嗽，皆燒作灰，酒和服之。獺肉：味甘、溫，無毒。主時病疫氣，牛馬時行病，皆煮取汁，停冷服之，六畜灌之。

狐陰莖：味甘、平，有小毒。主女子絕產，陰中癢，小兒陰㿗，卵腫。肉並五臟及腸肚：味苦、微寒，有毒。主蠱毒寒熱，五臟痛冷；小兒驚癇；大人狂病見鬼。黃帝云：麝肉共鵠肉食之，作瘭疽。

野豬：青蹄不可食，及獸赤足者不可食，野獸自死北首伏地不可食，獸有歧尾不可食。家獸自死，共鱠汁食之，作疽瘡。十一月勿食經夏臭脯，成水病，作頭眩，丈夫陰痿。甲子日勿食一切獸肉，大吉。鳥飛投人不肯去者，口中必有物。開看無者，拔一毛放之，大吉。一切禽獸自死無傷處不可食。三月三日勿食鳥獸五臟及一切果菜五辛等物，大吉。

丹雄雞肉：味甘、微溫，無毒。主女人崩中漏下，赤白沃；補虛，溫中；能癒久傷乏瘡不肯瘥者。通神，殺惡毒。

黃雌雞肉：味酸、鹹、平，無毒。主傷中，消渴；小便數而不禁，腸澼泄利；補益五臟絕傷五勞，益氣力。

雞子黃：微寒。主除熱、火灼、爛瘡、痓。可作虎魄神物。

卵白汁：微寒。主目熱赤痛，除心下伏熱，止煩滿咳逆，小兒泄利，婦人產難，胞衣不出，生吞之。

白雄雞肉：味酸，微溫，無毒。下氣，去狂邪，安五臟，傷中，消渴。

烏雄雞肉：味甘、溫，無毒。補中，止心痛。

黑雌雞肉：味甘、平，無毒。除風、寒、濕痹，五緩六急，安胎。

黃帝云：一切雞肉和魚肉汁食之，成心瘕。雞具五色者，食其肉必狂。若有六指四距，玄雞白頭，家雞及野雞鳥生子有文八字，雞及野鳥死不伸足爪，此種食之害人。雞子白共蒜食之，令人短氣。雞子共鱉肉蒸，食之害人。雞肉、獺肉共食作遁屍注，藥所不能治。食雞子唸生蔥，變成短氣。雞肉、犬肝、腎共食害人。生蔥共雞、犬肉食，令人穀道終身流血。烏雞肉合鯉魚肉食，生癰疽。雞、兔、犬肉和食必泄利。野雞肉共家雞子食之，成遁屍，屍鬼纏身，四肢百節疼痛。小兒五歲以下飲乳未斷者，勿食雞肉。二月勿食雞子，令人常噁心。丙午日食雞、雉肉，丈夫燒死、目盲，女人血死、妄見。四月勿食暴雞肉，作內疽，在胸腋下出漏孔，丈夫少陽，女人絕孕，虛勞乏氣。八月勿食雞肉，傷人神氣。

雉肉：酸，微寒，無毒。補中益氣，止泄利。久食之令人瘦。嘴：主蟻瘻。黃帝云：八月建酉日食雉肉，令人短氣。八月勿食雉肉，損人神氣。

白鵝脂：主耳卒聾，消以灌耳。毛：主射工水毒。肉：味辛、平，利五臟。

鶩肪：味甘、平、無毒。主風虛寒熱。肉：補虛乏，除客熱，利臟腑，利水道。黃帝云：六月勿食鶩肉，傷人神氣。

鴛鴦肉：味苦、微溫，無毒。主瘻瘡，清酒浸之，炙令熱，以薄之，亦炙服之。又治夢思慕者。

雁肪：味甘、平，無毒。主風攣拘急，偏枯，血氣不通利。肉：味甘、平，無毒。久服長髮、鬢、鬚、眉，益氣不饑，輕身耐暑。黃帝云：六月勿食雁肉，傷人神氣。

越燕屎：味辛、平，有毒。主殺蠱毒、鬼注，逐不祥邪氣；破五癃，利小便。熬香用之，治口瘡。肉不可食之，入水為蛟龍所殺。黃帝云：十一月勿食鼠肉、燕肉，損人神氣。

石蜜：味甘、平，微寒，無毒。主心腹邪氣，驚癇瘈，安

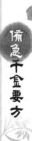

五臟，治諸不足，益氣補中；止腹痛；解諸藥毒；除眾病，和百藥；養脾氣；消心煩、食飲不下；止腸澼；去肌中疼痛；治口瘡；明耳目。久服強志，輕身，不饑，耐老、延年、神仙。一名石飴，白如膏者良，是今諸山崖處蜜也。青赤蜜：味酸，噉食之令人心煩。其蜂黑色似虻。

黃帝云：七月勿食生蜜，令人暴下，發霍亂。蜜蠟：味甘、微溫，無毒。主下利膿血；補中，續絕傷；除金瘡；益氣力，不饑，耐老。白蠟：主久泄澼，瘥後重見血者，補絕傷，利小兒。久服輕身不饑。生於蜜房或木石上，惡芫花、百合。此即今所用蠟也。

蝮蛇肉：平，有毒。釀酒，去癩疾，諸九瘻，心腹痛，下結氣，除蠱毒。其腹中吞鼠，平，有小毒，主鼠瘻。

原蠶雄蛾：味鹹，溫，有小毒。主益精氣，強男子陽道，交接不倦，甚治泄精，不用相連者。

鮧魚：味甘，無毒。主百病。

鰻鱺魚：味甘、大溫，有毒。主五痔瘻，殺諸蟲。

鱔魚肉：味甘，大溫，黑者無毒。主補中養血，治沈唇。五月五日取。頭骨：平，無毒。燒服，止久利。

鱓徒河反**魚**：平，無毒。主少氣吸吸，足不能立地。黃帝云：四月勿食蛇肉、鮮肉，損神害氣。

烏賊魚骨：味鹹，微溫，無毒。主女子漏下赤白經汁、血閉、陰蝕腫痛、寒熱、癥瘕，無子；驚氣入腹，腹痛環臍，丈夫陰中痛而腫，令人有子。肉：味酸、平，無毒。益氣強志。

鯉魚肉：味甘、平，無毒。主咳逆上氣、癉黃；止渴。黃帝云：食桂竟，食鯉魚肉害人；腹中宿癥病者，食鯉魚肉害人。

鯽魚：味甘、平，無毒。主一切瘡，燒作灰，和醬汁敷之，日二。又去腸癰。

黃帝云：魚白目不可食之；魚有角，食之發心驚，害人；魚無腸、膽，食之三年，丈夫陰痿不起，婦人絕孕；魚身有黑點不可食；魚目赤，作鱠食，成瘕病，作鮓食之害人。一切魚共菜食之作蛔蟲、蟯蟲；一切魚尾，食之不益人，多有勾骨，著人咽，害人；魚有角、白背，不可食。凡魚赤鱗不可食；魚無腮不可食；魚無全腮，食之發癰疽；鮪鮇魚不益人，其尾有毒，治齒痛。鯸鮧魚有毒，不可食之。二月庚寅日勿食魚，大惡；五月五日勿以鯉魚子共豬肝食，必不消化，成惡病；下利者食一切魚，必加劇，致困難治；穢飯、鯗肉、臭魚不可合食之，害人。三月勿食鮫龍肉及一切魚肉，令人飲食不化，發宿病，傷人神氣，失氣，恍惚。

鱉肉：味甘、平，無毒。主傷中益氣，補不足，療腳氣。黃帝云：五月五日以鱉子共鮑魚子食之，作瘴黃；鱉腹下成王字，不可食；鱉肉，兔肉和芥子醬食之損人；鱉三足，食之害人；鱉肉共莧、蕨菜食之，作鱉瘕害人。

蟹殼：味酸、寒，有毒。主胸中邪熱，宿結痛，僻面腫，散漆，燒之致鼠。其**黃：**解結散血，癒漆瘡，養筋益氣。黃帝云：蟹目相向，足斑者，食之害人。十二月勿食蟹、鱉，損人神氣。又云：龜、鱉肉共豬肉食之，害人；秋果菜共龜肉食之，令人短氣；飲酒食龜肉，並菰白菜，令人生寒熱。六甲日勿食龜、鱉之肉，害人心神。螺、蚌共菜食之，令人心痛，三日一發。蝦鱠共豬肉食之，令人常噁心多唾，損精色。蝦無須，腹下通烏色者食之害人，大忌，勿輕。十一月、十二月，勿食蝦、蚌著甲之物。

《備急千金要方》卷第二十六

《備急千金要方》
卷第二十七 養性

養性序第一十條

扁鵲云：黃帝說晝夜漏下水百刻，凡一刻人百三十五息，十刻一千三百五十息，百刻一萬三千五百息。人之居世，數息之間。信哉！嗚呼！昔人歎逝，何可不為善以自補邪？吾常思一日一夜有十二時，十日十夜百二十時，百日百夜一千二百時，千日千夜一萬二千時，萬日萬夜一十二萬時，此為三十年。若長壽者九十年，只得三十六萬時。百年之內，斯須之間，數時之活，朝菌蟪蛄，不足為喻焉。可不自攝養而馳騁六情，孜孜汲汲，追名逐利，千詐萬巧，以求虛譽，沒齒而無厭。故養性者，知其如此，於名於利，若存若亡；於非名非利，亦若存若亡。所以沒身不殆也。余慨時俗之多僻，皆放逸以殞亡。聊因暇日，粗述養性篇，用獎人倫之道，好事君子與我同志焉。

夫養性者，欲所習以成性，性自為善，不習無不利也。性既自善，內外百病皆悉不生，禍亂災害亦無由作，此養性之大經也。善養性者，則治未病之病，是其義也。故養性者，不但餌藥餐霞，其在兼於百行；百行周備，雖絕藥餌，足以遐年。德行不充，縱服玉液金丹，未能延壽。

故夫子曰：善攝生者，陸行不遇虎兕，此則道德之祜也。豈假服餌而祈遐年哉！聖人所以藥餌者，以救過行之人也。故愚者抱病歷年而不修一行，纏痾沒齒，終無悔心。此其所以岐和長逝，彭跗水歸，良有以也。

嵇康曰：養生有五難：名利不去，為一難；喜怒不除，為二難；聲色不去，為三難；滋味不絕，為四難；神慮精散，為五難。五者必存，雖心希難老，口誦至言，咀嚼英華，呼吸太陽，不能不回其操，不夭其年也。五者無於胸中，則信順日躋，道德日全，不祈善而有福，不求壽而自延。此養生之大旨也。然或有服膺仁義，無甚泰之累者，抑亦其亞歟！

　　黃帝問於岐伯曰：余聞上古之人，春秋皆度百歲，而動作不衰。今時之人，年至半百，而動作皆衰者，時代異邪？將人失之也？

　　岐伯曰：上古之人，其知道者，法則陰陽，和於術數，飲食有常節，起居有常度，不妄作勞，故能形與神俱，而盡終其天年，度百歲乃去。今時之人則不然，以酒為漿，以妄為常，醉以入房，以欲竭其精，以耗散其真，不知持滿，不時御神，務快其心，逆於生樂，起居無節，故半百而衰也。夫上古聖人之教也，下皆為之。虛邪賊風，避之有時；恬澹虛無，真氣從之；精神守內，病安從來？是以志閑而少欲，其心安而不懼，其形勞而不倦，氣從以順，各從其欲，皆得所願。故甘其食，美其服，《素問》作美其食，任其服。樂其俗，高下不相慕，故其民曰樸。是以嗜欲不能勞其目，淫邪不能惑其心，愚智賢不肖，不懼於物，合於道數，故皆能度百歲而動作不衰者，其德全不危也。是以人之壽夭在於撙節，若消息得所，則長生不死；恣其情欲，則命同朝露也。

　　岐伯曰：人年四十而陰氣自半也，起居衰矣；年五十體重，耳目不聰明也；年六十陰痿，氣力大衰，九竅不利，下虛上實，涕泣俱出，故曰知之則強，不知則老。同出名異，智者察同，愚者察異；愚者不足，智者有餘。有餘則耳目聰明，身體輕強，年老復壯，壯者益理。是以聖人為無為之事，樂恬淡之味，能縱欲快志，得虛無之守，故壽命無窮，與天地終。此

聖人之治身也。

春三月，此謂發陳。天地俱生，萬物以榮。夜臥早起，廣步於庭，被髮緩形，以使志生。生而勿殺，與而勿奪，賞而勿罰，此春氣之應，養生之道也。逆之則傷肝，夏為寒為變，奉長者少。

夏三月，此謂蕃秀。天地氣交，萬物華實。夜臥早起，毋厭於日。使志無怒，使華英成秀，使氣得泄，若所愛在外，此夏氣之應，養長之道也。逆之則傷心，秋為痎瘧，則奉收者少，冬至重病。

秋三月，此謂容平。天氣以急，地氣以明。早臥早起，與雞俱興。使志安寧，以緩秋刑。收斂神氣，使秋氣平。毋外其志，使肺氣清，此秋氣之應，養收之道也。逆之則傷肺，冬為飧泄，則奉藏者少。

冬三月，此謂閉藏。水冰地坼，無擾乎陽。早臥晚起，必待日光。使志若伏若匿，若有私意，若已有得，去寒就溫，毋泄皮膚，使氣亟奪，此冬氣之應，養藏之道也。逆之則傷腎，春為痿厥，則奉生者少。

天有四時五行，以生長收藏，以寒、暑、燥、濕、風。人有五臟，化為五氣，以生喜、怒、悲、憂、恐。故喜怒傷氣，寒暑傷形；暴怒傷陰，暴喜傷陽。故喜怒不節，寒暑失度，生乃不固。人能依時攝養，故得免其夭枉也。

仲長統曰：王侯之宮，美女兼千；卿士之家，侍妾數百。晝則以醇酒淋其骨髓，夜則房室輸其血氣。耳聽淫聲，目樂邪色，宴內不出，遊外不返。王公得之於上，豪傑馳之於下。及至生產不時，字育太早，或童孺而擅氣，或疾病而構精，精氣薄惡，血脈不充，既出胞臟，養護無法，又蒸之以綿纊，爍之以五味，胎傷孩病而脆，未及堅剛，復縱情慾，重重相生，病病相孕。國無良醫，醫無審術，姦佐其間，過謬常有，會有一

疾，莫能自免。當今少百歲之人者，豈非所習不純正也。

抱朴子曰：或問所謂傷之者，豈色欲之間乎？

答曰：亦何獨斯哉。然長生之要，其在房中。上士知之，可以延年除病，其次不以自伐。若年當少壯，而知還陰丹以補腦，採七益於長俗一作穀者，不服藥物，不失一二百歲也，但不得仙耳。不得其術者，古人方之於凌杯以盛湯，羽苞之蓄火。又且才所不逮而強思之傷也，力所不勝而強舉之傷也，深憂重恚傷也，悲哀憔悴傷也，喜樂過度傷也，汲汲所欲傷也，戚戚所患傷也，久談言笑傷也，寢息失時傷也，挽弓引弩傷也，沉醉嘔吐傷也，飽食即臥傷也，跳足喘乏傷也，歡呼哭泣傷也，陰陽不交傷也。積傷至盡，盡則早亡，盡則非道也。是以養性之士，唾不至遠，行不疾步，耳不極聽，目不極視，坐不久處，立不至疲，臥不至懷。先寒而衣，先熱而解；不欲極饑而食，食不可過飽；不欲極渴而飲，飲不欲過多。飽食過多則結積聚，渴飲過多則成痰癖。不欲甚勞，不欲甚逸，不欲流汗，不欲多唾，不欲奔走車馬，不欲極目遠望，不欲多啖生冷，不欲飲酒當風，不欲數數沐浴，不欲廣志遠願，不得規造異巧。冬不欲極溫，夏不欲窮涼；不欲露臥星月，不欲眠中用扇；大寒、大熱、大風、大霧皆不欲冒之。五味不欲偏多，故酸多則傷脾，苦多則傷肺，辛多則傷肝，鹹多則傷心，甘多則傷腎。此五味剋五臟，五行自然之理也。

凡言傷者，亦不即覺也，謂久即損壽耳。是以善攝生者，臥起有四時之早晚，興居有至和之常制；調利筋骨，有偃仰之方；袪疾閑邪，有吐納之術；流行榮衛，有補瀉之法；節宣勞逸，有與奪之要。忍怒以全陰，抑喜以養陽，然後先服草木以救虧缺，後服金丹以定無窮，養性之理盡於此矣。夫欲快意任懷，自謂達識知命，不泥異端，極情肆力，不勞持久者，聞此言也，雖風之過耳，電之經目，不足喻也。雖身枯於留連之

中，氣絕於綺紈之際，而甘心焉，亦安可告之以養性之事哉！非惟不納，乃謂妖訛也。而望彼信之，所謂以明鑒以給矇瞽，以絲竹娛聾夫者也。

魏武與皇甫隆令曰：聞卿年出百歲，而體力不衰，耳目聰明，顏色和悅，此盛事也。所服食、施行、導引，可得聞乎？若有可傳，想可密示封內。

隆上疏對曰：臣聞天地之性，惟人為貴；人之所貴，莫貴於生。唐荒無始，劫運無窮，人生其間，忽如電過。每一思此，罔然心熱。生不再來，逝不可追，何不抑情養性以自保惜？今四海垂定，太平之際，又當須展才布德，當由萬年；萬年無窮，當由修道；道甚易知，但莫能行。臣常聞道人蒯京已年一百七十八，而甚丁壯。言人當朝朝服食玉泉、琢齒，使人丁壯有顏色，去三蟲而堅齒。玉泉者，口中唾也。朝旦未起，早漱津令滿口乃吞之；琢齒二七遍。如此者，乃名曰練精。

嵇康云：穰歲多病，饑年少疾。信哉不虛！是以關中土地，俗好儉嗇，廚膳肴饈，不過菹醬而已，其人少病而壽；江南嶺表，其處饒足，海陸鮭肴，無所不備，土俗多疾而人早夭。北方仕子，遊宦至彼，遇其豐贍，以為福佑所臻。是以尊卑長幼，恣口食啖，夜長醉飽，四體熱悶，赤露眠臥，宿食不消。未逾期月，大小皆病。或患霍亂、腳氣、脹滿，或寒熱瘧痢，惡核疔腫，或癰疽、痔漏，或偏風猥退，不知醫療，以至於死。凡如此者，比肩皆是，惟云不習水土，都不知病之所由。靜言思之，可謂太息者也。學者先須識此，以自誡慎。

抱朴子曰：一人之身，一國之象也。胸腹之位，猶宮室也；四肢之列，猶郊境也；骨節之分，猶百官也。神猶君也，血猶臣也，氣猶民也，知治身則能治國也。夫愛其民，所以安其國；惜其氣，所以全其身。民散則國亡，氣竭則身死。死者不可生也，亡者不可存也。是以至人消未起之患，治未病之

疾，醫之於無事之前，不追於既逝之後。夫人難養而易危也，氣難清而易濁也，故能審威德所以保社稷，割嗜欲所以固血氣，然後真一存焉，三一守焉，百病卻焉，年壽延焉。

道林養性第二

真人曰：雖常服餌而不知養性之術，亦難以長生也。養性之道，常欲小勞，但莫大疲及強所不能堪耳。且流水不腐，戶樞不蠹，以其運動故也。養性之道，莫久行久立，久坐久臥，久視久聽。

蓋以久視傷血，久臥傷氣，久立傷骨，久坐傷肉，久行傷筋也。仍莫強食，莫強酒，莫強舉重，莫憂思，莫大怒，莫悲愁，莫大懼，莫跳踉，莫多言，莫大笑；勿汲汲於所欲，勿悁悁懷忿恨，皆損壽命。若能不犯者，則得長生也。故善攝生者，常少思、少念、少欲、少事、少語、少笑、少愁、少樂、少喜、少怒、少好、少惡。行此十二少者，養性之都契也。多思則神殆，多念則志散，多欲則志昏，多事則形勞，多語則氣乏，多笑則臟傷，多愁則心懾，多樂則意溢，多喜則忘錯昏亂，多怒則百脈不定，多好則專迷不理，多惡則憔悴無歡。此十二多不除，則榮衛失度，血氣妄行，喪生之本也。惟無多無少者，幾於道矣。是知勿外緣者，真人初學道之法也。若能如此者，可居溫疫之中無憂疑矣。既屏外緣，會須守五神肝、心、脾、肺、腎，從四正言行坐立。言最不得浮思妄念，心想欲事，惡邪大起。故孔子曰：思無邪也。

常當習黃帝內視法，存想思念，令見五臟如懸磬，五色了了分明勿輟也。仍可每旦初起，面向午，展兩手於膝上，心眼觀氣，上入頂，下達湧泉，旦旦如此，名曰迎氣。常以鼻引氣，口吐氣，小微吐之，不得開口。復欲得出氣少，入氣多。

備急千金要方

每欲食，送氣入腹，每欲食氣為主人也。凡心有所愛，不用深愛；心有所憎，不用深憎，並皆損性傷神。亦不用深贊，亦不用深毀，常須運心於物平等。如覺偏頗，尋改正之。居貧勿謂常貧，居富莫謂常富，居貧富之中，常須守道，勿以貧富易志改性。識達道理，似不能言，有大功德，勿自矜伐。美藥勿離手，善言勿離口，亂想勿經心。常以深心至誠，恭敬於物，慎勿詐善，以悅於人。終身為善，為人所嫌，勿得起恨。事君盡禮，人以為諂，當以道自平其心。

道之所在，其德不孤，勿言行善不得善報，以自怨仇。居處勿令心有不足，若有不足，則自抑之，勿令得起。人知止足，天遺其祿。所至之處，勿得多求，多求則心自疲而志苦。若夫人之所以多病，當由不能養性。平康之日，謂言常然，縱情恣欲，心所欲得，則便為之，不拘禁忌，欺罔幽明，無所不作。自言適性，不知過後一一皆為病本。及兩手摸空，白汗流出，口唱皇天，無所逮及。皆以生平粗心，不能自察，一至於此，但能少時內省身心，則自知見行之中皆長諸疴，將知四百四病，身手自造，本非由天。及一朝病發，和緩不救。方更誹謗醫藥無效，神仙無靈。故有智之人，愛惜性命者，當自思念，深生恥愧。戒勒身心，常修善事也。

至於居處，不得綺靡華麗，令人貪婪無厭，乃患害之源。但令雅素淨潔，無風、雨、暑、濕為佳；衣服器械，勿用珍玉金寶，增長過失，使人煩惱根深；廚膳勿使脯肉豐盈，常令儉約為佳。然後行作鵝王步，語作含鐘聲，眠作獅子臥右胠脅著地坐腳也，每日自詠歌云：美食須熟嚼，生食不粗吞。問我居止處，大宅總林村。胎息守五臟，氣至骨成仙。又歌曰：日食三個毒，不嚼而自消。錦繡為五臟，身著糞掃袍。

修心既平，又須慎言語。凡言語讀誦，常想聲在氣海中臍下也。每日初入後，勿言語讀誦，寧待平旦也。旦起欲專言善

事，不欲先計較錢財；又食上不得語，語而食者，常患胸背痛；亦不用寢臥多言笑，寢不得語言者，言五臟如鐘磬，不懸則不可發聲；行不得語，若欲語須住乃語，行語則令人失氣。冬至日止可語，不可言。自言曰言，答人曰語。言有人來問，不可不答，自不可發言也。仍勿觸冷開口大語為佳。

言語既慎，仍節飲食。是以善養性者，先饑而食，先渴而飲；食欲數而少，不欲頓而多，則難消也。常欲令如飽中饑，饑中飽耳。

蓋飽則傷肺，饑則傷氣，鹹則傷筋，醋則傷骨。故每學淡食，食當熟嚼，使米脂入腹，勿使酒脂入腸。人之當食，須去煩惱暴數為煩，侵觸為惱。如食五味，必不得暴瞋，多令人神驚，夜夢飛揚；每食不用重肉，喜生百病；常須少食肉，多食飯，及少菹菜，並勿食生菜、生米、小豆、陳臭物；勿飲濁酒食麵，使塞氣孔；勿食生肉傷胃，一切肉惟須煮爛，停冷食之，食畢當漱口數過，令人牙齒不敗、口香；熱食訖，以冷醋漿漱口者，令人口氣常臭，作䘌齒病。又諸熱食鹹物後，不得飲冷醋漿水，喜失聲成屍咽。

凡熱食汗出，勿當風，發痓頭痛，令人目澀多睡。每食訖，以手摩面及腹，令津液通流。食畢當行步躊躇，計使中數里來，行畢使人以粉摩腹上數百遍，則食易消，大益人，令人能飲食，無百病，然後有所修為為快也。飽食即臥，乃生百病，不消成積聚；飽食仰臥，成氣痞，作頭風。觸寒來者，寒未解食熱食，成刺風。人不得夜食。

又云：夜勿過醉飽食，勿精思為勞苦事，有損餘，虛損人。常須日在巳時食訖，則不須飲酒，終身無乾嘔。勿食父母本命所屬肉，令人命不長；勿食自己本命所屬肉，令人魂魄飛揚。勿食一切腦，大損人。茅屋漏水墮諸脯肉上，食之成瘕結。凡曝肉作脯，不肯干者，害人；祭神肉無故自動，食之害

人；飲食上蜂行住，食之必有毒，害人。腹內有宿病，勿食鯪鯉魚肉，害人。濕食及酒漿臨上看之，不見人物影者，勿食之，成卒注；若已食腹脹者，急以藥下之。

每十日一食葵。葵滑，所以通五臟擁氣，又是菜之主，不用合心食之。又飲酒不欲使多，多則速吐之為佳，勿令至醉，即終身百病不除。久飲酒者，腐爛腸胃，漬髓蒸筋，傷神損壽。醉不可以當風，向陽令人發狂；又不可當風臥，不可令人扇之，皆即得病也；醉不可露臥及臥黍穰中，發癩瘡；醉不可強食，或發癰疽，或發喑，或生瘡；醉飽不可以走車馬及跳躑；醉不可以接房，醉飽交接，小者面䵟、咳嗽，大者傷絕臟脈損命。

凡人饑欲坐小便，若飽則立小便，慎之無病。又忍尿不便，膝冷成痹，忍大便不出，成氣痔。小便勿努，令兩足及膝冷；大便不用呼氣及強努，令人腰疼目澀，宜任之佳。

凡遇山水塢中出泉者，不可久居，常食作癭病。又深陰地冷水不可飲，必作痎瘧。飲食以調，時慎脫著。凡人旦起著衣，反者便著之吉。衣光者當戶三振之，曰：殃去。吉。濕衣及汗衣，皆不可久著，令人發瘡及風瘙。大汗能易衣佳，不易者急洗之。不爾，令人小便不利。凡大汗勿偏脫衣，喜得偏風半身不遂。春天不可薄衣，令人傷寒霍亂、食不消、頭痛。脫著既時，須調寢處。

凡人臥，春夏向東，秋冬向西。頭勿北臥，及牆北亦勿安床。凡欲眠勿歌詠，不祥起。上床坐先脫左足，臥勿當舍脊下；臥訖勿留燈燭，令魂魄及六神不安，多愁怨；人頭邊勿安火爐，日久引火氣，頭重目赤，睛及鼻乾；夜臥當耳勿有孔，吹人即耳聾；夏不用露面臥，令人面皮厚，喜成癬，或作面風；冬夜勿覆其頭，得長壽。凡人眠勿以腳懸踏高處，久成腎水及損房；足冷人每見十步直牆，勿順牆臥，風利吹人發癲及

體重。人汗勿跂床懸腳，久成血痹，兩足重，腰疼；又不得畫眠，令人失氣；臥勿大語，損人氣力；暮臥常習閉口，口開即失氣，且邪惡從口入，久而成消渴及失血色。屈膝側臥，益人氣力，勝正偃臥。按孔子不屍臥，故曰睡不厭踧，覺不厭舒，凡人舒睡則有鬼痛魘邪。凡眠先臥心後臥眼，人臥一夜當作五度，反覆常逐更轉。凡人夜魘，勿燃燈喚之，定死無疑，暗喚之吉；亦不得近而急喚。夜夢惡不須說，且以水面東方噀之，咒曰：惡夢著草木，好夢成寶玉，即無咎矣。又夢之善惡，並勿說為吉。

衣食寢處皆適，能順時氣者，始盡養生之道。故善攝生者，無犯日月之忌，無失歲時之和。須知一日之忌，暮無飽食；一月之忌，晦無大醉；一歲之忌，暮無遠行；終身之忌，暮無燃燭行房。暮常護氣也。

凡氣冬至起於湧泉，十一月至膝，十二月至股，正月至腰，名三陽成；二月至膊，三月至項，四月至頂，純陽用事，陰亦仿此。故四月、十月不得入房，避陰陽純用事之月也。每冬至日，於北壁下厚鋪草而臥，云受元氣。每八月一日以後，即微火暖足，勿令下冷無生意，常欲使氣在下，勿欲泄於上。春凍未泮，衣欲下厚上薄，養陽收陰，繼世長生；養陰收陽，禍則滅門。故云：冬時天地氣閉，血氣伏藏，人不可作勞出汗，發洩陽氣，有損於人也。又云：冬日凍腦，春秋腦足俱凍。此聖人之常法也。

春欲晏臥早起，夏及秋欲侵夜乃臥早起，冬欲早臥而晏起，皆益人。雖云早起，莫在雞鳴前；雖言晏起，莫在日出後。凡冬月忽有大熱之時，夏月忽有大涼之時，皆勿受之。人有患天行時氣者，皆由犯此也。即須調氣息，使寒熱平和，即免患也。每當臘日勿歌舞，犯者必凶。常於正月寅日，燒白髮吉。凡寅日剪手甲，午日剪足甲，又燒白髮吉。

居處法第三

凡人居處之室，必須周密，勿令有細隙，致有風氣得入。小覺有風，勿強忍之，久坐必須急急避之；久居不覺，使人中風。古來忽得偏風，四肢不隨，或如角弓反張，或失音不語者，皆由忍此耳。身既中風，諸病總集，邪氣得便，遭此致卒者，十中有九。是以大須周密，無得輕之。慎焉慎焉！所居之室，勿塞井及水瀆，令人聾盲。

凡在家及外行，卒逢大飄風暴雨、震電昏暗、大霧，此皆是諸龍鬼神行動經過所致。宜入室閉戶，燒香靜坐，安心以避之，待過後乃出，不爾損人。或當時雖未苦，於後不佳矣。又陰霧中，亦不可遠行。

凡家中有經象，行來先拜之，然後拜尊長，每行至則峻坐焉。凡居家不欲數沐浴，若沐浴必須密室，不得大熱，亦不得大冷，皆生百病。冬浴不必汗出霢霂，沐浴後不得觸風冷；新沐髮訖，勿當風，勿濕縈髻，勿濕頭臥，使人頭風眩悶，髮禿面黑，齒痛耳聾，頭生白屑。饑忌浴，飽忌沐，沐訖，須進少許食飲乃出。夜沐髮，不食即臥，令人心虛、饒汗、多夢。又夫妻不用同日沐浴，常以晦日浴，朔日沐，吉。凡炊湯經宿，洗人體成癬，洗面無光，洗腳即疼痛，作䵣䵢瘡。熱泔洗頭，冷水濯之，作頭風；飲水沐頭，亦作頭風時行病。新汗解，勿冷水洗浴，損心包不能復。

凡居家，常戒約內外長幼，有不快即須早道，勿使隱忍以為無苦。過時不知，便為重病，遂成不救。小有不好，即按摩挼捺，令百節通利，泄其邪氣。凡人無問有事無事，常須日別蹋脊背四肢一度；頭項苦令熟蹋，即風氣時行不能著人。此大要妙，不可具論。

凡人居家及遠行，隨身常有熟艾一升，備急丸、辟鬼丸、

生肌藥、甘濕藥、疔腫藥、水銀、大黃、芒硝、甘草、乾薑、桂心、蜀椒。不能更蓄餘藥，此等常不可闕少。及一兩卷百一備急藥方，並帶辟毒蛇、蜂、蠍毒藥隨身也。

凡人自覺十日以上康健，即須灸三數穴以泄風氣。每日必須調氣補瀉，按摩導引為佳。勿以康健便為常然，常須安不忘危，預防諸病也。灸法當須避人神。人神禁忌法在第二十九卷中。凡畜手力細累，春秋皆須與轉瀉藥一度，則不中天行時氣也。

按摩法第四_{法二首}

天竺國按摩，此是婆羅門法。
兩手相捉紐捩，如洗手法。
兩手淺相叉，翻覆向胸。
兩手相捉，共按脛，左右同。
兩手相重按胜^①，徐徐振身，左右同。
以手如挽五石力弓，左右同。
作拳向前築，左右同。
如拓石法，左右同。
作拳卻頓，此是開胸，左右同。
大坐斜身編欹如排山，左右同。
兩手抱頭，宛轉胜上，此是抽脅。
兩手據地，縮身曲脊，向上三舉。
以手反捶背上，左右同。
大坐伸兩腳，即以一腳向前虛掣，左右同。
兩手拒地回顧，此是虎視法，左右同。
立地反拗身三舉。
兩手急相叉，以腳踏手中，左右同。

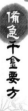

① 胜同「髀」。

起立以腳前後虛踏，左右同。

大坐伸兩腳，用當相手勾所申腳，著膝中，以手按之，左右同。

上十八勢，但是老人日別能依此三遍者，一月後百病除，行及奔馬，補益延年，能食，眼明、輕健，不復疲乏。

老子按摩法：

兩手捺脾，左右振身二七遍。

兩手捻脾，左右紐肩二七遍。

兩手抱頭，左右紐腰二七遍。

左右挑頭二七遍。

一手抱頭，一手托膝，三折，左右同。

兩手托頭，三舉之。

一手托頭，一手托膝，從下向上三遍，左右同。

兩手攀頭下向三頓足。

兩手相捉頭上過，左右三遍。

兩手相叉，托心前，推卻挽三遍。

兩手相叉，著心三遍。

曲腕築肋挽肘左右，亦三遍。

左右挽，前後拔，各三遍。

舒手挽項左右三遍。

反手著膝，手挽肘，覆手著膝上，左右亦三遍。

手摸肩從上至下使遍，左右同。

兩手空拳築三遍。

外振手三遍，內振三遍，覆手振亦三遍。

兩手相叉反覆攪各七遍。

摩紐指三遍。

兩手反搖三遍。

兩手反叉，上下紐肘無數，單用十呼。

兩手上聳三遍。

兩手下頓三遍。

兩手相叉頭上過，左右申肋十遍。

兩手拳反背上，掘脊上下亦三遍。掘，楷之也。

兩手反捉，下下直脊三遍。

覆掌搦腕內外，振三遍。

覆掌前聳三遍。

覆掌兩手相叉，交橫三遍。

覆手橫直，即聳三遍。

若有手患冷，從上打至下，得熱便休。

舒左腳，右手承之，左手捋腳聳上至下，直腳三遍；右手捋腳，亦爾。

前後捩足三遍。

左捩足，右捩足，各三遍。

前後卻捩足三遍。

直腳三遍。

紐膞三遍。

內外振腳三遍。

若有腳患冷者，打熱便休。

紐膞以意多少，頓腳三遍。

卻直腳三遍。

虎據，左右紐肩三遍。

推天托地，左右三遍。

左右排出、負山拔木各三遍。

舒手直前，頓申手三遍。

舒兩手兩膝亦各三遍。

舒腳直反，頓申手三遍。

捩內脊、外脊各三遍。

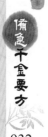

調氣法第五

彭祖曰：道不在煩，但能不思衣食，不思聲色，不思勝負，不思曲直，不思得失，不思榮辱；心無煩，形勿極，而兼之以導引，行氣不已，亦可得長年，千歲不死。凡人不可無思，當以漸遣除之。

彭祖曰：和神導氣之道，當得密室，閉戶安床暖席，枕高二寸半。正身偃臥，瞑目，閉氣於胸膈中，以鴻毛著鼻上而不動，經三百息，耳無所聞，目無所見，心無所思。如此則寒暑不能侵，蜂蠆不能毒。壽三百六十歲，此鄰於真人也。

每旦夕旦夕者，是陰陽轉換之時，凡旦五更初暖氣至，頻申眼開，是上生氣至，名曰陽息而陰消；暮日入後冷氣至，凜凜然時乃至床坐睡倒，是下生氣至，名曰陽消而陰息。且五更初暖氣至，暮日入後冷氣至，常出入天地日月、山川河海、人畜草木，一切萬物體中代謝往來，無一時休息。一進一退，如晝夜之更迭，如海水之潮汐，是天地消息之道也。面向午，展兩手於腳膝上，徐徐按捺肢節，口吐濁氣，鼻引清氣。凡吐者，去故氣，亦名死氣；納者，取新氣，亦名生氣。故老子經云：玄牝之門，天地之根，綿綿若存，用之不勤。言口鼻天地之門，可以出納陰陽死生之氣也。良久，徐徐乃以手左托、右托、上托、下托、前托、後托，瞑目張口，叩齒摩眼，押頭拔耳，挽髮放腰，咳嗽發陽振動也。雙作只作，反手為之，然後掣足仰振，數八十、九十而止。仰下徐徐定心，作禪觀之法，閉目存思，想見空中太和元氣，如紫雲成蓋，五色分明，下入毛際，漸漸入頂，如雨初晴，雲入山。透皮入肉，至骨至腦，漸漸下入腹中，四肢五臟皆受其潤，如水滲入地，若徹則覺腹中有聲汨汨然，意專思存，不得外緣，斯須即覺元氣達於氣海，須臾則自達於湧泉，則覺身體振動，兩腳蜷曲，亦令床坐有聲拉拉然，則名一通。

一通二通，乃至日別得三通五通，則身體悅懌，面色光輝，鬢毛潤澤，耳目精明，令人食美，氣力強健，百病皆去，五年十歲，長存不妄。得滿千萬通，則去仙不遠矣。人身虛無，但有游氣，氣息得理，即百病不生。若消息失宜，即諸痾競起。善攝養者，須知調氣方焉。調氣方療萬病大患，百日生眉鬢，自餘者不足言也。

凡調氣之法，夜半後日中前，氣生得調；日中後夜半前，氣死不得調。調氣之時則仰臥床，鋪厚軟，枕高下共身平，舒手展腳，兩手握大拇指節，去身四五寸，兩腳相去四五寸，數數叩齒，飲玉漿，引氣從鼻入腹，足則停止。有力更取。久住氣悶，從口細細吐出盡，還從鼻細細引入。出氣一準前法。閉口，以心中數數，令耳不聞，恐有誤亂。兼以手下籌，能至千則去仙不遠矣。若天陰霧惡風猛寒，勿取氣也，但閉之。

若患寒熱，及卒患癰疽，不問日中，疾患未發前一食間即調，如其不得好瘥，明日依式更調之。

若患心冷病，氣即呼出；若熱病，氣即吹出。若肺病即噓出，若肝病即呵出，若脾病即唏出，若腎病即呬出。夜半後，八十一；雞鳴，七十二；平旦，六十三；日出，五十四；辰時，四十五；巳時，三十六。欲作此法，先左右導引三百六十遍。

病有四種：一冷痺；二氣疾；三邪風；四熱毒。若有患者，安心調氣，此法無有不瘥也。

凡百病不離五臟，五臟各有八十一種疾，冷熱風氣計成四百四病，事須識其相類，善以知之。

心臟病者，體冷熱。相法：心色赤。患者夢中見人著赤衣，持赤刀杖火來怖人。療法：用呼吹二氣，呼療冷，吹治熱。

肺臟病者，胸背滿脹，四肢煩悶。相法：肺色白。患者喜夢見美女美男，詐親附人，共相抱持，或作父母、兄弟、妻

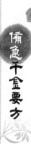

子。療法：用噓氣出。

肝臟病者，憂愁不樂，悲思，喜頭眼疼痛。相法：肝色青。夢見人著青衣，捉青刀杖，或獅子、虎狼來恐怖人。療法：用呵氣出。

脾臟病者，體上游風習習，遍身痛煩悶。相法：脾色黃，通土色。夢或作小兒擊曆人邪猶人，或如旋風團欒轉。治法：用唏氣出。

腎臟病者，體冷陰衰，面目惡瘘。相法：腎色黑。夢見黑衣及獸物捉刀杖相怖。用呬氣出。

冷病者，用大呼三十遍，細呼十遍。呼法：鼻中引氣入，口中吐氣出，當令聲相逐，呼字而吐之。

熱病者，用大吹五十遍，細吹十遍。吹如吹物之吹，當使字氣聲似字。

肺病者，用大噓三十遍，細噓十遍；肝病者，用大呵三十遍，細呵十遍；脾病者，用大唏三十遍，細唏十遍；腎病者，用大呬五十遍，細呬三十遍。此十二種調氣法，若有病，依此法恭敬用心，無有不瘥。皆須左右導引三百六十遍，然後乃為之。

服食法第六

論一首　方二十四首

論曰：凡人春服小續命湯五劑，及諸補散各一劑；夏大熱，則服腎瀝湯三劑；秋服黃耆等丸一兩劑；冬服藥酒兩三劑，立春日則止。此法終身常爾，則百病不生矣。俗人見淺，但知鉤吻之殺人，不信黃精之益壽；但識五穀之療饑，不知百藥之濟命；但解施瀉以生育，不能秘固以頤養。故有服餌方焉。

郄愔曰：夫欲服食，當尋性理所宜，審冷暖之適。不可見彼得力，我便服之。初御藥皆先草木，次石，是為將藥之大較也。所謂精粗相代，階粗以至精者也。夫人從少至長，體習五穀，卒不可一朝頓遺之。凡服藥物為益遲微，則無充饑之驗，然積年不已，方能骨髓填實，五穀俱然而自斷。今人多望朝夕之效，求目下之應，腑臟未充，便以絕粒，穀氣始除，藥未有用，又將御女，形神與俗無別，以此致弊，胡不怪哉！服餌大體皆有次第，不知其術者，非止交有所損，卒亦不得其力。故服餌大法，必先去三蟲。三蟲既去，次服草藥，好得藥力；次服木藥，好得力訖；次服石藥。依此次第，乃得遂其藥性，庶事安穩，可以延齡矣。

去三蟲方

生地黃汁三斗，東向灶葦火煎三沸，納清漆二升，以荊匕攪之，日移一尺；納真丹三兩，復移一尺；納瓜子末三升，復移一尺；納大黃末三兩，微火勿令焦，候之可丸。先食服如梧子大一丸，日三。濁血下鼻中，三十日諸蟲皆下，五十日百病癒，面色有光澤。

又方 漆二升　蕪菁子三升，末　大黃六兩，末　酒一升半。

上四味，以微火合煎可丸，先食服如梧子三丸，十日濁血下出鼻中，三十日蟲皆爛下，五十日身光澤，一年行及奔馬，消息四體安穩，乃可服草藥。其餘法在三蟲篇中備述。三蟲篇在第十八卷中。

服天門冬方

天門冬，曝乾，搗下篩。食後服方寸匕，日三。可至十服，小兒服尤良，與松脂若蜜丸，服之益善。惟多彌佳。

又方 搗取汁，微火煎，取五斗，下白蜜一斗，胡麻炒末二升，合煎，攪之勿息，可丸即上火，下大豆黃末和為餅，徑三寸，厚半寸。一服一枚，日三。百日以上得益。此方最上，

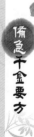

妙包眾方。一法釀酒服。始傷多無苦，多即吐去病也。方在第十四卷中。蒯道人年近二百而少，常告皇甫隆云：但取天門冬，去心皮，切，乾之，酒服方寸匕，日三，令人不老，補中益氣，癒百病也。天門冬生奉高山谷，在東嶽名淫羊食，在中嶽名天門冬，在西嶽名管松，在南嶽名百部，在北嶽名無不癒，在原陸山阜名顛棘。雖然處處有之異名，其實一也。在背陰地者佳。取細切，烈日乾之，久服令人長生，氣力百倍。治虛勞絕傷，年老衰損羸瘦，偏枯不隨，風濕不仁，冷痺，心腹積聚，惡瘡、癰疽、腫癩疾，重者周身膿壞，鼻柱敗爛，服之皮脫蟲出，顏色肥白。此無所不治，亦治陰痿耳聾目暗。久服白髮黑，齒落生，延年益命，入水不濡。服二百日後，恬泰疾損，拘急者緩，羸劣者強。三百日身輕，三年走及奔馬，三年心腹瘤疾皆去。

服地黃方

生地黃五十斤，搗之，絞取汁，澄去滓，微火上煎，減過半，納白蜜五升，棗脂一升，攪之令相得，可丸乃止。服如雞子一枚，日三。令人肥白。

又方　

地黃十斤，細切，以醇酒二斗，漬三宿。出曝乾，反覆納之，取酒盡止。與甘草、巴戟天、厚朴、乾漆、覆盆子各一斤，搗下篩，食後酒服方寸匕，日三。加至二匕，使人老者還少，強力，無病延年。

作熟乾地黃法

埰地黃，去其鬚、葉及細根，搗絞取汁，以漬肥者，著甑中。土若米無在以蓋上，蒸之一時出，曝燥，更納汁中，又蒸，汁盡止，便乾之。亦可直切蒸之半日，數以酒灑之，使周匝至夕出，曝乾，可搗蜜丸服之。

種地黃法

先擇好地，黃赤色虛軟者，深耕之，臘月逆耕凍地彌好。

擇肥大好地黃根，切長四五分至一二寸許，一斛可種一畝。二三月種之，作畦畔相去一尺，生後隨鋤壅，數芸之。至九月、十月，視其葉小衰乃掘取。一畝得二十許斛。擇取大根，水淨洗，其細根，乃剪頭尾輩，亦洗取之，日曝令極燥，小膊乃以竹刀切，長寸餘許。

白茅露甀下蒸之，密蓋上。亦可囊盛土填之，從旦至暮。當黑不盡黑者，明日又擇取蒸之。先時已搗其細碎者取汁，銅器煎之如薄飴，於是以地黃納汁中，周匝出，曝乾又納，盡汁止。率百斤生者令得一二十斤，取初八月九月中掘者，其根勿令太老，強蒸則不消盡，有筋脈。

初以地黃納甀中時，先用銅器承其下，以好酒淋地黃上，令匝汁後下入器中，取以並和煎汁佳。

黃精膏方

黃精一石，去鬚毛，洗令淨潔，打碎蒸，令好熟押得汁，復煎去上游水，得一斗。納乾薑末三兩，桂心末一兩，微火煎之，看色鬱鬱然欲黃，便去火待冷，盛不津器中，酒五合和，服二合，常未食前，日二服。舊皮脫，顏色變光，花色有異，鬚髮更改。欲長服者，不須和酒，納生大豆黃，絕穀食之，不饑渴，長生不老。

服烏麻法

取黑皮真檀色者烏麻，隨多少，水拌令潤，勿過濕，蒸令氣遍，即出下曝之使乾，如此九蒸九搗，去上皮，未食前和水若酒服二方寸匕，日三。漸漸不饑，絕穀，久服百病不生，常服延年不老。

飲松子方

七月七日採松子，過時即落不可得。治服方寸匕，日三四。一云一服三合，百日身輕。三百日行五百里，絕穀服升仙。渴飲水，亦可和脂服之。若丸如梧桐子大，服十丸。

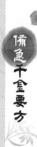

餌柏實方

柏子仁二升，搗令細，醇酒四升漬，攪之如泥，下白蜜二升，棗膏三升，搗令可丸，入乾地黃末、白朮末各一升，攪和丸如梧子，日二服，每服三十丸。二十日萬病皆瘉。

服松脂方

百煉松脂下篩，以蜜和納筒中，勿令中風。日服如博棋一枚。博棋長二寸，方一寸。日三，漸漸月別服一斤，不饑延年。亦可醇酒和白蜜如餳，日服一二兩至半斤。

凡取松脂，老松皮自有聚脂者最第一。其根下有傷折處，不見日月者得之，名曰陰脂，彌良。惟衡山東行五百里有大松，皆三四十圍，乃多脂。又法：五月刻大松陽面使向下二十四株，株可得半升。亦煮其老節根處者有脂得用。

《仙經》云：常以三月入衡山之陰，取不見日月松脂，煉而餌之，即不召而自來。服之百日耐寒暑；二百日五臟補益；服之五年，即見西王母。《仙經》又云：諸石所生三百六十五山，其可食者滿谷陰懷中松脂耳。其谷正從衡山嶺直東四百八十里，當橫揵，正在橫嶺東北，行過其南入谷五十里，窮穴有石城白鶴，其東方有大石四十餘丈，狀如白松，松下二丈有小穴，東入山有丹砂可食；其南方陰中有大松，大三十餘圍，有三十餘株不見日月，皆可取服之。

採松脂法

以日入時，破其陰以取其膏，破其陽以取其脂。脂膏等分，食之可以通神靈。鑿其陰陽為孔，令方五寸，深五寸，還以皮掩其孔，無令風入，風入則不可服。以春夏時取之，取訖封塞勿泄，以泥塗之。

東北行丹砂穴有陰泉水可飲，此弘農車君以元封元年入北山食松脂，十六年復下居長安東市，在上谷、牛頭谷時往來至秦嶺上，年常如三十者。

煉松脂法

松脂七斤，以桑灰汁一石，煮脂三沸，接置冷水中疑，復煮之，凡十遍，脂白矣，可服。今谷在衡州東南攸縣界。此松脂與天下松脂不同。

餌茯苓方

茯苓十斤，去皮，酒漬密封之。十五日出之，取服如博棋，日三。亦可屑服方寸。凡餌茯苓，皆湯煮四五沸，或以水漬六七日。

茯苓酥方

茯苓五斤，灰汁煮十遍，漿水煮十遍，清水煮十遍　松脂五斤，煮如茯苓法，每次煮四十遍　生天門冬五斤，去心皮，曝乾作末　牛酥三斤，煉三十遍　白蜜三斤，煎令沫盡　蠟三斤，煉三十遍。

上六味，各搗篩，以銅器重湯上，先納酥，次蠟，次蜜，消訖納藥，急攪之勿住，務令大均，納瓷器中，密封之，勿洩氣。先一日不食，欲不食先須吃好美食令極飽，然後絕食，即服二兩，二十日後服四兩，又二十日後八兩，細丸之，以咽中下為度；第二度以四兩為初，二十日後八兩，又二十日二兩；第三度服以八兩為初，二十日二兩，二十日四兩，合一百八十日，藥成自後服三丸將補，不服亦得恒以酥蜜消息之，美酒服一升為佳。合藥須取四時王相日，特忌刑、殺、厭及四激休廢等日，大凶。此彭祖法。

茯苓膏方 《千金翼》名凝靈膏

茯苓淨去皮　松脂二十四斤　松子仁　柏子仁各十二斤。

上四味，皆依法煉之，松柏仁不煉，搗篩，白蜜二斗四升，納銅器中湯上，微火煎一日一夕。次第下藥，攪令相得，微火煎七日七夜止。丸如小棗，每服七丸，日三。欲絕穀，頓服取飽，即得輕身、明目、不老。此方後一本有茯苓酥、杏仁酥、地黃酥三方，然諸本並無。又《千金翼》中已有，今更不添錄。

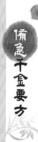

服枸杞根方 主養性遐齡。

枸杞根切一石，水一石二斗，煮取六斗，澄清。煎取三升，以小麥一斗，乾淨擇納汁中漬一宿，曝二，往返令汁盡，曝於搗末，酒服方寸匕，日二。一年之中，以二月八月各合一劑，終身不老。

枸杞酒方

枸杞根一百二十斤，切。以東流水四石煮一日一夜，取清汁一石，漬麴一如家醞法。熟取清，貯不津器中，納乾地黃末二斤半，桂心、乾薑、澤瀉、蜀椒末各一升，商陸末二升，以絹袋貯，納酒底，緊塞口，埋入地三尺，堅覆上。

三七日沐浴整衣冠，再拜，平曉向甲寅地日出處開之，其酒赤如金色。且空腹服半升，十日萬病皆癒，三十日瘢痕滅。惡疾人以水一升，和酒半升，分五服癒。《千金翼》又云：若欲服石者，取河中青白石如棗杏大者二升，以水三升煮一沸，以此酒半合置中，須臾即熟可食。

餌雲母水方 療萬病。

上白雲母二十斤，薄擘，以露水八斗作湯，分半洮洗雲母，如此再過。又取二斗作湯，納芒硝十斤，以雲母木器中漬之，二十日出。絹袋盛，懸屋上，勿使見風日，令燥，以水漬，鹿皮為囊，揉挺之從旦至中，乃以細絹下篩滓，復揉挺令得好粉五斗，餘者棄之。取粉一斗，納崖蜜二斤，攪令如粥，納生竹筒中薄削之，漆固口，埋北垣南岸下，入地六尺覆土。春夏四十日，秋冬三十日出之，當如澤為成。若洞洞不消者，更埋三十日出之。先取水一合，納藥一合，攪和盡服之，日三。水寒溫盡自在，服十日，小便當變黃，此先療勞氣風疹也。二十日腹中寒癖消；三十日齲齒除，更新生；四十日不畏風寒；五十日諸病皆癒，顏色日少，長生神仙。吾自驗之，所以述錄。

煉鐘乳粉法

鐘乳一斤，不問厚薄，但取白淨光色好者，即任用，非此者不堪用。先泥鐵鐺可受四五斗者為灶，貯水令滿，去口三寸，納乳著金銀瓷盎中任有用之，乃下鐺中令水沒盎上一寸餘即得。常令如此，勿使出水也。微火燒之，日夜不絕，水欲竭即添成暖水，每一週時，輒易水洗鐺並洮乳，七日七夜出之，淨洮乾，納瓷鉢中，玉椎縛格，少著水研之，一日一夜，急著水攪令大濁，澄取濁汁，其乳粗者自然著底，作末者即自作濁水出。即經宿澄取其粗著底者，準前法研之，凡五日五夜，皆細逐水作粉，好用澄煉，取曝乾，即更於銀鉢中研之一日，候入肉水洗不落者佳。

鐘乳散　治虛羸不足，六十以上人瘦弱不能食者，百病方。

成煉鐘乳粉三兩　上黨人參　石斛　乾薑各三分。

上四味，搗下篩，三味與乳合和相得，均分作九帖，平旦空腹溫醇酒服一帖，日午後服一帖，黃昏後服一帖。三日後準此服之。凡服此藥法，皆三日一劑。三日內止食一升半飯，一升肉。肉及飯惟爛，不得服蔥豉。問曰：何故三日少食勿得飽也？答曰：三夜乳在腹中薰補臟腑，若此飽食，即推藥出腹，所以不得飽食也。何故不得生食？由食生故即損傷藥力，藥力既損，脂肪亦傷，所以不得食生食也。何故不得食蔥豉？蔥豉殺藥，故不得食也。三日服藥既盡，三日內須作羹食補之，任意所便，仍不用蔥豉及硬食也。三日補訖，還須準式服藥如前，盡此一斤乳訖，其氣力當自知耳，不能具述，一得此法，其後服十斤、二十斤，任意方便可知也。

西嶽真人靈飛散方

雲母粉一斤　茯苓八兩　鐘乳粉　柏子仁　人參《千金翼》作白朮　續斷　桂心各七兩　菊花十五兩　乾地黃十二兩。

上九味，為末，生天門冬十九斤，取汁溲藥，納銅器中蒸一石二斗黍米下，米熟曝乾為末。先食飲服方寸匕，日一。三日力倍，五日血脈充盛，七日身輕，十日面色悅澤，十五日行及奔馬，三十日夜視有光，七十日白髮盡落，故齒皆去。更取二十一匕白蜜和搗二百杵，丸如梧子大，作八十一枚，曝乾，丸皆映澈如水精珠。欲令發齒時生者吞七枚，日三即出。髮未白、齒不落者，且服散五日乃白，如前法服。已白者餌藥至七年乃落。入山日吞七丸，絕穀不饑。余得此方以來，將逾三紀，頃者但美而悅之，疑而未敢措手，積年詢訪，屢有好名人曾餌得力，遂服之一如方說。但能業之不已，功不徒棄耳。

黃帝雜忌法第七

且起勿開目洗面，令人目澀失明、饒淚；清旦常言善事，勿惡言，聞惡事即向所來方三唾之，吉；又勿瞋怒，勿叱吒呪呼，勿嗟歎，勿唱奈何，名曰請禍；勿立膝坐而交臂膝上，勿令髮覆面，皆不祥；勿舉足向火，勿對灶罵詈，凡行、立、坐勿背日，吉；勿面北坐久思，不祥起；凡欲行來，常存魁綱在頭上，所向皆吉；若欲征戰，存斗柄在前以指敵，吉；勿面北冠帶，凶；勿向西北唾，犯魁綱神，凶；勿咳唾，唾不用遠，成肺病，令人手足重及背痛、咳嗽；亦勿向西北大小便；勿殺龜蛇；勿怒目視日月，喜令人失明；行及乘馬不用回顧，則神去人不用，鬼行踏粟。

凡過神廟，慎勿輒入，入必恭敬，不得舉目恣意顧瞻，當如對嚴君焉，乃享其福耳，不爾速獲其禍；亦不得返首顧視神廟；忽見龍蛇，勿興心驚怪，亦勿注意瞻視；忽見鬼怪變異之物，即強抑之勿怪，咒曰：見怪不怪，其怪自壞。又路行及眾中見殊妙美女，慎勿熟視而愛之，此當魑魅之物，使人深愛，

無問空山、曠野、稠人、廣眾之中，皆亦如之。

凡山水有沙虱處，勿在中浴，害人；欲渡者，隨驢馬後急渡，不傷人；有水弩處射人影即死，欲渡水者，以物打水，其弩即散，急渡不傷人；諸山有孔雲入採寶者，惟三月九月，餘月山閉氣交死也；凡人空腹不用見屍臭氣入鼻，舌上白起，口常臭，欲見屍者，皆須飲酒見之，能辟毒；遠行觸熱，途中逢河勿洗面，生烏默。

房中補益第八

論曰：人年四十以下多有放恣，四十以上即頓覺氣力一時衰退。衰退既至，眾病蜂起。久而不治，遂至不救。所以彭祖曰：以人療人，真得其真。故年至四十，須識房中之術。

夫房中術者，其道甚近，而人莫能行。其法，一夜御十女，閉固而已，此房中之術畢矣。兼之藥餌，四時勿絕，則氣力百倍，而智慧日新。然此方之作也，非欲務於淫佚，苟求快意，務存節欲，以廣養生也。非苟欲強身力，幸女色以縱情，意在補益以遣疾也。此房中之微旨也。是以人年四十以下，即服房中之藥者，皆所以速禍，慎之慎之！故年未滿四十者，不足與論房中之事。貪心未止，兼餌補藥，倍力行房，不過半年，精髓枯竭，惟向死近。少年極須慎之。

人年四十以上，常服煉乳散不絕，可以不老。又餌雲母，足以癒疾延年；人年四十以上，勿服瀉藥，常餌補藥大佳。昔黃帝御女一千二百而登仙，而俗人以一女伐命。知與不知，豈不遠矣。其知道者，御女苦不多耳。

凡婦人不必有顏色妍麗，但得少年未經生乳，多肌肉，益也。若足財力，選取細髮、目睛黑白分明，體柔骨軟，肌膚細滑，言語聲音和調，四肢骨節皆欲足肉，而骨不大。其陰及腋

備急千金要方

皆不欲有毛，有毛當軟細，不可極於相者；但蓬頭蠅面，槌項結喉，雄聲大口，高鼻麥齒，目睛渾濁，口頷有毛，骨節高大，發黃少肉，隱毛多而且強，又生逆毛。與之交會，皆賊命損壽也。

凡御女之道，不欲令氣未感動，陽氣微弱即以交合。必須先徐徐嬉戲，使神和意感良久，乃可令得陰氣，陰氣推之，須臾自強，所謂弱而內迎，堅急出之。進退欲令疏遲，情動而止；不可高自投擲，顛倒五臟，傷絕精脈，生致百病。但數交而慎密者，諸病皆癒，年壽日益，去仙不遠矣，不必九一三五之數也。能百接而不施瀉者，長生矣。若御女多者，可採氣。採氣之道，但深接勿動，使良久氣上面熱，以口相當引取女氣而吞之，可疏疏進退，意動便止，緩息眠目，偃臥導引，身體更強，可復御他女也。數數易女，則得益多；人常御一女，陰氣轉弱，為益亦少。陽道法火，陰家法水，水能制火，陰亦消陽。久用不止，陰氣逾陽，陽則轉損，所得不補所失。但能御十二女而不復施瀉者，令人不老，有美色；若御九十三女而自固者，年萬歲矣。

凡精少則病，精盡則死，不可不思，不可不慎。數交而一瀉，精氣隨長不能使人虛也。若不數交，交而即瀉，則不得益。瀉之精氣自然生長，但遲微，不如數交接不瀉之速也。

凡人習交合之時，常以鼻多納氣，口微吐氣，自然益矣。交會畢蒸熱，是得氣也。以菖蒲末三分，白粱粉敷摩令燥，既使強盛，又濕瘡不生也。凡欲施瀉者，當閉口張目，閉氣，握固兩手，左右上下縮鼻取氣，又縮下部及吸腹，小偃脊膂，急以左手中兩指抑屏翳穴，長吐氣並琢齒千遍，則精上補腦，使人長生。若精妄出，則損神也。

《仙經》曰：令人長生不老，先與女戲，飲玉漿。玉漿，口中津也。使男女感動，以左手握持，思存丹田，中有赤氣，

內黃外白，變為日月。徘徊丹田，俱入泥垣，兩半合成一團。閉氣深納勿出入，但上下徐徐咽氣，情動欲出，急退之。此非上士有智者不能行也。其丹田在臍下三寸，泥垣者在頭中對兩目直入內，思作日月想，合徑三寸許。兩半放形而一，謂日月相揜者也。雖出入仍思念所作者勿廢，佳也。又曰：男女俱仙之道，深納勿動精，思臍中赤色大如雞子形，乃徐徐出入，情動乃退，一日一夕可數十為定，令人益壽。男女各息意共存思之，可猛念之。

御女之法，能一月再泄，一歲二十四泄，皆得二百歲，有顏色，無疾病。若加以藥，則可長生也。人年二十者，四日一泄；三十者，八日一泄；四十者，十六日一泄；五十者，二十日一泄；六十者，閉精勿泄，若體力猶壯者，一月一泄。凡人氣力自有強盛過人者，亦不可抑忍，久而不泄，致生癰疽。若年過六十，而有數旬不得交合，意中平平者，自可閉固也。

昔貞觀初，有一野老，年七十餘，詣余云：數日來陽氣益盛，思與家嫗晝寢，春事皆成。未知垂老有此，為善惡也？余答之曰：是大不祥。子獨不聞膏火乎？夫膏火之將竭也，必先暗而後明，明止則滅。今足下年邁桑榆，久當閉精息欲。茲忽春情猛發，豈非反常耶？竊謂足下憂之，子其勉歟！後四旬發病而死，此其不慎之效也。如斯之輩非一，且疏一人，以勗將來耳。

所以善攝生者，凡覺陽事輒盛，必謹而抑之，不可縱心竭意以自賊也。若一度制得，則一度火滅，一度增油；若不能制，縱情施瀉，即是膏火將滅，更去其油，可不深自防！所患人少年時不知道，知道亦不能信行之，至老乃知道，便已晚矣，病難養也。晚而自保，猶得延年益壽；若年少壯而能行道者，得仙速矣。或曰：年未六十，當閉精守一為可爾否？曰：不然。男不可無女，女不可無男。無女則意動，意動則神勞，

神勞則損壽。若念真正無可思者，則大佳，長生也。然而萬無一有。強抑鬱閉之，難持易失，使人漏精尿濁，以致鬼交之病，損一而當百也。其服食藥物，見第二十卷中。

御女之法：交會者當避丙丁日，及弦望晦朔、大風、大雨、大霧、大寒、大暑、雷電、霹靂，天地晦冥，日月薄蝕，虹霓地動。若御女者，則損人神，不吉，損男百倍，令女得病，有子必癲、癡、頑、愚、瘖啞、聾聵、攣跛、盲眇、多病、短壽、不孝、不仁。又避日月星辰、火光之下，神廟佛寺之中，井灶圊廁之側，塚墓屍柩之旁，皆悉不可。夫交合如法，則有福德，大智善人降託胎中，仍令性行調順，所作和合，家道日隆，祥瑞競集；若不如法，則有薄福、愚癡、惡人來託胎中，仍令父母性行凶險，所作不成，家道日否，殃咎屢至。雖生成長，家國滅亡。夫禍福之應，有如影響。此乃必然之理，可不再思之！若欲求子者，但待婦人月經絕後一日、三日、五日，擇其王相日及月宿在貴宿日，以生氣時夜半後乃施瀉，有子皆男，必壽而賢明高爵也。以月經絕後二日、四日、六日施瀉，有子必女。過六日後勿得施瀉，既不得子，亦不成人。

王相日：

春甲乙，夏丙丁，秋庚辛，冬壬癸。

月宿日：

正月一日、六日、九日、十日、十一日、十二日、十四日、二十一日、二十四日、二十九日。

二月四日、七日、八日、九日、十日、十二日、十四日、十九日、二十二日、二十七日。

三月一日、二日、五日、六日、七日、八日、十日、十七日、二十日、二十五日。

四月三日、四日、五日、六日、八日、十日、十五日、十八日、二十二日、二十八日。

五月一日、二日、三日、四日、五日、六日、十二日、十五日、二十日、二十五日、二十八日、二十九日、三十日。

六月一日、三日、十日、十三日、十八日、二十三日、二十六日、二十七日、二十八日、二十九日。

七月一日、八日、十一日、十六日、二十一日、二十四日、二十五日、二十六日、二十七日、二十九日

八月五日、八日、十日、十三日、十八日、二十一日、二十二日、二十三日、二十四日、二十五日、二十六日

九月三日、六日、十一日、十六日、十九日、二十日、二十一日、二十二日、二十四日。

十月一日、四日、九日、十日、十四日、十七日、十八日、十九日、二十日、二十二日、二十三日、二十九日。

十一月一日、六日、十一日、十四日、十五日、十六日、十七日、十九日、二十六日、二十九日。

十二月四日、九日、十二日、十三日、十四日、十五日、十七日、二十四日。

若合，春甲寅乙卯、夏丙午丁巳、秋庚申辛酉、冬壬子癸亥，與此上件月宿日合者尤益。

黃帝雜禁忌法曰：人有所怒，血氣未定，因以交合，令人發癰疽。又不可忍小便交合，使人淋，莖中痛；面失血色，及遠行疲乏來入房，為五勞虛損，少子；且婦人月事未絕，而與交合，令人成病，得白駁也。水銀不可近陰，令人消縮；鹿、豬二脂不可近陰，令陰痿不起。

《備急千金要方》卷第二十七

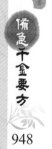

平脈大法第一

論曰：夫脈者，醫之大業也。既不深究其道，何以為醫者哉！是以古之哲醫，寤寐俯仰，不與常人同域。造次必於醫，顛沛必於醫，故能感於鬼神，通於天地，可以濟眾，可以依憑。若與常人混其波瀾，則庶事墮壞，使夫物類將何仰焉？由是言之，學者必當屏棄俗情，凝心於此，則和鵲之功因茲可得而致也。

《經》曰：診脈之法，常以平旦，陰氣未動，陽氣未散，飲食未進，經脈未盛，絡脈調勻，氣血未亂，故乃可診有過之脈。《脈經》云：過此非也。切脈動靜而視精明，察五色，觀五臟有餘不足，六腑強弱，形之盛衰，可以此參伍，決生死之分也。

又曰：平脈者，皆於平旦，勿食勿語，消息體氣，設有所作，亦如食頃，師亦如之。既定，先診寸口，初重指切骨，定畢便漸舉指，令指不厚不薄，與皮毛相得，如三菽之重。於輕重之間，隨人強弱肥瘦，以意消息進退舉按之宜。稱其浮沉諸類，應於四時五行，與人五臟相應。不爾者，以其輕重相薄，尋狀論寒暑得失。

凡人稟形，氣有中適，有躁靜，各各不同。氣脈潮動，亦各隨其性韻。故一呼而脈再至，一吸而脈再至，呼吸定息之間復一至，合為五至，此為平和中適者也。春秋日夜正等，無餘分時也。其餘日則其呼而脈至多，吸而脈至少；或吸而脈至

多，呼而脈至少，此則不同，如冬夏日夜長短之異也。凡氣脈呼吸法，晝夜變通效四時，然於呼吸定息應五至之限，無有虧僻。猶晷刻與四時有長短，而歲功日數無遺也。若人有羸有壯，其呼吸雖相壓遏，而晝夜息度隨其漏刻，是謂呼吸象晝夜，變通效四時。

夫診脈，當以意先自消息，壓取病人呼吸以自同，而後察其脈數，計於定息之限，五至者為平。人若有盈縮，尋狀論病源之所宜也。

問曰：何為三部脈？

答曰：寸、關、尺也。凡人修短不同，其形各異，有尺寸分三關之法。從肘腕中橫紋至掌魚際後紋，卻而十分之而入取九分，是為尺；從魚際後紋卻還度取十分之一，則是寸；寸十分之而入取九分之中，則寸口也。此處其骨自高，故云陰得尺內一寸，陽得寸內九分，從寸口入卻行六分為關分，從關分又入行六分為尺分。

又曰：從魚際至高骨卻行一寸，其中名曰寸口。從寸口至尺名曰尺澤，故曰尺寸。寸後尺前名曰關，陽出陰入，以關為界，如天、地、人為三界。寸主射上焦，頭及皮毛，竟手上部；關主射中焦，腹及腰中部；尺主射下焦，小腹至足下部。此為三部法，象三才天、地、人，頭腹足為三元也。夫十二經皆有動脈，獨取寸口，以決五臟六腑死生吉凶之候者，何謂也？然寸口者，脈之大會，手太陰之動脈也。人一呼脈行三寸，一吸脈行三寸，呼吸定息，脈行六寸。人一日一夜凡一萬三千五百息，脈行五十度，周於其身。漏水下百刻，榮衛行陽二十五度，行陰亦二十五度為一周。晬時也。故五十度而復會于手太陰。太陰者，寸口也，即五臟六腑之所終始。故法取於寸口，人有三百六十脈，法三百六十日也。

950

診五臟脈輕重法第二

初持脈，如三菽之重，與皮毛相得者，肺部。金，秋三月，庚辛之氣。

如六菽之重，與血脈相得者，心部。火，夏三月，丙丁之氣。

如九菽之重，與肌肉相得者，脾部。土，王四季，季夏六月，戊己之氣。

如十二菽之重，與筋平者，肝部。木，春三月，甲乙之氣。

按之至骨，舉之來疾者，腎部。水，冬三月，壬癸之氣。

心肺俱浮，何以別之？然，浮而大散者，心也；象火浮散。浮而短澀者，肺也。法金含齒。

腎肝俱沉，何以別之？然，牢而長者，肝也；如卉生苗吐穎。按之軟，舉指來實者，腎也。濡弱如水，舉重勝船。

脾者中州，故其脈在中，是陰陽之脈也。《千金翼》云：遲緩而長者，脾也。

指下形狀第三

浮脈，舉之有餘，按之不足。浮於指下。

沉脈，舉之不足，按之有餘。重按之乃得。

澀脈，細而遲，往來難且散，或一止復來。一曰浮而短，一曰短而止，或如散。

滑脈，往來前卻，流利輾轉，替替然與數相似。一曰浮中如有力，一曰漉漉如欲脫。

洪脈，極大在指下。一曰浮而大。

細脈，小大於微，常有但細耳。

微脈，極細而軟，或欲絕，若有若無。一曰小也，一曰手下快，一曰薄，一曰按之如欲盡也。

弦脈，舉之無有，按之如張弓弦狀。一曰如張弓弦，按之不移；又曰浮緊乃為弦也。

緊脈，數如切繩狀。一曰如轉索之無常。

遲脈，呼吸三至，去來極遲。一曰舉之不足，按之盡牢；一曰按之盡牢，舉之無有。

數脈，去來促急。一曰一息六七至，一曰數者進之名。

緩脈，去來亦遲，小快於遲。一曰浮大而軟，陰與陽同等。

弱脈，極軟而沉細，按之欲絕指下。一曰按之乃得，舉之即無。

動脈，見於關上，無頭尾，大如豆，厥厥動搖。

伏脈，極重，指著骨乃得。一曰關上沉不出，名曰伏；一曰手下裁動；一曰按之不足，舉之無有。

芤脈，浮大而軟，按之中央空，兩邊實。一曰指下無，兩旁有。

軟脈，極軟而浮細。一曰按之無有，舉之有餘；一曰細小如軟。《千金翼》軟作濡。

虛脈，遲大而軟，按之不足，隱指豁豁然空。

實脈，大而長，微強，按之隱指愊愊然。一曰沉浮皆得。

促脈，來去數，時一至。

結脈，往來緩，時一止復來。脈結者生。

代脈，來數中止，不能自還，因而復動。脈代者死。

散脈，大而散，散者氣實血虛，有表無裏。

革脈，有似沉、伏、實，大而長，微弦。《千金翼》以革為牢。

弦與緊相類，浮與芤相類一曰浮與洪相類，軟與弱相類，微與澀相類，沉與伏相類，緩與遲相類又曰軟與遲相類，革與實相類《翼》作牢與實相類，滑與數相類。

五臟脈所屬第四

心部，在左手關前寸口。亦名人迎。

肝部，在左手關上。

腎部，在左手關後尺中。

肺部，在右手關前寸口。亦名氣口。

脾部，在右手關上。

腎部，在右手關後尺中。

脈法贊云

肝心出左，脾肺出右，

腎與命門，俱出尺部。

魂魄谷神，皆見寸口。

左主司官，右主司府。

左大順男，右大順女。

關前一分，人命之主。

左為人迎，右為氣口。

神門決斷，兩在關後。

人無二脈，病死不瘉。

諸經損減，各隨其部。

三陰三陽，一云按察陰陽。誰先誰後。

陰病治官。官藏內也。陽病治府。府外也。

奇邪所舍，如何捕取？

審而知者，針入病瘉。

脈有三部，陰陽相乘，

榮衛氣血，而行人躬。

呼吸出入，上下於中，

因息游布，津液流通。

隨時動作，效象形容，

春弦秋浮，冬沉夏洪。
察色觀脈，大小不同，
一時之間，變無經常。
尺寸參差，或短或長，
上下乖錯，或存或亡。
病輒改易，進退低昂，
心迷意惑，動失紀綱，
願為縷陳，令得分明。

師曰

子之所問，道之根源，
脈有三部，尺寸及關。
榮衛流行，不失衡銓，
腎沉心洪，肺浮肝弦，
此曰常經，不失銖分。
出入升降，漏刻周旋。
水下二刻，脈一周身，
旋復寸口，虛實見焉。
變化相乘，陰陽相干，
風則浮虛，寒則緊弦，
沉潛水畜，支飲急弦，
動弦為痛，數洪熱煩，
設有不應，知變所緣。
三部不同，病各異端，
太過可怪，不及亦然；
邪不空見，終必有奸。
審察表裏，三焦別分，
知邪所舍，消息診看，
料度腑臟，獨見若神。

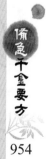

分別病形狀第五

脈數則在腑，遲則在臟。

脈長而弦，病在肝。《脈經》作出於肝。

脈小血少，病在心。扁鵲云：脈大而洪出於心。

脈下堅上虛，病在脾胃。

脈滑一作澀而微浮，病在肺。

脈大而堅，病在腎。扁鵲云：小而緊。

脈滑者多血少氣。

脈澀者少血多氣。

脈大者血氣俱多。又云：脈來大而堅者，血氣俱實。

脈小者血氣俱少。又云：脈來細而微者，血氣俱虛。

沉細滑疾者熱。

遲緊為寒。《脈經》云：洪數滑疾為熱，澀遲沉細為寒。

脈盛滑緊者，病在外，熱；

脈小實而緊者，病在內，冷。

脈小弱而澀，謂之久病；

脈滑浮而疾者，謂之新病。

脈浮滑。其人外熱，風走刺，有飲，難治。

脈沉而緊，上焦有熱，下寒，得冷即便下。

脈沉而細，下焦有寒，小便數，時苦絞痛，下利重。

脈浮緊且滑直者，外熱內冷，不得大小便。

脈洪大緊急，病速進在外，苦頭發熱，癰腫。

脈細小緊急，病速進在中，寒為疝瘕積聚，腹中刺痛。

脈沉重而直前絕者，病血在腸間。

脈沉重而中散者，因寒食成癥。

脈直前而中散絕者，病消渴。一云病浸淫瘡。

脈沉重，前不至寸口，徘徊絕者，病在肌肉遁屍。

脈左轉而沉重者，氣微，陽在胸中。

脈右轉出不至寸口者，內有肉癥。

脈累累如貫珠不前至，有風寒在大腸，伏留不去。

脈累累如止不至，寸口軟者，結熱在小腸膜中，伏留不去。

脈直前左右彈者，病在血脈中衃血也。

脈後而左右彈者，病在筋骨中也。

脈前大後小，即頭痛目眩。

脈前小後大，即胸滿短氣。

上部有脈，下部無脈，其人當吐，不吐者死。

上部無脈，下部有脈，雖困無所苦。

夫脈者，血之府也。長則氣治，短則氣病，數則煩心，大則病進，上盛則氣高，下盛則氣脹，代則氣衰，細《太素》作滑則氣少，澀則心痛。渾渾革革，至如湧泉，病進而危。弊弊綽綽，其去如弦絕者死。短而急者病在上，長而緩者病在下，沉而弦急者病在內，浮而洪大者病在外。脈實者病在內，脈虛者病在外。在上為表，在下為裏，浮為在表，沉為在裏。滑為實為下又為陽氣衰，數為虛為熱，浮為風為虛，動為痛為驚，沉為水為實又為鬼疰，弱為虛為悸。遲則為寒，澀則少血，緩則為虛，洪則為氣一作熱，緊則為寒，弦數為瘧。瘧脈自弦，弦數多熱，弦遲多寒。微則為虛，代散則死。弦為痛痺一作浮為風痺。偏弦為飲，雙弦則脅下拘急而痛，其人濇濇惡寒。脈大，寒熱在中。伏者霍亂。安臥脈盛，謂之脫血。凡亡汗，肺中寒，飲冷水，咳嗽下利，胃中虛冷，此等其脈並緊。

浮而大者，風。

浮大者，中風，頭重鼻塞。

浮而緩，皮膚不仁，風寒入肌肉。

滑而浮散者，攤緩風。

滑為鬼疰。

澀而緊，痺病。

浮洪大長者，風眩癲疾。

大堅疾者，癲病。

弦而鉤，脅下如刀刺，狀如蜚屍，至困不死。

緊而急者，遁屍。

洪大者，傷寒熱病。

浮洪大者，傷寒，秋吉，春成病。

浮而滑者，宿食。

浮滑而疾者，食不消，脾不磨。

短疾而滑，酒病。

浮而細滑，傷飲。

遲而澀，中寒，有癥結。

駃而緊，積聚，有擊痛。

弦急，疝瘕，小腹痛，又為癖病。一作痺病。

遲而滑者脹。

盛而緊曰脹。

弦小者，寒澼。

沉而弦者，懸飲內痛。

弦數，有寒飲，冬夏難治。

緊而滑者，吐逆。

小弱而澀，胃反。

遲而緩者，有寒。

微而緊者，有寒。

沉而遲，腹臟有冷病。

微弱者，有寒少氣。

實緊，胃中有寒，苦不能食，時時利者難治。一作時時嘔，

稽難治。

滑數，心下結熱盛。

滑疾，胃中有熱。

緩而滑曰熱中。

沉而急，病傷暑，暴發虛熱。

浮而絕者氣。

辟大而滑，中有短氣。

浮短者，其人肺傷，諸氣微少，不過一年死，法當嗽也。

沉而數，中水，冬不治自癒。

短而數，心痛心煩。

弦而緊，脅痛，臟傷，有瘀血。一作有寒血。

沉而滑，為下重，亦為背膂痛。

脈來細而滑，按之能虛，因急持直者，僵仆，從高墮下，病在內。

微浮，秋吉，冬成病。

微數，雖甚不成病，不可勞。

浮滑疾緊者，以合百病，久易癒。

陽邪來，見浮洪。

陰邪來，見沉細。

水穀來，見堅實。

脈來乍大乍小，乍長乍短者，為祟。

脈來洪大嫋嫋者，祟。

脈來沉沉澤澤，四肢不仁而重，土祟。

脈與肌肉相得，久持之至者，可下之。

弦小緊者，可下之。

緊而數，寒熱俱發，必下乃癒。

弦遲者，宜溫藥。

緊數者，可發其汗。

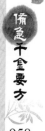

三關主對法第六

諸浮諸弦，諸沉諸緊，諸濇諸滑，若在寸口，膈以上病頭部；若在關上，胃以下病腹部；若在尺中，腎以下病腰腳部。

平寸口脈主對法

寸口脈滑而遲，不沉不浮，不長不短，為無病，左右同法。

寸口太過與不及，寸口之脈中手短者，曰頭痛，中手長者，曰足脛痛，中手促上擊者，曰肩背痛。

寸口脈沉而堅者，曰病在中。

寸口脈浮而盛者，曰病在外。

寸口脈沉而弱者，曰寒熱及疝瘕，少腹痛。熱一作氣，又作中。

寸口脈沉而弱，髮必墮落。

寸口脈沉而緊，苦心下有寒，時時痛，有積邪。

寸口脈沉而滑者，胸中有水氣，面目腫，有微熱，為風水。

寸口脈沉大而滑，沉即為血實，滑即為氣實，血氣相搏，入臟即死，入腑即癒。

寸口脈沉，胸中短氣。

寸口脈沉而喘者，寒熱。

寸口脈浮而滑，頭中痛。

寸口脈浮大，按之反濇，尺中亦微而濇，故知有滯氣宿食。

寸口脈弦而緊，弦即衛氣不行，衛氣不行即惡寒，水流走腸間。

寸口脈緊或浮，膈上有寒，肺下有水氣。

脈緊上寸口者，中風，風頭痛亦如之。《翼》云：亦為傷寒頭痛。

脈弦上寸口者，宿食；降者，頭痛。

寸口脈弦大，婦人半生漏下，男子亡血失精。

寸口脈微而弱，微即惡寒，弱則發熱，當發不發，骨節疼煩；當煩不煩，與極汗出。

寸口脈微而弱，氣血俱虛，男子吐血，婦人下血，嘔汁出。

寸口脈動而弱，動即為驚，弱即為悸。

寸口脈緩而遲，緩即為虛，遲即為寒。虛寒相搏，則欲溫食，食冷即咽痛。

寸口脈遲而緩，遲則為寒，緩即為氣，寒氣相搏，則絞而痛。

寸口脈遲而澀，遲即為寒，澀為少血。

脈來過寸入魚際者，遺尿；脈出魚際，逆氣喘息。

寸口脈但實者，心勞。

寸口脈瀲瀲如羹上肥，陽氣微；連連如蜘蛛絲，陰氣衰。

兩手前部陽絕者，苦心下寒毒，喉中熱。

寸口脈偏絕，則臂偏不遂，其人兩手俱絕者，不可治。

寸口脈來暫大暫小者，陰絡也，苦陰風痹，應時自發，身洗洗也。

寸口脈來暫小暫大者，陽絡也，苦皮膚病，汗出惡寒，下部不仁。

寸口脈浮，中風發熱頭痛，宜服桂枝湯、葛根湯，針風池、風府，向火炙身，摩治風膏，覆令汗出。

寸口脈緊，苦頭痛，是傷寒，宜服麻黃湯發汗，針眉衝、顳顬，摩傷寒膏。

寸口脈微，苦寒為衄，宜服五味子湯、麻黃茱萸膏，令汗

出。

寸口脈數，即為吐，以有熱在胃脘，薰胸中，宜服藥吐之，及針胃管，服除熱湯。若傷寒七八日至十日，熱在中，煩滿渴者，宜服知母湯。

寸口脈洪大，胸脅滿，宜服生薑湯、白薇丸，亦可紫菀湯下之，針上脘、期門、章門。

寸口脈緩，皮膚不仁，風寒在肌肉，宜服防風湯，以藥薄熨之佳，灸諸治風穴。

寸口脈滑，陽實，胸中壅滿，吐逆，宜服前胡湯，針太陽、巨闕瀉之。

寸口脈弦，心下愊愊，微頭痛，心下有水氣。宜服甘遂丸，針期門瀉之。

寸口脈弱，陽氣虛弱，自汗出，宜服茯苓湯、內補散，將適飲食消息，勿極勞，針胃管補之。

寸口脈澀，是胃氣不足，宜服乾地黃湯，自養，調和飲食，針胃管一作三里補之。

寸口脈芤，吐血，微芤者衄血，空虛，去血故也，宜服竹皮湯、黃土湯，灸膻中。

寸口脈伏，胸中逆氣，噎塞不通，是諸氣上衝胸中，宜服前胡湯、大三建丸，針巨闕瀉之。

寸口脈沉，胸中引脅痛，胸中有水氣，宜服澤漆湯，針巨闕瀉之。

寸口脈軟弱，自汗出，是虛損病，宜服乾地黃湯、薯蕷丸、內補散、牡蠣散並粉，針太衝補之。

寸口脈遲，上焦有寒，心痛咽酸，吐酸水，宜服附子湯、生薑湯、茱萸丸，調和飲食以暖之。

寸口脈實，即生熱，在脾肺，嘔逆氣塞；虛則生寒，在脾胃，食不消化。熱即宜服竹葉湯、葛根湯，寒即茱萸丸、生薑

湯。

寸口脈細，發熱嘔吐，宜服黃芩龍膽湯；吐不止，宜服橘皮桔梗湯，灸中府。

平關脈主對法

關上脈浮而大，風中胃中，張口肩息，心下澹澹，食欲嘔。

關上脈微浮，積熱在胃中，嘔吐蛔蟲，心健忘。

關上脈滑而大小不均，必吐逆，是為病方欲來，不出一二日，復欲發動，其人欲多飲，飲即注利。如利，止者生，不止者死。

關上脈緊而滑者，蛔動。

關上脈弦而長《翼》作大，有痛如刀刺之狀，在臍左右上下。《脈經》云：有積在臍左右上下。

關上脈澀而堅，大而實，按之不減有力，為中焦實，有伏結在脾肺氣塞，實熱在胃中。

關上脈襜襜大而尺寸細者，其人必心腹冷積，癥瘕結聚，欲熱飲食。

關上脈時來時去，乍大乍小，乍疏乍數者，胃中寒熱，羸劣，不欲飲食，如瘧狀。

關上脈浮，腹滿不欲食，浮為虛滿，宜服平胃丸、茯苓湯、生薑前胡湯，針胃管，先瀉後補之。

關上脈緊，心下苦滿痛，脈緊為實，宜服茱萸當歸湯，又加大黃二兩佳。《脈經》云：又大黃湯兩治之佳。針巨闕、下脘瀉之。

關上脈微，胃中冷，心下拘急，宜服附子湯、生薑湯、附子丸，針巨闕補之。

關上脈數，胃中有客熱，宜服知母湯一作丸、除熱湯，針巨闕、上脘瀉之。

關上脈緩，不欲食，此脾胃氣不足，宜服平胃丸、補脾湯。又針章門補之。

關上脈滑，胃中有熱，滑為熱實氣滿，故不欲食，食即吐逆，宜服朴硝麻黃湯、平胃丸，一作宜服紫菀湯、人參大平胃丸。針胃管瀉之。

關上脈弦，胃中有冷，心下厥逆，脈弦胃氣虛，宜服茱萸湯，溫調飲食，針胃管補之。

關上脈弱，胃氣虛，胃中有客熱，脈弱為虛熱作病。且說云有熱，不可大攻之，熱去即寒起。正宜服竹葉湯，針胃管補之。

關上脈細，虛，腹滿，宜服生薑湯、茱萸蜀椒湯、白薇丸，針灸三脘。

關上脈澀，血氣逆冷，脈澀為血虛，宜服乾地黃湯、四補散，針足太衝上補之。

關上脈芤，大便去血，宜服生地黃並生竹皮湯，灸膈俞。若重下去血，針關元，甚者服龍骨丸。關元一作巨闕。

關上脈伏，有水氣溏泄，宜服水銀丸，針關元，利小便，止溏泄，便止。

關上脈洪，胃中熱，必煩滿，宜服平胃丸，針胃管，先瀉後補之。

關上脈沉，心下有冷氣，苦滿吞酸，宜服白薇丸、茯苓丸、附子湯，針胃管補之。

關上脈軟，苦虛冷，脾氣弱，重下病，宜服赤石脂湯、女萎丸，針關元補之。

關上脈遲，胃中寒，宜服桂枝丸、茱萸湯，針胃管補之。

關上脈實，胃中痛，宜服梔子湯、茱萸烏頭丸，針胃管補之。

關上脈牢，脾胃氣塞，盛熱，即腹滿響響，宜服紫菀丸、

瀉脾丸，針灸胃管瀉之。

平尺脈主對法

尺脈浮者，客陽在下焦。

尺脈弱，下焦冷，無陽氣，上熱沖頭面。

尺脈弱寸強，胃絡脈傷。

尺脈偏滑疾，面赤如醉，外熱則病。

尺脈細微，溏泄下冷利。《素問》云：尺寒脈細，謂之後泄。

尺脈虛小者，足脛寒，痿痺腳疼。

尺脈澀，下血，不利，多汗。《素問》云：尺澀脈滑，謂之多汗。

尺脈沉而滑者，寸白蟲。

尺脈細而急者，筋攣痺不能行。

尺脈大者，熱在脬中，小便赤痛。

尺脈粗，常熱者，謂之熱中，腰胯疼，小便赤熱。

尺脈按之不絕，婦人血閉，與關相應和。滑者，男子氣血實，婦人即為妊娠。

尺脈來而斷絕者，男子小腹有滯氣，婦人月水不利。

尺寸俱軟弱，內慍熱，手足逆冷，汗出。

尺寸俱沉，關上無有者，苦心下喘。

尺寸俱沉，關上若有，苦寒心下痛，陰中冷，腳痺。

尺寸俱微，少心力，不欲言，血氣不足，其人腳弱短氣。

尺寸俱數，手足頭面有熱；俱遲，有寒，手足頭面有冷風。

尺脈浮，下熱風，小便難，宜服瞿麥湯、滑石散，針橫骨、關元瀉之。

尺脈緊，臍下痛，宜服當歸湯，灸天樞、針關元補之。

尺脈微，厥逆，小腹中拘急，有寒氣，宜服小建中湯，針氣海。

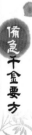

964

尺脈數，惡寒，臍下熱痛，小便赤黃，宜服雞子湯、白魚散，針橫骨瀉之。

尺脈緩，腳弱下腫一無此四字，小便難，有餘瀝，宜服滑石湯、瞿麥散，針橫骨瀉之。

尺脈滑，血氣實，經脈不利，宜服朴硝煎、大黃湯下去經血，針關元瀉之。

尺脈弦，小腹疼，小腹及腳中拘急，宜服建中湯、當歸湯，針氣海瀉之。

尺脈弱，氣少發熱骨煩，宜服前胡湯、乾地黃茯苓湯，針關元補之。

尺脈澀，足脛逆冷，小便赤，宜服附子四逆湯，針足太衝補之。

尺脈芤，下焦虛，小便去血，宜服竹皮生地黃湯，灸丹田、關元。

尺脈伏、小腹痛，癥疝，水穀不化，宜服大平胃丸、桔梗丸，針關元補之。

尺脈沉，腰背痛，宜服腎氣丸，針京門補之。

尺脈軟，腳不收風痹一無此五字，小便難，宜服瞿麥湯、白魚散，針關元瀉之。

尺脈牢，腹滿，陰中急，宜服葶藶子茱萸丸，針丹田、關元、中極。

尺脈遲，下焦有寒，宜服桂枝丸，針氣海、關元瀉之。

尺脈實，小腹痛，小便不禁，宜服當歸湯加大黃一兩，利大便，針關元補之。

五臟積聚第七

人病有積、有聚、有穀氣。穀一作繫。夫積者，臟病，終

不移也；聚者，腑病，發作有時，輾轉痛移為可治也；穀氣者，脅下牽痛，按之則癒，癒復發為穀氣。夫病已癒不得復發，今病復發即為穀氣也。諸積大法，脈來而細軟附骨者為積也。寸口結，積在胸中；微出寸口，積在喉中。關上結，積在臍旁；微下關者，積在少腹。尺中結，積在氣衝，上關上，積在心下。脈出在左積在左，脈出在右積在右，脈兩出積在中央，各以其部處之。寸口沉而橫者，脅下及腹中有橫積痛，其脈弦。腹中急痛，腰背痛相引，腹中有寒疝瘕。

脈弦緊而細微者，瘕也。夫寒痹，癥瘕積聚之脈，狀皆弦緊。若在心下即寸弦緊，在胃脘即關弦緊，在臍下即尺弦緊。一曰關脈長弦，有積在臍左右上下。

又脈瘕法：左手脈橫瘕在左，右手脈橫瘕在右，脈頭大在上，頭小在下。

又一法：橫脈見左積在右，見右積在左；偏得洪實而滑亦為積，弦緊亦為積，為寒痹，為疝痛。內有積不見脈，難治；見一脈相應為易治；諸不相應，為不合治也。左手脈大，右手脈小，上病在左脅，下病在左足；右手脈大，左手脈小，上病在右脅，下病在右足。脈弦而伏者，腹中有癥不可轉也，必死不治。脈來細而沉時直者，身有癰腫，若腹中有伏梁；脈來沉而虛者，泄注也；脈來小沉實者，胃中有積聚，不可下，食即吐。

陰陽表裏虛實第八

弦為少陽，緩為陽明，洪為太陽，三陽也。微為少陰，遲為厥陰，沉為太陰，三陰也。

脈有一陰一陽，一陰二陽，一陰三陽；有一陽一陰，一陽二陰，一陽三陰。如此言之，寸口有六脈，俱動耶？然，

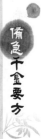

《經》言如此者，非有六脈俱動也，謂浮、沉、長、短、滑、澀也。凡脈浮滑長者，陽也；沉澀短者，陰也。所以言一陰一陽者，謂脈來沉而滑也。一陰二陽者，謂脈來沉滑而長也。一陰三陽者，謂脈來浮滑而長，時一沉也。所以言一陽一陰者，謂脈來浮而澀也。一陽二陰者，謂脈來長而沉澀也。一陽三陰者，謂脈來沉澀而短，時一浮也。各以其經所在，言病之逆順也。

脈有陽盛陰虛，陰盛陽虛，何謂也？然，浮之損小，沉之實大，故曰陰盛陽虛；沉之損小，浮之實大，故曰陽盛陰虛。是謂陰陽虛實之意也。凡脈浮、大、數、動、長、滑，陽也；沉、澀、弱、弦、短、微，陰也。陽病見陰脈者，逆也，主死；陰病見陽脈者，順也，主生。關前為陽，關後為陰。陽數即吐，陰微即下；陽弦則頭痛，陰弦即腹痛，以依陰陽察病也。又尺脈為陰，陰脈常沉而遲；寸關為陽，陽脈但浮而速。有表無裏，邪之所止得鬼病。何謂表裏？寸尺為表，關為裏。兩頭有脈，關中絕不至也，尺脈上不至關為陰絕，寸脈下不至關為陽絕。陰絕而陽微，死不治。呼為表，屬腑；吸為裏，屬臟。陽微不能呼，陰微不能吸，呼吸不足，胸中短氣。弱反在關，濡反在巔，微在其上，澀反在下。微即陽氣不足，沾熱汗出；澀即無血，厥而且寒。

諸腑脈為陽主熱，諸臟脈為陰主寒。陽微則汗，陰浮自下。《脈經》作陰微。陽數口生瘡。陰數加微，必惡寒而煩擾不得眠。陽芤吐血。《脈經》作陽數則吐血，陰芤下血。《脈經》作陰澀即下血。無陽即厥，無陰即嘔。

寸口脈浮大而疾者，名曰陽中之陽。病苦煩滿，身熱，頭痛，腹中熱。

寸口脈沉細者，名曰陽中之陰。病苦悲傷不樂，惡聞人聲，少氣，時汗出，陰氣不通，不通一作並。臂不能舉。《巢

源》作臂偏不舉。

尺脈沉細者，名曰陰中之陰。病苦兩脛痠疼，不能久立，陰氣衰，小便餘瀝，陰下濕癢。

尺脈滑而浮大者，名曰陰中之陽。病苦小腹痛滿，不能溺，溺即陰中痛，大便亦然。

尺脈牢而長，關上無有，此為陰乾陽，其人苦兩脛重，少腹引腰痛。

寸口壯大，尺中無有，此為陽陰，其人苦腰背痛，陰中傷，足脛寒。

人有三虛三實者，何謂也？然，有脈之虛實，有病之虛實，有診之虛實。脈之虛實者，脈來濡者為虛，牢者為實也。病之虛實者，出者為虛，入者為實；言者為虛，不言者為實；緩者為虛，急者為實也。診之虛實者，癢者為虛，痛者為實；外痛內快，為外實內虛；內痛外快，為內實外虛。故曰虛實也。

問曰：何謂虛實？

答曰：邪氣盛則實，精氣奪則虛。何謂重實？所謂重實者，大熱病，氣熱脈滿，是謂重實也。

脈盛、皮熱、腹脹、前後不通、悶瞀，為五實。

脈細、皮寒、氣少、泄痢注前後、飲食不入，為五虛。

何時得病第九

何以知人露臥得病？陽中有陰也。

何以知人夏月得病？諸陽入陰也。

何以知人春得病？無肝脈也。無心脈，夏得病。無肺脈，秋得病。無腎脈，冬得病。無脾脈，四季之月得病。

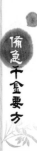

扁鵲華佗察聲色要訣第十

病人五臟已奪，神明不守，聲嘶者死。

病人循衣縫，讝言者，不可治。

病人陰陽俱絕，掣衣掇空，妄言者死。

病人妄語錯亂及不能語者，不治。熱病者可治。

病人陰陽俱絕，失音不能言者，三日半死。

病人面目皆有黃色起者，其病方癒。

病人面黃目青者不死，青如草滋死。

病人面黃目赤者不死，赤如衃血死。

病人面黃目白者不死，白如枯骨死。

病人面黃目黑者不死，黑如炲死。

病人面目俱等者不死。

病人面黑目青者不死。

病人面青目白者死。

病人面赤目青者六日死。

病人面黃目青者，九日必死，是謂亂經。飲酒當風，邪入胃經，膽氣妄泄，目則為青，雖有天救，不可復生。

病人面赤目白者，十日死。憂恚思慮，心氣內索，面色反好，急求棺槨。

病人面白目黑者死。此謂榮華已去，血脈空索。

病人面黑目白者，八日死。腎氣內傷，病因留積。

病人面青目黃者，五日死。病人著床，心痛短氣，脾竭內傷，百日復癒，能起彷徨，因坐於地，其立倚床。能治此者，可謂神良。

病人面無精光若土色，不受飲食者，四日死。

病人目無精光，及牙齒黑色者，不治。

病人耳目鼻口有黑色起，入於口者，必死。

病人耳目及顴頰赤者，死在五日中。

病人黑色出於額上髮際，下直鼻脊兩顴上者，亦死在五日中。

病人及健人黑色，若白色起，入目及鼻口者，死在三日中。

病人及健人面忽如馬肝色，望之如青，近之如黑者死。

病人面黑，目直視，惡風者死。

病人面黑唇青者死。

病人面青唇黑者死。

病人面黑，兩脅下滿，不能自轉反者，死。

病人目回回直視，肩息者，一日死。

病人陰結陽絕，目精脫，恍惚者，死。

病人陰陽絕竭，目眶陷者，死。

病人眉系傾者，七日死。

病人口如魚口，不能復閉，而氣出多不返者，死。

病人口張者，三日死。

病人唇青，人中反者，三日死。

病人唇反，人中滿者，死。

病人唇口忽乾者不治。

病人唇腫齒焦者死。

病人齒忽變黑者，十三日死。

病人舌捲卵縮者必死。

病人汗出不流，舌捲黑者，死。

病人髮直者，十五日死。

病人髮如乾麻，善怒者，死。

病人髮與眉衝起者死。

病人爪甲青者死。

病人爪甲白者不治。

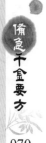

病人手足爪甲下肉黑者，八日死。

病人榮衛竭絕，面浮腫者死。

病人卒腫，其面蒼黑者死。

病人手掌腫無紋者死。

病人臍腫反出者死。

病人陰囊莖俱腫者死。

病人脈絕口張足腫者，五日死。

病人足跗腫，嘔吐頭重者死。

病人足跗上腫，兩膝大如斗者，十日死。

病人臥，遺屎不覺者死。

病人屍臭者，不可治。

肝病皮白，肺之日庚辛死。

心病目黑，腎之日壬癸死。

脾病唇青，肝之日甲乙死。

肺病頰赤目腫，心之日丙丁死。

腎病面腫唇黃，脾之日戊己死。

青欲如蒼璧之澤，不欲如藍。

赤欲如帛裹朱，不欲如赭。

白欲如鵝羽，不欲如鹽。

黑欲如重漆，不欲如炭。

黃欲如羅裹雄黃，不欲如黃土。

診五臟六腑氣絕證候第十一

病人肝絕，八日死。何以知之？面青，但欲伏眠，目視而不見人，汗一作粒出如水不止。一曰二日死。

病人膽絕，七日死。何以知之？眉為之傾。

病人筋絕，九日死。何以知之？手足爪甲青，呼罵不休。

一曰八日死。

病人心絕，一日死。何以知之？肩息回視，立死。一曰目亭亭，二日死。

病人腸一云小腸絕，六日死。何以知之？髮直如乾麻，不得屈伸，白汗不止。

病人脾絕，十二日死。何以知之？口冷足腫，腹熱臚脹，泄利不覺，出無時度。一曰五日死。

病人胃絕，五日死。何以知之？脊痛腰中重，不可反覆。一曰腓腸平，九日死。

病人肉絕，六日死。何以知之？耳乾，舌皆腫，溺血，大便赤泄。一曰足腫，九日死。

病人肺絕，三日死。何以知之？口張，但氣出而不還。一曰鼻口虛張短氣。

病人大腸絕，不治。何以知之？泄利無度，利絕則死。

病人腎絕，四日死。何以知之？齒為暴枯，面為正黑，目中黃色，腰中欲折，白汗出如流水。一曰人中平，七日死。

病人骨絕，齒黃落，十日死。

諸浮脈無根者皆死，以上五臟六腑為根也。

診四時相反脈第十二

春三月木王，肝脈治當先至，心脈次之，肺脈次之，腎脈次之，此為王相順脈也。到六月土王，脾脈當先至而反不至，及得腎脈，此為腎反脾也，七十日死。何謂腎反脾？夏火王，心脈當先至，肺脈次之，而反得腎脈，是謂腎反脾。期五月、六月，忌丙丁。脾反肝，三十日死。何謂脾反肝？春肝脈當先至而反不至，脾脈先至，是謂脾反肝。期正月、二月，忌甲乙。腎反肝，三歲死。何謂腎反肝？春肝脈當先至而反不至，

腎脈先至，是謂腎反肝。期七月、八月，忌庚辛。腎反心，二歲死。何謂腎反心？夏心脈當先至而反不至，腎脈先至，是謂腎反心。期六月，忌戊己。此中不論肺金之氣，疏略未論指南，又推五行，亦頗顛倒，待求別錄上。

凡療病，察其形貌、神氣、色澤，脈之盛衰，病之新故，乃可治之。形氣相得，色澤以浮，脈從四時，此為易治。形氣相失，色夭不澤，脈實堅甚，脈逆四時，此為難治。

逆四時者，春得肺脈，夏得腎脈，秋得心脈，冬得脾脈。其至皆懸、絕、澀者日逆。春夏沉澀，秋冬浮大，病熱脈靜，泄痢脈大，脫血脈實，病在中，脈堅實，病在外，脈不實，名逆四時，皆難療也。凡四時脈皆以胃氣為本，雖有四時王相之脈，無胃氣者難瘥也。何謂胃脈？來弱以滑者是也，命曰易治。

診脈動止投數疏數
死期年月第十三

脈一動一止，二日死。一經云一日死。
脈二動一止，三日死。
脈三動一止，四日死或五日死。
脈四動一止，六日死。
脈五動一止，七日死或五日死。
脈六動一止，八日死。
脈七動一止，九日死。
脈八動一止，十日死。
脈九動一止，九日死。又云：十一日死。一經云十三日死，若立春死。
脈十動一止，立春死。一經云立夏死。

脈十一動一止，立夏死。一經云夏至死。又云立秋死。

脈十二動、十三動一止，立秋死。一經云立冬死。

脈十四動、十五動一止，立冬死。一經云立夏死。

脈二十動一止，一歲死，若立秋死。

脈二十一動一止，二歲死。

脈二十五動一止，二歲死。一經云一歲死，又云立冬死。

脈三十動一止，二歲死，若三歲死。

脈三十五動一止，三歲死。

脈四十動一止，四歲死。

脈五十動一止，五歲死。不滿五十動一止，五歲死。

五行氣畢，陰陽數同；榮衛出入，經脈通流；晝夜百刻，五德相生。

脈來五十投而不止者，五臟皆受氣，即無病也。

脈來四十投而一止者，一臟無氣。卻後四歲，春草生而死。

脈來三十投而一止者，二臟無氣，卻後三歲，麥熟而死。

脈來二十投而一止者，三臟無氣。卻後二歲，桑椹赤而死。

脈來十投而一止者，四臟無氣。歲中死。得節不動，出清明死，遠不出穀雨死矣。

脈來五動而一止者，五臟無氣，卻後五日而死。

脈一來而久住者，宿病在心，主中治。

脈二來而久住者，病在肝，枝中治。

脈三來而久住者，病在脾，下中治。

脈四來而久住者，病在腎，間中治。

脈五來而久住者，病在肺，枝中治。

五臟病，虛羸人得此者死。所以然者，藥不得而治，針不得而及，盛人可治，氣全故也。

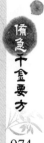

扁鵲診諸反逆死脈
要訣第十四

扁鵲曰：夫相死脈之氣，如群鳥之聚，一馬之馭，係水交馳之狀，如懸石之落。出筋之上，藏筋之下，堅關之裏，不在榮衛，伺候交射，不可知也。

脈病人不病，脈來如屋漏、雀啄者死。屋漏者，其來既絕而止，時時復起，而不相連屬也。雀啄者，脈來甚數而疾，絕止復頓來也。又經言：得病七八日，脈如屋漏、雀啄者死。脈彈人手如黍米也。脈來如彈石，去如解索者死。彈石者，辟辟急也。解索者，動數而隨散亂，無復次緒也。

脈困，病人脈如蝦之游，如魚之翔者死。蝦游者，苒苒而起，尋復退沒，不知所在，久乃復起，起輒遲而沒去速者是也。魚翔者，似魚不行，而但掉尾動，頭身搖而久住者是也。

脈如懸薄捲索者死，脈如轉豆者死，脈如偃刀者死，脈湧湧不去者死。

脈忽去忽來，暫止復來者死。脈中侈者死。脈分絕者死。上下分散也。

脈有表無裏者死，經名曰結，去即死。何謂結？脈在指下如麻子動搖，屬腎，名曰結，去死近也。

脈五來不復增減者死，經名曰代。何謂代？脈五來一止也，脈七來是人一息，半時不復增減，亦名曰代，正死不疑。

《經》言：病或有死，或有不治自癒，或有連年月而不已。其死生存亡，可切脈而知之耶？然，可具知也。設病者，若閉目不欲見人者，脈當得肝脈弦急而長，而反得肺脈浮短而澀者死。

病若開目而渴，心下牢者，脈當得緊實而數，反得沉滑而微者死。

病若吐血，復衂衊者，脈當得沉細，而反得浮大牢者死。

病若譫言妄語，身當有熱，脈當洪大，而反得手足四逆，脈反沉細微者死。

病若大腹而泄，脈當微細而澀，反得緊大而滑者死。此之謂也。

《經》言：形脈與病相反者死，奈何？然，病若頭痛目痛，脈反短澀者死。

病若腹痛，脈反浮大而長者死。

病若腹滿而喘，脈反滑利而沉者死。

病若四肢厥逆，脈反浮大而短者死。

病若耳聾，脈反浮大而澀者死。《千金翼》云：脈大者生，沉遲細者難治。

病若目眴眴，脈反大而緩者死。

左有病而右痛，右有病而左痛，下有病而上痛，上有病而下痛，此為逆，逆者死，不可治。

脈來沉之絕濡，浮之不止，推手者，半月死。一作半日。

脈來微細而絕者，人病當死。

人病脈不病者生，脈病人不病者死。

人病屍厥，呼之不應，脈絕者死。

脈當大，反小者死。

肥人脈細小如絲欲絕者死。

羸人得躁脈者死。

人身澀而脈來往滑者死。

人身滑而脈來往澀者死。

人身小而脈來往大者死。

人身大而脈來往小者死。

人身短而脈來往長者死。

人身長而脈來往短者死。

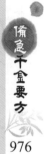

尺脈上應寸口太遲者，半日死。《脈經》云：尺脈不應寸，時如馳，半日死。

診五臟六腑十二經脈，皆有相反，有一反逆，即為死候也。

診百病死生要訣第十五

凡診脈，當視其人大小長短及性氣緩急，脈之遲速，大小長短，皆如其人形性者吉，反之者凶。

診傷寒熱盛，脈浮大者生，沉小者死。傷寒已得汗，脈沉小者生，浮大者死。

溫病，三四日以下不得汗，脈大疾者生，脈細小難得者，死不治。

溫病時行大熱，其脈細小者死。《脈經》時行作穰穰。

溫病下利，腹中痛甚者，死不治。

溫病汗不出，出不至足者死。厥逆汗出，脈堅強急者生，虛緩者死。

熱病二三日，身體熱，腹滿，頭痛，食飲如故，脈直而疾者，八日死。四五日，頭痛，腹痛而吐，脈來細強，十二日死。八九日，頭不疼，身不痛，目不赤，色不變，而反利，脈來牒牒，按之不彈手，時大，心下堅，十七日死。

熱病七八日，脈不軟一作喘不散一作數者，當喑，喑後三日，溫汗不出者死。

熱病七八日，其脈微細，小便不利，加暴口燥，脈代，舌焦乾黑者死。

熱病未得汗，脈盛躁疾，得汗者生，不得汗者難瘥。

熱病已得汗，脈靜安者生，脈躁者難治。

熱病脈躁盛而不得汗者，此陽之極也，十死不治。

熱病已得汗，脈常躁盛，陰氣之極也，亦死。《太素》作陽極。

熱病已得汗，常大熱不去者亦死。大，一作專。

熱病已得汗，熱未去，脈微躁者，慎不得刺治也。

熱病發熱甚者，其脈陰陽皆竭，慎勿刺。不汗出，必下利。

診人被風，不仁痿蹶，其脈虛者生，《巢源》云：虛數者生。堅急疾者死。

診癲病，虛則可治，實則死。

癲疾，脈實堅者生，脈沉細小者死。

癲疾，脈搏大滑者，久久自已。其脈沉小急實，不可治；小堅急，亦不可療。

診頭痛目痛，久視無所見者死。久視，一作卒視。

診人心腹積聚，其脈堅強急者生，虛弱者死。又實強者生，沉者死。其脈大，腹大脹，四肢逆冷，其人脈形長者死。腹脹滿，便血，脈大時絕，極下血，脈小疾者死。

心腹痛，痛不得息，脈細小遲者生；堅大疾者死。

腸澼便血，身熱則死，寒則生。

腸澼下白沫，脈沉則生，浮則死。

腸澼下膿血，脈懸絕則死，滑大則生。

腸澼之屬，身熱，脈不懸絕，滑大者生，懸澀者死，以臟期之。

腸澼下膿血，脈沉小流連者生；數疾且大，有熱者死。

腸澼，筋攣，其脈小細安靜者生，浮大緊者死。

洞泄，食不化，下膿血，脈微小者生，緊急者死。

泄注，脈緩時小結者生；浮大數者死。

蟲蝕陰痒，其脈虛小者生；緊急者死。

咳嗽，脈沉緊者死；浮直者生；浮軟者生；小沉伏匿者

死。

咳嗽，羸瘦，脈形堅大者死。

咳脫形，發熱，脈小堅急者死。肌瘦下脫形，熱不去者死。

咳而嘔，腹脹且泄，其脈弦急欲絕者死。

吐血衄血，脈滑小弱者生，實大者死。

汗出若衄，其脈小滑者生，大躁者死。

唾血，脈緊強者死，滑者生。

吐血而咳上氣，其脈數，有熱，不得臥者死。

傷寒家，咳而上氣，其脈數散者死。謂其人形損故也。

上氣，脈數者死，謂其形損故也。

上氣，喘息低昂，其脈滑，手足溫者生；脈澀，四肢寒者死。

上氣，面浮腫，肩息，其脈大，不可治。加利必死。一作又甚。

上氣，注液，其脈虛甯寧伏匿者生，堅強者死。

寒氣上攻，脈實而順滑者生，實而逆澀則死。《太素》云：寒氣暴上，脈滿實，何如？曰：實而滑則生，實而逆則死。其形盡滿，何如？曰：舉形盡滿者，脈急大堅，尺滿而不應，如是者，順則生，逆則死。何謂順則生，逆則死？曰：所謂順者，手足溫也；所謂逆者，手足寒也。

消渴，其脈數大者生，細小浮短者死。

痟癉，脈實大，病久可治。脈懸小堅急，病久不可治。

消渴，脈沉小者生，實堅大者死。

水病，脈洪大者可治，微細者不可治。

水病脹閉，其脈浮大軟者生，沉細虛小者死。

水病，腹大如鼓，脈實者生，虛者死。

卒中惡，吐血數升，脈沉數細者死，浮大疾快者生。

卒中惡，腹大，四肢滿，脈大而緩者生，緊而浮者死，緊細而微者亦生。

病瘡，腰脊強急，瘛瘲者，皆不可治。

寒熱，瘛瘲，其脈代絕者死。

金瘡，血出太多，其脈虛細者生，數實大者死。

金瘡出血，脈沉小者生，浮大者死。

斫瘡出血一二石，脈來大，二十日死。

斫刺俱有，病多，少血出不自止斷者，脈止。脈來大者，七日死。

從高頓仆，內有血，腹脹滿，其脈堅強者生，小弱者死。

人為百藥所中傷，脈微細者死，洪大而速者生。《脈經》速作遲。

人病甚而脈不調者，難瘥。

人病甚而脈洪，易瘥。

人陰陽俱結者，見其上齒如熟小豆，其脈躁者死。結，一作竭。

人內外俱虛，身體冷而汗出，微嘔而煩擾，手足厥逆，體不得安靜者死。

脈實滿，手足寒，頭熱，春秋生，冬夏死。

老人脈微，陽贏陰強者生，脈焱大加息者死。

陰弱陽強，脈至而代，奇月而死。

尺脈澀而堅，為血實氣虛也。其發病腹痛逆滿，氣上行，此為婦人胞中絕傷，有惡血，久成結瘕。得病以冬時，黍穄赤而死。

尺脈細而微者，血氣俱不足，細而來有力者，是穀氣不充，病得節輒動，棗葉生而死。此病秋時得之。

左手寸口脈偏動，乍大乍小不齊，從寸口至關，關至尺，三部之位，處處動搖，各異不同，其人病仲夏，得之此脈，桃

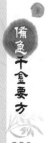

花落而死。花，一作葉。

右手寸口脈偏沉伏，乍小乍大，朝來浮大，暮夜沉伏，浮大即太過，上出魚際，沉伏即下不至關中，往來無常，時時復來者，榆葉枯落而死。葉，一作莢。

右手尺部脈三十動一止，有頃更還；二十動一止，乍動乍疏，不與息數相應。其人雖食穀猶不癒，蘩草生而死。

左手尺部脈四十動而一止，止而復來，來逆如循直木，如循張弓弦，絙絙然如兩人共引一索，至立春而死。《脈經》作至立冬死。

診三部脈虛實決死生第十六

凡三部脈，大都欲等，只如小人、細人、婦人脈小軟。小兒四五歲者，脈呼吸八至，細數吉。《千金翼》云：人大而脈細，人細而脈大。人樂而脈實，人苦而脈虛，性急而脈緩，性緩而脈躁，人壯而脈細，人贏而脈大，此皆為逆，逆則難治。反此為順，順則易治。凡婦人脈常欲濡弱於丈夫，小兒四五歲者脈自快疾，呼吸八至也。

三部脈或至或不至，冷氣在胃中，故令脈不通。三部脈虛，其人長病得之死；虛而澀，長病亦死；虛而滑亦死；虛而緩亦死；虛而弦急，癲病亦死。

三部脈實而大，長病得之死。實而滑，長病得之生，卒病得之死，實而緩亦生，實而緊亦生。實而緊急，癲病可治之。

三部脈強，非稱其人，病便死。

三部脈贏，非其人，得之死。

三部脈粗，長病得之死，卒病得之生。

三部脈細而軟，長病得之生，細而數亦生，微而緊亦生。

三部脈微而伏，長病得之死。

三部脈軟，長病得之，不治自癒，治之死。卒病得之生。

三部脈浮而結，長病得之死。浮而滑，長病亦死。

三部脈浮而數，長病得之生，卒病得之死。

三部脈芤，長病得之生。

三部脈弦而數，長病得之生，卒病得之死。

三部脈革，長病得之死，卒病得之生。

三部脈堅而數，如銀釵股，蠱毒病必死。數而軟，蠱毒病
得之生。

三部脈瀦瀦如羹上肥，長病得之死，卒病得之生。

三部脈連連如蜘蛛絲，長病得之死，卒病得之生。

三部脈如霹靂，長病得之死。

三部脈如角弓，長病得之死。

三部脈累累如貫珠，長病得之死。

三部脈如水淹然流，長病不治自癒，治之反死。

三部脈如屋漏，長病十四日死。《脈經》云：十日死。

三部脈如雀啄，長病七日死。

三部脈如釜中湯沸，朝得暮死，夜半得日中死，日中得夜
半死。

三部脈急切，腹間病，又婉轉腹痛，針上下瘥。

《備急千金要方》卷第二十八

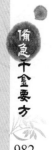

982

《備急千金要方》
卷第二十九 ❧ 針灸上

明堂三人圖第一
仰人十四門　伏人十門　側人六門

　　夫病源所起，本於臟腑，臟腑之脈，並出手足，循環腹背，無所不至，往來出沒，難以測量。將欲指取其穴，非圖莫可；備預之要，非灸不精。故《經》曰：湯藥攻其內，針灸攻其外，則病無所逃矣。方知針灸之功，過半於湯藥矣。

　　然去聖久遠，學徒蒙昧，孔穴出入，莫測經源，濟弱扶危，臨事多惑。余慨其不逮，聊因暇隙，鳩集今古名醫明堂，以述針灸經一篇，用補私闕。庶依圖知穴，按經識分，則孔穴親疏，居然可見矣。

　　舊明堂圖年代久遠，傳寫錯誤，不足指南，今一依甄權等新撰為定云耳。若依明堂正經，人是七尺六寸四分之身，今半之為圖，人身長三尺八寸二分，其孔穴相去亦皆半之，以五分為寸，其尺用夏家古尺，司馬六尺為步，即江淮吳越所用八寸小尺是也。

　　其十二經脈，五色作之，奇經八脈以綠色為之，三人孔穴共六百五十穴，圖之於後，亦睹之便令了耳。仰人二百八十二穴，背人一百九十四穴，側人一百七十四穴，穴名共三百四十九，單穴四十八名，雙穴三百一名。

仰人明堂圖_{十四門　一百五十七穴}

內三十二穴單　一百二十五穴雙

◎仰人頭面三十六穴遠近法第一

【頭部中行】

上星，在顱上，直鼻中央，入髮際一寸陷容豆。

囟會，在上星後一寸陷者中。

前頂，在囟會後一寸半骨陷中。

百會，在前頂後一寸半，頂中心。

【頭第二行】

五處，在頭上，去上星旁一寸半。

承光，在五處後一寸，不灸。一本言一寸半。

通天，在承光後一寸半。

【頭第三行】

臨泣，在目上眥，直上入髮際五分陷者中。

目窗，在臨泣後一寸。

正營，在目窗後一寸。

【正面部中行】

神庭，在髮際直鼻，不刺。

素髎，在鼻柱端。

水溝，在鼻柱下人中。

兌端，在唇上端。

齦交，在唇內齒上齦縫。

承漿，在頤前下唇之下。

廉泉，在頷下結喉上舌本。

【面部第二行】

曲差，夾神庭旁一寸半，在髮際。

攢竹，在眉頭陷中。

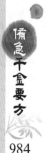

睛明，在目內眥外。

巨髎，夾鼻旁八分，直瞳子。

迎香，在禾髎上一寸，鼻孔旁。

禾髎，直鼻孔下，夾水溝旁五分。

【面部第三行】

陽白，在眉上一寸，直瞳子。

承泣，在目下七分，直瞳子，不灸。

四白，在目下一寸。

地倉，夾口旁四分。

大迎，在曲頷前一寸二分，骨陷中動脈。

【面部第四行】

本神，夾曲差旁一寸半，在髮際。一云直耳上入髮際四分。

絲竹空，在眉後陷中，不灸。

瞳子髎，在目外，去眥五分。一名太陽，一名前關。

【面部第五行】

頭維，在額角髮際，本神旁一寸半，不灸。

顴髎，在面頄骨下，下廉陷中。

上關，在耳前上廉起骨，開口取之。一名客主人。

下關，在客主人下，耳前動脈下空下廉，合口有孔，張口則閉。

頰車，在耳下曲頰端陷者中。

◎胸部中央直下七穴遠近法第二

天突，在頸結喉下五寸宛宛中。

璇璣，在天突下一寸陷中，仰頭取之。

華蓋，在璇璣下一寸陷中，仰而取之。

紫宮，在華蓋下一寸六分陷中，仰而取之。

玉堂，在紫宮下一寸六分陷中。

膻中，在玉堂下一寸六分，橫直兩乳間。

中庭，在膻中下一寸六分陷中。

◎胸部第二行六穴遠近法第三

俞府，在巨骨下，去璇璣旁各二寸陷者中，仰而取之。

彧中，在俞府下一寸六分陷中，仰臥取之。

神藏，在彧中下一寸六分陷中，仰而取之。

靈墟，在神藏下一寸六分陷中，仰臥取之。墟或作牆。

神封，在靈墟下一寸六分。

步廊，在神封下一寸六分陷中，仰而取之。

◎胸部第三行六穴遠近法第四

氣戶，在巨骨下，夾俞府兩旁各二寸陷中，仰而取之。

庫房，在氣戶下一寸六分陷中，仰而取之。

屋翳，在庫房下一寸六分陷中，仰而取之。

膺窗，有屋翳下一寸六分。

乳中，禁不灸刺。

乳根，在乳下一寸六分陷中，仰而取之。

◎胸部第四行六穴遠近法第五

雲門，在巨骨下，夾氣戶兩旁各二寸陷中，動脈應手，舉
臂取之。

中府，在雲門下一寸，一雲一寸六分，乳上三肋間動脈應
手陷中。

周榮，在中府下一寸六分陷中，仰而取之。

胸鄉，在周榮下一寸六分陷中，仰而取之。

天谿，在胸鄉下一寸六分陷中，仰而取之。

食竇，在天谿下一寸六分，舉臂取之。

◎腹中第一行十四穴遠近法第六

鳩尾，在臆前蔽骨下五分，不灸刺。

巨闕，在鳩尾下一寸。

上脘，在巨闕下一寸，去蔽骨三寸。

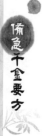

中脘，在上脘下一寸。

建里，在中脘下一寸。

下脘，在建里下一寸。

水分，在下脘下一寸，臍上一寸。

臍中，禁不刺。

陰交，在臍下一寸。

氣海，在臍下一寸半。

石門，在臍下二寸，女子不灸。

關元，在臍下三寸。

中極，在臍下四寸。

曲骨，在橫骨之上，中極下一寸，毛際陷中。

◎腹第二行十一穴遠近法第七

幽門，在巨闕旁半寸陷中。心臟卷云：夾巨闕兩邊，相去各一寸。

通谷，在幽門下一寸。

陰都，在通谷下一寸。

石關，在陰都下一寸。一名石闕。

商曲，在石關下一寸。一名高曲。

肓俞，在商曲下一寸，直臍旁各五分。

中注，在肓俞下五分。

四滿，在中注下一寸。肺臟卷云：夾丹田。

中里，在四滿下一寸。《婦人方·上卷》云：在關元左邊二寸是，右二寸名子戶。

大赫，在氣穴下一寸。腎臟卷云：在屈骨端三寸。

橫骨，在大赫下一寸。腎臟卷云：名屈骨，在陰上橫骨中央，宛曲如卻月中央是。

◎腹第三行十二穴遠近法第八

不容，在幽門旁各一寸五分，去任脈二寸，直四肋端相去

四寸。

承滿，在不容下一寸。

梁門，在承滿下一寸。

關門，在梁門下一寸，太乙上。

太乙，在關門下一寸。

滑肉門，在太乙下一寸。

天樞，一名長谿，去肓俞一寸半，直臍旁二寸。脾臟卷云：名長谷，夾臍相去五寸，一名循際。

外陵，在天樞下半寸，大巨上。

大巨，在臍下一寸，兩旁各二寸，長谿下二寸。

水道，在大巨下三寸。

歸來，在水道下二寸。《外台》作三寸。

氣衝，在歸來下一寸，鼠鼷上一寸。《素問‧刺熱論》注云：在腹臍下橫骨兩端，鼠鼷上一寸。動脈應手。

◎腹第四行七穴遠近法第九

期門，在第二肋端，不容旁各一寸半，上直兩乳。

日月，在期門下五分。

腹哀，在日月下一寸半。

大橫，在腹哀下二寸，直臍旁。《甲乙》云：三寸。

腹結，在大橫下一寸三分。

府舍，在腹結下三寸。

衝門，上去大橫五寸，在府捨下橫骨兩端約中。

◎手太陰肺經十穴第十

少商，在手大指端內側，去爪甲角如韭葉。

魚際，在手大指本節後內側散脈中。

大泉，在手掌後陷者中。此即太淵也，避唐祖名當時改之，今存此名不改正，恐後人將為別是一穴也。

經渠，在寸口陷者中，不灸。

列缺，在腕上一寸半，手太陰絡，別走陽明。

孔最，在腕上七寸，手太陰郄也。

尺澤，在肘中約上動脈。

俠白，在天府下去肘五寸動脈。

天府，在腋下三寸，不灸。

臑會，在臂前廉，去肩頭三寸。《甲乙》此穴在肩部，《外台》屬大腸，《銅人經》屬三焦。

◎手厥陰心主經八穴第十一

中衝，在手中指端，去爪甲如韭葉陷者中。

勞宮，在掌中央動脈。

大陵，在掌後兩骨間。

內關，在掌後去腕二寸。《外台》作五寸。手心主絡，別走少陽。

間使，在掌後三寸，兩筋間。

郄門，在掌後去腕五寸。《外台》云：去內關五寸。手厥陰郄也。

曲澤，在肘內廉下陷者中，屈肘得之。

天泉，在腋下二寸，舉腋取之。

◎手少陰心經八穴第十二

少衝，在手小指內廉之端，去爪甲如韭葉。

少府，在手小指大節後陷者中，直勞宮。大節又作本節。

神門，在掌後銳骨端陷者中。

陰郄，在掌後動脈中，去腕半寸，手少陰郄也。

通里，在腕後一寸，手少陰絡，別走太陽。

靈道，在掌後一寸半。

少海，在肘內廉，節後陷中。

極泉，在腑下筋間，動脈入骨。

◎足太陰脾經十一穴第十三

隱白，在足大趾端內側，去爪甲如韭葉。

大都，在足大趾內，本節後陷中。肝臟卷云：在足大趾本節內側白肉際。

太白，在足大趾內側，核骨下陷中。

公孫，在足大趾本節後一寸，足太陰絡，別走陽明。

商丘，在足內踝下，微前陷中。

三陰交，在內踝上八寸，骨下陷中。

漏谷，在內踝上六寸，骨下陷中，太陰絡。《銅人經》云：亦名太陰絡。

地機，一名脾舍，在膝下五寸，足太陰郄也。

陰陵泉，在膝下內側輔骨下陷者中，伸足得之。

血海，在膝臏上內廉白肉際二寸半。一作三寸。

箕門，在魚腹上筋間，動應手，陰市內。

◎足陽明胃經十五穴第十四

厲兌，在足大趾次趾之端，去爪甲角如韭葉。

內庭，在足大趾次趾外間。

陷谷，在足大趾次趾外間本節後，去內庭二寸。

衝陽，在足跗上五寸骨間，去陷谷三寸。一云二寸。

解谿，在衝陽後一寸半。

豐隆，在外踝上八寸，足陽明絡，別走太陰。

下廉，一名下巨虛，在上廉下三寸。

條口，在下廉上一寸。

巨虛上廉，在三里下三寸。

三里，在膝下三寸胻骨外。

犢鼻，在膝臏下胻上，夾解大筋中。

陰市，一名陰鼎，在膝上三寸，伏兔下。第二十卷云：在膝上，當伏兔下行二寸，臨膝取之。

伏兔，在膝上六寸，不灸。

髀關，在膝上伏兔後，交分中。

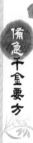

梁丘，在膝上二寸兩筋間或云三寸，足陽明郄也。

伏人明堂圖

十門　一百五穴　內十六穴單　八十九穴雙

◎伏人頭上第一行五穴遠近法第一

後頂，在百會後一寸半。

強間，在後頂後一寸半。

腦戶，在枕骨上，強間後一寸半，不灸。

風府，在項後入髮際一寸，大筋內宛宛中，不灸。

暗門，在項後髮際宛宛中，不灸。

◎頭上第二行三穴遠近法第二

絡卻，在通天後一寸半。

玉枕，在絡卻後七分半，夾腦戶旁一寸三分，起肉枕骨上，入髮際三寸。

天柱，夾項後髮際大筋外廉陷者中。

◎頭上第三行三穴遠近法第三

承靈，在正營後一寸半。

腦空，在承靈後一寸半，夾玉枕旁枕骨下陷中，一名顳顬。

風池，在顳顬後髮際陷中。

◎伏人耳後六穴遠近法第四

顱息，在耳後青脈間。

瘈脈，在耳本雞足青脈，不灸。

完骨，在耳後，入髮際四分。

竅陰，在完骨上，枕骨下。

浮白，在耳後，入髮際一寸。

翳風，在耳後陷中，按之引耳中。

◎脊中第一行十一穴遠近法第五

大椎，在第一椎上陷中。

陶道，在大椎下節間。

身柱，在第三椎下節間。

神道，在第五椎下節間。

至陽，在第七椎下節間。

筋縮，在第九椎下節間。

脊中，在第十一椎下節間，不灸。

懸樞，在第十三椎下節間。

命門，在第十四椎下節間。

腰俞，在第二十一椎下節間。

長強，在脊骶端。

◎脊中第二行二十一穴遠近法第六

大杼，在項後第一椎下兩旁各一寸半陷中。

風門，一名熱府，在第二椎下兩旁各一寸半。

肺俞，在第三椎下兩旁各一寸半。肺臟卷云：對乳引繩度之。

心俞，在第五椎下兩旁各一寸半。

膈俞，在第七椎下兩旁各一寸半。

肝俞，在第九椎下兩旁各一寸半。第八卷云：第九椎節脊中。

膽俞，在第十椎下兩旁各一寸半。

脾俞，在第十一椎下兩旁各一寸半。第八卷云：脾俞無定所，

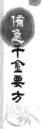

隨四季月應病即灸臟輸，是脾穴。

胃俞，在第十二椎下兩旁各一寸半。

三焦俞，在第十三椎下兩旁各一寸半。

腎俞，在第十四椎下兩旁各一寸半。

大腸俞，在第十六椎下兩旁各一寸半。

小腸俞，在第十八椎下兩旁各一寸半。

膀胱俞，在第十九椎下兩旁各一寸半。

中膂俞，在第二十椎下兩旁各一寸半。

白環俞，在第二十一椎下兩旁各一寸半。

上髎，在第一空腰髁下一寸，夾脊兩旁。

次髎，在第二空夾脊陷中。

中髎，在第三空夾脊陷中。

下髎，在第四空夾脊陷中。

會陽，在陰尾骨兩旁。

◎脊中第三行十三穴遠近法第七

附分，在第二椎下，附項內廉兩旁各三寸。

魄戶，在第三椎下兩旁各三寸。

神堂，在第五椎下兩旁各三寸。

譩譆，在肩膊內廉，夾第六椎下兩旁各三寸。

膈關，在第七椎下兩旁各三寸。

魂門，在第九椎下兩旁各三寸。《外台》云：十椎下。

陽綱，在第十椎下兩旁各三寸。《外台》云：十一椎。

意舍，在第十一椎下兩旁各三寸。《外台》云：九椎下。

胃倉，在第十二椎下兩旁各三寸。

肓門，在第十三椎下兩旁各三寸。

志室，在第十四椎下兩旁各三寸。

胞肓，在第十九椎下兩旁各三寸。

秩邊，在第二十一椎下兩旁各三寸。

◎手少陽三焦經十七穴第八

關衝，在手小指次指之端，去爪甲角如韭葉。

液門，在小指次指間陷者中。

中渚，在小指次指本節後間陷中。

衝池，在手錶腕上陷者中。

外關，在腕後二寸陷中，手少陽絡，別走心主。

支溝，在腕後三寸，兩骨間陷中。

會宗，在腕後三寸空中，手少陽郄也。

三陽絡，在臂上大交脈，支溝上一寸，不刺。

四瀆，在肘前五寸外廉陷中。

天井，在肘後，外大骨後一寸，兩筋間陷者中，屈肘得之。

清冷泉，在肘上三寸，伸肘舉臂取之。泉亦是淵字。

消濼，在肩下臂外開腋斜肘分下行。

天宗，在秉風後，大骨下陷中。《外台》屬小腸經。

臑俞，夾肩髃後大骨下胛上廉陷下。

肩外俞，在肩胛上廉，去脊三寸陷者中。

肩中俞，在肩胛內廉，去脊二寸陷者中。

曲垣，在肩中央，曲胛陷者中，按之應手痛。

◎手太陽小腸經九穴第九

少澤，在手小指端外側，去爪甲一分陷中。

前谷，在手小指外側，本節前陷中。

後谿，在小指外側，本節後陷中。

腕骨，在手外側腕前，起骨下陷中。

陽谷，在手外側腕中，銳骨之下陷中。

養老，在手踝骨上一空，在後一寸陷者中，手太陽郄也。

支正，在腕後五寸，手太陽絡，別走少陰。

小海，在肘內大骨外，去肘端五分。

肩貞，在肩曲胛下兩骨解間，肩髃後陷者中。《外台》在三

焦經。

◎足太陽膀胱經十七穴第十

至陰，在足小趾外側，去爪甲角如韭葉。

通谷，在足小趾外側，本節前陷中。

束骨，在足小趾外側，本節後陷中。

京骨，在足外側大骨下，赤白肉際陷中。

申脈，陽蹻所生，在外踝下陷中，容爪甲。

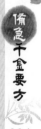

金門，在足外踝下陷中，一名關梁，足太陰郄也。

僕參，一名安耶，在足跟骨下陷中。

崑崙，在足外踝後，跟骨上陷中。

承山，一名魚腹，一名傷山，一名肉柱，在兌踹腸下分肉間陷者中。

飛揚，一名厥陽，在外踝上七寸，足太陽絡，別走少陽。

承筋，一名腨腸，一名直腸，在脛後從腳跟上七寸，腨中央陷中，不刺。

合陽，在膝約中央下三寸。

委中，在膕中央約紋中動脈。

委陽，在足太陽之前，少陽之後，出於膕中外廉兩筋間，承扶下六寸。

浮郄，在委陽上一寸，展足得之。

殷門，在肉郄下六寸。

承扶，一名肉郄，一名陰關，一名皮部，在尻臀下股陰下紋中。一云尻臀下橫紋中。

側人明堂圖

六門　八十七穴雙

◎側人耳頸二十穴遠近法第一

頷厭，在曲周顳顬上廉。

懸顱，在曲周顳顬中。

懸厘，在曲周顳顬下廉。

天衝，在耳上如前三寸。

率谷，在耳上入髮際一寸半。

曲鬢，在耳上髮際曲隅陷中。

角孫，在耳廓中間，開口有空。

和髎，在耳前兌髮下動脈。

耳門，在耳前起肉當耳缺。

聽會，在耳前陷中，張口得之。

聽宮，在耳中珠子，大如赤小豆。

天容，在耳下曲頰後。

天牖，在頸筋缺盆上，天容後，天柱前，完骨下，髮際上一寸。

缺盆，在肩上橫骨陷中。

扶突，在氣舍後一寸半。

天窗，在曲頰下，扶突後，動應手陷中。

天鼎，在頸缺盆，直扶突曲頰下一寸，人迎後。

人迎，在頸大脈應手，夾結喉旁，以候五臟氣，不灸。

水突，在頸大筋前，直人迎下，氣舍上。一本云：水突在曲頰下一寸近後。

氣舍，在頸，直人迎，夾天突陷中。

◎側脅十穴遠近法第二

章門，一名長平，在大橫紋外，直臍及季肋端。

京門，在監骨腰中季肋，本挾脊。

帶脈，在季肋下一寸八分。

五樞，在帶脈下三寸。一云在水道下一寸半。

維道，在章門下五寸三分。

居髎，在長平下八寸三分，監骨上。

泉腋，在腋下三寸宛宛中，舉臂得之。中風卷云：腋門在腋下攢毛中，一名泉腋，即淵腋是也。

大包，在泉腋下三寸。

輒筋，在腋下三寸，複前行一寸著脅。

天池，在乳後一寸，腋下著肋，直腋撅肋間。

◎側人手陽明大腸經二十穴遠近法第三

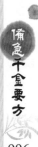

商陽，在手大指次指內側，去爪甲角如韭葉。

二間，在手大指次指本節前，內側陷者中。

三間，在手大指次指本節後，內側陷者中。

合谷，在手大指次指歧骨間。

陽谿，在腕中上側，兩筋間陷中。

偏歷，在腕後三寸，手陽明絡，別走太陰。

溫溜，在腕後，小士五寸，大士六寸—作小上、大上，手陽明郄也。

下廉，在輔骨下，去上廉一寸。

上廉，在三里下一寸。

三里，在曲池下二寸，按之肉起，兌肉之端。

曲池，在肘後轉屈肘曲骨之中。

肘髎，在肘大骨外廉陷中。

五里，在肘上行向裏大脈中，不刺。

臂臑，在肘上七寸，腘肉端。

肩髎，在肩端臑上，斜舉臂取之。

秉風，夾天髎外，肩上髃後，舉臂有空。

肩井，在肩上陷解中，缺盆上，大骨前。

天髎，在肩缺盆中上，毖骨之際陷者中。

肩髃，在肩端兩骨間。脈極篇云：在肩外頭近後，以手按之，在解宛宛中。《外台》名扁骨。

巨骨，在肩端上行兩叉骨間陷中。

◎足少陽膽經十五穴遠近法第四

竅陰，在足小趾次趾之端，去爪甲如韭葉。

俠谿，在足小趾次趾歧間本節前。

地五會，在足小趾次趾本節後，不灸。

臨泣，在足小趾本節後間陷者中，去俠谿一寸半。

丘墟，在足外踝如前陷者中，去臨泣三寸。

跗陽，在外踝上三寸，太陽前，少陽後筋骨間。

懸鐘，一名絕骨，在外踝上三寸動脈中，足三陽絡。

陽輔，在外踝上，輔骨前絕骨端，如前三分許，去丘墟七寸。

光明，在足外踝上五寸，足少陽絡，別走厥陰。

外丘，在外踝上七寸，足少陽郄也，少陽所生。

陽交，一名別陽，一名足髎，陽維郄。在外踝上七寸，斜屬三陽分肉間。一本云踝上三寸。

陽陵泉，在膝下一寸外廉陷中。

關陽，在陽陵泉上三寸，犢鼻外。一本云關陵。

中瀆，在髀骨外，膝上五寸分肉間。

環跳，在髀樞中。

◎足厥陰肝經十一穴第五

大敦，在足大趾端，去爪甲如韭葉，及三毛中。

行間，在足大趾間動應手陷中。

太衝，在足大趾本節後二寸，或一寸半陷中。

中封，在足內踝前一寸，仰足取之，伸足乃得。

蠡溝，在足內踝上五寸，足厥陰絡，別走少陽。

中郄，在內踝上七寸腑骨中，與少陰相值，一名中都。

膝關，在犢鼻下三寸陷者中，足厥陰郄也。《甲乙》、《銅人經》云二寸，《甲乙》又以中郄為厥陰確郄。

曲泉，在膝輔骨下大筋上、小筋下陷中，屈膝乃得。

陰包，在膝上四寸股內廉兩筋間。

五里，在陰廉下二寸。

陰廉，在羊矢下，去氣衝二寸動脈。

◎足少陰腎經十一穴第六

湧泉，一名地衝，在足心陷中，屈足卷趾宛宛中。肝臟卷云：在腳心大趾下大筋。

然谷，一名龍泉，在足內踝前，起大骨下陷者中。《婦人

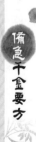

太谿，在足內踝後跟骨上動脈陷者中。

大鐘，在足跟後衝中，足少陰絡，別走太陽。

水泉，在太谿下一寸，內踝下，足少陰郄也。

照海，陰蹻脈所生，在足內踝下。

復溜，一名昌陽，一名伏白，在足內踝上二寸陷中。

交信，在內踝上二寸，少陰前，太陰後廉筋骨間。

築賓，在內踝上踹分中。

陰谷，在膝內輔骨之後，大筋之下，小筋之上，按之應手，屈膝而得之。

會陰，一名屏翳，在大便前小便後兩陰間。

以上三人圖共三百四十九穴。

三陰三陽流注第二

◎手三陰三陽穴流注法第二（上）

凡孔穴，所出為井，所流為榮，所注為輸，所過為源，所行為經，所入為合。

灸刺大法

春取榮，夏取輸，季夏取經，秋取合，冬取井。

肺出少商為井，手太陰脈也，流於魚際為榮，注於太淵為輸，過於列缺為源，行於經渠為經，入於尺澤為合。

心出於中衝為井，心包絡脈也，流於勞宮為榮，注於大陵為輸，過於內關為源，行於間使為經，入於曲澤為合。

心出於少衝為井，手少陰脈也，流於少府為榮，注於神門為輸，過於通里為源，行於靈道為經，入於少海為合。

大腸出於商陽為井，手陽明脈也，流於二間為榮，注於三間為輸，過於合谷為源，行於陽谿為經，入於曲池為合。

三焦出於關衝為井，手少陽脈也，流於液門為滎，注於中渚為輸，過於陽池為源，行於支溝為經，入於天井為合。

小腸出於少澤為井，手太陽脈也，流於前谷為滎，注於後谿為輸，過於腕骨為源，行於陽谷為經，入於小海為合。

◎足三陰三陽穴流注法第二（下）

胃出於厲兌為井，足陽明脈也，流於內庭為滎，注於陷谷為輸，過於衝陽為源，行於解谿為經，入於三里為合。

膽出於竅陰為井，足少陽脈也，流於俠谿為滎，注於臨泣為輸，過於丘墟為源，行於陽輔為經，入於陽陵泉為合。

膀胱出於至陰為井，足太陽脈也，流於通谷為滎，注於束骨為輸，過於京骨為源，行於崑崙為經，入於委中為合。

脾出於隱白為井，足太陰脈也，流於大都為滎，注於太白為輸，過於公孫為源，行於商丘為經，入於陰陵泉為合。

肝出於大敦為井，足厥陰脈也，流於行間為滎，注於太衝為輸，過於中封為源，行於中郄為經，入於曲泉為合。

腎出於湧泉為井，足少陰脈也，流於然谷為滎，注於太谿為輸，過於水泉為源，行於復溜為經，入於陰谷為合。

針灸禁忌法第三

針禁忌法

大寒無刺。《素問》云：天寒無刺，天溫無疑。月生無瀉。

月滿無補，月郭空無治。

新內無刺，已刺無內。

大怒無刺，已刺無怒。

大勞無刺，已刺無勞。

大醉無刺，已刺無醉。

大飽無刺，已刺無飽。

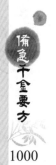

大饑無刺，已刺無饑。

大渴無刺，已刺無渴。

乘車來者，臥而休之如食頃，乃刺之。

步行來者，坐而休之如行十里頃，乃刺之。

大驚大恐，必定其氣乃刺之。

刺中心，一日死，其動為噫。

刺中肺，三日死，其動為咳。

刺中肝，五日死，其動為語。

刺中脾，十五日死，其動為吞。

刺中腎，三日死，其動為嚏。刺中五臟死日變動，出《素問·刺禁篇》。又《診要經終篇》云：中心者環死，中脾者五日死，中腎者七日死，中肺者五日死。又《四時刺逆從篇》云：中心一日死，其動為噫；中肝五日死，其動為語；中肺三日死，其動為咳；中腎六日死，其動為嚏欠；中脾十日死，其動為吞。王冰注云：此三論皆岐伯之言而不同者，傳之誤也。

刺中膽，一日半死，其動為嘔。

刺中膈，為傷中，不過一歲必死。

刺跗上中大脈，血出不止死。

刺陰股中大脈，血出不止死。

刺面中流脈，不幸為盲。

刺客主人，內陷中脈，為內漏，為聾。

刺頭中腦戶，入腦立死。

刺膝臏出液為跛。

刺舌下中脈太過，血出不止為喑。

刺臂太陰脈，出血多立死。

刺足下布絡中脈，血不出為腫。

刺足少陰脈，重虛出血，為舌難以言。

刺郄中大脈，令人仆，脫色。

刺膺中陷中肺，為喘逆仰息。

刺氣衝中脈，血不出為腫鼠鼷。

刺肘中內陷，氣歸之，為不屈伸。

刺脊間中髓為傴。

刺陰股下三寸內陷，令人遺溺。

刺乳上中乳房，為腫根蝕。

刺腋下脅間內陷，令人咳。

刺缺盆中內陷，氣泄，令人喘咳逆。

刺小腹中膀胱，溺出，令人小腹滿。

刺手魚腹內陷為腫。

刺腨腸內陷為腫。

刺目眶上陷骨中脈，為漏，為盲。

刺關節中液出，不得屈伸。

神庭禁不可刺，上關刺不可深，缺盆刺不可深，顱息刺不可多出血，臍中禁不可刺，左角刺不可久留，雲門刺不可深。《經》云：雲門刺不可深，今則都忌不刺，學者宜詳悉之。五里禁不可刺，伏兔禁不可刺。按《甲乙》足陽明經：伏兔刺入五分，則不當禁。三陽絡禁不可刺，復溜刺無多見血，承筋禁不可刺，然穀刺無多見血，乳中禁不可刺，鳩尾禁不可刺。

灸禁忌法

頭維禁不可灸，承光禁不可灸，腦戶禁不可灸，風府禁不可灸，瘖門禁不可灸，陰市禁不可灸，下關耳中有乾適低無灸，耳門耳中有膿乃適低無灸，人迎禁不可灸，陽關禁不可灸，絲竹空灸之不幸、使人目小及盲，承泣禁不可灸，脊中禁不可灸，乳中禁不可灸，瘈脈禁不可灸，石門女子禁不可灸，白環俞禁不可灸，氣衝灸之不幸、不得息，淵腋灸之不幸、生膿蝕，天府禁不可灸，經渠禁不可灸，伏兔禁不可灸，地五會禁不可灸，鳩尾禁不可灸。

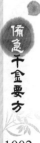

五臟六腑變化旁通訣第四

　　凡五臟六腑，變化無窮，散在諸經，其事隱沒，難得俱知。含纂集相附，以為旁通，令學者少留意推尋，造次可見矣。

五臟	腎水一	心火二	肝木三	肺金四	脾土五	
六腑	膀胱	小腸	膽	大腸	胃	三焦
五臟經	足少陰	手少陰	足厥陰	手太陰	足太陰	
六腑經	足太陽	手太陽	足少陽	手陽明	足陽明	手少陽
五臟脈	沉濡	洪盛	絃長	浮短	緩大	
五臟斤兩	一斤二兩又云一斤一兩	十二兩三毛七孔	四斤四兩左三葉右四葉	三斤三兩六葉兩耳	二斤三兩	
六腑斤兩	九兩二銖	二斤十四兩	三斤三銖	二斤十二兩	二斤十四兩	
六腑丈尺	縱廣七寸又云九寸	長二丈四尺廣二寸四分	三寸三分	一丈二寸廣六寸	大一尺五寸	
六腑所受	九升二合又云九升九合	二斗四升	一合《難經》作三合	一斗二升	三斗五升	
五臟官	後宮列女	帝王	上將軍又為郎官	大尚書又為上將軍	諫議大夫	
六腑官	水曹掾	監倉吏	將軍決曹吏	監倉掾	內嗇吏	
五臟俞	十四椎	五椎	九椎	三椎	十一椎	
六腑俞	十九椎	十八椎	十椎	十六椎	十二椎	十三椎
五臟募	京門	巨闕	期門	中府	章門	
六腑募	中極	關元	日月	天樞	中脘	石門
五臟脈出	湧泉	中衝此心包絡經，心經出少衝	大敦	少商	隱白	
流《甲乙》作留	然谷	勞宮心經流少府	行間	魚際	大都	
注	太谿	大陵心經注神門	太衝	太淵	太白	
過	水泉	內關心經過通里	中封	列缺	公孫	

行	復溜	間使 心經行靈道	中郄	經渠	商丘	
人	陰谷	曲澤 心經入少海	曲泉	尺澤	陰陵泉	
六腑脈出	至陰	少澤	竅陰	商陽	厲兌	關衝 此三焦 經出入
流	通谷	前谷	俠谿	二間	內庭	液門
注	束骨	後谿	臨泣	三間	陷谷	中渚
過	京骨	腕骨	丘墟	合谷	衝陽	陽池
行	崑崙	陽谷	陽輔	陽谿	解谿	支溝
入	委中	小海	陽陵泉	曲池	三里	天井
五竅	耳二陰	舌口	目	鼻	唇	
五養	骨精	血脈	筋	皮毛氣	肉	
五液	唾	汗	淚	涕	涎	
五聲	呻噫	言	呼	哭	歌	
五氣	呬	吹、呼	呵	噓	唏	
五神	志精	神性， 又作脈神	血魂	氣魄	意智， 又作營意	
五有餘病	脹滿	笑不止	怒	喘喝仰息	澀溲不利	
五不足病	厥逆	憂一作悲	恐	息利少氣	四肢不用	
六情	惡哀	憂慮 一作惠好	好喜 一作直喜	威怒	樂愚	
	貪狼	廉貞	陰賊	寬大	公正	奸邪
八性	欲忌	友愛	慈惠悲	正氣	公私怨	
五常	智謀	禮哲	仁肅	義	信聖	
五事	聽聰	視明	貌恭	言從	思睿	
五咎	急	豫	狂	僭	蒙	
五音	吟詠	肆呼	諷	唱	歌	
五聲	羽四十八絲	徵五十四絲	角六十四絲	商七十二絲	宮八十一絲	
五色	黑	赤	青	白	黃	
五味	鹹	苦	酸	宴	甘	
五臭	腐	焦	膻臊	腥	香	

五宜 子來扶母	酸	甘	苦	咸	辛	
五惡 味之惡	甘	鹹	辛	苦	酸	
五惡 氣之惡	燥	熱	風	寒	濕	
五數	一六	二七	三八	四九	五十	
五行	水	火	木	金	土	
五時	冬	夏	春	秋	季夏	
五形《外台》云：外應五行之形，內法五臟之象。	曲	兌	直	方	圓	
五畜	豕《外台》云豕鼠	羊《外台》云蛇馬	雞《外台》云虎兔	犬《外台》云猴雞	牛《外台》云龍羊犬牛	
五穀	大豆	麥	麻	稻黃黍	稷	
五果	栗	杏	李	桃	棗	
五菜	藿	薤	韭	蔥	葵	

論曰：假令人腎、心、肝、肺、脾為臟，則膀胱、小腸、膽、大腸、胃為腑。足少陰為腎經，足太陽為膀胱經。下至五臟、五果、五菜皆爾，觸類長之，他皆仿此。《外台》續添二十三條，本非《千金》之舊，今更不附入。

用針略例第五

夫用針刺者，先明其孔穴，補虛瀉實，送堅付濡，以急隨緩，榮衛常行，勿失其理。夫為針者不離乎心，口如銜索，目欲內視，消息氣血，不得妄行。針入一分，知天地之氣；針入二分，知呼吸出入、上下水火之氣；針入三分，知四時五行、五臟六腑逆順之氣。針皮毛腠理者，勿傷肌肉；針肌肉者，勿

傷筋脈；針筋脈者，勿傷骨髓；針骨髓者，勿傷諸絡。

東方甲乙木，主人肝、膽、筋膜、魂。

南方丙丁火，主人心、小腸、血脈、神。

西方庚辛金，主人肺、大腸、皮毛、魄。

北方壬癸水，主人腎、膀胱、骨髓、精志。

中央戊己土，主人脾、胃、肌肉、意、智。

針傷筋膜者，令人愕視失魂。傷血脈者，令人煩亂失神。傷皮毛者，令人上氣失魄。傷骨髓者，令人呻吟失志。傷肌肉者，令人四肢不收失智。此為五亂，因針所生。若更失度者，有死之憂也。所謂針能殺生人，不能起死人，謂愚人妄針必死，不能起生人也。

又須審候，與死人同狀者，不可為醫；與亡國同政者，不可為謀。雖聖智神人，不能活死人、存亡國也。故曰：危邦不入，亂邦不居。凡愚人貪利，不曉於治亂存亡，危身滅族，彼此俱喪，亡國破家，亦醫之道也。

凡用針之法，以補瀉為先。呼吸應江漢，補瀉校升斗，經緯有法則，陰陽不相干。震為陽氣始火生於寅，兌為陰氣終戊為土墓，坎為太玄華冬至之日夜半一陽爻生，離為太陽精為中女之象。欲補從卯南補不足，地戶至巽為地虛，欲瀉從酉北天門在乾。針入因日明向寅至午，針出隨月光從申向午，午為日月光之位。如此思五行，氣以調榮衛，用以將息之，是曰隨身寶。

凡用鋒針針者，除疾速也。先補五呼，刺入五分留十呼，刺入一寸留二十呼，隨師而將息之。刺急者，深內而久留之；刺緩者，淺內而疾發針；刺大者，微出其血；刺滑者，疾發針，淺內而久留之；刺澀者，必得其脈，隨其逆順久留之，疾出之，壓其穴勿出其血。諸小弱者，勿用大針。然氣不足宜調以百藥。余三針者，正中破癰堅瘤結息肉也，亦治人疾也。火針亦用鋒針，以油火燒之，務在猛熱，不熱即於人有損也。隔

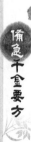

日一報，三報之後，當膿水大出為佳。

巨闕、太倉、上下脘，此之一行有六穴，忌火針也。大癥塊當停針轉動須臾為佳。

每針常須看脈，脈好乃下針，脈惡勿亂下針也。下針一宿發熱惡寒，此為中病，勿怪之。

灸例第六

凡孔穴在身，皆是臟腑榮衛血脈流通，表裏往來各有所主，臨時救難，必在審詳。人有老少，體有長短，膚有肥瘦，皆須精思商量，準而折之，無得一概，致有差失。其尺寸之法，依古者八寸為尺，仍取病者男左女右手中指上第一節為一寸。亦有長短不定者，即取手大拇指第一節橫度為一寸。以意消息，巧拙在人。其言一夫者，以四指為一夫，又以肌肉紋理節解縫會宛陷之中，及以手按之，病者快然。如此仔細安詳用心者，乃能得之耳。

凡經云橫三間寸者，則是三灸兩間，一寸有三灸，灸有三分。三壯之處即為一寸。

黃帝曰：灸不三分，是謂徒冤。炷務大也，小弱，炷乃小作之，以意商量。

凡點灸法，皆須平直，四體勿使傾側，灸時孔穴不正，無益於事，徒破好肉耳。若坐點，則坐灸之，臥點則臥灸之，立點則立灸之，反此亦不得其穴矣。

凡言壯數者，若丁壯遇病，病根深篤者，可倍多於方數。其人老小羸弱者，可復減半。依扁鵲灸法，有至五百壯、千壯，皆臨時消息之。《明堂》、《本經》多云針入六分，灸三壯，更無餘論。曹氏灸法有百壯者，有五十壯者，《小品》諸方亦皆有此。仍須準病輕重以行之，不可膠柱守株。

凡新生兒七日以上，周年以還，不過七壯，炷如雀屎大。

凡灸，當先陽後陰，言從頭向左而漸下，次後從頭向右而漸下，先上後下，皆以日正午以後，乃可下火灸之，時謂陰氣未至，灸無不著。午前平旦穀氣虛，令人癲眩，不可針灸也，慎之。其大法如此，卒急者，不可用此例。

灸之生熟法：腰以上為上部，腰以下為下部；外為陽部榮，內為陰部衛，故臟腑周流，名曰經絡。是故丈夫四十以上氣在腰，老嫗四十以上氣在乳。是以丈夫先衰於下，婦人先衰於上。灸之生熟，亦宜撙而節之，法當隨病遷變。

大法：外氣務生，內氣務熟，其餘隨宜耳。頭者，身之元首，人神之所法，氣口精明，三百六十五絡皆上歸於頭。頭者，諸陽之會也，故頭病必宜審之。灸其穴不得亂，灸過多傷神，或使陽精玄熟，令陰魄再卒，是以灸頭正得滿百。脊背者，是體之橫樑，五臟之所繫著，太陽之會合，陰陽動發，冷熱成疾，灸太過熟，大害人也。臂腳手足者，人之枝乾，其神繫於五臟六腑，隨血脈出，能遠近採物，臨深履薄，養於諸經。其地狹淺，故灸宜少，灸過多即內神不得入，精神閉塞，否滯不仁，即臂不舉。故四肢之灸，不宜太熟也。

然腹臟之內，為性貪於五味，無厭成疾，風寒結痼，水穀不消，宜當熟之。然大杼、脊中、腎俞、膀胱八髎，可至二百壯。心主手足太陰，可至六七十壯。三里、太谿、太衝、陰陽二陵泉、上下二廉，可至百壯。腹上、下脘、中脘、太倉、關元，可至百壯。若病重者，皆當三報之，乃癒病耳。

若治諸沉結寒冷病，莫若灸之宜熟。若治諸陰陽風者，身熱脈大者，以鋒針刺之，間日一報之。若治諸邪風鬼注，痛處少氣，以毫針去之，隨病輕重用之。鍉針內藥，隨時用之，消息將之，與天同心，百年永安，終無橫病。此要略說之，非賢勿傳，秘之。風微數之脈，慎不可灸。傷血脈，焦筋骨。凡汗

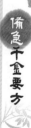

以後勿灸，此為大逆。脈浮熱甚勿灸。

頭、面、目、咽，灸之最欲生少；手臂四肢，灸之欲須小熟，亦不宜多；胸、背、腹灸之尤宜大熟；其腰脊欲須少生。大體皆須以意商量，臨時遷改，應機千變萬化，難以一準耳。其溫病隨所著而灸之，可百壯餘，少至九十壯。大杼、胃管可五十壯。手心主、手足太陽，可五十壯。三里、曲池、太衝，可百壯，皆三報之，乃可癒耳。風勞沉重，九部盡病，及毒氣為疾者，不過五十壯，亦宜三報之。若攻臟腑成心腹疼者，亦宜百壯。若卒暴百病，鬼魅所著者，灸頭面四肢宜多，灸腹背宜少，其多不過五十，其少不減三五七九壯。

凡陰陽濡風口喎僻者，不過三十壯，三日一報，報如前。微者三報，重者九報，此風氣濡微細入，故宜緩火溫氣，推排漸抽以除耳。若卒暴催迫，則流行細入成痼疾，不可癒也，故宜緩火。凡諸虛疾，水穀沉結流離者，當灸腹背，宜多而不可過百壯。

大凡人有卒暴得風，或中時氣，凡百所苦，皆須急灸療，慎勿忍之停滯也。

若王相者可得無他，不爾，漸久後皆難癒。深宜知此一條。凡人吳蜀地遊官，體上常須三兩處灸之，勿令瘡暫瘥，則瘴癘、溫瘧、毒氣不能著人也，故吳蜀多行灸法。有阿是之法，言人有病痛，即令捏其上，若裏當其處，不問孔穴，即得便快成痛處，即云阿是。灸刺皆驗，故曰阿是穴也。

太醫針灸宜忌第七

論曰：欲行針灸，先知行年宜忌，及人神所在，不與禁忌相應即可，今具如下。

木命人行年在木，則不宜針及服青藥。火命人行年在火，

則不宜汗及服赤藥。土命人行年在土，則不宜吐及服黃藥。金命人行年在金，則不宜灸及服白藥。水命人行年在水，則不宜下及服黑藥。凡醫者不知此法，下手即困；若遇年命厄會深者，下手即死。

推天醫血忌等月忌及日忌旁通法

月旁通	正	二	三	四	五	六	七	八	九	十	十一	十二
天醫	卯	寅	丑	子	亥	戌	酉	申	未	巳	午	辰呼師治病吉
血忌	丑	未	寅	申	卯	酉	辰	戌	巳	亥	午	子忌針灸
月厭	戌	酉	申	未	午	巳	辰	卯	寅	丑	子	亥忌針灸
四激	戌	戌	戌	丑	丑	丑	辰	辰	辰	未	未	未忌針灸
月殺	戌	巳	午	未	寅	卯	辰	亥	子	丑	申	酉不可舉，百事凶。《千金翼》、《外台》云：丑戌未辰丑戌未辰丑戌未辰。
月刑	巳	子	辰	申	午	丑	寅	酉	未	亥	卯	戌不療病
六害	巳	辰	卯	寅	丑	子	亥	戌	酉	申	未	午不療病

上天醫上呼師避病吉，若刑害上凶。

推行年醫法

年至	子	丑	寅	卯	辰	巳	午	未	申	酉	戌	亥
天醫	卯	戌	子	未	酉	亥	辰	寅	巳	午	丑	申

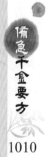

求歲天醫法　常以傳送加太歲太一下為天醫。

求月天醫法　陽月以大吉，陰月以小吉，加月建、功曹，下為鬼道，傳送下為天醫。

推避病法　以小吉加月建登明下為天醫，可於此避病。

推治病法　以月將加時，天醫加病人年，治之瘥。

喚師法　未、卯、巳、亥、酉，鬼所在，喚師凶。

臍	心	肘	咽	口	頭	脊	膝	足
一	二	三	四	五	六	七	八	九
十	十一	十二	十三	十四	十五	十六	十七	十八
十九	二十	二十一	二十二	二十三	二十四	二十五	二十六	二十七
二十八	二十九	三十	三十一	三十二	三十三	三十四	三十五	三十六
三十七	三十八	三十九	四十	四十一	四十二	四十三	四十四	四十五
四十六	四十七	四十八	四十九	五十	五十一	五十二	五十三	五十四
五十五	五十六	五十七	五十八	五十九	六十	六十一	六十二	六十三
六十四	六十五	六十六	六十七	六十八	六十九	七十	七十一	七十二
七十三	七十四	七十五	七十六	七十七	七十八	七十九	八十	八十一
八十二	八十三	八十四	八十五	八十六	八十七	八十八	八十九	九十

上九部行神，歲移一部，週而復始，不可針灸。

推十二部人神所在法

心辰	喉卯	頭寅	眉丑《千金翼》作肩	背子	腰亥	腹戌	項酉	足申	膝未	陰午	股巳
一	二	三	四	五	六	七	八	九	十	十一	十二
十三	十四	十五	十六	十七	十八	十九	二十	二十一	二十二	二十三	二十四
二十五	二十六	二十七	二十八	二十九	三十	三十一	三十二	三十三	三十四	三十五	三十六
三十七	三十八	三十九	四十	四十一	四十二	四十三	四十四	四十五	四十六	四十七	四十八
四十九	五十	五十一	五十二	五十三	五十四	五十五	五十六	五十七	五十八	五十九	六十
六十一	六十二	六十三	六十四	六十五	六十六	六十七	六十八	六十九	七十	七十一	七十二
七十三	七十四	七十五	七十六	七十七	七十八	七十九	八十	八十一	八十二	八十三	八十四
八十五	八十六	八十七	八十八	八十九	九十	九十一	九十二	九十三	九十四	九十五	九十六

上十二部人神所在，並不可針灸損傷，慎之。

日辰忌

一日足大趾，二日外踝，三日股內，四日腰，五日口舌咽懸雍，六日足小趾《外台》云手小指，七日內踝，八日足腕，九日尻，十日背腰，十一日鼻柱《千金翼》云及眉，十二日髮際，十三日牙齒，十四日胃脘，十五日遍身，十六日胸乳，十七日

氣衝《千金翼》云及脅，十八日腹內，十九日足跗，二十日膝下，二十一日手小指，二十二日伏兔，二十三日肝俞，二十四日手陽明兩脅，二十五日足陽明，二十六日手足，二十七日膝，二十八日陰，二十九日膝脛顋顙，三十日關元下至足心。《外台》云足跗上。

十干十二支人神忌日

甲日頭，乙日項，丙日肩臂，丁日胸脅，戊日腹，己日背，庚日肺，辛日腳，壬日腎，癸日足。

又云甲乙日忌寅時頭，丙丁日忌辰時耳，戊己日忌午時發，庚辛日忌申時闕文，壬癸日忌酉時足。

子日目，丑日耳，寅日口《外台》云胸面，卯日鼻《外台》云在脾，辰日腰，巳日手《外台》云頭口，午日心，未日足《外台》云兩足心，申日頭《外台》云在肩，酉日背《外台》云脛，戌日項《外台》云咽喉，亥日頂《外台》云臂脛。

建日申時頭《外台》云足，除日酉時膝《外台》云股，滿日戌時腹，平日亥時腰背，定日子時心，執日丑時手，破日寅時口，危日卯時鼻，成日辰時辰，收日巳時足《外台》云頭，開日午時耳，閉日未時目。

上件時不得犯其處殺人。

十二時忌

子時踝，丑時頭，寅時目，卯時面耳《外台》云在項，辰時項口《外台》云在面，巳時肩《外台》云在乳，午時胸脅，未時腹，申時心，酉時背胛《外台》云在膝，戌時腰陰，亥時股。

又立春、春分脾，立夏、夏至肺，立秋、秋分肝，立冬、冬至心，四季十八日腎。以上並不得醫治凶。

凡五臟主時不得治及忌針灸其經絡凶。

又正月丑，二月戌，三月未，四月辰；五月丑，六月戌，七月未，八月辰；九月丑，十月戌，十一月未，十二月辰。

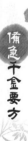

又春左脅，秋右脅，夏在臍，冬在腰，皆凶。

又每月六日、十五日、十八日、二十二日、二十四日小盡日療病，令人長病。

戊午、甲午，此二日大忌刺出血，服藥針灸皆凶。《千金翼》云：不出月凶。

甲辰、庚寅、乙卯、丙午、辛巳，此日針灸凶。

壬辰、甲辰、己巳、丙午、丁未，此日男忌針灸。

甲寅、乙卯、乙酉、乙巳、丁巳，此日女人特忌針灸。

甲子、壬子、甲午、丙辰、丁巳、辛卯、癸卯、乙亥，此日忌針灸。《外台》云：甲子日天子會，壬子日百王會，甲午日太子會，丁巳日三公會，丙辰日諸侯會，辛卯日大夫會，癸卯日大人會，乙亥日以上都會。

又男避除，女避破，男忌戌，女忌巳。

凡五辰、五酉、五未及八節先後各一日皆凶。

論曰：此等法並在諸部，不可尋究，故集之一處造次易知，所以省披討也。

《備急千金要方》卷第二十九

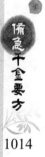

《備急千金要方》
卷第三十 ✿ 針灸下

孔穴主對法

論曰：凡云孔穴主對者，穴名在上，病狀在下，或一病有數十穴，或數病共一穴，皆臨時斟酌作法用之。其有須針者，即針刺以補瀉之，不宜針者，直爾灸之。然灸之大法，但其孔穴與針無忌，即下白針若溫針訖，乃灸之，此為良醫。

其腳氣一病，最宜針之，若針而不灸，灸而不針，皆非良醫也。針灸不藥，藥不針灸，尤非良醫也，但恨下里間知針者鮮耳。所以學者深須解用針，燔針、白針，皆須妙解，知針知藥，固是良醫。

頭面第一
項、目、鼻、耳、口、舌、齒、咽喉附

頭 病

神庭、水溝，主寒熱頭痛，喘渴，目不可視。

頭維、大陵，主頭痛如破，目痛如脫。《甲乙》云：喘逆煩滿，嘔吐流汗難言。

崑崙、曲泉、飛揚、前谷、少澤、通里，主頭眩痛。

竅陰、強間，主頭痛如錐刺，不可以動。

腦戶、通天、腦空，主頭重痛。

消濼，主寒熱痹，頭痛。

攢竹、承光、腎俞、絲竹空、和髎，主風頭痛。

神庭，主風頭眩，善嘔煩滿。

上星，主風頭眩顏清。

囟會，主風頭眩，頭痛顏清。

上星，主風頭引頷痛。

天牖、風門、崑崙、關元、關衝，主風眩頭痛。

瘈脈，主風頭耳後痛。

合谷、五處，主風頭熱。

前頂、後頂、頷厭，主風眩偏頭痛。

玉枕，主頭半寒痛。《甲乙》云：頭眩目痛，頭半寒。

天柱、陶道、大杼一作本神、孔最、後谿，主頭痛。

目窗、中渚、完骨、命門、豐隆、太白、外丘、通谷、京骨、臨泣、小海、承筋、陽陵泉，主頭痛，寒熱汗出，不惡寒。

項 病

少澤、前谷、後谿、陽谷、完骨、崑崙、小海、攢竹，主項強急，痛不可以顧。

消濼、本神、通天、強間、風府、喑門、天柱、風池、齦交、天衝、陶道、外丘、通谷、玉枕，主項如拔，不可左右顧。

天容、前谷、角孫、腕骨、支正，主頸腫項痛不可顧。

天容，主頸項癰，不能言。

飛陽、湧泉、頷厭、後頂，主頸項疼，歷節汗出。

角孫，主頸頷柱滿。

面 病

攢竹、齦交、玉枕，主面赤，頰中痛。

巨髎，主面惡風寒，頰腫痛。

上星、囟會、前頂、腦戶、風池，主面赤腫。

天突、天窗，主面皮熱。

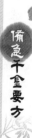

腎俞、內關，主面赤熱。

行間，主面蒼黑。

太衝，主面塵黑。

天窗，主頰腫痛。

中渚，主顳顬痛，頷顱熱痛，面赤。

懸厘，主面皮赤痛。

目 病

大敦，主目不欲視，太息。

大都，主目眩。

承漿、前頂、天柱、腦空、目窗，主目眩瞑。

天柱、陶道、崑崙，主目眩，又目不明，目如脫。

腎俞、內關、心俞、復溜、太淵、腕骨、中渚、攢竹、精明、百會、委中、崑崙、天柱、本神、大杼、頷厭、通谷、曲泉、後頂、絲竹空、胃俞，主目䀮䀮不明，惡風寒。

陽白，主目瞳子痛癢，遠視䀮䀮，昏夜無所見。

液門、前谷、後谿、腕骨、神庭、百會、天柱、風池、天牖、心俞，主目泣出。

至陰，主目翳。

丘墟，主視不精了，目翳，瞳子不見。

後谿，主眥爛有翳。

前谷、京骨，主目中白翳。

京骨，主目反白，白翳從內眥始。

精明、齦交、承泣、四白、風池、巨髎、瞳子髎、上星、肝俞，主目淚出，多眵䁾，內眥赤痛癢，生白膚翳。

天牖，主目不明，耳不聰。

照海，主目痛，視如見星。

肝俞，主熱病瘥後，食五辛多患眼暗如雀目。

陽白、上星、本神、大都、曲泉、俠谿、三間、前谷、攢

竹、玉枕、主目系急，目上插。

　　絲竹空、前頂，主目上插，增風寒。

　　承泣，主目瞤動，與項口相引。《甲乙》云：目不明，淚出，目眩骨，瞳子癢，遠視䀮䀮，昏夜無見，目瞤動，與項口參相引，喎僻，口不能言。

　　申脈，主目反上視，若赤痛從內眥始。

　　三間、前谷，主目急痛。

　　太衝，主下眥痛。

　　陽谷、太衝、崑崙，主目急痛赤腫。

　　曲泉，主目赤腫痛。

　　束骨，主眥爛赤。

　　陽谿、陽谷，主目痛赤。

　　商陽、巨髎、上關、承光、瞳子髎、絡卻，主青盲無所見。

　　顴髎、內關，主目赤黃。

　　液門，主目澀暴變。

　　期門，主目青而嘔。

　　二間，主目眥傷。

　　風池、腦戶、玉枕、風府、上星，主目痛不能視，先取譩譆，後取天牖、風池。

　　太淵，主目中白睛青。

　　俠谿，主外眥赤痛逆寒，泣出目癢。

鼻　病

　　神庭、攢竹、迎香、風門、合谷、至陰、通谷，主鼻鼽，清涕出。

　　曲差、上星、迎香、素髎、水溝、齗交、通天、禾髎、風府，主鼻窒喘息不利，鼻喎僻多涕，鼽衄有瘡。

　　水溝、天牖，主鼻不收涕，不知香臭。《甲乙》云：鼻鼽不得息及衄不止。

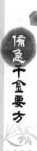

齗交，主鼻中息肉不利，鼻頭額頞中痛，鼻中有蝕瘡。

承靈、風池、風門、譩譆、後谿，主鼻鼽窒喘息不通。

腦空、竅陰，主鼻管疽發為癘鼻。

風門、五處，主時時嚔不已。

肝俞，主鼻中酸。

中脘、三間、偏歷、厲兌、承筋、京骨、崑崙、承山、飛揚、隱白，主頭熱鼻鼽衄。

中脘，主鼻間焦臭。

復溜，主涎出，鼻孔中痛。

京骨、申脈，主鼻中衄血不止。淋瀝。

厲兌、京骨、前谷，主鼻不利，涕黃。

天柱，主不知香臭。

耳　病

上關、下關、四白、百會、顱息、翳風、耳門、頷厭、天窗、陽谿、關衝、液門、中渚，主耳痛鳴聾。

天容、聽會、聽宮、中渚，主聾嘈嘈若蟬鳴。

天牖、四瀆，主暴聾。

少商，主耳前痛。

曲池，主耳痛。

外關、會宗，主耳渾渾淳淳，聾無所聞。

前谷、後谿，主耳鳴，仍取偏歷、大陵。

腕骨、陽谷、肩貞、竅陰、俠谿，主頷痛引耳，嘈嘈耳鳴無所聞。

商陽，主耳中風聾鳴，刺入一分，留一呼，灸三壯，左取右，右取左，如食頃。

口　病

承泣、四白、巨髎、禾髎、上關、大迎、顴骨、強間、風池、迎香、水溝，主口喎僻不能言。

頰車、顴髎，主口僻痛，惡風寒不可以嚼。

外關、內庭、三里、太淵。《甲乙》云：口僻刺太淵引而下之。商丘，主僻噤。

水溝、齦交，主口不能禁水漿，喎僻。

齦交、上關，大迎、翳風，主口噤不開引鼻中。

合谷、水溝，主唇吻不收，喑不能言，口噤不開。

商丘，主口噤不開。

曲鬢，主口噤。

地倉、大迎，主口緩不收，不能言。

下關、大迎、翳風，主口失欠，下牙齒痛。

膽俞、商陽、小腸俞，主口舌乾，食飲不下。

勞宮、少澤、三間、太衝，主口熱、口乾、口中爛。

兌端、目窗、正營、耳門，主唇吻強，上齒齲痛。

太谿、少澤，主咽中乾，口中熱，唾如膠。

曲澤、章門，主口乾。

陽陵泉，主口苦，嗌仲介介然。

光明、臨泣，主喜齧頰。

京骨、陽谷，主自齧唇一作頰。

解谿，主口痛齧舌。

勞宮，主大人小兒口中腫，腥臭。

舌 病

廉泉、然谷《甲乙》作通谷、陰谷，主舌下腫難言，舌縱涎出。

風府，主舌緩，喑不能言，舌急語難。

扶突、大鐘、竅陰，主舌本出血。

魚際，主舌上黃，身熱。

尺澤，主舌乾脅痛。

關衝，主舌捲口乾，心煩悶。

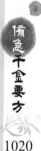

支溝、天窗、扶突、曲鬢、靈道，主暴瘖不能言。

中衝，主舌本痛。

天突，主夾舌縫脈青。

復溜，主舌捲不能言。

齒 病

厲兌、三間、衝陽、偏歷、小海、合谷、內庭、復溜，主齲齒。

大迎、顴髎、聽會、曲池，主齒痛惡寒。

浮白，主牙齒痛不能言。

陽谷、正營，主上牙齒痛。

陽谷、液門、商陽、二間、四瀆，主下牙齒痛。

角孫、頰車，主牙齒不能嚼。

下關、大迎、翳風、完骨，主牙齒齲痛。

曲鬢、衝陽，主齒齲。

喉咽病

風府、天窗、勞宮，主喉嗌痛。

扶突、天突、天谿，主喉鳴暴忤氣哽。

少商、太衝、經渠，主喉中鳴。

魚際，主喉中焦乾。

水突，主喉咽腫。

液門、四瀆，主呼吸短氣，咽中如息肉狀。

間使，主嗌中如扼。《甲乙》作行間。

少衝，主酸咽。

少府、蠡溝，主嗌中有氣如息肉狀。

中渚、支溝、內庭，主嗌痛。

復溜、照海、太衝、中封，主嗌乾。

前谷、照海、中封，主咽偏腫，不可以咽。

湧泉、大鐘，主咽中痛，不可內食。

然谷、太谿，主嗌內腫，氣走咽喉而不能言。

風池，主喉咽僂引項攣不收。

喉 病

完骨、天牖、前谷，主喉痺、頸項腫不可俯仰，頰腫引耳後。

中府、陽交，主喉痺、胸滿塞、寒熱。

天容、缺盆、大杼、膈俞、雲門、尺澤、二間、厲兌、湧泉、然谷，主喉痺、哽咽、寒熱。

天鼎、氣舍、膈俞，主喉痺哽噎，咽腫不得消，食飲不下。

天突，主喉痺咽乾急。

璇璣、鳩尾，主喉痺咽腫，水漿不下。

三間、陽谿，主喉痺咽如哽。

大陵、偏歷，主喉痺嗌乾。

神門、合谷、風池，主喉痺。

三里、溫溜、曲池、中渚、豐隆，主喉痺不能言。

關衝、竅陰、少澤，主喉痺，舌捲口乾。

風喉痺，脣中暴逆，先取衝脈，後取三里、雲門，各瀉之。又刺手小指端，出血立已。

心腹第二

胸脅脹滿、大小便、泄利、消渴、水腫、不能食、嘔吐、吐血、咳逆上氣、奔豚附

胸 脅

通谷、章門、曲泉、膈俞、期門、食竇、陷谷、石門，主胸脅支滿。

本神、顖息，主胸脅相引，不得傾側。

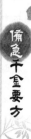

大杼、心俞，主胸中鬱鬱。

肝俞、脾俞、志室，主兩脅急痛。

腎俞，主兩脅引痛。

神堂，主胸腹滿。

三間，主胸滿腸鳴。

期門、缺盆，主胸中熱，息賁，脅下氣上。

陽谿、天容，主胸滿不得息。

曲池、人迎、神道、章門、中府、臨泣、天池、璇璣、府俞，主胸中滿。

支溝，主脅腋急痛。

腕骨、陽谷，主脅痛不得息。

豐隆、丘墟，主胸痛如刺。

竅陰，主脅痛咳逆。

臨泣，主季脅下支痛，胸痹不得息。

陽輔，主胸脅痛。

陽交，主胸滿腫。

環跳、至陰，主胸脅痛無常處，腰脅相引急痛。

太白，主胸脅脹切痛。《甲乙》云：腸鳴切痛。

然骨，主胸中寒，咳唾有血。

大鐘，主胸喘息脹。

膽俞、章門，主脅痛不得臥，胸滿，嘔無所出。

大包，主胸脅中痛。

華蓋、紫宮、中庭、神藏、靈墟、胃俞、俠谿、步廊、商陽、上廉、三里、氣戶、周榮、上脘、勞宮、湧泉、陽陵泉，主胸脅柱滿。

膻中、天井，主胸心痛。

膺窗，主胸脅癰腫。

乳根，主胸下滿痛。

雲門，主胸中暴逆。

雲門、中府、隱白、期門、肺俞、魂門、大陵，主胸中痛。

鳩尾，主胸滿咳逆。

巨闕、間使，主胸中澹澹。

太淵，主胸滿嗷呼，胸膺痛。

中脘、承滿，主脅下堅痛。

梁門，主胸下積氣。

關元、期門、少商，主脅下脹。

經渠、丘墟，主胸背急，胸中彭彭。

尺澤、少澤，主短氣、脅痛、心煩。

間使，主胸痹背相引。

魚際，主痹走胸背，不得息。

少衝，主胸痛口熱。

凡胸滿短氣不得汗，皆針補手太陰以出汗。

心 病

支溝、太谿、然谷，主心痛如錐刺，甚者手足寒至節，不息者死。

大都、太白，主暴泄、心痛、腹脹，心痛尤甚。

臨泣，主胸痹心痛，不得反側。《甲乙》云：不得息，痛無常處。

行間，主心痛，色蒼蒼然如死灰狀，終日不得太息。

通谷、巨闕、太倉、心俞、膻中、神府，主心痛。

通里，主卒痛煩心，心中懊憹，數欠頻伸，心下悸，悲恐。

期門、長強、天突、俠白、中衝，主心痛短氣。

尺澤，主心痛彭彭然，心煩悶亂，少氣不足以息。

腎俞、復溜、大陵、雲門，主心痛如懸。

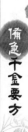

章門，主心痛而嘔。

太淵，主心痛肺脹，胃氣上逆。

建里，主心痛上搶心，不欲食。

鳩尾，主心寒脹滿，不得食，息賁，唾血，厥心痛善噦，心疝太息。

上脘，主心痛，有三蟲，多涎，不得反側。

中脘，主心痛難以俯仰。《甲乙》云：身寒心疝，衝冒死不知人。

不容、期門，主心切痛，喜噫酸。

靈道，主心痛悲恐，相引瘈瘲。

肓門，主心下大堅。

間使，主心懸如饑。

然谷，主心如懸，少氣不足以息。

郄門、曲澤、大陵，主心痛。

少衝，主心痛而寒。

商丘，主心下有寒痛；又主脾虛，令人病不樂，好太息。

凡卒心痛汗出，刺大敦，出血立已。

凡心實者，則心中暴痛，虛則心煩，惕然不能動，失智，內關主之。

腹　病

復溜、中封、腎俞、承筋、陰包、承山、大敦，主小腹痛。

氣海，主少腹疝氣游行五臟，腹中切痛。

石門、商丘，主少腹堅痛，下引陰中。

關元、委中、照海、太谿，主少腹熱而偏痛。

膈俞、陰谷，主腹脹，胃脘暴痛，及腹積聚，肌肉痛。

高曲，主腹中積聚，時切痛。一名商曲。

四滿，主腹僻切痛。

天樞，主腹中盡痛。

外陵，主腹中盡疼。

崑崙，主腹痛喘暴滿。

氣衝，主身熱腹痛。

腹結，主繞臍痛搶心。

衝門，主寒氣滿腹中積，痛疼淫濼。

間使，主寒中少氣。

隱白，主腹中寒冷氣脹喘。

復溜，主腹厥痛。

鳩尾，主腹皮痛，瘙癢。

水分、石門，主少腹中拘急痛。

巨闕、上脘、石門、陰蹻，主腹中滿，暴痛汗出。

中極，主腹中熱痛。

行間，主腹痛而熱上柱心，心下滿。

太谿，主腹中相引痛。

湧泉，主風入腹中，少腹痛。

豐隆，主胸痛如刺，腹若刀切痛。

脹滿病

中極，主少腹積聚堅如石，小腹滿。

通谷，主結積留飲癖囊，胸滿，飲食不消。

膀胱俞，主堅結積聚。

胃脘、三焦俞，主少腹積聚，堅大如盤，胃脹，食飲不消。

上脘，主心下堅，積聚冷脹。

三里、章門、京門、厲兌、內庭、陰穀、絡卻、崑崙、商丘、陰陵泉、曲泉、陰谷，主腹脹滿不得息。

隱白，主腹脹逆息。

尺澤，主腹脹喘振慄。

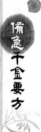

解谿，主腹大下重。

大鐘，主腹滿便難。

肝俞、胞肓，主少腹滿。

水道，主少腹脹滿，痛引陰中。

日月、大橫，主少腹熱，欲走，太息。

委中，主少腹堅腫。

關元，主寒氣入腹。

懸樞，主腹中積上下行。

懸鐘，主腹滿。

脾俞、大腸俞，主腹中氣脹引脊痛，食飲多而身羸瘦，名曰食晦。先取脾俞，後取季肋。

陰市，主腹中滿，痿厥少氣。

丘墟，主大疝腹堅。

京門，主寒熱䐜脹。

高曲，主腹中積聚。

肓俞，主大腹寒疝。《甲乙》云：大腹寒中。

天樞，主腹脹腸鳴，氣上衝胸。

氣衝，主腹中大熱不安，腹有大氣，暴腹脹滿，癃，淫濼。

太衝，主羸瘦恐懼，氣不足，腹中悒悒。

期門，主腹大堅，不得息，脹痹滿，少腹尤大。

太陰郄，主腹滿積聚。

衝門，主寒氣腹滿，腹中積聚疼痛。

巨闕、上脘，主腹脹、五臟脹、心腹滿。

中脘，主腹脹不通，痓，大便堅，憂思損傷氣積聚，腹中甚痛作膿腫，往來上下。

陰交，主五臟澼氣。

中極，主寒中腹脹。

太谿，主腹中脹腫。

三里、行間、曲泉，主腹䐜滿。

陷谷，主腹大滿，喜噫。

衝陽，主腹大不嗜食。

解谿，主厥氣上柱，腹大。

隱白，主腹滿喜嘔。

五里，主心下脹滿而痛，上氣。

太白、公孫，主腹脹，食不化，鼓脹，腹中氣大滿。

商丘，主腹中滿，向向然不便，心下有寒痛。

漏谷，主腸鳴、強欠、心悲、氣逆、腹䐜滿急。

陰陵泉，主腹中脹，不嗜食，脅下滿，腹中盛水，脹逆不得臥。

蠡溝，主數噫恐悸，氣不足，腹中悒悒。

凡腹中熱，喜渴涎出，是蛔也。以手聚而按之，堅持勿令得移，以大針刺中脘，久持之中不動，乃出針。

凡腹滿痛不得息，正仰臥，屈一膝，伸一腳，並氣衝針入三寸，氣至瀉之。

陰都，主心滿、氣逆、腸鳴。

陷谷、溫溜、漏谷、復溜、陽綱，主腸鳴而痛。

上廉，主腸鳴相追逐。

胃俞，主腹滿而鳴。

章門，主腸鳴盈盈然。

膺窗，主腸鳴泄注。

太白、公孫，主腸鳴。

臍中，主腸中常鳴，上衝於心。

陰交，主腸鳴濯濯如有水聲。

大小便病

豐隆，主大小便澀難。

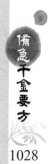

長強、小腸俞，主大小便難，淋癃。

水道，主三焦約，大小便不通。

營衛四穴，主大小便不利。

秩邊、胞肓，主癃閉下重，大小便難。

會陰，主陰中諸病，前後相引痛，不得大小便。

大腸俞、八髎，主大小便利。

陽綱，主大便不節，小便赤黃，腸鳴泄注。

承扶，主尻中腫，大便直出，陰胞有寒，小便不利。

屈骨端，主小便不利，大便泄數，並灸天樞。

勞宮，主大便血不止，尿赤。

太谿，主尿黃，大便難。

大鐘，主大便難。

中髎、石門、承山、太衝、中脘、大鐘、太谿、承筋，主大便難。

崑崙，主不得大便。

肓俞，主大便乾，腹中切痛。

石關，主大便閉，寒氣結，心堅滿。

中注、浮郄，主少腹熱，大便堅。

上廉、下廉，主小便難，黃。

腎俞，主小便難，赤濁，骨寒熱。

會陰，主小便難，竅中熱。

橫骨、大巨、期門，主小腹滿，小便難，陰下縱。

大敦、箕門、委中、委陽，主陰跳遺溺，小便難。

少府、三里，主小便不利，癃。

中極、蠡溝、漏谷、承扶、至陰，主小便不利，失精。

陰陵泉，主心下滿，寒中，小便不利。

關元，主胞閉塞，小便不通，勞熱石淋。

京門、照海，主尿黃，水道不通。

京門，主溢飲，水道不通，溺黃。

胞肓、秩邊，主癃閉下重，不得小便。

陰交、石門、委陽，主小腹堅痛引陰中，不得小便。

關元，主石淋，臍下三十六疾，不得小便，並灸足太陽。

列缺，主小便熱痛。

大陵，主目赤，小便如血。

承漿，主小便赤黃，或時不禁。

完骨、小腸俞、白環俞、膀胱俞，主小便赤黃。

中脘，主小腸有熱尿黃。

前谷、委中，主尿赤難。

陰谷，主尿難，陰痿不用。

中封、行間，主振寒溲白，尿難、痛。

關元，主傷中尿血。

凡尿青、黃、赤、白、黑、青，取井；黃，取輸，赤取滎，白取經，黑取合。

復溜，主淋。

關元、湧泉，主胞轉氣淋；又主小便數。

陰陵泉、關元，主寒熱不節、腎病，不可以俯仰，氣癃尿黃。

氣衝，主腹中滿熱，淋閉不得尿。

曲泉，主癃閉，陰痿。

交信，主氣淋。

然谷，主癃疝。

行間，主癃閉，莖中痛。

復溜，主血淋。

懸鐘，主五淋。

太衝，主淋不得尿，陰上痛。

大敦、氣門，主五淋不得尿。

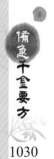

曲骨，主小腹脹，血癃，小便難。

通里，主遺溺。

關門、中府、神門，主遺尿。《甲乙》中府作委中。

陰陵泉、陽陵泉，主失禁遺尿不自知。

泄痢病

京門、然谷、陰陵泉，主洞泄不化。

交信，主泄痢赤白，漏血。

復溜，主腸澼便膿血，泄痢後重，腹痛如痓狀。

脾俞，主泄痢不食，食不生肌膚。

小腸俞，主泄痢膿血五色，重下腫痛。

丹田，主泄痢不禁，小腹絞痛。

關元、太谿，主泄痢不止。

京門、崑崙，主洞泄體痛。

天樞，主冬月重感於寒則泄，當臍痛，腸胃間澼氣切痛。

腹哀，主便膿血，寒中，食不化，腹中痛。

尺澤，主嘔泄上下出，兩脅下痛。

束骨，主腸澼泄。

太白，主腹脹，食不化，喜嘔，泄有膿血。

地機，主溏瘕，腹中痛，臟痹。

陰陵泉、隱白，主胸中熱，暴泄。

太衝、曲泉，主溏泄，痢泄下血。

長強，主頭重洞泄。

腎俞、章門，主寒中，洞泄不化。

會陽，主腹中有寒，泄注，腸澼便血。

三焦俞、小腸俞、下髎、意舍、章門，主腸鳴臚脹欲泄注。

中髎，主腹脹飧泄。

大腸俞，主腸鳴腹䐜腫，暴泄。

消　渴

承漿、意舍、關衝、然谷，主消渴嗜飲。

勞宮，主苦渴食不下。

意舍，主消渴身熱，面目黃。

曲池，主寒熱渴。

隱白，主飲渴。

行間、太衝，主嗌乾善渴。

商丘，主煩中渴。

水　腫

公孫，主頭面腫。

水溝，主水腫，人中滿。

胃倉，主水腫臚脹，食飲不下，惡寒。

章門，主身潤，石水身腫。

屋翳，主身腫皮痛，不可近衣。

中府、間使、合谷，主面腹腫。

陰交、石門，主水脹，水氣行皮中，小腹皮敦敦然，小便
黃，氣滿。

關元，主小腹滿，石水。

四滿、然谷，主大腹石水。

關門，主身腫身重。

天樞、豐隆、厲兌、陷谷、衝陽，主面浮腫。

氣衝，主大氣石水。

天府，主身脹逆息，不得臥，風汗身腫，喘息多唾。

解谿，主風水面胕腫，顏黑。

豐隆，主四肢腫，身濕。

上廉，主風水膝腫。

三里，主水腹脹皮腫。

陷谷、列缺，主面目癰腫。

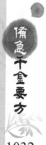

大敦，主大腹腫脹，臍腹邑邑。

臨泣，主腋下腫，胸中滿。

天牖，主乳腫、缺盆中腫。

丘墟、陽蹻，主腋下腫，寒熱，頸腫。

崑崙，主腰尻腫，腨跟腫。

復溜、豐隆，主風逆，四肢腫。

曲泉，主腹腫。

陰谷，主寒熱腹偏腫。

列缺，主汗出，四肢腫。

完骨、巨髎，主頭面氣胕腫。

陽陵泉，主頭面腫。

凡頭目癰腫，留飲，胸脅支滿，刺陷谷出血立已。

不能食病

豐隆，主不能食。

石門，主不欲食，穀入不化。

天樞、厲兌、內庭，主食不化，不嗜食，夾臍急。

維道，主三焦有水氣，不能食。

中封，主身黃有微熱，不嗜食。

然谷、內庭、脾俞，主不嗜食。

胃俞、腎俞，主胃中寒脹，食多身羸瘦。

胃俞，主嘔吐筋攣，食不下，不能食。

大腸俞、周榮，主食不下，喜飲。

陽綱、期門、少商、勞宮，主飲食不下。

章門，主食飲不化，入腹還出，熱中，不嗜食，苦吞，而聞食臭傷飽，身黃酸疼羸瘦。

中庭、中府，主膈寒，食不下，嘔吐還出。

食竇，主膈中雷鳴，察察隱隱常有水聲。

巨闕，主膈中不利。

上脘、中脘，主寒中傷飽，食飲不化。

中極，主饑不能食。

凡食飲不化，入腹還出，先取下脘，後取三里瀉之。

凡不嗜食，刺然谷多見血，使人立饑。

嘔吐病

商丘，主脾虛，令人病寒不樂，好太息，多寒熱，喜嘔。

俞府、靈墟、神藏、巨闕，主嘔吐胸滿。

率谷，主煩滿嘔吐。

天容，主咳逆嘔沫。

胃俞、腎俞，主嘔吐。

中庭、中府，主嘔逆吐，食下還出。

曲澤，主逆氣嘔涎。

石門，主嘔吐。

維道，主嘔逆不止。

陽陵泉，主嘔宿汁，心下澹澹。

少商、勞宮，主嘔吐。

絕骨，主病熱欲嘔。

商丘、幽門、通谷，主喜嘔。

大鐘、太谿，主煩心滿，嘔。

魂門、陽關，主嘔吐不住，多涎。

隱白，主膈中嘔吐，不欲食。

巨闕、胸堂，主吐食。

膈俞，主吐食。又灸章門、胃脘。

大敦，主噦噫。又灸石關。

內庭，主喜頻伸數欠，惡聞人音。

吐血病

上脘、不容、大陵，主嘔血。

胸堂、脾俞、手心主、間使、胃脘、天樞、肝俞、魚際、

勞宮、肩俞、太谿，主唾血吐血。

郄門，主衄血嘔血。

太淵、神門，主唾血振寒，嘔血上氣。

手少陰郄，主吐血。

委中、隱白，主衄血劇不止。

行間，主短氣嘔血，胸背痛。

太衝，主面唇色白，時時嘔血，女子漏血。

湧泉，主衄不止。

然谷，主咳唾有血。

凡內損唾血不足，外無膏澤，地五會主之。刺入三分，特忌灸。凡唾血，瀉魚際，補尺澤。

咳逆上氣

天容、廉泉、魄戶、氣舍、譩譆、扶突，主咳逆上氣，喘息嘔沫齒噤。《甲乙》云：陽氣大逆，上滿於胸中，虛，肩息，大氣逆上，喘喝，坐伏不得息，取之天容；上氣胸痛，取之廉泉；咳逆上氣，魄戶及氣舍，譩譆主之；咽喉鳴喝喘息，扶突主之；唾沫，天容主之。

頭維，主喘逆煩滿，嘔沫流汗。

缺盆、心俞、肝俞、巨闕、鳩尾，主咳唾血。

期門，右手屈臂中橫紋外骨上，主咳逆上氣。

缺盆、膻中、巨闕，主咳嗽。

然谷、天泉、陷谷、胸堂、章門、曲泉、天突、雲門、肺俞、臨泣、肩井、風門、行間，主咳逆。

維道，主咳逆不止。

天府，主上氣，喘不得息。

扶突，主咳逆上氣，咽中鳴喘。

魄戶、中府，主肺寒熱，呼吸不得臥，咳逆上氣，嘔沫喘氣相追逐。

肺俞、腎俞，主喘咳少氣百病。

或中、石門，主咳逆上氣，涎出多唾。

大包，主大氣不得息。

天池，主上氣喉鳴。

天突、華蓋，主咳逆上氣喘暴。

紫宮、玉堂、太谿，主咳逆上氣心煩。

膻中、華蓋，主短氣不得息，不能言。

俞府、神藏，主咳逆上氣，喘不得息。

或中、雲門，主咳逆上氣，涎出多唾，呼吸喘悸，坐不安席。

步廊、安都，主膈上不通，呼吸少氣喘息。

氣戶、雲門、天府、神門，主喘逆上氣，呼吸肩息，不知食味。

庫房、中府、周榮、尺澤，主咳逆上氣，呼吸多士澤沫膿血。

中府，主肺系急，咳輒胸痛。

經渠、行間，主喜咳。

鳩尾，主噫喘，胸滿咳嘔。

期門，主喘逆、臥不安席，咳，脅下積聚。

經渠，主咳逆上氣，喘，掌中熱。

俠白，主咳，乾嘔煩滿。

大陵，主咳逆寒熱發。

少海，主氣逆呼吸噫噦嘔。

少商、大陵，主咳逆，喘。

太淵，主咳逆胸滿，喘不得息。

勞宮，主氣逆，噫不止。

三里，主咳嗽多唾。

支溝，主咳，面赤而熱。

肩俞，主上氣。

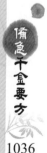

前谷，主咳而胸滿。

咳喘，曲澤出血立已。又主卒咳逆，逆氣。

咳唾，噫善咳，氣無所出，先取三里，後取太白、章門。

奔 豚

章門、石門、陰交，主奔豚上氣。《甲乙》云：奔豚腹腫，章門主之。奔豚氣上，腹䐜痛，莖腫先引腰，後引少腹，腰髖少腹堅痛，下引陰中，不得小便，兩丸騫，石門主之。奔豚氣上，腹䐜堅，痛引陰中，不得小便，兩丸騫，陰交主之。

關元，主奔豚，寒氣入小腹。

中極，主奔豚上搶心，甚則不得息。

天樞，主奔豚脹疝。《甲乙》云：氣疝煩嘔，面腫，奔豚。

歸來，主奔豚，卵上入，引莖痛。

期門，主奔豚上下。

然谷，主胸中寒，脈代，時不至寸口，少腹脹，上搶心。

四肢第三

手、臂肘，肩背、腰脊、腳、膝附

手 病

液門，主手臂痛。

巨闕，主手清。

肩貞，主手臂小不舉。

陰交，主手腳拘攣。

少商，主手不仁。

列缺，主手臂身熱。

大陵，主手攣不伸。

內關，主手中風熱。

大陵，主手掣。

間使，主手痛。

曲澤，主手青逆氣。

中衝、勞宮、少衝、太淵、經渠、列缺，主手掌熱，肘中痛。

神門、少海，主手臂攣。

曲池，主手不舉。

養老，主手不得上下。

內庭，主四厥，手足悶。

腕骨、中渚，主五指掣，不可屈伸。

尺澤，主掣痛，手不可伸。

前腋，主臂裏攣急，手不上舉。

曲池，主手不可舉重，腕急，肘中痛，難屈伸。

陽谿，主臂腕外側痛不舉。

心俞、肝俞，主筋急，手相引。

臂肘病

尺澤、關衝、外關、竅陰，主臂不及頭。

前谷、後谿、陽谿，主臂重痛肘攣。

臑會、支溝、曲池、腕骨、肘髎，主肘節痹，臂酸重，腋急痛，肘難屈伸。

腕骨、前谷、曲池、陽谷，主臂腕急，腕外側痛脫如拔。

天井、外關、曲池，主臂痿不仁。

太淵、經渠，主臂內廉痛。

巨骨、前谷，主臂不舉。

肩髃、天宗、陽谷，主臂痛。

關衝，主肘疼不能自帶衣。

魚際、靈道，主肘攣柱滿。

大陵，主肘攣腋腫。

間使，主肘內廉痛。

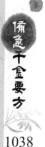

曲池、關衝、三里、中渚、陽谷、尺澤，主肘痛時寒。

地五會、陽輔、申脈、委陽、天池、臨泣，主腋下腫。

中膂俞、譩譆，主腋攣。

肩背病

氣舍，主肩腫不得顧。

天井，主肩痛痿痹不仁，肩不可屈伸，肩肉髃木。

曲池、天髎，主肩重痛不舉。

肩貞、關衝、肩髃，主肩中熱，頭不可以顧。

巨骨，主肩中痛，不能動搖。

支溝、關衝，主肩臂酸重。

清冷淵、陽谷，主肩不舉，不得帶衣。

天宗，主肩重臂痛。

肩外俞，主肩胛痛而寒至肘。

曲垣，主肩胛周痹。

後谿，主肩臑痛。

腕骨，主肩臂疼。

養老、天柱，主肩痛欲折。

湧泉，主肩背頸項痛。

天牖、缺盆、神道、大杼、天突、水道、巨骨，主肩背痛。

膈俞、譩譆、京門、尺澤，主肩背寒痙，肩胛內廉痛。

前腋，主肩腋前痛與胸相引。

列缺，主肩背寒慄，少氣不足以息，寒厥交兩手而瞀。

凡實則肩背熱，背汗出，四肢暴腫；虛則肩寒慄，氣不足以息。

腰脊病

神道、谷中、腰俞、長強、大杼、膈俞、水分、脾俞、小腸俞、膀胱俞，主腰脊急強。

腰俞、長強、膀胱俞、氣衝、上髎、下髎、居髎，主腰痛。

小腸俞、中膂俞、白環俞，主腰脊疝痛。

次髎，主腰下至足不仁。

次髎、胞肓、承筋，主腰脊痛，惡寒。

志室、京門，主腰痛脊急。

三里、陰市、陽輔、蠡溝，主腰痛不可以顧。

束骨、飛揚、承筋，主腰痛如折。

申脈、太衝、陽蹻，主腰痛不能舉。

崑崙，主脊強，背尻骨重。

合陽，主腰脊痛引腹。

委中，主腰痛，夾脊至頭幾幾然，凡腰腳重痛，於此刺出血，久痼宿疹亦皆立已。

委陽、殷門，《甲乙》云：腰痛得俯不得仰、太白、陰陵泉、行間，主腰痛不可俯仰。

承扶，主腰脊尻臀股陰寒痛。

湧泉，主腰脊相引如解。《甲乙》云：腰痛大便難。

大鐘，主腰脊痛。

陰谷，主脊內廉痛。

陽輔，主腰痛如錘，居中腫痛，不可以咳，咳則筋縮急，諸節痛，上下無常，寒熱。

附分，主背痛引頭。

膈關、秩邊、京骨，主背惡寒痛脊強，難以俯仰。

京門《甲乙》云：腰痛不可以久立、石關，主脊瘈反折。

腳 病

崑崙，主腳如結，踝如別。

京骨、承山、承筋、商丘，主腳攣。

行間，主厥，足下熱。

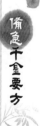

然谷，主足不能安，脛酸不能久立。

中都，主足下熱，脛寒不能久立，濕痹不能行。

陰陵泉，主足痹痛。

承山、承筋，主腳脛酸，腳急跟痛，腳筋急痛兢兢。

復溜，主腳後廉急，不可前卻，足跗上痛。

京骨、然谷、腎俞，主足寒。

僕參，主足跟中踝後痛。

太谿，主手足寒至節。

太谿、次髎、膀胱俞，主足清不仁。

地倉、太淵，主足痿不能行。

光明，主痿，坐不能起。

浮白，主足緩不收。

天柱、行間，主足不任身。

衝陽、三里、僕參、飛揚、復溜、完骨，主足痿失履不收。

條口、三里、承山、承筋，主足下熱，不能久立。

風府、腰俞，主足不仁。

丘墟，主腕不收，坐不得起，髀樞腳痛。

陽輔、陽交、陽陵泉，主髀樞膝骨痹不仁。

環跳、束骨、交信、陰交、陰舍，主髀樞中痛，不可舉。

臨泣、三陰交，主髀中痛不得行，足外皮痛。

申脈、隱白、行間，主脛中寒熱。

太衝、湧泉，主脛酸。

跗陽，主腨外廉骨痛。

飛揚，主腨中痛。

復溜，主脛寒不能自溫。

至陰，主風寒從足小趾起脈痹上下。

至陽，主脛疼四肢重，少氣難言。

厲兌、條口、三陰交，主脛寒不得臥。

內庭、環跳，主脛痛不可屈伸。

陽間、環跳、承筋，主脛痹不仁。

湧泉、然谷，主五趾盡痛，足不踐地。

凡髀樞中痛不可舉，以毫針寒而留之，以月生死為息數，立已。

膝 病

風市，主兩膝攣痛，引脅拘急，躄蹠，或青或焦，或枯或黧，如腐木。

曲泉，主膝不可屈伸。

中封，主少氣身重濕，膝腫，內踝前痛。

太衝，主膝、內踝前痛。

解谿、條口、丘墟、大白，主膝股腫胻酸轉筋。

合陽，主膝股重。

上廉，主風水膝腫。

犢鼻，主膝中痛不仁。

梁丘、曲泉、陽關，主筋攣，膝不得曲伸，不可以行。

陰市，主膝上伏兔中寒。

髀關，主膝寒不仁，痿痹不得屈伸。

俠谿、陽關，主膝外廉痛。

光明，主膝痛脛熱不能行，手足偏小。

犢鼻，主膝不仁，難跪。

膝關，主膝內廉痛，引臏不可屈伸，連腹引喉咽痛。

凡犢鼻腫，可灸不可刺，若其上堅勿攻，攻之即死。

四肢病

章門，主四肢懈惰喜怒。

曲泉、跗陽、天池、大巨、支溝、小海、絕骨、前谷，主四肢不舉。

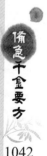

五里、三陽絡、天井、厲兌、三間，主嗜臥，四腳不欲動搖。

列缺，主四肢厥，喜笑。

復溜、豐隆、大都，主風逆四肢腫。

照海，主四肢淫濼。

風痹第四

癲癇、屍厥、中惡、屍注附

風 病

率谷，主醉酒風熱發，兩目眩痛。《甲乙》云：不能飲食，煩滿嘔吐。

完骨，主風頭耳後痛，煩心。《甲乙》云：及足不收，失履，口喎僻，頭項搖，瘛痛牙車急。

天柱，主風眩。

天府、曲池、列缺、百會，主惡風邪氣，泣出喜忘。

陽谷，主風眩驚，手捲泄風汗出，腰項急。《甲乙》：手卷作手腕痛。

陰蹻，主風暴不知人，偏枯不能行。

絕骨，主風勞身重。

解谿，主風從頭至足，面目赤。

臨泣，主大風目痛。《甲乙》云：目外眥痛。

俠谿，主胸中寒如風狀，頭眩，兩頰痛。

崑崙，主狂易大風。

跗陽，主痿厥，風頭重痛。

湧泉，主風入腹中。

照海，主大風，默默不知所痛，視如見星。

內關，主手中風熱。

間使，主頭身風熱。

商陽，主耳中風生。

關衝，主面黑渴風。

天井，主大風默默不知所痛，悲傷不樂。

後谿，主風身寒。

液門，主風寒熱。

上關，主瘈瘲沫出寒熱，痙引骨痛。

巨闕、照海，主瘈瘲引臍腹，短氣。

中膂俞、長強、腎俞，主寒熱痙反折。

脾俞、膀胱俞，主痙引骨痛。

肝俞，主筋寒熱痙，筋急手相引。

天井、神道、心俞，主悲愁恍惚，悲傷不樂。

命門，主瘈瘲裏急，腰腹相引。

魚際，主痙上氣，失喑不能言。

通里，主不能言。

濕 痹

曲池、列缺，主身濕搖，時時寒。

風市，主緩縱痿痹，腨腸疼冷不仁。

中瀆，主寒氣在分肉間，痛苦痹不仁。

陽關，主膝外廉痛，不可屈伸，脛痹不仁。

懸鐘，主濕痹流腫，髀筋急瘈，脛痛。

豐隆，主身濕。

陽陵泉，主髀痹引膝股外廉痛不仁，筋急。

絕骨，主髀樞痛，膝脛骨搖，酸痹不仁，筋縮，諸節酸折。

曲泉，主卒痹病引臍下節。

漏谷，主久濕痹，不能行。

商丘，主骨痹煩滿。

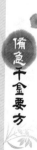

中封，主瘈瘲，身體不仁，少氣，身濕重。

臨泣，主身痹，洗淅振寒。

凡身體不仁，先取京骨，後取中封、絕骨，皆瀉之。

癲 疾

偏歷、神庭、攢竹、本神、聽宮、上星、百會、聽會、築賓、陽谿、後頂、強間、腦戶、絡卻、玉枕，主癲疾，嘔。

攢竹、小海、後頂、強間，主癇發瘈瘲，狂走不得臥，心中煩。

兌端、齦交、承漿、大迎、絲竹空、囟會、天柱、商丘，主癲疾嘔沫，寒熱瘈互引。

承漿、大迎，主寒熱僂厥，鼓頷癲疝口噤。

上關，主瘈瘲沫出，寒熱痙。

絲竹空、通谷，主風癇癲疾，涎沫，狂煩滿。

腦戶、聽會、風府、聽宮、翳風，主骨酸眩狂，瘈瘲口噤，喉鳴沫出，喑不能言。

金門、僕參，主癲疾馬癇。

解谿、陽蹻，主癲疾。

崑崙，主癇瘈，口閉不得開。

商丘，主癇瘈。

臑會、申脈，主癲疾膝氣。

尺澤、然谷，主癲疾，手臂不得上頭。

列缺，主熱癇驚而有所見。

飛揚、太乙、滑肉門，主癲疾狂吐舌。

長強，主癲疾發如狂，面皮敦敦者不治。

偏歷，主癲疾，多言耳鳴口僻。

溫溜、僕參，主癲疾，吐舌鼓頷，狂言見鬼。

曲池、少澤，主瘈瘲癲疾。

筋縮、曲骨、陰谷、行間，主驚癇，狂走癲疾。

間使，主善悲驚狂，面赤目黃，喑不能言。

陽谿、天井，主驚瘈。

天井、小海，主癲疾羊癇，吐舌羊鳴，戾頸。

懸厘、束骨，主癲疾互引，善驚羊鳴。

天衝，主頭痛癲疾互引，數驚悸。

身柱，主癲疾瘈瘲，怒欲殺人，身熱狂走，譫言見鬼。

風池、聽會、復溜，主寒熱癲仆。

完骨，主癲疾僵仆狂瘧。

通谷，主心中憒憒數欠，癲，心下悸，咽中澹澹恐。

天柱，主卒暴癇眩。

五處、身柱、委中、委陽、崑崙，主脊強反折，瘈瘲癲疾頭痛。

腦空、束骨，主癲疾大瘦頭痛。

風府、崑崙、束骨，主狂易，多言不休。

風府、肺俞，主狂走，欲自殺。

絡卻、聽會、身柱，主狂走瘈瘲，恍惚不樂。

天柱、臨泣，主狂易多言不休，目上反。

支正、魚際、合谷、少海、曲池、腕骨，主狂言驚恐。

溫溜、液門、京骨，主狂仆。

神門、陽谷，主笑若狂。

陽谿、陽谷，主吐舌，戾頸妄言。

巨闕、築賓，主狂易妄言怒　。

衝陽、豐隆，主狂妄行，登高而歌，棄衣而走。

下廉、丘墟，主狂言非常。

勞宮、大陵，主風熱善怒，心中悲喜，思慕歔欷，喜笑不止。

曲澤、大陵，主心下澹澹喜驚。《甲乙》作內關。

陰交、氣海、大巨，主驚不得臥。

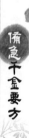

大巨，主善驚。

陰蹻，主臥驚，視如見鬼。

大鐘、郄門，主驚恐畏人，神氣不足。

然谷、陽陵泉，主心中憂惕恐，如人將捕之。

解谿，主瘈瘲而驚。

少衝，主太息煩滿，少氣悲驚。

少府，主數噫恐悸，氣不足。

行間，主心痛數驚，心悲不樂。

厲兌，主多臥好驚。

掖門，主喜驚，妄言面赤。

神門，主數噫，恐悸不足。

巨闕，主驚悸少氣。

三間、合谷、厲兌，主吐舌，戾頸喜驚。

通里，主心下悸。

手少陰、陰郄，主氣驚心痛。

後谿，主泣出而驚。

腕骨，主煩滿驚。

卒屍厥

隱白、大敦，主卒屍厥不知人，脈動如故。

中極、僕參，主恍惚屍厥煩痛。

金門，主屍厥暴死。

內庭，主四厥，手足悶者久持之，厥熱腦痛，腹脹皮痛者，使人久持之。

邪客於手足少陰、太陰、足陽明之絡，此五絡者，皆會於耳中，上絡左角。五絡俱竭，令人身脈動如故，其形無所知，其狀若屍，刺足大趾內側爪甲上，去端如韭葉，後刺足心，後取足中趾爪甲上各一痏，後取手大指之內去爪甲如韭葉，後刺手心主、少陰銳骨之端各一痏立已。不已，以筒吹其兩耳中立

已。不已，拔其左角髮方寸燔治，飲以醇酒一杯，不能飲者，灌之立已。

卒中惡

百會、玉枕，主卒起僵仆，惡見風寒。

通天、絡卻，主暫起僵仆。

大杼，主僵仆，不能久立，煩滿裏急，身不安席。

飛屍遁注

天府，主卒中惡風邪氣，飛屍惡注，鬼語遁屍。

豐隆，主厥逆，足卒青痛如刺，腹若刀切之狀，大便難，煩心狂見鬼好笑，卒面四肢腫。

旁廷，在腋下四肋間，高下正與乳相當，乳後二寸陷中，俗名注市，舉腋取之，刺入五分，灸五十壯。主卒中惡，飛屍遁注，胸脅滿。

九曲中府，在旁廷注市下三寸，刺入五分，灸三十壯。主惡風邪氣遁屍，內有瘀血。

熱病第五_{黃疸、霍亂、瘧附}

熱 病

魚際、陽谷，主熱病，振慄鼓頷，腹滿陰痿，色不變。

經渠、陽池、合谷、支溝、前谷、內庭、後谿、腕骨、陽谷、厲兌、衝陽、解谿，主熱病汗不出。

孔最，主臂厥熱痛，汗不出，皆灸刺之，此穴可以出汗。

列缺、曲池，主熱病煩心，心悶，先手臂身熱，瘈瘲，唇口聚，鼻張，目下汗出如珠。《甲乙》云：兩項下三寸堅，脅下疼痛。

中衝、勞宮、大陵、間使、關衝、少衝、陽谿、天髎，主熱病煩心，心悶而汗不出，掌中熱，心痛，身熱如火，浸淫煩

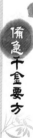

滿，舌本痛。

勞宮，主熱病，三日以往不得汗，怵惕。《甲乙》云：主熱病煩滿而欲嘔噦，三日以往不得汗，怵惕、胸脅不可反側，咳滿溺赤，小便血，衄不止，嘔吐血，氣逆噫不止，嗌中痛，食不下，善渴，口中爛，掌中熱，欲嘔。

間使，主熱病煩心喜噦，胸中澹澹，喜動而熱。

曲澤，主傷寒溫病，身熱煩心口乾。《甲乙》云：心澹然善驚，身熱煩心，口乾手清，逆氣嘔唾，肘瘛善搖，頭顏清，汗出不過眉，傷寒、溫病，曲澤主之。

通里，主熱病先不樂數日。

液門、中渚、通里，主熱病先不樂，頭痛面熱無汗。

三間，主氣熱身熱喘。《甲乙》云：寒熱口乾，身熱喘息，眼目急痛，善驚。

溫溜，主傷寒，寒熱頭痛，噦衄，肩不舉。

曲池，主傷寒餘熱不盡。

上脘、曲差、上星、陶道、天柱、上髎、懸釐、風池、命門、膀胱俞，主煩滿汗不出。

飛揚，主下部寒熱，汗不出，體重。

五處、攢竹、正營、上脘、缺盆、中府，主汗出寒熱。

承漿，主汗出衄血不止。

巨闕，主煩心喜嘔。《甲乙》云：心腹脹，噫，煩熱善嘔，膈中不通。

百會，主汗出而嘔，痓。

商丘，主寒熱好嘔。

懸顱，主熱病頭痛身熱。

玉枕、大杼、肝俞、心俞、膈俞、陶道，主汗不出，悽厥惡寒。

懸釐、鳩尾，主熱病，偏頭痛，引目外眥。

少澤，主振寒，小指不用，頭痛。

大椎，主傷寒熱盛，煩嘔。

膈俞、中府，主寒熱，皮、肉、骨痛，少氣不得臥，支滿。

列缺，主寒熱，掌中熱。

神道、關元，主身熱頭痛，進退往來。

曲泉，主身熱頭痛，汗不出。

膈俞，主嗜臥怠惰，不欲動搖，身當濕，不能食。

三焦俞，主頭痛，食不下。

魚際，主頭痛不甚，汗出。

腎俞，主頭身熱赤，振慄，腰中四肢淫濼，欲嘔。

天井，主振寒頸項痛。

肩井、關衝，主寒熱悽索，氣上不得臥。

尺澤，主氣隔喜嘔，鼓頷不得汗，煩心身痛。

肩貞，主寒熱項歷適。《甲乙》云：耳鳴無聞，引缺盆肩中熱痛麻，小不舉。

委中，主熱病，挾脊痛。

大都，主熱病汗出且厥，足清。《外台》云：汗不出，厥手足清。

太白，主熱病，先頭重顏痛，煩悶，心身熱，熱爭則腰痛不可以俯仰。又熱病滿悶不得臥，身重骨痛不相知。

支正、少海，主熱病，先腰脛酸，喜渴，數飲食，身熱項痛而強，振寒，寒熱。《甲乙》云：主振寒、寒熱，頸項腫，實則肘攣，頭眩痛；虛則生疣，小者痂疥。

衝陽，主振寒而欠。

後谿，主身熱惡寒。

復溜，主寒熱無所安，汗出不止，風逆，四肢腫。

光明，主腹足清寒，熱汗不出。

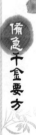

凡熱病煩心，足寒清多汗，先取然谷，後取太谿，大趾間動脈，皆先補之。

熱病，先腰脛酸，喜渴數飲，身清，清則項痛而寒且酸，足熱不欲言，頭痛顛顛然。先取湧泉及太陽井、滎，熱中少氣厥寒，灸之熱去，灸湧泉三壯。煩心不嗜食，灸湧泉。熱去四逆喘氣偏風，身汗出而清，皆取俠谿。

凡熱病，刺陷谷，足先寒，寒上至膝乃出針。身痹洗淅振寒，季脅支滿痛。

凡溫病，身熱五日以上汗不出，刺太淵，留針一時取針。若未滿五日者，禁不可刺。

凡好太息，不嗜食，多寒熱汗出，病至則喜嘔，嘔已乃衰，即取公孫及井、輸。實則腸中切痛，厥頭面腫起，煩心狂多飲，不嗜臥；虛則鼓脹，腹中氣大滿，熱痛不嗜食，霍亂，公孫主之。

黃疸

然谷，主黃疸，一足寒一足熱，喜渴。《甲乙》云：舌縱煩滿。

章門，主傷飽身黃。

中封、五里，主身黃，時有微熱。《甲乙》云：不嗜食，膝內廉內踝前痛，少氣身體重。

太衝，主黃疸，熱中喜渴。

脊中，主黃疸，腹滿不能食。

脾俞，主黃疸，喜欠，不下食，脅下滿，欲吐，身重不欲動。

中脘、大陵，主目黃振寒。

勞宮，主黃疸目黃。

太谿，主黃疸。《甲乙》云：消癉善喘，氣走喉咽而不能言，手足清，大便難，嗌中腫痛，唾血，口中熱，唾如膠。

脾俞、胃管，主黃疸。

霍 亂

巨闕、關衝、支溝、公孫、陰陵泉，主霍亂。

期門，主霍亂泄注。

太陰、大都、金門、僕參，主厥逆霍亂。

魚際，主胃逆霍亂。

太白，主霍亂逆氣。

三里，主霍亂遺矢失氣。

解谿，主膝重腳轉筋濕痹。

太淵，主眼青轉筋，乍寒乍熱，缺盆中相引痛。

金門、僕參、承山、承筋，主轉筋霍亂。

承筋，主瘈瘲腳酸。《甲乙》云：霍亂脛不仁。

丘墟，主腳急腫痛，戰掉不能久立，附筋足攣。

竅陰，主四肢轉筋。

委中、委陽，主筋急身熱。

凡霍亂頭痛胸滿，呼吸喘鳴，窮窘不得息，人迎主之。

凡霍亂泄出不自知，先取太溪，後取太倉之原。

瘧 病

列缺、後谿、少澤、前谷，主瘧寒熱。

陽谷，主瘧，脅痛不得息。

飛揚，主狂瘧頭眩痛，痓反折。

大鐘，主多寒少熱。

太谿，主熱多寒少。《甲乙》云：瘧悶嘔甚，熱多寒少，欲閉戶而處，寒厥足熱。

商丘，主寒瘧，腹中痛。

中封，主色蒼蒼然，太息振寒。

丘墟，主瘧振寒。《甲乙》云：腋下腫。

崑崙，主瘧多汗。《甲乙》云：腰痛不能俯仰，目如脫，項如

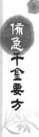

拔。

衝陽，主瘧先寒洗淅，甚久而熱，熱去汗出。

臨泣，主瘧日西發。

俠谿，主瘧，足痛。

然谷，主溫瘧汗出。

天府，主瘧病。

少海，主瘧背振寒。《甲乙》云：項痛引肘腋，腰痛引少腹中，四肢不舉。

天樞，主瘧振寒，熱盛狂言。

少商，主振慄鼓頷。

商丘、神庭、上星、百會、完骨、風池、神道、液門、前谷、光明、至陰、大杼，主痎瘧熱。

陰都、少海、商陽、三間、中渚，主身熱瘧病。

太淵、太谿、經渠，主瘧咳逆，心悶不得臥，寒熱。

列缺，主瘧甚熱。

陽谿，主瘧甚苦寒，咳嘔沫。

大陵、腕骨、陽谷、少衝，主乍寒乍熱瘧。

合谷、陽池、俠谿、京骨，主瘧寒熱。

譩譆、支正、小海，主風瘧。

偏歷，主風瘧汗不出。

溫溜，主瘧，面赤腫。

三里、陷谷、俠谿、飛揚，主痎瘧少氣。

天井，主瘧食時發，心痛，悲傷不樂。

少澤、復溜、崑崙，主瘧寒汗不出。

厲兌、內庭，主瘧不嗜食，惡寒。

衝陽、束骨，主瘧從腳腑起。

瘿瘤第六 <small>痔漏、癲疝、陰病附</small>

瘿 瘤

天府、臑會、氣舍，主瘤瘿氣咽腫。《甲乙》天府作天窗。

腦戶、通天、消濼、天突，主頸有大氣。

通天，主瘿，灸五十壯。

胸堂，羊屎灸一百壯。

痔 瘻

飛揚，主痔，篡傷痛。

支溝、章門，主馬刀腫瘻。

絕骨，主瘻，馬刀，腋腫。

商丘、復溜，主痔血泄後重。

大迎、五里、臂臑，主寒熱頸瘰癧。

天突、章門、天池、支溝，主漏。

天突、天窗，主漏，頸痛。

勞宮，主熱痔。

會陰，主痔，與陰相通者死。

俠谿、陽輔、太衝，主腋下腫，馬刀瘻。

承筋、承扶、委中、陽谷，主痔痛，腋下腫。

商丘，主痔，骨蝕，喜魘夢。

竅陰，主癰疽，頭痛如錐刺，不可以動，動則煩心。

大陵、支溝、陽谷、後谿，主痂疥。

癲 疝

曲泉，主癲疝，陰跳痛引臍中，不尿陰痿。

中都，主癲疝崩中。

合陽、中郄，主癲疝崩中，腹上下痛，腸澼，陰暴敗痛。

照海，主四肢淫濼，身悶陰暴起疝。

太谿，主胞中有大疝瘕積聚，與陰相引。

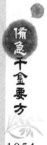

商丘，主陰股內痛，氣癃，狐疝走上下，引小腹痛，不可以俯仰。

關元，主癲疝。

肩井，傍肩解與臂相接處，主偏癲。

巨闕，主狐疝。

太衝，主狐疝嘔厥。

中脘，主衝疝冒死不知人。

臍中、石門、天樞、氣海，主少腹疝氣，游行五臟，疝繞臍衝胸不得息。《甲乙》云：臍疝繞臍痛衝胸不得息，灸臍中。臍疝繞臍痛，石門主之。臍疝繞臍痛時止，天樞主之。

石門，主腹滿疝積。

關元，主暴疝痛。

大敦，主卒疝暴痛，陰跳上入腹，寒疝，陰挺出偏大腫，臍腹中悒悒不樂，小便難而痛，灸刺之立已。左取右，右取左。《甲乙》云：照海主之。

四滿，主臍下疝積。《甲乙》云：胞中有血。

天樞，主氣疝嘔。

大巨，主癲疝偏枯。

交信，主氣癃，癲疝陰急，股樞膊內廉痛。

中封，主癲疝癃，暴痛，痿厥，身體不仁。

氣衝，主癲，陰腫痛，陰痿，莖中痛，兩丸騫痛，不可仰臥。

曲泉，主癲疝陰跳，痛引莖中，不得尿。

太陰郄、衝門，主疝瘕陰疝。

少府，主陰痛。即時挺長寒熱，陰暴痛遺尿；偏虛則暴癢氣逆，卒疝，小便不利。

陰市，主寒疝下至腹膝，膝腰痛如清水，小一作大腹諸疝，按之下至膝上伏兔中，寒疝痛，腹脹滿，痿少氣。

太衝、中封、地機，主癩疝，精不足。

中極，主失精。

魚際，主陰濕，腹中餘疾。

五樞，主陰疝，兩丸上下，少腹痛。

陰交、石門，主兩丸騫。

太衝，主兩丸騫縮，腹堅不得臥。《甲乙》云：環臍痛，陰騫
兩丸縮，腹堅痛不得臥。

大赫、然谷，主精溢，陰上縮。

會陰，主陰頭寒。

曲泉，主陰痿。

陰谷，主陰痿不用，小腹急引陰內廉痛。

行間，主莖中痛。

雜病第七 論一首

膏肓俞無所不治，主羸瘦虛損，夢中失精，上氣咳逆，狂
惑忘誤。

取穴法：令人正坐，曲脊伸兩手，以臂著膝前，令正直，
手大指與膝頭齊，以物支肘，勿令臂得動搖，從胛骨上角摸索
至胛骨下頭，其間當有四肋三間，灸中間，依胛骨之裏肋間
空，去胛骨容側指許，摩膂肉之表肋間空處，按之自覺牽引胸
戶中，灸兩胛中各一處，至六百壯，多至千壯。當覺氣下礱礱
然如流水狀。亦當有所下出，若無停痰宿疾，則無所下也。若
病人已困不能正坐，當令側臥，挽上臂令前，求取穴灸之也。
求穴大較，以右手從右肩上住，指頭表所不及者是也，左手亦
然，乃以前法灸之。若不能久正坐，當伸兩臂者，亦可伏衣襆
上伸兩臂，令人挽兩胛骨使相離，不爾，胛骨覆穴不可得也。
所伏衣襆，當令大小常定，不爾，則失其穴也。

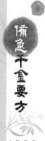

此灸訖後，令人陽氣康盛，當消息以自補養。取身體平復，其穴近第五椎相準望取之。

論曰：昔秦緩不救晉侯之疾，以其在膏之上，肓之下，針藥所不及，即此穴是也。時人拙不能求得此穴，所以宿疴難遣。若能用心，方便求得，灸之無疾不癒矣。

三里，主腹中寒，脹滿腸鳴，腹痛，胸腹中瘀血，小腹脹，皮腫，陰氣不足，小腹堅，熱病汗不出，喜嘔，口苦壯熱，身反折，口噤鼓頷，腰痛不可以顧，顧而有所見，喜悲，上下求之。口僻乳腫，喉痺不能言，胃氣不足，久泄利，食不化，脅下柱滿，不能久立，膝痿寒熱中，消穀苦饑，腹熱身煩狂言，乳癰，喜噫，惡聞食臭，狂歌妄笑，恐怒大罵，霍亂遺尿，失氣陽厥，悽悽惡寒，頭眩，小便不利，喜噦。凡此等疾皆灸刺之，多至五百壯，少至二三百壯。

湧泉，主喜喘喉痺，身熱痛，脊脅相引，忽忽喜忘，陰痺腹脹，腰痛，大便難，肩背頸項痛，時眩。男子如蠱，女子如阻，身體腰脊如解。不欲食，喘逆，足下清至膝，咽中痛，不可納食，瘖不能言。小便不利，小腹痛，風入腸中，癲疾，夾脊痛急，胸脅柱滿，痛衄不止。五疝，指端盡痛，足不踐地，凡此諸疾皆主之。

婦人病第八 小兒附

少腹堅痛，月水不通，刺帶脈入六分，灸五壯，在季肋端一寸八分。端，一作下。

漏下，若血閉不通，逆氣脹，刺血海入五分，灸五壯。在膝臏上內廉白肉際二寸半。

漏血，少腹脹滿如阻，體寒熱，腹遍腫。刺陰谷入四分，灸三壯。在膝內輔骨後大筋之下，小筋之上，屈膝乃得之。

《甲乙》云：漏血，小便黃，陰谷主之。

女子疝瘕，按之如以湯沃兩股中，少腹腫，陰挺出痛，經水來下，陰中腫或癢，漉青汁如葵羹，血閉無子，不嗜食，刺曲泉。在膝內輔骨下大筋上、小筋下陷中，屈膝乃得之，刺入六分，灸三壯。

疝瘕，按之如以湯沃股內至膝，飧泄，陰中痛，少腹痛，堅急重下濕，不嗜食，刺陰陵泉入二分，灸三壯。在膝下內側輔骨下陷中，伸足乃得之。

經逆，四肢淫濼，陰暴跳，疝，小腹偏痛，刺陰蹻入三分，灸三壯。在內踝下容爪甲。即照海穴也。

少腹大，字難，嗌乾嗜飲，夾脊疝，刺中封入四分，灸三壯。在內踝前一寸半，伸足取之。

女子不字，陰暴出，經漏，刺然谷入三分，灸三壯。在足內踝前起大骨下陷中。

字難，若胞衣不出，泄，風從頭至足，刺崑崙入五分，灸三壯。在足外踝後跟骨上。

月事不利，見赤白而有身反敗，陰寒，刺行間入六分，灸三壯。在足大趾間動應手。

月閉溺赤，脊強互引反折，汗不出，刺腰俞入二寸，留七呼，灸三壯。在第二十一椎節下間。

絕子，瘕，寒熱，陰挺出，不禁白瀝，痙脊反折，刺上髎入二寸，留七呼，灸三壯。在第一空，腰髁下一寸夾脊。

赤白瀝，心下積脹，腰痛不可俯仰，刺次髎入三寸，留七呼，灸三壯。在第二空，夾脊陷中。

赤淫時白，氣癃，月事少，刺中髎入二寸，留七呼，灸三壯。在第三空，夾脊陷中。

下蒼汁，不禁赤瀝，陰中癢痛，引少腑控䏚，不可以俯仰，刺腰尻交者，兩胂上，以月生死為痏數，發針立已。一云

下髎。

腸鳴泄注，刺下髎入二寸，留七呼，灸三壯，在第四空，夾脊陷中。

赤白裏急，瘈瘲，刺五樞入一寸，灸五壯，在帶脈下三寸。

拘攣，腹滿，疝，月水不下，乳餘疾，絕子陰癢，奔豚上膜，腹堅痛，下引陰中，不得小便，刺陰交入八分，灸五壯，在臍下一寸。

腹滿疝積，乳餘疾，絕子陰癢，奔豚上膜，少腹堅痛，下引陰中，不得小便，刺石門入五分。在臍下二寸，忌灸，絕孕。

絕子，衃血在內不下，胞轉不得尿，小腹滿，石水痛，刺關元入二寸，灸七壯。在臍下三寸，又主引脅下脹，頭痛，身背熱，奔豚，寒，小便數，泄不止。

子門不端，小腹苦寒，陰癢及痛，奔豚搶心，饑不能食，腹脹，經閉不通，小便不利，乳餘疾，絕子，內不足，刺中極入二寸，留十呼，灸三壯，在臍下四寸。

赤白沃，陰中乾痛，惡合陰陽，少腹䐜堅，小便閉，刺屈骨入一寸半，灸三壯，在中極下一寸。

月水不通，奔洩氣，上下引腰脊痛，刺氣穴入一寸，灸五壯。在四滿下一寸。

胞中痛，惡血，月水不以時休止，腹脹腸鳴，氣上衝胸，刺天樞入五分，灸三壯，去肓俞一寸半。

少腹脹滿，痛引陰中，月不至則腰背痛，胞中瘕，子門寒，大小便不通。刺水道入二寸半，灸五壯。在大巨下三寸。

月水不利，或暴閉塞，腹脹滿癃，淫濼身熱，乳難，子上搶心，若胞不出，眾氣盡亂，腹中絞痛，不得反息，正仰臥，屈一膝，伸一膝，並氣衝，針上入三寸，氣至瀉之。在歸來下

一寸，動脈應手。

產餘疾，食飲不下，奔豚上下，傷食腹滿，刺期門入四分，灸五壯。在第二肋端。

乳癰驚痹，脛重，足跗不收，跟痛，刺下廉入三分，灸三壯。在上廉下三寸。

月水不利，見血而有身則敗，乳腫，刺臨泣入二分，灸三壯。在足小趾次趾間，去俠谿一寸半。

女子疝及小腹腫，溏泄，癃，遺溺，陰痛，面塵黑，目下皆痛，漏血，刺太衝入三分，灸三壯。在足大趾本節後二寸中動脈。

女子疝，赤白淫下，時多時少，暴腹痛，刺蠡溝入三分，灸三壯。在內踝上五寸。

女子無子，咳而短氣，刺湧泉入三分，灸三壯。在足心陷者中。

乳難，子上衝心，陰疝，刺衝門入七分，灸五壯。在府捨下，上去大橫五寸。

女子不下月水，痹驚善悲不樂，如墮墜，汗不出，刺照海入四分，灸二壯，在內踝下四分。又主女子淋，陰挺出，四肢淫濼。

血不通，刺會陰入二寸，留七呼，灸三壯。在大便前，小便後。

子臟中有惡血，內逆滿痛，刺石關入一寸，灸五壯。在陰都下一寸。

肓門，主乳餘疾。

俠谿，主少腹堅痛，月水不通。

神封、膺窗，主乳癰，寒熱短氣，臥不安。

三里，主乳癰有熱。

乳根，主膺腫乳癰，悽索寒熱，痛不可按。

天谿、俠谿，主乳腫癰潰。

太淵，主妒乳，膺胸痛。

四滿，主子臟中有惡血，內逆滿痛，疝。

中極，主拘攣腹疝，月水不下，乳餘疾，絕子陰癢。

四滿，主胞中有血。

大赫，主女子赤沃。

氣衝，主無子，小腹痛。

支溝，主女人脊急目赤。

陰廉，主絕產若未曾產。

築賓，主大疝絕子。

湧泉、陰谷，主男子如蠱，女子如阻，身體腰脊如解，不欲食。

水泉、照海，主不字，陰暴出，淋漏，月水不來而多悶，心下痛。

照海，主陰挺下血，陰中腫或癢，漉清汁，若葵汁。

小兒病

本神、前頂、囟會、天柱，主小兒驚癇。

臨泣，主小兒驚癇反視。

顱息，主小兒癇喘不得息。

懸鐘，主小兒腹滿不能食飲。

瘈脈、長強，主小兒驚癇瘈瘲，多吐泄注，驚恐失精，視瞻不明，眵䁾。

然谷，主小兒臍風，口不開，善驚。

譩譆，主小兒食晦頭痛。

《備急千金要方》卷第三十

校定《備急千金要方》後序

臣嘗讀唐令，見其制，為醫者，皆習張仲景《傷寒》、陳延之《小品》。張仲景書今尚存於世，得以跡其為法，莫不有起死之功焉。以類推之，則《小品》亦仲景之比也，常痛其遺逸無餘。及觀陶隱居《百一方》、王燾《外台秘要》，多顯方之所由來，乃得反覆二書。究尋於《千金方》中，則仲景之法十居其二三，《小品》十居其五六，粹乎哉，孫真人之為書也！既備有《漢志》四種之事，又兼載唐令二家之學，其術精而博，其道深而通，以今知古，由後視今，信其百世可行之法也。

臣今所詠歎不能已已者，乃其書法也。至於其為人行事，則盧照鄰嘗云：道洽古今，學殫術數，高談正一，則古之蒙莊子；深入不二，則今之維摩詰。則其為人賢否，不待今之稱述而可知已。世俗妄人，方區區稱海上龍宮之事，以附致為奇，何所發明於孫真人哉！

治平三年正月二十五日進呈訖，至四月二十六日奉聖旨鏤版施行。

朝奉郎守太子右贊善大夫同校正醫書騎都尉賜緋魚袋　臣高保衡

朝奉郎守尚書都官員外郎同校正醫書騎都尉　臣孫奇

朝奉郎守尚書司封郎中充秘閣校理判登聞檢院上護軍賜緋魚袋　臣林億

龍圖閣直學士朝散大夫守尚書工部侍郎兼侍講知審刑院事兼判少府監提舉醴泉觀兼提舉校正醫書上柱國彭城郡開國公食邑二千一百戶食實封二百戶賜紫金魚袋　臣錢象先

推忠協謀同德佐理功臣光祿大夫行尚書吏部侍郎參知政事上柱國天水郡開國公食邑三千五百戶食實封八百戶　臣趙概

推忠協謀同德佐理功臣光祿大夫行尚書吏部侍郎參知政事上柱國樂安郡開國公食邑三千八百戶食實封八百戶　臣歐陽修

推忠協謀同德守正佐理功臣開府儀同三司行中書侍郎兼戶部尚書同中書門下平章事集賢殿大學士上柱國盧陵郡開國公食邑八千一百戶食實封二千六百戶　臣曾公亮

推忠協謀同德守正佐理功臣開府儀同三司行尚書右僕射兼門下侍郎同中書門下平章事昭文館大學士監修國史兼譯經潤文使上柱國魏國公食邑一萬一千七百戶食實封四千二百戶　臣韓琦

附　錄

一、古今重量換算

（一）古稱以黍、銖、兩、斤計量而無分名

漢、晉：1 斤=16 兩，1 兩=4 分，1 分=6 銖，1 銖=10 黍。

宋代：1 斤=16 兩，1 兩=10 錢，1 錢=10 分，1 分=10 厘，1 厘=10 毫。

元、明、清沿用宋制，很少變動。

古代藥物品質與市制、法定計量換算表解

時代	古代用量	折合市制	法定計量
秦代	一兩	0.5165 市兩	16.14 克
西漢	一兩	0.5165 市兩	16.14 克
東漢	一兩	0.4455 市兩	13.92 克
魏晉	一兩	0.4455 市兩	13.92 克
北周	一兩	0.5011 市兩	15.66 克
隋唐	一兩	0.0075 市兩	31.48 克
宋代	一兩	1.1936 市兩	37.3 克
明代	一兩	1.1936 市兩	37.3 克
清代	一兩	1.194 市兩	37.31 克

註：以上換算資料係近似值。

（二）市制（十六進位）重量與法定計量的換算

1 斤（16 市兩）＝0.5 公斤=500 克

1 市兩＝31.25 克

1 市錢＝3.125 克

1 市分＝0.3125 克

1 市厘＝0.03125 克

（註：換算時的尾數可以捨去）

（三）其他與重量有關的名詞及非法定計量

古方中「等分」的意思是指各藥的數量多少全相等，大多用於丸、散劑，在湯劑、酒劑中很少使用。其中，1 市擔=100 市斤=50 公斤，1 公擔=2 擔=100 公斤。

二、古今容量換算

（一）古代容量與市制的換算。

古代容量與市制、法定計量換算表解

時代	古代用量	折合市制	法定計量
秦代	一升	0.34 市升	0.34 升
西漢	一升	0.34 市升	0.34 升
東漢	一升	0.20 市升	0.20 升
魏晉	一升	0.21 市升	0.21 升
北周	一升	0.21 市升	0.21 升
隋唐	一升	0.58 市升	0.58 升
宋代	一升	0.66 市升	0.66 升
明代	一升	1.07 市升	1.07 升
清代	一升	1.0355 市升	1.0355 升

註：以上換算資料僅係近似值。

（二）市制容量單位與法定計量單位的換算

市制容量與法定計量單位的換算表解

市制	市撮	市勺	市合	市升	市斗	市石
換算		10市撮	10市勺	10市合	10市升	10市斗
法定計量	1毫升	1厘升	1分升	1升	10升	100升

（三）其他與容量有關的非法定計量

如刀圭、錢匕、方寸匕、一字等。刀圭、錢匕、方寸匕、一字等名稱主要用於散劑。方寸匕，作匕正方一寸，以抄散不落為度；錢匕是以漢五銖錢抄取藥末，以不落為度；半錢匕則為抄取一半；一字即以四字銅錢作為工具，藥末遮住銅錢上的一個字的量；刀圭即十分之一方寸匕。

1方寸匕 ≈ 2克（礦物藥末）≈ 1克（動植物藥末）≈ 2.5毫升（藥液）

1刀圭 ≈ 1 / 10方寸匕

1錢匕 ≈ 3 / 5方寸匕

校注者：

魯　瑛	梁寶祥	高　慧	王新民	王潤平
王雅琴	王　忠	王希星	于有偉	于世民
于麗芳	于新力	于雪梅	李廷荃	李懷常
李　林	李殿義	趙立新	趙　力	趙有光
趙志良	趙吉明	趙懷義	郭晉輝	郭文莉
孟建民	蘇鳳琴	蘇鳳勇	張新勇	張海濤
張清懷	張永康	李玉喜	李海生	李　東

NOTE

備急千金要方

著　　者｜（唐）孫思邈
審　　校｜馮文全
責任編輯｜宋偉　翟昕

發 行 人｜蔡森明
出 版 者｜大展出版社有限公司
社　　址｜台北市北投區（石牌）致遠一路 2 段 12 巷 1 號
電　　話｜(02)28236031‧28236033‧28233123
傳　　真｜(02)28272069
郵政劃撥｜01669551
網　　址｜www.dah-jaan.com.tw
電子郵件｜service@dah-jaan.com.tw
登 記 證｜局版臺業字第 2171 號

承 印 者｜傳興印刷有限公司
裝　　訂｜佳昇興業有限公司
排 版 者｜菩薩蠻數位文化有限公司
授 權 者｜山西科學技術出版社
初版 1 刷｜2014 年　7 月
初版 2 刷｜2024 年　2 月

定　　價｜800 元

國家圖書館出版品預行編目 (CIP) 資料

備急千金要方 / (唐) 孫思邈 著
——初版——臺北市，大展出版社有限公司，2014.07
　　　面；21 公分—（中醫保健站；60）
ISBN 978-986-346-028-2 (平裝)
1.CST: 中藥方劑學　　2.CST: 醫方
414.62　　　　　　　　　　　　　　　103008886